AF544027

LEITFADEN ALLGEMEINMEDIZIN

Leitfaden für Famulatur, Mentoring, AMPOL, KPJ und Turnus

Herbert Bachler (Herausgeber)

Tiroler Gesellschaft für Allgemeinmedizin

Hauptautoren (i.a.R.):

Herbert Bachler

Lisa Fischer

Florian Frank

Matthias Lutz

Marina Peball

Andreas Sönnichsen

Unter Mitarbeit von (i.a.R.):

Raphael Bertsch, Alfred Doblinger, Matthias Eller, Christoph Fischer, Juliane Kager, Christoph Mayerhofer, Ines Niederstätter, Moritz Weber

Impressum

ISBN: 978-3-903030-63-3 | **Studia Universitätsverlag Innsbruck 2018**

7. Ausgabe 2018 | *1. Ausgabe: 2007, 2. Ausgabe: 2010, 3. Ausgabe: 2011, 4. Ausgabe: 2012, 5. Ausgabe: 2013, 6. Ausgabe 2016*

Herausgeber: Herbert Bachler, Präsident der TGAM, Leiter der Organisationseinheit Allgemeinmedizin an der Medizinischen Universität Innsbruck
Herausgeber früherer Ausgaben: Herbert Bachler & Christoph Fischer

Interessenskonflikte: keine (Finanzierungsunterstützung durch das Swiss Life Select Beratungszentrum Innsbruck, Thomas Atzl)

HauptautorInnen (i.a.R): Herbert Bachler, Lisa Fischer, Florian Frank, Matthias Lutz, Marina Peball, Andreas Sönnichsen

Unter Mitarbeit von (i.a.R): Raphael Bertsch, Alfred Doblinger, Matthias Eller, Christoph Fischer, Juliane Kager, Christoph Mayerhofer, Ines Niederstätter, Moritz Weber

AutorInnen bisheriger Auflagen (i.a.R): Herbert Bachler, Inge Csaki-Dürr, Christoph Fischer, Lisa Fischer, Manfred Herold, Michael Knoflach, Markus Kröll, Peter Kufner, Peter Loidl, Robert Lugmayr, Christoph Pechlaner, Johanna Schirmer, Arne Scholtz, Andrea Siebenhofer, Artur Wechselberger, Georg Wietzorrek

Mit freundlicher Unterstützung durch das Harding-Zentrum für Risikokompetenz (Harding Center for Risk Literacy) am Berliner Max-Planck-Institut unter Direktor Univ.-Prof. Dr. Gerd Gigerenzer sowie durch Univ.-Prof. Dr. Andrea Siebenhofer-Kroitzsch und Mag. Thomas Semlitsch vom EbM-Review-Center, Medizinische Universität Graz.
Wir danken Prof. Dr. Michael M. Kochen für seine wertvollen fachlichen Rückmeldungen zu unseren Arbeiten; allein seine DEGAM-Benefits machen die Mitgliedschaft in der deutschen Fachgesellschaft bereits lohnenswert.

Lektorat, Layout: Daniela Strasser, Agentur PR.O - www.pr-o.at

Wichtiger Hinweis: Dieses Buch wurde nach dem aktuellen Wissensstand sorgfältig erarbeitet. Dennoch erfolgen alle Angaben ohne Gewähr. Die Herausgeber und Autoren haften nicht für eventuelle Nachteile oder Schäden, die aus im Buch gemachten praktischen Hinweisen resultieren. Die in diesem Buch publizierten Ratschläge ersetzen nicht die Untersuchung und Betreuung durch einen Arzt.
Die TGAM ist eine unabhängige, gemeinnützige wissenschaftliche Fachgesellschaft für Allgemeinmedizin. Sie finanziert sich über Mitgliedsbeiträge sowie durch finanzielle Unterstützung des Landes Tirol und der Tiroler Gebietskrankenkasse; diese Institutionen haben keinen Einfluss auf den Inhalt dieser Publikation genommen. Die TGAM nimmt keine Zuwendungen von pharmazeutischen bzw. Medizinprodukt-Herstellern oder Interessensvertretungen an.

Der besseren Lesbarkeit wegen verzichten wir auf die gendergerechte Schreibweise.

Zum Geleit

Gerade an der Medizinischen Universität Innsbruck haben die Lernenden in ganz unterschiedlichen Lehr-Abschnitten und -Formaten Kontakt zur Allgemeinmedizin: in Vorlesungen vom ersten Semester an, in Mentoring und Famulatur, bei AMPOL und natürlich auch im Rahmen des Klinisch-Praktischen Jahres (KPJ). Im KPJ der MUI können Sie einen Monat lang als Pflicht- und drei Monate als Wahlfach in einer allgemeinmedizinischen Lehrpraxis verbringen, als Arzt in Ausbildung sind es derzeit sechs Monate.

Von besonderer Bedeutung in der Vielfalt des hausärztlichen Arbeitens ist es, banale Symptome von abwendbaren gefährlichen Verläufen zu unterscheiden. Mit der Erfahrung, die Sie, begleitet und unterstützt durch die Lehrenden, sammeln, wird Ihnen das leichter fallen! Es geht darum, die wissenschaftlichen Grundlagen mit der Praxis zu verknüpfen. Genau hierbei soll Ihnen dieses Buch helfen. Verstehen Sie es als Orientierung in der Vielfalt der uns zur Verfügung stehenden Leitlinien und deren Bewertung, als Unterstützung beim Erkennen der klinischen Relevanz von Forschungsergebnissen und bei der Umsetzung all dessen im praktischen Tun! Denn evidenzbasiertes Arbeiten bedeutet nicht nur, anhand belegter Erkenntnisse ressourcenschonend zu agieren – vor allem stellt es das Wohl des Patienten in den Mittelpunkt.

Auch bei dieser neuen Ausgabe haben wir uns darum bemüht, Ihnen die theoretischen Grundlagen in den Kontext der hausärztlichen Praxis zu setzen. Ich möchte Sie darüber hinaus aber auch ermuntern, Ihre Mentoren, Lehrpraxisleiter, Vorlesenden ... aktiv zu bitten, ihre Erfahrung mit Ihnen zu teilen. Es wird Ihr Lernen unterstützen und auch wir Lehrenden werden davon profitieren. Schließlich ist es unser Ziel, dass Sie am Ende bestens vorbereitet und voll Freude Ihre berufliche Tätigkeit beginnen können – ich wünsche Ihnen für die Ausbildung alles Gute!

Herbert Bachler,
bachler@tgam.at

Hinweis zum Index

Erstmals ist das Stichwortverzeichnis unterteilt in einen allgemeinen Teil und einen zweiten, in dem Sie ausschließlich Pharmaka finden. Wie im Buch selbst finden Sie dort zu vielen der besprochenen Präparate Einträge von generischen oder Handels-Namen – das soll allerdings keineswegs als Empfehlung gelten! Wir hoffen, Ihnen damit ein sehr universelles Nachschlagewerk in die Hand zu geben.

Geleitwort der 6. Ausgabe (2016)

Wenn Sie dieses Buch zur Hand nehmen, sehen Sie sich wahrscheinlich gerade einer Als praktizierende Allgemeinmediziner möchten wir interessierten Nachwuchs für unser Fach begeistern – damit die Begeisterung nicht versiegt, braucht es natürlich das entsprechende Rüstzeug. Der Weg zur allseits geforderten informierten Patiententenentscheidung ist gerade in der Vielfalt der Themen, mit denen ein Hausarzt konfrontiert wird, kein leichter, erfordert er doch umfassendes Wissen und die Fähigkeit, dieses mit den individuellen Gegebenheiten zu vernetzen. Umso erfreulicher ist es, dass mit dem Sommersemester 2016 von der TGAM gemeinsam mit der Medizinischen Universität Innsbruck der erste Universitätskurs „Akademische Lehrpraxis" angeboten wird: Über eine noch bessere Ausbildung der Lehrenden können wir unsere jungen Kollegen optimal auf die Praxis vorbereiten!

Mit freundlicher Genehmigung des Hauptverbandes der Österreichischen Sozialversicherungsträger haben wir aus den Schriftreihen „Arznei & Vernunft", „Therapie Aktiv", „EB-HVB" und den als Handbuch veröffentlichten „Wissenschaftlichen Grundlagen zur Vorsorgeuntersuchung neu" zahlreiche Textstellen, Tabellen und Grafiken übernommen. Arznei & Vernunft (A&V) ist ein zwischen dem Hauptverband der Österreichischen Sozialversicherungsträger, der Österreichischen Ärztekammer, der Pharmaindustrie und den zuständigen Fachgesellschaften ausgehandelter Kompromiss. Die A & V-Leitlinien mit einem Gesamtumfang von 480 A4-Seiten wurden von 65 Experten – darunter die Innsbrucker Professoren W. Fleischacker, R. Gasser und J. Patsch – erarbeitet. „Therapie Aktiv" und das Handbuch „Vorsorgeuntersuchung neu" sind im Auftrag des Hauptverbands der Österreichischen Sozialversicherungsträger erstellte Leitlinien mit höchsten Ansprüchen an die EbM.

> ***Alles Suchen wäre absurd, wenn man eigentlich davon überzeugt ist, dass man das, was man sucht, schon gefunden hat."*** *Sigmund Kripp*

Die Arbeit an unserem Leitfaden – die Suche nach der besten Evidenz – hat uns viel Freude gemacht, unser Beitrag war das Zusammentragen möglichst verlässlicher Daten; eigene Forschung ist bei unserer „Mannschaftsstärke" unrealistisch. Das Buch ist seit 2007 in mehreren Auflagen über die Jahre gewachsen, soweit möglich haben wir die Auflage 2016 aktualisiert. Es ist klar, dass nicht alle Einschätzungen aus heutiger Sicht (geschweige denn auf Dauer) richtig sein können; wir werden also weiter suchen!

Wir sind für jede Kritik, Anregung oder neue Themenempfehlungen dankbar und hoffen, dass Sie mit dem „Leitfaden" zufrieden sind und ein Buch auch für Ihre Zukunft in den Händen halten. Wir wünschen Ihnen zum Studienabschluss viel Erfolg und im Verständnis bzw. in der Ausübung des Berufes des Allgemeinmediziners viel Erfüllung!

Herbert Bachler, Christoph Fischer

Der Leitfaden AM - mein täglicher Begleiter in der Famulatur

In der Allgemeinmedizin ist man für den Patienten oftmals erster medizinischer Ansprechpartner. Man berät nicht nur fachlich, sondern tritt auch auf zwischenmenschlicher Ebene in eine oft jahrelange Beziehung und lernt den Menschen persönlich kennen. Das finde ich faszinierend an dieser Fachrichtung und habe mich deshalb für die Famulatur in einer allgemeinmedizinischen Praxis entschieden.

Dabei war es sehr hilfreich, einen schriftlichen, praxisbezogenen Leitfaden zur Verfügung zu haben. Ob es um das Nachlesen spezieller Pathologien geht oder ob man sich einen grundlegenden Überblick über ein Thema verschaffen möchte – der Leitfaden war für mich das optimale Nachschlagewerk. So vielfältig, wie die Allgemeinmedizin ist, so breit sind die abgehandelten Themenbereiche: Man findet von Vorsorgeuntersuchungen über die häufigsten Krankheiten bis hin zu Impfungen wirklich vieles, was man dann in der Praxis auch brauchen kann. Während der Famulatur gibt der evidenzbasierte Leitfaden Struktur und zeigt verständlich und sorgfältig aufbereitet wichtige Krankheitsbilder auf. Ich denke, dass ein so gewonnener Einblick in fachliche Grundlagen der Allgemeinmedizin für jeden angehenden Arzt sinnvoll ist, ganz unabhängig von der später gewählten Fachrichtung.

Im dichten Dschungel aus verschiedensten Studien offenbart der Leitfaden den jungen Medizinern Relevantes aus aktuelle Leitlinien, hinterfragt kritisch und zeigt Vor- und Nachteile der unterschiedlichen Therapieformen für die Praxis auf. So kann Gelerntes gut vertieft und auch gleich aktiv auf den Patienten angewandt werden.
Kompakt und übersichtlich wie er ist, wird mich der Leitfaden sicher auch im KPJ in der Manteltasche begleiten.

Silvia Blasinger

Inhalt

1. Infekte in der AM-Praxis 5
1.1. Halsschmerzen 5
1.2. Mittelohrentzündung 12
1.3. Akute Rhinosinusitis beim Erwachsenen 17
1.4. Husten 21
1.5. Pertussis 27
1.6. COPD-Exazerbation 31
1.7. Laryngitis 33
1.8. Pneumonie 34
1.9. Influenza 37
1.10. Konjunktivitis 44
1.11. Hautinfektionen 46
1.12. Lyme-Borreliose 50
1.13. Harnwegsinfektionen 51
1.14. HWI & bestimmte Patientengruppen 57
1.15. Endokarditis-Prophylaxe 58
1.16. Antibiotika bei Appendizitis 60
1.17. Laborparameter bei Infekten 61

2. Atemwegserkrankungen 67
2.1. Asthma 67
2.2. Giemende Atmung bei Kindern 84
2.3. COPD 87

3. Magen & Darm 98
3.1. Gastritis und Refluxbeschwerden 98
3.2. Ulcus duodeni 98
3.3. Ulcus ventriculi 98
3.4. GERD 99
3.5. Chronische Gastritis 100
3.6. Reizmagen 101
3.7. Helicobacter pylori 106
3.8. Magenkrebs 108
3.9. Magentherapeutika - Übersicht & Bewertung 109
3.10. Akute Durchfälle 115
3.11. Reizdarmsyndrom 117
3.12. Zöliakie 121
3.13. Probiotika 128
3.14. Übergewicht und Adipositas 131

4. Häufige Erkrankungen des Bewegungsapparates 138
4.1. Carpaltunnelsyndrom (CTS) 138
4.2. Rhizarthrose 139
4.3. Epicondylitis lateralis (Tennisellbogen) 139
4.4. Schmerzhafte Bewegungseinschränkung im Schultergelenk 141
4.5. Subluxatio supinatoria tali 144
4.6. Hallux valgus 144
4.7. Gicht 145
4.8. Zervikalsyndrom 147
4.9. Beschleunigungstrauma der Halswirbelsäule 149
4.10. Kreuzschmerzen 151
4.11. Beinschmerz bei Vertebrostenose 163
4.12. Kniegelenksbeschwerden 165
4.13. Hüftarthrose – intraartikuläre Injektion 167
4.14. Periphere arterielle Verschlusskrankheit (pAVK) 168

4.15. Seltene orthopädische Erkrankungen in der Allgemeinmedizin ... 169
4.16. Rheumatische Erkrankungen auf einen Blick ... 174
4.17. Fibromyalgiesyndrom (1) ... 177
4.18. Osteoporose ... 178
4.19. Ältere Sturzpatienten ... 186
4.20. Vitamin D nutzt nicht nur bei Osteoporose – mögl. erwünschte Nebenwirkungen ... 192
4.21. Knorpelschutzpräparate ... 194
4.22. Metamizol ... 195

5. Kopfschmerz ... 198
5.1. Kopfschmerz vom Spannungstyp ... 198
5.2. Migräne ... 198
5.3. Analgetika-induzierter Kopfschmerz (Medication Overuse Headache) ... 199
5.4. Cluster-Kopfschmerz ... 200
5.5. Postpunktioneller Kopfschmerz ... 201
5.6. Kopfschmerz mit potentiell gefährlichem Verlauf ... 201

6. Schwindel ... 202
6.1. Peripher-vestibulärer Schwindel ... 203
6.2. Zentral-vestibulärer Schwindel ... 207
6.3. Somatoformer Schwindel ... 208
6.4. Weitere Schwindelformen ... 210

7. Essenzieller Tremor ... 212
7.1. Essenzieller Tremor ... 212
7.2. Verstärkter physiologischer Tremor ... 213

8. Schmerztherapie ... 215
8.1. Schmerzformen ... 215
8.2. Behandlungsziele ... 215
8.3. Therapie ... 215

9. Arterielle Hypertonie ... 224
9.1. Blutdruckbeeinflussende Medikamente ... 225
9.2. Häufige Erkrankungen, die zu Hypertonie führen ... 225
9.3. Blutdruckmessung ... 225
9.4. Therapie ... 228
9.5. Hypertonie bei Kindern ... 239
9.6. Hypertensive Krise, hypertensiver Notfall ... 240

10. Kardiovaskuläre Prävention ... 242
10.1. Management des Cholesterins ... 242
10.2. Diät zur kardiovaskulären Prävention ... 247
10.3. Homozystein ... 248
10.4. Colchicin ... 249
10.5. Weitere kardiovaskuläre Risikofaktoren ... 250

11. Diabetes mellitus Typ 2 ... 252
11.1. Diagnosestellung ... 252
11.2. Therapieziele ... 252
11.3. Stufentherapie ... 254
11.4. Strukturierte Patientenschulung ... 255
11.5. Wirkstoffauswahl (ohne Insulin) ... 256
11.6. Wirksamkeitsbewertung der Antidiabetika ... 257
11.7. Insulintherapie ... 260
11.8. Behandlung des kardiovaskulären Gesamtrisikos ... 262

1. Infekte in der AM-Praxis

Grundsätzlich stellt sich bei allen Infekten die Frage „Viral?“, das bedeutet in der Regel symptomatische Therapie, oder „Bakteriell?“, dann ist die nächste Frage: Welches Antibiotikum? Die große Auswahl an Präparaten macht die Entscheidung, welches Mittel von Fall zu Fall die 1. Wahl ist, schwierig. Dieser Leitfaden schlägt nach Indikationen geordnet Mittel der ersten Wahl, Ausweichpräparate bei Allergien u. ä. sowie Mittel der therapeutischen Reserve vor. Erregerspektrum, Empfindlichkeit der häufigsten Keime, Gefahr der Resistenzentwicklung sowie Nebenwirkungen werden hierbei abgewogen. Nicht das Mittel mit dem breitesten Wirkungsspektrum, sondern der optimale Kompromiss zwischen Wirksamkeit, möglichen Nebenwirkungen und Resistenzinduktion ist Mittel der 1. Wahl; unter gleichermaßen zweckmäßigen Mitteln wird das kostengünstigste vorgeschlagen.

1.1. Halsschmerzen

Zusammenfassung

Halsschmerzen sind ein häufiges Symptom: 1–2% aller Besuche beim Hausarzt erfolgen wegen Halsschmerzen. 80% der Halsschmerzen werden durch Viren hervorgerufen (1). Entsprechend der DEGAM-LL sollte zwischen Pharyngitis, Verdacht auf GAS-Pharyngitis (Gruppe-A-Streptokokken-Pharyngitis) und GAS-Pharyngitis unterschieden werden. Beta-hämolysierende Streptokokken der Gruppe A sind die häufigste bakterielle Ursache einer akuten Pharyngitis. Sie verursachen 5–10% der Halsschmerzen bei Erwachsenen und 15–30% bei Kindern (2). Etwa 1 von 6 Schulkindern erkrankt jährlich an einer Gruppe A-Streptokokken-Pharyngitis, bei Kindern unter 3 Jahren ist die GAS-Pharyngitis sehr selten. Das niedrige Risiko einer Folgekrankheit rechtfertigt derzeit nicht die routinemäßige Antibiotikagabe (1) oder den routinemäßigen Rachenabstrich bei Halsschmerzen ≤3 Tagen (3).

1.1.1. Scores zur Risikoeinschätzung einer GAS-Pharyngitis

Virale und bakterielle Pharyngitiden sind nicht sicher unterscheidbar! Wissenschaftlich erprobte Scores ermöglichen das Abschätzen der Wahrscheinlichkeit einer GAS-Pharyngitis; online verfügbar ist der ***McIsaac-Score*** (4), eine modifizierte/erweiterte Form des Centor-Scores (www.mdcalc.com/centor-score-modified-mcisaac-strep-pharyngitis):

Kriterium	Punkte
· Fieber › 38°	· 1
· Geschwollene Lymphknoten	· 1
· Geschwollene Tonsillen oder Beläge	· 1
· Kein Husten	· 1
· Alter 3–15 Jahre	· 1
· *Kontakt (Abstrich bestätigt)**	· *Zusätzlich +1 Punkt*
· Alter › 45 Jahre	· -1
· *Z.n. Tonsillektomie**	· *Zusätzlich -2 Punkte*

* ***Kommentar:*** Aufgrund eigener Studiendaten (5) kann erwogen werden, den McIsaac-Score um 2 Kriterien zu erweitern: Kontakt mit GAS-Pharyngitis (1 Punkt plus) und

Zustand nach Tonsillektomie (2 Punkte Abzug). Bei 5 Punkten im modifizierten Centor Score plus Kontakt mit einem an GAS-Erkrankten (Abstrichnachweis!) sollte eine empirische Therapie mit Penicillin erfolgen (IIa), siehe nachfolgende Tabelle.

Maßnahmen in Abhängigkeit von den Score-Punkten

Punkte	Häufigkeit GAS	Maßnahme
-3	1 von 210	· Kein Abstrich, kein Antibiotikum, NSAR/Paracetamol (Evidenz: Ia) ***Kinder:*** · Ibuprofen Saft 20 mg: 5–10 kg = 3x 2,5 ml; 11–15 kg = 3x 5 ml; 16–20 kg =3x 7,5 ml · Ibuprofen Saft 40 mg: 21–30 kg 3x 5ml; 31–50 kg 3x 7,5ml ***Erwachsene:*** 3x 400–800 mg
-2	1 von 140	
-1	1 von 70	
0	1 von 35	
1	1 von 15	
2	1 von 7	· Schnelltest oder besser Kultur · Antibiotikum sollte nur bei positivem Resultat und ausgeprägten Symptomen verordnet werden (Evidenz: Ia)
3	1 von 3	
4	1 von 2	
5	2 von 3	
6	›2 von 3	**Ev. empirische Therapie erwägen; 1. Wahl : Penicillin-V** · ***Kinder*** von 2–4 J./15–22 kg: ca. 900.000 – 1,4 Mio. I.E./Tag in 3 ED; Kinder von 4–8 J./22–30 kg: ca. 1,2–1,8 Mio. I.E./Tag in 3 ED; Kinder von 8–12 J./über 30 kg: ca. 1,2–2,4 Mio. I.E./Tag in 3 ED · ***Kinder über 12 J. und Erwachsene:*** 2,4 - 3 Mio I.E./Tag in 3 Einzeldosen (Evidenz: IIa)

1.1.2. Algorithmus zum diagnostischen und therapeutischen Vorgehen bei Halsschmerzen ≥ 3 Tage

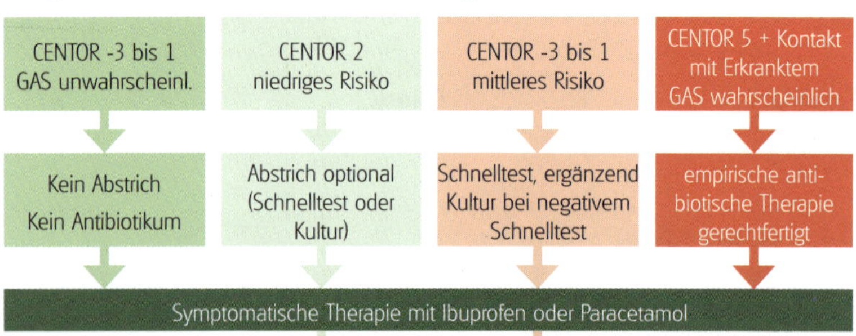

1.1.3. Therapie

Bei niedriger Wahrscheinlichkeit (‹ 2 Punkte) und geringen Krankheitszeichen kein Abstrich, Ibuprofen symptomatisch (Dosierung siehe Tabelle oben).

Bei ≥ 2 Punkten Abstrich (bevorzugt Kultur, falls nicht verfügbar ev. Schnelltest); bis zum Vorliegen des Resultates Ibuprofen, nur bei positivem Test ***und*** schweren Krankheitszeichen antibiotische Therapie (3).

Mittel der ersten Wahl: Penicillin; bei Penicillin-Allergie: Clarithromycin 10 d; alternativ Clindamycin (2).

Cephalosporine der 1. und 2. Generation sollten bei Allergie vom Soforttyp gegen ß-Laktam-Antibiotika wegen Gefahr einer Kreuzreaktion nicht gegeben werden (6, 7).

Eine Behandlung über 7 Tage ist ausreichend. (6)

Therapiedauer: Eine Behandlung über 7 Tage ist der Therapie über 10 Tage in Verlauf und Komplikationen nicht unterlegen. Aufgrund der etwas geringeren Rezidivrate kann eine 10-tägige Therapie empfohlen werden: allerdings nimmt mit der Dauer einer Behandlung mit Betalaktam-Antibiotika das Vorkommen penicillinresistenter Pneumokokken zu.

Penicillin verkürzt bei GAS-Pharyngitis die Krankheitsdauer um 1–2,5 Tage, daher ist die Penicillin-Behandlung nur bei ausgeprägten Symptomen sinnvoll (1)!

Antibiotikagabe verkürzt die Krankheitsdauer insgesamt lediglich um durchschnittlich ca. 16 Stunden. Ein Cochrane-Review zum Thema „Antibiotics for sore throat" hat 27 RCTs mit nicht-antibiotisch therapierten Kontrollgruppen aus den Jahren 1950 bis 2003 mit insgesamt 12.835 Pharyngitispatienten ausgewertet. Etwa 80 bis 90 % aller Studienpatienten sind mit und ohne Antibiotikatherapie eine Woche nach der Vorstellung beim Arzt beschwerdefrei. (8)

Eine Antibiotikabehandlung gilt als indiziert bei:

- Pharyngitispatienten, die aufgrund der Schwere des klinischen Bildes oder wegen relevanter Grunderkrankungen (z. B. konsumierende Erkrankungen oder Immunsuppression) dringend Antibiotika brauchen
- Patienten mit abszedierender Lymphadenitis oder drohendem/manifesten Peritonsillarabszess (***Überweisung zum HNO-Arzt!***)
- Scharlach
- Patienten mit ARF in der Eigen- oder Familienanamnese
- eventuell bei V.a. GAS-Pharyngitis (CENTOR 5) und Kontakt bei hoher regionaler Inzidenz von Streptokokkeninfektionen

Tonsillektomie (9)

Eine Tonsillektomie ist unter folgenden Bedingungen indiziert:

- bei massiver Vergrößerung mit Schluckproblemen
- schwere GAS-Pharyngitis mind. je 5x in 2 aufeinanderfolgenden Jahren oder mind. 7x in 1 Jahr
- Verdacht auf Karzinom

Schmerzbehandlung (1)

Einzelgaben von Paracetamol oder Ibuprofen lindern Halsschmerzen für mehrere

Stunden. Die regelmäßige orale Gabe reduziert die Symptome bei Pharyngitis, auch während der ersten Tage einer antibiotischen Behandlung. Die Schmerzlinderung von Ibuprofen war Paracetamol in zwei Studien mit Pharyngitispatienten leicht überlegen.

Nebenwirkungen der Schmerzmittel

Bei mehrtägiger Einnahme wegen Halsschmerzen oder Erkältungssymptomen wurden unter Acetylsalicylsäure/ASS (Aspirin©, bis 3 g/Tag) mit einer Rate von 15,7 % deutlich mehr negative Effekte registriert als mit 12,3 % unter Paracetamol (Mexalen©, bis 3 g/Tag) oder mit 12,0 % unter Ibuprofen (Nureflex©, bis 1,2 g/Tag). Die Magen-Darm-Verträglichkeit von Ibuprofen ist ähnlich wie die von Paracetamol und deutlich besser als die von ASS. Wegen der Gefahr des – sehr seltenen – Reye-Syndroms bei Virusinfekten sollte ASS Kindern unter 15 Jahren nicht gegeben werden.

Lokalantiseptika

Das Lutschen ***nicht-medizinischer Bonbons*** oder Halswickel können mit Einschränkung zur Symptomlinderung empfohlen werden. Die Anwendung von Lutschtabletten, Gurgellösungen und Rachensprays mit Lokalantiseptika und/oder Lokalanästhetika oder Antibiotika wird nicht empfohlen: Lokalantiseptika können nur an der Oberfläche wirken, während sich die wesentliche Infektion in der Tiefe des Gewebes abspielt. Anderseits sind bis hin zum allergischen Schock bereits alle Nebenwirkungen dokumentiert.

Es kann keine Empfehlung für oder gegen ***homöopathische Behandlung*** bei Halsschmerzen gegeben werden. Die Homöopathie beansprucht Wirksamkeit bei Infektionen im Hals- und Rachenraum. Im Sinne der evidenzbasierten Medizin liegen keine Wirksamkeitsnachweise vor.

Hintergrund-INFO

Asymptomatische Streptokokkenträger: Von Trägern geht kein wesentliches Übertragungsrisiko aus.

Eines von 5–10 gesunden Kindern und einer von 15–25 gesunden Erwachsenen ist asymptomatischer Streptokokkenträger, bei Kindern ist die Rate im Winter doppelt so hoch wie im Sommer. Streptokokkenfolgekrankheiten treten in westlichen Ländern praktisch nicht mehr auf, daher wird bei einer Vortestwahrscheinlichkeit, die geringer ist als die Zahl der asymptomatischen Träger, kein Abstrich empfohlen. (1)

1.1.4. Wert diagnostischer Tests bei V.a. GAS-Pharyngitis (1)

Der Streptokokken-Nachweis alleine lässt keine Differenzierung zwischen Infektion und Trägertum zu.

- **Rachenabstrich und Kultur:** Spezifität: 99 %, Sensitivität: bis zu 97 %; ein um bis zu 48 Stunden verzögerter Therapiebeginn ist durch geringere Rezidivneigung gerechtfertigt (10).
- **Strept A-Schnelltest:** Spezifität: ≥ 95 %, Sensitivität: 70–95 %; je nach verwendetem Test Streptokokken Gruppe C/G nicht detektiert (5–10% der Streptokokkenphayrygitis). Ein positiver Schnelltest macht bei entsprechenden klinischen Zeichen eine akute GABHS-Infektion wahrscheinlich. ***Ein negativer Schnelltest schließt eine Infektion jedoch nicht aus und sollte bei entsprechender Vortestwahrscheinlich-***

keit (CENTOR ≥3) durch eine Kultur ergänzt werden.

- **Antistreptolysin-Titer (AST):** Streptokokken-Antikörper im Serum, wie Antistreptolysin, verändern sich erst während der Konvaleszenzphase. Nach einer GAS-Pharyngitis treten deutliche Titerentwicklungen bei nur etwa 40 % der Patienten auf. Ihre Bestimmung bei Pharyngitispatienten hilft diagnostisch nicht weiter.
- **Blutbild/C-reaktives Protein** (CRP), **Blutkörperchensenkungsgeschwindigkeit** (BSG): Die Bestimmung der Gesamtleukozyten, CRP und BSG ist nur bedingt diagnostisch hilfreich.

1.1.5. Nachkontrolle (1)

- Eine routinemäßige Wiedervorstellung ist nicht notwendig. Der Patient sollte sich nur bei Verschlimmerung des Krankheitsbildes oder bei persistieren stärkerer Beschwerden erneut vorstellen.
- Kontroll-Rachenabstriche auf GAS sind routinemäßig ***nicht*** erforderlich.

1.1.6. Ansteckungsgefahr (1)

Eine Wiederzulassung zu Gemeinschaftseinrichtungen kann bei einer Antibiotikatherapie und ohne Krankheitszeichen ab dem zweiten Tag erfolgen, ansonsten nach Abklingen der Krankheitssymptome. Ein schriftliches ärztliches Attest ist nicht erforderlich. ***Eine Reduktion der Ansteckung von Kontaktpersonen durch eine antibiotische Behandlung von Patienten mit GAS-Pharyngitis ist nicht durch Studien belegt.***

1.1.7. Spontanverlauf

- Halsschmerzen dauern, unabhängig von einem GAS-Nachweis, im Mittel 3,5–5 Tage.
- Fieber klingt meist innerhalb von 2–3 Tagen ab.

1.1.8. Eitrige und nicht-eitrige Komplikationen (1)

Eitrige Komplikationen, wie Peritonsillarabszess, Otitis media oder Sinusitis, sind selten bis sehr selten. Eine Prävention dieser Komplikationen ist durch orale Antibiotikagabe nicht gesichert.

- Peritonsillarabszess: Tritt bei ‹ 1 % der nicht antibiotisch behandelten Patienten auf. Symptome: starke Halsschmerzen besonders beim Schlucken, entzündlich ödematöse exsudative (peri-)tonsilläre Schwellung mit Verdrängung der Uvula zur Gegenseite, Vorwölbung des vorderen Gaumensegels, kloßige Sprache und Kiefersperre -› Überweisung zum HNO-Arzt! (2)
- Akutes Rheumatisches Fieber (ARF) und Akute Poststreptokokkenglomerulonephritis (APSGN) als nicht-eitrige Folgekrankheit nach GAS-Pharyngitis sind heute bei uns extrem selten. Prävention der ARF ist nur für eine parenterale Penicillingabe bei epidemischer GAS-Pharyngitis belegt. Prävention einer APSGN durch Antibiotika ist nicht belegt.

Das extrem niedrige Risiko einer Folgekrankheit rechtfertigt aktuell nicht die routinemäßige Antibiotikagabe bei GAS-Pharyngitis oder V.a. GAS-Pharyngitis!

1.1.9. Krankheitsursachen (1)

Scharlach

Scharlach beruht auf der Infektion mit einem GAS-Stamm, der bestimmte Giftstoffe

(Toxine), sog. „pyrogene Exotoxine", bildet. Der Krankheitsverlauf ähnelt dem anderer GAS-Pharyngitiden. Zusätzlich tritt ein Ausschlag auf. Meist am 2. Erkrankungstag entwickelt sich, oft ausgehend vom Oberkörper, ein großflächiger blass-rötlicher Ausschlag, der sich über Rumpf, Hals, Arme und Beine ausbreitet. Eine Verlegung der Schweißdrüsen gibt der Haut einen sandpapierartigen Charakter. Das Mund-Nasen-Dreieck sowie Hand- und Fußsohlen werden ausgespart. Neben Schwellung und Belägen auf den Mandeln bestehen häufig kleine rote eingeblutete Flecken am Gaumen (Enanthem). Die Zunge ist zunächst mit einer hellen Schicht bedeckt, mit durchschimmernden roten Papillen („white strawberry tongue"). Nach Ablösung dieser Schicht ist die Zunge tiefrot („Erdbeerzunge"). Das Exanthem blasst im Laufe einer Woche ab. Später entwickelt sich oft eine Hautschuppung an Hand- und Fußsohlen. Leichtere Fälle überwiegen, schwere Formen sind heute selten.

1.1.10. Virale Pharyngitis

Der weitaus größte Teil der Halsschmerzen wird durch Viren (Rhino, Corona, Adenoviren) verursacht, die meisten davon können wir nicht unterscheiden; dies spielt bei der Behandlung auch keine Rolle. Einzelne besondere Viren wollen wir kurz vorstellen, weil sie leicht mit einer „Angina" verwechselt werden.

Pfeiffersches Drüsenfieber (Mononukleose)

Die Mononukleose ist der klassische „Doppelgänger" der Angina. Sie tritt am häufigsten bei jungen Erwachsenen auf, etwa 1–6 % der Halsschmerzen sind in dieser Altersgruppe durch eine infektiöse Mononukleose bedingt. Erreger ist das Epstein-Barr-Virus (EBV), ein weit verbreitetes Virus von geringer Ansteckungsgefahr. Die meisten Infektionen erfolgen vermutlich über engen Kontakt (z. B. Küssen) zwischen empfänglichen Individuen und asymptomatischen Trägern. Wegen des bevorzugten Erkrankungsalters nennt man das Drüsenfieber auch „Studentenkusskrankheit", engl. „first kiss disease".

Im typischen Fall liegt eine akute Erkrankung mit Halsschmerzen, Fieber und starker Lymphknotenschwellung vor – und ähnelt damit dem Bild der klassischen Streptokokken-Angina, weshalb sie auch häufig damit verwechselt wird. Die Tonsillen sind meist stark geschwollen, zeigen Beläge; mitunter können Schluckprobleme auftreten, insbesondere wenn die Schmerzbehandlung nicht ausreichend erfolgt. Fieber wird bei 90 % der Fälle berichtet, es klingt meist innerhalb von 10–14 Tagen wieder ab. Häufigere Symptome sind neben einem ausgeprägten Krankheitsgefühl u. a. auch Kopfschmerzen, Muskel- und Gelenkschmerzen, Übelkeit, Husten und Exantheme. Die Halsschmerzen können über 3–5 Tage sehr heftig sein, klingen dann aber im Laufe von 7–10 Tagen ab. Komplikationen sind sehr selten. Eine Schwellung der Milz tritt bei mehr als der Hälfte der Patienten auf. Im ersten Monat nach der Erkrankung soll daher auf belastenden Sport und schweres Heben verzichtet werden. ***Wird wegen Verwechslung mit der Angina Amoxicillin verordnet (ein Breitbandantibiotikum, das für Halsschmerzen grundsätzlich nicht verwendet werden sollte), tritt in 70–100 % der Behandlungsfälle ein masernähnlicher Hautausschlag auf.***

Diagnostik

Die Leberwerte sind fast immer auffällig. GOT (= ASAT), GPT (= ALAT) und LDH bzw.

mindestens einer der drei Parameter ist in etwa 90% der Fälle um das Zwei- bis Dreifache der oberen Norm erhöht. Die Werte sind in der zweiten Krankheitswoche am höchsten und normalisieren sich dann allmählich im Laufe von 3 bis 4 Wochen. Eine routinemäßige Bestimmung ist ohne Nutzen.
Zur Differenzialdiagnose Mononukleose ist der Lymphozyten/Leukozyten-Index geeignet: Beträgt das Verhältnis von Lymphozytenzahl zur Leukozyten-Gesamtzahl › 0,35, ist Mononukleose mit 90-prozentiger Sensitivität und 100-prozentiger Spezifität die richtige Diagnose. Bei einer Ratio von ‹ 0,20 ist eine Mononukleose nahezu 100-prozentig ausgeschlossen. (11)
Virusspezifische EBV-Antikörper sind in etwa 90% der Fälle im Verlauf der Erkrankung nachweisbar.
Lässt sich eine Monozytenvermehrung bei der Erstuntersuchung feststellen, genügt ein kultureller Ausschluss von Streptokokken. Bei ausgeprägtem Krankheitsbild, aber unauffälligem Blutbild scheint die Einsendung auf Epstein-Barr-virusspezifische Antikörper sowie GOT, GPT und LDH sinnvoll. Mononukleose-Schnelltests sind aufgrund der niedrigen Sensitivität - 75% in der ersten Krankheitswoche (12) - in der Praxis nicht empfohlen (11).
Mononukleose-Antikörper sind in etwa 90% der Fälle im Verlauf der Erkrankung nachweisbar.

Grippe (Influenza)

Halsschmerzen kommen auch bei Influenza vor. Die Beschwerden sind aber eher durch akuten Erkrankungseintritt gekennzeichnet, durch Fieber oder Schüttelfrost, etwas Husten, Muskel-, Glieder- und Kopfschmerzen und ein ausgeprägtes Krankheitsgefühl. Mehrwöchige epidemische Erkrankungswellen treten bei uns praktisch in jedem Winterhalbjahr auf. Diagnostik: Virus-PCR aus dem Nasenabstrich.

Herpangina

Die medizinische Namensgebung hat es geschafft, in diese Diagnose gleich zwei Irrtümer einzubauen: 1. wird die Herpangina nicht wie der Name verspricht durch Herpes-Viren, sondern durch Coxsackie-Viren der Gruppe A verursacht, und 2. ist auch der Begriff Angina missverständlich. Typisches Zeichen der Herpangina sind eine oder mehrere Aphten (Schleimhautgeschwüre) auf den Gaumenbögen, die Halsschmerzen und leichte Lymphnotenschwellungen, aber kein Fieber verursachen. Insgesamt ist die Herpangina ein mildes Krankheitsbild. Bei Schmerzen: Paracetamol oder Ibuprofen.

Adenoviren

Adenoviren können eine ausgeprägte Pharyngitis verursachen, die klinisch dem Vollbild einer schwereren GAS-Pharyngitis gleicht. Bei manchen Patienten sind auch Adenoviren und Gruppe A-Streptokokken gleichzeitig nachweisbar. Da Adenoviren auch mit einem Anstieg des C-reaktiven Proteins (CRP) einhergehen, hat die CRP-Messung keinen diagnostischen Stellenwert zur Unterscheidung viraler/bakterieller Ursache (13).

Andere Viren

Ein großer Teil der milderen Pharyngitisformen tritt im Rahmen von Erkältungskrankheiten auf, von denen bis zu 50% durch Rhino- und Coronaviren bedingt sind; von diesen beiden Virus-Stämmen sind mehr als 100 Typen bekannt.

1.1.11. Weitere bei Pharyngitis oft nachweisbare Bakterien (1)

Haemophilus B ist seit Einführung der Säuglingsimpfung sehr selten (< 1 %). Klinische Prädiktoren einer Atemwegseinengung sind aufrechtes Sitzen, Stridor und Dyspnoe. Bei klinischem Verdacht ist sofort eine Krankenhauseinweisung mit Notarztbegleitung bzw. unter Intubationsbereitschaft zu veranlassen. Auf eine Racheninspektion zur Sicherung der Diagnose (ödematöse kirschrote Epiglottis) sollte ambulant wegen der möglichen Provokation einer kompletten Atemwegsobstruktion oder eines vagal induzierten Herzkreislaufstillstandes verzichtet werden. Kinder sollten für den Transport auch nicht gegen ihren Willen in Rückenlage gebracht werden.
Diphtherie ist heute bei uns sehr selten. Typisch für die Rachendiphtherie sind gräuliche pseudomembranöse Beläge, die fest an Tonsillen und Pharynxwand haften und deren Entfernung Blutungen provoziert.
Angina Plaut-Vincent: Sehr seltene, meist einseitige Tonsillitis, versursacht durch anaerobe Mischinfektion (Spirochäten, fusiforme Bakterien); Therapie 1. Wahl: Penicillin.
Streptococcus pneumoniae, Moraxella catarrhalis und (nicht-typisierbarer) Haemophilus influenzae sind bei einigen Gesunden und auch Pharyngitispatienten nachweisbar.

1.2. Mittelohrentzündung

Sofern nicht anders angegeben, beruht dieses Kapitel auf: DEGAM-Leitlinie Nr. 7: Ohrenschmerz/Langfassung (1), IQWiG-Gesundheitsinformation Mittelohrentzündung (2) sowie den EbM-Guidelines Otitis media bei Kindern: Definition, Risikofaktoren und Pathogenese (3), Akute Otitis media bei Kindern: Behandlung, Follow-up und Prävention (4) und Akute Otitis media beim Erwachsenen (5).

Während bei Erwachsenen mit Ohrenschmerzen oft auch Beschwerden der Halswirbelsäule oder Kiefergelenksreizungen gefunden werden, steckt bei Kindern häufig eine Mittelohrentzündung dahinter. Neben Husten und Halsschmerzen ist die Otitis media der dritthäufigste Anlass zur Antibiotika-Verschreibung! In Australien z. B. wurden einer Studie nach 89 % der Fälle von akuter Otitis media mit einem Antibiotikum behandelt – leitliniengerecht wäre die Antibiose nur bei 20–31 %! (6)
Die schmerzhafte Entzündung der Schleimhäute des Mittelohres erfolgt in der Regel durch eine aufsteigende Infektion aus der Nase über die „Eustachische Röhre“, die die Nasenhöhle mit der Paukenhöhle verbindet.
Plötzlich einsetzende heftige Ohrenschmerzen zusammen mit Hörminderung, allgemeinem Krankheitsgefühl, Weinen, Fieber und Schwindel sind typische Symptome einer akuten Mittelohrentzündung (AOM). Dabei sind die Ohrenschmerzen bei Kindern in der Kombination mit Fieber zumeist das Leitsymptom einer Otitis media. Es handelt sich um eine häufige, in der Regel jedoch meist komplikationslos verlaufende Erkrankung im Kindesalter; es gibt auch keinen Zusammenhang zwischen häufigen AOM im Kindesalter und Hörverlusten (7).
Mittelohrentzündungen sind häufig: Im ersten Lebensjahr bekommt jedes 5., im zweiten und dritten Lebensjahr jedes 3. Kind eine Mittelohrentzündung. Insgesamt

erleiden 2/3 aller Kinder in den ersten sechs Lebensjahren eine Mittelohrentzündung. Damit ist diese Erkrankung für Kleinkinder der häufigste Anlass, eine antibiotische Therapie zu erhalten.

Folgende Symptome werden bei Mittelohrentzündungen beobachtet:

- Husten oder Schnupfen bei 94 %
- Schnupfen bei 90 %
- Husten bei 78 %
- Reizbarkeit, Weinerlichkeit bei 56 %
- Fieber bei 55 %
- Ohrenschmerzen erstaunlicherweise nur bei 47 %

Nicht jedes Kind mit Mittelohrentzündung hat Ohrenschmerzen!

1.2.1. Erreger der Mittelohrentzündung

Sowohl Viren, als auch Bakterien können eine AOM auslösen; bei mehr als der Hälfte der Kinder finden sich gleichzeitig Viren und Bakterien. Da im klinischen Alltag des Hausarztes in der Regel keine sichere Unterscheidung zwischen viraler und bakterieller Ursache möglich ist, empfiehlt die DEGAM ein symptomorientiertes Handeln.

1.2.2. Diagnose

Für eine sichere Diagnose einer akuten Otitis media sind wegen der oft unklaren klinischen Symptomatik und der nicht immer eindeutigen Befunde der Inspektion des Trommelfelles folgende drei Kriterien zu fordern:

- Fieber, Krankheitsgefühl, Reizbarkeit
- Rötung des Trommelfells und Ohrenschmerzen
- Mittelohrerguss: Vorwölbung des Trommelfells (manchmal mit durchschimmerndem eitrigem Erguss), Luftblasen/Flüssigkeit hinter dem Trommelfell oder eitriger Ausfluss aus dem Ohr innerhalb der letzten 24 Stunden

Wenn alle 3 Kriterien erfüllt sind, kann die Diagnose als sicher gelten; sind nur 2 der genannten Kriterien erfüllt, ist die Diagnose unsicher.

Bei Kleinkindern kann die Symptomatik eine besonders hohe Bandbreite haben: Sie klagen z. B. über Bauch- statt Ohrenschmerzen, schütteln den Kopf oder greifen an die Ohren/reiben diese.

Technische Untersuchungen

- Eine Labordiagnostik wird in der Routine nicht empfohlen; ein deutlich erhöhter Entzündungswert im Blut (CRP › 40 mg/l) macht jedoch eine bakterielle Ursache sehr wahrscheinlich.
- Bildgebende Verfahren (Röntgen/Ultraschall) sind in der Regel nicht notwendig.
- Eine Gehörprüfung ist nur bei länger als 3 Monate dauernden Beschwerden sinnvoll.

1.2.3. Therapie

Die Mittelohrentzündung zeigt eine Spontanheilungsrate von 66 % innerhalb der ersten 24 h und 80 % innerhalb von 2–7 Tagen. Ein Cochrane-Review bewertet die aktuell verfügbaren Daten so, dass die verzögerte Verschreibung von Antibiotika keinen therapeutischen Nachteil im Vergleich zur sofortigen Verschreibung hat; umgekehrt treten dadurch aber signifikant weniger unerwünschte Wirkungen auf (8).

Antibiotika

Die Antibiotikaverschreibung bei Mittelohrentzündung variiert in den Industrieländern zwischen 56 und 95 % (8); eine Schmerzlinderung in den ersten 24 Stunden durch die unverzügliche Gabe von Antibiotika ist jedoch nicht erwiesen.
In mehreren Studien wurde zudem die Schmerzlinderung ab dem 2. Behandlungstag untersucht. Alle kommen zu dem Ergebnis, dass der frühzeitige Antibiotikaeinsatz nicht effektiver ist als die Verwendung eines Plazebos. Auch Unterschiede bei Fehlzeiten in Kindergärten/Schulen bzw. eine Verringerung der Rezidiv- oder Komplikationsrate sind bislang noch nicht nachgewiesen.

Welche Kinder profitieren von einem Antibiotikum?

Den größten Nutzen von der unverzüglichen Antibiotikagabe haben:

- **Kinder mit Fieber** (über 37,5 °C) **und Erbrechen** („krankes Kind"): 3 Kinder mit diesen Symptomen mussten behandelt werden, damit eines von ihnen profitierte. Die wissenschaftliche Medizin drückt dies in der Number Needed to Treat aus. In diesem Fall beträgt die NNT = 3.
- **Kinder unter zwei Jahren mit beidseitiger Mittelohrentzündung:** 7 müssen vom ersten Tag an antibiotisch behandelt werden, damit eines profitiert; NNT= 7.
- **Kinder mit Mittelohrentzündung und gleichzeitigem Ausfluss aus dem Ohr** hatten etwa halb so oft einen verlängerten Krankheitsverlauf; die NNT wurde in dieser Untersuchung nicht berechnet.
- Für alle anderen Kinder errechnet sich eine NNT von 23; das bedeutet, dass 22 von ihnen keinen Vorteil durch die antibiotische Behandlung haben.

Welche Komplikationen gibt es bei Verzicht auf Antibiotika?

Schwerwiegende Komplikationen treten selten und unabhängig davon auf, ob ein Antibiotikum gegeben wurde oder nicht.

Das Auftreten von Komplikationen durch den Verzicht auf eine unverzügliche Antibiotikagabe wird immer wieder als Argument für die antibiotische Behandlung angeführt und mit einer Studie aus dem Jahr 1954 vor der Antibiotika-Ära belegt. Aufgrund methodischer Mängel wird diese nicht mehr für aussagekräftig gehalten. Alle anderen Übersichtsarbeiten weisen eine sehr geringe Komplikationsrate auf: So findet z. B. Stool et al. bei 5.400 Kindern mit einer Mittelohrentzündung nur einen Fall einer eitrigen Entzündung im knöchernen Warzenfortsatz hinter dem Ohr (Mastoiditis) und dieser Fall trat zufällig in der mit Antibiotikum behandelten Gruppe auf. Auch eine unverzügliche Antibiotikagabe schützt nicht vor dieser Komplikation. Es erscheint sogar denkbar, dass Antibiotika die Symptomatik einer Mastoiditis verschleiern können.

Unerwünschte Wirkungen von Antibiotika

Erbrechen, Durchfall oder Ausschlag: Bei Kindern unter antibiotischer Therapie kommt es um 40 % öfter zu Nebenwirkungen, wie Erbrechen, Durchfall oder Ausschlag; 1 von 14 behandelten Kindern erleidet diese Nebenwirkungen (8).

Wiederkehrende Mittelohrenzündungen sind um 1/5 häufiger: Mit Amoxicillin behandelte Kinder im Alter zwischen 6 und 24 Monaten hatten im Vergleich zu Plazebo-Patienten um 20 % häufiger eine neuerliche Mittelohrentzündung. Möglicherweise liegt hier die Erklärung, warum sich in den USA die Rate an Mittelohrentzündungen verdreifacht hat; dort werden 95 % der Fälle antibiotisch behandelt. In Europa wird etwa 1/2 bis 2/3 der Fälle ein AB verordnet, hier sehen wir „nur" eine Verdoppelung der Erkrankungsrate.

Antibiotika-Resistenzen: Die Zahl multiresistenter Keime ist in den letzten Jahren stark gestiegen und fordert jährlich unzählige Todesopfer. Je öfter ein Antibiotikum verordnet wird, desto mehr individuelle Resistenzen entstehen - im schlimmsten Fall mit schwerwiegenden Konsequenzen. Stellen Sie sich z. B. eine Gehirnhautentzündung mit einem durch vorangegangene unnötige Antibiotika-Gabe resistent gewordenen Erreger vor: Dieses Resistenzproblem gefährdet nicht nur das überbehandelte Kind; durch Weitergabe der resistenten Keime in Kindergarten und Schule können auch andere Kinder an solchen Problemkeimen erkranken.

Medikamentenallergie: Mit der häufigen Verordnung von Antibiotika steigt auch die Rate der Allergien. Wird Amoxicillin bei bestimmten Virusinfekten eingesetzt, kommt es oft zu – von einer echten Allergie nicht unterscheidbaren – „pseudoallergischen" Hautausschlägen, sodass wir bei einer späteren tatsächlichen bakteriellen Erkrankung auf weniger geeignete Mittel der 2. Wahl ausweichen müssen.

Veränderungen der Darmflora (Mikrobiom): Auch andere Kollateralschäden durch den Einfluss der Antibiotika auf das Mikrobiom in unserem Darm sind möglich. Derzeit sind weder alle Keime, noch die Funktion unseres Mikrobioms genau bekannt. Experten vermuten Zusammenhänge zwischen der Keimbesiedelung des Darmes mit chronisch-entzündlichen Erkrankungen, Depression und vielleicht sogar mit dem anwachsenden Problem des Übergewichts.

Unkritische Antibiotikaverschreibung verunsichert Eltern

Antibiotikaverschreibung fördert den Glauben der Eltern, eine akute Mittelohrentzündung müsse stets mit einem Antibiotikum behandelt werden. Nach einer antibiotisch behandelten Mittelohrentzündung steigt tatsächlich die Wahrscheinlichkeit, dass Eltern in der nächsten Krankheitsepisode erneut Antibiotika verlangen und Ärzte sie verordnen. Kinder von überbesorgten Eltern erleiden häufiger wiederkehrende Mittelohrentzündungen und werden überproportional oft antibiotisch behandelt. Der zweitstärkste Prädiktor für eine Antibiotikaverordnung ist die Vermutung des Arztes, die Eltern wünschten diese. Interessanterweise entsteht die Patientenzufriedenheit aber unabhängig davon, ob Antibiotika verordnet werden. Durch eine verbesserte Kommunikation zwischen Arzt und Patient über gegenseitige Erwartungen können unnötige Antibiotikaverordnungen eingedämmt werden. Hilfreich für den Austausch sind hierbei schriftliche Patienteninformationen als Gesprächsgrundlage. Die Therapieentscheidung sollte idealerweise im Einvernehmen von Arzt und Patienten bzw. Fürsorgeberechtigten erfolgen (partizipative Entscheidungsfindung) und dokumentiert werden.

Welche Alternativen gibt es?

Verzögerter Antibiotikaeinsatz: Durch dieses Vorgehen kann der Antibiotika-Einsatz zur Behandlung der Mittelohrentzündung reduziert werden. Nur bei 36 von 150 Kindern wurden vorsorglich ausgestellte Rezepte tatsächlich eingelöst, so dass 76 % der verordneten Antibiotika eingespart wurden. Bei Kindern mit geringfügig eingeschränktem Allgemeinbefinden ist abwartendes Offenhalten unter kontrollierender Beobachtung und mit obligater Aufklärung möglich. Dies ist auch für die Eltern akzeptabel.

Therapieempfehlungen

Wenig kranke Kinder 6–24 Monate:

- Überwachung
- Zunächst kein AB, wenn Wiedervorstellung nach 24 h gewährleistet
- Schmerzlinderung mit Paracetamol bis max. 60 mg/kg KG/d (verteilt auf 3–4x 10-15 mg/kg) oder Ibuprofen bis max. 20-30 mg/kg KG/d (verteilt auf 3–4 Gaben/d)
- Kontrolle nach 24 h

Kinder über 2 Jahre:

- Körperliche Schonung, reichlich Flüssigkeit!
- Schmerzlinderung
  - DEGAM-LL: mit Paracetamol bis max. 60 mg/kg KG/d (verteilt auf 3-4 x 10-15 mg/kg) oder Ibuprofen bis max. 20-30 mg/kg KG/d (verteilt auf 3-4 Gaben/d)
  - EbM-Guideline: Paracetamol (15–20 mg/kg 4x täglich) kann mit Naproxen (5 mg/kg 2x täglich) oder Ibuprofen (10 mg/kg 3x täglich) kombiniert werden
- Keine sofortige Antibiotikatherapie, Abwarten für 24–48 h gerechtfertigt:
  - Aufklärung der Eltern (Kooperation!)
  - Beobachtung des Kindes
  - Aushändigen eines AB-Rezepts in Reserve; wenn möglich, 48 h vor Einlösung abwarten, bei Verschlechterung früher

Wahl des Antibiotikums

Zum einen gibt es eine hohe Spontanheilungsrate (s. o.), sodass individuell geprüft werden sollte, wie groß der Nutzen durch ein Antibiotikum im Verhältnis zu einem möglichen Schaden ist. Zum anderen sollen Breitbandantibiotika für schwierigere/unbekannte Erreger aufgespart werden. Gerade vor dem Hintergrund zunehmender Resistenzbildung ist bei der Behandlung der Mittelohrentzündung also ein Antibiotikum einzusetzen, das die hierzulande häufigsten Erreger abdeckt.

Amoxicillin ist das Mittel der 1. Wahl (9). Der zusätzliche Einsatz von Clavulansäure (enthalten in Augmentin®, Clavamox®, Amoxiplus®, Clivav® u.v.a.m.) erhöht Nebenwirkungen um den Faktor 3, fördert die Resistenzentwicklung von Keimen und wird daher in den Leitlinien nicht zur Erstbehandlung empfohlen. Bei antibiotischer Vorbehandlung innerhalb der letzten 30 Tage kann aber eine Kombination mit Clavulansäure oder eine höhere Amoxicillin-Dosis erforderlich sein. Wieder ein Beispiel, wie der frühe Einsatz von Antibiotika eine ganze Spirale in Gang setzt!

Clarithromycin: Sog. Makrolid, die am häufigsten verordnete Substanz (Klacid®), ist bei bestimmten bakteriellen Erregern (Pneumokokken) in 30 % der Erkrankungsfälle wegen Resistenzentwicklung nicht mehr wirksam. Es kann zudem Herzrhythmusstörungen auslösen und hat zahlreiche Wechselwirkungen, z. B. mit Mitteln gegen Pilzinfektionen. Daher sollte es nur bei Amoxicillin-Allergie eingesetzt werden.

Wirkung von Schmerzmitteln

Ohrentropfen: Die Verabreichung von schmerzstillenden Ohrentropfen kann bei der AOM nicht empfohlen werden: Ihre Wirksamkeit ist nicht ausreichend belegt und sie erschweren die Untersuchung des Trommelfells.

Schmerzmittel als Saft oder Zäpfchen: Eine RCT verglich den Einsatz von Ibuprofen,

Paracetamol und Plazebo bei 219 Kindern mit akuter Mittelohrentzündung. Alle Kinder erhielten als zusätzliche Medikation das Antibiotikum Cefaclor über 7 Tage. Es zeigte sich ein deutlicher Unterschied bezüglich der Schmerzen am 2. Behandlungstag:
- In der Gruppe mit Ibuprofen + Antibiotikum litten noch 7 % an Schmerzen,
- mit Paracetamol + Antibiotikum 10 %
- und mit dem Antibiotikum alleine noch 25 %.

Die Nebenwirkungen von Ibuprofen und Paracetamol unterscheiden sich nicht: An 84.000 Kindern fand sich kein Unterschied bei den Nebenwirkungen zwischen Paracetamol (Mexalen®) und Ibuprofen (Nureflex®). ***Fazit:*** Insgesamt könnte Ibuprofen in der Behandlung der Mittelohrentzündung ein wenig überlegen sein.

Abschwellende Nasentropfen und Sprays: Die häufige Anwendung von schleimhautabschwellenden Nasentropfen ist nachvollziehbar, wenn die Ohrenschmerzen durch einen vermehrten Druck im Mittelohr entstehen. Allerdings zeigte sich in Studien keinen Nutzen für den Verlauf der AOM. Eine kurzfristige und damit nebenwirkungsarme Anwendung kann bei gleichzeitig bestehendem Schnupfen trotzdem Erleichterung verschaffen. Besonders bei Kindern wird durch die Abschwellung der Nasenschleimhaut die Flüssigkeitsaufnahme verbessert und das Kind schläft zudem besser. Kontrollierte Untersuchungen hierzu gibt es jedoch nicht.

Antihistaminika: Es ist bislang kein Effekt in der Behandlung der AOM bei Kindern mit (in erster Linie) systemisch angewandten Adrenergika, Antihistaminika oder einer Kombination aus beiden, z. B. Rhinopront®-Saft, nachgewiesen. Allerdings nehmen UAW bei längerfristiger Anwendung zu.

1.2.4. Überweisung an den Spezialisten (4)

Dringliche Überweisung bei Komplikation oder Verdacht darauf (z.B. Mastoiditis, Fazialislähmung); lt. DEGAM-LL bei Kindern ‹ 6 Monaten und bei Kindern mit Immundefizienz.

Zu erwägen bei:
- Persistieren einer symptomatischen Entzündung trotz Zweitlinien-Antibiotikum (Dringlichkeit: innerhalb von 1–7 Tagen)
- Fehlende Resorption eines Paukenergusses nach 3 Monaten (Serotympanon, Dringlichkeit: 7–30 Tage)
- häufige AOM-Episoden (› 3 Episoden/6 Monaten oder › 4 Episoden/12 Monate; Dringlichkeit: 7–30 Tage)
- Vorbestehende Hörstörung des Kindes (Dringlichkeit: nach ärztlichem Ermessen)
- Kind im Alter ‹ 3 Monate (Dringlichkeit: nach ärztlichem Ermessen)

1.2.5. Vorbeugung von Mittelohrentzündungen

Stillen über mehr als 3 Monate schützt das Baby vor Mittelohrentzündung, Risikofaktoren sind Rauchen in Wohnräumen/Auto und der Schnuller.

1.3. Akute Rhinosinusitis beim Erwachsenen

1.3.1. Kurz & bündig (1–3)

Diagnose

Die gängigen Leitlinien unterscheiden nicht mehr zwischen Rhinitis und Sinusitis.

Zur Diagnostik der ARS sollte **routinemäßig keine Bildgebung** erfolgen. (2)
Die Diagnose wird auf Grund der klinischen Symptome gestellt – 2 von 4 Symptomen nach **PODS** (1): facial **P**ain, pressure, or fullness; nasal **O**bstruction; nasal purulence or discoloured postnasal **D**ischarge; **S**mell disorder (davon sollte mind. 1 Symptom Obstruktion oder Hypersekretion sein). Deutsches Merkwort **NORD**: **N**asenlaufen (anterior oder posterior), **O**bstruktion, **R**iechstörung und **D**ruckgefühl im Mittelgesichtsbereich.

Unterteilung in:

- **Akute virale Rhinosinusitis:** Dauer in der Regel bis 10 Tage (90 % der Fälle), maximal bis zu drei Wochen; 10 % der Fälle
- **Akute bakterielle Rhinosinusitis:** mind. 2 der 4 PODS-Symptome plus sehr starke (oft einseitige oder einseitig betonte) Schmerzen, maxilläre Zahnschmerzen, Fieber › 38,5° (38° axillar), double sickening, Dauer ›10 Tage); 1 % der Krankheitsfälle. Bei Verdacht auf bakterielle Rhinosinusitis wird die CRP-Messung empfohlen; bei Werten › 10 mg/l kann ein Antibiotikum erwogen werden.
- Bis zu einer Krankheitsdauer von 12 Wochen = akute, über 12 Wochen = chronische Rhinosinusitis.

Therapie

- **Akute virale RS:** primär Solespülung, evtl. Inhalation von Salzlösung, abschwellende Nasentropfen + symptomatische Behandlung der grippalen Symptome (s. u.), evtl. zusätzlich nasale Steroide nach einer Krankheitsdauer › 1 Woche oder falls eine allergische Komponente vermutet wird
- **Starke Schmerzen/akute bakterielle RS:** Antibiose, nasale Steroide, Überweisung an Facharzt, wenn keine Besserung binnen 48 h.

Diskussion

Die akute Rhinosinusitis ist eine der 10 häufigsten Diagnosen in der Allgemeinpraxis und einer der 5 häufigsten Gründe für eine Antibiotika-Verschreibung in der Praxis. Nur ein sehr kleiner Teil aller Nebenhöhlenentzündungen werden von einer bakteriellen Infektion kompliziert; häufigste Erreger sind Streptokokkus pneumoniae, Haemophilus influenza, Moraxella catarrhalis und Staphylokokkus aureus.
Auffallend an der EPOS 3-Leitlinie ist, dass dem topischen Steroid bei Krankheitsdauer › 5 Tage der Vorzug vor einer primären Antibiose gegeben wird. Hintergrund ist die Ansicht, dass sich Bakterien zwar in › 50 % der Krankheitsfälle nachweisen lassen, dass aber in der Regel die überschießende immunologische Antwort der Schleimhaut die Beschwerden auslöst; eine echte bakterielle Infektion liegt nur selten vor.
Abschwellende Tropfen sollen unbedingt nur in den ersten 5 Tagen angewendet werden.

1.3.2. Diagnostik

Klinische Symptome nach NORD bzw. PODS; DD: allergische Rhinitis, Zahnerkrankungen, fallweise auch Migräne oder Gesichtsschmerzsyndrome. Eine zuverlässige Unterscheidung zwischen akuter viraler und akuter bakterieller Rhinosinusitis durch Anamnese und Befund ist nicht möglich. Folgende Faktoren machen eine bakterielle Ursache wahrscheinlicher: eitriges Nasensekret, Eiter in der Nasenhöhle, sehr starke (einseitige) Schmerzen, maxilläre Zahnschmerzen, Fieber › 38,5° (38° axillar), Verschlimmerung der Beschwerden nach anfänglicher Besserung (double sickening), Dauer ›10 Tage. Bei Verdacht auf bakterielle Genese sollte vor der Entscheidung für eine Antibiotikabehandlung das CRP bestimmt werden. Ein CRP › 10 mg/l weist auf eine bakterielle Ursache hin.

Symptome und klinische Befunde sind sehr unspezifisch. Die allgemein üblichen klinischen Sinusitis-Zeichen sind nicht aussagekräftig, vorangegangene Sinusitis, Schwellung über den Kieferhöhlen und Schmerzen beim Vorbeugen korrelieren sogar negativ. Röntgen und CT sind sehr oft falsch positiv, deshalb wird die bildgebende Diagnostik zur Diagnosestellung der akuten Sinusitis **nicht** empfohlen.

Gelbes oder grünes dickes Nasensekret stellt für viele Ärzte einen Grund zur Antibiotika-Verschreibung dar. Aktuelle Guidelines sprechen sich gegen eine Antibiotikagabe bei akuter Rhinitis mit purulentem Sekret aus. Eiternachweis in der vorderen Rhinoskopie (Spekulum) ist nur ein schwaches Indiz. Ohne AB waren nach 2 Wochen 70% abgeheilt; AB bei diesem Befund verkürzten die Abheilung im Schnitt um 0,5–1,5 Tage. In keiner der Studien war die Zahl der Komplikationen in der Plazebogruppe höher als in der Antibiotikagruppe – daraus schließen die Autoren auf einen meist harmlosen Verlauf der eitrigen Rhinitis. Nur 1 von 15 Erkrankten mit purulentem Sekret profitiert von einer antibiotischen Behandlung, am ehesten bei ausgeprägter Symptomatik und CRP › 10 mg/l. Unter Antibiotika wurde das Nasensekret um 18% häufiger farblos, NNT=7–15. (4)

1.3.3. Therapie

Solespülungen

Empfohlen von der EPOS-LL als Basistherapie bei allen Formen; Cochrane-Reviews fanden dazu nur 5 kleine Studien mit gewissen Mängeln bzw. 2 Studien zu chron. Rhinosinusitis – noch zu wenig für einen evidenzbasierten Wirkungsnachweis (5, 6). Nur bei Kleinkindern mit Bronchiolitis gibt es bislang eine gewisse Evidenz für eine verdampfte Salzlösung (Symptommilderung, kürzerer Spitalsaufenthalt) (7). Grundsätzlich verbessert lt. Cochrane das Inhalieren von Salzlösung die Befeuchtung und Durchblutung der Schleimhäute in Nasenhöhle/Nebenhöhlen. Zudem werden die Aktivität der Flimmerhärchen und somit die Selbstreinigung vermehrt angeregt.

Symptomatische Behandlung grippaler Symptome

Bei der akuten viralen RS kann unter sorgfältiger Abwägung ein „Grippemittel" in Betracht gezogen werden (8) (Antihistaminikum der 1. Generation zur Sekretionshemmung + systemisches Antidekongestivum). CAVE: Beeinträchtigung der Verkehrstüchtigkeit, kardiovaskuläre Nebenwirkungen, Dopingliste! Bei stärkeren Allgemeinbeschwerden/Kopfschmerzen kann mit NSAR kombiniert werden.

Erkältungsmittel stellen seit Jahren den größten Anteil am österreichischen Selbstmedikationsmarkt, besonders häufig verwendet werden (i. a. R.):

- Aspirin® Complex (1 Btl. = 500 mg ASS, 30 mg Pseudoephedrin)
- Clarinase® (1 Drg. =. 5 mg Loratadin, 120 mg Pseudoephedrin)
- Neo Citran® (1 Btl. = 500 mg Paracetamol, 10 mg Phenylephrin, 20 mg Pheniramin, 50 mg Ascorbinsäure)
- Wick Erkältungssirup (30 ml = 600 mg Paracetamol, 6,2 mg Ephedrin, 7,5 mg Doxyla-

min, 15 mg Dextromethorphan)

Abschwellende Nasentropfen

Lindern die nasale Obstruktion, sind aber mit Vorsicht zu benutzen: Schleimhaut kann nach wenigen Stunden wieder zuschwellen; Rebound-Effekt umso stärker, je häufiger Nasenspray verwendet wird. Daher wird von der durchgehenden Einnahme länger als einige Tage abgeraten.

Nasales Steroid

Bei der akuten viralen RS ohne allergische Komponente werden topische Steroide (z.B. Mometason Nasenspray) nicht empfohlen. In einem Cochrane-Review (9) fand sich lediglich ein positiver Effekt bei Patienten mit rezidivierender ARS sowie bei nachgewiesener allergischer Komponente mit einer Krankheitsdauer ›7 Tage. In diesen Fällen können topische Steroide eingesetzt werden, um überschießende lokale Entzündungs- und Reparaturreaktionen abzumildern. Bei chronischer Rhinosinusitis mit Nasenpolypen findet sich im Vergleich zu Plazebo eine mäßige Evidenz für eine Verbesserung aller Symptome bei erhöhtem Risiko für Epistaxis (10). Für orale Steroide gibt es laut Cochrane keinen Nutzennachweis (11).

Antibiose

Antibiotika sind bei der akuten viralen Rhinosinusitis nicht indiziert. In einem Cochrane-Review (12) zeigte sich in der Metaanalyse aus 63 RCTs in den ersten 2 Wochen bei 86 von 100 Patienten eine Besserung unter Plazebo gegenüber 91 von 100 unter Antibiotika. Nur 5 von 100 Erkrankten profitierten also von der Antibiose (NNT=20). Dem stehen das Risiko der Resistenzentwicklung und häufige UAW gegenüber, am häufigsten Magen-Darm-Beschwerden und Hautausschlag: Die Angaben hierzu schwankten in den verschiedenen Studien von 2 bis 23 von 100 Personen (NNH=4-50). In den Studien, die verschiedene Antibiotika miteinander verglichen, war keiner der untersuchten Wirkstoffe einem anderen überlegen.

Selbst bei klinischem Verdacht auf bakterielle Sinusitis und erhöhtem CRP (›10 mg/l) kann – auch vor dem Hintergrund zunehmender Resistenzen – ohne Risiko für Komplikationen zugewartet werden, wenn der Patient dies toleriert und wünscht und die symptomatische Therapie zur Linderung der Beschwerden ausreicht. 90 % aller ARS-Erkrankten genesen innerhalb von 6 Wochen. Die orale Antibiose führt allerdings bei hoher Wahrscheinlichkeit für eine bakterielle Genese zu einer deutlichen Krankheitsverkürzung. Eine starke Empfehlung für den Einsatz von Antibiotika wird nur für Patienten mit (drohenden) Komplikationen und für Risikopatienten (Immunsupprimierte, chronisch entzündliche Lungenerkrankung) gegeben.

Als Mittel erster Wahl werden Amoxicillin (3 x 500-750 mg tgl.) oder Cephalosporine der 2. Generation (z.B. Cefuroxim 2 x 250 mg tgl.) empfohlen, an zweiter Stelle stehen Makrolide (z.B. Azithromycin 500 mg tgl für 3 Tage oder Amoxicillin/Clavulansäure. ***Anmerkung:*** In A ist, bedingt durch die Resistenzsituation, Amoxicillin alleine gelegentlich unwirksam. Cephalosporine sind besser verträglich als Amoxicillin-Clavulansäure.

Eine antibiotische Behandlung über 5 Tage reicht vollkommen aus und zeigt weniger Nebenwirkungen als eine 10-tägige Therapie.

1.3.4. Komplikationen

Gefährliche Verläufe sind beim Erwachsenen in der AM-Praxis sehr selten (1:10.000) und ergeben sich fast ausschließlich bei chronischen Rhinosinusitiden. Als Warnzeichen für Komplikationen gelten starke Schmerzen, Gesichtsschwellung, anhaltendes Fieber, Lethargie und neurologische Symptome. Hirn- und Periorbitalabszess, Meningitis, Sinusthrombose können auch trotz adäquater AB-Therapie auftreten. (13)

1.4. Husten (1)

Husten zählt zu den am häufigsten vorgebrachten Beschwerden in der allgemeinärztlichen Praxis. Die Gabe eines Antibiotikums verkürzt die Krankheitsdauer um rund einen halben Tag. Nicht selten erhalten Erkrankte in der zweiten Krankheitswoche schon ihr 2. oder 3. Antibiotikum; jeder 5. bekommt davon Nebenwirkungen. Der Grund ist, dass von 20 Erkrankten 19 eine virale Bronchitis haben und bloß einer einen bakteriellen Infekt hat – nur dieser profitiert vom Antibiotikum!

Die Unterscheidung viral/bakteriell ist nicht immer einfach: hohes Fieber, Kreislaufbeeinträchtigung, die zur Bettruhe zwingt, und Kurzatmigkeit bei alltäglichen Belastungen sind Warnsymptome; in diesem Fall ist ein Blutbild möglicherweise hilfreich. Sind die Entzündungswerte erhöht, profitiert der Patient sehr wahrscheinlich von einem Antibiotikum.

Die übrigen 19 an der viralen Bronchitis Erkrankten profitieren von keinem Antibiotikum – egal, wie viele sie durchprobieren, für sie gilt die Tiroler Bauernregel: „Wennst zum Doktor gehst, bist in 2 Wochen g'sund; wenn nit, bist 14 Tage krank."

Schmerzmittel und Hustentropfen können Beschwerden lindern, aber nicht die Krankheitsdauer verkürzen. Gesund wird man von selbst. Voltaire hat das etwas eleganter formuliert: "***Die ärztliche Kunst besteht darin, den Patienten bei Laune zu halten, bis die Natur ihn geheilt hat.***"

1.4.1. Faktenbox (2)

Akute Bronchitis bei 100 Behandlungen	ohne Antibiotikum	mit Antibiotikum
Durchschnittliche Hustendauer	18 Tage	0,5 Tage kürzer
Nutzen: verkürzte Hustendauer	0 Behandelte	6 Behandelte
Arbeitsfähig am 3. Tag	Kein Unterschied	
Arbeitsfähig am 7. Tag	Kein Unterschied	
Lebensqualität am 7. Tag	Kein Unterschied	
Schaden: Durchfall, Pilz oder Ausschlag	0 Behandelte	23 Behandelte

1.4.2. Definition

Unkomplizierte Hustenerkrankungen bezeichnet man als „akute Bronchitis". Etabliert ist die Einteilung des Hustens in akut (Dauer bis zu 3 Wochen), subakut (3 bis 8 Wochen – Diagnostik und Therapie entsprechen in der Regel der akuten Bronchitis) und chronisch (länger als 8 Wochen). Basis dafür ist die Tatsache, dass der akute Husten bei 6 von 10 Patienten binnen 2 Wochen von selber heilt (3).

1.4.3. Erreger

Allgemein gelten Atemwegs-Viren als Auslöser, ihre Zahl wird auf 200–300 geschätzt; häufig: Influenza A/B, Parainfluenzavirus, Respiratory-Syncytial-Virus, Coronaviren, Adenoviren, Rhinoviren. Bei Kindern im 1. Kindergartenjahr gelten 10–12 Infekte/Jahr als normal. Mit zunehmendem Lebensalter sinkt die Krankheitshäufigkeit auf Grund der Immunisierung gegen bereits durchgemachte Keime stetig. 2–5 Hustenerkrankungen pro Jahr gelten auch bei Erwachsenen als nicht auffällig; mit 100 Jahren hat man dann alle Varianten einmal durchgemacht!

1.4.4. Diagnostik

Grundsätzlich ist Husten ein Reinigungsreflex zum Freihalten der Atemwege. Die „akute Bronchitis" bezeichnet eine Entzündung von Luftröhre und Bronchien mit dem Leitsymptom Husten - ohne Beteiligung der Lunge. In den ersten Tagen der Infektion ist eine Unterscheidung von milden Infekten der oberen Atemwege nicht möglich; von akuter Bronchitis spricht man, wenn der Husten mehr als 5 Tage andauert.

Symptome: in der Regel erst trockener, dann produktiver Husten; häufig Fieber, Halsschmerzen, Schnupfen. Neben Erkältungssymptomen auch Zeichen einer Verengung der Bronchien möglich (bei ca. 4 von 10 Patienten). Übergang von Erkältungskrankheit zu akuter Bronchitis ist fließend; akute Bronchitis ohne Erkältungsinfekt ist selten.

Die akute Bronchitis dauert meist 10–20, im Durchschnitt 18 Tage; Verläufe von mehr als 4 Wochen sind etwa jedes 2. Jahr zu erwarten. Die Hälfte der Patienten hat dabei gelblich-grünen Auswurf, doch nur einer von 10 mit „eitrigem" Auswurf hat eine bakterielle Erkrankung. Anhand der Farbe des Auswurfs kann also nicht entschieden werden, ob ein Antibiotikum hilft.

Insider-Wissen

Ob die akute Bronchitis auch Auslöser der chronischen Bronchitis ist, ist unklar. Eine Studie (4) beschreibt bei 34 % ein Auftreten von chronischer Bronchitis oder Asthma in einem Nachbeobachtungszeitraum von 3 Jahren nach der akuten Bronchitis; die Resultate sind allerdings zweifelhaft, denn es fehlt in dieser Untersuchung der Vergleich mit einer Gruppe gesunder Probanden (Kontrollgruppe).

Differentialdiagnosen

- Entzündung der kleinen Atemwege (Bronchiolitis, betrifft überwiegend Säuglinge und Kleinkinder bis zu 2 Jahren)
- Asthma
- Allergie
- entzündliche Verschlechterung einer chronischen Bronchitis (exazerbierte COPD)
- Lungenentzündung (Pneumonie)
- Virusgrippe (Influenza)
- Pertussis (Keuchhusten)

Diese ähnlichen Krankheitsbilder zeigen typischerweise hohes Fieber, stärker werdenden Husten mit beschleunigter Atmung, Giemen, Atemnot und Kreislaufprobleme. Andere Auslöser eines Hustens können auch ein gastroösophagealer Reflux, Nebenwirkungen von Medikamenten oder eine Herz-Kreislauf-Erkrankung (akute Linksherzinsuffizienz mit Stauung) sein.

Im Praxisalltag sind in der Regel folgende Fragen zu klären:

„Red Flags", die für eine Pneumonie sprechen

- Besteht Fieber über 38 °C, insbesondere schon länger als 24 Stunden?
- Hat der Patient Kreislaufprobleme, die ihn zur Bettruhe zwingen?
- Ist der Patient wegen Kurzatmigkeit nicht mehr fähig, 2 Stockwerke ohne Stehenbleiben durchzugehen?
- Besteht Tachypnoe (› 25 Atemzüge/min) oder Tachykardie (› 100/min)?
- Typische Auskultationsbefunde der Lunge (lokalisierte feinblasige Rasselgeräusche) mit und ohne Dämpfung,
- und/oder atemabhängige Schmerzen

Diese Symptome sprechen eher für eine akute Bronchitis:

- Fieber nur 1–2 Tage, nur vorübergehend über 38 °C
- Zu Beginn trockener Husten, Auswurf kommt erst nach einigen Tagen
- Zu Beginn auch Schnupfen
- Zu Beginn auch Halsweh

Liegt keines dieser Warnsymptome („Red Flags") vor und ergibt das Abhören der Lunge keinen verdächtigen Befund, ist keine weitere Untersuchung erforderlich, auch ein Lungen-Röntgen wird nicht empfohlen (5).
Genauere Abklärungen erforderlich bei: Patienten mit schlechtem Allgemeinzustand oder Begleiterkrankungen – dies sind vor allem Ältere, Raucher und chronisch Kranke (Herz/Kreislauf, Atemwege, Diabetes mellitus, Multimorbidität, Immunsuppression).

Traue keinem über 75!

Bei älteren Menschen fehlen die typischen Warnsymptome einer Lungenentzündung oft: Bei Erkrankten mit ambulant erworbener Pneumonie (CAP = Lungenentzündung, die außerhalb des Krankenhauses aufgetreten ist), die 75 Jahre und älter waren, hatte nur jeder Dritte Fieber über 38 °C. An einen Infekt sollte man in dieser Altersgruppe auch bei plötzlich aufgetretener Verwirrtheit, Schwindel und Übelkeit denken. Die folgende Tabelle soll eine objektivierbare Entscheidungsgrundlage für ambulante oder stationäre Behandlung bei CAP sein.

CRB-65

Pneumonie Letalitätsrisiko		
Kriterien CRB-65 (0–4 Punkte)		
C	Confusion	Verwirrtheit
R	Respiratory Rate	Atemfrequenz › 30/min
B	Blood Pressure	RR systolisch ‹ 90, diastolisch ‹ 60
65	Age	Alter › 65
Index CRB-65	**Letalitätsrisiko**	**Behandlung**
0	Niedrig (1,2 %)	Ambulant
1–2	Moderat (8,1 %)	Eventuell stationär
3–4	Hoch (31 %)	Unbedingt stationär

Erweiterte Diagnostik

Laboruntersuchungen sind bei Red Flags nicht notwendig. Zur Unterscheidung einer viralen von einer bakteriellen Bronchitis – und damit zur Begründung der Entscheidung für oder gegen den Einsatz eines Antibiotikums – wird ihre diagnostische Bedeutsamkeit kontrovers diskutiert. Möglich sind:

Schnelltests

Es gibt Schnelltests für einzelne bakterielle Erreger, wie Pneumokokken und Legionellen, in der Hausarztpraxis stehen diese aber nicht zur Verfügung und gelten als nicht kosteneffektiv (5).

Leukozyten

Grundsätzlich ist eine Leukozyten-Bestimmung nicht notwendig, da die Leukozytenzahl alleine weder eine prognostische Einschätzung des Krankheitsbildes, noch die Unterscheidung zwischen viraler/bakterieller Ursache ermöglicht (6).

In einer Studie finden sich Hinweise, dass ältere Patienten (› 64 Jahre) mit Fieber und erhöhter Leukozytenzahl (systemische Inflammation) eine signifikant bessere Prognose haben als ohne entsprechende inflammatorische Antwort. (7)

Procalcitonin (PCT)

Mit Procalcitonin-Bestimmungen gelingen zwar Vermeidung und Verkürzung der antibiotischen Therapie (8), wegen der hohen Kosten und mangels Schnelltests für die Praxis sind Messungen derzeit den Zentrallabors der großen Krankenhäuser vorbehalten.

C-reaktives Protein (CRP)

Die Bestimmung des C-reaktiven Proteins ist heute schon in den meisten Praxen binnen weniger Minuten möglich; es existieren sogar tragbare Geräte, die sich prinzipiell auch für Hausbesuche eignen. Die Empfehlungen zur CRP-Messung bei akuter Bronchitis sind aber widersprüchlich: Die DEGAM formuliert ganz klar, dass eine CRP-Messung grundsätzlich nicht notwendig ist; das Protein ermöglicht keine Differenzierung zwischen viralen und bakteriellen Erregern – es ist aber ein relativ guter Entzündungsparameter für tiefe Atemwegsinfektionen (z. B. Lungenentzündung). (1)

Steurer et al. fanden zumindest eine 10%ige Reduktion der Antibiotikaverschreibungen in Allgemeinpraxen durch die Kombination eines klinischen Entscheidungsalgorithmus mit der CRP-Messung ohne zusätzliches Thoraxröntgen (9). Dies wird auch in einem jüngeren Cochrane-Review (10) bestätigt, wonach das Ausmaß der Reduktion der Antibiose derzeit unklar sei. Bezüglich des Krankheitsverlaufs fand die Metaanalyse keinen Nutzen für die Patienten – es ist aber nicht auszuschließen, dass die CRP-Messung die Zahl der Hospitalisierungen unnötig erhöht.

Siehe dazu auch Kapitel 1.16

Sekundärinfektionen

In Einzelfällen beginnt das Krankheitsbild viral, erst später kommt eine bakterielle Sekundärinfektion hinzu, man spricht auch von Superinfektionen. Angesichts dieser Komplikationsmöglichkeit sollten Patienten bei Zunahme der Beschwerden erneut den Arzt konsultieren.

1.4.5. Therapie

Antibiotika

Zahlreiche Untersuchungen zeigen, dass der Griff zum Rezept bei Atemwegsinfek-

tionen in vielen Fällen hinterfragt werden kann und soll: 90% dieser Erkrankungen stellen keine Indikation für eine Antibiotikabehandlung dar. Bei Bronchitis ließen sich nach einer der Untersuchungen die Antibiotikaverordnungen durch Hausärzte in Nordrhein-Westfalen um 40–60% senken – allein durch verbesserte Arzt-Patienten-Kommunikation – ohne Verwendung von Biomarkern, wie CRP oder Procalcitonin. (11)
Eine generelle Antibiotikagabe wird bei akuter Bronchitis nicht empfohlen: Ein Cochrane-Review fand eine Verkürzung von durchschnittlich 0,5 Tagen Hustendauer durch Antibiotikabehandlung; mehr als jeder 5. (22%) unter AB berichtete über Nebenwirkungen, wie Durchfälle, Hautausschlag u. a. Eine geringe Evidenz besteht dafür, dass schwache und ältere Menschen (75+) sowie Patienten mit bestehenden Grunderkrankungen einen leichten Nutzen von einer Antibiotikaeinnahme haben können. (2)
In unklaren Fällen können nach Risikoabwägung Zuwarten und ev. eine Verlaufskontrolle der Entzündungswerte sinnvoll sein.

Schmerz- und Fiebermittel

Erhöhte Körpertemperatur und Fieber werden für die Heilung als günstig bewertet. Vor dem Einsatz fiebersenkender Medikamente sind Behandlungsversuche mit Wadenwickeln eine allgemein anerkannte Maßnahme (aber nur bei warmen Extremitäten) (1). Schmerzmittel haben keinen Einfluss auf die Krankheitsdauer, aber in Einzelfällen können z. B. Paracetamol oder Ibuprofen zur Linderung von Kopf- und Gliederschmerzen sinnvoll sein. Eine Untersuchung fand interessanterweise auch einen günstigen Einfluss dieser Substanzen auf den Husten. (12)
Mittel der Wahl sind Paracetamol (Mexalen©) und Ibuprofen:

- Paracetamol: max. Tagesdosis (MTD) 2.000–3.000 mg; Kinder pro Einzeldosis 10–15 mg pro kg Körpergewicht mit einer täglichen Obergrenze von 50 mg pro kg KG
- Ibuprofen: MTD Erwachsene 1.800–2.400 mg; MTD Kinder 1–3 Jahre (ca. 10–15 kg KG) 300 mg, Kinder von 4–6 Jahre (ca. 16–19 kg KG) 450 mg, Kinder 6–9 Jahre (ca. 20–29 kg KG) 600 mg, Kinder 10–12 Jahren (ca. 30–39 kg KG) 800 mg, ab 12 Jahren (40 kg KG) 1.200 mg

Hustenreizdämpfende Medikamente

Codeinhaltige Mittel sind in der Regel für die Indikation Erkältungshusten nicht wirksamer als Placebo (13). Lt. DEGAM-Leitlinie verbessern Hustenstiller (med.: Antitussiva) allerdings die Fähigkeit zu schlafen.
Erwachsene: z. B. Resyl mit Codein® MTD 3–4 x 20 Tropfen, maximale Einzeldosis 40 Tropfen; Kinder: CAVE: Codein für Kinder unter 12 Jahren nicht mehr zugelassen, ebenso für Jugendliche (12–18 J.) mit Atemproblemen und für Stillende.

Schleimlösende Mittel

Beliebt, aber ohne Nutzen?

Expektorantien stehen bei Ärzten, Patienten und Apothekern gleichermaßen hoch im Kurs. Bitte lassen wir uns die Feststellung der DEGAM-Leitlinie genüsslich auf der Zunge zergehen: *„Expektorantien sollen bei produktivem Husten die Sekretion der Bronchialflüssigkeit fördern oder die Viskosität eines verfestigten Bronchialschleims senken. Obwohl sie in dieser Indikation häufig verordnet werden, liegt ausreichende Evidenz zu Therapieeffekten von Expektorantien bei akutem Husten und Erkältungs-*

krankheiten nicht vor. Lediglich bei der Therapie der chronischen Bronchitis mit Acetylcystein konnte in einem Review eine Verringerung von Exazerbationen und eine Symptombesserung gezeigt werden, für die Therapie mit Ambroxol bei chronischer Bronchitis konnten keine Vorteile nachgewiesen werden. Die Übertragbarkeit dieser in Studien zur chronischen Bronchitis gewonnenen Daten zur Wirksamkeit von Expektorantien auf den akuten Husten ist unklar, da keine entsprechenden Studien vorliegen. Eine Empfehlung zur Behandlung eines Erkältungsinfektes oder eines akuten Hustens mit Expektorantien kann zusammenfassend nicht ausgesprochen werden."
Die französische Arzneimittelbehörde hat 2010 die Verwendung von Schleimlösern bei Kindern unter 2 Jahren als nicht zulässig eingestuft. Der Grund: Säuglinge und Kleinkinder können die Atemwegssekrete schlecht abhusten. Verflüssigen Medikamente den Bronchialschleim, kann es in den Bronchien zu einem Sekretstau kommen.

Zusammenfassung: Kein Nutzen, 1 von 15 Anwendern hat Nebenwirkungen (14) – vergessen Sie es einfach!

Pflanzliche Präparate (15)

Es werden diverse pflanzliche Präparate angeboten, teilweise als Wirkstoffkombinationen: u.a. Pelargonienwurzel, Primelwurzel, Thymian, Eukalyptus, Efeu. Die bisherigen Studien zu solchen Mitteln deuten darauf hin, dass sie bei einer akuten Bronchitis den Husten etwas lindern und das Abhusten unterstützen können. Als Nebenwirkungen können zum Beispiel Magen-Darm-Beschwerden auftreten. Die Kosten für diese Präparate werden in der Regel nicht von den gesetzlichen Krankenkassen übernommen. Andere pflanzliche Mittel - zum Beispiel aus der traditionellen chinesischen Medizin (TCM) - wurden bisher kaum in guten Studien untersucht. Ob sie helfen können, ist daher nicht bekannt. Auch sie können jedoch Nebenwirkungen haben.
Echinacin (Sonnenhut): Zwar gibt es Untersuchungen, die einen Nutzen erhoffen lassen – insgesamt sind Echinacinpräparate aber schwierig zusammenfassend zu bewerten, da verschiedene Sorten und auch Pflanzenbestandteile eingesetzt werden. Eine Cochrane-Publikation dazu sieht keinen Nutzen in der Behandlung von Erkältungen, aber möglicher Weise einen geringen Nutzen in der individuellen Erkältungsprophylaxe. (16) **Fazit: Abwarten und Tee trinken – vorläufig welchen ohne Sonnenhut.**

Zusammenfassung: Diese Mittel sind noch wenig untersucht; wenn Sie selbst bisher gute Erfahrung damit haben, ist wohl nichts dagegen einzuwenden.

Abschwellende Nasentropfen

Abschwellende Nasentropfen/-sprays haben nur einen kurzzeitigen Effekt, wobei die wiederholte Gabe über mehr als sieben Tage zu keiner Linderung der Symptome führt und die Gefahr einer atrophischen Rhinitis birgt (1). Das bedeutet: Die Nase schwillt nach kurzer Zeit wieder zu, man wird davon abhängig!

Zusammenfassung: Anwendung nur bei starkem „Stockschnupfen", keinesfalls länger als 7 Tage!

Honig

Es gibt Hinweise für eine kurz andauernde Besserung der Symptome. Anhand der wissenschaftlichen Datenlage kann man sich jedoch weder für, noch gegen Honig in der Behandlung des Hustens aussprechen. (17) Es gilt auch hier: Wenn es Ihnen gut tut, spricht nichts dagegen. Kindern unter 1 Jahr sollte man aber keinen Honig geben, da sie empfindlich auf bestimmte Bakterien im Honig reagieren können.

Zink

Wird Zink binnen 24 h nach Auftreten der Symptome eingenommen, kann bei gesunden Menschen die Dauer der Erkältungssymptomatik verkürzt werden (Studie mit Gabe von ≥ 75 mg/Tag); die Daten dazu sind aber noch nicht ausreichend gesichert, um dies allgemein als Behandlung empfehlen zu können Insbesondere bei Lutschtabletten ist der erhoffte Nutzen vor dem Hintergrund der potentiellen Nebenwirkungen (Übelkeit, Erbrechen, schlechter Geschmack) zu sehen. (18)

1.4.6. Vorbeugung

Allgemeine Verhaltensmaßnahmen (1)

Raucherentwöhnung: Raucher haben ein erhöhtes Risiko für Erkältungskrankheiten mit längerer Dauer als Nichtraucher; das gilt auch für Passivraucher.
Hydrotherapie, wie morgens kalt Duschen oder Kaltwassergüsse für Arme und Beine, soll eine Verbesserung der Abwehrlage bewirken. Durch regelmäßige Saunabesuche (mit Kaltdusche) mit kommt es zum Anstieg des Immunglobulin A im Speichel, einem wichtigen Abwehrmechanismus der Atemwege.
Sportliches Training: Positive Wirkungen sind bei Infektanfälligkeit durch Studien belegt. Empfohlen werden 2–3 30-minütige Trainingseinheiten wöchentlich.
Förderung der individuellen Fitness: Persönliches Selbstbewusstsein, positive Emotionalität und Stresstoleranz werden mit guten Abwehrkräften in Verbindung gebracht.
Hygiene: In die Armbeuge statt in die Handinnenfläche husten und Händewaschen helfen, Kontaktinfektionen zu vermeiden.

Vitamin C

Zwar finden sich Hinweise, dass Vitamin C die Dauer von Erkältungen reduzieren könnte; die Qualität dieser Daten ist aber mangelhaft, weitere seriöse Studien sind notwendig (19). Die grundsätzliche Gabe von Vitamin C senkt die Häufigkeit von Erkältungen nicht; allerdings halbierte es bei Menschen, die extremen körperlichen Anforderungen ausgesetzt sind (Marathonläufer, Skifahrer), das Erkältungsrisiko (1).

1.5. Pertussis

Eine Keuchhustenerkrankung im 1. Lebensjahr und ganz besonders in den ersten 6 Lebensmonaten bedeutet nach wie vor eine lebensbedrohliche Erkrankung. Die Impfung der älteren Geschwister, der regelmäßigen Kontaktpersonen sowie der Mutter im 2. Trimenon sollen das Neugeborene wie in einem Kokon beschützen.

Bei der „akuten Bronchitis" dauert der Husten mit oder ohne ärztliche Behandlung im Durchschnitt 18 Tage. Doch nahezu jeden Tag sehen Hausärzte in der Praxis bei Kindern und Erwachsenen Hustenerkrankungen, die schon 1–2 Monate dauern. Vielfach wird in diesen Fällen der Verdacht auf einen Keuchhusten laut, nicht selten schlucken die Betroffenen gerade ihr 3. Antibiotikum.

Eine prospektive Studie (1) prüfte 2005 die Wirksamkeit und Verträglichkeit eines neuen azellulären Keuchhustenimpfstoffes. 1.400 Jugendliche und Erwachsene erhielten eine Pertussisimpfung und wurden mit ebenso vielen Personen, die doppelblind eine Hepatitis-A-Impfung erhielten, über 2 Jahre verglichen. Die Zahl der Nebenwirkungen unterschied sich in den beiden Gruppen nicht. Von 10 Pertussisverdachtsfällen wurden 4 kulturell und 5 mittels PCR bestätigt, davon traten 1 Fall in der Pertussis-Impfgruppe und 4 Fälle in der Hepatitis-A-Kontrollgruppe auf.
ABER: Insgesamt wurden bei den 2.781 Teilnehmern 2.672 Fälle von Husten mit mehr als 1 Monat Dauer beobachtet; die Häufigkeit war in Interventions- und Kontrollgruppe gleich. Im Durchschnitt erkrankt also jeder 2. Jugendliche und Erwachsenen einmal im Jahr an einem **Husten, der mehr als 1 Monat dauert**, davon sind **nur wenige Fälle auf Keuchhusten zurückzuführen**!

1.5.1. Häufigkeit

Die Angaben, wie häufig Keuchhusten tatsächlich auftritt, zeigen eine große Schwankungsbreite (Angaben je 100.000 Einwohner): A im 5-Jahres-Durchschnitt 2012–2016 7,9 gemeldete Erkrankungen (2016 14/100.000); D 2011–2012 42 Fälle; CH 2009–2012 164 und 2014 145 Erkrankungen. Seit einigen Jahren ist eine Zunahme der gemeldeten Krankheitsfalle bei älteren Kindern, Jugendlichen und Erwachsenen zu verzeichnen.

1.5.2. Ätiologie

Infektion mit Bordetella pertussis (seltener auch B. parapertussis, B. holmesii mit keuchhustenähnlichem Krankheitsbild); hohe Infektiosität: 80 bis 100 % der Personen, die mit den Erregern in Kontakt kommen, erkranken. Die Inkubationszeit beträgt 7 bis 21 Tage. Die Ansteckungsfähigkeit beginnt gegen Ende der Inkubationszeit, ist während des unspezifischen Stadium catarrhale am höchsten und klingt im Stadium convulsivum allmählich ab. Die Erkrankungsraten von Jugendlichen und Erwachsenen steigen; Erkrankte sind ein bedeutendes Reservoir von B. pertussis und stellen ein relevantes Infektionsrisiko für Säuglinge dar. (Vgl. Schweizerischer Impfplan)

1.5.3. Symptome (2)

Eine Infektion mit Bordetella pertussis führt nur in weniger als einem Fünftel der Fälle zum klinischen Bild des Keuchhustens. 40 % der Infektionen verlaufen stumm und weitere 40 % als einfache akute Bronchitis. (3)
Stadium catarrhale (Dauer 1–2 Wochen; Intervall 5–21 Tage): durch erkältungsähnliche Symptome, wie Schnupfen und leichten Husten, meist aber kein oder nur mäßiges Fieber gekennzeichnet.
Stadium convulsivum (Dauer 4–6 Wochen): klassische Symptome der anfallsweise auftretenden Hustenstöße (Stakkatohusten), gefolgt von inspiratorischem Ziehen. Das typische Keuchen oder Juchzen entsteht durch die plötzliche Inspiration gegen eine geschlossene Glottis am Ende des Anfalles. Die Hustenattacken gehen häufig mit Hervorwürgen von zähem Schleim und anschließendem Erbrechen einher; können sehr zahlreich sein und treten bei manchen Patienten gehäuft nachts auf. Fieber fehlt weiterhin oder ist gering ausgeprägt; höhere Temperaturen können auf eine bakterielle Sekundärinfektion hinweisen.

Stadium decrementi (Dauer 6–10 Wochen): allmähliches Abklingen der Hustenanfälle

CAVE: Bei Säuglingen unter sechs Monaten verläuft das Stadium convulsivum noch nicht mit den typischen Hustenanfällen, vielmehr können sich die Attacken ausschließlich in Form von Atemstillständen (Apnoen) äußern.
Bei Jugendlichen und Erwachsenen sowie bei vielen geimpften Kindern verläuft Pertussis oftmals lediglich als lang dauernder Husten.

1.5.4. Diagnose

Klinisches Bild: Typisch ist der unproduktive Husten, der über drei Wochen andauern kann. Ein wichtiger Hinweis für die Diagnose sind ähnlich verlaufende Erkrankungen in der Umgebung des Patienten. Verdacht auf Pertussis besteht, wenn eines der folgenden Kriterien vorliegt und nicht anderweitig erklärt werden kann (4):

- anhaltender **nicht produktiver** Husten (mindestens 14 Tage) ohne Besserungstendenz
- typische Hustenanfälle mit keuchendem Einatmen, Apnoen
- bei Säuglingen: Husten mit Atemnot, Zyanose und/oder Bradykardien

Labor

Methode der Wahl ist die PCR – vorzugsweise aus Nasopharyngealabstrichen in den ersten drei Wochen nach Erkrankungsbeginn (nicht erst nach Beginn der typischen Husten-Symptomatik). Nach der vierten Woche ist der Direktnachweis nicht mehr erfolgversprechend. (5) Der Abstrich sollte mittels Schaumstofftupfer in flüssiges Medium, z. B. „e-swab", abgenommen werden.
Ab Beginn der dritten Krankheitswoche ist der Antikörpernachweis im Serum möglich und sinnvoll. (6)

1.5.5. Behandlung des Keuchhustens (4)

Antibiotika sind nur während des oft symptomarmen katarrhalen Stadiums wirksam. Treten erst die typischen Hustenanfälle auf, beeinflusst die antibiotische Behandlung die Krankheit selbst kaum mehr. Sie wird aber im Stadium convulsivum dennoch empfohlen, um die Übertragungswahrscheinlichkeit der Bakterien auf gefährdete Personen zu reduzieren und epidemische Keuchhustenausbrüche einzugrenzen.
Im Stadium decrementi wird die antibiotische Behandlung nicht mehr empfohlen, auch wenn der Patient noch hustet.
Ohne antibiotische Behandlung wird die Dauer der Kontagiosität auf 21 Tage ab Hustenbeginn geschätzt – außer beim Säugling, wo sie länger dauern kann. Durch die antibiotische Behandlung kann die Ansteckungsgefahr auf 5 Tage ab Behandlungsbeginn reduziert werden

Tabelle: ***Behandlung und antibiotische Prophylaxe des Keuchhustens*** *nach (4)*

Medikament	Dosierung	UAW	Kontraindikationen
Azithromycin (ab Geburt)	10 mg/kg/d in 1 Dosis für 5 Tage; max. 500 mg/d	Allergische Reaktion, Lebertoxizität	Makrolidallergie

Medikament	Dosierung	UAW	Kontraindikationen
Clarithromycin (ab 1. Lebensmonat)	20 mg/kg/d in 2 Dosen für 7 Tage; max. 1 g/d	Allergische Reaktion, Lebertoxizität	‹ 1 Lebensmonat; Makrolidallergie
2. Wahl: Trimethoprim-Sulfamethoxazol (ab 1. Lebensmonat)	8 mg/kg/d (TMP) in 2 Dosen für 14 Tage; max. 340 mg/d (TMP)	Hautausschläge; beim Neugeborenen Kernikterus	‹ 2 Lebensmonate, Schwangerschaft, Stillen, Allergie auf eine Komponente

1.5.6. Ausbruchsverhinderung

Bordetella pertussis, der Erreger der Pertussis, wird ausschließlich von Mensch zu Mensch übertragen. Wichtigste Maßnahme ist die möglichst vollständige Durchimpfung; darüber hinaus steht die antibiotische Prophylaxe zur Verfügung.

Pertussis-Impfung

Die früher verwendeten zellulären Impfstoffe waren schlecht verträglich, damals wurde die Impfung auf das 1. Lebensjahr beschränkt, in dem ein Keuchhusten mit hohem Sterberisiko verbunden war. Die neuen azellulären Impfstoffe sind wesentlich besser verträglich, nun wird auch eine Immunisierung im Erwachsenenalter angeboten. Die Wirksamkeit azellulärer Impfstoffe mit 3 oder mehr Komponenten lag in einem Cochrane-Review (7) bei 84–85 % gegen den typischen Keuchhusten (definiert durch mind. 21 Tage mit schweren Hustenanfällen und Nachweis von B. pertussis im Labor oder Kontakt mit einem Mitglied des Haushalts, das nachweislich mit Keuchhustenerregern angesteckt war). Bei leichter Keuchhustenerkrankung betrug sie 71–78 % (definiert als mind. 7 Tage mit Husten und Labor-Nachweis von B. pertussis). Demgegenüber lag die Wirksamkeit von Impfstoffen mit einer bis zwei Komponenten zwischen 59 und 78 % gegen typischen Keuchhusten und bei 41–58 % gegen eine leichte Keuchhustenerkrankung.

Impfempfehlungen

- Säuglinge mit 2, 4 und 6 bzw. 2, 3 und 4 Monaten
- Kleinkinder mit 15–24 Monaten
- Kinder mit 4–7 Jahren und nochmals mit 11–15 Jahren
- alle Erwachsenen im Alter von 25–29 Jahren unabhängig von der Anzahl früherer Pertussis-Impfdosen jeweils eine weitere Pertussis-Impfdosis (dTPa)
- Schwangere in jeder Schwangerschaft im 2. Trimenon unabhängig vom Zeitpunkt der letzten Impfung oder Infektion
- Personen (altersunabhängig) mit regelmäßigem Kontakt zu Säuglingen ‹ 6 Monaten
- Durch Impfung während des 2. (13.–26. SSW) bis möglichst anfangs des 3. Trimenons der Schwangerschaft können Säuglinge in den ersten Lebenswochen sehr effizient vor Pertussis geschützt werden (transplazentare Antikörperübertragung) (5).

Pertussisimpfschutz: bestenfalls ca. 85–90 %, mit der Zeit nachlassend

Es ist zu beachten, dass aus der Höhe des Antikörperspiegels im Blut nicht auf Schutz vor Pertussis geschlossen werden kann. Eine Pertussis-Antikörperbe-

stimmung bei exponierten Personen ist deshalb nicht zielführend! Wer gilt als immun? Erwachsene mit Impfung ‹ 10 Jahre. (5)

1.5.7. Antibiotische Prophylaxe

- bei Kontakt mit Pertussis vor weniger als 21 Tagen
- Säuglinge ‹ 6 Monaten (unabhängig vom Impfstatus)
- ungeimpfte Säuglinge › 6 Monate
- Personen mit Kontakt zu einem Säugling ‹ 6 Monate
- Schwangere im 3. Trimenon
- nichtimmune Beschäftigte im Gesundheitswesen

Die antibiotische Prophylaxe ist unabhängig von Alter, Impfstatus und Antikörperspiegel indiziert; wegen des unvollständigen Impfschutzes sollen z. B. auch geimpfte Personen mit Kontakt zu Säuglingen ‹ 6 Monate eine Antibiotika-Prophylaxe erhalten, selbst wenn sie einen Antikörpertiter haben.

Antibiotikaprophylaxe erwägen: unvollständig geimpfte Säuglinge › 6 Monat

1.6. COPD-Exazerbation

Akute Exazerbationen der COPD können viral oder bakteriell sein; die Prävalenz bakterieller Erkrankungen ist deutlich höher als bei der akuten Bronchitis. Klinische Alarmsymptome sind Zunahme des Auswurfes, Zunahme der Dyspnoe und dunkleres Sputum im Vergleich zu jenem vor der Exazerbation. Jedes dieser Symptome findet sich auch bei viralen Infekten; je mehr Symptome vorliegen, desto wahrscheinlicher ist eine bakterielle Exazerbation. Die Bestimmung des CRP ist hilfreich zur Differenzierung: COPD-Patienten haben im Intervall höhere CRP-Werte bis zu 10 mg/l, ab dem 2. Krankheitstag bei CRP unter 25 mg/l mit großer Wahrscheinlichkeit viral, › 50 mg/l wahrscheinlich, › 100 mg/l nahezu sicher bakteriell.
Therapie: ‹ 60 Amoxicillin, › 60 Amoxicillin + Clavulansäure, bei schwerer Dyspnoe zusätzlich orale Steroide. Bei Ansprechen auf das AB sinkt der CRP-Wert in 24–48 h auf 50 %, allerdings senken auch Steroide das CRP!

Häufigste Erreger

- Haemophilus influenzae
- Streptococcus pneumoniae
- Moraxella catarrhalis
- Enterobacteriaceae
- Pseudmonas aeruginosa
- Grünlich übelriechender Auswurf: Mischinfektionen mit E. coli, Klebsiellen

1.6.1. Diagnostik

Die Exazerbation einer COPD wird nur durch die Klinik des Patienten definiert, nach GOLD 2018 (1) ist sie eine „akute Verschlimmerung der respiratorischen Symptome, die zu einer zusätzlichen Therapie führt“. Leichte Verschlechterungen kann der Patient durch vermehrte Verwendung seines Bronchospasmolytikums selbst behandeln, es können aber auch stationäre/Intensiv-Aufenthalte notwendig werden. Häufig wird die klinische Diagnose durch den Ausschluss von Differentialdiagnosen (z. B. Pneumonie, Pulmonalembolie, Herzinsuffizienz) gestellt.

1.6.2. Therapie

Das therapeutische Vorgehen ist vom Schweregrad (Einteilung nach GOLD 2018) abhängig:
Leichte Exazerbation: Leichte subjektive Verschlechterung + Verschlechterung der Lungenfunktion. Höherdosierung der kurz wirkenden Bronchodilatatoren (SABA, SAMA)
Mittelschwer: Atemnot/Husten + Verschlechterung der Lungenfunktion. Höherdosierung der kurz wirkenden Bronchodilatatoren (SABA, SAMA) plus orale Kortikosteroide (25-50 mg Prednisonäquivalent täglich für 5 Tage); engmaschige Kontrolle für 1-2 Tage entscheidet über zusätzliche Antibiotika-Gabe (2).
Schwer: Bewusstseinstrübung, Tachykardie/-pnoe, Zyanose (neu/progredient), Ödeme. Hospitalisierung
Purulentes Sputum ist eine Indikation für die antibiotische Therapie: Es spricht bei einer COPD-Exazerbation mit einer Sensitivität von 94,4 % und einer Spezifität von 77 % für eine bakteriellen Infektion. (3)

Wahl des Antibiotikums (4)

Therapiedauer: i. d. R. 5–7 Tage.
Mittel der Wahl: Amoxicillin bzw. (abhängig von lokaler Rate an ß-Laktamasebildnern von H. influenaze) Amoxicillin/Clavulansäure. **Alternativen:** bei mittelgradiger Exazerbation Makrolide oder Doxycyclin, bei schwer- bis sehr schwergradiger Exazerbation Chinolone (Moxifloxacin; Levofloxacin).
Keine Evidenz für klinische Überlegenheit von sog. neueren Substanzen (Chinolone) gegenüber älteren (Penicilline, Makrolide, Tetracycline, Cotrimoxazol)! Makrolide sind allerdings wirkungsschwach gegenüber Haemophilus influenzae, hier scheinen Penicilline und Chinolone überlegen.

Die chronisch-obstruktive Lungenerkrankung (COPD) ist für die Betroffenen eine schwere und folgenreiche Krankheit: Neben der deutlichen Einschränkung der Lebensqualität erleiden rund die Hälfte der Patienten mindestens eine Exazerbation im Jahr (meist durch eine akute virale oder bakterielle Infektion getriggert). Die WHO geht davon aus, dass sich die COPD bis 2030 zur dritthäufigsten Todesursache und zur fünftgrößten Krankheitsbelastung weltweit entwickelt. Der Hauptverband der öst. SV-Träger schätzt, dass in Österreich 15 bis 20 % der über 40-Jährigen an COPD erkranken.
Viele Leitlinien empfehlen zur Behandlung von Exazerbationen eine Therapie mit täglich 40 mg Prednison über 10–14 Tage. Im Gegensatz zu gesunden Personen vertragen COPD-Kranke aber selbst dieses kurze, konservative Therapieregime schlecht: Viele nehmen an Gewicht zu, leiden unter Schlaflosigkeit und entwickeln eine Hyperglykämie. Bei den etwa 10 %, die jährlich mehr als zwei Exazerbationen bekommen, kann die jeweilige Steroiddosis so kumulieren, dass sich auch noch ein Diabetes mellitus oder eine Osteoporose einstellen können. Unter höher dosiertem Steroid nimmt Vorhofflimmern zu. (5) Zwischen einer verkürzten 5-Tage- und einer 14-Tage-Therapie ergeben sich jedoch keine statistisch signifikanten Unterschiede (auch

die unerwünschten Wirkungen sind vergleichbar). ***Bei der Behandlung von Patienten mit exazerbierter COPD ist eine fünftägige Corticoidgabe ebenso wirksam wie die zweiwöchige Anwendung.*** (6) Aktuell untersucht die RECUT-Studie, ob eine 3-tägige Cortisongabe einer 5-tägigen nicht unterlegen ist.

1.6.3. Exazerbationsprophylaxe

- Rauchstopp
- Patientenschulung
- langwirksame Anticholinergika
- langwirksame Beta-Agonisten
- Antioxidantien (N-Acetylcystein)
- Schutzimpfungen: Influenza und Pneumokokken

1.7. Laryngitis

	Subglottische Laryngitis „Pseudokrupp"	Supraglottische Laryngitis, Epiglottitis
Erreger	Viral (vor allem Parainfluenza)	Haemophilus influenzae
Inspiratorischer Stridor	+	+
Bellender Husten	+	-
Heiserkeit	+	-
Speichelfluss, kloßige Sprache, Schluckstörung	-	++
Fieber	(+)	++
Verlauf	Subakut	Hochakut
Altersgipfel	1–3(–7) Jahre	2–5 Jahre
Therapie	Frische, kalte Luft; Betnesol-Brause oral 1 x 1 Tabl. je 5 kg KG o. Supp. 100 mg	Sofortige stationäre Einweisung

Bei Verdacht auf Epiglottitis sollte die Einweisung erfolgen.
Bereits die Inspektion des Halses kann zu einem reflektorischen Bronchospasmus führen, der die sofortige Intubation erforderlich macht. Therapie: Cephalosporin. ***Vor Racheninspektion genau abklären:***

- starker Speichelfluss durch die Schluckstörung
- hohes Fieber
- hochakuter Verlauf
- aber keine heisere Sprache

Dann nicht untersuchen, sondern sofort mit NAW einweisen. (Die supraglottische Laryngitis ist seit Einführung der HIB-Impfung zum Glück extrem selten.)

1.7.1. Pseudokrupp-Therapie (1)

Grad	Symptome	Therapie
I	Bellender Husten, Heiserkeit, leichter insp. Stridor	Frische (kalte) Luft (z.B. aus dem geöffneten Kühlschrank), keine stat. Einweisung; Beruhigung des Kindes; aufrechte Position
II	Stärkerer Stridor, leichte Atemnot, kaum Einziehungen	Orales Steroid (z.B. Betnesol-Brausetabletten® 1 BT/5kg KG max. 6 Tabletten einmalig) oder Suppositorium rect. 100 mg Stationäre Einweisung Ermessenssache
III	Starker Stridor, deutliche Atemnot, Einziehungen, Unruhe, Tachykardie	Orales Steroid (z.B. Betnesol-Brausetabletten® 1 BT/5kg KG max. 6 Tabletten einmalig) oder Suppositorium rect. 100 mg Inhalation mit Suprarenin: ca. 0,05 ml/kg KG in 3 ml einer 0,9% Kochsalzlösung verdünnen und dann mit Vernebler inhalieren Immer stationär!
IV	Starke Dyspnoe, Stridor (bei langsamer Atmung) eher leise, Zyanose, Bewusstseinsstörung, muskuläre Hypotonie	Sofort Intensivstation!

Warmer Wasserdampf ist sinnlos, Inhalationen mit Sultanol® nützen leider nichts, mit inhalativem Kortison würde es nur sehr langsam besser. Mittel der 1. Wahl in der hausärztlichen Versorgung sind Betnesol®-Brausetabletten (Betamethason). Einem Cochrane-Review (2) nach erwiesen sich bei rechtzeitiger Gabe innerhalb von 6 Stunden Dexamethason und Budesonid als besonders geeignet: 30 bis 60 Minuten nach Verabreichung besserten sich die Symptome deutlich; die Wirkung hält 12–72 Stunden an. (Sowohl 1,5 mg Dexamethason, als auch 1,5 mg Betamethason entsprechen 10 mg Prednisolon; Cushing-Schwellendosis Dexamethason 1,5 mg/d, Betamethason 1 mg/d. Beide sind wegen der stärkeren Wirkungen auf Eiweißstoffwechsel, Zentralnervensystem und hormonelle Regulation nicht zur Dauerbehandlung geeignet!)

1.8. Pneumonie

Als Leitfaden für die Allgemeinmedizin besprechen wir hier vorrangig nur die außerhalb des Krankenhauses erworbenen Lungenentzündungen.

Erreger

- Streptococcus pneumoniae 40–60%
- Haemophilus influenzae 5–10%
- Moraxella catarrhalis, Chlamydophila pneumoniae zusammen 5–15%
- Mycoplasma pneumoniae 5–18% (besonders bei Kindern und jungen Erwachsenen)
- Legionellen 1–5% (vor allem ältere Patienten)
- Viren –20% (besonders bei Kindern)

1.8.1. Klassische Pneumonie

Die Pneumonie ist bei jüngeren Menschen meist durch hohes Fieber, deutliche Kreislaufschwäche und ausgeprägtes subjektives Krankheitsgefühl sowie einen plötzlichen Beginn der Symptome gekennzeichnet, bei Patienten über 70 fehlen diese Alarmsymptome häufig!

1.8.2. Bronchopneumonie

Ätiologisch unterscheidet man von der klassischen Pneumonie (Pneumokokken) die Bronchopneumonie als Sekundärinfektion einer akuten Bronchitis mit entsprechender Vorgeschichte und die sogenannten atypischen Pneumonien:

Mycoplasmenpneumonie

20–30% aller Pneumonien bei Kindern und jungen Erwachsenen sind durch Mycoplasmen verursacht. Über alle Altersgruppen gerechnet findet man ca. 8%. Die Infektionen treten verstärkt in der kalten Jahreszeit auf. Alle paar Jahre finden sich Mycoplasmenpneumonien gehäuft in Form kleiner Epidemien. Typischerweise beginnt die Mycoplasmenpneumonie mit einer grippeähnlichen Symptomatik: Fieber, Kopfschmerzen, Halsschmerzen, Husten. Im Gegensatz zur „klassischen" Pneumokokken-Pneumonie entwickeln sich die Beschwerden viel langsamer, sodass die Ausbildung des vollen Krankheitsbildes meist mehrere Tage dauert.
Die Patienten sind i. d. R. jünger und gesünder als bei der klassischen Lungenentzündung. Der Auskultationsbefund ist zumeist gering, der Röntgenbefund aber ausgeprägt: Er zeigt multiple Entzündungsherde über die Lunge verteilt. In ca. 10–20% der Fälle tritt ein flüchtiges masernähnliches Exanthem auf.

Legionellose

1–5% der stationär behandelten Pneumonien sind Legionellosen; Risikofaktoren:

- Diabetes
- Steroidmedikation
- chronische Krankheiten
- Z. n. chirurgischen Eingriffen
- Nikotin- und Alkoholabusus
- Alter über 60
- männliches Geschlecht
- gleichzeitiger Durchfall

Legionellen-Schnelltests können das Antigen 24 h nach Krankheitsbeginn im Harn nachweisen, derzeit stehen diese jedoch nur Spitälern zur Verfügung. In der ambulanten Behandlung ist gegenwärtig nur eine empirische Verdachtsdiagnose möglich.

Chlamydienpneumonie

Weniger als 1% aller Pneumonien gehen auf Chlamydophila zurück. Die Krankheitsanzeichen einer Chlamydophila-Pneumonie entsprechen einer atypischen Pneumonie. Bei dieser Form der Pneumonie steht ein hartnäckiger, meist trockener Husten im Vordergrund. Häufig klagen die Patienten auch über Fieber und Muskelschmerzen. Wenn die Erkrankung nicht richtig oder gar nicht behandelt wird, ist sie oft sehr langwierig (Dauer bis zu 3 Monaten). (1)
Hier sei eine kritische Anmerkung gemacht: In der Praxis begegnen uns häufig Patienten mit dem typischen klinischen Bild einer akuten viralen Bronchitis, denen aufgrund eines Chlamydia pneumoniae-IgA-Antikörpertiters oft über lange Zeit Makrolide

verordnet wurden, häufig ohne den gewünschten Erfolg. Eine Arbeitsgruppe um Prof. Welte hat 3.500 ambulant erworbene Pneumonien (community aquired pneumonia, CAP) ausgewertet; bei knapp der Hälfte war ein Erregernachweis möglich, Chlamydophila pneumonie fand sich in ‹ 1 %. (2) Chlamydien und Mycoplasmenpneumonien sind mit vergleichsweise geringerem CRP-Anstieg vergesellschaftet, › 40 mg/l gilt als Cut-off-Grenze.

1.8.3. Diagnostik & Therapie

Fieber, beschleunigte Atmung, allgemeine Schwäche, Tachykardie, klingende Rasselgeräusche und Dämpfung in der Lungenperkussion lassen an eine Lungenentzündung denken. Bei älteren Patienten fehlen diese Leitsymptome aber bei bis zu 70 % (siehe Kapitel akute Bronchitis). **CRP:** Wert von › 100 mg/l ist ein deutlicher Hinweis auf eine Pneumonie: liegt er bei ‹ 20 mg/l und entspricht die Symptomatik nicht der einer Pneumonie, ist eine solche unwahrscheinlich (3).

Bildgebende Diagnostik: Thoraxröntgen ist indiziert; fehlende Infiltrate schließen eine Pneumonie nicht aus, wenn Klinik und Laborbefunde darauf hinweisen.

Die Bronchopneumonie tritt in ca. 5 % als Komplikation einer akuten Virus-Bronchitis auf. Die klassische Pneumokokken-Pneumonie ist durch plötzlichen Beginn und Verschattung im Thorax-Röntgen innerhalb anatomischer Grenzen (Lobärpneumonie) gekennzeichnet. Die atypische Pneumonie beginnt eher schleichend mit grippeähnlichen Prodromen, also ähnlich der Bronchopneumonie: Leukozytose und CRP › 40 mg/l. Im Röntgen disseminierte interstitielle Infiltrate, die anatomischen Grenzen überschreitend.

Der CRB-65 hat sich als Score zur Risikoeinschätzung bewährt (4); Tabelle dazu im Kapitel 1.4.4.

Die Unterscheidung Bronchopneumonie, typische oder atypische Pneumonie ist in der Praxis nur in Ausnahmefällen möglich, die Therapiewahl erfolgt empirisch:

- Bei unter 60-Jährigen ohne Begleiterkrankung dominieren neben Pneumokokken Mycoplasmen, Chlamydophila und H. Influenzae; Mittel der Wahl sind daher Makrolide.
- Im höheren Alter, bei Diabetes und Alkoholismus ist häufiger mit gramnegativen Keimen, aber auch Staphylokokken zu rechnen. Mittel der Wahl: Amoxicillin + Clavulansäure.
- Bei Nichtansprechen können beide Mittel kombiniert werden.
- Ältere Gyrasehemmer (Ciprofloxacin) sind wegen der häufigen Pneumokokkenresistenz nicht zweckmäßig, Levofloxacin sollte wegen der Gefahr der Resistenzentwicklung und ungünstigerem NW-Profil ambulant die 2. Reserve bleiben.
- Eine 5-tägige Einnahmedauer von Antibiotika ist bei unkompliziertem Verlauf ausreichend (5).

Antibiotika-Empfehlungen der EbM-Guidelines (6):

1. Wahl: Amoxicillin (750 mg–1 g x 3). Nicht wirksam gegen Chlamydophila pneumoniae oder Mycoplasmen. Bei Indikation Kombination mit Makrolid oder Doxycyclin*.

Zweite Wahl: Moxifloxacin (400 mg x 1), Levofloxacin (500 mg x (1–)2 o. 750 mg x 1). Diese Wirkstoffe erhöhen bei einer Reihe von Bakterien die antimikrobielle Resistenz.

2. Wahl (bei Patienten mit Penicillin-Allergie) und Alternativen bei leichter Pneumonie zur Behandlung von Chlamydophila pneumoniae und Mycoplasmen*: Telithromycin (400 mg 2 x 1). Risiko der Arzneimittelwechselwirkung mit anderen, durch CYP3A4 metabolisierte Wirkstoffe. Wegen der mit diesem Arzneimittel klar assoziierten hepatischen Toxizität Nutzen und Risiko sorgfältig abwägen! Doxycyclin (100 mg x 2). Wegen steigender Pneumokokken-Resistenz nicht breit einsetzen!
** Amoxicillin mit Makrolid oder Doxycyclin kombinierbar; Patient muss über die gleichzeitige Einnahme beider Wirkstoffe ausreichend aufgeklärt werden!*

Stellenwert Lungen-Auskultation/-Perkussion

Wie zuverlässig kann mit der klinischen Untersuchung eine Pneumonie diagnostiziert werden?

Die klinische Untersuchung mit Palpation, Auskultation und Perkussion wird noch immer als Grundlage einer ordentlichen internistischen Beurteilung gelehrt und durchgeführt – sie ist auch die beste Voraussetzung, um dem Explodieren der Gerätemedizin entgegenzuwirken (7). Wie gut Ärzte allein mit der klinischen Untersuchung Patienten mit Pneumonie identifizieren, wurde in einer Studie (8) geprüft.
Studiendesign: Ausführliche klinische pulmonologische Untersuchung mit Auskultation, Palpation, Perkussion, auskultatorischer Perkussion (Dauer im Schnitt: 10 min) binnen max. 4 Stunden durch 3 Fachärzte, jeweils ohne Kenntnis der Krankengeschichte und sonstigen Befunde. Die Übereinstimmung der klinischen Beurteilung zwischen den Untersuchern und Röntgenbefund als Goldstandard wurde geprüft.
Die Fachärzte stimmten bei der Beurteilung von Bronchophonie, Bronchialatmen und Perkussion nur schlecht überein. Die Sensitivität der klinischen Diagnose der drei Fachärzte betrug 47–69 %, die Spezifität 65–75 %.
Kommentar: Die klinische Untersuchung eines älteren Patienten, der wegen akutem Husten die Sprechstunde aufsucht, ist auch bei gut In diesem Studie wurden die minimalen Gütekriterien für brauchbare diagnostische Tests insgesamt nicht erfüllt. Von allen klinischen Zeichen hatte die Auskultation im Sitzen und in Seitenlage die beste Aussagekraft. Die Untersuchung kann daher bei der Differentialdiagnose „akute Pneumonie" ohne wesentlichen Verlust an nützlicher Information auf die Auskultation beschränkt werden. Die Fachärzte hatten vor der Untersuchung jedes Mal ein Tonband mit Referenzgeräuschen abgehört. In der Praxis dauert die Auskultation und Perkussion auch kaum 10 Minuten. Wir sollten uns der Schwächen dieser Methode also bewusst sein, ergänzend die CRB-65-Regel anwenden und ein Thorax-Röntgen besonders bei älteren multimorbiden Patienten erwägen. Wertvoll ist die CRP-Messung, die etwa 16–24 h nach Symptombeginn einen Anstieg zeigen kann.
Noch ein kleiner ***Praxis-Tipp:*** Zwei Drittel der Pneumonien in dieser Studie betrafen die rechte Lunge, der überwiegende Teil davon den unteren Lungenlappen. Im Zweifelsfall schreiben Sie immer: „V. a. Pneumonie rechts basal". (9)

1.9. Influenza

In den Wintermonaten tritt eine saisonale Influenzaepidemie von meist ca. 6 Wochen Dauer auf. In diesen Wochen erkranken 1–5 % der Bevölkerung. Genaue Zahlen gibt es nicht; die Schätzungen sind tendenziell zu hoch, da alle fieberhaften Erkältungser-

krankungen in dieser Zeit ohne Erregernachweis der „Grippe" zugezählt werden. Für den Höhepunkt der Saison 2017/18 schätzte die AGES z. B. 1.795 Erkrankungen auf 100.000 Einwohner je Kalenderwoche.
Auslöser: saisonale Influenzaviren, meist Typ A [spez. A(H1N1)pdm09, A(H3N2)] und B.
Inkubationszeit: 1–2 Tage. **Krankheitsdauer:** meist 5–7 Tage, kann jedoch in Abhängigkeit von Komplikationen und Risikofaktoren auch deutlich länger sein.

1.9.1. Symptomatik

Im Unterschied zur akuten Bronchitis, die vorwiegend nur bei Kindern 1–2 Tage › 38 °C Fieber verursacht, ist plötzliches hohes Fieber bis 40 °C über 4–5 Tage bei eher geringen Erkältungssymptomen (trockener Reizhusten, Halsschmerzen, Muskel- und/oder Kopfschmerzen) typisch. Gerade in den Risikogruppen – Kinder & Jugendliche, Ältere und chronisch Kranke – können die Symptome abweichen! So können bei Kindern etwa Appetitlosigkeit, Apathie oder Atemprobleme dominieren.

Mögliche Komplikationen:

- Sekundäre virale und bakterielle Infektionen, insbesondere Pneumonie
- Primäre Viruspneumonie
- Exazerbation einer COPD oder Asthma
- Pseudokrupp bei Kindern
- Otitis media (vor allem bei Kindern)
- Erschöpfung
- Myositis, Rhabdomyolyse
- Kardiale Komplikationen
- Diabetes-Entgleisung
- Abortus
- ZNS: Enzephalitis, Myelitis, Meningitis und andere
- Toxisches Schock-Syndrom
- Reye-Syndrom

1.9.2. Diagnostik

Klinik

Eine Unterscheidung von der akuten Bronchitis ist klinisch am ersten Krankheitstag kaum möglich. Die akute Bronchitis (häufig auch als grippaler Infekt bezeichnet) ist ein viraler Infekt und verursacht am 1. Krankheitstag 38–39 °C Fieber, am 2. Tag ist die Temperatur bereits unter 38 °C. Mehr als 38 °C am 2. Krankheitstag spricht eher gegen die akute Bronchitis.

Labor

Influenza-Schnelltests könnten sogar „Bedside" in 15 Minuten durchgeführt werden, die Sensitivität liegt aber nur bei 75 %. Mit der PCR-Methode existiert ein hochspezifischer und sensibler Test; der A(H1N1)-Ausbruch 2009 hat jedoch die Grenzen aufgezeigt: Aus Kapazitätsgründen dauerte die Untersuchung etwa vier Werktage.
Die Bestimmung des CRP ermöglicht am 2. Krankheitstag die Unterscheidung zwischen akuter (viraler) Bronchitis und bakterieller Superinfektion. Bei der viralen Bronchitis steigt das CRP am 2. Krankheitstag nur mäßig an. Für Kleinkinder gelten Werte unter 10 mg/l als wahrscheinlich viral, über 25 mg/l als eher bakteriell. Für größere Kinder und Erwachsene ‹ 25 mg/l viral, › 50mg/l wahrscheinlich bakteriell, Werte über 100 mg/l sind mit hoher Wahrscheinlichkeit bakteriell bedingt.
Bei Influenza bleibt das CRP in den meisten Fällen ebenso niedrig wie bei viraler Bronchitis, in etwa 20 % fand sich auch ohne bakterielle Superinfektion ein Anstieg

bis 70 mg/l. Es überlappt sich mit der Cut-off-Grenze für bakterielle Superinfektionen, die untersuchten Fallzahlen sind allerdings gering (eigene Daten 2009, 21 Messwerte bei 14 Erkrankten).

Therapie

Der Focus der Influenza-Therapie liegt auf rascher Heilung bei gleichzeitigem Verhindern eines schweren Krankheitsverlaufs und auf der Verhinderung der Ausbreitung.
In der symptomatischen Behandlung kommen Antipyretika zur Fiebersenkung und Kreislaufentlastung in Betracht. Antibiotika sind nur bei bakteriellen Sekundärinfektionen notwendig. Zusätzliche Maßnahmen sind Bettruhe, hinlänglich Zufuhr von Flüssigkeit sowie der Verzicht auf Alkohol und Nikotin. CAVE: Wegen des Risikos eines Reye-Syndroms kein ASS!
Details zur antiviralen Therapie der Symptome mit Neuraminidasehemmern s. u.

1.9.3. Prophylaxe

Hygienemaßnahmen zur Verminderung der Ansteckung

Influenzaviren können sowohl als per Aerosol, als auch als Schmierinfektion über Hände übertragen werden. In trockener Raumluft können Influenzaviren länger in Schwebe bleiben, möglicherweise treten deshalb Influenzaepidemien vorwiegend in der Heizperiode auf. Atemmasken sind am wirksamsten, wenn der Erkrankte sie trägt, wegen ungenügender Abdichtung und ungeschützter Augen ist der Träger einer Atemmaske nur teilweise geschützt. Als wichtigste Hygienemaßnahme gilt hier regelmäßiges Lüften.
Auf den Händen bleiben Influenzaviren etwa fünf Minuten lang ansteckend; Handdesinfektion und Meiden von Händeschütteln werden empfohlen.

Saisonale Influenza-Impfung

In den meisten Ländern gibt es Empfehlungen für Patienten 65+ und Risikogruppen; nur diese sind tatsächlich kostensparend für das Gesundheitssystem. In Österreich wird die Impfung bereits ab 50 Jahren empfohlen. Der Impfschutz hält nur für eine Saison an; der ideale Impfzeitpunkt liegt in den Monaten Oktober und November.

Wer profitiert von der Impfung?

Zwar existiert eine enorme Anzahl an Studien, dennoch bleibt die Datenlage unbefriedigend. Auch der letzte Cochrane-Review zum Thema verweist auf schlechte Studien-Designs bzw. darauf, dass fast ein Drittel der eingeschlossenen Studien von der Industrie finanziert waren. (1)

Gesicherter Nutzen:

- Rückgang der Mortalität bei Impfung von Herzinfarktpatienten
- Rückgang der Exazerbationsrate bei COPD
- Rückgang der Entgleisungen und Hospitalisierung bei Diabetes
- Niedrigere Mortalität und infektionsbedingte Auswirkungen bei Krebskranken
- Gesicherte Wirkung bei Patienten in Pflegeheimen
- Senkung der Mortalität bei Altersheimpatienten durch Impfung von Pflegepersonal und Ärzten, aber nur, wenn Pfleglinge auch geimpft wurden

Kein klarer Nutzennachweis:

- Keine gesicherten Daten bei ambulanten Patienten

- Keine Senkung der Mortalität bei Kindern und gesunden jungen Erwachsenen
- Kein Nutzen bei Asthma
- Trotz Durchimpfungsrate von 65 % in den USA kein Rückgang der Gesamt-Mortalität

Gesunde Erwachsene (1)

Bei gesunden Erwachsenen wird mit der Impfung die Zahl der Influenza-Fälle von 2,3 auf 1 % gesenkt, die NNV (Number Needed to Vaccinate; die Zahl derer, die geimpft werden müssen, um 1 Erkrankung zu vermeiden) beträgt 71; RR 0,41, 95 % CI 0,36-0,47; 71.221 Teilnehmer; mäßige Evidenz. Die NNV für grippeähnliche Erkrankungen (ILI) liegt bei 29, wobei die Autoren auf die insgesamt wenig befriedigende Qualität der Daten verweisen. Eine Reduktion der Verschreibungen von Antibiotika und anderen Medikamenten durch die Impfung konnte nicht gefunden werden.

Gesunde Kinder (2)

Im Vergleich zu Placebo/keine Impfung verringern inaktivierte Impfstoffe bei Kindern das Grippe-Risiko von 30 auf 11 % (hohe Evidenz, NNV = 5), ILI werden wahrscheinlich von 28 auf 20 % reduziert (mäßige Evidenz, NNV = 12). Das Risiko für eine Otitis media ist bei geimpften und ungeimpften Kindern wahrscheinlich ähnlich hoch bzw. wird nur geringgradig reduziert (3). Die Datenlage ist zu schwach, um die UAW ausreichend zu beurteilen.

Ein Argument gegen die Influenzaimpfung von Kindern und Jugendlichen ist das Phänomen „Original Antigenic Sin“: Bei einem Antigenic Shift ist das Ansprechen des Immunsystems deutlich schlechter als bei der Erstimpfung. Je früher man zu impfen beginnt, desto größer ist daher die Wahrscheinlichkeit, dass der Impfling einen Antigenic Shift - oder sogar zwei - erlebt und damit bei Impfungen mit dem neuen Typ der Impfschutz schlechter ausfällt. Daher scheint es besser, die Influenza-Impfung erst bei Senioren zu beginnen, außer es handelt sich um Patienten mit erhöhtem Risiko.

Schwangere (1, 3)

Obwohl in den nationalen Impfplänen empfohlen, gibt es noch immer nicht genügend aussagekräftige Daten, die den Vorteil der Impfung für Mutter und Kind ausreichend gut belegen. So fand der jüngste Cochrane-Review lediglich eine RCT und eine kontrollierte klinische Studie zu den Auswirkungen der Impfung bei Schwangeren. Die Wirksamkeit des dabei verwendeten inaktivierten Impfstoffs, der pH1N1 gegen Influenza enthielt, betrug 50 % (95% CI 14-71) bei Müttern (NNV 55) und 49 % (95% CI 12-70%) bei Säuglingen bis zu 24 Wochen (NNV 56). Zur Wirksamkeit der Impfung gegen die saisonale Grippe während der Schwangerschaft fand die Arbeit keine Daten, sondern verwies auf Hinweise aus Beobachtungsstudien: Wirkung ILI bei Schwangeren NNV = 94 und Influenza bei Neugeborenen von geimpften Müttern NNV 27.

Personen 65+ (4)

Bei Älteren reduziert der Grippeimpfstoff möglicherweise das Erkrankungsrisiko von 6 auf 2,4 %; NNV = 30. Die NNV für ILI liegt bei 42; es fand sich eine Risikoreduktion von 6 auf 3,5 %. Die Daten lassen keine qualifizierten Aussagen zu Lungenentzündung, Krankenhausaufenthalten und Sterblichkeit sowie möglichen Schäden (Fieber, Übelkeit) zu.

Chronisch Kranke (5)
Für z. B. Krebskranke gibt es Hinweise, dass die Impfung mit niedrigerer Mortalität und weniger infektionsbedingten Auswirkungen verbunden sein kann. Ansonsten gibt es kaum belastbare Daten, etwa für zu Hause lebende ältere Personen mit chronischen Erkrankungen; hier wurde bislang lediglich ein möglicher Effekt hinsichtlich der Gesamtmortalität gezeigt, der jedoch weiterer Forschung bedarf.

Impfrisiken
Häufige Nebenwirkungen: Lokale Reaktionen an der Injektionsstelle sind häufig und betreffen 10 bis 64 % der Patienten; auch Kopfschmerzen treten bei bis zu 10 % auf. Systemische Effekte mit Fieber, Krankheitsgefühl und Muskel-/Gelenkschmerzen treten vor allem bei Erstimmunisierung auf und halten für 1-2 Tage an. Fallweise kommt es zu akuten allergischen Reaktionen. Hühnereiweißallergie ist eine Kontraindikation gegen die Impfung.
Seltene Nebenwirkungen: Schwellungen, div. Hautreaktionen, Entzündungen der Blutgefäße, Neuralgien, neurologische Erkrankungen, Thrombozytopenie, transiente Lymphadenopathie

Adjuvantien - kein gesicherter Nutzen, aber erhöhte Risiken? (6)
Der Influenza-Impfstoff FLUAD mit MF59C.1 als Adjuvans scheint höhere Antikörpertiter zu erzeugen als herkömmliche Impfstoffe; adjuvantierte Impfstoffe werden besonders für ältere Menschen mit eingeschränkter Immunantwort propagiert (FLUAD zugelassen für 65+). Gleichzeitig verursachen diese Vakzine aber häufiger unerwünschte Reaktionen, etwa Lokalreaktionen bei ca. jedem 3. Impfling oder auch Kopfschmerzen und Unwohlsein. Klinische Vorteile bzgl. geringerer Erkrankungsraten oder Sterblichkeit sind nicht belegt.
Mehrere EU-Länder haben die Zulassung auf der derzeitigen Datenbasis abgelehnt. FLUAD verteuert die Prophylaxe in Österreich um bis zu 80 %. Die Arzneimittelkommission der deutschen Ärzteschaft und die Ständige Impfkommission empfehlen, dass den Gruppen, für die keine ausreichenden Daten zur Sicherheit vorliegen, ein nicht adjuvanzierter Impfstoff angeboten wird. In den USA werden ausschließlich Impfstoffe eingesetzt, die frei von Adjuvantien sind. Gefürchtet wird z. B. das - allerdings sehr seltene - Guillain-Barré-Syndrom (GBS) mit entzündlichen Veränderungen der Myelinscheiden (ein zusätzliches GBS pro eine Million Geimpfter).
Was können wir aus der Geschichte lernen? (7)
1976 erkrankten in Fort Dix (New Jersey, USA) mehr als 200 Rekruten an Atemwegserkrankungen, die auf ein neues Schweinegrippevirus zurückgeführt wurden. U. a. wegen der beobachteten Mensch-zu-Mensch-Übertragung sprachen sich Behörden und Experten für eine Massenimpfung aus. In aller Eile begann die Impfstoffproduktion. Aber, so zwei damals verantwortliche Behördenleiter, „statt der Fläschchen mit Impfstoff lieferten die Hersteller ein Ultimatum." Eine gesetzliche Regelung sollte sie von der Haftung für etwaige unerwünschte Folgen der Impfung freistellen. Sie drohten damit, andernfalls die Produktion einzustellen. Als es auch in Philadelphia zu schweren Atemwegserkrankungen unter älteren Teilnehmern einer Legionärsversammlung kam, unterschrieb Präsident Ford das Gesetz (Kurz darauf wurden diese Erkrankungen in Philadelphia als bakterielle Infektion erkannt und Legionärskrankheit

genannt.). Durch die Staatshaftung für die Impffolgen gibt es von dieser Massenimpfung genaue Zahlen: 40 Millionen Menschen wurden gegen das Schweinegrippevirus geimpft, von denen 532 meist innerhalb von sechs Wochen nach der Impfung an Guillain-Barré-Syndrom erkrankt und 32 in der Folge gestorben waren.
NNH Erkrankung GBS = 75.000, NNH Tod an BGS = 1.250.000

Neuramidasehemmer (8–10)
Umstrittenes Prinzip der antiviralen Therapie; Wirkstoffe: Oseltamivir (Tamiflu®), Zanamivir; kein Ersatz für Impfungen. Der Einsatz dieser Mittel will gut überlegt sein: *„Zu Bedenken Anlass geben Berichte über neuropsychiatrische Störwirkungen und Todesfälle aufgrund selbstgefährdenden Verhaltens. Während die US-amerikanische Arzneimittelbehörde FDA zwischen 1999 und 2007 insgesamt 1.805 Verdachtsberichte aus aller Welt zu unerwünschten Effekten dokumentiert, finden sich in der Datenbank von Roche allein zu neuropsychiatrischen Störwirkungen im gleichen Zeitraum 2.466 Berichte, von denen 562 (23 %) als schwerwiegend eingestuft werden. Aus den FDA-Daten geht hervor, dass bei unter 20-Jährigen neuropsychiatrische Effekte, wie Verhaltensauffälligkeiten oder Halluzinationen, häufiger berichtet werden, als aus der klinischen Erprobung bekannte Störwirkungen, wie Durchfall, Übelkeit oder Erbrechen, nicht jedoch bei älteren Anwendern. (9)"*

1.9.4. Postexpositionsprophylaxe
Die antiviralen Präparate sind zugelassen zur Prophylaxe bei Pandemien sowie nach Kontakt mit klinisch diagnostizierter Influenza und während einer Influenzaepidemie bei bes. gefährdeten Personen (z. B. Altenheime, Krankenhäuser) bei Diskrepanz zwischen zirkulierenden und den im saisonalen Impfstoff enthaltenen Virusstämmen.
Ohne Tamiflu® erkranken 7,4 %, mit Tamiflu® 0,8 % der engen Kontaktpersonen; NNT = 14.

1.9.5. Therapie der Infuenza-Symptome
Die antivirale Medikation kann Symptome mildern und die Dauer der Infektion bei ansonsten gesunden Kindern und Erwachsenen um rd. 1 Tag vermindern (aber nicht verhindern); die Einnahme muss jedoch innerhalb der ersten 48 h beginnen.
Dosierung Oseltamivir p.o.: Erwachsene 75 mg, 2 x tgl. für 5 Tage, bei Kindern gewichtsabhängig (Suspension erhältlich)

Indikationen (11)
- Patienten mit schweren Verläufen (offensichtliche Symptome der unteren Atemwege, verschlechterter Allgemeinzustand)
- Erwägen: falls Symptombeginn vor weniger als 48 h und Diagnose hinlänglich gesichert für Risikopatienten, Schwangere, Kinder sowie für Patienten außerhalb dieser Risikogruppen zum Schutz von Familienmitgliedern des Patienten

Wirksamkeitsnachweise für die antivirale Therapie (8), vgl. auch (10)
Noch immer liegen lediglich Daten vor, die vorwiegend aus Beobachtungsstudien stammen und allgemein von geringer methodischer Qualität sind.
Neuramidasehemmer können wahrscheinlich die Mortalität und die Zahl von Pneu-

monien senken.
Oseltamivir verkürzt bei nachgewiesener Influenza die Krankheitsdauer bei Erwachsenen und Kindern um 1 bis 1,5 Tage.
Für Risikopatienten ist dieser Effekt nicht durch Studien gesichert.
Derzeit ist kein teratogenes Potential bekannt, die Mittel sind wahrscheinlich auch für Schwangere sicher.

Resistenzen gegen antivirale Mittel
In der Grippesaison 2008/09 waren in den USA 11 % des wichtigsten Virus-Subtyps gegenüber Oseltamivir resistent; dem Center for Disease Control and Prevention zufolge bestand im darauf folgenden Jahr 2009 in 98 % eine Resistenz der kursierenden A/H1N1-Viren gegenüber Oseltamivir. Die Resistenzentwicklung beruht offenbar auf einer Spontanmutation der Bindungsstelle an der Neuraminidase. Diese Daten zeigen, mit welcher Geschwindigkeit sich Resistenzen gegen Oseltamivir ausbreiten! In Europa waren schon 2008 19 % der A-H1N1-Viren Oseltamivir-resistent.

1.9.6. Bakterielle Superinfektion

Ein prolongierter Verlauf oder außergewöhnlich schweres Krankheitsbild kann durch eine bakterielle Superinfektion verursacht werden: Pneumonie (bakteriell oder durch das Influenzavirus, oft schwerer Verlauf); Otitis, Sinusitis
Die Letalität bei Influenza-Erkrankungen ist üblicherweise eine U-förmige Kurve, deren Maxima in den sehr jungen und sehr alten Bevölkerungsschichten liegen. Als Ursache der Übersterblichkeit der Älteren werden geschwächte Abwehr und kardiovaskuläre Komplikationen angesehen, bei den Jungen gilt der sog. Zytokinsturm – eine Überstimulierung des Immunsystems mit Schädigung des Lungengewebes und bakteriellen Superinfektionen – als Ursache.
Die Obduktion der Opfer der Spanischen Grippe 1918 ergab in 96 % bakterielle Pneumonien als Todesursache. Pneumokokken waren in 25 %, Haemophilus influenzae in 15–20 %, Staphylokokken in 10 % die Ursache, die übrigen Fälle waren Mischinfektionen.
Nahezu 100 % der Staphylokokken und ca. 5–10 % der H. influenzae-Stämme sind auf Amoxicillin resistent, Makrolide zeigen häufig schlechte Wirkung. Amoxicillin + Clavulansäure und Cefuroxim gelten bei Haemophilus-Superinfektionen als wirksam, als therapeutische Reserve stehen Chinolone zur Verfügung.

1.9.7. Maßnahmen zur Mitigation einer Pandemie

Die Intensität der Maßnahmen richtet sich nach dem Schweregrad der Pandemie, dieser wird durch die festgestellte oder erwartete Sterberate festgelegt. Das CDC sieht einen Stufenplan in 5 Abstufungen vor:

Sterberate	CDC-Kategorie	Maßnahmen
‹ 0,1 %	1	Freiwillige Isolation Erkrankter in häuslicher Pflege
0,1–0,5 %	2	Freiwillige Isolation Erkrankter in häuslicher Pflege Freiwillige Isolation & antivirale Prophylaxe bei Familienmitgliedern Erkrankter Schließung von Schulen, Kindergärten und Universitäten für 4 Wochen Meiden sozialer Kontakte
0,5–1 %	3	Wie Stufe 2
1–2 %	4	Isolation und Prophylaxe wie Stufe 2 Schließung von Schulen, Kindergärten und Universitäten für 12 Wochen Umstellung bestimmter Arbeiten auf Home-Office etc.
› 2 %	5	Wie Stufe 4

1.10. Konjunktivitis

Eine Konjunktivitis bakterieller Genese bessert sich auch ohne Therapie meist innerhalb einer Woche, bei viraler Ursache kann dies bis zu 4 Wochen dauern. Erreger sind leicht übertragbar, nicht nur von Auge zu Auge; Hygienemaßnahmen!

1.10.1. Ursachen (1, 2)

- Viren (Adenovirus, Herpes-simplex, Molluscum contagiosum)
- Bakterien (häufig: Haemophilus influenzae, Streptococcus pneumoniae, Moraxella catarrhalis)
- allergische Reaktion
- trockene Augen

1.10.2. Diagnose

Die Diagnose wird klinisch gestellt, das Anlegen einer Kultur ist i.d.R. nicht nötig.

Symptome (1)

- Augensekretion (purulentes Sekret macht bakterielle Ursache wahrscheinlich)
- verklebte Augenlider
- Fremdkörpergefühl
- Brennen
- Jucken (Hinweis auf allergische Reaktion)
- Lichtempfindlichkeit (selten bei Allergien, Iritis möglich)

Score zur Unterscheidung viral/bakteriell (3)

- 5 Punkte: beide Augen verklebt
- 2 Punkte: ein Auge verklebt
- Minus 1 Punkt: Jucken

- Minus 2 Punkte: Konjunktivitis in der Vorgeschichte

2 oder mehr Score-Pluspunkte sprechen für eine antibiotische Behandlung: Rietveld et al. zeigten, dass damit 67 % der Personen mit positiver Kultur zu Recht mit Antibiotikum und 73 % der Personen mit negativer Kultur zu Recht nicht mit Antibiotikum behandelt wurden.

Allergische Konjunktivitis (2)

Immer beidseitig; die Augen tränen, brennen und jucken stark. Wird häufig von anderen allergischen Beschwerden (Schnupfen, Juckreiz) begleitet.

Red Flags (1)

Iritis, Keratitis, leichten Glaukomanfall ausschließen bei:

- starken akuten/chronischen Schmerzen
- Lichtempfindlichkeit (Zeichen einer Iritis, manchmal aber auch bei allergischer Konjunktivitis)
- Druckempfindlichkeit
- Visusminderung
- Hornhauttrübungen/-flecken oder Hornhautgeschwüre
- schmale oder verzerrte Pupille

Bei Kleinkindern mit Augensekretion ist eine komorbide Otitis media häufig.

1.10.3. Therapie (1, 2)

Bei viraler Ursache haben antibiotische Mittel keine Wirkung! Bislang sind weder die Behandlung mit antibiotikafreien Augentropfen, noch die Anwendung von kalten oder lauwarmen Auflagen ausreichend untersucht, um eindeutige Empfehlungen dafür oder dagegen auszusprechen.

Augensekret muss entfernt werden (Hygiene! Erreger z. B. auch über Handtücher übertragbar).

Wenn Antiseptika, wie Bibrocathol, versagen, empfiehlt das arznei-telegramm (4) Kanamycin als Mittel 1. Wahl. Eine Anwendungsnische für Chloramphenicol oder Gyrasehemmer ergäbe sich bei Unverträglichkeit oder Resistenz gegenüber anderen Antiinfektiva.

Antibiotische Behandlung verzögern

Weil eine spontane Heilung selbst bei eitriger Konjunktivitis häufig ist, kann die Antibiotikaverschreibung mittels „verzögerter Verordnung" reduziert werden (1): Der Patienten bekommt das Rezept mit, soll die Augentropfen aber erst anwenden, wenn die Symptome nach 2–3 Tagen noch anhalten. Dieses Vorgehen wird durch ein Cochrane-Review (5) gestützt: Ohne Antibiotika heilte die Konjunktivitis bei 46 von 100 Patienten innerhalb von 6–10 Tagen ab, mit Antibiotika bei etwa 56 von 100; 10 von 100 Erkrankten profitierten also. Nebenwirkungen wurden nicht berichtet.

Allergische Konjunktivitis (1)

Mastzellenstabilisatoren - Natriumcromoglycat-Tropfen: verhindern das Festsetzen des Allergens in den Mukosazellen (für akute Symptome 40 mg/ml Natriumcromoglycat); Cromoglycat kann Fremdkörpergefühl/trockene Augen auslösen, evtl. künstliche

Tränenflüssigkeit mitverordnen

Topische Antihistaminika: Ein Cochrane-Review (6) kommt zum Schluss, dass topische Antihistaminika und Mastzellenstabilisatoren, allein oder in Kombination, zur Verringerung der Symptome allergischer Konjunktivitis sicher und wirksam sind; es gibt aber nicht genügend Daten, um Aussagen darüber zu treffen, welche der verfügbaren Mittel am effektivsten sind.

Vasokonstriktorische Augentropfen sollen nicht verwendet werden.

1.11. Hautinfektionen

Häufige bakterielle Auslöser sind Staphylokokken (S. aureus), A-Streptokokken, E. coli; oft treten auch Mischinfektionen auf. Bestimmte Erreger lösen definierte Krankheiten aus, etwa Herpesviren, Papillomaviren oder Borrelien.

Unterscheidung nach Schweregrad + Notwendigkeit chirurgischer Versorgung (1):

- leichte Infektionen mit primär konservativer Behandlung - Furunkulose, Impetigo, begrenzte Phlegmonen, Erysipel)
- mittelschwere Infektionen, die zeitnah chirurgisch zu versorgen sind - Abszesse, Panaritien, Phlegmonen, eitrige Bursitiden)
- schwere Infektionen mit sofort notwendiger chirurgischer Versorgung - nekrotisierende Fasziitis, Gasbrand, nekrotisierende Mischinfektionen

Lokal abgegrenzte Infektionen werden in der Regel entweder rein konservativ (nur Antiinfektiva) oder z. B. bei Abszessen rein lokal chirurgisch behandelt. Indikation für eine antibiotische Therapie ist eine Allgemeinreaktion auf die Infektion mit Fieber, Abgeschlagenheit, neutrophiler Leukozytose und deutlichem CRP-Anstieg. Bei Fieber sollten drei Blutkultursets (jeweils aerob und anaerob) abgenommen werden. (2)

Mittel der Wahl sind penizillinasefeste ß-Laktam-Antibiotika, bei Allergie Erythromycin oder orale Cephalosporine.

1.11.1. Kutaner Abszess

Kurz & bündig (3):

- Heißer, roter und schmerzhafter Knoten unter der Haut, der bei entsprechender „Reife" purulentes Material absondern kann
- Häufigster Erreger: Staphylococcus aureus
- Furunkel: Übergreifen der Entzündung auf das umgebende Gewebe
- Karbunkel: Ansammlung von Furunkeln

Behandlung (3)

Chirurgische Inzision und Drainage des reifen Abszesses.

Systemische Antibiotika nach Abszess-Inzision und -drainage meist nicht indiziert: Eine Metaanalyse fand keine signifikanten Vorteile im Hinblick auf die vollständige Auflösung des Abszesses, weiteren Antibiotika-Bedarf oder aber Krankenhausaufnahme innerhalb von 7–10 Tagen nach der Behandlung. (4)

Systemische Antibiotika können indiziert sein bei: Fieber/Allgemeinsymptomen, großem Abszess, tieferen betroffenen Gewebeschichten, Abszess im Nasenbereich, erhöhtem Komplikationsrisiko wegen Komorbiditäten (Diabetes, Immunschwäche, Gelenksersatz, Kortikosteroide)

Mittel der Wahl ist Cefazolin (lt. arznei-telegramm; Empfehlung der EbM-Guidelines ist Cefalexin, dieses ist nach a-t „Mittel ohne Stellenwert"); bei Unverträglichkeit alternative Antibiotika gegen Staphylokokken, z. B. Clindamycin.

1.11.2. Herpes simplex-Viren (HSV) (5)

Der Virus-Typ 1 (HSV-1) verursacht vor allem Infektionen im Gesicht (Herpes labialis, „Fieberblasen"), der Typ 2 (HSV-2) hingegen vorwiegend genitale Infektionen (Herpes genitalis). Beide Typen können jedoch grundsätzlich an sämtlichen Körperstellen vorkommen; sie werden durch Haut- bzw. Schleimhautkontakt übertragen. Die Angaben zur Infektionshäufigkeit schwanken zwischen 60 und 90 % der Bevölkerung weltweit. Die Primärinfektion mit HSV-1 erfolgt meist im Kindesalter (oft asymptomatisch), die mit HSV-2 eher ab der Pubertät (Geschlechtsverkehr). Das Virus persistiert latent im Nervensystem und kann immer wieder aktiviert werden, häufige Trigger: andere Infekte, UV-Belastung, Verletzungen, Stress, Menstruation. Lediglich bei 1 % klinische Manifestation unter diversen Krankheitsbildern, z. B. Eccema herpeticatum oder Herpes-Enzephalitis. Bei Schwangeren mit Erstinfektion wird ein fachärztliches Konsil empfohlen, um komplikative Infektionen des Neugeborenen zu vermeiden.

HSV-1/Herpes labialis

Diagnose

Häufigste Lokalisation: Lippen/Herpes labialis; seltener: Gesicht, Handflächen, Finger, Abdomen, Rücken/Brust, Gesäß; atypische Manifestationen scheinen zuzunehmen (beschrieben z. B. auch pyogenes Granulom)

Die Diagnose wird anhand der **Symptomatik** gestellt: Zu Beginn Spannungsgefühl, Juckreiz oder Schmerzen; selten Fieber, Schwellung/Schmerzhaftigkeit der Halslymphknoten. Dann Bilden einzelner oder gruppierter klarer, prall gespannter Bläschen auf geröteter und geschwollener Lippenhaut. Im Verlauf Eintrübung des Bläscheninhaltes, Erosionen/Ulzerationen, Krusten. Abheilung bei unkomplizierten Verläufen meist nach 5-10 Tagen (6).

Differentialdiagnosen (5)

- Herpes zoster: Stärkere Beschwerden/Schmerzen, auf ein Dermatom und gürtelförmig auf eine Körperhälfte begrenzt
- Impetigo: I.d.R. schmerzloses, fleckiges, scharf begrenztes Erythem mit honigfarbener Kruste (manchmal dünnwandige größere Blasen darauf); Tendenz zur Ausbreitung auf andere Areale, oft Kontaktpersonen auch betroffen
- Fleckförmige Ekzeme (nummuläres Ekzem, akute Kontaktdermatitis): Juckende Bläschen, Kratzspuren, Ausbreitungstendenz
- Hautpilz: Schmerzfrei, Blasen auf der Effloreszenz möglich, typisch: randbetonte Schuppung
- Arzneimittelexanthem: eine einzelne größere Blase - getriggert durch ein Medikament, rezidiviert bei neuerlicher Exposition an gleicher Stelle, Erythem dunkler gefärbt
- Dyshidrotisches Ekzem der Hände/Fußsohlen: Stark juckende Bläschen mit klarer Flüssigkeit, meist beidseitig zwischen Fingern oder Zehen

Therapie (5)

Je früher die Therapie beginnt, umso wirksamer ist sie, wobei kleinere Läsionen nicht unbedingt medikamentös zu behandeln sind. Bei Rezidiven kann es daher sinnvoll sein, dem Patienten ein Rezept mitzugeben werden, das bei Bedarf eingelöst wird.
Eine Überweisung zum/Zusammenarbeit mit Spezialisten ist angezeigt:

- bei immunsupprimierten Patienten – hier ist selbst bei leichten Symptomen sofort eine systemische Behandlung zu beginnen!
- bei Infektionen im Bereich der Augen

Wenn der Patient ausreichend instruiert wird, kann ihm das Rezept mitgegeben werden, sodass er bei Bedarf selbstständig mit der Einnahme beginnen kann.

Topische Behandlung

Die Evidenz für die Wirksamkeit ist noch gering; es wird aber davon ausgegangen, dass die topische Therapie bei leichten Fällen genügt.

- Antivirale Cremen (Aciclovir) sollten bei den ersten Symptomen (noch vor der Bläschenbildung) verwendet werden; tagsüber alle 2–4 h für 5 bis 10 Tage.
- In der Bläschenphase: feuchte Kompressen zum Austrocken (2–3 x tgl. 15 min), anschließend Zinkpaste auftragen.
- Ggf. analgetische Medikation.

Systemische Medikation

Bei ausgeprägteren Infektionen; i.d.R. für 5 Tage, bei ausgeprägter Symptomatik Verlängerung auf bis zu 10 Tage. Aciclovir ist das Mittel der Wahl; es gibt Hinweise darauf, dass Valaciclovir im Vergleich zu Aciclovir die Zeit bis zur Heilung von Läsionen stärker verkürzen könnte (7).

- **Aciclovir:** 200 mg 5 x tgl.
- **Valaciclovir:** 500 mg 2 x tgl.; bei leichten Fällen 2 Einzeldosen á 2.000 mg im Abstand von 12 h; Immunkompromittierte 2 x 1.000 mg/d, bei Kreatininclearance unter 30 ml/min 1 x 1.000 mg/d

Rezidive (5)

Treten Rezidive in größeren Abständen auf, erfolgt die Behandlung wie oben beschrieben. In Abhängigkeit von der individuellen Krankheitslast kann bei häufigen Rezidiven eine prophylaktische Medikation für 6 bis 12 Monate erwogen werden.
Ein Cochrane-Review (8) untersuchte Strategien zur Prävention bei Patienten mit intaktem Immunsystem: Lediglich für die kurzzeitige orale Behandlung mit Aciclovir (400 mg, 2 x tgl., ‹ 1 Monat) fand sich eine schwache Evidenz für die Senkung des Schweregrades und der Häufigkeit späterer Rezidive; Valaciclovir und Famciclovir (lt. arznei-telegramm „Variante ohne besonderen Stellenwert"), über den gleichen Zeitraum gegeben, waren nicht wirksam. Wurden Aciclovir und Valaciclovir länger als einen Monat gegeben, sank die Anzahl der Rezidive von 1,8 auf 0,85 im Zeitraum von vier Monaten, woraus die Autoren folgern, dass die langfristige der episodischen Behandlung überlegen ist. Eine gezielte Kurzzeitprophylaxe für 1-2 Wochen kann z. B. für einen Urlaub überlegt werden.
Grundsätzlich wird die Behandlungsentscheidung individuell mit Rücksicht auf die Krankheitslast des Patienten getroffen. Nach Möglichkeit sollte jedem Behandlungszy-

klus eine Pause folgen und dann über die Weiterführung entschieden werden.

- **Aciclovir:** 400 mg 2 x tgl.
- **Valaciclovir:** 500 mg 1 x tgl.; manche Patienten sprechen besser auf 250 mg 2 x tgl. an

Höhere Dosen: z. B. Valaciclovir 500 mg 2 x tgl. - empfohlen bei Rezidiven unter der Prophylaxe, starken Beschwerden oder bei Resistenzentwicklung gegen die antivirale Medikation, etwa bei immunsupprimierten Patienten

1.11.3. HSV-2/Herpes genitalis

Zwar gilt der Typ 2 des Herpes simplex grundsätzlich als Auslöser des Genitalherpes, allerdings werden inzwischen rd. 20% dieser Infektionen durch den Typ 1 hervorgerufen. Das Virus kann sowohl in der symptomatischen, als auch in der asymptomatischen Phase übertragen werden. Das Risiko für neonatale Herpesinfektionen liegt bei der Primärinfektion während der Schwangerschaft/Primärinfektion bei der Geburt zwischen 25 und 44%, bei einem Rezidiv aber nur bei 1% (9).

Symptomatik

Die **Primärinfektion** bleibt oft unbeachtet - wahrgenommen wird erst der rezidivierende Verlauf. Die Inkubationszeit beträgt 4-7 Tage, die Krankheitsdauer bis zu 4 Wochen. Typisch: schmerzhafte, häufig auch fieberhafte lokale Entzündung der Genitalien (Haut/Schleimhaut); Allgemeinbeschwerden, wie Kopf- oder Muskelschmerzen, sind möglich. (10)

Symptome im Genitalbereich (11):

- Bläschen und Ulzera
- stechender Schmerz
- Dysurie
- inguinale Lymphadenopathie
- ulzerierende Zervizitis

Während der Primärinfektion finden sich die Symptome beidseitig, beim Rezidiv hingegen sind die Läsionen sind einseitig und meist auf das Genital beschränkt. Die Reaktivierung der Viren erfolgt oft durch physischen oder psychischen Stress, bei Frauen z. B. während der Menstruation.

Therapie

Bei einer Primärinfektion liegen die Vorteile der oralen medikamentösen Therapie in einer beschleunigten Heilung und Schmerzreduktion sowie in einer Verkürzung des Zeitraums der Virusausscheidung; für topische Anwendungen findet sich kein Nutzen (12). Die Behandlung soll bereits bei Vorliegen eines klinischen Verdachts begonnen werden:

- **Aciclovir:** 200 mg 5 x tgl.
- **Valaciclovir:** 500 mg 2 x tgl.; für Schwangere (9)/Immunschwache 1.000 mg 2 x tgl. (bei Kreatininclearance unter 30 ml/min: 1.000 mg 1 x tgl.)

Jeweils für 5–10 Tage.

Rezidivprophylaxe HSV-2

Eine suppressive antivirale Therapie mit Aciclovir, Valaciclovir oder Famciclovir kann die jährliche Zahl an Rezidiven von Herpes genitalis verringern. Eine Meta-Analyse zeigte keine Überlegenheit eines Medikaments gegenüber einem anderen. (13)

Die Langzeitprophylaxe ist über 6 Monate durchzuführen:
- **Aciclovir:** 400 mg 2 x tgl.
- **Valaciclovir:** 500 mg 1 x tgl. (11)

1.12. Lyme-Borreliose

Die Lyme-Borreliose (LB) ist die häufigste durch Zecken übertragene Erkrankung in Europa. Allerdings wird ein Zeckenstich nur etwa von der Hälfte (!) der Betroffenen wahrgenommen.
Ca. 5–35 % aller Zecken sind mit Borrelien befallen. Genaue Zahlen zur Inzidenz fehlen noch immer; das RKI z. B. schätzt für Deutschland, dass nach einem Zeckenstich bei 1,5–6 % der Betroffenen eine Infektion und bei 0,3–1,4 % eine manifeste Erkrankung auftritt. Letztere kann sehr vielgestaltig sein und betrifft v. a. Haut, Nervensystem, Gelenke und Herz. Grundsätzlich verläuft aber ein sehr großer Prozentsatz der Borreliosen klinisch stumm.

1.12.1. Diagnostik

Ein typisches Erythema migrans wird klinisch diagnostiziert und erfordert keine Laboruntersuchungen. Letztere sind bei auch Personen mit unspezifischen subjektiven Symptomen nicht indiziert!
Die Diagnose einer Lyme-Neuroborreliose erfordert eine Laboruntersuchung auf Borrelienantikörper im Liquor. Bei allen übrigen Krankheitsmanifestationen erfolgt eine Untersuchung auf Serum-Antikörper gegen B. burgdorferi. (1)

Wesentliche diagnostische Kriterien (2)

Exposition
Der Patient hat sich erwiesen in einem Endemiegebiet aufgehalten.

Klinische Symptome

Erythema migrans (EM, nicht obligat): bleibt bei mehr als 85 % der Patienten die einzige klinische Erscheinung, entwickelt sich nach einer Inkubationszeit von wenigen Tagen bis über einen Monat nach dem Zeckenstich. Sie ist durch einen sich zentrifugal um die Stichstelle ausbreitenden roten Fleck charakterisiert. Zentrale Abblassung („bulls eye") bei zunehmender Ausdehnung des EM – kann so ausgeprägt sein, dass das Erythem nur noch nach Erwärmung (z. B. Duschen) am Rand im Bereich der wandernden Borrelien sichtbar wird.
Andere Hautmanifestationen: multiple Läsionen, selten Borrelien-Lymphozytom
Chronische Acrodermatitis atrophicans: bläuliche Schwellung der Haut, Atrophie, fibrotische Knoten, lokale sensorische Störung sowie Symptome an Gelenken/Sehnen, Schmerzen im entzündeten Bereich
Frühe Neuroborreliose: tritt innerhalb von 6 Monaten nach dem Stich auf, häufig schon im EM-Stadium. Schädigt periphere Nerven und Hirnnerven. ZNS-Infektion: symptomarme Meningitis oder schmerzhafte Meningoradikulitis. Weitere Erscheinungsformen: zerebrale Vaskulitis (TIA-/Insult-Symptomatik, Pleozytose des Liquors zur Diagnosesicherung), symptomatische Myelitis, Enzephalitis, Borreliose-bedingte Fazialisparese (DD: Bell'sche Fazialisparese!)

Späte Neuroborreliose: länger als 6 Monate unbehandelte Symptome. Gewebeschädigung fortgeschritten, fokal-neurologische permanente funktionelle Störung möglich; obstruktiver Hydrozephalus kann sich entwickeln.
Lyme-Arthritis: Wandernde Gelenk- und Muskelschmerzen können bereits in EM-Stadium, verschwinden aber bei Behandlung der Hauterscheinung. Bleiben sie unbehandelt, kann sich binnen Wochen bis Monate eine Arthritis entwickeln. Typisch: fluktuierende Mono-/Oligoarthritis der großen Gelenke mit ausgeprägtem Erguss; Zeichen von Tendinitis, Bursitis oder Entesiopathie ebenfalls möglich, jedoch mit schwach ausgeprägten Schmerzen oder Entzündungszeichen.

Laborbefunde

- Neuroborreliose: immer lymphozytäre Pleozytose im Liquor, Serum-IgG- Borrelienantikörpertiter sind 4 Wochen nach Auftreten der Symptome stets erhöht
- Lyme-Arthritis, Acrodermatitis: immer erhöhte Serum-IgG-Antikörpertiter
- Fazialisparese: unbedingt Assays des Liquors und Untersuchung der intrathekalen Antikörperproduktion

1.12.2. Therapie (2)

Keine generelle prophylaktische Antibiotikagabe nach jedem Zeckenstich!

Ein Cochrane-Review (3) kritisiert die schwache Datenlage zur üblichen antibiotischen Behandlung der Borreliose, fand aber Hinweise auf die Wirksamkeit von Doxycyclin, Penicillin G, Ceftriaxon und Cefotaxim. Es wurde kein zusätzlicher Nutzen dafür nachgewiesen, wenn auf eine anfängliche Therapie mit intravenös verabreichtem Ceftriaxon eine zusätzliche längere Behandlung mit oralem Amoxicillin folgte.
Mittel der ersten Wahl: Amoxicillin oder Doxycyclin.
Primärstadium (EM oder Lymphozytom): 2 Wochen. Auf 3 Wochen verlängerbar, wenn nach 2 Wochen immer noch Symptome bestehen bzw. bei multiplen Läsionen.
Spätstadien: meist über 3 Wochen, nicht länger als 4 Wochen; orale Behandlung der Neuroborreliose möglich, falls seit Symptombeginn nicht mehr als 4–6 Wochen vergangen sind und keine Fokalsymptome vorliegen.

1.12.3. Prävention

Üblicher Schutz vor Zeckenbissen: Schutzkleidung, Repellentien, Absuchen der Haut nach Exposition, Entfernung angesaugter Zecken mit Zeckenzange.

1.13. Harnwegsinfektionen (1)

HWI kurz & bündig

Die unkomplizierte akute Blasenentzündung der Frau ist eine selbstlimitierende Erkrankung. Auch ohne Antibiotika sind nach einer Woche 70 % der Patientinnen beschwerdefrei. (2) Die antibiotische Behandlung dient nur der rascheren Symptomlinderung.
Auch häufig auftretende unkomplizierte Blasenentzündungen der Frau bedürfen keiner umfangreichen Abklärung. Es gibt derzeit weder das ideale Harnwegsantibiotikum, noch das ideale Anwendungsschema, es existieren zahlreiche divergierende Leitlinien.

Durch die Antibiotika-bedingte Veränderung der Scheiden- und Darmflora werden Rezidive begünstigt. Deshalb wird vielfach die Kurzzeitbehandlung durch eine Einmaldosis oder über 3 Tage einer konventionellen Antibiose über 5–7 Tage vorgezogen. Die Abheilungsraten erreichen 90% der konventionellen Therapie. Mittel der 1. Wahl sind Fosfomycin (3 g Einmaldosis), Nitrofurantoin retardiert (Furadantin® 2 x 100 mg tgl. für 3 Tage) und Pivmecillinam (2 x 400 mg tgl. für 3 Tage). Trimethoprim (2 x 200 mg tgl. für 3 Tage) kann eingesetzt werden, wenn die lokale Reistenzrate für E. coli ‹ 20% liegt.

1.13.1. Einteilung

Unkomplizierter Harnwegsinfekt

Eine Infektion der Harnwege bei nicht-schwangeren, erwachsenen Frauen wird als unkomplizierter Harnwegsinfekt bezeichnet. Diese Frauen haben Brennen beim Wasserlassen, häufigen Harndrang, aber weder Fieber noch Nierenschmerzen.

Wiederkehrende Harnwegsinfekte

Dabei handelt es sich meist um unkomplizierte Infekte. Sie sind definiert als ≥3 Infektionen in einem Jahr oder ≥2 Infektionen in den letzten 6 Monaten. Wiederkehrende (rezidivierende) Harnwegsinfekte (HWI) sind keine Seltenheit. Nach einem ersten Harnwegsinfekt erleidet jede zweite bis dritte junge Frau innerhalb eines halben Jahres ein Rezidiv (3). Antibiotische Behandlungen gelten neben sexueller Aktivität als Auslöser.

Komplizierte Harnwegsinfekte

Als komplizierte Harnwegsinfekte gelten alle Harnwegsinfektionen bei Männern, Kindern und Schwangeren, sowie Nierenbeckenentzündungen (Fieber, Flankenschmerz) und Infektionen bei Patienten mit besonderen Risikofaktoren.

Risikofaktoren für einen komplizierten Verlauf (4)

- Blasenentleerungsstörungen
- vorangegangene Operationen oder Manipulationen an Harnwegen, Blase oder Nieren
- Anatomische Anomalitäten (z. B. Reflux, Restharn, Zystozele)
- Obstruktion (z. B. Urolithiasis, Tumor, Striktur, BPH)
- Nosokomial erworbener HWI
- Versorgung mit einem Dauerkatheter oder mit einem anderen Fremdkörper (Splint, Ureterschiene)
- Immunsuppression
- Niereninsuffizienz

Unkomplizierte Harnwegsinfektionen

Die wichtigsten Auslöser

- Geschlechtsverkehr
- Antibiotikaeinnahme vor 2–4 Wochen
- Blasenentleerungsstörungen und Harninkontinenz
- Glukosurie

Häufigkeit von Harnwegsinfekten

Blasenentzündung ist eine häufige Erkrankung. Von 15 jungen Frauen bekommt etwa

1 pro Jahr einen HWI, bei über 75-Jährigen ist es etwa 1 von 7. Junge Männer sind nur sehr selten betroffen: etwa 1 von 200 pro Jahr, 1 von 20 älteren Männern › 75 erkrankt jährlich. Nach einem HWI ist ein neuerlicher Infekt häufig, jede 2. bis 3. junge Frau bekommt innerhalb eines halben Jahres einen weiteren HWI.

Diagnosestellung des HWI

Blasenentzündungen sind etwa gleich häufig wie asymptomatische Bakteriurie. Deshalb kann die alleinige Harnuntersuchung keine sichere Unterscheidung treffen.
Bei typischen Beschwerden (Brennen beim Wasserlassen + häufiger Harndrang) und wenn kein Ausfluss aus der Scheide vorliegt, ist die Wahrscheinlichkeit für das Vorliegen eines unkomplizierten Harnwegsinfektes so hoch, dass der zusätzliche Einsatz eines Teststreifens nur zu einer unwesentlichen Verbesserung der Diagnosesicherheit führt. In diesem Fall wird eine Behandlung ohne Urinuntersuchung allein aufgrund des ärztlichen Gespräches empfohlen.
Wenn die Diagnose eines Harnwegsinfektes nicht so klar ist, etwa nur häufiger Harndrang ohne Brennen beim Wasserlassen besteht, kann ein Teststreifen die Wahrscheinlichkeit für die Diagnose eines Harnwegsinfektes erhöhen, wenn:

- Leukozyten und Nitrit positiv sind oder
- nur Nitrit positiv ist oder
- Leukozyten und Hämoglobin positiv sind.

In diesen Fällen ist ein Harnwegsinfekt sehr wahrscheinlich, eine entsprechende Behandlung kann ohne weitere Diagnostik durchgeführt werden.

Wenn ein HWI nicht erkannt wird

Auch nach Durchführung einer Untersuchung mittels Teststreifen bleibt eine diagnostische Unsicherheit bestehen. Selbst unter sorgfältiger Beachtung von typischen Beschwerden und Teststreifen sind falsch negative Ergebnisse in bis zu einem Drittel der Fälle nicht zu vermeiden. Selbst wenn ein unkomplizierter Harnwegsinfekt nicht erkannt werden sollte, droht dem Patienten kein bleibender Schaden. Die Spontanheilungsrate ist sehr hoch.

Weiterführende Untersuchungen

Harnkultur

Bei negativem Streifentest und klinischem Verdacht auf einen Harnwegsinfekt ist eine antibiotische Behandlung in Abhängigkeit vom Schweregrad der Beschwerden gerechtfertigt. Alternativ bietet sich das Einsenden einer Harnkultur ins Fachlabor oder eine Bebrütung eines Nährbodens in der Praxis an. Die Bebrütung eines Nährbodens dauert in der Praxis 12–24 h, im Fachlabor wegen der Transportzeit etwas länger. Sie kann die diagnostische Sicherheit bei vertretbarem Aufwand und Kosten deutlich erhöhen und dadurch zu einem gezielten Einsatz von Antibiotika beitragen. Bis zum Vorliegen des Resultates können Schmerzmittel (Paracetamol, Ibuprofen) verschrieben werden.

Ultraschall

Ein Ultraschall der Harnwege sollte bei Verdacht auf Restharn oder Urolithiasis erfolgen. Bei erwachsenen Frauen mit wiederkehrenden HWI sind Abflussbehinderungen des Harntraktes selten; sie manifestieren sich in der Regel bereits im Kindesalter, daher müssen weiterführende Untersuchungen nicht routinemäßig durchgeführt werden. Eine einmalige Abklärung bei häufigen Rezidiven wird empfohlen (1).

Blasenspiegelung

Immer wieder sehen wir in der AM-Praxis Patientinnen, die seit vielen Jahren regelmäßig zur Harnröhrendehnung bestellt wurden. Diese Behandlung wird in gängigen Leitlinien nicht einmal erwähnt geschweige denn empfohlen, und sollte daher nicht durchgeführt werden. Auch eine routinemäßige Blasenspiegelung ist nicht notwendig (1).

1.13.2. Therapie

Eine Patientin mit unkompliziertem HWI sollte über die Gutartigkeit der Erkrankung und über die Häufigkeit von Rezidiven aufgeklärt werden. Da bei einem unkomplizierten Harnwegsinfekt keine abwendbar gefährlichen Verläufe zu befürchten sind, ist der Verzicht auf eine antibiotische Behandlung und eine rein symptomatische Therapie eine vertretbare Option. Eine antibiotische Behandlung führt nur zu einer Verkürzung der Beschwerdedauer.
Grundsätzlich gibt es 3 Möglichkeiten: Zuwarten, Schmerzmittel oder Antibiose.

Zuwarten

Bei milden Beschwerden ist Zuwarten mit Hausmitteln einen Versuch wert:

- Ausreichende Trinkmenge (mind. 2 l/d)
- Vollständige, regelmäßige Entleerung der Blase
- Wärmflasche

Nicht zweckmäßig:

- Übertriebene Genital-„Hygiene", die die körpereigene Vaginalflora zerstört (Vermeidung von „Intimsprays" u. ä.)
- Krampflösende Mittel, wie Buscopan®, haben keine nachgewiesene Wirkung auf die Schmerzen, können aber die Blasenentleerung beeinträchtigen

Medikamentöse Therapie

Schmerzmittel

Paracetamol kann bis zu 3 x tgl. 500–1.000 mg genommen werden, Ibuprofen in einer Dosierung von 400–800 mg 3 x tgl.

Phytotherapie

Phytotherapeutika (Bärentraubenblätter, Glodrutenkraut, Cranberry) erfreuen sich in der Behandlung von Harnwegsinfekten großer Beliebtheit. Es gibt allerdings keine belastbare Studienevidenz für einen Nutzen. Bei entsprechendem Patientenwunsch können die Mittel möglicherweise dazu beitragen, den Antibiotikaverbrauch bei einer selbstlimitierenden Erkrankung zu senken.

Antibiotika

Bei Anwendung von Antibiotika sollen bestimmte Grundsätze eingehalten werden:
Der Einsatz von Antibiotika, insbesondere die unkritische Verschreibung von Reservemedikamenten, fördert die Entstehung von Resistenzen. Dies führt zu Problemen

in der Behandlung schwerer Krankheitsverläufe. Es gibt derzeit weder das ideale Harnwegsantibiotikum, noch das ideale Anwendungsschema; es existieren zahlreiche divergierende Leitlinien.
Einen Überblick über die verschiedenen LL-Aussagen, auch im Ländervergleich, unter Berücksichtigung der Resistenzlage bietet z. B. eine Evidenzzusammenfassung in der Zeitschrift für Allgemeinmedizin (5) oder ausführlicher die aktuelle AWMF-Leitlinie (1).
Als 1. Wahl sind in der antibiotischen Behandlung von Harnwegsinfekten solche Antibiotika vorzuziehen, die nur selten für andere Infekte benötigt werden. Für Harnwegsinfekte sind erhöhte Resistenzen nachgewiesen, wenn die gleichen Antibiotika innerhalb der letzten drei Monate eingenommen wurden. Deshalb sollte die AB-Verschreibung nie leichtfertig erfolgen.

Mittel der 1. Wahl (5)
Fosfomycin (Monuril®, 3 g-Einmalgabe): ist als Einzeldosistherapie offenbar wirksam. Im Vergleich zu Nitrofurantoin werden jedoch höhere Nebenwirkungsraten berichtet, der Stellenwert wird kontrovers diskutiert; mit 4 % scheint die Resistenzrate gering. Andererseits ist dasselbe Mittel als Infusion oft das einzige Reservemittel, das bei eitrigen Gelenkserkrankungen mit multiresistenten Keimen noch zur Verfügung steht.
Nitrofurantoin retardiert (Furadantin®, 2 x 100 mg tgl. für 3 Tage): ist ein im restlichen Körper nicht wirksames Antibiotikum, das nur zur Behandlung von Harnwegsinfekten eingesetzt wird. Es wird in einer Vielzahl internationaler Leitlinien sowohl für akute, als auch für rezidivierende Harnwegsinfekte (auch in der Schwangerschaft, zumindest im 1. und 2. Trimenon) empfohlen. Eine 3- bis 5-tägige Behandlung mit 2 x 100 mg ist gleichwertig zu einer 3-tägigen Behandlung. Nach 3 Tagen sind in 98% der Fälle im Harn keine Keime mehr nachweisbar. Nitrofurantoin darf wegen der Gefahr von Lungen- und Leberschäden nicht länger als 6 Monate angewendet werden.
Pivmecillinam (2 x 400 mg tgl. für 3 Tage): Dieses synthetische, weitgehend Betalaktamase-resistente Penicillin erzielt hohe Konzentrationen im Harn und bisher gibt es nur wenige Resistenzen (max. 2,3%). (1)
Trimethoprim (TMP, 2 x 200 mg tgl. für 3 Tage): wird außer für Blasenentzündungen heute praktisch nicht mehr verwendet und bietet sich deshalb als 1. Wahl an. In 8–9 von 10 Fällen ist die Behandlung mit Trimethoprim wirksam. Eine 3-tägige Behandlung mit 2 x 200 mg ist ausreichend, eine längere Behandlungsdauer erhöht die Nebenwirkungs- und Rezidivrate. Symptome können auch nach der 3-tägigen Behandlung noch bestehen, sie nehmen in den folgenden Tagen weiter ab. Bei häufigen Blasenentzündungen nach Geschlechtsverkehr wird die einmalige Einnahme von 100 mg nach dem GV empfohlen. Allerdings werden für Trimethoprim regional Reistenzraten von über 20 % gegenüber E. coli berichtet. In diesen Regionen sollte Trimethoprim nicht als Mittel 1. Wahl eingesetzt werden.
Trimethoprim mit Sulfamethoxazol (z. B. Bactrim®): Die früher oft eingesetzte Kombination bietet im Vergleich zur Monosubstanz (TMP) keine Vorteile und sollte heute nicht mehr verordnet werden. Durch den Sulfonamidanteil besteht ein höheres Risiko für Nebenwirkungen, insbesondere allergische Hautreaktionen, die bei etwa 4% aller Patienten auftreten, sowie seltenen, aber gefährlichen Arzneimittelreaktionen, wie Unterzucker und das Lyell-Syndrom. Eine Studie berichtet über schwere Hyperkaliämien bei gleichzeitiger Einnahme von ACE-Hemmern bei älteren Patienten. (6)

Mittel der 2. Wahl
Bei Therapieversagen oder Kontraindikation der Mittel 1. Wahl kommen Cephalosporine (z. B. Cefaclor/Ceclor®) oder Breitbandpenicilline wie Amoxicillin, in Frage; letzteres muss wegen Resistenzproblemen meist mit Clavulansäure (Clavamox®, Augmentin®) kombiniert werden. Diese Mittel wirken aber auch auf Scheiden- und Darmflora und werden zur Behandlung von gefährlichen Erkrankungen, wie Pneumonie oder Meningitis, benötigt. Deshalb sollten sie nur als 2. Wahl nach dem Resultat einer Harnkultur eingesetzt werden.

Mittel der Reserve
Aufgrund der Gefahr der zunehmenden Resistenzbildung gegen diese „Reserve-Antibiotika" sollten (Fluor-)Chinolone nicht bei unkomplizierten Harnwegsinfekten eingesetzt werden, in der Schwangerschaft sind sie nicht erlaubt. Schon lange sind Achillessehnenrupturen (a-t 2000; 31:55) und Netzhautablösungen (a-t 2012;43:48) unter Chinolonen bekannt. Im Oktober 2015 weist das arznei-telegramm auf eine Fallkontrollstudie hin, die ein 2,4-fach (signifikant) erhöhtes Risiko für Aortenaneurismen und Dissektionen innerhalb von 2 Monaten nach mindestens 3-tägiger Einnahme von Gyrasehemmern fand. Besonders gefährdet sind Ältere und Frauen (a-t 2015; 46:102).

1.13.3. Vorbeugung von Rezidiven
Verschiedene medikamentöse und nicht-medikamentöse Maßnahmen werden zur Verhinderung von Rezidiven bei häufig rezidivierenden Harnwegsinfekten eingesetzt. Insgesamt ist die Studienlage für die Rezidivprophylaxe unzureichend.

Nichtmedikamentöse Maßnahmen (1)
Ein BMI ›30 kg/m^2 geht mit einem erhöhten Risiko für Harnwegsinfekte einher. Bei Adipositas und rezidivierenden Harnwegsinfekten wird daher eine Gewichtsreduktion empfohlen.
Es wird eine ausreichende, aber nicht zu hohe Trinkmenge empfohlen (1,5 l/Tag) um im rin physiologischerweise antibakterielle Substanzen nicht zu stark zu verdünnen.
Für einen Nutzen von Nahrungsergänzungsmitteln gibt es keine Studienevidenz.
Die Rate an Harnwegsinfektionen korreliert mit der Rate an Genitalkontakten mit einer Erhöhung bis um das 60-Fache. Sexuelle Abstinenz kann die Rate senken. Die Anwendung von spermiziden Intravaginal-Ovula sowie spermizidbeschichteten Diaphragmen, Kondomen und Intrauterinspiralen erhöht das Risiko für rezidivierende Harnwegsinfekte.
Häufig wird die Blasenentleerung nach dem Geschlechtsverkehr empfohlen. einen Wirksamkeitsbeweis gibt es hierfür jedoch nicht (7).
Übertriebene Genitalhygiene und Unterkühlung begünstigen Harnwegsinfekte und sollten daher vermieden werden.
Für eine kutane Immunstimulation mittels Akupunktur gibt es kleine positive Studien.

Medikamentöse Maßnahmen
Östrogene: Die Einnahme von Östrogen in Form von Tabletten oder als Pflaster führt nicht zu einer Reduktion der Harnwegsinfekte, erhöht aber die Rate an Brustkrebs, Schlaganfall und Herzinfarkten. Ob Östrogen als Salbe oder Zäpfchen HWI verhindert,

ist nicht ausreichend untersucht. Es ist anzunehmen, dass der Wirkstoff über die Scheide größtenteils resorbiert wird und damit dieselben Risiken wie Tablette und Pflaster hat.

Immunprophylaxe: Obwohl es nur wenig belastbare Studienevidenz gibt, die den Nutzen einer oralen Therapie mit bakteriellen Zellwandbestandteilen zur Immunstimulation belegt, wird ein Therapieversuch mit Urovaxom® bei rezidivierenden Harnwegsinfekten vor Einsatz einer antibiotischen Langzeitprophylaxe empfohlen (1). Auch eine parenterale Immunstimulation mit StroVac® ist möglich, wobei hier ein möglicherweise ein ungünstigeres Nutzen-Risikoverhältnis vorliegt.

Vaginale Zäpfchen mit Lactobacillus: Ein anderer Ansatz ist der Einsatz vaginaler Zäpfchen mit Lactobacillus als Schutz vor Kolonisation und nachfolgender Infektion mit pathogenen Keimen (8). Mangels Studienevidenz wird diese Behandlung nicht empfohlen (9).

Phytotherapie: Weder für Preiselbeersaft, noch für Kapuzinerkresse, Meerrettich, Moorbeeren, Moosbeeren, amerikanische Moosbeeren („Cranberry") und Beerentraubenblätter gibt es belastbare Wirksamkeitsbelege, bei letzteren sind aber bei längerer Anwendung Leberschäden dokumentiert. Ein probatorischer Einsatz dieser Mittel kann erfolgen, um eine Langzeit-Antibiose zu umgehen.

Antibiotika: Nach Versagen der nicht-medikamentösen und nicht-antibiotischen medikamentösen Maßnahmen ist bei entsprechendem Leidensdruck eine antibiotische Langzeitprophylaxe gerechtfertigt. Bei offensichtlichem Zusammenhang der Harnwegsinfekt mit dem Geschlechtsverkehr ist die postkoitale Einmalgabe von z. B. 100 mg Nitrofurantoin wirksam.

Eine Dauertherapie zur Langzeitprophylaxe kann mit Trimethoprim 100 mg 1 x tgl., Nitrofurantoin 50–100 mg 1 x tgl. oder mit 3 g Fosfomycin alle 10 Tage durchgeführt werden.

1.14. HWI & bestimmte Patientengruppen

1.14.1. HWI in der Schwangerschaft

Für eine resistenzgerechte Behandlung sollte bei einem Harnwegsinfekt in der Schwangerschaft stets eine Urinkultur angelegt werden. In Leitlinien wird allgemein eine 7-tägige Behandlung empfohlen, wenngleich es Hinweise gibt, dass auch eine Kurzzeittherapie ausreichend sein kann. Zu den primär empfohlenen Antibiotika zählen Fosfomycin (3 g Einmalgabe), Pivmecillinam (2 x 200 mg für 7 Tage) und Cefaclor (3 x 500 mg für 7 Tage). Trimethoprim sollte wegen widersprüchlicher Hinweise auf eine Toxizität/Teratogenität im ersten Trimenon nicht gegeben werden. Nitrofurantoin sollte im letzten Trimenon nicht verordnet werden, weil es besonders beim Frühgeborenen zu einer Hämolyse mit Hyperbilirubinämie führen kann. Zum Ausschluss einer weiter bestehenden Bakteriurie sollte der Behandlungserfolg kontrolliert werden. Bei persistierender (asymptomatischer) Bakteriurie oder bei einer im Screening oder zufällig entdeckten asymptomatischen Bakteriurie kann eine antibiotische Behandlung erwogen werden. Das Risiko für (komplizierte) Harnwegsinfekte und damit verbundene Komplikationen (Frühgeburt, perinatale Morbidität) ist bei Schwangeren mit asymptomatischer Bakteriurie erhöht. Es gibt ausreichende Evidenz dafür, dass die Rate an Pyelonephritiden als Folge einer asymptomatischen Bakteriurie durch eine antibiotische Behandlung gesenkt wird, aber nur qualitativ unzureichende Evidenz dafür, dass diese Behandlung auch zu einer Reduktion von Frühgeburtlichkeit und niedrigem Geburtsgewicht beiträgt. (10) Im Falle einer Entscheidung für eine antibiotische Therapie sollte das Ergebnis der Kultur abgewartet werden, um resistenzgerecht zu behandeln. Eine Therapiedauer über 4–7 Tage bringt leichte Vorteile gegenüber der Kurztherapie, führt jedoch auch häufiger zu UAW. (11)

1.14.2. Ansonsten gesunde jüngere Männer

Vor der Diagnose „unkomplizierter HWI" sind mögliche komplizierende Faktoren auszuschließen. Für die empirische orale Therapie der akuten unkomplizierten Zystitis bei jüngeren Männern werden die gleichen Antibiotika wie bei Frauen empfohlen, außer Fosfomycintrometamol (Einmaltherapie), Pivmecillinam und Nitrofurantoin. Details siehe (1)

Anmerkung: Wurden früher HWI beim Mann grundsätzlich immer als kompliziert angesehen, gibt es zu diesem Vorgehen nunmehr kontroversielle Diskussionen, die gerade vor dem Hintergrund der Erregerresistenzen beachtenswert sind.

1.14.3. Kinder

Harnwegsinfekte sind für 1–5 % der fieberhaften Erkrankungen bei Kindern unter 2 Jahren verantwortlich. Die Klinik ist abhängig vom Alter des Kindes, eine typische Symptomatik gibt es nicht. Bei einem Neugeborenen kann sich ein Harnwegsinfekt lediglich mit einem länger bestehenden Ikterus neonatorum manifestieren, während ein Säugling eventuell nur mit Erbrechen auffällig werden kann. Bei Kleinkindern kann ein erneutes Einnässen nach erreichter Kontinenz Zeichen eines Harnwegsinfektes sein; ältere Kinder können auch eine typische Klinik (Pollakisurie, Dysurie) schildern. Zum Ausschluss einer relevanten Blasenfunktionsstörung stellt ein Miktionstagebuch eine wertvolle Hilfe dar.

Zur Behandlung eines Harnwegsinfektes werden Nitrofurantoin (3-5 mg/kg tgl) oder Cefalexin 50-100 /kg tgl. für 5 Tage empfohlen, möglicherweise ist auch eine kürzere Therapiedauer ausreichend; Detailinformationen siehe (12)

1.14.4. Asymptomatische Bakteriurie

Bei vielen beschwerdefreien Menschen lassen sich Bakterien im Harn nachweisen, bei 1 von 18 jungen Frauen, bei einer von 5 Frauen über 70, bei jedem 4. männlichen Altersheimbewohner, bei jeder 2. bis 3. Bewohnerin eines Altersheimes und nach wenigen Wochen praktisch bei jedem Patienten mit Dauerkatheter. Eine asymptomatische Bakteriurie soll nicht antibiotisch behandelt werden, deshalb ist eine Harnuntersuchung nur bei Vorliegen typischer Blasenbeschwerden sinnvoll! Eine Ausnahme bildet hier die Schwangerschaft, s.o.

1.15. Endokarditis-Prophylaxe

Die Infektiöse Endokarditis (IE) betrifft in D jährlich rd. 2–5 von 100.000 Personen, weltweit sind es 5–10; 2/3 davon sind Männer. Häufigste Erreger der mikrobiellen Infektion von Herzklappenstrukturen und endokardialen Oberflächen:

- Streptococcus viridans (46 %)

- Staphylacoccus aureus (15 %)
- gramnegative Erreger (12 %)

Die Wirksamkeit einer allgemeinen antibiotischen Prophylaxe der IE vor operativen Eingriffen wurde bislang nicht in RCTs bewiesen. (1, 2) Eine gute Mundhygiene scheint zur Prävention einer dentogenen IE ebenso gut geeignet wie eine antibakterielle Prophylaxe.

1.15.1. Prophylaxe-Indikation (3)

IE-Prophylaxe bei invasiven zahnärztlichen Eingriffen, bei nachgewiesener Infektion auch bei invasiven Prozeduren im Gastrointestinal-/Urogenitaltrakt ausschließlich empfohlen für Hochrisikopatienten:

- Patienten mit Klappenprothesen und anderen Herzeingriffen, bei denen prothetisches Material verwendet wird
- Patienten mit vorhergegangener infektiöser Endokarditis
- Patienten mit angeborenen Herzfehlern, insbesondere jene mit komplexen zyanotischen Herzfehlern und jene mit palliativen Shunts, Konduits oder anderen Prothesen; nach Korrekturoperationen oder Katheterinterventionen ohne residuelle Defekte Antibiotikaprophylaxe in den ersten 6 Monaten bis zur Endothelialisierung von prothetischem Material empfohlen (bleibt residueller Defekt im Bereich von verwendetem prothetischem Material - Prophylaxe zeitlich unbegrenzt)

1.15.2. Therapie-Empfehlungen (3)

Die ESC-Guidelines empfehlen die Durchführung der Antibiose 30–60 Minuten vor dem Eingriff: einmalig 2 g Amoxicillin oder Ampicillin (Kinder 50 mg/kg) oral oder i.v.; bei Penizillinallergie alternativ 600 mg Clindamycin (Kinder 20 mg/kg); 30 bis 60 Minuten vor dem Eingriff.

Invasive Prozeduren im Respirationstrakt zur Behandlung nachgewiesener Infektion (Drainage von Abszessen) erfordern ein Staphylokokken-wirksames, im Gastrointestinal- und Urogenitaltrakt im Rahmen nachgewiesener Infektion ein Enterokokken-wirksames antibiotisches Regime.

Kommentar

„Sicher ist sicher" ist ganz sicher keine Option für die antibiotische IE-Prophylaxe: In GB wurden die „Yellow Card"-Daten (UAW-Meldungen) ausgewertet, um die Rate unerwünschter Ereignisse durch die Anwendung von Amoxicillin (3 g) und Clindamycin (600 mg, für Penicillin-Allergiker) als Antibiotikaprophylaxe zu bestimmen; ERGEBNISSE: Für Amoxicillin wurden 0 tödliche Reaktionen auf 3. Mio. Verschreibungen und 22,62 nicht-tödliche Reaktionen auf 1 Mio. Verschreibungen registiert; für Clindamycin waren es 13 tödliche und 149 nicht tödliche Reaktionen je 1 Mio. Verordnungen (meist Clostridium difficile-Infektionen). (4) Während man Amoxicillin also „bedenkenlos" geben könnte, muss man bei Allergikern schon sorgsamer abwägen.

Die antibiotische Prophylaxe für Patienten mit hohem Risiko muss „nur" 3 IE-Fälle innerhalb 2 Jahren verhindern, um kosteneffektiv zu sein; in diese Rechnung wurde die Entstehung von Antibiotikaresistenzen durch unnötige Gaben aber nicht eingerechnet. (1) ***Man muss also nur sehr wenige Fälle verhindern, um wirtschaftlich effizient zu sein – da die IE aber sehr selten ist, ergibt sich eine NNT von mehreren Tausend.***

1.16. Antibiotika bei Appendizitis

Laparoskopische Operationstechniken und neue diagnostische bildgebende Verfahren mit hoher Sensitivität führten zu einer hohen negativen Appendektomierate (histologisch normale Appendix) – oft begründet mit dem Ziel, Perforationen zu vermeiden. Der Anteil unnötiger Appendektomien liegt bei rd. 20 % (ca. 3/4 davon Frauen: junge Pat. z. B. mit Ovarialzysten, ältere mit malignen Erkrankungen (1)) – operationsassoziierte Komplikationen eingeschlossen.

Indem auch andere intraabdominelle inflammatorische Prozesse (z. B. Divertikulitis) primär antibiotisch behandelt werden, scheint die Antibiotikatherapie der akuten Appendizitis absolut plausibel, wird jedoch noch immer kontrovers diskutiert.

Der erste Cochrane-Review zu diesem Thema kam 2015 zu dem Schluss, dass die antibiotische Behandlung bei einer sicher diagnostizierten, unkomplizierten Appendizitis bzgl. ihrer Wirksamkeit der Appendektomie nicht unterlegen ist: Bei den meisten Patienten der Antibiotika-Gruppe war während der 1-jährigen Nachbeobachtung keine Appendektomie erforderlich; bei denjenigen, die eine Appendektomie benötigten, traten keine signifikanten Komplikationen auf (2). Im Detail: 68 von 345 Patienten (20 %) in der Antibiotika-Gruppe mussten erneut hospitalisiert werden. Davon hatten 4 Patienten (6 %) einen histologisch normalen Appendix, 13 Patienten (20 %) hatten eine komplizierte Appendizitis und 3 Patienten (4 %) wurde erfolgreich erneut mit Antibiotika behandelt. Die Erfolgsrate der alleinigen Antibiotikatherapie lag bei 63 %, verbunden mit einer niedrigeren Komplikationsrate.

Eine italienische Metaanalyse (3) wiederum folgerte 2017, dass die Appendektomie insgesamt die signifikant effizientere Therapieform und mit deutlich weniger Komplikationsraten verbunden sei. Die Autoren räumen jedoch ein, dass es Patientengruppen gäbe, die mit Antibiose effektiver behandelt werden würden – diese müssten noch exakt definiert werden.

Hier wiederum greift eine andere Arbeit ein, die bei Patienten mit hohem OP-Risiko (z. B. kardiovaskuläre Erkrankungen, COPD, Alter 70+) die antibiotische Behandlung mit der operativen Methode vergleicht; untersucht wurden Wirksamkeit der Behandlung, posttherapeutische/-operative Komplikationen, Krankenhausaufenthaltsdauer und Rezidiv: Zwar sei noch immer weitere Forschung notwendig, doch es gebe Hinweise darauf, dass für diese Patientengruppe eine primär antibiotische Behandlung indiziert sei. (4)

Bei pädiatrischen Patienten mit unkomplizierter Appendizitis scheinen Antibiotika als Erstbehandlung sinnvoll zu sein: Einer Metaanalyse zufolge war die nichtoperative Behandlung bei 152 von 168 Patienten (90,5%) erfolgreich. Probleme wurden hauptsächlich durch das Vorhandensein von Kotsteinen verursacht – in diesem Fall ist eine Operation indiziert. (5)

Grundsätzlich ist für die ausschließlich antibiotische Behandlung ein komplizierter Verlauf auszuschließen. In einer finnischen RCT (APPAC - APPendicitis ACuta) wurde versucht, dafür praxisnahe Parameter ohne Bildgebung zu definieren: Demnach sprechen Fieber › 37,8 °C, ein CRP › 84 mg/l und eine Symptomdauer über 24 h eher gegen eine unkomplizierte akute Appendizitis, wobei die Autoren einräumen, dass keine optimalen Cut-offs identifiziert werden konnten. (6) Diese Studie verglich auch die Gesamtkosten von Operation und AB: In der operativen Gruppe waren diese bis zu 6-mal höher als in der Antibiotika-Gruppe, wobei die Krankenstandstage an sich teurer sind als alle Behandlungskosten zusammen.

Kommentar:

Die Behandlungsstrategie sollte in einem gemeinsamen Entscheidungsprozess mit dem Patienten festgelegt werden, bei dem Nutzen und Risiken von Operation/Antibiose in Übereinklang mit den individuellen Bedürfnissen zu bringen sind. Einerseits kann die Behandlung der akuten, unkomplizierten Appendizitis mit Antibiotika effektiv sein und Operationsrisiken vermeiden. Andererseits wird damit evtl. die chirurgische Therapie bei Patienten, deren Beschwerden sich unter Antibiotika nicht bessern, nur verschoben. Die Verzögerung führt allerdings nicht zu einer erhöhten Komplikationsrate.

1.17. Laborparameter bei Infekten

1.17.1. Stellenwert der IgG- und IgM-Antikörpermessung bei Infekten

Einerseits ist zu bedenken, dass IgM-Antikörper erst nach einer gewissen Inkubationszeit nachweisbar werden, andererseits finden sich IgG-Antikörper auch bei Gesunden bzw. nach stiller Feiung.

Durchseuchungsraten der gesunden Bevölkerung mit Erregern:

- bis 95 % Epstein-Barr-Virus, altersabhängig
- bis 95 % Herpes Simplex, altersabhängig
- bis 90 % Cytomegalievirus
- bis 70 % Chlamydien
- bis 60 % Candida, altersabhängig
- 10–15 % Borrelien
- 10 % Heliobacter
- 2-5 % Babesien
- 1 % Hepatitis C

1.17.2. Stellenwert der CRP-Messung bei Infekten

CRP wird kontinuierlich in den Hepatozyten synthetisiert. Nach Stimulation mit IL-6, IL-1, TNF-α und Interferon-γ steigt es bis auf das 1.000-Fache. Bei viralen Infekten ist der Zelluntergang und damit CRP-Anstieg deutlich geringer als bei bakteriellen. Der Anstieg kann binnen 6–12 h im Blut gemessen werden. Die Plasma-HWZ beträgt nur 24 h. Somit ist der CRP-Spiegel ein erstklassiger Entzündungsindikator. Bei der Unterscheidung viraler von bakteriellen Infekten ist die patientennahe CRP-Messung derzeit neben immunologischen Schnelltests, wie Strep-A, die valideste Untersuchung und hat sich als aussagekräftiger als z. B. ein NNH-Röntgen erwiesen. Außerdem kann sie im Gegensatz zur Röntgenuntersuchung in der Praxis, ja sogar bei Hausbesuchen, durchgeführt werden. Wichtig sind bei der Festlegung der Cut-off-Grenze das Alter des Patienten und die Dauer der Erkrankung. Das CRP steigt etwa binnen 12 h nach Krankheitsbeginn, erreicht nach 48 h den Maximalwert. In Verlauf eines viralen Atemwegs-Infekts geht das CRP wieder etwas zurück.

Wird ein bakterieller Infekt mit einem wirksamen Antibiotikum behandelt, sinkt das CRP binnen 24–48 h um ca. 50 %. Steroidbehandlung senkt das CRP auch.

CRP-Grenzwerte bei verschiedenen Krankheitsbildern (CRP in mg/l)

Erkrankung		viral	bakt.	Kommentar
Respirationstrakt	1. Krankheitstag Kleinkinder	‹ 10	› 25	falls unter Cut-off je nach Klinik Verlaufskontrolle nach 12–24 h
	1. Krankheitstag Kinder, Erwachsene	‹ 25	› 25	
	2.–7. Krankheitstag Kleinkinder	‹ 10	› 25	zwischen viraler Ober- und bakterieller Untergrenze klinische Entscheidung oder CRP-Kontrolle
	2.–7. Krankheitstag Kinder, Erwachsene	‹ 25	› 50	
	› 7. Krankheitstag Kleinkinder	‹ 10	› 10	CRP steigt in 12–24 h an, Maximum 48 h, sinkt bei viralen Infekten dann wieder
	› 7. Krankheitstag Kinder, Erwachsene	‹ 25	› 25	
	Schwangerschaft 9. LM	‹ 35	› 60	kontinuierlicher Anstieg bis 9. LM
Mononukleose		‹ 20		
Mykoplasmen, Chlamydophila pneum.			› 40	
COPD			› 50	im Intervall ‹ 10 mg/l
Endokarditis	› 12 h	k.A.	k.A.	Fehlender Anstieg nach 12 h schließt Endokarditis aus
Meningitis	Kinder ‹ 5 a	‹ 20	› 20	
	Kinder › 5, Erwachsene		› 50	
Appendizitis	‹ 12 h			noch kein Anstieg
	› 12 h	‹ 10		neg. Vorhersagewert (nur!) 86 %
Myokardinfarkt		k.A.	k.A.	beim akuten Infarkt erhöht
Koronares Risiko				CRP sens. › 2 mg/l deutlich erhöht
M. Crohn				deutlich erhöht, kann bei der Abgrenzung Colitis ulcerosa/Reizdarm helfen!
Colitis ulcerosa				geringer Anstieg
Rheumatoide Arthritis				› 200 mg/l

CRP-Normwerte beim Gesunden

Neugeborene haben einen CRP-Median von 0,04 mg/l. Bei 99 % der gesunden Erwachsenen ist der CRP-Wert ‹ 1 mg/l. In der Schwangerschaft steigt CRP kontinuierlich an und erreicht bis zum 9. Monat einen CRP-Basiswert von ca. 20 mg/l. Eingeschränkt ist die Aussagekraft von CRP bei erwachsenen Rauchern. Bei sonst Gesunden finden sich Werte zwischen 5 und 40 mg/l, der CRP-Median liegt bei 11 mg/l; auch die Leukozyten sind häufig etwas erhöht.

Krankheiten ohne oder mit sehr geringem CRP-Anstieg

- Systemischer Lupus erythematodes
- Sclerodermie
- Dermatomyositis
- Colitis ulcerosa
- Leukämie (1)

Das CRP-Problem im Detail

CRP-Grenzwert 100 mg/l

Wird bei einem Erkrankten eine CRP-Konzentration von mehr als 100 mg/l gefunden, liegt bei 85 von 100 Untersuchten eine schwerwiegende Erkrankung vor. Die übrigen 15 haben zwar einen erhöhten Entzündungswert, aber eine virale Infektion – sie bekommen eine überflüssige Antibiotika-Therapie. Die Empfindlichkeit des Tests ist bei diesem Grenzwert niedrig: Nur 66 von 100 Erkrankten mit einer Pneumonie haben einen CRP-Wert von › 100 mg/l, jede dritte Pneumonie würde so nicht erkannt.

100 Patienten mit einem CRP-Grenzwert › 100 mg/l	
Genauigkeit des Tests (Spezifität)	**Empfindlichkeit des Tests (Sensitivität)**
85 der 100 Patienten haben eine Pneumonie	66 % der tatsächlich bestehenden Pneumonien werden erkannt
15 der 100 Patienten haben keine Pneumonie - sie erhalten eine Überdiagnose (falsch positives Ergebnis)	34 % der tatsächlich bestehenden Pneumonien werden übersehen (falsch negatives Ergebnis)

CRP-Grenzwert 40 mg/l

In der Hoffnung, weniger Lungenentzündungen zu übersehen, setzen wir den Grenzwert auf 40 mg/l herab. Nun werden zwar geringfügig mehr – nämlich 69 (statt 66) von 100 – schwerwiegenden Infektionen richtig erkannt; die Genauigkeit nimmt aber wesentlich ab: Statt 85 von 100 sind jetzt nur noch 59 von 100 positiv Getesteten tatsächlich an einer bakteriellen Infektion erkrankt (2) und profitieren von einem Antibiotikum.

100 Patienten mit einem CRP-Grenzwert › 40 mg/l	
Genauigkeit des Tests (Spezifität)	**Empfindlichkeit des Tests (Sensitivität)**
59 der 100 Patienten haben eine Pneumonie	69 % der tatsächlich bestehenden Pneumonien werden erkannt
41 der 100 Patienten haben keine Pneumonie - sie erhalten eine Überdiagnose (falsch positives Ergebnis)	31 % der tatsächlich bestehenden Pneumonien werden übersehen (falsch negatives Ergebnis)

Für die große Zahl der falsch positiv Getesteten liefert uns die Arbeit von Schweizer Kinderärzten eine Erklärung: Auch Adenoviren – eine Gruppe der viralen Erreger der akuten Bronchitis – führen zur CRP-Erhöhung (3). Doch damit haben unsere Probleme noch nicht aufgehört: Bisher sind wir bei unseren Berechnungen immer davon ausgegangen, dass 59 von 100 Untersuchten tatsächlich an einer bakteriellen Infektion leiden – in der Praxis sind es aber nur etwa 5 von 100.

Wie wirken sich relativ kleine Fehler von Tests aus, wenn wir nach einer Krankheit suchen, die selten ist? In der täglichen Praxis hat etwa einer von 20 an Husten Erkrankten einen bakteriellen Infekt, die übrigen 19 haben einen Virus, manche davon einen Adenovirus, der auch den CRP-Wert anhebt. Von 100 Hustenkranken haben also ca. 5 einen bakteriellen und 95 einen viralen Infekt. Bei einem Grenzwert von 40 mg/l erkennt der CRP-Test 69 % (das sind aufgerundet 4 der 5 Erkrankten) richtig, von den restlichen 95 Virusinfekten können aber bis zu 39 ebenfalls ein CRP über 40 mg/l haben - von den insgesamt 43 Untersuchten mit einem CRP über 40 mg/l haben nur 4 tatsächlich einen bakteriellen Infekt. Der positive Vorhersagewert einer CRP-Messung beträgt etwas weniger als 10 %. Der negative Vorhersagewert ist 99 % - bis auf einen bakteriellen Erkrankungsfall unter den 100 Untersuchten wurden alle Infekte gefunden.

1.17.3. Marker für Bakterieninfektionen

Aus Spektrum der Wissenschaft 12/2017: *Weltweit werden Antibiotika unwirksam, weil Patienten sie falsch, zu lange oder zu hoch dosiert einsetzen und so die Entwicklung von Resistenzen bei Bakterien fördern. Doch Ärzte verschreiben nicht selten aus Sicherheitserwägungen Antibiotika als Medikament gegen nicht eindeutig identifizierte Erreger – etwa bei unklaren Infektionen der unteren Atemwege. In solchen Fällen könnte demnächst ein Bluttest helfen, der auf einem bislang nicht ausreichend erforschten biochemischen Zusammenhang basiert.*

Eine Forschergruppe um Philipp Schütz von der Universität Basel hat Krankheitsverläufe von mehr als 6.708 Patienten aus 26 Einzelstudien noch einmal ausgewertet. Dies sollte klären, ob das Molekül Procalcitonin, die Vorstufe eines Schilddrüsenhormons, als sinnvoller Diagnosemarker für bakterielle Infektionen taugt. Es ist bei Gesunden meist kaum oder gar nicht nachweisbar, seine Konzentration steigt aber im Zuge einer bakteriellen Entzündung im Blut an. Die Metaanalyse bestätigt, dass der Stoff verlässlich darüber informiert, ob eine Antibiotikagabe gegen Bakterien notwendig ist. Kenntnis des Procalcitoninspiegels kann eine Antibiotika-Therapie offenbar um rund 30 Prozent verkürzen: Die Studien zeigen, dass Ärzte eine erfolgreiche Behandlung schneller gefahrlos stoppen, wenn in ihre Bewertung neben klinischen Daten auch die Signalmarkermenge einfließt. Insgesamt sinkt in solchen Fällen nicht nur die Menge an verschriebenen Antibiotika, sondern auch das Sterberisiko, zudem meldeten die Patienten seltener Nebenwirkungen. (4)

Wo liegt das Problem, am Beispiel Husten?

Husten zählt zu den am häufigsten vorgebrachten Beschwerden in der allgemeinärztlichen Praxis. Ohne Antibiotikum dauert der Husten 18 Tage, mit „nur" 17 Tage und 10 Stunden. Nicht selten erhalten Erkrankte in der zweiten Krankheitswoche schon ihr 2. oder 3. Antibiotikum; jeder 5. bekommt davon Nebenwirkungen. Der Grund ist, dass von 20 Erkrankten 19 eine virale Bronchitis haben und bloß einer einen bakteriellen Infekt – nur dieser profitiert vom Antibiotikum. Die Unterscheidung viral/bakteriell ist nicht immer einfach! Die Bedeutung der Cut-off-Grenze haben wir zuvor erläutert.

Procalcitonin - hope for hype? (5, 6)

Im Vergleich zum C-reaktiven Protein soll eine Procalcitonin (PCT)-Bestimmung eine bessere Unterscheidung von viralen und bakteriellen Infekten ermöglichen. Der Anstieg von PCT nach Krankheitsbeginn erfolgt wesentlich rascher; PCT erreicht schon in 6–8 Stunden einen ähnlich starken Anstieg wie CRP nach ca. 20 Stunden. (7)
Die in verschiedenen Studien für die Sepsis angegebenen Cut-off-Werte des PCT variieren zwischen 0,6 und 5 ng/ml (Sensitivität 68-97%, Spezifität 48-94%). (8) Der diagnostische Wert von Procalcitonin bei der Sepsis gilt als weitgehend gesichert. PCT ist wohl spezifischer als CRP; letzteres ist auch bei Autoimmunerkrankungen, wie rheumatoider Arthritis etc., meist erhöht. Ganz spezifisch ist PCT dennoch nicht, auch nach Operation oder Trauma kann eine PCT-Erhöhung vorliegen.

PCT bei Atemwegsinfektionen

Im Februar 2017 hat die FDA die Procalcitonin-Messung zur Therapiesteuerung bei akuten Atemwegsinfekten zugelassen (*for guiding antibiotic therapy in patients with acute respiratory infections*).
Bei lokal begrenzten bakteriellen Atemwegsinfektionen sind die PCT-Spiegel deutlich niedriger als bei septisch verlaufenden Infektionen. So werden bei bakterieller Bronchitis oder bei Pneumonien häufig PCT-Spiegel um 0,25–0,5 ng/ml gefunden (im Vergleich Sepsis: 0,6–5). Insgesamt scheint Procalcitonin ein relativ sensitiver Indikator zur Unterscheidung bakterieller und nicht bakteriellen Infektionen zu sein; für eine breite Implementierung ist der Test derzeit aber nicht geeignet (9).
Philipp Schütz von der Universität Basel arbeitet seit Jahren mit einer Forschergruppe an diesem Thema, in ihrer letzten Arbeit haben sie im Oktober 2017 ein Cochrane-Review (5) erstellt: *„Die Metaanalyse bestätigt, dass der Stoff verlässlich darüber informiert, ob eine Antibiotikagabe gegen Bakterien notwendig ist. Kenntnis des Procalcitoninspiegels kann eine Antibiotikatherapie offenbar um 30% verkürzen… Insgesamt sinkt in solchen Fällen nicht nur die Menge an verschriebenen Antibiotika, sondern auch das Sterberisiko…" (4)*

Die Resultate im Detail

Eingeschlossen wurden 26 kontrollierte Interventions-Studien mit 6.708 Patienten. In der Interventionsgruppe waren 3.336 Patienten eingeschlossen, davon verstarben 286 (9%) im Beobachtungszeitraum von 30 Tagen. Die Kontrollgruppe umfasst 3.372 Patienten, von ihnen starben 336 (10%), die absolute Risikoreduktion betrug somit 1% (NNT = 100).
Die Dauer der antibiotischen Behandlung sank signifikant: 5,7 vs. 8,1 Tage [95% CI 2,71 –2,15], $p < 0{,}001$, Nebenwirkungen verringerten sich von 22% auf 16%, OR 0,68 [95% CI 0,57 – 0,82], $p < 0{,}001$.

Sind diese Resultate auf die Allgemeinpraxis übertragbar?

Zwar finden Schütz et al. vergleichbare Resultate für den ambulanten und den stationären Bereich, räumen in der Diskussion aber ein, dass ein ähnliches Ergebnis bei niedergelassenen Ärzten auch durch Schulungen u. ä. erreicht werden könnte.

Manches spricht dafür: Theoretisch soll PCT besser zwischen bakteriellen und viralen Infekten unterscheiden, weil die typischen Zytokine, die bei Virusinfekten aktiviert werden, wie Interferon-Gamma, keine PCT-Freisetzung bewirken.

Vorteile bietet die gleichzeitige Bestimmung von CRP und PCT aus heutiger Sicht zweifellos dann, wenn unklar ist, ob eine CRP-Erhöhung z. B. durch eine rheumatische Erkrankung oder einen Infekt verursacht wird.

Vieles ist noch unklar: Eine geringfügig bessere Sensitivität und Spezifität gegenüber CRP ist für Sepsis gesichert, ob dies auf die wesentlich niedrigeren Anstiege bei CAP übertragbar ist, ist für Primary Care nicht ausreichend geprüft.

Meili et al. verglichen die Infektionsmarker für Akute Respiratorische Infekte (ARI); ein direkter Vergleich CRP versus PCT wurde in den eingeschlossenen 26 Studien nicht berichtet. Die Metanalyse zitiert nur eine Arbeit, die die beiden Biomarker im hausärztlichen Setting verglichen hat: *„CRP and PCT levels do not well correlate, but both have moderate prognostic accuracy in primary care patients with ARI to predict clinical outcomes. The low correlation between the two biomarkers calls for interventional research comparing these markers head to head in regard to their ability to guide antibiotic decisions ..." (10)*

Im AM-Praxisalltag ist bei Patienten mit Husten in 95 % eine akute Bronchitis und in 5 % (vorwiegend in der Altersgruppe 65+) eine Pneumonie zu erwarten. Bei den 6.708 Studienpatienten wird eine akute Bronchitis nur in 544 Fällen als Ursache gefunden, denn nur 2 der 26 Studien betrafen „Primary Care" mit insgesamt 1.008 Teilnehmern. Die Sterberate in der AM-Gruppe war unvergleichlich niedriger, sie betrug 0,1 % im Vergleich zu den anderen Gruppen mit 9 bzw. 10 %; die AM-Subgruppenresultate erreichen weder für Sterblichkeit, noch für Therapieversagen Signifikanz ($p = 0{,}49$ bzw. $0{,}46$).

Hochsensitive PCT-Messungen sind derzeit nur in den Zentrallabors der großen Krankenhäuser möglich; in D bereits verfügbare Schnelltests sind 15-mal teurer als die CRP-Messung und werden von den Kassen auch nicht zur Gänze erstattet.

Fazit

PCT steht in der Praxis im Gegensatz zu CRP nicht sofort zur Verfügung; im Praxisalltag sollten zur Verringerung von Überdiagnosen vor einer CRP-Messung unbedingt folgende Fragen geklärt werden:

- Besteht Fieber über 38 °C, insbesondere schon länger als 24 Stunden?
- Hat der Patient Kreislaufprobleme, die ihn zur Bettruhe zwingen?
- Ist der Patient wegen Kurzatmigkeit nicht mehr fähig, 2 Stockwerke ohne Stehenbleiben durchzugehen?
- Bestehen atemabhängige Schmerzen?

Liegt keines dieser Warnsymptome vor und ergibt das Abhören der Lunge keinen verdächtigen Befund, **ist keine Blut-Untersuchung erforderlich**, auch ein Lungen-Röntgen wird nicht empfohlen. Weiteres Vorgehen im Kapitel „Husten/ beschrieben.

Literaturnachweis online: www.tgam.at/leitfaden_quellen_kap1

2. Atemwegserkrankungen

2.1. Asthma

Die Rate der Allergien scheint im Steigen zu sein. Dieses Phänomen ist weltweit zu beobachten und hat wahrscheinlich mit der Urbanisierung von traditionell ländlichen Gegenden und dem Rückgang von Infektionserkrankungen und Parasiten zu tun (sog. Hygienehypothese, siehe Kapitel Impfungen). Die Prävalenz von Asthma in der erwachsenen Bevölkerung hat von früher 1–2% auf derzeit etwa 4% in Österreich (1) und etwa 6% in Deutschland (2) zugenommen. 4–7% aller Kinder sind wegen Asthma in ärztlicher Betreuung; ein ähnlich hoher Prozentsatz leidet gelegentlich an Asthma ähnlichen Symptomen. Im Kindesalter ist Asthma die häufigste chronische Erkrankung. (3)
Bis ca. 1970 betrug die Mortalität etwa 1.600 pro Jahr; seit den 1990-er Jahren sank sie trotz steigender Krankheitsinzidenz auf ca. 50 Fälle pro Jahr in ganz Österreich. Als Ursache wird die wirksame Behandlung, insbesondere mit inhalativen Kortikosteroiden (ICS), angesehen.

2.1.1. Formen des Asthmas

Allergisches Asthma

Allergien sind der stärkste prädisponierende Faktor für die Entwicklung eines Asthmas im Kindes- und Jugendalter. Auch bei Erwachsenen sind Allergien häufig – in bis zu 80% der Fälle – als primär krankheitsverursachende Faktoren zu eruieren.

Intrinsisches oder nichtallergisches Asthma

Diese Form des Asthmas wird häufig durch Infektionen der Atemwege getriggert. Allergien bzw. IgE-Antikörper gegen Umweltallergene sind nicht nachweisbar.
Mischformen sind möglich, insbesondere kann auch bei einem initial allergischen Asthma im Verlauf die intrinsische Komponente klinisch in den Vordergrund treten. Bei Säuglingen und Kleinkindern liegt oft eine infektbedingte, evtl. rezidivierende, obstruktive Ventilationsstörung vor, die im Verlauf der ersten Lebensjahre abklingen kann. (4)

2.1.2. Diagnostik (5, 6)

Symptome

Asthma kann unterschiedliche Symptome verursachen, von geringgradigem Beklemmungsgefühl („Brustenge") oder Husten bis zur schwergradigen Atemnot. Die Beschwerden können intermittierend (z. B. arbeitsplatzbezogen, abhängig vom saisonalen Pollenflug) oder persistierend vorhanden sein.
Zu den häufigsten Asthmasymptomen gehören:

- Atemnot
    - oft in den frühen Morgenstunden
    - in Zusammenhang mit körperlicher Aktivität (vor allem bei kaltem Wetter)
    - in Verbindung mit Infektionen der oberen Atemwege
    - bei Kontakt mit Allergenen, wie Pollen und tierischen Epithelien
- hörbares Giemen - gleichzeitig mit Atemnot
- anhaltender Husten

- vor allem in den frühen Morgenstunden
- bei Kontakt mit Irritanzien

Bei etwa einem Drittel der Patienten mit chronischem Husten wird zu einem späteren Zeitpunkt Asthma diagnostiziert. Der Husten kann trocken sein, aber die Atemwege sondern oft klaren Schleim ab.

Anamnese

Bei Verdacht auf Asthma soll eine ausführliche Anamnese unter Berücksichtigung folgender Beschwerden, auslösender Faktoren und Risikofaktoren (gemäß den o. a. häufigen Symptomen) erhoben werden. Es sind zu erfragen:

Beschwerden

- wiederholtes Auftreten anfallsartiger, oftmals nächtlicher Atemnot und/oder
- Brustenge und/oder
- Husten mit und ohne Auswurf
- pfeifende Atemgeräusche („Giemen")
- Intensität und Variabilität der Symptomatik

Auslösefaktoren

- Atemwegsreize (z. B. Exposition gegenüber Allergenen, thermischen und chemischen Reizen, Rauch und Staub)
- Tages- und Jahreszeit (z. B. Tag-/Nachtrhythmus, Allergenexposition)
- Aufenthaltsort und Tätigkeit (z. B. Arbeitsplatz, Hobbys)
- Auftreten während oder vor allem nach körperlicher Belastung
- Zusammenhang mit Atemwegsinfektionen
- psychosoziale Faktoren

Risikofaktoren

- Vorhandensein anderer atopischer Beschwerden (Ekzem, Rhinitis)
- positive Familienanamnese (Allergie, Asthma)

Körperliche Untersuchung

Die körperliche Untersuchung dient dem Nachweis von Zeichen einer Atemwegsobstruktion, die im beschwerdefreien Intervall auch fehlen können. Diese sind:

- trockene Nebengeräusche (Giemen, Pfeifen, Brummen) bei der Auskultation, ggf. durch eine forcierte Exspiration zu provozieren
- verlängertes Exspirium
- bei schwerer Atemnot (v. a. im Kindesalter): thorakale Einziehungen (v. a. Jugulum, intercostal, epigastrisch)
- bei schwerer Obstruktion: sehr leises Atemgeräusch

Die Auskultation kann aber auch bei Patienten mit ausgeprägten Symptomen unauffällig sein!

Objektive Messungen zur Sicherung der Diagnose

Die Spirometrie mit Darstellung der vollständigen Fluss-Volumen-(FV)-Kurve ist die Basis der Funktionsdiagnostik. Das Verfahren ist mitarbeitsabhängig; der höchste Wert

aus mind. 3 Bestimmungen wird verwendet. Ein Quotient aus forciertem Exspirationsvolumen in einer Sekunde (FEV1) und forcierter Vitalkapazität (FVC) ‹ 0,75-0,8 ist ein deutlicher Hinweis auf das Vorliegen von Asthma bronchiale. Die Diagnose wird dann durch einen **Reversibilitätstest** mit kurzwirkenden Beta-2-Sympathomimetika (SABA) gesichert. Der Test ist positiv, wenn es zu einer 12%igen Verbesserung des FEV1 (zumindest 200 ml vom Ausgangswert) kommt.
Im Falle eines Nichtansprechens auf SABA trotz typischer Klinik soll die Reaktion der FEV1 auf inhalative Glukokortikoide in einer stabilen Phase der Erkrankung durch eine zweimal tägliche Inhalation einer hohen ICS-Dosis über mindestens vier Wochen geprüft werden. Kommt es hierdurch zu einem Anstieg des FEV1 um › 12 % oder › 200 ml, so ist auch hierdurch die Diagnose Asthma bronchiale bestätigt.
Bronchiale Hyperreagibilität (BHR)/Peak-Expiratory-Flow (PEF)-Variabilität: Sofern die Lungenfunktion nicht eingeschränkt ist, aber die Anamnese für ein Asthma spricht, soll die Diagnosestellung durch den Nachweis einer bronchialen Hyperreagibilität (FEV1-Abfall › 20 % nach Provokation mit Metacholin), mit geringerer Validität auch durch eine erhöhte zirkadiane Variabilität des exspiratorischen Spitzenflusses (zirkadiane PEF-Variabilität › 10 % - Berechnung: mindestens drei Messungen pro Tag, höchster minus niedrigster PEF eines Tages/Tagesdurchschnitt, Bildung des Durchschnittswerts über 7 Tage, 2 getrennte Messperioden á 7 Tage sind erforderlich) gesichert werden.

2.1.3. Differenzialdiagnosen

Die wichtigsten Differentialdiagnosen des Asthma bronchiale sind die COPD (Chronic Obstructive Pulmonary Disaese) und ACO (Asthma-COPD-Overlap). Wichtige Unterscheidungsmerkmale sind der folgenden Tabelle zu entnehmen.

Unterscheidung zwischen Asthma, COPD und ACO (5)

Charakteristika	Asthma	COPD	ACO
Alter bei Erstdiagnose	Kinder- oder Jugendalter	› 40	› 40, evtl. erste Symptome im Kindesalter
Symptome	variabel, anfallsartig v. a. nächtlich; getriggert durch Belastung, Emotionen, Staub, Allergene	konstant anhaltend v. a morgens, chron. Husten und Sputum, belastungsabhängig, bessere und schlimmere Tage	variabel, belastungsabhängig
Lungenfunktion	Variabel, reversibel	Persistierend, auch nach Bronchodilatation FEV1/FVC ‹ 70 %	Variabel, teilweise reversibel
Lungenfunktion bei Symptomfreiheit	Normal	Pathologisch	Pathologisch

Charakteristika	Asthma	COPD	ACO
Anamnese	Allergie, Rhinitis, positive Familienanamnese	Rauchen oder Exposition gegenüber Noxen (Feinstaub, Industrie-/Verkehrsabgase, Noxen am Arbeitsplatz)	Allergie oder Asthma bekannt, positive Familienanamnese, zudem Rauchen oder Exposition gegenüber Noxen (Feinstaub, Industrie-/Verkehrsabgase, Noxen am Arbeitsplatz)
Verlauf	saisonale/jahreszeitliche Verschlechterung, spontane Besserung, Ansprechen auf Kortikoide und Bronchodilatatoren	langsame progrediente Verschlechterung trotz Behandlung, keine spontane Besserung, eingeschränktes Ansprechen auf Bronchodilatatoren	Initiales Ansprechen auf die Therapie, steigender Behandlungsbedarf
Röntgen	Normal	Überblähung	Überblähung

Schätzungen nach überlappen sich bei 10 bis 15 % der Patienten mit Atemwegsobstruktion die Symptome von Asthma und COPD – diesen wird die von GINA/GOLD definierte Diagnose Asthma-COPD-Overlap gerecht (3). Sie sprechen auf inhalative und orale Kortikosteroide nur unzureichend an, ihre Lungenfunktion nimmt beschleunigt ab. Zudem finden sich vermehrt Begleiterkrankungen (kardiovaskuläre Erkrankungen, chronische Gelenkerkrankungen, Diabetes), die die Therapie erschweren.

Kriterien, die für ein Asthma-COPD-Overlap sprechen

- Alter › 40, aber Symptome seit der Kindheit oder Jugend
- Symptome mit wechselnder Ausprägung, darunter auch belastungsinduzierte Atemnot
- Atemflusseinschränkung variabel, nicht voll reversibel
- Anamnestisch Allergie, Asthma, familiäre Belastung, aber auch Exposition gegenüber Noxen (Rauchen, Staub etc.)
- Symptombesserung unter Therapie, jedoch Progression der Atemwegsobstruktion und hoher Medikamentenbedarf
- Gehäufte Exazerbationen
- Eosinophilie und/oder Neutrophilie im Sputum

Die Behandlungsempfehlungen entsprechen denen des Asthmas; Beginn: ICS +/- kurz wirksamer Bronchodilatator (Beta2-Agonist oder Anticholinergikum oder beides) zu Beginn. Bessert sich nach 6–8 Wochen die Lungenfunktion deutlich, kann die Therapie analog zum Asthma weitergeführt werden. Tut sie das nicht, ist der COPD-Anteil dominant – Weiterbehandlung mit Bronchodilatatoren.

Manche Experten sehen in ACO eher eine passagere Diagnose, die zu weiterer Abklärung auffordert.

Weitere Differenzialdiagnosen

Auch an seltenere Differenzialdiagnosen sollte gedacht werden:
- Bronchiektasen
- Mukoviszidose
- Voical Cord Dysfunction
- Asthma cardiale (Lungenstauung)
- Zentrale Atemwegsstenosen (Tumor, Fremdkörper, Tracheomalazie)

2.1.4. Asthmabehandlung bei Erwachsenen, Jugendlichen und Kindern ≥ 6 Jahren

Die Erkrankung beruht auf einer teilweise genetisch bedingten chronischen Entzündung mit eosinophiler Komponente, Hyperreaktivität der Atemwege mit übersteigerter Reaktion auf allergische und nichtallergische Auslöser sowie Atemflussbehinderung durch Ödem der Schleimhaut, Konstriktion und Hyperplasie der Bronchialmuskulatur.
Die Therapie richtet sich daher auf:
- Vermeidung von relevanten Auslösern (Allergen-Sanierung, Karenz)
- Bronchodilatation (symptomatische Besserung durch „Reliever")
- Antiinflammatorische Therapie („Controller")

Jeder Patient mit Asthma sollte vor Beginn der Behandlung und anschließend regelmäßig hinsichtlich des Schweregrads seines Asthmas evaluiert werden:
- im ersten Jahr nach Diagnosestellung alle 1–3 Monate
- in der Langzeitbetreuung alle 3–12 Monate
- in der Schwangerschaft alle 4-–6 Wochen

Einteilung des Schweregrads nach Asthmakontrolle

Die Behandlung des Asthma bronchiale richtet sich nach der Asthmakontrolle. Dies gilt v.a. für das langfristige Management. Die Beurteilung der Asthmakontrolle erfolgt mit Hilfe des GINA-Assessment-Tools und fußt auf klinisch leicht zu erfassenden Parametern (5):

GINA-Assessment-Tool zur Beurteilung der Asthmakontrolle für Erwachsene und Kinder ab 6 Jahren

Hatte der Patient innerhalb der letzten 4 Wochen ...	Ja	Nein
tagsüber Asthma-Symptome häufiger als 2x/Woche (Kinder ‹ 6 J. 1x/ Woche)?		
jemals nächtliches Erwachen wegen Asthma-Symptomen?		
SABA-Anwendung häufiger als 2x/Woche (Kinder ‹ 6 J. 1x/Woche?		
irgendeine Einschränkung seiner normalen Aktivitäten durch Asthma-Symptome		

Das Asthma ist
- kontrolliert bei 4 „Nein"
- partiell kontrolliert bei 1–2 „Ja"
- unkontrolliert bei 3–4 „Ja"

** Jegliche Exazerbation in einer Woche bedeutet definitionsgemäß ein „unkontrolliertes Asthma". Definition Exazerbation: Episode mit Zunahme von Atemnot, Husten, pfeifenden Atemgeräuschen und/oder Brustenge, die mit einem Abfall von PEF oder FEV1 einhergeht.*

Nicht-medikamentöse Therapie

Wichtige Basismaßnahmen der Asthmabehandlung (alle Schweregrade) sind:

- Raucherentwöhnung
- Körperliches Training: kann zur Verringerung der Asthmasymptomatik, zur Besserung der Belastbarkeit und zur Verbesserung der Lebensqualität/Verringerung der Morbidität beitragen
- Vermeidung (beruflicher) Exposition gegenüber Schadstoffen und Allergenen
- Beachten, dass ASS, NSAIDs und Betablocker Asthma begünstigen können
- Gewichtsnormalisierung: Bei adipösen Asthmapatienten sollte eine Gewichtsreduktion angestrebt werden.
- Physiotherapie: Techniken der physiotherapeutischen Atemtherapie können als flankierende Maßnahmen mit dem Ziel der Reduktion von Atemnot, Hustenreiz und Angst sowie der Verbesserung des Selbstmanagements und der Lebensqualität sinnvoll sein
- Achten auf mögliche Exposition gegenüber Luftverschmutzung
- Stress reduzieren

Medikamentöse Therapie

Wirksamkeitsbewertung der Asthmamittel

Beta-2-Sympathomimetika - inhalativ; kurzwirkend (SABA)

Wirkstoffe: Fenoterol (Berotec®), Terbutalin (Bricanyl®), Salbutamol (Sultanol®)

Dosierung: Bei Bedarf 1–2 Inh. á 0,1 mg; bei regelmäßiger Anwendung Intensivierung der antiinflammatorischen Therapie bzw. Überprüfung des Therapieplanes. MTD: 10–12 Inh., MTD Kinder: 6 Inh.

Reliever, rascher Wirkungseintritt, kurze Wirkdauer

UAW: feinschlägiger Skelettmuskeltremor, Unruhe, Tachykardie, Herzpalpitationen (v. a. bei Therapieeinleitung); bei hoher Dosis: Hypokaliämie, Störungen des Geschmacksempfindens, Muskelkrämpfe, Kopfschmerzen, Schlafstörungen

Beta-2-Sympathomimetika - inhalativ; langwirkend (LABA)

Wirkstoffe: Formoterol (Foradil®), Salmeterol (Serevent®)

LABA dürfen bei Asthma nur in Kombination mit Kortikoiden verwendet werden; eine alleinige Inhalation von LABA ist mit erhöhtem Risiko für Asthma-bedingten Tod assoziiert! Um eine Gefährdung durch alleinige Anwendung eines LABA zu verhindern, sind Fixkombinationen zu verwenden, wenn ein LABA zusätzlich zu inhalativem Glukokortikoid erforderlich ist. (7)

Reliever, Gabe 1 x abends zur Verhinderung nächtlicher Spasmen oder maximal 2 x 1, nicht als Bedarfsmedikation; Kumulationsgefahr, kardiale Komplikationen bei Over-Usern! Hinweise auf Zunahme der bronchialen Hyperreagibilität unter Hochdosis-Therapie und auf Toleranzentwicklung bei längerer Behandlungsdauer. (8, 9)

CAVE: In der Langzeittherapie gleichzeitig regelmäßige Therapie mit (präf. topischem) Kortikosteroid! Bei Therapieversagen mit niedrigdosierten inhalativen Kortikosteroiden zuerst Technik und Compliance überprüfen. Ist eine Eskalation erforderlich, sollte bei Kindern weiterhin generell inhalativen Kortikoiden in mittlerer Dosierung Vorzug gegeben werden. Keine Langzeitmonotherapie mit einem LABA! Der Nutzen der lang wirksamen ß-Mimetika ist schwer einzuschätzen. (7)

Bei *Jugendlichen und Erwachsenen* scheint wegen der nun vorliegenden Sicherheitsnachweise aus 2 großen Studien zumindest für stabiles Asthma ohne lebensbedrohliche Komplikation in der Vorgeschichte beim derzeitigen Kenntnisstand die Kombination inhalativer Kortikoide mit langwirkenden Betamimetika als bevorzugte Option auf Stufe 3 vertretbar.
Ist bei Asthma bronchiale eine Dauertherapie erforderlich, sind inhalative Kortikosteroide Mittel der Wahl. Indikation für langwirksame Betaagonisten zurückhaltend stellen und unbedingt mit inhalativen Kortikosteroiden kombinieren. (10)

Die Konsequenz daraus ist eine konsequente Step-up- und Step-down-Strategie, die Behandlung soll laufend nach dem unten aufgeführten Stufenschema dem aktuellen Bedarf angepasst werden.

Beta-2-Sympathomimetika - oral; kurz-/langwirkend

Die UAW sind bei der oralen im Vergleich zur inhalativen Applikation deutlich mehr. Die orale Gabe ist deshalb nur indiziert, wenn etwa wegen neurologischer Störungen die Bedienung des Inhalators nicht möglich ist oder aus sonstigen Gründen eine adäquate Bronchodilatation mit topischen Medikamenten nicht erreicht werden kann. Wegen UAW bei Kindern nur in Ausnahmefällen indiziert.

Inhalative Kortikosteroide (ICS)

Wirkstoffe und obere Grenze der Tagesdosis für „niedrig dosierte ICS" z. B.: Beclometason 500 µg (Aerocortin®, Beclomet®, Becotide®), Budesonid 400 µg (Miflonide®, Pulmicort®), Flunisolid 500 µg (Pulmilide®), Fluticason 250 µg (Flixotide®)
Controller, Goldstandard für antiinflammatorische Wirkung, sollten grundsätzlich mit Spacer inhaliert werden, Wirkungseintritt erst nach längerer Behandlung, in Akutfällen daher überlappend mit oraler Therapie beginnen.
UAW: Husten, paradoxer Bronchospasmus; lokal: Heiserkeit, Candidabefall der Mund- und Rachenschleimhaut; systemisch in Abhängigkeit von der Dosis und nach langdauernder Anwendung: Osteoporose, Glaukom, Katarakt, Wachstumshemmung bei Kindern, Suppression der Nebennierenrindenfunktion

Tagesdosen verschiedener ICS (in µg) nach GINA:

Wirkstoff	Niedrige Dosis		Mittlere Dosis		Hohe Dosis	
	Erw.	Kinder/Jug.	Erw.	Kinder/Jug.	Erw.	Kinder/Jug.
Beclometason*	200–500	100–200	› 500–1.000	› 200–400	› 1.000-2.000	› 400
Budesonid	200–400	100–200	› 400-800	› 200–400	› 800-1600	› 400
Ciclesonid (ab 12 J)	80-160	80	160-320	80-160	›320	›160
Fluticason	100–250	‹ 200	› 250–500	200–400**	› 500–1.000**	› 400**
Mometason (ab 12 J)	110-220	110	› 220–440	› 220–440	› 440	› 440

** Die Angaben beziehen sich auf Arzneimittel, die Beclometasondipropionat (BDP) mit einer* *normalverteilten Partikelgröße abgeben (z. B. Trockenpulverformulierungen, BDP-haltige DA mit Glyzerol-Zusatz). Bei Umstellung auf ein BDP-haltiges DA (Lösungsaerosol), das eine feinere Partikelgrößenverteilung bei der Arzneistoffabgabe und damit höhere Lungendeposition des Arzneistoffs ermöglicht, ist eine Dosisanpassung vorzunehmen. Relation: BDP feinverteilt : BDP normalverteilt = 1 : 2–2.5.*

*** Gemäß Fachinformation (Unternehmen GlaxoSmithKline, Chiesi) sollen Tagesdosen oberhalb von 200 µg (Kinder) bzw. 1.000 µg (Jugendliche, Erwachsene) nicht längerfristig angewendet werden.*

Leukotrienantagonist

Wirkstoff: Montelukast (z. B. Singulair®)

Dosierung: 10 mg Filmtbl., jeweils abends einzunehmen. Kinder: 6 Mo–5 J: 4 mg Granulat; 2–5 J.: 4 mg Kautbl.; 6–14 J.: 5 mg Kautbl.; › 15 J.: 10 mg Filmtbl., jeweils abends einzunehmen

Controller, als gut wirksam gelten sie bei anstrengungsinduziertem Asthma, in verschiedenen Leitlinien wird der Einsatz zum Step-up und Step-down, aber nicht als Ersatz der ICS empfohlen.

Der Stellenwert von Leukotrienantagonisten ist umstritten. Es ist unklar, ob die Dosisreduktion inhalativer Steroide durch Zusatz von Montelukast bei klinisch stabilen Patienten ein sinnvolles Therapieziel darstellt. (11)

UAW: aggressives Verhalten, Schlafstörungen, Albträume, Schlaflosigkeit, Depression; abdominelle Beschwerden, Kopfschmerzen, Beziehung zum Churg-Strauss-Syndrom (sehr selten) (12). CAVE: Dosisreduktion systemischer Kortikosteroide! Zur Behandlung des schwergradigen Asthmas und des Asthmaanfalls nicht zugelassen! (11)

Theophyllin

Antiinflammatorisch, wirkt steroideinsparend. Nachteil: geringe therapeutische Breite

Indikation: Theophyllin sollte wegen seines ungünstigen Wirkungs/UAW-Verhältnisses nur in Ausnahmefällen eingesetzt werden, wenn die Standardtherapie nicht möglich ist oder nicht ausreichend wirkt.

Dosierung: Erhaltungsdosis 10–12 mg/kg KG, verteilt auf 1–2 Einnahmen; Bestimmung der Serumkonzentration! Kinder: 12–20 mg/kg KG, Bestimmung der Serumkonzentration!

UAW: (abhängig von der Serumkonzentration, vor allem bei Serumkonzentration › 20 mg/l), z. B. Kopfschmerzen, Erregungszustände, Unruhe, Schlaflosigkeit; gastrointestinale Störungen (Übelkeit, Erbrechen, Durchfall); Verstärkung eines gastroösophagealen Refluxes, Tachykardie, Hypokaliämie, Palpitationen, Blutdruckabfall, verstärkte Diurese; bei Serumkonzentration › 25 mg/l: Krampfanfälle, gastrointestinale Blutungen, ventrikuläre Arrhythmien, multifokale Vorhoftachykardie, Blutdruckabfall (13)

Orale Steroide (5)

Indikationen

- Die Symptome nehmen über mehrere Tage zu, während die PEF-Werte abnehmen.
- Die Wirkdauer der inhalierten Sympathomimetika nimmt ab.
- Die PEF-Werte betragen weniger als 70 % der höchsten beim Patienten gemessenen Werte.

- Der Schlaf ist gestört.
- Die morgendlichen Symptome halten bis Mittag an.
- Maximale Medikamentendosierung ohne orale Kortikosteroide bleibt wirkungslos.
- Eine akute Verschlechterung, gegen die der Patient inhalative Bronchodilatatoren als Notfallmaßnahme verabreicht bekommen hat.

Dosierung: Prednisolon, 30–40 mg täglich, wird verabreicht, bis die Symptome verschwunden sind und die PEF-Werte sich normalisiert haben, jedoch nicht mehr als 3 Tage darüber hinaus, meist 30–40 mg 7–14 Tage lang.
Das Medikament kann normalerweise sofort abgesetzt werden, ohne schrittweise Dosisreduktion.

Kombinationspräparate

Es gibt Überlegungen, wegen der Compliance Reliever und Controller fix zu kombinieren. Dies sollte Sonderfällen vorbehalten bleiben, Tachyphylaxie bei Daueranwendung von Betamimetika. Eine gute Aufklärung des Patienten ist immer das Fundament einer guten Behandlung! Bei Jugendlichen und Erwachsenen scheint die Kombination inhalativer Kortikoide mit langwirkenden Betamimetika wie oben dargestellt als bevorzugte Option ab Stufe 3 vertretbar. (7)

Weitere wichtige Aspekte

- ***Nur eindeutige Zeichen einer bakteriellen Infektion sind Indikationen für die Anwendung von Antibiotika.***
- ***Hustenmittel haben keinen Platz in der Asthmabehandlung.***
- ***Denken Sie an die Pneumokokkenimpfung.***
- ***Denken Sie auch die Möglichkeit eines gastroösophagealen Reflux.***
- ***Die meisten Infektionen, die zu Asthmaexazerbationen führen, sind viraler Genese. Denken Sie an eine Sinusitis (tritt bei Asthmapatienten häufig auf), aber vermeiden Sie die unnötige Verschreibung von Antibiotika. Die chronische oder therapieresistente Sinusitis ist in Österreich eine Domäne des Spezialisten.***

Medikamentöse Stufentherapie (5)

Die Intensität der medikamentösen Therapie richtet sich nach dem Assessment mittels GINA-Tool. Bei partiell kontrolliertem und unkontrolliertem Asthma, wird die Therapieintensität um eine Stufe erhöht (STEP UP). Bei kontrolliertem Asthma wechselt man auf die nächst niedrigere Stufe (STEP DOWN).

SABA bei Bedarf, ab Stufe 3 auch Formoterol mit ICS als Reliever-Bedarfsmedikation. Bei Kindern alternativ/zusätzlich Ipratropiumbromid

Stufe 1	SABA bei Bedarf
Stufe 2	Bevorzugt: ICS niedrigdosiert. Alternative in begründeten Fällen: Montelukast (oder niedrig dosiertes Theophyllin)
Stufe 3	Bevorzugt: ICS niedrigdosiert PLUS LABA. Alternative in begründeten Fällen: ICS in mittlerer oder hoher Dosierung oder niedrig dosiert PLUS Montelukast (oder Theophyllin)
Stufe 4	Bevorzugt: ICS mittel- bis hochdosiert PLUS LABA; ggf: plus Montelukast (und/oder Theophyllin). Alternative zu LABA in begründeten Fällen: Montelukast (und/oder Theophyllin)
Stufe 5	Zusätzlich zu Stufe 4: Orale Kortikosteroide (niedrigst notwendige Dosis); Thiotropiumbromid; Theophyllin. Bei IgE-vermittelter Pathogenese Monoklonaler Anti-IgE-Antikörper (Omalizumab), bei eosinophilem Asthma Therapieversuch mit Anti-IL-5 (Mepolizumab oder Reslizumab) Überweisung an eine Asthma-Spezialeinheit

» Intensiviere, wenn nötig! »

« Reduziere, wenn möglich! «

Andere Asthma-Therapieformen

Antibiotika: Die häufige Anwendung von Antibiotika bei zu Atemwegsobstruktionen führenden respiratorischen Infekten ist, da es sich meist um virale Ätiologien handelt, nicht oder nur selten gerechtfertigt. Selbstverständlich aber soll, sofern klinische oder Labor-Hinweise auf eine bakterielle Infektion bestehen, ein Antibiotikum gegeben werden. Da primär Pneumokokken und Haemophilus influenzae als Auslöser fungieren, ist die Wahl des Antibiotikums entsprechend zu gestalten (Amoxicillin; Makrolide; Oralcephalosporine).

Antihistaminika: Die routinemäßige Anwendung von Antihistaminika zur Asthmatherapie ist abzulehnen. Ihre Anwendung beschränkt sich auf Kinder ab dem 2. Lebensjahr bei Beteiligung der oberen Atemwege (Rhinosinusitis) und bei eindeutiger allergischer Komponente (Pollinose).

Klimakammer: Der wissenschaftliche Beweis eines Nutzens der „Klimakammertherapie" fehlt. Diese Behandlung hat somit keinen gesicherten Stellenwert.

Alternativmedizinische und „komplementäre" Therapien: sind wissenschaftlich nicht oder ungenügend abgesichert. Unbeschadet dessen scheinen einzelne Patienten davon subjektiv zu profitieren.

Mukolytika: Die Stellung der Sekreto- und Mukolytika ist umstritten. Die individuelle Reaktion auf diese Substanzgruppe ist weit gestreut.

Kombinationspräparate: Für Kombinationspräparate fehlen echte Indikationen (mögliche Ausnahme bei irritativem Husten und/oder bronchialer Hypersekretion Beta-2-Mimetika und Ipratropium in Kombination). Es darf aber nicht übersehen werden, dass im Therapiealltag die Anwendung eines statt zweier Medikamente die Compliance verbessern kann.

Hyposensibilisierung/Spezifische Immuntherapie

Die Wirksamkeit der Immuntherapie zur Behandlung des allergischen Asthma bronchiale ist nach wie vor umstritten. Arznei&Vernunft gibt ihr einen „festen Stellenwert". Wir geben hier zur Orientierung einen Auszug einer Arbeit von Pfaar et al. (14) wieder: *„Bei kontrolliertem Asthma bronchiale bzw. bei intermittierendem und geringgradig persistierendem Asthma (nach GINA 2005) ist die SCIT (Subcutane Immuntherapie) für einzelne Präparate gut untersucht und als Therapieoption neben Allergenkarenz und Pharmakotherapie empfehlenswert, sofern ein eindeutiger kausaler Zusammenhang zwischen respiratorischen Symptomen und entsprechendem Allergen besteht."*

Ein Cochrane-Review aus dem Jahr 2010, der 88 randomisierte kontrollierte, methodisch allerdings heterogene SCIT-Studien mit insgesamt 3.459 Patienten mit allergischem Asthma auf Hausstaubmilben, Pollen, Tiere und andere Allergene einschloss, fand eine signifikante Reduktion des Symptomscores sowie des Medikamentenverbrauchs; auch eine Reduktion der unspezifischen und der allergenspezifischen bronchialen Hyperreaktivität war zu beobachten. Allerdings kam es auch zu systemischen Nebenwirkungen (19,9 % in der aktiv behandelten Gruppe, 8,1 % unter Plazebo). Die Qualität der Evidenz wird insgesamt kritisch bewertet. (15)

Im Gegensatz zur Injizierten Immuntherapie (SCIT) gibt es bisher **keinen belastbaren Wirknachweis** für die sublinguale Immuntherapie (SLIT) in der Behandlung des allergischen Asthma bronchiale. (16)

CAVE: Patienten mit ungenügend kontrolliertem Asthma stellen eine Risikogruppe für systemische Nebenwirkungen (s. u.) dar, weshalb die Indikationsstellung und Durchführung dieser Maßnahme bei diesen Patienten mit besonderer Sorgfalt geschehen sollte. Aufgrund der begrenzten und teilweise widersprüchlichen Datenlage soll die sublinguale Immuntherapie (SLIT) für Asthma weder bei Kindern, noch bei Erwachsenen routinemäßig eingesetzt werden (17, 18).

Anaphylaxie unter SLIT: Binnen 5 Jahren dokumentiert die EMA 45 Verdachtsberichte über anaphylaktische Reaktionen nach SLIT, davon 9 lebensbedrohliche. Es gibt Hinweise darauf, dass Pat. mit moderatem oder schwerem Asthma, die auf tägliche Inhalation von Kortikosteroiden angewiesen sind, oder Pat. mit kardialen oder pulmonalen Vorerkrankungen besonders betroffen sind, weshalb in den USA eine SLIT nur bei gleichzeitiger Verordnung von Adrenalin-Autoinjektoren durchgeführt werden darf. (19)

Immuntherapie zur Asthmaprävention?

Ein Schutz vor Asthma durch Immuntherapie (subkutan o. sublingual) ist bislang nicht hinreichend belegt. Auch die erste große RCT zur Asthmaprävention mittels sublingualer Immuntherapie, die GAP-Studie, findet bei Kindern mit Heuschnupfen in dreijähriger Behandlung mit Gräserpollenextrakt keinen Einfluss auf die Entwicklung eines Asthmas gemäß primärem Endpunkt (8,54 % vs. 9,42 % unter Plazebo, Hazard Ratio 0,9; 95% CI 0,57-1,43; p = 0,667). Das arznei-telegramm bewertet daher: *„Die sublinguale Immuntherapie sollte derzeit nicht zur Asthmaprävention verwendet werden."* (20)

2.1.5. Hustenvariante des Asthmas

Cough-Variant Asthma/CVA

Verbessert die Inhalation von Beclomethason das Outcome bei Patienten mit chronischem Husten?

Die weltweite Prävalenz von chronischem Husten wird mit Zahlen von 5–40 % ange-

geben. Gemäß aktuellem Klassifikationssystem gilt ein Husten als chronisch, wenn er seit mehr als 8 Wochen besteht. Chronischer Husten mit einer nachgewiesenen Überreaktivität des Bronchialsystems und keiner anderen Hustenursache wird auch als Hustenvariante des Asthmas bezeichnet und stellt bei Erwachsenen einen häufigen Grund des chronischen Hustens dar. CVA tritt gewöhnlich ohne Begleitsymptome wie Kurzatmigkeit oder giemende Atmung auf. 30 bis 40 % der Patienten mit CVA können, wenn unbehandelt, ein klassisches Asthma entwickeln. (21)
Eine prospektive RCT prüfte die Reduktion der täglichen Hustenbeschwerden während und nach einer 2-wöchigen, hoch dosierten Steroid-Inhalations-Therapie. Resultat: Eindeutiger Behandlungsvorteil zu Gunsten der Behandlungsgruppe; 82 % (36 von 44) der Patienten in der Behandlungsgruppe erreichten eine komplette Beschwerdefreiheit, während es in der Kontrollgruppe lediglich 15 % (3 von 20) waren. (22)

2.1.6. Besonderheiten bei Asthma bei Kindern < 6 Jahren (3, 5)

Ätiologie

Rund 4-7 % aller Kinder und Jugendlichen leiden an Asthma, in den ersten 3 Lebensjahren ist die Diagnose nicht sicher zu stellen. Häufig sind virale Atemwegsinfekte Auslöser, ein Teil der Kinder verliert um das 6. Lebensjahr seine Symptome wieder. Bei Kindern mit persistierendem Giemen entwickeln sich ab dem 9. Lebensmonat spezifische IgE-Antikörper, sog. allergisches Asthma.

Präventionsmaßnahmen

Vermeidung von Triggerfaktoren soll laut Leitlinien angestrebt werden: Verzicht der Eltern auf Nikotin, Allergene (individuell verschieden); ggf. Milbensanierung (Entfernung von Spannteppichen, kochfeste Polster und Decken, HSM-dichter Matratzenüberzug), keine fell- oder federntragenden Haustiere. Reduktion der Raumfeuchtigkeit (keine Topfpflanzen oder Luftbefeuchter) wegen der Schimmelpilze. Bei Atopie eines oder beider Eltern hypoallergene Ernährung in den ersten 6 Monaten. Kinderkrippen und Kindergartenbesuche fördern zwar frühkindliche Infektionen, haben aber eine protektive Wirkung gegen Allergie.
Schon frühzeitig sollte mit einer adäquaten Behandlung der Allergien begonnen werden, zum Beispiel durch Medikation während der Pollenflugsaison (3):

- Augensymptome (Augentropfen): Cromoglicinsäure, antiallergische Augentropfen
- Nasale Symptome (Nasenspray): Cromoglicinsäure, Antihistaminikum, Kortikosteroid

Bei kleinen Kindern können während der Pollenflugsaison orale Antihistaminika eingesetzt werden.

Nützen Präventionsmaßnahmen?

Australische Kinderärzte publizierten die Ergebnisse einer randomisierten Studie, bei der es um die Prävention von allergischem Asthma ging. Die 616 Patienten wurden bereits vorgeburtlich rekrutiert – die Autoren baten Mütter, die eine entsprechende anamnestische Prädisposition aufwiesen, bereits während der Schwangerschaft um Teilnahme. Nach fünf Jahren einer komplexen Intervention in Richtung Vermeidung von Hausstaubmilben-Exposition und diätetischer Veränderungen ergaben sich **KEINE signifikanten Unterschiede zwischen Interventions- und Kontrollgruppe.** (23)

Klinischer Index zur Beurteilung des Asthmarisikos bei Kindern < 3 Jahren

Primärkriterien

- Ärztlich bestätigtes Asthma beim Vater oder bei der Mutter
- Ärztlich bestätigtes atopisches Ekzem
- Positiver Prick-Test für ein Inhalationsallergen

Sekundärkriterien

- Positiver Prick-Test für ein Nahrungsmittelallergen
- Giemen auch bei Nichtbestehen einer Atemwegsinfektion
- Eosinophilie › 4 %

Bei einem Kind mit rezidivierendem Giemen müssen mindestens 1 primäres Kriterium oder 2 sekundäre Kriterien erfüllt sein.
Blutbild auf Eosinophilie (› 4 %); IgE-vermittelte Pollen- oder Tierhaar-Allergien können entweder durch Prick-Tests oder Bestimmung der spezifischen IgE-Anitkörper im Serum abgeklärt werden (3). Bei 80 % der asthmakranken Kinder können Allergien nachgewiesen werden. Verlaufen alle Tests negativ, schließt dies Asthma aber nicht aus, die Medizin spricht von „intrinsischem Asthma" (13). In der Praxis sehen wir häufig die Mischform: Ein allergisches Kind bekommt dann asthmatische Beschwerden, wenn es zusätzlich einen Infekt hat.

Differenzialdiagnosen

Zu den als Differenzialdiagnosen wichtigsten Erkrankungen gehören für Kinder im Schulalter Infektionen und ihre Komplikationen (Erreger u. a. RS-Virus, Bordetella pertussis, Chlamydien und Mykoplasmen), Sinusitis, Bronchitis und Bronchiolitis. Hyperventilation, funktioneller Laryngospasmus und ösophagealer Reflux können in dieser Altersgruppe Symptome auslösen, die ein Asthma vortäuschen.

Einteilung des Schweregrads nach Asthmakontrolle

Die Einteilung wird wie bei erwachsenen mittels GINA-Tool vorgenommen. Allerdings gilt bei Kindern eine strengere Bewertung. Asthmasymptome tagsüber und SABA-Bedarf werden bereits ab › 1 x pro Woche als „Ja" gewertet (siehe Tabelle oben).
Step down: Frühestens nach viermonatiger durchgehender Therapie mit vollständiger Asthmakontrolle sollte ein STEP DOWN versucht werden!
Step up: Lang wirksame Betamimetika, Leukotrienantagonisten und Theophyllin sollten nur durch Spezialisten verordnet werden, wenn die Standard-Stufentherapie nicht zum Erfolg führt.

Diagnostik bei Kindern mit Verdacht auf Asthma

Messung der Lungenfunktion

Die Spirometrie ist bei Kleinkindern meist nicht durchführbar, die Peak-Flow-Messung ist zwar etwas ungenau, aber das Gerät hat sogar in der Visitentasche Platz. In Verbindung mit einem Broncholysetest kann eine Obstruktion festgestellt, das Ansprechen auf die Behandlung geprüft werden und die Eltern/Kinder erlernen dabei den Umgang mit Inhalierhilfen und Dosieraerosolen.
Wenn Kinder dazu in der Lage sind, kann die Messung der Ausatmungsgeschwindigkeit mit dem Peak-Flow-Messgerät/Spirometer und die Verbesserung nach einem

Sultanol®-Spray die Diagnose erhärten. Die Genauigkeit ist stark von der Mitarbeit des Kindes abhängig, es sollte das beste Resultat von 3 Versuchen gewertet werden. Ist die Lungenfunktion eingeschränkt, wird ein Broncholysetest mit Sultanol®-Spray durchgeführt. Bessert sich der Wert um mindestens 15 %, liegt Asthma vor, tritt keine oder nur eine sehr geringe Besserung ein, ist eine obstruktive Bronchitis wahrscheinlicher. Sind Spirometrie und Bronchodilatationstest nicht eindeutig, kann ein Metacholin- oder Histaminprovokationstest als weiterführende Untersuchung gemacht werden (3).
Lauftest (3): 6 Minuten laufen, so schnell das Kind kann (Kontrolle der Herzfrequenz). Auskultation der Atemgeräusche, Messung der FEV1 ab dem 6. Lj. bzw. oszillometrische Rrs5-Messung ab 2. o. 3. Lj.: vor dem Laufen, unmittelbar danach sowie 4 und 10 (und 15) min nach dem Laufen. Belastungsinduzierte Asthmasymptome typischerweise 5–10 min nach der körperlichen Anstrengung auf, Abklingen ohne Medikamente in ca. 1 h (Bronchodilatator bereit halten). Lauftest ist diagnostisch bei asthmatypischen Symptomen; FEV1 gegenüber Basiswerten um mindestens 15 % verringert (bzw. Rrs5-Werte um mindesten 40 % gegenüber Basiswerten erhöht), nach Bronchodilatation wieder normalisierte Werte. Bei Rückgang von 10 bis 14 % des FEV1 weitere Untersuchungen notwendig.
PEF-Messungen daheim (3): Korrekte Messtechnik erklären! Bei jeder Messung 3 vergleichbare Messergebnisse (Unterschiede nicht größer als 20 l/min) notieren lassen, um Zuverlässigkeit der Messungen beurteilen zu können. PEF 2 Wochen lang morgens und abends 15 min vor und nach Anwendung eines Bronchodilatators messen; zusätzlich auch immer dann, wenn wegen Symptomen ein Bronchodilatator eingesetzt wurde. Wiederholte 20%ige Schwankungen binnen 24 h oder 15%ige Verbesserungen unter Bronchodilatation bestätigen die Asthmadiagnose (falsche Exspirationstechnik ausschließen!). PEF-Messung bei Kindern unter 12 J. weniger verlässlich als bei Erwachsenen, daher bei jüngeren Kindern nur in der Therapiekontrolle einsetzen.

Allergietestung

Zur Identifikation möglicher Allergene ist vor allem die Expositions-Anamnese wichtig. Innerhalb der ersten 6 Lebensjahre sind die Bestimmung von Gesamt-IgE sowie 5–6 Schlüsselallergenen (inhalativ und nutritiv) sinnvoll. Diese Labordiagnostik soll bei ausreichender Kooperation seitens des Kindes durch einen Hautpricktest erweitert werden, der die Testung von zusätzlichen Allergenen ermöglicht.
Hier noch eine Anmerkung: Häufig möchten Eltern atopischer Kinder einen Allergietest auf Katze oder Hund, weil die Anschaffung eines Haustiers zur Diskussion steht. Hier sollte auch bei negativem Resultat dringend abgeraten werden bzw. der Test unterbleiben. Er gibt Untersuchungen, die bei 10 % der Atopiker nach nur einer Woche Tierkontakt neu hinzugekommene Sensibilisierung zeigt. Andererseits gibt es z. B. eine Insel, auf der vor mehr als 20 Jahren die letzte Katze an einer Seuche starb. Bei Inselbewohnern, die jünger als 20 Jahre sind und nie mit einer Katze in Kontakt waren, fanden sich spezifische IgE gegen Katze. Die Allergene bleiben also auch nach Entfernen eines Haustiers noch lange wirksam.

Langzeittherapie

Grad	Beschwerden Tag	Beschwerden Nacht	PEF	Medikamente
1	‹ als 1 x/ Woche	‹ 2 x/Monat	› 80 %	Alle Inhalationen mit Spacer! Sultanol® Spray b. Bedarf
2	› einmal/ Woche ‹ einmal/Tag	› 2 x/Monat	› 80 %	Flixotide junior 2 x 1 Sultanol® b. Bedarf
3	täglich	› 1 x/Woche	60 bis 80 %	Flixotide standard 2 x 1 Sultanol® 3 x 2 Mit Vorsicht erwägen: lang wirksame bronchialerweiternde Medikamente und Singulair®, s. u.
4	dauernd	häufig	‹ 60 %	Akutbehandlung wie Asthmaanfall, Langzeitbehandlung durch Spezialisten
Schweregrade: 1 = intermittierendes Asthma, 2 = geringgradig persistierendes Asthma, 3 = mittelgradig persistierendes Asthma, 4 = schwergradig perstistierendes Asthma				

Die Therapie des Asthmas hat möglichst freies Atmen, Vermeidung von Asthmaanfällen, Verbesserung der Lungenfunktion sowie die Verhinderung von Spätfolgen bei möglichst geringen Nebenwirkungen der Medikation zum Ziel. Leider ist bekannt, dass ein Großteil der Asthmatiker eine Therapie erhält, die nicht mit den Empfehlungen vereinbar ist.
Die Behandlung soll dem aktuellen Schweregrad angepasst sein, bei Verschlechterung wird die nächsthöhere Behandlungsstufe gewählt, nach Besserung geht man wieder eine Stufe zurück, das Prinzip bezeichnet man als „Step up/Step down“ (siehe oben). Aktuelle Leitlinien werden immer komplexer: Neben 3 Stufen „kontrolliert, teilweise kontrolliert, unkontrolliert“ werden 5 Schweregrade definiert. Das überfordert Eltern, ist für die hausärztliche Praxis schwer praktikabel und dient als Türöffner für Medikamente mit fragwürdiger Nutzen/Risiko-Bilanz.

Aufklärung der Eltern über Nutzen/Risiken der ICS

Kortison ist für die meisten Patienten ein Reizwort. Es wäre sicher falsch, bei Verordnung von ICS den Eltern die Zugehörigkeit zu dieser Stoffklasse zu verschweigen oder der Versuchung zu erliegen, auf die in dieser Indikation nicht gesicherten Leukotrienantagonisten auszuweichen. Hier ein Versuch, auch kritischen Eltern die Behandlungs-Notwendigkeit und das Risiko verständlich zu erläutern:
Asthma ist eine chronische entzündliche Erkrankung. Bei unbehandeltem Verlauf gehen durch die Entzündung die für den Schleimtransport notwendigen Flimmerzellen in den Bronchien zu Grunde, die schleimproduzierenden Becherzellen nehmen ihren Platz ein. Immer mehr Schleim kann von immer weniger Flimmerhärchen nicht abtransportiert werden; es entwickelt sich der chronische Husten, der die Lunge weiter schädigt. Neben Allergen-Vermeidung ist Kortison derzeit das einzige zuverlässige Mittel, um die Entzündung und damit den irreversiblen Umbau in den Atemwegen

zu stoppen. Die inhalativen Kortisonpräparate unterscheiden sich vom körpereigenen oder als Tablette/Spritze verwendeten Kortison ganz wesentlich: ICS wurden synthetisch so modifiziert, dass sie in der Bronchialschleimhaut nicht abbaubar sind. Dadurch bleibt die entzündungshemmende Wirkung bis zum Abtransport mit dem Schleim (mukoziliare Clearance) aufrecht und es genügt die 2 x tägliche Inhalation für 24 h Entzündungshemmung. Der mit dem Bronchialsekret abtransportierte Wirkstoff wird, wenn noch kein Husten mit Auswurf vorliegt, sobald er den Kehlkopf erreicht, geschluckt, gelangt über den Magen aber nicht direkt in den Körper, sondern muss durch die Leber. Während ICS in der Bronchialschleimhaut nicht abbaubar sind, ist ihre biologische Halbwertszeit in der Leber mit 10 Minuten extrem kurz. Dies bewirkt, dass beim Passieren der Leber der Wirkstoff weitgehend abgebaut werden kann (Fist-pass-Effekt). So ist es möglich geworden, die Lunge gezielt zu behandeln, ohne dem restlichen Körper hohe Kortison-Dosen zuzuführen. ICS verdanken wir den Rückgang der Mortalität von 1.600 auf 50 Asthmatote jährlich in Österreich trotz einer Verfünffachung der Inzidenz in den letzten Jahrzehnten.
Wichtig: Bei ICS sollte frühestens nach 3 Monaten um eine Stufe zurückgegangen werden! (24) Es geht um die entzündungshemmende Wirkung der ICS; bronchialerweiternde Sprays können gefahrlos kurzfristig wieder reduziert werden.

Systemische Nebenwirkungen inhalativer Kortikosteroide (ICS)

Eine Metaanalyse von 28 Asthmastudien zeigt entgegen früheren Berichten eine dosisabhängige Suppression der körpereigenen Kortisolproduktion: in der Gruppe mit niedriger Dosierung um 18%, bei mittlerer Dosierung um 26% und in der höchsten Dosierung um 36%. (25) Eine prospektive Kohortenstudie bei Asthmatikerinnen zwischen 18 und 45 Jahren fand auch eine leichte Abnahme der Knochendichte unter mehrjähriger Behandlung mit ICS. (26, 27) Bei Behandlung der COPD mit ICS ist keine Mortalitätssenkung belegt, bei Behandlung von stabiler COPD findet ein systematischer Review von Drummond MB et al. 2008 aber einen signifikanten Anstieg von Pneumonien RR 1,34, 95% CI 1,03-1,75.
ICS reduzieren das Risiko für schwere Asthma-Exazerbationen.

Spacer: Wie effektiv ist die Inhalation MIT einem Spacer im Vergleich mit der Inhalation OHNE?

Eine gute Inhalationstechnik ist wichtig, um Patienten mit z. B. Asthma bronchiale oder COPD adäquat zu behandeln. Dazu gehören das Schütteln des „Tascheninhalators", das Schließen der Lippen über dem Mundstück, das initiale tiefe Ausatmen, die exakte Koordination zwischen dem Auslösen eines Hubs und der Einatmung sowie das Anhalten der tiefen Einatmung über einige Sekunden. Der schwierigste Teil dieser Technik ist für viele Patienten die Koordination und die lässt sich umgehen, wenn man den für das Präparat zugehörigen Spacer benutzt. Trotz aller technischen Finesse kommt nur ein relativ kleiner Teil der inhalierten Medikamente an den Ort, an dem sie benötigt werden.
Bei Therapieversagen sollen deswegen zuerst Technik und Compliance überprüft werden!
Britische Pharmakologen haben das im Fall von Salbutamol über die Urinkonzentration bei 19 Asthmatikern und 11 Patienten mit COPD, die wegen Exazerbationen stati-

onär aufgenommen werden mussten, gemessen. Die Antwort lautet: Die notwendige Salbutamoldosis kann zehnmal niedriger sein, wenn man einen Spacer benutzt! (28)

Nicht empfohlene Maßnahmen im Asthmaanfall

- Sultanol® oder Bricanyl® als Saft » nur als Spray mit Vorschaltkammer!
- Inhalative Kortikosteroide (z. B. Flixotide®) an Stelle von Betnesol®
- Singulair® ist nicht für Asthma-Anfälle zugelassen
- Beruhigungsmittel und Codein beeinträchtigen die Atmung
- Erhöhung der Dosis inhalativer Kortikosteroide ist zur Behandlung akuter Symptome nicht wirksam. Bei Kindern, die bereits ICS erhalten, mit der üblichen Dosierung fortfahren und für ca. 3 Tage zusätzlich Betnesol® geben (13)

Jeder schwere Asthmaanfall, aber auch Anstrengungs-Asthma zeigt das Fehlen einer angemessenen Langzeittherapie an. Kinder werden manchmal nur von einem ärztlichen Notdienst zum nächsten vorgestellt, eine Erkennung und Durchbrechung dieses Problems ist außerordentlich wichtig, um ggf. auch gefährlich verlaufende Asthmaanfälle in der Zukunft zu verhindern.

Medikamente, deren Einsatz man bei Kindern gut abwägen sollte

Langwirksame bronchialerweiternde Medikamente

(Wirkstoffe: Formoterol, Salmeterol enthalten z. B. in Foradil®, Serevent®)
Die Vorteile der lang wirksamen Mittel bestehen in der längeren Wirkdauer, sie können nächtliche Asthmabeschwerden länger unterdrücken als kurz wirksame. Kurz wirksame Mittel sind ähnlich stark bronchialerweiternd – nur eben mit kürzerer Wirkdauer. Die Anwendung kurz wirksamer Substanzen, wie Sultanol®, gilt auch in fallweise höherer Dosierung als sicher (13).

Lang wirksame Beta-Mimetika: Das Nebenwirkungsrisiko des langfristigen Einsatzes von inhaliertem Formoterol ist bei Kindern möglicherweise ausgeprägter als bei Erwachsenen und wird auch durch die gleichzeitige Gabe von ICS nicht sicher abgemildert. Ein Cochrane-Review hierzu stellt jedoch fest, dass die derzeitige Studienlage nicht für eine abschließende Beurteilung ausreicht. (29) Anwendung nur in Kombination mit Kortikoiden, Fixkombination empfohlen; siehe dazu entspr. Abschnitt unter Asthma bei Erwachsenen!

Das arznei-telegramm publizierte dazu im 2016: *„Bei Jugendlichen und Erwachsenen wird die Wirksamkeit langwirkender Betamimetika erneut bestätigt. Die Rate schwerer Asthmaexazerbationen, die systemische Glukokortikoide für mindestens drei Tage, Vorstellung in Notfallambulanz oder Krankenhausaufnahmen erfordern, sinkt unter zusätzlichem Formoterol signifikant von 10,8 auf 9,2% (HR 0,84; 95% CI 0,74-0,94). Auch in der Mehrzahl der Endpunkte zur Asthmasymptomatik schneidet die Fixkombination besser ab.3 Bei Kindern liegt die Rate schwerer Asthmaexazerbationen (systemische Glukokortikoide für mindestens drei Tage oder als Depotinjektion) unter zusätzlichem Salmeterol zwar ebenfalls niedriger, Signifikanz wird jedoch verfehlt (8,5% vs. 10%; HR 0,86; 95% CI 0,73-1,01). Da die Einschlusskriterien auf die Sicherheitsanalyse ausgelegt waren, konnten auch Kinder teilnehmen, deren Asthma zuvor unter Monotherapie mit inhalativen Glukokortikoiden gut eingestellt war. In dieser Subgruppe nehmen Exazerbationen unter zusätzlichem Salmeterol numerisch sogar zu. In der Gesamtgruppe der Kinder wird die Asthmasymptomatik durch das zusätzliche lang-*

wirkende Betamimetikum zudem nicht besser beeinflusst als durch das inhalative Glukokortikoid allein.
Langwirkende Betamimetika kommen im Therapieschema bei Asthma ab Stufe 3 als Zusatz in Betracht, wenn ein niedrigdosiertes inhalatives Glukokortikoid als Langzeittherapeutikum auf Stufe 2 unzureichend wirkt. Anders als bei Jugendlichen und Erwachsenen, bei denen die Asthmakontrolle in dieser Situation durch Zusatz langwirkender Betamimetika besser gelingt als durch Dosissteigerung der Glukokortikoide oder - bei Erwachsenen - durch Zusatz von Leukotrienantagonisten, ist der wirksamste Eskalationsschritt bei Kindern unklar. Nach einem Cochrane-Review bessert sich unter der Kombination inhalativer Steroide mit langwirkenden Betamimetika im Vergleich zur Erhöhung der Kortikoiddosis zwar der morgendliche exspiratorische Spitzenfluss („Peak flow"), ein Vorteil hinsichtlich Asthmasymptomatik oder Exazerbationsrate ergibt sich jedoch nicht. Ähnlich wie jetzt in der VESTRI-Studie findet sich zudem eine numerische Zunahme von Krankenhausaufnahmen unter zusätzlichen Betamimetika. Durch höhere Dosierungen inhalativer Glukokortikoide wird andererseits das Längenwachstum geringfügig, aber signifikant stärker verzögert als unter niedrigen Dosierungen. Auch für zusätzliche Leukotrienantagonisten auf Stufe 3 ist die Evidenz bei Kindern spärlich und ein Vorteil gegenüber Dosiserhöhung inhalativer Kortikoide nicht belegt. Nach einem randomisierten Direktvergleich im Cross-over-Design mit Teilnehmern ab 6 Jahren sprechen Kinder allerdings jeweils unterschiedlich gut auf die drei Optionen an." (7, 10)

Leukotrienantagonisten
Siehe Asthma bei Erwachsenen

Magnesiumsulfat (30)
Intravenös verabreichtes $MgSO_4$ – zusätzlich zur üblichen Behandlung bei der Therapie der Asthmaexazerbation – kann bei Kindern die Zahl der Krankenhausaufenthalte reduzieren. Die Evidenz ist allerdings begrenzt durch die Anzahl und Größe der Studien. Es wurden nur wenige Nebenwirkungen der Behandlung berichtet, aber auch hier sind die zur Verfügung stehenden Daten extrem limitiert.

Nicht empfohlene Maßnahmen in der Langzeittherapie (13)
- Schleimlöser: Zunahme des Hustens möglich
- Spiriva ist für Asthma nicht zugelassen (24)
- Bei Kindern unter 5 Jahren soll eine subcutane Immuntherapie (SCIT = Hyposensibilisierung) nicht durchgeführt werden, ausgenommen Insektengiftallergie. Die SCIT ist bei unkontrolliertem bzw. schwergradigem Asthma bei FEV1 ≤ 70 % des Sollwertes nicht zugelassen.

2.2. Giemende Atmung bei Kindern
Asthma, „Pseudokrupp" oder obstruktive Bronchitis?
Bei Kindern sind die Auslöser von Husten (akuter Bronchitis) meist Viren, nur in Ausnahmefällen Bakterien. Etwa bei 30 % der erkrankten Kleinkinder beobachtet man ein Giemen beim Ausatmen. Dies ist nicht in jedem Fall auf Asthma zurückzuführen,

etwa 10% der Kleinkinder entwickeln in weiterer Folge Asthma, bei den übrigen 20% handelt es sich um eine vorübergehende (= akute) „obstruktive Bronchitis" (1), die im Verlauf der ersten Lebensjahre abklingen kann. (2)

2.2.1. Therapie obstruktive Bronchitis, Pseudokrupp, Asthma auf einen Blick

Pseudokrupp

1 Tablette Betnesol® je 5 kg Körpergewicht sofort

Obstruktive Bronchitis

Sultanol® Spray: Kinder ‹ 4 Jahre maximal 4 x täglich 1 Hub, Kinder › 4 Jahre max. 4 x 2 Hübe täglich.

Wenn nicht ausreichend, je 5 kg 1 Tablette Betnesol® Brausetabletten, maximal 6 Tabletten einmalig am 1. Behandlungstag, dann 2 Tage morgens 1 Tablette, dann 2 Tage morgens 1/2 Tablette. Behandlungsziel: O_2-Sättigung › 92%

Asthma-Anfall

Nur, wenn alle diese Bedingungen erfüllt sind, sonst sollte das Kind rasch ins Krankenhaus:

Atemfrequenz	Kinder 2-5 Jahre ‹ 40/min	Kinder › 5 Jahre ‹ 30/min
Herzfrequenz	Kinder 2-5 Jahre ‹ 130/min	Kinder › 5 Jahre ‹ 120/min
Sauerstoffsättigung	mindestens 90%	
Peak Flow, wenn bekannt	mind. 50% des besten Wertes, der bisher gemessen wurde	

- Sultanol® Spray, immer mit Vorschaltkammer! 2–4 Hübe, je nach Ansprechen frühestens nach 10–30 Minuten 2–4 Hübe wiederholen, dann stündlich 1–2 Hübe, nicht länger als 4 Stunden
- Betnesol® Brausetabletten: So rasch wie möglich je 5 kg Körpergewicht 1 Tablette (max. 6)
- Eventuell Sauerstoff

2.2.2. Diagnose

Obstruktive Bronchitis

Die Verengung der Bronchien, die für das erschwerte Atmen und das giemende Geräusch verantwortlich ist, geht bei der akuten obstruktiven Bronchitis großteils auf eine Schleimhautschwellung und zähen Schleim zurück. Die Verkrampfung der Bronchialmuskulatur (wie sie typisch für das Asthma ist) spielt nur eine untergeordnete Rolle; bronchialerweiternde Sprays, wie Sultanol®, zeigen entsprechend weniger Wirkung als beim Asthma. Deshalb verwendet die Medizin dafür den Begriff obstruktive Bronchitis; er beschreibt das Geschehen korrekter als die früher übliche Bezeichnung „spastisch" (= verkrampfte Bronchien, dies trifft eher auf das Asthma zu).

Pseudokrupp

Unterscheidet sich von obstruktiver Bronchitis und Asthma deutlich durch die Entstehung des Giemens **beim Einatmen** und ist auf eine Schwellung der Stimmbänder zurückzuführen. Größere Kinder und Erwachsene leiden bei einer entzündlichen Schwellung der Stimmbänder unter Heiserkeit - bei Kleinkindern kommt es beim raschen Einatmen zu diesem giemenden Geräusch, bedingt durch den kleineren Kehlkopf und die dadurch schmalere Stimmritze. Pseudokrupp ist praktisch immer eine virale Infektion.

Asthma

Die Unterscheidung von Asthma und obstruktiver Bronchitis ist schwieriger, beides beginnt mit denselben Symptomen; bei obstruktiver Bronchitis verbessern sich Peak-Flow oder Spiro weniger deutlich als bei Asthma. Im Kindesalter ist Asthma die häufigste chronische Erkrankung überhaupt. Bei etwa der Hälfte der Kinder bildet sich das Asthma bis zum 6. Lebensjahr wieder zurück. Wenn beinahe bei jedem Schnupfen giemender Husten auftritt, so sollte man an Asthma denken. Zu Diagnostik Asthma bronchiale beim Kind siehe voriges Kapitel.

2.2.3. Therapie

Pseudokrupp

Als Hausmittel wird das Aufsuchen von kalter Luft empfohlen, das wird Eltern und Kind aber auf Dauer zu kalt, der Pseudokrupp kommt außerdem auch in der warmen Jahreszeit vor (Tipp: gut angezogen vor geöffneten Kühlschrank setzen). Warmer Wasserdampf ist sinnlos, Inhalationen mit Sultanol® nützen leider nichts, mit inhalativem Kortison würde es nur sehr langsam besser. Mittel der 1. Wahl in der hausärztlichen Versorgung sind Betnesol® Brausetabletten (Betamethason); geben Sie dem Kind so bald wie möglich je 5 kg Körpergewicht eine Tablette. Einem Cochrane-Review (3) nach erwiesen sich bei rechtzeitiger Gabe innerhalb von sechs Stunden Dexamethason und Budesonid als besonders geeignet: 30 bis 60 Minuten nach Verabreichung besserten sich die Symptome deutlich; die Wirkung hält 12–72 Stunden an. (Sowohl 1,5 mg Dexamethason, als auch 1,5 mg Betamethason entsprechen 10 mg Prednisolon; Cushing-Schwellendosis Dexamethason 1,5 mg/d, Betamethason 1 mg/d. Beide sind wegen der stärkeren Wirkungen auf Eiweißstoffwechsel, Zentralnervensystem und hormonelle Regulation nicht zur Dauerbehandlung geeignet).

Cochrane Kanada hat Hintergrund-Informationen und evidenzbasierte Empfehlungen zum Krupp-Management Eltern-/Kind-gerecht aufbereitet, http://croup.trekk.ca/.

Obstruktive Bronchitis

Die Behandlung richtet sich nach Schweregrad und Ansprechen auf Medikamente. Mit dem Pulsoximeter kann die Versorgung mit Sauerstoff im Blut gemessen werden: Gesunde haben eine O_2-Sättigung von › 95 %, bei obstruktiver Bronchitis und Asthma ist das Behandlungs-Ziel eine O_2-Sättigung › 92 % (1).

Bringt Sultanol® Besserung und besteht mit diesem keine Atemnot, so genügt es. Grundsätzlich soll eine Vorschaltkammer (z. B. Babyhaler®) verwendet werden. Dosierung: Kinder ‹ 4 Jahre maximal 4x täglich 1 Hub, Kinder › 4 Jahre max. 4x 2 Hübe. Bei Nichtansprechen ist einen Dosissteigerung nicht sinnvoll, Überdosierung verursacht Herzrasen und Fingerzittern! Es sollte dann rechtzeitig Kortison in Form von Betnesol® Brausetabletten gegeben werden (je 5 kg 1 Tablette, maximal 6 Tabletten einmalig am 1. Behandlungstag, dann 2 Tage morgens 1 Tablette, dann 2 Tage morgens 1/2 Tab-

lette (4)). Cochrane Child Health kritisiert die derzeit noch nicht ausreichende Evidenz für den Einsatz von Glukokortikoiden und Bronchodilatatoren; dort werden sie wegen der möglichen Nebenwirkungen nicht empfohlen. (5)
Für die Wirksamkeit der Inhalation von hypertoner Kochsalzlösungen bei Kindern mit obstruktiver Bronchitis besteht derzeit die beste Evidenz, auch wenn in einer jüngeren Studie vielversprechende Ergebnisse vorheriger Untersuchungen nicht reproduziert werden konnten. Ein Therapieversuch mit 3%iger Kochsalzlösung (3 x 4 ml via Feuchtverneblung) ist jedenfalls gerechtfertigt, bei ausbleibender objektivierbarer Verbesserung sollte diese aber nicht fortgeführt werden. (6)

Asthma

Die Behandlung eines Asthma-Anfalls erfolgt wie oben beschrieben bei den entspr. Bedingungen. Leichte und mittelschwere Anfälle können so in der Hausarztpraxis behandelt werden; wenn das Kind sich auf diese Behandlung nicht innerhalb 1 Stunde bessert oder ein schwerer Anfall vorliegt, ist eine Krankenhauseinweisung erforderlich.

Wichtige Information zum Umgang mit Betnesol®

> ***Der frühzeitige Einsatz von Betnesol® beim Asthmaanfall kann die Notwendigkeit einer stationären Einweisung verringern und ein erneutes Auftreten von Symptomen nach dem akuten Anfall verhindern. Der Nutzen tritt in spätestens in 3–4 h ein. Eine Behandlungsdauer von bis zu 3 Tagen reicht gewöhnlich aus, die Behandlung sollte jedoch so lange wie nötig durchgeführt werden.***

2.3. COPD

> ***„Jene, die in der Ausbildung noch gelernt haben, dass Betablocker bei COPD kontraindiziert sind, werden etwas Überwindung brauchen, diese zu verschreiben."***

Wegen oft unbeachteter Symptome, geringer Symptomsensibilität der Patienten und schleichender Verschlechterung wird die Diagnose COPD häufig erst spät gestellt. In der neuen GOLD-Leitlinie (1) wurde die **Definition** der COPD geändert: Die chronisch obstruktive Lungenerkrankung ist demnach eine häufige, verhinderbare und behandelbare Krankheit; sie ist charakterisiert durch persistierende Atemwegssymptome und eine Einschränkung des Atemflusses – zurückzuführen auf Anomalitäten der Atemwege und/oder der Alveolen, verursacht durch eine erhebliche Exposition gegenüber schädlichen Partikeln oder Gasen.
Nach wie vor gilt Zigarettenkonsum als COPD-Hauptursache. Sowohl GOLD, als auch die neue deutsch-österreichische Leitlinie (2) betonen nunmehr aber, dass COPD bei mehr als der Hälfte der Patienten durch einen unzureichenden Aufbau der Lungenfunktion in der Kindheit/Jugend, dem dann einen langsamer altersmäßiger Abfall folgt, verursacht wird. Es ist also nicht immer ein rascher Lungenfunktionsabbau zu beobachten! Vor diesem Hintergrund nimmt die Prävention zukünftig an Bedeutung zu, aufbauend auf dem Zusammenhang von Aufbau einer guten Lungenfunktion bei Kindern/Jugendlichen und Schutz vor Inhalationsnoxen (Stickstoffdioxid, Feinstaub (3)).

2.3.1. Prävalenz

Die Angaben zur COPD-Häufigkeit schwanken: Der Hauptverband geht von 15-20% der über 40-Jährigen aus, nur jeder 10. COPD-Betroffene sei bei einem Arzt in Behandlung und erhält eine entsprechende Therapie (4). Das BMG beziffert den Anteil mit 10,6% (hohe Prävalenz im EU-Vergleich), in D bei 5,9% (5).

2.3.2. Risikofaktoren (1, 2)

- Inhalation von Tabakrauch (sämtliche Tabakwaren; auch passiv)
- Berufsbedingte und umweltbedingte inhalative Noxen
- Genetische Prädisposition, z. B. Alpha-1-Protease-Inhibitor-Mangel
- Höheres Alter, weibl. Geschlecht
- Einschränkungen bei Lungenwachstum/-entwicklung: sämtliche Faktoren der intrauterinen/kindlichen Entwicklung, z. B. geringes Geburtsgewicht, Atemwegsinfektionen in der Kindheit
- Niedriger sozioökonomischer Status
- Bronchiale Hyperreaktivität, Asthma, Tuberkulose

2.3.3. Diagnose (1, 2, 6)

Siehe dazu auch Kapitel 2.1.3. Asthma/COPD/ACOS

Anamnese mit Augenmerk auf:

- Chronischer Husten mit/ohne Auswurf, Atemnot unter Belastung, Anzahl der Exazerbationen/Jahr
- Risikofaktoren (s.o.), COPD in der Familie
- Komorbiditäten (z.B. Herzerkrankungen), Medikation
- Gewichtsverlust

Klinisches Bild

Bei milden Krankheitsformen kann die Auskultation o.B. und ohne Zeichen einer Obstruktion sein. Bei mittelschwerer/schwerer Erkrankung können vorliegen:

- verlängerte Exspiration, Giemen, Pfeifen und Brummen
- Lungenüberblähung mit tief stehenden Zwerchfellen, ggf. Fassthorax, und Einziehungen im Bereich der Flanken,
- zentrale Zyanose
- periphere Ödeme

Ein reduzierter Quotient Forcierte expiratorische Einsekundenkapazität/Forcierte Vitalkapazität (FEV1/FVC < 0,7) in der Spirometrie nach Bronchodilatation (z.B. 400 µg Salbutamol Dosieraerosol) gilt als Nachweis für das Vorliegen einer COPD.

Reversibilitätstest zum Nachweis einer reversiblen Obstruktion (Asthma) mit:

- Bronchodilatatoren: Zunahme FEV1 (ΔFEV1) 15 bzw. 30 Minuten nach Gabe eines Beta-2-Sympathomimetikums bzw. Anticholinergikums um weniger als 12% (7) des Ausgangswertes und weniger als 200 ml
- Kortikosteroiden: ΔFEV1 < 15% nach 20–40 mg Prednisolonäquivalent/Tag oral über 2–3 Wochen oder inhalativ 1.000 µg Beclomethasonäquivalent/Tag über 4 Wochen

Schweregrad-Einteilung

Nach den aktuellen Leitlinien gilt für das Bestimmen des therapiebestimmenden

Schweregrads: ***Diagnose = Erfassen der Lungenfunktion + Erfassen der Symptome und des Exazerbationsrisikos.***

Grade nach Lungenfunktion

Grad	FEV1 in % vom Sollwert
1	ab 80
2	50-79
3	30-49
4	unter 30

Grade nach Symptomen und Exazerbationsrisiko

Exazerbationen:			**FEV1-Grad:**
Mehr als 2 oder 1 mit stationärer Aufnahme	**C**	**D**	3 und 4
0-1 ohne stationäre Aufnahme	**A**	**B**	1 und 2
Symptome:	mMRC 0–1 CAT < 10	mMRC ≥ 2 CAT ≥ 10	

mMRC (modified Medical Research Council) erhebt die Belastungsdyspnoe in 5 Stufen:

- Stufe 0: Ich werde nur bei starker Belastung kurzatmig.
- Stufe 1: Ich werde kurzatmig, wenn ich mich auf der Ebene beeile oder bei leichtem Anstieg.
- Stufe 2: Ich gehe wegen Atemnot langsamer als Altersgenossen oder muss anhalten, um Luft zu holen, wenn ich auf der Ebene gehe.
- Stufe 3: Ich halte nach 100 m oder nach wenigen Minuten ebenerdig an, um Luft zu holen.
- Stufe 4: Ich bin zu kurzatmig, um das Haus zu verlassen oder ich bin kurzatmig beim An- und Ausziehen.

CAT/COPD Assessment Test umfasst 8 Fragen (zu beantworten auf einer Skala von 0-5). Min. Score bei völliger Beschwerdefreiheit 0, max. Score 8 x 5 = 40.

Typischer Verlauf der Lungenfunktion (FEV1) bei COPD

Grafik mit freundlicher Genehmigung des Hauptverbandes aus Arznei & Vernunft übernommen

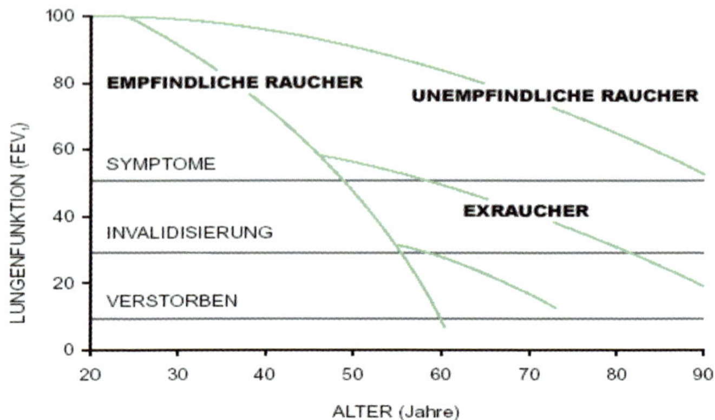

Rauchen & COPD

Erwiesen ist, dass die Zigaretten-Abstinenz die Progression der Erkrankung entscheidend verlangsamt. Raucherentwöhnung ist die wichtigste präventive Maßnahme und unterstützt die Therapie. Der Hinweis auf die Notwendigkeit, das Rauchen aufzugeben, ist eine unverzichtbare Verpflichtung des betreuenden Arztes. Um einen Eindruck vom Grad der Nikotin-Abhängigkeit zu erlangen, sollte bei jedem Patienten der Fagerström-Nikotinabhängigkeitstest angewendet werden.

Empfindliche Raucher

Etwa 20 % der Raucher sind empfindlich und entwickeln eine COPD. Das bedeutet, dass die Lungenfunktion bei den restlichen 80 % normal bleibt; diese bekommen zwar keine COPD, aber alle übrigen Risiken (Bronchus-Ca, Gefäßerkrankungen etc.) bestehen trotzdem. Bei empfindlichen Rauchern kann die Veranschaulichung der gemessenen Obstruktion durch Bestimmung des rechnerischen Lungenalters zu einer stärkeren Motivation zur Nikotinabstinenz beitragen (8) - siehe nachfolgende Tabellen. Weiterführende Informationen zur Tabakentwöhnung bei COPD in der deutsch-öst. Leitlinie (2) ab S. 38.

Tabellen zur Bestimmung des rechnerischen Lungenalters

Werte bis 70 Jahre nach „Lung Function Calculator" der Fa. Micro Medical, darüber nach Online-Rechner der John Hopkins University extrapoliert.

Männer	160 cm	165	170	175	180	185	190
25 Jahre	3,60	3,80	4,10	4,30	4,50	4,70	5,00
30	3,50	3,70	3,90	4,20	4,40	4.60	4,80
35	3,30	3,60	3,80	4,00	4,20	4,50	4,70
40	3,20	3,40	3,60	3,90	4,10	4,30	4,50
45	3,00	3,30	3,50	3,70	3,90	4,20	4,40
50	2,90	3,10	3,30	3,60	3,80	4,00	4,20
55	2,80	3,00	3,20	3,40	3,70	3,90	4,10
60	2,60	2,80	3,10	3,30	3,50	3,70	4,00
65	2,50	2,70	2,90	3,10	3,40	3,60	3,80
70	2,30	2,50	2,80	3,00	3,20	3,40	3,70
75	2,10	2,30	2,50	2,70	2,90	3,20	3,50
80	1,90	2,10	2,30	2,50	2,70	3,00	3,30
85	1,70	1,90	2,10	2,30	2,50	2,80	3,00
90	1,50	1,70	1,90	2,10	2,30	2,50	2,80

Frauen	150 cm	155	160	165	170	175	180
25 Jahre	2,70 FEV1	2,90	3,10	3,40	3,60	3,80	4,00
30	2,60	2,80	3,00	3,20	3,40	3,70	3,90
35	2,50	2,70	2,90	3,10	3,30	3,50	3,70
40	2,30	2,60	2,80	3,00	3,20	3,40	3,60
45	2,20	2,40	2,60	2,90	3,10	3,30	3,50
50	2,10	2,30	2,50	2,70	2,90	3,20	3,40
55	2,00	2,20	2,40	2,60	2,80	3,00	3,20
60	1,80	2,10	2,30	2,50	2,70	2,90	3,10
65	1,70	1,90	2,10	2,40	2,60	2,80	3,00
70	1,60	1,80	2,00	2,20	2,40	2,70	2,90
75	1,50	1,70	1,90	2,10	2,30	2,60	2,80
80	1,40	1,60	1,80	2,00	2,10	2,40	2,70
85	1,30	1,50	1,70	1,90	2,00	2,30	2,60
90	1,20	1,40	1,60	1,80	1,90	2,20	2,50

Beispiel: Eine 40-jährige Raucherin ist 170 cm groß, ihr FEV1 ist 2,60 l; ihr rechnerisches Lungenalter beträgt 65 Jahre.

2.3.4. Therapie

Eine Verschlechterung der Lungenfunktion kann nicht durch Medikamente gestoppt werden. Die Wirkung der medikamentösen Therapie ist begrenzt, vorwiegend symptomatisch und hat mit Ausnahme der langfristigen O_2-Gabe im Stadium 4 keinen signifikanten Einfluss auf die Lebenserwartung. Deshalb ist es wichtig, die Therapie nach dem abgebildeten Stufenplan zu begrenzen; die adrenergen NW der Bronchodilatatoren erhöhen möglicherweise die kardiovaskuläre Ereignisrate.

Obwohl die Obstruktion nur partiell oder gar nicht reversibel ist, kann bei Patienten mit schwerer Obstruktion auch eine geringe Bronchodilatation einen subjektiven Nutzen bringen. Nicht jedes Ansprechen auf Bronchodilatatoren ist im FEV1 ablesbar, deshalb soll auch die subjektive Besserung oder Verschlechterung z. B. der Gehstrecke bei der Therapie berücksichtigt werden.

Medikamentöse Therapie

Inhalative Bronchodilatatoren spielen eine zentrale Rolle. Dabei ist den neuen LL nach ***bei leichteren Schweregraden*** ein lang wirksames Anticholinergikum (LAMA: long acting muscarinic antagonist) zu bevorzugen, weil diese bzgl. der Prävention von Exazerbationen lang wirksamen Beta-2-Agonisten (LABA: long acting beta2 agonist) überlegen sind. (1, 2) Dem entspricht das Ergebnis einer Metaanalyse von 9 RCTs mit 17.120 Teilnehmern: Die Exazerbationsrate unter LAMA ist um 12 % niedriger als unter LABA (RR = 0,88; 95 % CI: 0,84-0,93), ebenso die Zahl der stationären Aufnahmen (RR = 0,78; 95 % CI: 0,69-0,87; p ‹ 0,0001). Keinen Unterschied gibt es bzgl. der Mortalität (RR = 1,00; 95 % CI: 0,79-1,27). Unter LAMA ist das Risiko schwerer Nebenwirkungen signifikant niedriger als unter LABA: RR = 0,91, 95% CI: 0,84-0,97; p = 0,0007; die häufigsten berichteten UAWs waren Atemwegskomplikationen, wie COPD-Verschlechterung und Pneumonie, sowie kardiale Probleme. (9)

Bei höherem Exazerbationsrisiko/stärkerer Symptomatik bzw. Nichtansprechen auf Monotherapie ist die Kombination LAMA + LABA 1. Wahl, da mit dieser im Vergleich zu LABA + ICS weniger Exazerbationen, eine größere Verbesserung des FEV1, ein geringeres Pneumonierisiko und häufiger eine Verbesserung der Lebensqualität zu erreichen. (10)

Therapieschema (1)

- **Gruppe A:** Bronchodilatator – Wirkung beurteilen – fortführen, beenden oder andere Bronchodilatator-Klasse versuchen
- **Gruppe B:** Lang wirkender Bronchodilatator (LABA oder LAMA, Überlegenheit einer der beiden Gruppen noch nicht erwiesen) – bei persistierenden Symptomen LABA + LAMA
- **Gruppe C:** LAMA (LABAs bzgl. Exazerbationsrate überlegen) – bei weiteren Exazerbationen LAMA + LABA. LABA + ICS (Inhalative GlucoCorticoide) kann bei Asthmakomponente erwogen werden; erhöhte Eosinophilenzahlen in Blut und/oder Sputum könnten Indikator für sinnvollen Einsatz von ICS sein (2).
- **Gruppe D:** LAMA + LABA – bei weiteren Exazerbationen entweder Eskalation zu einer Triple-Therapie LAMA + LABA + ICS oder Wechsel zur Kombination LABA + ICS

Bei langfristiger Lungenfunktionsbesserung kann eine Therapiereduktion der erwogen werden.

2.3.5. Wirkstoff-Übersicht

Bronchodilatoren

Beta-2-Agonisten kurz wirksam (SABA): Als Bedarfsmedikation häufig verwendet, keine generelle Empfehlung als Dauermedikation. UAW: Unruhe, Pulsbeschleunigung, Tachykardie, Tremor, Kopfschmerzen, Hypokaliämie. Häufig verordnete Substanzen z.

B.: Salbutamol (Sultanol®), Fenoterol (Berotec®), Terbutalin (Bricanyl®).

Beta-2-Agonisten lang wirksam (LABA) sind aufgrund ihrer langen Wirkung für die Dauermedikation bei stabiler mittelgradiger und schwerer COPD geeignet. In 11 von 14 randomisierten Studien verbessert die Inhalation langwirkender Betamimetika die FEV1-Werte. Akute Verschlechterungen werden jedoch nur in 3 von 9 Studien verhindert (11). Gabe 1x abends zur Verhinderung nächtlicher Spasmen oder maximal 2 x 1; nicht als Bedarfsmedikation, Kumulationsgefahr, kardiale Komplikationen bei Over-Usern! Es finden sich Hinweise auf Zunahme der bronchialen Hyperreagibilität unter Hochdosis (12). Nach längerer Behandlungsdauer mit Beta-Mimetika kommt es zu einer Abnahme der Beta-Rezeptoren und Rezeptoraffinität und damit zur Toleranzentwicklung (Tachyphylaxie) (13). UAW: s.o.; bei Neuanwendung von LABAs ist das kardiovaskuläre Risiko einer Fallkontrollstudie nach (14) in den ersten 30 Tagen 1,5-fach erhöht. Substanzen z. B.: Formoterol (Foradil®, Oxis®) und Salmeterol (Serevent®) – 2x tgl.; Indacaterol, Olodaterol -1x tgl.

Anticholinergika wirken bei der Mehrzahl der COPD-Patienten stärker und länger bronchodilatatorisch als kurzwirksame Beta-2-Agonisten; Verbesserung von Lungenfunktion, Symptomen und Lebensqualität.

Anticholinergika kurz wirksam (SAMA): 1. Wahl ist Ipratropium (Atrovent®), Wirkdauer 6–8 h; lt. a-t *„umstrittenes Therapieprinzip bei der Langzeittherapie der stabilen COPD mit negativer Nutzen-Schaden-Bilanz wegen des Verdachts auf erhöhte kardiovaskuläre Morbidität und Mortalität“* (15)

Anticholinergika lang wirksam (LAMA): Acclidiumbromid, Glycopyrroniumbromid, Umeclidiumbromid; 1. Wahl ist Tiotropiumbromid (Spiriva®). Tiotropium-Inhalat ist bei Patienten mit mindestens mittelschwerer COPD und kurz zurückliegender Exazerbation gegenüber Betamimetika zu bevorzugen (16). Cochrane-Reviews zeigen einen Rückgang von Exazerbationen und Hospitalisationen sowie eine Verbesserung von Symptomatik und Gesundheitsstatus (17–19). ***UAW*** (2, 16): Am häufigsten trockener Mund (16 %); klingt aber meist bei fortgesetzter Therapie ab. Bei 1-10 % Candidose, Sinusitis, Pharyngitis und Obstipation. Supraventrikuläre Tachykardie und Vorhofflimmern sind beschrieben. bei Neuanwendung von LAMAs ist das kardiovaskuläre Risiko einer Fallkontrollstudie nach (14) in den ersten 30 Tagen wie bei LABA 1,5-fach erhöht Die amerikanische Arzneimittelbehörde FDA berichtet über Hinweise auf ein erhöhtes Schlaganfallrisiko.

Kombinationspräparate: Die Kombination SAMA + SABA kann im Vergleich zur Monotherapie die Lungenfunktion verbessern, dies ohne Tachyphylaxie-Risiko. Für LABA + LAMA wurde eine Verbesserung der FEV1 und Reduktion der Exazerbationen gezeigt. (2) Seit kurzem sind auch fixe Dreifachkombinationen (LABA + LAMA + ICS) erhältlich – in der Zusammenstellung laut LL ohnehin nur ein Mittel der Reserve für Patienten der GOLD-Gruppe D. Bislang sind Beweise zu Nutzen und Sicherheit der ICS-Komponente noch nicht erbracht (20).

Theophyllin: Allenfalls bei unzureichender Wirkung von LAMA und LABA für die Langzeittherapie zu erwägen, da weniger effektiv als inhalative langwirksame Bronchodilatatoren und zudem schlechter verträglich. Nachweis der Reduktion der Exazerbationsrate steht noch aus. Blutspiegelbestimmungen (Ziel: 5-15 mg/l) notwendig (2) UAW: Tachykardie, Übelkeit, Krämpfe. Dosierung: 5 mg/kg TD; Substanzen: Unifyl®, Euphyllin®, Theospirex®

Antiinflammatorische Substanzen

PDE4-Hemmer (Roflumilast): LL-gemäß ausschließlich bei schwerer/sehr schwerer Atemflusslimitierung, Bronchitis-Symptomen und häufigen Exazerbationen trotz ausgeschöpfter bronchodilatatorischer und antiinflammatorischer Therapie als Add-On zu mindestens einem LABA oder LAMA (1, 2). Cochrane findet für PDE4-Inhibitoren Vorteile gegenüber Plazebo bei der Verbesserung der Lungenfunktion und der Verringerung der Exazerbationswahrscheinlichkeit, aber nur wenig Einfluss auf die Lebensqualität oder Symptome. Diesem geringen Nutzen stehen häufige gastrointestinale Nebenwirkungen und Gewichtsverlust gegenüber, zudem gibt es Bedenken über unerwünschte psychiatrische Ereignisse unter Roflumilast. (21)

Glukokortikoide

Der Effekt **inhalativer Kortikosteroide (ICS)** bei COPD ist limitiert, der Einsatz wird in den neuen LL darum auf spezielle Situationen begrenzt. Eine Dauertherapie mit ICS alleine führt nicht zu einer Reduktion des Verlusts an Lungenfunktion oder der Letalität, allerdings werden ICS für Patienten mit einer asthmatischen Komponente der COPD empfohlen. **Bei Patienten der GOLD-Gruppen C und D** können Lungenfunktion, Belastbarkeit, Gesundheitsstatus und Exazerbationshäufigkeit durch die Kombination ICS + LABA stärker als mit den Monosubstanzen verbessert werden. (2) Dem gegenüber steht der in Studien mehrfach gezeigte gegenläufige Effekt der ICS: Die Zahl der Pneumonien steigt unter inhalativen Steroiden – insbesondere bei schwergradiger COPD, auch deswegen muss die Anwendung im Einzelfall sehr genau überlegt werden. (22) Die LL weisen zudem darauf hin, dass die Dosis-Wirkungsbeziehungen und die Langzeitsicherheit (› 3 Jahre) von ICS für COPD-Patienten insgesamt nicht hinreichend bekannt sind (2).

Keine Indikation bei stabiler COPD: LABA + ICS ist LAMA + LABA bei stabiler COPD in allen Endpunkten unterlegen, lediglich die Gesamtmortalität ist in beiden Therapieregimen gleich (7 von 1.000) Unter LABA + ICS kam es bei 96 von 1.000 Behandelten zu schweren Nebenwirkungen, unter LAMA + LABA bei 87 von 1.000. (10)

UAW: orale Candidiasis, Heiserkeit, corticoidbedingte Hautveränderungen, erhöhtes Pneumonie-Risiko, unter Langzeittherapie mit Triamcinolon erhöhtes Osteoporose-Risiko; Auftreten bzw. schlechtere Kontrolle von Diabetes, Katarakten und Infektionen mit Mykobakterien (2)

Die **Auswirkungen des Absetzens von ICS** bei COPD-Patienten auf Symptomatik, Lungenfunktion und Exazerbationsfrequenz kann anhand der Datenlage nicht vorhergesagt werden; Verschlechterungen in allen 3 Parametern sind möglich. (2)

Präparate und obere Grenze der Tagesdosis für „niedrig dosierte ICS" z. B.:

- Beclometason 500 mcg (Aerocortin®, Beclomet®, Becotide®)
- Budesonid 400 mcg (Miflonide®, Pulmicort®)
- Flunisolid 500 mcg (Pulmilide®)
- Fluticason 250 mcg (Flixotide®)

Orale Glukokortikoide sind wegen der schlechten Nutzen-Risiko-Bilanz in der Langzeittherapie nicht anzuwenden. Sie kommen lediglich bei exazerbierter COPD zum Einsatz, wo ICS nicht wirksam sind, hier sind für 5 Tage orale Steroide (40 mg Urbason, 50 mg Prednisolon) vorzuziehen, von der Praxis des Dosisausschleichens ist man bei kurzer Anwendung mittlerweile abgekommen.

Schleimlöser

Die Wertigkeit von Mukolytika bei COPD-Patienten wird diskutiert, weil eine deutliche Diskrepanz zwischen den messbaren Effekten und dem klinischen Erfolg besteht. Während manche Patienten mit zähem Sputum profitieren können, erscheint der Gesamtbenefit zu gering für eine allg. Empfehlung. Ein Cochrane-Review fand nur Daten moderater Qualität, nach denen es einen geringen Effekt auf die Lebensqualität und die Exazerbationsrate gibt (23). Auch die LL betonen, dass N-Acetylcystein, Ambroxol und Cineol bei einigen Patienten mit viskösem Sekret hilfreich seien – für die breite Anwendung gibt es aber keine Empfehlung (2).

Antibiotika

Vor dem Hintergrund der Resistenzentwicklung ist der Einsatz von Antibiotika grundsätzlich immer zu hinterfragen. GOLD 2018 gibt aber Anlass, bei COPD niedrig dosierte AB zu überlegen: „Long term azithromycin or erythromycin therapy reduces exacerbations over one year (Evidence A)" (1), vgl. (24). Die deutsch-österreichische Leitlinie warnt allerdings gleich vor breiter Anwendung: „Wegen der Gefahr der Resistenzentwicklung, der potentiellen Effekte auf das Gehör und der fehlenden Langzeitergebnisse (› 1 Jahr) kann aus unserer Sicht die Langzeitbehandlung mit Makroliden gegenwärtig nicht generell empfohlen werden." (2)
Exazerbationen können durch virale, aber auch bakterielle Infekte ausgelöst werden. Hinweise für bakterielle Infektion sind außer vermehrtem Husten und Dyspnoe vor allem vermehrte Sputum-Menge mit Farbveränderungen in Richtung Grün. Ab dem 2. Krankheitstag ist ein CRP-Anstieg auf › 50 mg/l ein wichtiger Indikator. Nur bei bakteriellen Infektionen können Antibiotika von Nutzen sein; Antibiotika sollten S. pneumoniae, H. influenzae und M. catharrhalis abdecken. Es kommen für ambulante Patienten mit Exazerbation vorrangig Amoxicilline in Betracht, als Mittel 2. Wahl Makrolide und Cephalosporine und als therapeutische Reserve Chinolone.

Impfungen

Die **Influenza**-Impfung für Patienten mit COPD ist bezüglich ihrer Sicherheit ausreichend untersucht und es bestehen keine Hinweise für eine Exazerbation der Grunderkrankung durch die Impfung; lediglich bei vorübergehenden lokalen Nebenwirkungen der Impfung ist ein Anstieg zu beobachten. In RCTs (leider alle mehr als ein Jahrzehnt alt), wird eine Reduktion der Exazerbationen für geimpfte Patienten nachgewiesen. (25)
Patienten mit COPD können im Rahmen von **Pneumokokken**-Erkrankungen mit einer Exazerbation des Grundleidens, mit Komplikationen wie Pneumonie, aber auch mit invasiv bakteriämischen Verlaufsformen reagieren. GOLD 2018 empfiehlt COPD-Patienten die Pneumokokken-Impfung zur Verhinderung zusätzlicher Morbidität (1). Der jüngste Cochrane-Review zeigt auf, dass die Wahrscheinlichkeit von Exazerbationen

durch die Pneumokokken-Impfung gesenkt werden kann (26).

2.3.6. Nichtmedikamentöse Therapie der stabilen COPD

Nichtmedikamentöse Therapiemaßnahmen haben bei der COPD einen hohen Stellenwert, etwa körperliches Training oder Patientenschulung. Ausführliche evidenzbasierte Informationen zum Beispiel auf https://www.patienten-information.de/kurzinformationen/lunge/copd; die Information basiert auf der NVL COPD; deren Überarbeitung 2019 publiziert werden soll.

2.3.7. Betablocker bei Patienten mit COPD

Der Hauptfokus der COPD-Therapie liegt auf der bronchialen Obstruktion, welche aber durch Bronchodilatatoren kaum besserbar ist und nur einen marginalen Effekt auf die Mortalität zeigt. Kardiovaskuläre Risikofaktoren und Erkrankungen sind hauptsächlich mitverantwortlich für die Mortalität bei COPD-Patienten. Dabei kann eine Differentialdiagnose zwischen chronischen Lungen- und Herzerkrankungen schwierig sein. Betablocker könnten bei COPD-Patienten einen positiven Effekt haben. So konnten systematische Reviews zeigen, dass Betablocker von COPD-Patienten gut toleriert werden und keine negativen Auswirkungen auf die bronchiale Obstruktion zu haben scheinen.

Eine Kohortenstudie im Rahmen der Utrecht General Practitioners Network Database (Netzwerk aus 35 Allgemeinärzten in 23 Praxen, die seit 1992 Daten in eine gemeinsame Datenbank einspeisen) untersuchte, ob der längere Gebrauch von Betablockern bei COPD-Patienten einen positiven Effekt auf die Mortalität und Exazerbationen bei Patienten mit COPD generell sowie bei solchen ohne diagnostizierte kardiovaskuläre Begleiterkrankungen hat. Beobachtungszeitraum war Anfang 1995 bis Ende 2005.
Primärer Endpunkt: Mortalität jeglicher Ursache
Sekundärer Endpunkt: Erste COPD-Exazerbation innerhalb des Beobachtungszeitraums [Definition COPD-Exazerbation: Verschreibung (Pulsed-dose) von Prednison/Prednisolon über 7-10 Tage und/oder Hospitalisierung wegen Exazerbation]
Resultate: 2.230 Patienten konnten in die Studie eingeschlossen werden. Die durchschnittliche Follow-up-Zeit betrug 7,2 Jahre. Insgesamt starben im Studienzeitraum 686 Patienten (30,8%): 27,2% in der Gruppe der Patienten, die einen Betablocker nahmen, gegenüber 32,3% der Patienten, die keinen Betablocker einnahmen. Somit war das Mortalitätsrisiko in der Gruppe mit Betablockern signifikant niedriger (adjustierte Hazard Ratio/HR 0,68, 95% CI 0,56–0,83). Für kardioselektive Betablocker betrug die adjustierte HR 0,67 (95% CI 0,55–0,83), für nichtselektive Betablocker 0,82 (95% CI 0,61–1,10). 42,7% derer, die einen Betablocker einnahmen, hatten mindestens eine Exazerbation gegenüber 49,3% derer, die keinen Betablocker einnahmen. HR 0,71 (95% CI 0,60–0,83).

Kommentar: Eine längere Behandlung von COPD-Patienten mit Betablockern kann das Überleben verbessern und die Anzahl Exazerbationen in einem breiten Kollektiv von Patienten mit COPD verringern. Betablocker werden auch von COPD-Patienten gut toleriert, Studien zeigen keine negativen Auswirkungen auf die bronchiale Obstruktion. Patienten mit Asthma bzw. deutlichem Ansprechen auf Bronchodilatatoren sind jedoch durch Betablocker-induzierte Obstruktion gefährdet.

Es ist wahrscheinlich, dass viele COPD-Patienten kardiovaskuläre Probleme haben (wie die Pathogenese der COPD vermuten lässt) und somit die positiven Effekte bezüglich der Mortalität auf die Reduktion dieser Risiken zurückzuführen ist. Deshalb gehört zu jeder Anamnese und Untersuchung bei COPD-Patienten auch die Suche nach kardiovaskulären Erkrankungen. (27, 28) – Eine schöne Arbeit aus der AM-Praxis.
Mittlerweile gibt es weitere hochqualitative Untersuchungen zur Anwendung von Betablockern bei COPD, die zu denselben Resultaten gelangen. (29, 30) Johann Steurer vom Horten-Zentrum kommt in seinem Artikel „Kontraindikationen gegen Betablocker bröckeln immer mehr weg – auch bei COPD" zur Feststellung: „Für jene, die in der Ausbildung noch gelernt haben, dass Betablocker bei COPD kontraindiziert sind, wird es etwas Überwindung brauchen, diese zu verschreiben." (31)

Literaturnachweis online: www.tgam.at/leitfaden_quellen_kap2

3. Magen & Darm

3.1. Gastritis und Refluxbeschwerden

Alarmzeichen: Blutung, Anämie, Gewichtsverlust, Schluckstörung

Bei Fehlen von Alarmzeichen soll bei Patienten ‹ 50 Jahre primär auf eine Gastroskopie verzichtet und eine Probetherapie mit PPI (Mittel 1. Wahl) oder H2-Blockern in Standarddosierung für etwa 2–4 Wochen begonnen werden. Zusätzlich Aufklärung über Lebensstilmodifikation (Ernährung, körperliche Aktivität, Tabak, Alkohol).

Bei Patienten über 50 J., bei Vorliegen von Alarmsymptomen oder bei Nichtansprechen auf die Probetherapie soll eine gezielte Diagnostik erfolgen. Methode der Wahl ist die Gastroskopie mit Helicobacter pylori-Nachweis.

Vgl. z. B.: (1)

3.2. Ulcus duodeni

3.2.1. Diagnose

Meist H. pylori-assoziiert (1); bei jedem Patienten ist die Erhebung des HP-Status unbedingt erforderlich, regelhaft durch die Gastroskopie.

Validierte Methoden des HP-Nachweises (2):

- Invasiv: Kultur, Histologie, Urease-Schnelltest, PCR
- Nicht invasiv: Harnstoff-Atemtest, Stuhl-Antigentest mit monoklonalen Antikörpern; IgG-Antikörper im Serum

3.2.2. Therapie

HP-positiv (80 %): Eradikationstherapie 7 Tage, Fortsetzung der PPI-Therapie nach Eradikation bei Fortbestehen der Beschwerden für maximal weitere 3 Wochen (Kontrolle des Eradikationserfolges nach 2 Monaten mittels Atemtest oder Antigennachweis im Stuhl, Serologie ungeeignet!)

HP-negativ (20 %): PPI oder H2-Blocker in Standarddosierung für 4 Wochen (keine Kombinationstherapie)

Bei Fortbestehen der Beschwerden Beiziehen eines Spezialisten.

3.3. Ulcus ventriculi

Kann lange symptomlos bleiben, Risiko steigt mit dem Alter, typische Beschwerden: Schmerzen im Oberbauch, Völlegefühl oder Übelkeit; häufig Zusammenhang mit H.-pylori-Infektion (1) oder NSAR-Einnahme (Acetylsalicylsäure, Diclofenac, Ibuprofen, Naproxen) (2, 3)

3.3.1. Diagnose (2, 3)

Red Flags: Hinweise auf Blutungen (Stuhl, Erbrochenes, Abgeschlagenheit, Luftnot bei körperlicher Anstrengungen) oder Perforation (starke Schmerzen)

- Patienten unter 50-55 J. ohne Alarmsymptome: H.-pylori-Antikörper-Nachweis (Stuhlantigen o. Atemtest) mit anschl. Behandlung positiver Fälle ohne Gastroskopie.
- Patienten ab 50 bis 55 J. mit erstmaligem Ulcus: Gastroskopie und Biopsie zum Karzinomausschluss unbedingt erforderlich

H.-pylori wird mit 95 % der Zwölffingerdarm-, 70 % der Magengeschwüre assoziert (4).

3.3.2. Therapie (3)

- Kein Rauchen, keine NSAR!
- **HP-positiv:** Eradikationstherapie 7 Tage, Fortsetzung der PPI-Therapie nach Eradikation 3–5 Wochen, Gastroskopie-Kontrolle mit Probenentnahme vor Abschluss der Behandlung
- **HP-negativ:** PPI oder H2-Blocker in Standarddosierung für 4–6 Wochen (keine Kombinationstherapie), Gastroskopie-Kontrolle mit Biopsie vor Abschluss der Behandlung.

Therapie mit PPI jedenfalls so lange, bis die Abheilung des Ulcus bestätigt und maligner Tumor bioptisch ausgeschlossen ist. Bei Fortbestehen der Beschwerden Beiziehen eines Spezialisten.

3.4. GERD

Die Diagnose wird auf Grund typischer Symptome klinisch gestellt; eine endoskopische Abklärung ist nur bei Alarmzeichen (Schluckstörung, Blutung, Anämie, Gewichtsverlust) indiziert oder wenn binnen 2-wöchiger Probe-Therapie mit Protonenpumpeninhibitoren (PPI) keine Beschwerdefreiheit erziehlt wird bzw. bei lange bestehenden Beschwerden und bei Wiederauftreten der Symptome nach erfolgreicher Therapie (1).

3.4.1. Ziele der endoskopischen Diagnostik

- Differenzialdiagnose (Ulcus ventriculi, Ulcus duodeni, Magenkarzinom)
- Stadieneinteilung zur Therapieplanung
  - Stadium 0: keine Schleimhautveränderung „NERD" (nicht-erosive Refluxkrankheit)
  - Stadium 1: einzelne Erosionen
  - Stadium 2: konfluierende Erosionen
  - Stadium 3: zirkuläre Erosionen
  - Stadium 4: zirkuläre Erosionen mit Komplikationen, z. B. Barrett-Ösophagus
- Langzeitüberwachung bei Barrett-Ösophagus (metaplastisches Zylinderepithel im Ösophagus, Präkanzerose)

3.4.2. Therapie ohne endoskopische Diagnostik

Nicht-medikamentöse Maßnahmen:

  - Erhöhung des Kopfendes des Bettes
  - Gewichtsnormalisierung
  - Vermeidung von Spätmahlzeiten
  - kein Nikotin oder Alkohol (keine Studienevidenz!)
  - Verzicht auf individuell unverträgliche Speisen und Getränke (keine Studienevidenz!)
- PPI in Standarddosierung (z. B. 20 mg Omeprazol oder 40 mg Pantoprazol einmal tgl. 30–60 min vor dem Frühstück über 4 Wochen, bei unzureichendem Ansprechen Versuch mit der doppelten Standarddosis.
- Bei Therapieerfolg Reduktion der PPI-Dosis auf halbe Standarddosierung nach 4 Wochen bzw. Bedarfsmedikation.
- Bei unzureichendem Therapieerfolg o. dauerhaft hohem PPI-Verbrauch: Endoskopie

3.4.3. Therapie nach endoskopischer Diagnostik

- Nicht-medikamentöse Maßnahmen (siehe oben)
- NERD (Nicht-erosive Refluxkrankheit): PPI in halber Standarddosierung für 4–8 Wochen, bei unzureichendem Ansprechen ggf. Dosissteigerung bis zur zweifachen Standarddosis oder Wechsel auf anderen PPI, bei Therapieerfolg Dosisreduktion bzw. Bedarfsmedikation
- Erosive Ösophagitis (Los Angeles A/B): PPI in Standarddosierung für 4–8 Wochen
  - Bei Therapieerfolg Auslassversuch, Langzeitbehandlung kontinuierlich, intermittierend oder nach Bedarf, Ermittlung der minimal noch ausreichend wirksamen Dosis durch schrittweise Dosisreduktion. Regelmäßiger Langzeitgebrauch in hohen Dosen sollte vermieden werden (erhöhtes Osteoporose- und Frakturrisiko, Clostridieninfektionen).
  - Bei Misserfolg ggf. weitere Diagnostik
- Erosive Ösophagitis (Los Angeles C/D): PPI in Standarddosierung 8–12 Wochen
- Bei Therapieerfolg: Langzeittherapie mit Versuch einer langsamen, schrittweisen Dosisreduktion
- Bei Misserfolg: erweiterte Diagnostik (Endoskopie mit Stufenbiopsie, pH-Metrie-Impedanzmessung, Ösophagusmanometrie).

Bei fehlender Besserung der Symptomatik ist in allen Fällen der Versuch einer Dosiserhöhung gerechtfertigt.

3.4.4. Therapiekontrolle

Bei erfolgreicher Therapie und bleibender Beschwerdefreiheit ist im Falle einer NERD oder fehlender initialer endoskopischer Diagnostik keine endoskopische Kontrolle erforderlich. Bei erosiver Ösophagitis sollte die Abheilung endoskopisch verifiziert werden.

Bei kurzfristig wiederholt auftretender GERD ist zwischen medikamentöser Dauertherapie und endoskopischer Anti-Reflux-Operation zu wählen.

3.4.5. Endoskopie bei nachgewiesenem Barrett-Ösophagus

- Bei intestinaler Metaplasie ohne intraepitheliale Neoplasie: Kontrolle nach 1 Jahr, dann alle 3–4 Jahre
- Bei Nachweis einer niedriggradigen intraepithelialen Neoplasie:
  - Makroskopisch sichtbare Veränderungen: endoskopische Resektion, weitere Kontrolle halbjährlich
  - Nicht makroskopisch sichtbare Veränderungen: Kontrolle in 6 Monaten, bei Persistenz Resektion
- Bei Nachweis einer hochgradigen intraepithelialen Neoplasie: immer endoskopische Resektion, Kontrolle halbjährlich.

Der Barrett-Ösophagus stellt eine Präkanzerose dar und bedarf regelmäßiger Kontrolle!

3.5. Chronische Gastritis

Diagnose: Gastroskopie + PE

(Seltene) Differentialdiagnosen (1):

- Morbus-Crohn-assoziierte Gastritis
- Portal hypertensive Gastropathie (bei Leberzirrhose)
- Morbus Ménétrier (seltene hypoproteinämische hypertrophe Gastropathie)
- Linitis plastica (Sonderform des Magenkarzinoms, kann einer Gastritis mit schleichendem Beginn ähneln)

3.5.1. Gastritis A (autoimmun)

Selten mit ‹ 5 %; Zerstörung der Parietalzellen führt zu Vitamin-B12-Mangel/perniziöser Anämie, häufig Eisenmangel (2).
Risiko für Magenkarzinom im Vgl. zu Gesamtbevölkerung erhöht; LL empfehlen daher alle 3 Jahre Gastroskopie+ Biopsie für alle Patienten mit ausgedehnter Atrophie (3).
Regelmäßige Vitamin B12-Kontrolle und Substitution (Hydroxocobalamin); symptomatische Therapie mit Prokinetika (Metoclopramid) wird kontrovers diskutiert; für das millionenfach verkaufte Over-the-Counter-Produkt Iberogast® gibt es Hinweise auf Leberschäden (4).

3.5.2. Gastritis B (bakteriell) (1)

Nachweis mittels Histologie, da endoskopisch nicht immer sichtbar. Häufigste Gastritis-Form mit 80 %, dauerhafte Beschwerdefreiheit durch Eradikation nur bei einem Teil der Patienten zu erreichen.
Therapie: Eradikation H. pylori mit Antibiotika + PPI; Kontrolle des Eradikationserfolges nach 2 Monaten mittels Atemtest oder Antigennachweis im Stuhl, Serologie ungeeignet!
Bei Fortbestehen der Beschwerden Zusammenarbeit mit Spezialisten.
Rezidivrate: Jährliche Neuinfektionsrate nach erfolgreicher Eradikation bei ca. 2 % pro Jahr in Industrieländern und 6–12 % in Entwicklungsländern (5). Bestehende Infektion bei Familienmitgliedern erhöht vermutlich die Rezidivrate.

3.5.3. Gastritis C (chemisch)

Meist durch NSAR oder galligen gastroduodenalen Reflux
Therapie: Omeprazol 1 x tgl. 20 (–40) mg morgens mit einem halben Glas Wasser für 4 Wochen lang, ggf. für bis zu 4 weitere Wochen; NSAR möglichst absetzen, Umstellung auf Tramadol oder Codidol, wenn NSAR nicht absetzbar, PPI 8 Wochen! Bei Gallenreflux PPI u. U. nicht wirksam, Prokinetika erwägen (CAVE: Metoclopramid bei Reflux nicht mehr zugelassen)

3.6. Reizmagen

Auch funktionelle Dyspepsie genannt, für Gastroenterologen eine schlecht definierbare Ausschlussdiagnose nach erfolgter Gastroskopie und PE. Es zeigt sich kein Wirkunterschied zwischen Behandlung mit PPI, H2-Blockern, Antazida, Prokinetika und Plazebo. Keine Polypragmasie; wenn eine medikamentöse Therapie nicht vermeidbar ist, sollte möglichst den harmloseren und auch preiswerteren Antazida der Vorzug gegeben werden (pers. Mitteilung Prof. Dr. Hans Winkler).

Die klinische Diagnose „funktionelle Dyspepsie" (FD) umfasst organische oder

psychosomatische Erkrankungen. Bei Fehlen von Alarmzeichen soll bei Patienten ‹ 50 a primär auf eine Gastroskopie verzichtet und eine Probetherapie mit PPI oder H2-Blockern in Standarddosierung über 2–4 Wochen begonnen werden. Bei Nichtansprechen ist eine Gastroskopie indiziert; ergibt der Befund Ulcus, GERD oder galliges Sekret im Magen, ist eine organische Ursache gefunden. Oberbauchschmerzen und Refluxbeschwerden mit negativer Gastroskopie sind am ehesten als NERD zu interpretieren und sollten in halber Standarddosis (Omeprazol 10 mg) on demand therapiert werden.

Ein positiver HP-Befund ohne Ulzera ist zu 93 % ein harmloser Zufallsbefund, aber bei 1 von 14 Fällen bessern sich die Beschwerden durch Eradikation anhaltend.

Wenn der Gastroskopiebefund negativ blieb, insbesondere, wenn zusätzlich Symptome eines Reizdarmes, wie Völlegefühl und Blähungen vorliegen, ist eine Somatisierungsstörung die wahrscheinlichste Ursache.

Eine ideale Therapie existiert nicht. PPI, H2-Blocker, Antazida wirken etwas besser als Plazebo, der Nutzen von Psychotherapie ist unzureichend gesichert. Antazida sind grundsätzlich nicht für Dauertherapie geeignet; auch PPI, H2-Blocker und Prokinetika bergen Risiken in der Langzeiteinnahme.

Wichtig ist, beim Patienten Angst abzubauen und eine zurückhaltende medikamentöse Therapie zu verschreiben.

3.6.1. Definition nach Rom-IV-Kriterien (1)

- Dauer über mehr als 3 Monate innerhalb der letzten 6 Monate (persistierend bzw. rezidivierend)
- Endoskopie erbringt keinen Nachweis einer organischen Ursache, die für Beschwerden ursächlich sein könnte
- Beschwerden werden nicht ausschließlich durch Stuhlentleerung erleichtert bzw. sind nicht mit Stuhlunregelmäßigkeiten assoziiert (= Ausschluss eines ursächlichen Reizdarmsyndroms; es leiden aber rd. 30 % aller FD-Patienten parallel an einem Reizdarmsyndrom)
- Leitsymptomorientierte Untergruppen:
- Epigastrisches Schmerz-Syndrom (EPS) – Oberbauchschmerzen/-brennen
- Postprandiales Distress-Syndrom (PDS) – Völlegefühl und vorzeitige Sättigung

Für die Entstehung einer FD werden heterogene, multifaktorielle Ursachen diskutiert, z. B. Motilitätsstörungen, sensomotorische Störungen kombiniert mit Hypersensitivität auf mechanische/chemische Stimuli, Immunaktivierung, erhöhte mukosale Permeabilität im proximalen Dünndarm, Störungen des autonomen und enterischen Nervensystems (2). Eine Metaanalyse versuchte, Biomarker zu identifizieren, die mit FD assoziert sind; demnach könnten vor allem erhöhte Eosinophilen-Werte im Vergleich mit Gesunden die Diagnose unterstützen (3). All dieses Wissen hat allerdings noch kaum Einfluss auf das diagnostische therapeutische Vorgehen.

3.6.2. Differenzialdiagnosen (4)

Zu FD-ähnlicher Symptomatik führen können:

- ischämische Herzerkrankung
- Medikamente (antiinflammatorische Wirkstoffe, Bisphosphonate, SSRI, Antibiotika,

Metformin, Antidementiva, Dipyridamol etc.)
- psychiatrische Störungen (z. B. Angststörungen, somatoforme Störungen)
- Reizdarmsyndrom
- muskuloskelettale Erkrankungen des Oberkörpers
- metabolische Störungen
- chronische Nierenerkrankung
- Pneumonie
- prolongierte Gastroenteritis oder postinfektiöse Motilitätsstörung

3.6.3. Nicht abgeklärte Dyspepsie (empirische Diagnose)

Schätzungen zu Folge leiden 10–40 % der Erwachsenen an nicht abgeklärter Dyspepsie: ein Symptomkomplex von epigastrischen Schmerzen, Blähungen, Übelkeit und früher Sättigung, deren Ursprung im oberen Gastrointestinaltrakt vermutet wird. (Einzelne Leitlinien schließen Refluxbeschwerden aus, andere rechnen sie hinzu.)

Red Flags (4)

- Auftreten von Symptomen (außer GERD-typische Symptomatik) erstmals ab Alter von 50–55 Jahren
- Dysphagie oder Schmerzen beim Schlucken
- Erbrechen oder Übelkeit rezidivierend
- Ungewollter Gewichtsverlust (› 3 kg in 6 Monaten)
- Anämie oder Blutung, wie Hämatemesis oder Meläna
- Palpable Raumforderung im Oberbauch oder vergrößerte Halslymphknoten
- Schmerz ausstrahlend vom Abdomen in den Rücken, oder kontinuierliche abdominelle Schmerzen

Bei jüngeren Erwachsenen (‹ 50 a) ohne Alarmsymptome ist primär keine Endoskopie, sondern eine Probetherapie ratsam. Internationale Leitlinien stimmen darin überein, dass nur bei Nichtansprechen oder Alarmsymptomen eine endoskopische Abklärung erfolgen soll. Die Mehrzahl der Befunde bleibt ohne Konsequenz für die Therapie; es besteht ein gewisses Schädigungsrisiko durch die Untersuchung:

Number needed to harm (NNH) Gastroskopie

- Kardiopulmonale Störwirkung: 2.600
- Perforation: 4.200
- Blutung: 10.000
- Todesfall: 40.000

Therapie (2)

Ohne Alarmsymptome wäre zwar „Watchfull Waiting" ein geeigneter Therapieansatz – wegen der Beschwerden erwarten die meisten Patienten allerdings rasche Linderung und somit medikamentöse Behandlung. In diesem Fall richtet sich die Substanzauswahl nach dem dominanten Symptom:

- Vorwiegend Schmerzen im Oberbauch: initiale Therapie mit PPI möglich, Phytotherapeutika bei Nichtansprechen.
- Dysmotilitätssymptome: Phytotherapeutika
- Begleitende H.-pylori-Infektion: Eradikation, siehe entspr. Kapitel
- Ergibt die Anamnese Hinweise auf Angst, Depression, Stress: Antidepressiva, psychotherapeutische Interventionen in Betracht ziehen

Nutzt Diät?
Die optimale Magendiät existiert nicht; der Nutzen diätetischer Maßnahmen bei funktioneller Dyspepsie konnte noch nicht ausreichend nachgewiesen werden. Kleinere Studien konnten FD-Beschwerden zumindest mit bestimmten Auslösern in Zusammenhang bringen, etwa mit frittiertem/fetthaltigem Essen, scharfen Gewürzen, kohlensäurehaltigen Getränken (5) oder auch Gluten (6) bzw. Nikotin (4). Wenn Patienten also derlei Auslöser ihrer Beschwerden identifizieren können, sollen diese natürlich vermieden werden.
Es gibt Hinweise darauf, dass die primäre Endoskopie der empirischen Therapie überlegen sein kann: Einerseits war die Patientenzufriedenheit nach einem unauffälligen Befund höher, andererseits wurde in Studien ein hoher Prozentsatz der Patienten unter rein empirischer Behandlung doch noch endoskopiert (7, 8).

CAVE: In älteren Leitlinien kann noch **Metoclopramid** (Paspertin®) für die empirische Therapie empfohlen werden. Die Zulassung in dieser Indikation besteht aber nicht mehr, nachdem die Europäische Arzneimittelagentur EMA 2014 das Nutzen-Schaden-Verhältnis (neurologische NW, insbesondere bei längerer Einnahme) negativ bewertet hat.

3.6.4. Abgeklärte funktionelle Dyspepsie
Bei der funktionellen Dyspepsie zeigt die Gastroskopie kein Ulcus und einen normalen/nahezu normalen Endoskopiebefund. Insbesondere, wenn gleichzeitig auch Symptome des Reizdarmes vorliegen, sollte als Pathomechanismus eine Somatisierungsstörung in Betracht gezogen werden.
Die Rolle von Helicobacter pylori ist wenig gesichert; bisherige Untersuchungen sprechen gegen einen ausgeprägten Zusammenhang. In Einzelfällen kann endoskopisch im Magen ein galliger Reflux aus dem Duodenum gefunden werden.

3.6.5. Therapie
Die Auswahl orientiert sich an den jeweils dominierenden Symptomen; für die medikamentöse Therapie stehen zur Verfügung (2):
- Protonenpumpeninhibitoren
- H2-Antagonisten
- Prokinetika
- Antidepressiva
- H.-pylori-Eradikation

Gute Evidenz gibt es für PPI und trizyklische Antidepressiva bei EPS sowie für Prokinetika bei PDS (9).

Protonenpumpeninhibitoren
Z. B. Omeprazol 20-40 mg/d (4); Anm.: niedrige Dosen bei FD in RCT gleich wirksam wie höhere, s. u.
Höherer Nutzen für epigastrische Schmerzen (2). Der jüngste Cochrane-Review (10) untersuchte die Wirkung von PPI im Vergleich zu Plazebo, H2-Hemmer oder Prokinetika zur Symptombesserung bei FD. 25 RCTs mit 8.453 Teilnehmern wurden eingeschlossen; die Ergebnisse: Niedrig dosierte PPIs hatten eine ähnliche Wirksamkeit wie die Standarddosierungen, daher wurden diese Untergruppen für die Analyse kombiniert. PPI waren wirksamer als Plazebo (RR 0,88; 95% CI 0,82–0,94; NNT = 11; mäßige

Qualität). PPI hatten im Vergleich zu H2-Hemmern weniger oder keine Wirkung (RR 0,88; 95% CI 0,74–1,04; niedrige Evidenzqualität) und können etwas effektiver sein als Prokinetika (RR 0,89; 95% CI 0,81–0,99; NNT = 16; niedrige Qualität). PPI plus Prokinetika haben wahrscheinlich nur geringe oder gar keine Wirkung im Vergleich zu PPI allein. Es gab keinen Unterschied für die Subgruppen H.-pylori-Status, Herkunftsland oder Reflux oder Rom-III-Subtypen. Die Anzahl unerwünschter Ereignisse für die verschiedenen Medikationen unterschied sich nicht. *(17 der 25 Studien wurden von einem Pharma-Unternehmen gefördert oder finanziert.)*

Wechselwirkung mit ASS beachten!

Bei Patienten, die wegen eines erhöhten kardiovaskulären Risikos ASS einnehmen, sollten H2-Blocker gewählt werden. Patienten, die ASS + PPI einnahmen, hatten in dänischen Registerdaten ein signifikant höheres kardiovaskuläres Risiko als Personen, die keinen PPI erhielten (RR 1,46; 95% CI 1,33–1,61)]. Unterschiede zwischen verschiedenen PPIs gab es nicht. H2-Rezeptorenblocker, etwa Ranitidin, erhöhten das Risiko nicht. (11)

H.-pylori-Eradikation

Nach der Eradikation bleiben langfristig ca. 10 % der Patienten symptomfrei (2).

H2-Blocker

Mittel der Reserve nach PPI, z. B. für Patienten unter ASS, sonst im Praxisalltag nicht von Bedeutung.

Prokinetika

Der Wirksamkeitsnachweis bei postprandialen Beschwerden wurde zwar erbracht, die Medikamente sind aber dennoch nur unter sorgfältiger Abwägung von Nutzen/Risiken einzusetzen. Metoclopramid ist für FD nicht mehr zugelassen; Domperidon ist insbesondere wegen kardialer Nebenwirkungen umstritten und nur kurzfristig einzusetzen, um Übelkeit/Erbrechen zu reduzieren.

Antidepressiva & psychotherapeutische Verfahren

Im Vergleich zu beschwerdefreien Patienten finden sich bei jenen mit FD höhere Werte an Depression, Ängstlichkeit und Somatisierung, die zudem stärker mit schlechterer Lebensqualität verbunden werden, als die klinische Symptomatik an sich (2). Daraus lässt sich die mögliche Wirkung von Antidepressiva und Psychotherapie ableiten.
Eine aktuelle systematische Übersichtsarbeit deutet auf einen signifikanten Behandlungseffekt von Psychopharmaka bei der Symptomlinderung von FD hin. Allerdings wurde dieser Vorteil nur für Medikamente mit alleiniger anxiolytischer oder zusätzlicher antidepressiver Wirkung [gepooltes relatives Risiko (PRR) 0,72; 95% CI 0,52-0,99; p = 0,0406] und nicht für Antidepressiva alleine (PRR 0,63; 95% CI 0,38-1,03; p = 0,0665) gezeigt. Der Wirksamkeitsnachweis wurde auch für tri- und tetrazyklische Antidepressiva (Amitriptylin, Mianserin, Sulpirid) erbracht, während SSRI und SNRI keinen positiven Effekt im Vergleich mit Plazebo hatten. (12)
Anm.: Obwohl Plazebo überlegen, dürften in der Praxis die der Studie nach wirksamen anxiolytischen Präparate (Chlordiazepoxid, Buspiron) wegen des bekannten Nebenwirkungsprofils eine untergeordnete Rolle spielen; Amitriptylin ist hier das Mittel Wahl.

Es gibt Hinweise für die Wirksamkeit von Psychotherapie, insbesondere bei persistierenden Beschwerden unter o. a. Standardtherapie (13).

Phytotherapeutika, alternative Therapiemethoden
2017 wurden alleine in D 10 Mio. Packungen der 9-Kräuter-Tinktur „Iberogast®" (**STW 5**) verkauft; 2018 ließ das Schweizerische Arzneimittelinstitut Swissmedic einen **Warnhinweis** auf Leberschäden (akutes Leberversagen, Hepatitis) in die Fachinformation einfügen. Die erbrachten Wirksamkeitsnachweise sind nach den Kriterien der EbM als mangelhaft einzuschätzen (14) – die möglichen Nebenwirkungen sind ein Grund, Patienten auch nach Over-the-Counter-Produkten zu fragen: „Rezeptfrei erhältlich + harmlose Kräuter = unbedenklich" kann durchaus falsch gerechnet sein!
Die Kombination aus Pfefferminz- und Kümmelöl (**Menthacarin**) könnte zur Symptomlinderung beitragen (15).
Für **komplementäre/alternative Therapien** (z. B. Akupunktur) konnte bislang noch kein ausreichender Wirksamkeitsnachweis erbracht werden (16).

3.7. Helicobacter pylori

Die Prävalenz der Helicobacter-pylori-Infektion (HP) steigt bei der gesunden Bevölkerung mit dem Alter; für A geht man davon aus, dass 30-Jährige in etwa 20%, 50-Jährige in 40% der Fälle positiv sind.
Weltweit wurde eine Gesamtprävalenz von 44,3% errechnet, wobei die Raten in Industrieländern mit 34,7% niedriger sind als in Entwicklungsländern mit 50,8%. Männer sind etwas häufiger betroffen als Frauen, Erwachsene deutlich häufiger als Kinder (48,6% vs. 32,6%). Für 2009-2016 wurde im Vergleich zu 2000-2009 ein minimaler, statistisch nicht signifikanter Rückgang der Prävalenz beobachtet. (1)
Inzwischen wurde in zahllosen Studien der Zusammenhang der H.-pylori-Infektion mit verschiedensten Krankheitsbildern und damit auch der potentielle Nutzen von Diagnose & Therapie untersucht; z. B. erkrankten einem Cochrane-Review zufolge nach einer HP-Eradikation 51 von 3.294 Patienten (1,6%) an Magenkrebs im Vergleich zu 76 von 3.203 (2,4%) ohne Behandlung/mit Plazebo; Aussagen zur Zahl der Todesfälle durch Magenkrebs oder zur Gesamtsterblichkeit seien aber nicht möglich (2).

3.7.1. HP-Nachweis (3, 4)

Die Sensitivität und Spezifität der verfügbaren Tests ist vergleichbar. Nicht-invasiv: Harnstoff-Atemtest, Stuhl-Antigentest; invasiv: Urease-Schnelltest, Histologie. Die deutsche LL fordert für eine verlässliche HP-Diagnose 2 positive Testergebnisse. Ausnahmen: Bei Ulcus duodeni genügt bereits ein positives Testergebnis; ein histologischer Nachweis bei chronisch-aktiver Gastritis ist zu nahezu 100% spezifisch, gleiches gilt auch für eine positive Kultur.
PPI sollte mindestens 2 Wochen vor dem Test abgesetzt werden, Antibiotika mindestens 4 Wochen davor. Daraus ergibt sich auch der nötige Abstand von 1 Monat zur Kontrolle des Behandlungserfolgs.
Ein generelles Screening auf HP ist nicht zielführend. Trotz hoher Prävalenz würden nicht-invasive Tests (invasive Methoden verbieten sich bei einem Screening) gegenwärtig. So würde z. B. der Harnstoff-Atemtest bei 1.000 Personen 46 falsch positive

und 20-42 falsch negative Resultate erbringen (5).

3.7.2. Indikationen für eine HP-Eradikation

Die Indikationen für eine HP-Eradikation werden in der S2k-Leitline (4) konsensbasiert wie folgt gewichtet:

Starke Empfehlung = Soll

- Peptisches Ulcus duodeni/ventriculi
- MALT-Lymphom des Magens
- Idiopathische thrombozytopenische Purpura
- Vor geplanter ASS-Dauermedikation bei Ulcus-Anamnese
- Obere gastrointestinale Blutung unter ASS
- Vor geplanter NSAR-Dauermedikation bei Ulcus-Anamnese
- Obere gastrointestinale Blutung unter NSAR (plus PPI bei NSAR)

Empfehlung = Sollte

- Morbus Menetrier
- Lymphozytäre Gastritis
- Magenkarzinomprophylaxe bei Risikopersonen

Empfehlung offen = Kann

- Diffuse großzellige B-Zell-Lymphome (DLBCL) des Magens mit oder ohne MALT-Komponente im Stadium I-II (Immunchemotherapie mit Rituximab plus CHOP ist bei Ausbleiben einer Lymphomregression auf die H. pylori-Eradikation binnen 1–2 Monaten einzuleiten)
- Funktionelle Dyspepsie
- Ungeklärte Eisenmangelanämie (nach adäquater Abklärung)
- Asymptomatische Gastritis

Keine Empfehlung

- Refluxsymptome oder Refluxösophagitis

3.7.3. Eradikationsprotokolle (3)

Gegenwärtig ist die klassische Dreifach-Therapie mit einem PPI plus Amoxicillin und Clarithromycin oder Metronidazol die weltweit am häufigsten verwendete Therapie. Die stärker werdende Clarithromycin-Resistenz verschlechtert allerdings die Eradikationsraten gravierend (6). Die Therapiewahl ist also dringend auf die jeweils spezifische Resistenzlage abzustimmen; auch in Österreich besteht inzwischen eine hohe Wahrscheinlichkeit für eine primäre Clarithromycin-Resistenz.

- **Standard-Triple-Therapie (italienisch):** 1. Linie; PPI + Clarithromycin 250–500 mg + Metronidazol 400–500 mg; Dosierung jeweils 1-0-1; 7 bis 14 Tage
- **Standard-Triple-Therapie (französisch):** 1. Linie; PPI + Clarithromycin 500 mg + Amoxicillin 1.000 mg; Dosierung jeweils 1-0-1; 7 bis 14 Tage
- **Bismuthaltige Vierfachtherapie:** 1. Linie und 2. Linie nach Standard-TT; PPI + Bismut-Kalium-Salz 140 mg + Tetracyclin* 125 mg + Metronidazol 125 mg; Dosierung PPI 1-0-1, alle anderen 1-1-1-1; Alternativ: Fixkombination (Pylera®), zugelassen in Kombination mit Omeprazol (3-3-3-3); 10 Tage
- **Konkommittierende Vierfachtherapie:** 1. Linie; PPI + Clarithromycin 500 mg + Amoxicillin 1.000 mg + Metronidazol 400–500 mg; Dosierung jeweils 1-0-1; 7 Tage

- **Fluorochinolon-Triple-Therapie:** 2. Linie; PPI + Levofloxacin 500 mg oder Moxifloxacin 400 mg + Amoxicillin 1.000 mg (bei Penicillinunverträglichkeit Rifabut); Dosierung jeweils 1-0-1; 10 Tage

PPI = Omeprazol 20 mg (1. Wahl), Pantoprazol 40 mg, Esomeprazol 20 mg, Lansoprazol 30 mg, Rabeprazol 20 mg
Bismut in Österreich nur über internationale Apotheke verfügbar, zwischen 2 und 4 x tgl.: Bismutsubcitrat 120–240 mg oder Bismutsubsalicylat 300 mg (z. B. Pepto Bismol®, UK)
Tetrazyklin in Österreich nicht mehr verfügbar; Doxycyclin als besser verträgliche Alternative empfohlen – Effektivität in Einzelstudien vergleichbar

3.7.4. Empfohlener Therapiealgorithmus

Risikofaktoren (Herkunftsland des Patienten, vor allem Süd-/Osteuropa, frühere Makrolidbehandlung) für Clarithromycinresistenz vorhanden?

- Falls **ja** = hohe Wahrscheinlichkeit für Clarithromycin-Resistenz -› Erstlinientherapie: Bismut-Quadrupeltherapie oder Konkommittierende Vierfachtherapie, Zweitlinientherapie: Fluorochinolonhaltige TT, Drittlinientherapie: basierend auf Resistenztestung
- Falls **nein** = niedrige Wahrscheinlichkeit für Clarithromycin-Resistenz -› Erstlinientherapie: PPI + CLA + Amoxi oder MET oder Bismut-Quadrupeltherapie, Zweitlinientherapie: Bismut-Quadrupeltherapie oder Fluorochinolonhaltige TT, Drittlinientherapie: basierend auf Resistenztestung

Resistenzentwicklung und Arzneimittel sind permanent Veränderungen unterworfen!
Kontrolle des Eradikationserfolges nach 2 Monaten mittels Atemtest/Antigennachweis im Stuhl, Serologie ungeeignet! Bei Fortbestehen der Beschwerden Zusammenarbeit mit Spezialisten.

3.8. Magenkrebs

Für Magenkrebs gibt es derzeit kein Früherkennungsprogramm, dessen genereller Einsatz bei Gesunden geeignet wäre (1). Bei routinemäßigem Einsatz der Gastroskopie zur Früherkennung bei Gesunden würden wegen der geringen Häufigkeit von Magenkrebs die Komplikationen überwiegen (NNH Gastroskopie: kardiopulm. Störwirkung 2.600, Perforation 4.200, Blutung 10.000, Todesfall 40.000).
Bis 1950 war Magenkrebs noch die häufigste tödliche Krebserkrankung beider Geschlechter. Seit 1985 ist in Österreich – wie auch in anderen Industrienationen – ein Rückgang der Erkrankungs- und Sterberaten an Magenkrebs zu beobachten: Die Inzidenz sank zwischen 1985 und 2009 von 21 auf 9 Neuerkrankungen pro 100.000 Personen; die Trendrechnung schätzt für 2030 ein weiteres Sinken auf 3/100.000. Gleiches gilt für die Mortalität: 1985 17, 2009 6, 2030 2 Todesfälle/100.000 Einwohner. Die Diagnose trifft Männer geringfügig häufiger als Frauen. (2) Der Rückgang ist dabei nicht vorrangig auf Vorsorge oder Behandlung des Magenkarzinoms, sondern auf die Einführung des Kühlschranks zurückzuführen.
Zwar gelten HP-Infektionen nach wie als die wichtigste Ursache des Magenkarzinoms, der weltweit zweithäufigsten Todesursache durch maligne Tumore (mehr als 1 Mio. Todesfälle/Jahr) (3), dennoch erkrankt die überwiegende Mehrzahl der HP-Träger nicht, so dass Screening/Eradikation nicht generell indiziert erscheinen. Einen interessanten

Ansatz verfolgte eine Metaanalyse, die untersuchte, ob Lifestyle-Faktoren in Kombination mit HP-Infektionen einen Einfluss auf die Krebsentstehung haben: Rauchen, Salz- und Fleischkonsum erhöhen demnach bei HP-Infizierten das Risiko, während Obst & Gemüse sowie Vitamine es verringerten. Keine signifikanten Wechselwirkungen fanden sich für Alkoholkonsum oder körperliche Aktivität. Die Effekte unterschieden sich für verschiedene Regionen, weitere Forschung zur Definition gezielter Interventionen zur Verringerung der Magenkrebsentwicklung nach HP-Infektion sei nötig. (4)
Gleichwohl es Arbeiten gibt, die errechnen, dass die HP-Eradikation die Zahl der Magenkrebsfälle um ein Drittel senken kann, liegt die NNT bei 125; der Einfluss auf die Zahl der Todesfälle durch Magenkrebs bzw. die Gesamtsterblichkeit bleibt unklar. (5, 6) Leitlinien sehen die „Screen and eradicate"-Strategie nur für Risikogruppen vor: Patienten mit Magenkarzinom/Magenteilresektion, Ulcus, mit langfristiger PPI-Einnahme (länger als 1 Jahr), Verwandte 1. Grades von Patienten mit Magenkarzinom (7, 8).
Entgegen der bislang vertretenen Auffassung, dass eine Atrophie der Schleimhaut der „Point of no return" ist, ein Magenkarzinom also nicht mehr verhindert werden kann, gibt es nun Hinweise, dass die HP-Eradikation auch bei Präkanzerose noch der Krebsbildung vorbeugen kann: Bei Patienten mit endoskopisch reseziertem Frühkarzinom wurde die Zahl metachroner Karzinome durch die Eradikation halbiert. (9)

3.8.1. Empfohlene Gastroskopie zur Früherkennung Magenkarzinom

Angegebene Intervalle in Abhängigkeit vom histologischen Befund (Dysplasiegrad) der Erstuntersuchung

- Magenkarzinom in der Familie: einmalig 10 a vor dem Erkrankungsalter des betroffenen Familienmitglieds
- Perniziöse Anämie: einmalig
- M. Menetrier: einmalig; HP-Eradikation erwägen
- Operierter Magen: einmalig
- HP-assoziierte Corpusgastritis mit intestinalen Metaplasien: jährlich, ab 50. Lebensjahr, HP-Eradikation erwägen

3.9. Magentherapeutika - Übersicht & Bewertung

3.9.1. Protonenpumpenhemmer (PPI)

Die pharmakologische Wirkung der fünf derzeit verfügbaren PPI, nämlich eine ca. 90%ige Hemmung der Säureproduktion des Magens, ist identisch. Im Allgemeinen sind die Substanzen daher nach ökonomischen Gesichtspunkten austauschbar. Eine Ausnahme bildet die Kombination mit Clarithromycin (z. B. HP-Eradikation), hier sollte Omeprazol wegen des Abbaus über CYP2C19 dem kostengünstigeren Lansoprazol vorgezogen werden, das denselben Abbauweg wie Clarithromycin über CYP3A4 benutzt. Omeprazol ist zudem lt. Austria Codex das einzige PPI, das uneingeschränkt für die Schwangerschaft/Stillzeit zugelassen ist.
Alle PPI sollten schleichend abgesetzt werden, um einen Rebound-Effekt zu vermeiden.

Substanz	Äquivalenzdosis lt. WHO-Klassifikation	Anwendungsgebiete lt. Codex
Lansoprazol	30 mg	GERD, Ulcus duodeni + ventriculi, Refluxösophagitis (Rezidivprophylaxe), HP-Eradikation, Zollinger-Ellison-Syndrom, NSAR-Ulzera
Omeprazol	40 mg	Ulcus duodeni + ventriculi (Therapie, Rezidivprophylaxe), HP-Eradikation bei peptischem Ulcus (mit Antibiotika), NSAR-Ulzera (Behandlung + Prophylaxe), (Langzeit-)Behandlung Kinder ab 1 J.: Refluxösophagitis, GERD. Kinder ab 4 J./Jugendliche: Ulcus duodeni durch HP
Esomeprazol	30 mg	Behandlung von erosiver Refluxösophagitis; Langzeitmanagement bei geheilter Ösophagitis zur Prophylaxe; Symptomatische Behandlung von GERD. HP-Eradikation (Kombination mit Antibiotikum). Heilung/Rezidivprophylaxe von HP-Ulcus duodeni; Vorbeugung/Heilung NSAR-Ulzera; Zollinger-Ellison-Syndrom
Pantoprazol	40 mg	Jugendliche/Erwachsene: Refluxösophagitis, GERD. Erwachsene: Prävention NSAR-Ulzera bei Risikopat.
Rabeprazol	20 mg	Akutes Ulcus duodeni bzw. benignes Ulcus ventriculi, GERD (auch Langzeitbehandlung), HP-Eradikation, Zollinger-Ellison-Syndrom

Omeprazol ist die meist untersuchte Substanz (lt. arznei-telegramm auch Mittel der Wahl (1)); wir charakterisieren PPI anhand dieser Substanz, die Standarddosis beträgt 20 mg als Einzelgabe/Tag.

Wirkung

Omeprazol ist säurelabil, wird daher in magensaftresistenten Kapseln verabreicht und in 3–6 Stunden im Dünndarm resorbiert. Am 1. Behandlungstag sind 35 % bioverfügbar. Die maximale Säureblockade von 90 % ist bei 1 x täglicher oraler Gabe am 4. Behandlungstag erreicht. ***Für die Akutbehandlung bei „falschem" Konsumverhalten, etwa nach übermäßigem Alkoholkonsum, also wenig geeignet.***

Ein Sonderfall ist Esomeprazol: Bei diesem Präparat handelt es sich keinesfalls um eine Innovation, sondern um isoliertes linksdrehendes Omeprazol (Omeprazol liegt als Racemat seiner links und rechtsdrehenden Isoform vor, wobei die rechtsdrehende wirkungslos ist). Die zur Zulassung verwendeten Studien weisen methodische Mängel auf (falsche Dosierung des Referenzpräparates, zu kurze Behandlungszeit), eine Überlegenheit gegenüber Omeprazol in adäquater Dosierung konnte logischerweise nie gezeigt werden. Mittlerweile steht es ebenfalls als preiswertes Generikum zur Verfügung, dadurch hat sich die leidige Diskussion weitgehend erledigt.

UAW durch Säurehemmung (2)

Effekt: Die gleichzeitige Einnahme mit Stoffen, die den Magen-pH erhöhen (Antazida, H2-Blocker, Protonenpumpenblocker), kann die antibiotische Wirksamkeit von Cefpodoxim und Cefuroxim möglicherweise beeinträchtigen.
Mechanismus: Ulcustherapeutika erhöhen den Magen-pH-Wert und setzen offenbar dadurch die Absorption von Cefpodoxim bzw. Cefuroxim herab. Der Magen-pH-Wert und die Bioverfügbarkeit von Cefpodoxim verhielten sich umgekehrt proportional (pH-Werte 2–9). Bei gleichzeitiger Einnahme mit Famotidin, Ranitidin und Antazida war die Cefpodoxim-Bioverfügbarkeit um 30–60 % verringert. Der Einfluss der stärker säurehemmenden Protonenpumpenblocker wurde nicht untersucht. Ranitidin hob den Effekt einer verbesserten Cefuroxim-Absorption bei Einnahme nach einer Mahlzeit auf. Die Bioverfügbarkeit von Cefixim, Cefetamet, Ceftibuten und Cefalexin wird offenbar nicht durch Ulcustherapeutika beeinträchtigt.
Maßnahmen: Cefpodoxim: Um eine möglichst umfassende Absorption zu gewährleisten, sollen Antazida und H2-Blocker möglichst 2–3 h nach Cefpodoxim eingenommen werden. Bei den stärker säurehemmenden Protonenpumpenblockern reicht die zeitliche Trennung der Einnahme möglicherweise nicht aus. Ist die Behandlung mit einem Protonenpumpenblocker unumgänglich, soll ein anderes geeignetes Oralcephalosporin gewählt werden (z. B. Cefixim, Cefetamet, Ceftibuten, Cefalexin). Cefuroxim: Benötigt der Patient eine säurehemmende Therapie, soll möglichst ein anderes, geeignetes Oralcephalosporin (z. B. Cefixim, Cefetamet, Ceftibuten, Cefalexin) eingesetzt werden.

Durchfallerkrankungen

Die Magensäure ist kein Irrtum der Natur, den es generell abzuschaffen gilt, sie stellt einen Infektionsschutz und einen essentiellen Bestandteil der Verdauung dar. Durch Reduktion der Magensäure steigt das Risiko für infektiöse Magen-Darm-Erkrankungen an. Besonders vor und während Urlaubsreisen in warme Länder empfiehlt es sich, keine PPI einzunehmen (besserer Schutz vor Durchfallerkrankungen). Aber auch bedrohliche Infektionen, wie pseudomembranöse Colitis (C. diff.) oder Salmonellosen, werden vermehrt beobachtet, vgl. (3)

Nahrungsmittelallergien

Eine Zunahme von Nahrungsmittelallergien durch verringerte Hydrolyse von Proteinen wird diskutiert.

Gastrinspiegelanstieg

Die Säurehemmung führt zu einem Anstieg des Gastrinspiegels, dieser geht bei Langzeiteinnahme mit Veränderungen der Magenschleimhaut (Hyperplasie/Hypertrophie der Parietalzellen) einher. Die erhöhten Gastrinwerte führen bei 10–20 % der Patienten bei Langzeiteinnahme zu ECL-Hyperplasien; der Zusammenhang mit der Entstehung von Magenkarzinomen wird zwar diskutiert, ist aber bislang nur für Einzelfälle erwiesen. (4) Die Erhöhung des Gastrinspiegels führt auch häufig zum Wiederauftreten der Symptomatik nach Absetzen des PPI.

Perniziöse Anämie

Die Resorption von Vitamin B12 erfordert Magensäure, um B12 aus seinen Trägerproteinen zu lösen sowie u. a. den sog. „Intrinsic Factor", der von Belegzellen simultan mit HCl ausgeschüttet wird. Unter PPI wird nicht nur die HCl-Produktion, sondern auch die Ausschüttung des Intrinsic Factors vermindert, weshalb nach mehrjähriger Therapie mit dem Auftreten einer perniziösen Anämie zu rechnen ist. In einer Fallkontrollstudie lag bei 2-jähriger PPI-Einnahme die Rate an B12-Mangel bei 12 %, in der Kontrollgruppe bei 7,2 % (4).

UAW PPI durch unspezifische Wirkungen

PPI wirken weder spezifisch auf die Belegzellen des Magens, noch hemmen sie ausschließlich die H^+/K^+-ATPase, sondern auch die Na^+/K^+-ATPase, die Transketolase, induzieren Zytochrom P450-Enzyme und beeinflussen den Glutathionspiegel. In vitro finden sich durch Omeprazol hemmbare H^+/K^+-ATPasen in Mikroglia, Nieren und Gefäßen. Besondere Risiken werden bei Schockpatienten, metabolischer Azidose, ischämischen Ereignissen und Intensivpatienten vermutet.

Ischämische Ereignisse

Mehrere gut untersuchte Fallberichte deuten auf einen möglichen ursächlichen Zusammenhang mit der Anwendung von PPI hin: ischämische Opticusneuropathie mit Erblindung, Hörstörungen bis zur Taubheit in Folge einer ischämischen Neuropathie des 8. Hirnnerven, Tinnitus, Verschlechterung des Gedächtnisses, Amnesie und interstitielle Nephritis. Patienten, die ASS und einen PPI einnahmen, hatten zwar in dänischen Registerdaten ein signifikant höheres kardiovaskuläres Risiko als Personen, die keinen PPI erhielten (5), das arznei-telegramm verneint allerdings einen direkten herzkreislaufschädigenden Effekt der PPI (6).
Neuere Arbeiten errechnen z. B. das Risiko für Demenz mit einer HR 1,44 (95 % CI 1,36–1,52) und für Myokardinfarkte mit OR 1,16 (95 % CI 1,09–1,24). (7)

Vasokonstriktorischer Effekt bei intravenöser Anwendung

Bei intravenöser Anwendung (PPI sind i.v. z. B. bei Ösphagusvarizenblutung indiziert) wird die Säurehemmung sofort erreicht. Die Lösung soll langsam, max. 4 ml/min, injiziert werden. Es gibt Hinweise auf erhöhte Behandlungsrisiken bei parenteraler Anwendung, als mögliche Ursache werden im Vergleich zur oralen Anwendung kurzfristig sehr hohe Plasmakonzentrationen und dadurch ein vasokonstriktorischer Effekt diskutiert.

Pneumonie

Es zeigt sich ein Anstieg ambulant erworbener Pneumonien unter PPI; OR 1,49 (95 % CI 1,16–1,92). (7) Einer Metaanalyse von 33 Reviews nach ist das Risiko allerdings in den ersten 7-30 Tagen der PPI-Einnahme am höchsten, weswegen die Kausalität zu hinterfragen sei (4).

Osteoporose

Studien zeigen ein 1,2- bis 1,5-fach höheres Risiko für Frakturen (Hüft- + Wirbelfrakturen), die Ursache ist nicht geklärt (1). Indem die Daten vorwiegend aus Fallkontrollstudien stammen, sollten sie vorsichtig betrachtet werden; sog. Confounder müssen mitbedacht werden: Ältere (Sturz-)Patienten mit degenerativen Gelenkbeschwerden bekommen die PPI oft zu NSAR oder Opiaten, die an sich bereits die Sturzhäufigkeit erhöhen können (3).

Hypomagnesiämie

Die Langzeiteinnahme von PPI ist mit einem Risiko für symptomatische Hypomagnesiämie assoziiert, weswegen bei Dauertherapie Kontrollen des Magnesiumspiegels empfohlen werden. (1)
Das Risiko ist für Patienten mit chronischer Niereninsuffizienz erhöht; beim Auftreten von Krämpfen, Parästhesien oder Herzrhythmusstörungen Magnesiummangel ausschließen! (4)

Indikationen

Aus oben geschilderten Gründen sollte die Indikation nicht leichtfertig gestellt, bei Besserung die Dosis reduziert und die Dauer beschränkt werden. Die parenterale Anwendung sollte nur in Ausnahmefällen, wenn eine orale Therapie nicht möglich, ist zur Anwendung kommen.

PPI sind 1. Wahl bei:

- Behandlung/Prophylaxe von Ulcus ventriculi + duodeni
- Behandlung der gastroösophagealen Refluxkrankheit
- Behandlung der Refluxösophagitis
- HP-Eradikation

3.9.2. Prophylaktische Gabe von PPI bei NSAR? Wie häufig sind Ulzera unter NSAR?

Die gastrointestinalen Nebenwirkungen von NSAR/ASS sind belegt, wobei einige Studien Risikounterschiede zwischen den verschiedenen Wirkstoffen zeigten, jedoch mit uneinheitlichen Ergebnissen. Das Schädigungsrisiko wird durch Dosierung und Dauer der Einnahme geprägt und steigt mit potenziell magenschädigenden Begleitmedikationen, Alter der Betroffenen, Vor- bzw. Begleiterkrankungen und weiteren gastrointestinalen Risiken.
10–60 % der Patienten klagen unter NSAR über Magenbeschwerden, Schleimhautläsionen finden sich bei Langzeit-Anwendung aber nur bei 10–20 %. Das Risiko einer Blutung liegt bei Dauerbehandlung pro Behandlungsjahr bei 1–4 %, die Letalität wird mit 0,05–0,4 % pro Jahr angegeben. (8–10)

Notwendigkeit von PPI bei NSAR-Behandlung (11)

	Keine Ulcusanamese	Ulcusanamese	NSAR + Kortison oder Marcumar
‹ 65 a	keine Indikation	Indikation	keine Indikation
› 65 a	keine Indikation	Indikation	Indikation unsicher

NSAR bei HP-positiven Patienten

Eine Eradikationstherapie ist der PPI-Prophylaxe ad hoc gleichwertig und langfristig überlegen.

3.9.3. H2-Blocker

In diese Stoffklasse stehen mit Raniditin und Famotidin zwei Substanzen zur Verfügung; Cimetidin ist obsolet. H2-Blocker haben einen rascheren Wirkungseintritt, aber eine deutlich kürzere Wirkung im Vergleich zu PPI; die basale Säuresekretion wird zwar wie bei den PPI um etwa 90 % reduziert, die stimulierte Sekretion nach Nahrungsaufnahme allerdings nur halb so stark (12). Eine Metaanalyse von 5 Studien mit 536.902 Teilnehmern findet Hinweise, dass das Risiko für Nierenschäden unter H2-Antagonisten nicht erhöht ist, während PPI dieses um das 1,3-Fache erhöhen (13).
Die Standarddosierung für Raniditin ist 2 x 150 mg, für Famotidin 2 x 20 mg. Um einen Rebound-Effekt zu vermeiden, sollten H2-Blocker „ausgeschlichen" werden.
Indikationen: Ulcusleiden, Refluxbeschwerden; grundsätzlich ist auch die Anwendung bei funktioneller Dyspepsie möglich.
UAW: H2-Blocker besitzen eine Verwandtschaft zu Neuroleptika. Schwere ZNS-Störungen, wie Verwirrtheit und extrapyramidale Störung, sind aber selten (NNH › 10.000); Schwindel & Kopfschmerzen, Durchfälle sind häufig. Durch Hemmung des CYP 3A4 bestehen Interaktionen mit mehr als 100 häufig verwendeten Medikamenten, darunter: Gabapentin, Carbamazepin, Theophyllin, Memantin, Donepezil, Galantamin. Nicht für Kinder geeignet.

3.9.4. Antazida

Antazida sind generell keine „harmlosen Salze" und nur wohlüberlegt zu verschreiben.
Indikationen: Die Anwendung von Antazida stellt ein unterlegenes therapeutisches Prinzip dar, da die Säureneutralisation sofort durch vermehrte Säureproduktion kompensiert wird. Mittel der Reserve bei dyspeptischen Beschwerden, Ulcuserkrankung Magen/Zwölffingerdarm, Reflux. Neben zahllosen frei verkäuflichen Präparaten besitzen die sog. Schichtgitterantazida Riopan und Talcid durch eine intelligente Galenik Vorzüge: Die Monosubstanz Magaltrat enthält Aluminium und Magnesiumhydroxyd, die Löslichkeit ist ph-Wert-abhängig, sodass sich ein pH-Wert von 3–5 einstellt. Sucralfat (Sucralan®, Ulcogant®) bildet einen pH-neutralisierenden Schutzfilm auf der Magenschleimhaut, Geschmack und Konsistenz des aufgelösten Pulvers stellen aber extreme Herausforderungen an die Compliance. (Sucralfat enthält Aluminium, Alginsäure ist aluminiumfrei.) **UAW:** Magnesiumhaltige Präparate sind für Herzpatienten ungeeignet, Magnesium ist ein „Kalzium-Räuber". Im Darm benutzen Ca^+ und Mg^+ denselben Ionenkanal. Bei regelmäßiger Mg-Einnahme sinken dadurch die Ca-Resorption und der Serumspiegel, Zunahme von Vorhofflimmern, Beschleunigung des Herzversagens und Osteoporose sind die Folgen.
Aluminiumsalze führen zu Aluminiumenzephalopathie und Nierenversagen. Bicarbonathaltige Präparate führen zu vermehrtem Aufstoßen bis hin zum Reflux.

3.9.5. Prokinetika

Es stehen zwei Substanzen zur Auswahl: Metoclopramid (Paspertin®) und Domperidon (Motilium®). Beide sind Dopaminantagonisten (also im Prinzip Neuroleptika); Domperidon zeigt eine geringere ZNS-Verteilung als Metoclopramid. Unter Metoclopramid entwickeln sich bei bis zu 10 % ZNS-Symptome, wie Müdigkeit, Unruhe, Schlafstörungen oder Kopfschmerzen, bei 1 von 500 führt es häufiger zu ausgeprägten extrapyramidalmotorischen Symptomen bereits in den ersten Behandlungstagen

(Frühdyskinesie), eine typische Folge der Neuroleptika. Sie ist durch unwillkürliche periodische Bewegungen gekennzeichnet, im Gesicht z. B. durch Schmatzen, Grimassieren, Vorstrecken der Zunge oder Aufblasen der Wangen. Bei Kindern manifestiert sich meist ein Torticollis; das Risiko für eine häufig irreversible Spätdyskinesie steigt mit der kumulativen Dosis und der Anwendungsdauer, besonders häufig sind Kinder und ältere Menschen, verstärkt Frauen, betroffen. Die Anwendung sollte zeitlich beschränkt werden, gemäß den aktuellen Empfehlungen der EMA sind dies max. 5 Tage!

Metoclopramid ist Mittel der Wahl zur ausschließlich kurzzeitigen symptomatischen Therapie bei Übelkeit und Erbrechen bei Erwachsenen, etwa postoperativ oder bei Migräne; **nicht mehr zugelassen** bei gastroösophagealem Reflux, Dyspepsie, gastrointestinalen Motilitätsstörungen inkl. Gastroparese, zur Prophylaxe von akuter Chemotherapie-induzierter Übelkeit und Erbrechen und für Kinder im 1. Lj. (14)

Domperidon überwindet die Bluthirnschranke schlechter als Metoclopramid, es ist mit kardialen Störwirkungen assoziert (Verlängerung QT-Intervall, Arrhythmien, plötzlicher Herztod). Darum **kontraindiziert** bei Leberfunktionsstörungen, bei bestehender QTc-Zeit-Verlängerung, signifikanten Elektrolytstörungen oder allg. Herzerkrankungen. Keine Komedikation, gleichzeitige Gabe mit QTc-verlängernden Mitteln und starken CYP3A4-Hemmern! (15)

Insgesamt sollten aus obigen Gründen beide Substanzen nur sehr kurzzeitig und zurückhaltend eingesetzt werden.

3.10. Akute Durchfälle

Am häufigsten virale Gastroenteritis, zu Beginn 6–12 Stunden Erbrechen, zugleich oder kurz später Durchfälle, Dauer ca. 2 Tage (neben der Schmierinfektion treten häufig auch Tröpfcheninfektionen auf: Noro-Virus).

Bakterielle Durchfälle: Campylobacter, Salmonellen, E. Coli, Shigellen, Yersinien, Clostridium difficile (Antibiotika, Immunsuppression!), Protozoen

3.10.1. Diagnostik

Typische virale Symptomatik, kein hohes Fieber, Durchfall ‹ 3 Tage, kein Risikopatient – klinische Untersuchung auf Exsikkose ausreichend. Sonst Stuhl-Kultur.

Bei Salmonella, Campylobacter und Clostridien ist ab dem 2. Krankheitstag das CRP erhöht.

Sonderfälle:

- Lebensmittelberufe, Pflegeberufe – nicht arbeiten, bis negative Stuhlkultur einlangt
- Anhaltende schleimige Durchfälle, Gewichtsverlust bei Z.n. antibiotischer Therapie: V.a. sog. pseudomembranöse Colitis-Erreger – Clostridium difficile? (CAVE: Stuhlkultur oft falsch negativ, „Klinik geht vor Labor"!)

Diagnostische Anhaltspunkte (1)

- Rotavirus, Norovirus: Epidemien in Schule, Tagesstätten, andere Einrichtungen
- Adenovirus: kleine Kinder, immunsupprimierte Patienten
- Salmonellen, S. aureus, E. coli, Campylobacter, Yersinien: Nahrungsmittelanamnese (Fleisch, Eier, Milch, ungewaschenes Gemüse)
- Listerien: Nahrungsmittel (vakuumverpackte Fischprodukte), Schwangerschaft

- Clostridium difficile: rezente Antibiotika-Einnahme, Immunsuppression
- Hepatitis A-Virus: Reisen in endemische Gebiete, unzureichende Hygiene, i.v.-Drogenabhängige
- Protozoen: Reisen (Giardia), verunreinigtes Wasser, Gemüse

Indikationen für diagnostische Untersuchungen und Stuhlkultur (1):

- Diarrhoe mit Hypovolämie
- blutiger/schleimiger Stuhl
- Fieber › 38,5 °C
- starke Bauchschmerzen
- rezente Antibiotikatherapie
- Immunsuppression
- Schwangerschaft (Listeriose)

3.10.2. Therapie

Ballaststoffarme Diät (Reis, Nudeln, Weißbrot, Brennsuppe etc.)

Orale Rehydratation

Rezeptur für die Apotheke: 13,5 g Glukose wasserfrei, 2,9 g Natriumcitrat, 2,6 g Natriumchlorid, 1.5 g Kaliumchlorid (= WHO-ORS, der Glukoseanteil ist seit 2006 im Vergleich zu früher etwas reduziert)

Ersatzlösung zum Selbermischen: 8 nicht gehäufte Teelöffel Zucker, 3/4 Teelöffel Salz, 1/2 l Orangensaft, 1/2 l Mineralwasser (alternativ 2 Bananen). Trinkmenge: 40 ml je kg KG binnen 24 h (bei 75 kg KG also ca. 3 l/d).

Motilitätshemmer

(Loperamid, z. B. Imodium®) zurückhaltend einsetzen, längere Verweildauer der Keime und Toxine im Körper! Bei Infektdurchfall riskant, da Symptome maskiert werden. Für Kinder ohne wirklichen Nutzen, da sie den Flüssigkeits- und Elektrolytverlust nicht verhindern und die Einnahme mit Risiken einhergeht. Bei Kindern bis 2 J. grundsätzlich kontraindiziert; schwere Störwirkungen (wie Lethargie, Ileus) aber auch bis zu Lebensalter von 3 J. möglich. Einnahme mit Grapefruitsaft kann zu zentralen Opioidwirkungen führen: Inhaltsstoffe des Saftes hemmen Transportmechanismen, die Loperamid normalerweise an einem Übertritt in das ZNS hindern. (3)

Antibiotika (1)

Empirische Antibiotika-Gabe (z. B. Ciprofloxacin 500 mg 2x täglich, Norfloxacin 400 mg 2x täglich; 3–5 d) gerechtfertigt **in folgenden Fällen**:

- ReiseDiarrhoe mit Fieber, schleimige Stühle ≥ 4x/24 h
- verlängerte Dauer (› 5 Tage), Diarrhoe ≥ 8x/24 h, Anzeichen von Dehydrierung, Immunsuppression

Antibiotika-Gabe laut Ätiologie:

- Salmonellen, Shigellen, E. coli: Fluorochinolon (Ciprofloxacin, Levofloxacin) p.o. 5–7 d
- Campylobacter: Makrolid, 3–5 Tage d
- Pseudomembranöse Colitis (Clostridium difficile): Klinischer Verdacht für AB-Gabe ausreichend, vor allem bei ausgeprägter Symptomatik oder Fieber. PCR oder Stuhlkultur möglichst vor Beginn der Behandlung. Gleiche Behandlung von normalen und hypervirulenten C.-difficile-Stämmen, außer es handelt sich um ein Rezidiv. Mittel der Wahl: Metronizadol 400 mg 3x täglich für 10 d p.o. (CAVE: Alkoholunverträglichkeit bis zu 1 Wo nach Therapie. Unter Marcoumar INR bald nach Therapiebeginn überprü-

fen). Schwere Fälle oder Nichtansprechen auf Metronidazol binnen 72 h: Umstellen auf Vancomycin 125 mg 4x täglich p.o. für 10 d. (4)

Probiotika

In der Theorie sollen Mikroorganismen (Bakterien, vor allem Milchsäurebakterien, Hefen) die Durchfallerreger verdrängen. Diese Wirkung wird intensiv erforscht, die Studienlage präsentiert sich aber sehr heterogen; die Arbeiten fokussieren z. B. Diarrhoebezogene Ergebnisse, verschiedene probiotische Stämme oder die Dosierung und variieren zudem in Therapiedauer und Follow-up. (5) Man kann allerdings davon ausgehen, dass Probiotika bei akuter Diarrhoe die Krankheitsdauer um 1 Tag verkürzen. Ohne Probiotika haben nach 3 Tagen 34 von 100 Personen keinen Durchfall mehr, mit Probiotika 55 von 100; 21 von 100 Patienten profitieren also davon. Es ist aber unklar, ob es zwischen Milchsäurebakterien und anderen Mikroorganismen bzw. zwischen Joghurt, Kapseln und Pulver Unterschiede gibt. (6)

Probiotika zur Prävention von Diarrhoe durch Antibiotika

Jedes Antibiotikum kann eine Enteritis durch Clostridium difficile verursachen, die Inzidenz ist für Cephalosporine, Chinolone und Clindamycin am höchsten (4). Eine Cochrane-Metaanalyse (7) von 31 RCT mit 8.672 Patienten kommt zum Ergebnis, dass Probiotika zur Prävention einer Antibiotika-assoziierten Diarrhoe (CDAD) bei Erwachsenen und Kindern sicher und wirksam zu sein scheinen. Insgesamt lag die CDAD-Inzidenz in der Probiotika-Gruppe bei 1,5 % (70/4.525), in der Kontrollgruppe bei 4,0 % (164/4.147); RR 0,40, 95% CI 0,30-0,52, GRADE = moderat. Die Zahl berichteter Nebenwirkungen war bei den Patienten in den Kontrollgruppen höher als unter Probiotika.

3.11. Reizdarmsyndrom

Knapp ein Viertel der Bevölkerung leidet an chronischen Beschwerden, wie Bauchschmerzen, Stuhlunregelmäßigkeit oder Blähungen. Diese Symptome können, ähnlich wie bei der funktionellen Dyspepsie, durch organische und psychosomatische Störungen verursacht werden; letztere werden als Reizdarmsyndrom (Irritable Bowel Syndrome, IBS) bezeichnet.

3.11.1. Definition nach ROM IV-Kriterien (1)

Symptombeginn vor mehr als 6 Monaten, Diagnosekriterien müssen über 3 Monate erfüllt sein; wiederkehrende Abdominalschmerzen durchschnittlich einmal pro Woche + mindestens 1 der folgenden Faktoren:

- assoziiert mit der Stuhlentleerung
- assoziiert mit einer Veränderung der Stuhlgewohnheiten
- assoziiert mit einer Veränderung der Stuhlkonsistenz

Viele Kliniker halten auch die Beobachtung, dass der Patient nachts beschwerdefrei ist und nicht wegen Durchfällen oder Bauchschmerzen aufwacht, für das Reizdarmsyndrom typisch.

RDS-Subtypen

- Diarrhoe-Typ (RDS-D)
- Obstipations-Typ (RDS-C)
- Mischtyp (RDS-M)/Indeterminiertentyp (RDS-I)

Red Flags (2, 3)

- Alter › 50
- Signifikanter Gewichtsverlust
- Blut ab ano
- Fieber
- unklare Eisenmangelanämie
- Positive Familienanamnese für Kolonkarzinom, Zöliakie oder chronisch-entzündliche Darmerkrankung

Bei diesen Zeichen ist zum Ausschluss von malignen Tumoren, Polypen, entzündlichen Darmerkrankungen oder Divertikulose eine Koloskopie angezeigt (4).

Sind die ROM-Kriterien erfüllt und liegen keine Red Flags vor, wird von RDS ausgegangen.

Der klinische Alltag ist oft komplexer

Beginn und zeitliche Zusammenhänge sind oft nicht mehr klar erhebbar; manche sind mit 21 Jahren schon 3–4x gastroskopiert worden. Reizdarmpatienten sind leider häufig Wanderpokale, sind in ihrer Not schon durch viele Hände gegangen und bringen zahllose Befunde mit. Die bereits gestellte Diagnose Reizdarm verschweigen sie wohlweislich, da sie dann ja nicht mehr abgeklärt werden.

York-Test und ähnlicher Unfug

Nicht selten wird Reizdarmpatienten mit dem sog. York-Test eine Unzahl von „Nahrungsmittelallergien" fälschlich diagnostiziert. Der York-Test wird gerne von Heilpraktikern und Alternativmedizinern verscherbelt, er kostet mehrere hundert Euro. Der Patient bekommt eine mehrseitige Liste festgestellter Antikörper der Klasse IgG gegen alle möglichen Nahrungsmittel, welche er meiden soll. IgG-Antikörper haben absolut nichts mit Allergie zu tun und sind physiologisch. (5) Ähnlich unhaltbar sind mit Bioresonanz und Kinesiologie festgestellte Allergien. Leider tragen auch Hausärzte (aber nicht nur diese) durch Nachweis von Borreliose-Chlamydia-Antikörpern, Candida und sonst noch allerlei ihr Scherflein zur Fixierung auf nicht existierende somatische Ursachen bei. Das Tragische an dieser Entwicklung ist, dass Patienten mit einer psychosomatischen Erkrankung durch solche Untersuchungen und Behandlungen noch mehr auf Organerkrankungen fixiert werden – man nennt das „psychosomatische Patientenkarriere". Dabei wird aber das Grundproblem (z. B. ein Eheproblem) nicht gelöst, die Beschwerden chronifizieren. Viele dieser chronisch Kranken sind in ihrer Not zuerst dankbar und leichtgläubig, mit der Zeit dann aber von „den Ärzten" enttäuscht. Zwar machen die organischen Ursachen beim Reizdarm wohl den geringeren Anteil aus, doch beginnen wir analog zum Vorgehen in der täglichen Praxis mit dem Ausschluss organischer Befunde.

3.11.2. Betreuung von Patienten mit RDS

Gehen wir jetzt von der Annahme eines Reizdarm-Syndroms als Somatisierungsstörung aus: Praktisch wird es schwierig sein, in der täglichen Kassenpraxis den ganzen Fragen-Katalog in einer Konsultation, die de facto höchstens 10 bis 15 Minuten dauern kann, abzuarbeiten. Deshalb empfehlen wir primär Stuhl- und Blutuntersuchung, parallel dazu bei entsprechender Anamnese einen Selbst-Expositionsversuch mit Fruktose/Laktose im Zuge der Erstkonsultation – ein behutsames erstes Ansprechen einer psychischen Komponente kann z. B. die Frage nach „Stress" sein. Beim 2. Termin kann so meist schon einiges ausgeschlossen werden; ergänzend nun ev. der Phytin-Auslassversuch (s. u.) und gegebenenfalls die Entrümpelung der Medikation.

Diese Maßnahmen sollten das Vertrauen des Patienten in die Kompetenz des aufgesuchten Arztes soweit gefestigt haben, dass spätestens beim 3. Treffen auch die psychosomatische Seite diskutiert werden kann; umgekehrt brauchen wir ja auch den Ausschluss der organischen Krankheiten. Eine Vorsorgeuntersuchung, die uns ja tatsächlich eine Stunde Zeit mit dem Patienten ermöglicht, bietet den idealen Einstieg in diese Thematik.

Wichtig ist, organische Ursachen auszuschließen (siehe Differentialdiagnosen und Red Flags), beim Patienten Angst abzubauen, belastende Konflikte zu erfragen, zu betonen, dass er sich die Beschwerden nicht einbildet, sondern diese durch die seelischen Konflikte ausgelöst werden. Damit die Betroffenen sich den Mechanismus seelischer Konflikt – körperliche Symptome vorstellen können, hilft die Geschichte des RAIBA-Filialleiters, dem 3 Millionen* in der Kasse fehlen, und der eine Magenblutung bekommt: Die 8 Blutkonserven hat er sich sicher nicht eingebildet!

Diagnostik im Einvernehmen mit dem Erkrankten sinnvoll begrenzen – der Patient soll vor einer psychosomatischen Patientenkarriere durch unnötige weitere Untersuchungen bewahrt werden. Die symptomatische medikamentöse Therapie soll zurückhaltend eingesetzt werden. Um Ungeduldige bei der Stange zu halten, können Spasmolytika, wie Colofac®, oder milde salinische Laxantien, wie Agaffin®, zweckmäßig sein.

* *Fehlen 300 Milliarden, bekommt der EU-Kommissionspräsident die Blutkonserven.*

3.11.3. Differenzialdiagnosen

Fruktosemalabsorption: Etwa 30 % der Gesunden bekommen auf Nahrung mit höherem Fruchtzuckeranteil spontan Aufstoßen, Bauchgrimmen, Blähungen und Durchfälle. Diagnostisch ist am einfachsten, der Patient meidet fruktosehaltige Nahrung für 3 Tage, trinkt dann 1/2 Liter Apfelsaft und berichtet. Die meisten geben an, z. B. Obst oder Fruchtsäfte nicht zu mögen oder nur in begrenzter Menge zu vertragen (Typisches Beispiel: „Einen kleinen gespritzten Apfelsaft kann ich trinken, von mehr bekomme ich Blähungen und Durchfall."). Seelisch Gesunden ist das vielfach völlig egal, entwickelt sich aber eine somatoforme Erkrankung, so wird die an sich harmlose Intoleranz zu einem Problem.

Laktoseintoleranz: Etwa 15 % der erwachsenen Mitteleuropäer entwickeln im Lauf des Lebens eine Laktoseintoleranz. (Araber z. B. verlieren praktisch zu 100 % als Erwachsene die Laktaseproduktion.) Joghurt und Käse werden vertragen; wenn der Patient hier Widersprüchliches berichtet, sind Zweifel berechtigt, dann ist eher an Reizdarm zu denken. Testung wie Fruktose. In unklaren Fällen gibt es für beide Zuckerarten einen Atemtest, an einer gastroenterologischen Fachambulanz durchzuführen.

Darmreizung durch Phytin: Die meisten Menschen halten Vollkorn-Ernährung für gesund, aber viele vertragen die Abwehrstoffe aus der Schale des Korns, das Phytin, nicht. Fragen Sie nach den Ernährungsgewohnheiten und raten Sie „Vollkornessern", probeweise für 2 Wochen wieder auf Semmel, Brezel etc. umzustellen. Die meisten „Ernährungsapostel" des Pastors Graham werden Sie für verrückt halten; von denen, die es doch versuchen, werden Ihnen 9 von 10 danken.

Sylvester Graham (1794–1851) war ein amerikanischer Prediger und früher Verfechter einer vegetarischen Reformdiät in den USA; er stand der sog. Natural-Hygiene-Bewe-

gung nahe, die Methoden der Schulmedizin generell ablehnte (6). Grahambrot ist ein nach ihm benanntes Brot aus fein geschrotetem, ungesiebtem Vollkornweizen, das ohne Treibmittel, wie Hefe oder Sauerteig, nach einer „Spontangärung" in einer Kastenform gebacken wird. Er entwickelte es 1829 als Alternative zum damals üblichen Weißbrot. Dunkles Brot galt damals als rückständig und ländlich. Brot aus Weißmehl war ein Statussymbol der Mittelklasse und wurde meist nicht selbst gebacken, sondern in der Bäckerei gekauft. Die helle Farbe wurde jedoch häufig nicht durch einen niedrigen Ausmahlungsgrad erzielt, sondern durch das Bleichen dunkleren Mehls mit Alaun und Chlor, was die Herstellungskosten verringerte. Graham war überzeugt, dass ein festes Brot aus geschrotetem Mehl nahrhafter und gesünder sei. Er vertrat die Ansicht, Zusätze zerstörten die Vollwertigkeit des Brotes. Wie man heute weiß, sind die damals verwendeten Bleichmittel giftig, nicht jedoch die Triebmittel. Die gesundheitsfördernde Wirkung von Grahambrot beruhte also vor allem auf dem Weglassen dieser Chemikalien und nur zum geringen Teil auf der Verwendung von Vollkornmehl. (7)

Medikamentöse Durchfälle und Verstopfungen: Es ist nicht zu glauben, wie viele Patienten (aber auch Krankenschwestern) mit Abführmitteln experimentieren! Ausgangspunkt ist oft eine Obstipation als unerwünschte Arzneimittelwirkung, und dann wird alles Mögliche ausprobiert. Am Ende hat der Patient zwei Abführmittel und eines gegen Durchfall! Unklare Bauchbeschwerden sollten zum Anlass genommen werden, die Medikation zu überprüfen und Vermeidbares abzusetzen. PPI und H2-Blocker machen häufig Durchfälle, können aber auch Darmträgheit verursachen. Antibiotika und NSAR können ebenfalls chronische Durchfälle auslösen. Die Arzneimitteldatenbank des arznei-telegramms listet gegenwärtig 303 Wirkstoffe auf, bei denen Durchfall als „sehr häufige" UAW angegeben wird und 150 Wirkstoffe, die sehr häufig von Obstipation begleitet werden! Wenn Abführmittel unumgänglich, sind Flohsamenschalen (auf ausreichende Flüssigkeitszufuhr achten!) oder Macrogol Mittel der Wahl.

Entzündliche Darmerkrankung: Primär ist ein Stuhltest auf pathogene Keime zum Ausschluss von Salmonellose u. ä. sinnvoll. Eine antibiotika- oder säureblockerinduzierte pseudomembranöse Colitis kann unerkannt zumindest über Monate wechselnde Durchfälle mit Gewichtsverlust verursachen. Bei entsprechender Anamnese sollte ein Stuhltest auf Clostridium difficile durchgeführt werden. CAVE: Falsch negative Befunde sind nicht selten, bei klinischem Verdacht und pos. CRP den Test wiederholen oder empirisch mit Metronidazol behandeln.

Rezidivierende Divertikulitis: Sollte insbesondere bei Patienten 50+ in Betracht gezogen werden. Umschriebener Druckschmerz meist im Sigmabereich, pos. Entzündungsparameter und ggf. im Zuge einer Vorsorge-Koloskopie festgestellte Divertikel sollten beachtet werden. Diagnose der akuten Entzündung: CT

Colitis ulcerosa und M. Crohn: Zeigen Gewichtsverlust, Anämie, Eisenmangel und erhöhte Entzündungsparameter (CAVE: CRP ist bei Colitis ulcerosa nur gering erhöht!).

3.11.4. Behandlungsoptionen (4)

Die stabile Arzt-Patienten-Beziehung ist essentiell (wichtig Erklärung von Diagnose, Kausalitäten, therapeutischen Optionen); keine Wiederholung bereits durchgeführter Untersuchungen; Medikamente zur Symptomlinderung.

Ernährung

- FODMAP (fermentable oligo-, di- and monosaccharides and polyols") führen bei RDS-Patienten zur Distension des Kolons und zu Schmerzen; bei Schmerzen durch Darmwanddehnung kann für 4–6 Wochen Diät, bei der FODMAP-Kohlenhydrate vermieden werden, versucht werden, vgl. auch (8)
- Glutenfreie Ernährung kann RDS-Symptome lindern; Hypersensitivität gegenüber Proteinen oder Kohlenhydraten im Getreide kann unabhängig vom Vorliegen einer Zöliakie sein.
- Zufuhr löslicher Ballaststoffe bei RDS mit führender Obstipation empfohlen, z. B. Psyllium/Flohsamen (mit mind. 1 Glas Wasser einnehmen, sonst Obstruktionsgefahr!); in der Langzeitbehandlung auch unlösliche Fasern (Vollkornprodukte, Leinsamen, Kleie). Der Anteil an unlöslichen Fasern darf nur langsam erhöht werden.
- Mögliche Trigger der Symptome: Koffein, Nahrungsergänzungsmittel, Fett, Kleie

Pharmakotherapie

Nur begrenzt wirksam, aber hoher Plazeboeffekt, der durch höhere Einnahmehäufigkeit und regelmäßige Arztkontakte verstärkt wird. Psychopharmaka sind eher schweren, therapierefraktären RDS-Symptomen vorbehalten!

- Gastrointestinale Spasmen: Anticholinergika allein oder in Kombination mit Sedativa
- Abdominalschmerzen: trizyklische Antidepressiva; UAW (z. B. Obstipation) beachten; einschleichend dosieren, 6–12 Monate lang weiterführen, langsam ausschleichen
- SSRI verbessern Lebensqualität bei therapieresistentem chronischem RDS (kein direkter Einfluss auf Symptomatik, wirken aber positiv auf Angst, Depression, Somatisierungsstörungen)
- Loperamid bei RDS mit führender Diarrhoe, keine Zubereitungen mit Kodein!
- Probiotika sind wirksamer als Plazebo, Studienergebnisse aber widersprüchlich; Beschwerdelinderung bei 14 von 100 Personen, leichte Nebenwirkungen (Blähungen) bei 3 von 100 (9)
- Pfefferminzölkapseln wirken spasmolytisch; RDS-Symptomlinderung bei 32 von 100, UAW (Sodbrennen, Aufstoßen) bei 9 von 100 Personen (9, 10)

Andere Therapieformen

- Körperliche Aktivität (mäßige Bewegung, kein hartes Training) beschleunigt die Passage blähender Nahrungsbestandteile bei Gesunden und die Stuhlpassage bei Obstipationsneigung.
- Yoga und Entspannungstechniken können als hilfreich empfunden werden.
- Kognitive Verhaltenstherapie bringt nachweislich eine globale und langfristige Verbesserung der RDS-Symptome (11), NNT = 3; Hypnotherapie scheint ebenfalls effektiv zu sein, NNR = 4. (12)

3.12. Zöliakie

Sofern nicht anders angegeben, beziehen wir uns auf die S2k-Leitlinie „Zöliakie" (1).

Zöliakie ist eine lebenslange, immunologisch vermittelte chronisch-entzündliche Darmerkrankung, die sich bei Personen mit genetisch-determiniertem Risiko manifestiert.

Sie ist die Folge einer fehlgerichteten Immunantwort auf Gluten und verwandte Proteine, die in Weizen, Roggen, Gerste und anderen Getreidesorten vorkommen.
Zöliakie wurde lange Zeit als eine relativ seltene Erkrankung des Kindesalters betrachtet. Verbesserte Diagnosemöglichkeiten, wie z. B. die Einführung der Endomysium- bzw. Transglutaminase-Antikörper-Nachweise, haben zu einer deutlichen Zunahme der erkannten Fälle geführt. Zusätzlich wurde auch eine Verschiebung des Diagnosealters hin ins Erwachsenen-, teilweise bis ins hohe Erwachsenenalter (2) beobachtet. Darüber hinaus gibt es epidemiologische Hinweise, dass nicht nur die Anzahl der erkannten, sondern auch die Anzahl der absoluten Erkrankungsfälle zugenommen hat. Die Zunahme der Inzidenz in den letzten Jahren weist auf Umweltfaktoren hin:

- gastrointestinale Infektionen
- veränderte Ernährungsgewohnheiten
- psychosoziale Faktoren

Nach Selbsteinschätzung von Erwachsenen glauben bis zu 13 % der Bevölkerung, betroffen zu sein. Die tatsächliche Prävalenz wird in der Leitlinie mit 0,3 % angegeben, allerdings streuen diese Angaben in einem Bereich von 0,2–0,95 % (3), das wäre also 1 Erkrankter auf ca. 100–500 Personen. Trifft diese Zahl zu, so hätte jeder durchschnittliche Praktiker in seiner Praxis mit 5–10 oder mehr Erkrankten zu rechnen!

3.12.1. Formen der Zöliakie (4)

- potentielle Form
- subklinische Form
- symptomatische Form
- klassische Form
- refraktäre Form (nur Erwachsene)

Form	Malabsorption	Unspezifische Symptome	tTG-AK	HLA DQ2/ DQ8	Marsh 2 o. 3
Potentielle	-	-	+	+	-
Subklinische	-	-	+	+	+
Symptomatische	-	+	+	+	+
Klassische	+	+/-	+	+	+
Refraktäre	+	+/-	+	+	+

Klassische Zöliakie

Die klassische Zöliakie manifestiert sich mit den Krankheitszeichen der Malabsorption, wie Gewichtsverlust, Steatorrhoe und Eiweißmangelödemen. Im Kindesalter zeigen sich zudem Eisenmangel, Wesensveränderungen (z. B. Weinerlichkeit) oder eine Wachstumsretardierung. Die Symptome beginnen meist zwischen dem ersten und dritten Lebensjahr. Das Ausmaß der entzündlichen Dünndarm-Zottenschädigung korreliert hochsignifikant mit gastrointestinalen Symptomen, psychischen Beschwerden, Hämoglobinwerten, Eisen- und Vitamin B12-Status.

Symptomatische Zöliakie

Es finden sich nicht die klassischen Symptome, sondern erhöhte Transaminasen und neurologisch-psychiatrische Veränderungen (z. B. Migräne, Epilepsie, Depression). Hier macht die Konsensuskonferenz folgende Anmerkung: *„Heute hat sich das Erscheinungsbild der Zöliakie jedoch so verändert, dass diese typische Form des Kleinkindes nicht mehr die ist, die am häufigsten beobachtet wird. Die meisten Betroffenen mit*

symptomatischer Zöliakie leiden unter abdominellen Beschwerden, wie Dyspepsie, Flatulenz oder Wechsel der Stuhlgewohnheiten. Auch Schlaflosigkeit, Müdigkeit, Depressionen oder eine Obstipation können Symptome sein. Gelegentlich sind aber auch laborchemische Veränderungen, z.B. eine (leichte) Transaminasenerhöhung oder eine Schilddrüsenfunktionsstörung, die einzigen Indikatoren."
Diese Einschätzung steht im Widerspruch mit Zahlen der USPSTF (3): Von 770 diagnostizierten Fällen in einer italienischen Studie litten 79 % an klassischer Zöliakie und 21 % präsentierten sich als subklinische oder symptomatische Zöliakie.

Subklinische Zöliakie
Die Leitlinie spricht von „subklinischer Zöliakie" bei Untersuchten mit Zöliakie-spezifischer Serologie (AK › 3-fach über Normgrenze) und typischen Veränderungen in den Dünndarmbiopsien (mindestens MARSH 2) ohne Symptome. Nach Einleitung einer glutenfreien Diät (GFD) sind in der Regel keine positiven Veränderungen zu beobachten. Einzelne Arbeiten glauben aber, eine Besserung des Fatigue-Syndromes durch GFD zu beobachten.
Personen mit asymptomatischer = subklinischer Zöliakie werden meist im Rahmen populationsbasierter Screening-Programme, bei der Testung Verwandter ersten Grades oder bei gezielter Suche nach möglichen Ursachen von Komorbiditäten identifiziert.

Refraktäre Zöliakie
Liegt vor, wenn bei Nachweis einer neuen oder persistierenden Zottenatrophie, trotz strikter glutenfreier Diät über 12 Monate, intestinale oder extraintestinale Symptome persistieren oder wieder auftreten.

Potentielle Zöliakie
Zöliakie-spezifische Antikörper liegen vor, Dünndarmmukosa histologisch unauffällig oder Marsh 1 (histologische Konstellation mit geringer Spezifität).
20 % aller Personen mit Zöliakie-spezifischer Serologie weisen keine Veränderungen im Duodenum auf; die Rate falsch negativer oder falsch positiver Serologien hängt jedoch von der Art des eingesetzten Tests und der Wertung grenzwertiger Titer ab.

Ausschluss einer Zöliakie
Häufig wird mit einer Zöliakie ein Gewichtsverlust bzw. Untergewicht assoziiert. Systematische Studien belegen jedoch, dass bei Diagnosestellung 28 % übergewichtig und 11 % sogar adipös sein können.
Die Leitlinie nennt eine Vielzahl sehr unterschiedlicher Erkrankungen, die mit einer erhöhten Inzidenz von Zöliakie einhergehen sollen, darunter auch häufige psychosomatische Erkrankungen, wie Migräne, Fatigue, Reizdarm, Angststörungen und Depression. Daraus ergeben sich Fragen nach der Spezifität der eingesetzten Tests und Überdiagnosen auf der somatischen Seite und danach, ob wir psychosomatische Erkrankungen tatsächlich korrekt diagnostizieren können.

3.12.2. Erkrankungen, bei denen eine Zöliakie ausgeschlossen werden sollte bzw. der Ausschluss bedacht werden sollte

Autoimmunerkrankungen

- Diabetes mellitus Typ 1
- Hashimoto-Thyreoiditis
- Autoimmunhepatitis, PBC
- Kollagenosen (Sjögren-Syndrom/systemischer Lupus erythematodes)
- Addison-Syndrom

Neurologisch-psychiatrische Krankheiten

- Migräne
- Epilepsie
- Depression und Angststörungen

Hauterkrankungen

- Dermatitis herpetiformis Duhring
- Psoriasis

Genetische Syndrome

- Down-Syndrom/Trisomie 21
- Turner-Syndrom/Monosomie X

Weitere Erkrankungen bzw. Symptome oder Symptomkomplexe

- Asthma bronchiale
- Transaminasenerhöhungen
- Selektiver IgA-Mangel
- Osteopathie (Osteomalazie, Osteoporose)
- Mikroskopische Kolitis
- Reizdarmsyndrom
- Lymphoproliferative Erkrankungen

3.12.3. Diagnostik

Bei Verdacht auf Zöliakie sind primär serologische Untersuchungen indiziert. Die Diagnostik soll **unter glutenhaltiger Ernährung** erfolgen. Wenn die Person jedoch bereits eine glutenfreie Kost begonnen hat, soll eine Blutuntersuchung erst nach Glutenbelastung erfolgen, weil die gesuchten Antikörper sich unter Diät zurückbilden.

Test	Testprinzip	Sensitivität*	Spezifität*
tTG-IgA-AK Gewebs-Transglutaminase-IgA-Antikörper	ELISA	87 % (74–100 %)	89 % (78–100 %)
EmA-IgA-AK Endomysium-IgA-Antikörper	Indirekte Immunfluoreszenz	91,5 % (83–100 %)	97,5 % (95–100 %)

** Mittelwerte aus den Angaben der LL*

Eine Bestimmung des Gesamt-IgA ist zum Ausschluss eines IgA-Mangels notwendig, weil bei Vorliegen eines IgA-Mangels EmA-IgA-AK und tTG-IgA-AK nicht nachweisbar sein können. Häufigkeit IgA-Mangel in der Gesamtbevölkerung 0,2 %, bei Zöliakie 2–3 %!

In manchen Studien wurden die EmA-IgA-AK als Bestätigungstest für die Fälle eingesetzt, die zuvor durch ein Screening mit positiven tTG-IgA-AK entdeckt wurden. Die Interpretation der Immunfluoreszenz ist stark von der Erfahrung des Untersuchers abhängig.

Dringend abgeraten wird von einer versuchsweisen glutenfreien Kost vor einer Diagnostik. Zum Zeitpunkt der Antikörperuntersuchung muss eine ausreichende Glutenzufuhr sichergestellt sein, weil die Antikörper unter einer glutenfreien Diät bereits negativ geworden sein können.

Eine **Glutenbelastung** kann auch auf Wunsch von Personen erfolgen, bei denen in der Vergangenheit die Diagnose Zöliakie gestellt wurde und Zweifel an dieser Diagnose bestehen. Bei diesen Personen besteht auch die Indikation für eine HLA-Typisierung. Bei Negativität für HLA-DQ2 und -DQ8 ist eine Zöliakie weitgehend ausgeschlossen. Die Betroffenen können eine glutenfreie Diät beenden. Antikörperbestimmungen sind in diesem Fall nicht notwendig.

25–35 % der Bevölkerung sind positiv für HLA-DQ2 oder -DQ8. Daher hat ein Nachweis von HLA-DQ2 oder -DQ8 nur einen niedrigen positiven Vorhersagewert. Eine Negativität für HLA-DQ2 und -DQ8 hingegen schließt eine Zöliakie weitgehend aus (zu etwa 95–100 %). Die Bestimmung des HLA-Genotyps kann daher zum Ausschluss einer Zöliakie sinnvoll sein.

Mittlerweile hat sich ein Problembewusstsein für diese Erkrankung entwickelt; Experten weisen auf eine große Zahl nicht diagnostizierter Zöliakie-Erkrankungen hin, McDonald's bietet schon glutenfreie Brötchen und Fritten an. Etwa 13 % der Bevölkerung vermuten eine Gluten-Unverträglichkeit, obwohl sie nur bei 0,3 % tatsächlich vorliegt. Mit Hilfe des Bayes-Theorems wollen wir graphisch darstellen, welche Auswirkungen ein breites Screening hätte. Wir nehmen eine Sensitivität von 91 % und eine Spezifität von 97,5 % an (EmA-IgA-AK).

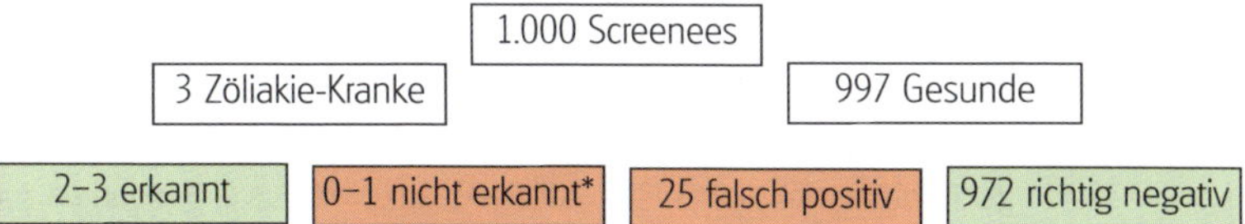

** In der Praxis ist 1 von 3.000 Getesteten mit negativer Serologie dennoch erkrankt, erhält also einen falsch negativen Befund.*

Die LL merkt an dieser Stelle selbstkritisch an, dass die Summe der Häufigkeiten der Komorbiditäten bei konsequenter Umsetzung zum „Screenen" großer Bevölkerungsgruppen führen würde. Dies ist aktuell nicht umsetzbar, sodass eine intensivierte „Case-Finding-Strategy" sinnvoll erscheint. Ebenfalls zu bedenken: Eine niederländische Arbeit fand 5 von 12 Kindern mit histologisch bestätigter Serologie, die keine glutenfreie Diät erhielten, nach 10 Jahren dennoch klinisch beschwerdefrei (3).

Personen mit einem erhöhten Risiko für eine Zöliakie

Bei bestimmten Erkrankungen findet sich eine deutliche Erhöhung der Prävalenz von Zöliakie: In der Durchschnittsbevölkerung ist mit 1 Erkrankung auf 300 Personen zu rechnen, bei einem von 7 Blutsverwandten von Zöliakie-Patienten lässt sich ein Erkrankungsfall nachweisen, bei Typ 1-Diabetikern ist 1 von 10 betroffen (Bei Kindern AK-Bestimmung alle 2 Jahre bis 18. Lj.).

Risikogruppen (5)

- Verwandte 1. Grades (10 % ebenfalls betroffen)
- IgA-Mangel (zehnfach erhöhtes Risiko)
- Autoimmunkranke: Typ 1 Diabetes, Autoimmunkrankheiten der Schilddrüse, Sjögren-syndrom, Down-Syndrom, Alopecia areata

Histologie

Bei positiver Serologie soll eine histologische Bestätigung durch 6 Biopsien aus dem

Duodenum und Bulbus Duodeni erfolgen. Die Dünndarmschleimhaut unbehandelter Zöliakie-Patienten zeigt primär eine Zottenatrophie (Marsh 3), seltener auch eine isolierte Kryptenhyperplasie (Marsh 2), jeweils mit Vermehrung der intraepithelialen Lymphozyten.

Die Zahl der intraepithelialen Lymphozyten (IEL) soll in Bezug auf 100 Epithelzellen angegeben werden. Bei einem Schwellenwert von mehr als 25 IEL pro 100 Enterozyten ist von einer erhöhten Zahl intraepithelialer Lymphozyten auszugehen. Zusätzlich soll die Zotten- und Kryptenarchitektur beurteilt werden.

Hierbei sei jedoch darauf hingewiesen, dass jeder Grenzwert arbiträr ist und dass insbesondere eine erhöhte Anzahl intrapithelialer Lymphozyten, aber auch die anderen beschriebenen Veränderungen nicht pathognomonisch für eine Zöliakie sind. Als mögliche Differentialdiagnosen (insbesondere bei infiltrativen Läsionen, Marsh 1) kommen u.a. in Betracht: virale Enteritiden, Kuhmilchallergie, Nahrungsmittelallergien, Immundefizienzen, Giardiasis, bakterielle Überwucherung.

Spezifität der Histologie

Für die alleinige Lymphozyten-Infiltration ohne Veränderung der Zottenarchitektur (dieser Befund entspricht Marsh 1) wird in der LL eine Spezifität von 15% (6) bis 25% (1) angegeben. Auch bei anderen histologischen Diagnosen im Magen-Darm-Trakt ist eine geringe Spezifität bekannt; die Diagnose einer niedriggradigen intraepithelialen Neoplasie (LGIN) bei Barett-Ösophagus z.B. konnte in Referenzlabors nur in 15% der primär diagnostizierten Fälle bestätigt werden.

Für die histologischen Klassifikationen der Zöliakie-Stadien Marsh 2/3 konnten wir weder in der zitierten LL, noch in einer Online-Suche Angaben zur Spezifität finden; auf medicle.org findet sich eine Tabelle zur Korrelation von Serologie/Histologie (7):

Test	Marsh 1	Marsh 2	Marsh 3a	Marsh 3b	Marsh 3c
Positive Anti-Gliadin-IgA+IgG	0%	30%	77%	84%	90%
Positive Anti-Endomysium-IgA	0%	40%	89%	92%	97%

Strikt glutenfreie Ernährung – Rückgang der Antikörper

Unter strikter Diät gehen binnen Tagen bis Wochen die spezifischen Antikörper und die Schleimhautveränderungen zurück. Zum einen darf deshalb kein Diätversuch vor Serologie und Endoskopie stattfinden, anderseits kann – strikte Diät vorausgesetzt – damit die Diagnose weiter abgesichert werden.

Die Diagnose Zöliakie kann ausreichend sicher gestellt werden bei:

- positiver Serologie UND
- positiver Histologie (d.h. Marsh 2 oder Marsh 3) **UND**
- **serologischer Besserung unter glutenfreier Diät**

Bei klinischer und serologischer Normalisierung unter glutenfreier Diät ist es nicht erforderlich, die Mukosa-Remission mit einer erneuten Endoskopie zu belegen. (6)

Risiken nicht erkannter Fälle

Gluten-Exposition bei nicht diagnostizierter Zöliakie erhöht das Risiko für weitere Autoimmunerkrankungen: Diabetes mellitus Typ 1, Autoimmunthyreoiditis.

Verschiedene Studien beschreiben ein erhöhtes Risiko für lymphoproliferative Erkrankungen bei Personen mit Zöliakie. Dabei nimmt das Erkrankungsrisiko in der Zeit nach Diagnosestellung ab. Diese Abnahme ist wahrscheinlich auf die glutenfreie Diät zurückzuführen.

3.12.4. Zöliakie-Prophylaxe

Eine sehr frühe (vor Beginn des 4. Lebensmonats) und eine späte (nach dem 7. Lebensmonat) Einführung von glutenhaltiger Beikost war in Studien mit einem erhöhten Risiko für eine Zöliakie assoziiert. ***Gluten sollte in kleinen Mengen in die Beikost von Säuglingen eingeführt werden, jedoch nicht vor dem 5. und nicht nach dem 7. Lebensmonat. Es wird empfohlen, dass die Mutter in der Zeit der Gluteneinführung noch stillt.***

3.12.5. Therapie

Die glutenfreie Diät (GFD) soll bei gesicherter Diagnose Zöliakie lebenslang eingehalten werden.

Momentan gibt es keine Alternative zur Einhaltung einer lebenslangen, glutenfreien Diät. Die GFD erfordert eine umfassende Beratung, insbesondere da Gluten sehr oft in Lebensmitteln versteckt und nicht sofort erkennbar ist (Infos z. B. auf www.zoeliakie.or.at). Die noch tolerierte Gluten-Menge pro Tag, die nach Dosisfindungsstudien nicht oder nur sehr selten zu Schleimhautschäden führt, liegt bei weniger als 10 mg pro Tag bei Erwachsenen. Zum Vergleich: Eine Scheibe Brot enthält ca. 2 g, zur Glutenbelastung werden Tagesdosen von 20 g Gluten empfohlen.

Da die Erkrankung als lebenslang gilt, führt die Beendigung der GFD früher oder später zu einem Rezidiv. Das Monitoring schließt Laborbestimmungen, wie Zöliakie-spezifische Antikörper (bevorzugt tTG-IgA-AK), zur Erfassung der Diätadhärenz ein.

Glutenhaltiges Getreide: Weizen, Dinkel, Grünkern, Roggen, Gerste, Triticale, Khorasan-Weizen (Kamut®), Emmer, Einkorn

Glutenfreies Getreide: Kartoffeln, Reis, Mais, Hirse, Buchweizen, Quinoa, Maniok, Amaranth

Haferflocken verbessern eine GFD geschmacklich, erhöhen das Sättigungsgefühl, die Variabilität der GFD und damit die Lebensqualität und werden von der überwiegenden Mehrzahl von Zöliakiebetroffenen ohne nachteilige Auswirkungen auf die Dünndarmschleimhaut vertragen. Haferflocken haben ein hohes Risiko, während des Herstellungsprozesses mit Gluten kontaminiert zu werden; daher sollten nur als „glutenfrei" deklarierte Haferflocken gegessen werden.

Laktose: Eine Laktose-reduzierte Diät soll nur dann empfohlen werden, wenn Symptome nach Genuss von laktosehaltigen Nahrungsmitteln auftreten. Die Enteropathie-assoziierte Laktoseunverträglichkeit ist in der Regel transient.

Eisensubstitution: Bei bisher unbekannter oder nicht behandelter Zöliakie ist die Eisenmangelanämie typischerweise refraktär auf orale Eisengaben. Bisher liegen keine RCTs dazu vor, ob eine i.v. Eisengabe einer oralen Gabe überlegen ist, um z. B. das Zeitintervall bis zur Normalisierung der Schleimhaut oder anderer gestörter Funktionen wie Wachstum oder Immunfunktionen zu verkürzen.

Therapieversagen (5)

Häufigster Grund für ein Therapieversagen sind Diätfehler (auch unabsichtliche Zufuhr durch Verunreinigungen mit Gluten!); manchmal auch Fehldiagnosen. Bei Symptompersistenz trotz Regeneration der Zotten besteht evtl. eine zweite gastrointestinale Erkrankung (z. B. mikroskopische Kolitis, Reizdarmsyndrom).

Therapieresistente Zöliakie: Zottenatrophie besteht trotz strenger Diät auch noch nach 1-2 Jahren bzw. tritt nach primär gutem Ansprechen erneut auf; Risiko dafür steigt mit dem Alter bei Diagnosestellung, ausgeprägten Symptomen und Malabsorption.

Unterteilung in 2 Typen:

- Typ 2: atypische Entzündungszellen im Dünndarm; etwa die Hälfte der Betroffenen entwickelt innerhalb von 4-6 Jahren ein Dünndarmlymphom (Enteropathie-assoziiertes T-Zell-Lymphom)
- Typ 1: Entzündungszellen, die denen bei unkomplizierten Fällen ähneln (Prognose deutlich besser

In beiden Fällen Überweisung zum Spezialisten.

3.12.6. Differentialdiagnosen zur Zöliakie

Weizenallergie (IgE-Soforttyp)

Weizen gehört zu den stark allergenen Nahrungsmitteln und löst von allen Getreidesorten am häufigsten eine Allergie aus. Kleinkinder, bei denen eine Weizenallergie diagnostiziert wird, entwickeln häufig im Schulalter eine Toleranz gegenüber Weizen.

Diagnosestellung: Prick-Test, RAST auf spezifisches IgE

Weizensensitivität

Die Nicht-Zöliakie-Nicht-Weizenallergie-Weizensensitivität (im Folgenden kurz Weizensensitivität) ist bislang nur unzureichend definiert und umfasst alle klinischen, oft Zöliakie-ähnlichen Beschwerden, die durch Weizen ausgelöst werden, ohne dass eine Zöliakie oder eine Weizenallergie vorliegen. Es gibt noch keinen diagnostischen Test, der eine Weizensensitivität nachweist, Aufgrund der Klinik können die Zöliakie und die Weizensensitivität nicht unterschieden werden. Weizensensitivität ist daher eine Ausschlussdiagnose. Nach Ausschluss von Zöliakie und Weizenallergie erfolgt die **Diagnosesicherung durch Weizen-Elimination und verblindete Provokation**, dafür sollten Gebäck oder Brot in einer Diätküche zubereitet werden.

3.13. Probiotika

Noch immer gilt oft: Je besser die Studie, desto schlechter die Wirkung. Die meisten Metaanalysen kritisieren die Heterogenität der verfügbaren Daten, sodass die vorliegenden Ergebnisse kritisch zu betrachten sind. Zudem sind viele Publikationen industriefinanziert. Klar ist hingegen, dass die Wirkstoffe nicht immer nebenwirkungsfrei sind – zuletzt wurde über tödliche Fungämien durch vermeintlich harmlose Hefepilze berichtet, und das mahnt zu Vorsicht.

Probiotika sind vermehrungsfähige Mikroorganismen, die die Darmflora beeinflussen. Probiotische Keime sind z. B. Hefe S. boulardii, Bifidobakterien oder Milchsäurebakterien vom Typ Lactobacillus. Sie werden Lebensmitteln beigefügt und ein gesundheitlicher Nutzen wird behauptet, z. B. „Actimel aktiviert Abwehrkräfte"; in der Laienwer-

bung wird die Besserung von Blähungen versprochen, auch ein „Wohlfühlbauch" soll davon wachsen.
Probiotika werden auch als Arzneimittel angeboten, z. B. Omniflora®, Antibiophilus® u. a.; als Indikationen werden z. B. Durchfälle unterschiedlicher Genese, insbesondere nach Antibiotikagabe, genannt.

KEINE Probiotika

Für immunschwache oder schwer kranke Patienten sind Probiotika potentiell gefährlich und sollten daher nicht gegeben werden! Seit der PROPATRIA-Studie ist bekannt, dass sie bei Pankreatitis die Zahl an Darmischämien und Todesfällen durch Multiorganversagen erhöhen. Lactobazillen haben die Rückfallrage nach OP bei Morbus Crohn nicht gesenkt, sondern erhöht – sie werden in Einzelfällen auch mit Mykarditis und Sepsis in Verbindung gebracht.
Zuletzt warnte das arznei-telegramm: *„Saccharomyces-boulardii-haltige Probiotika (PERENTEROL u.a.), die vor allem zur Therapie akuter Durchfallerkrankungen und zur Prophylaxe von ReiseDiarrhoeen und Durchfällen bei Sondenernährung angeboten werden, sind wegen des Risikos potenziell tödlicher Fungämien ab sofort bei immunsupprimierten oder schwerkranken Patienten kontraindiziert. Insgesamt liegen der europäischen Arzneimittelbehörde EMA 61 Verdachtsberichte zu systemischen Mykosen unter der Trockenhefe vor, zehn davon mit tödlichem Ausgang."* (1)

3.13.1. Probiotika bei Antibiotikagabe

Diarrhoe ist eine häufige Nebenwirkung von antibiotischer Behandlung (bes. durch C. difficile) – Probiotika sollen dem vorbeugen. Der letzte Cochrane-Review wertete 31 Studien mit 4,492 Teilnehmern (Erwachsene + Kinder) aus: Eine probiotische Prophylaxe kann bei 1.000 Patienten 35 C. difficile-Durchfälle verhindern. Probiotika können Diarrhoe durch C. difficile vorbeugen (RR 0,36; 95% CI 0,26-0,51), aber nicht die Häufigkeit von C. difficile-Infektionen an sich reduzieren (RR 0,89; 95% CI 0,64-1,24). Die Datenqualität wird als moderat eingestuft. Es kann für keinen bestimmten Keim bzw. eine Kombination eine Empfehlung abgeleitet werden.

3.13.2. Probiotika bei akuter Diarrhoe

Etablierter Therapiestandard ist die Gabe selbst hergestellter oder fertiger oraler Rehydratationslösungen, die vor Exsikkose schützt, die Krankheit aber nicht beeinflusst. Die Studienlage zu Probiotika präsentiert sich sehr heterogen; man kann allerdings davon ausgehen, dass Probiotika bei akuter Diarrhoe die Krankheitsdauer um 1 Tag verkürzen. Ohne Probiotika haben nach 3 Tagen 34 von 100 Personen keinen Durchfall mehr, mit Probiotika 55 von 100; 21 von 100 Patienten profitieren also davon. Es ist aber unklar, ob es zwischen Milchsäurebakterien und anderen Mikroorganismen bzw. zwischen Joghurt, Kapseln und Pulver Unterschiede gibt. (2)
Bei Schwerkranken sind in mehreren gut dokumentierten Fällen Septikämien mit probiotischen Keimen (Identifikation mit PCR) beschrieben. (3)

3.13.3. Probiotika bei akuter Pankreatitis

Bei Patienten mit akuter Pankreatitis ist die Rate infektiöser Komplikationen unter Probiotika numerisch, nicht aber statistisch signifikant erhöht (30% vs. 28%, RR 1,06;

95% CI 0,75- 1,51). Mit Ausnahme der Urosepsis tritt jede einzelne der im primären Endpunkt erfassten Infektionen unter den Probiotika häufiger auf als unter Plazebo. Auffällig ist aber vor allem eine deutlich, auch statistisch signifikant höhere Mortalität unter Verum (16% vs. 6%; RR 2,53; 95% CI 1,22-5,25). Die meisten Patienten versterben an Multiorganversagen (13% vs. 5%). Neun Patienten unter Probiotika erleiden eine Darmischämie (bei 8 tödlich). Unter Plazebo wird die Komplikation nicht beobachtet. Die Autoren diskutieren die Möglichkeit, dass Probiotika die während einer schweren Pankreatitis ohnehin eingeschränkte Durchblutung der Darmschleimhaut weiter verschlechtern, weil zusätzlich Sauerstoff verbraucht oder eine lokale Entzündung induziert wird. (4)

3.13.4. Probiotika bei Vaginalsoor

10 RCT (1.656 Teilnehmer) wurden in ein Cochrane-Review aufgenommen, bei denen Probiotika ergänzend zu Antimykotika verwendet wurde. Probiotika erhöhten die Rate der kurzfristigen klinischen Heilung (RR 1,14, 95% CI 1,05-1,24) und die der mykotischen Heilung (RR 1,06, 95% CI 1,02-1,10). Ein Einfluss auf die Rückfallquote wurde nicht gefunden; Nebenwirkungen wurden nicht berichtet. Die Datenqualität wurde mit „niedrig“ bewertet. (5)

3.13.5. Probiotika bei Harnwegsinfekten

Bislang gibt es keinen Nachweis dafür, dass Probiotika bei Harnwegsinfekten in Prophylaxe oder Therapie von Nutzen sein könnten. (6)

3.13.6. Probiotika zur Vorbeugung von Infektionen der oberen Atemwege

Wie bei allen anderen Themen ist die Datenqualität mangelhaft – weitere Forschung ist dringend nötig. Eine Cochrane-Gruppe findet aber Hinweise darauf, dass Probiotika die Häufigkeit und die Dauer von Atemwegsinfekten reduzieren könnten, ebenso die Zahl der Krankenstandstage und der Zahl der Antibiotika-Verordnungen. Probiotika scheinen vorteilhafter sein zu können als Plazebo. (7)

3.13.7. Probiotika in Säuglingsnahrung

Die Ernährungskommission der Deutschen, Österreichischen und Schweizer Gesellschaft für Kinder-und Jugendmedizin erachtet den Nutzen als nicht gesichert. Für früh geborene, herzkranke und immunsupprimierte Kinder rät die Kommission explizit ab. (8)

Das deutsche Bundesinstitut für Risikobewertung fasste zusammen: „Mit Probiotika angereicherte Säuglingsnahrungen sind für die Ernährung von gesunden Säuglingen nicht besser geeignet als Produkte ohne Probiotika.“ Im Risikoprofil wird angegeben, dass gesundheitliche Beeinträchtigungen „unwahrscheinlich“ (nicht „ausgeschlossen“) sind; die Aussagekraft der Daten sei „gering - zahlreiche wichtige Daten fehlen oder sind widersprüchlich.“ (9)

Auch die beworbene Wirkung bei funktioneller Obstipation bei Kindern lässt sich wissenschaftlich in keiner Form belegen. (10)

3.13.8. Anwendung beim Gesunden

Es ist strittig, ob probiotische Bakterien sich dauerhaft im Darm ansiedeln oder täglich neu zugeführt werden müssen. Udo Pollmer zitiert in seinem „Lexikon der populären Ernährungsirrtümer"* eine Grafik vom LC1-Hersteller Nestlé. Diese zeigt einen Anstieg der Keimzahl unter Einnahme des LC1-Joghurts, nach Absetzen ist die Gesamt-Keimzahl im Darm allerdings niedriger als vor der Einnahme. Offenbar kommt es bei regelmäßiger Zufuhr wirksamer Mengen zu einer zeitweisen Verdrängung der körpereigenen Flora, die probiotischen Keime verschwinden aber mit der Zeit.

** Lesenswert, als Taschenbuch erhältlich! (11)*

3.14. Übergewicht und Adipositas

„Übergewicht/Adipositas oder Beratungsanlässe, die sich aus dem Körpergewicht ergeben, sind ein häufiges Thema. Anders als es die mediale Präsenz dieses Themas erwarten lässt, ist es jedoch unbegründet, von einer ‚epidemischen' Zunahme insbesondere des Übergewichts in der deutschen Bevölkerung zu sprechen.
Zugenommen haben hingegen die Beratungsanlässe zu diesem Thema in der Hausarztpraxis, nicht zuletzt, weil die Betroffenen Stigmatisierung und Diskriminierung erfahren, und das aktuelle Schönheitsideal weitgehend unreflektiert auch gesundheitliches Ziel unserer Zeit geworden ist. Leider haben auch Ärztinnen, Ärzte und andere Leistungserbringer im Gesundheitswesen diese Zielrichtungen teilweise wenig reflektiert übernommen." (1)

3.14.1. Übergewicht ≠ Adipositas

Als **normalgewichtig** werden Menschen mit einem Body-Mass-Index (BMI; Körpergewicht in Kilogramm geteilt durch das Quadrat der Größe in Metern (kg/m^2) - *versuchen Sie es nicht im Kopf, keine Sorge: Ihr Smartphone kann das!)* kleiner 25 eingestuft.
Übergewicht ist der Graubereich zwischen Normalgewicht - sprich „gesund" - und Adipositas - gleich „krank". Zwischen einem Body-Mass-Index von 25 und 30 gilt man als **übergewichtig**, ab einem BMI von 30 spricht man von **Adipositas**. Für die Beurteilung der Ausgangssituation des Betroffenen ist vor allem die Betrachtung der Gewichtsentwicklung anhand einer Perzentilenskalierung hilfreich.
Neben dem Körpergewicht kann auch das Fettverteilungsmuster bestimmt werden. Die viszerale Fettmasse korreliert enger mit kardiovaskulären Risikofaktoren und Komplikationen als das Köpergewicht. Ein einfaches Maß zur Beurteilung ist die Messung des Taillenumfangs. Bei einem Taillenumfang ≥ 88 cm bei Frauen bzw. ≥ 102 cm bei Männern liegt eine abdominale Adipositas vor.
Die Weltgesundheitsorganisation (WHO) definiert Adipositas als eine chronische Krankheit mit eingeschränkter Lebensqualität und Bedarf an langfristiger Betreuung, die mit hohem Krankheits- und Sterberisiko verbunden ist. Dem schließen sich die federführenden Gesellschaften der deutschen Adipositas-Leitlinie (2) an. Auch das deutsche Bundessozialgericht sprach in einem Urteil 2003 vom „Vorliegen einer Krankheit im krankenversicherungsrechtlichen Sinne"; das EU-Parlament forderte 2006 die Mitgliedsstaaten auf, Fettleibigkeit offiziell als chronische Krankheit anzuerkennen.
Sondervotum der DEGAM: Nach Ansicht der DEGAM ist die Bedeutung der Adipositas als pathologischer Zustand oder Risikofaktor nur im Kontext der Begleiterkrankung,

des Alters und anderer Faktoren zu beurteilen. Somit kommt ihr auch keine automatische Zuordnung als Krankheit zu.

3.14.2. Das Metabolische Syndrom

Das Metabolische Syndrom besteht aus einem Cluster von Komponenten, die Hinweise für das metabolische und kardiovaskuläre Gesundheitsrisiko geben. Weltweit existieren verschiedene Definitionen für das Metabolische Syndrom. Zu ihnen gehören neben Übergewicht, Hypertonie, Hyperlipidämie und Typ-2-Diabetes bzw. dessen Vorstufen auch Störungen der Hämostase, chronische Inflammation, Hyperurikämie, Insulinresistenz und Mikroalbuminurie. Die Vorhersagekraft des Metabolischen Syndroms für atherosklerotische Folgekrankheiten oder Mortalität übersteigt jedoch nicht die Vorhersagekraft der einzelnen Komponenten.

Sondervotum der DEGAM: Nach Ansicht der DEGAM bringt die Definition des Begriffs des Metabolischen Syndroms keinen Zusatznutzen zur Betreuung adipöser Menschen, da die dort enthaltenen Zuordnungen den etablierten Risikoalgorithmen (Framingham-Score, ARRIBA) unterlegen sind.

3.14.3. Behandlung der Adipositas

In Anlehnung an die Warnung der WHO empfiehlt die deutsche Adipositas-Leitlinie:

- langfristige Senkung des Körpergewichts
- Identifikation + Management von Adipositas-assoziierten Risikofaktoren (Hochdruck, Typ-2-Diabetes, Erhöhung der Blutfette)
- Lifestyle-Modifikation: gesunde Ernährung, regelmäßige Bewegung

Eigentlich ist damit alles klar, jede Sünde hat eben ihren Preis: Übergewicht und Adipositas sind die Folge von Schlemmerei und Bewegungsmangel. Solche Sünden straft der liebe Gott auf der Stelle, und zwar mit Erektionsstörung, Krankheit und Tod. Rettung ist nur durch Buße und gute Taten - sprich Fasten und Bewegung - zu erhoffen. Gebetsmühlenartig wiederholen alle guten Ratgeber, Leitlinien und Fachgesellschaften (mit Ausnahme der DEGAM) diese Binsenweisheiten, aber wie sieht es in der Realität aus? Der Unterschied zwischen Glaube und Wissenschaft ist bekanntlich das Experiment, schauen wir uns die Resultate an.

Die gute Nachricht zuerst: Erektionsstörungen? Abnehmen hilft!

In wissenschaftlichen Untersuchungen erhöht Übergewicht das Risiko einer Erektionsstörung um bis zu 90% (RR 1,9, 95% CI 1,6–2,2), während körperliche Bewegung das Risiko senkt (3), vgl. auch (4). Männer, die physisch aktiv werden, riskieren im Vergleich zu solchen, die eine überwiegend bewegungsarme Lebensweise beibehalten, seltener Erektionsstörungen. Ärzte einer italienischen Klinik für Übergewichtige prüften in einer Studie (5), ob Veränderungen des Lebensstils mit anhaltender Gewichtsabnahme von mindestens 10% und Steigerung der körperlichen Aktivität eine bestehende Erektionsschwäche bessern können. Nach 2 Jahren haben die 55 Männer der Interventionsgruppe durchschnittlich 15 kg Gewicht verloren und ernähren sich energieärmer und gesünder. 31% der Männer mit Diät und Sport hatten keine Erektionsprobleme mehr im Vergleich zu 5% in der Gruppe ohne Intervention. Kleines Detail am Rande: 4 Männer in der Gruppe mit Diät + Sport und 5 Männer der Kontrollgruppe ließen sich im Beobachtungszeitraum doch Viagra verschreiben!

Anmerkung im Sinne des Gendergedankens: Auch weibliche Adipositas bleibt selbstverständlich nicht ungestraft - die Fertilität wird reduziert; bereits bei 5-10 % Gewichtsreduktion bessert sich dies signifikant, je jünger die Frau, umso stärker ist der Effekt. (6)

Die schlechte Nachricht: Gewichtsreduktion bei gesunden Übergewichtigen – mehr Schaden als Nutzen?

(gekürzte Wiedergabe aus dem arznei-telegramm 12/1999 (7)) *„... Ernährungswissenschaftler und Epidemiologen werden nicht müde, die Bevölkerung zu ermahnen, dass sie abnehmen muss, um Krebs und Herz-Kreislauf-Krankheiten vorzubeugen. Kaum jemand wagt zu widersprechen. Dabei gibt es erstaunlicherweise keine einzige vertrauenswürdige wissenschaftliche Untersuchung, die die Auswirkungen einer Gewichtsreduktion auf das Krankheits- und Sterberisiko Gesunder untersucht hätte. Übergewicht geht häufiger als Normalgewicht mit Bluthochdruck, Zuckerkrankheit, erhöhten Blutfetten Gicht, Herzkranzgefäßverkalkung und Asthma einher. Theoretisch müsste daher auch das Risiko steigen, vorzeitig zu sterben. Tatsächlich findet sich in einigen Untersuchungen eine lineare Abhängigkeit vom Körpergewicht. In zwei der längsten Untersuchungen nimmt dieser Zusammenhang jedoch mit dem Alter ab. In einer sehr großen holländischen Studie haben mäßig Übergewichtige (BMI zwischen 25 und 27) sogar das niedrigste Sterberisiko. Höhere Sterblichkeit bei schlankeren Menschen wird unter anderem dadurch erklärt, dass chronische Erkrankungen und vor allem Rauchen gleichzeitig gewichtsreduzierend und mortalitätssteigernd wirken. Nach einer amerikanischen Langzeitstudie haben aber auch schlanke gesunde Frauen, die niemals geraucht haben, ein höheres Sterberisiko als mäßig Übergewichtige. Die Interpretation dieser Daten wird dadurch erschwert, dass keine der Untersuchungen sämtliche Störfaktoren ausreichend berücksichtigt: So wird der sozialen Schicht und der Verteilung des Körperfetts, zwei Faktoren mit erheblichem Einfluss auf die Sterblichkeit, zu wenig Rechnung getragen.*

Selbst wenn gesunde Menschen mit starkem Übergewicht ein erhöhtes Sterberisiko haben, folgt daraus noch nicht, dass Abnehmen die Gefährdung mindert.

Gewichtsreduktion senkt zwar Blutdruck und Blutzucker. Die Auswirkung auf die Sterblichkeit ist jedoch nicht geprüft. Bemerkenswert ist, dass dünnere Patienten mit Zuckerkrankheit oder Hochdruck eine niedrigere Lebenserwartung haben als dickere. Für die behaupteten günstigen Auswirkungen des Abnehmens bei Gesunden auf Gelenks- oder Lungenfunktion sowie Lebensqualität fehlen ebenfalls Beweise. Mehrere Studien finden sogar eine erhöhte Sterblichkeit nach Gewichtsverlust. Ein Mangel der meisten Untersuchungen ist jedoch, dass sie nicht zwischen gewolltem und unbeabsichtigtem Gewichtsverlust unterscheiden. Ungewolltes Abnehmen kann auf Erkrankungen beruhen, die das Sterberisiko erhöhen.

Nur drei größere amerikanische Studien untersuchen die Auswirkungen beabsichtigter Gewichtsreduktion. In keiner Studie wirkt sich Abnehmen für gesunde Übergewichtige günstig auf die Sterblichkeit aus. Im Gegenteil, die Sterblichkeit Gesunder steigt mit dem Gewichtsverlust ...“

Seit 1999 floss viel Wasser den Inn hinunter – inzwischen gibt es eine Fülle an Pro- und Kontra-Studien zum Adipositas-Paradoxon. Fakt ist: Körpermaßassoziierte Morbiditäts- und Mortalitätsrisiken steigen/sinken nicht linear. Bislang gibt es keine stichhaltige Basis, anhand derer man sagen könnte, dass ab einem gewissen BMI **alle**

Menschen zum Abnehmen motiviert werden sollten; vgl. (8)

Der Jo-Jo-Effekt

Da sehr viele Versuche, das Gewicht dauerhaft zu reduzieren, scheitern, sind Gewichtsschwankungen („Jo-Jo"-Effekt) häufig. Von knapp 50.000 Krankenschwestern innerhalb der Nurses-Health-Studie berichten nur 5% über langfristig erfolgreiches Abnehmen. 55% geben dagegen mindestens einen Abnehmversuch mit anschließendem Wiederanstieg des Körpergewichts an.

Gallensteine: Der Jo-Jo-Effekt zeigte sich in der statistischen Auswertung als Risikofaktor für Gallenblasenoperationen. Diese nahmen um 83% zu. Je größer die Gewichtsschwankungen, desto höher das Risiko.

Soziale Benachteiligung übergewichtiger Menschen

Das heute gesellschaftlich vorherrschende Schönheitsideal, der Imperativ zur Model-Figur in den Medien sowie allgegenwärtige ärztliche Ermahnungen zur Gesundheitspflicht und Diät für Übergewichtige lösen bei Betroffenen Schuldgefühle, Kummer und Depression aus.

Selbst Normalgewichtige, denen in einer experimentellen Studie mitgeteilt wird, dass sie zu dick seien, reagieren mit Depression und Minderwertigkeitsgefühl.

Übergewichtige sind in unserer Gesellschaft Diskriminierungen und Schmähungen ausgesetzt. Unabhängig von ihrem ursprünglichen sozioökonomischen Status und ihrer Begabung erhalten sie in den USA eine schlechtere Schulausbildung, verdienen jährlich etwa 6.700 US Dollar weniger als Schlankere und haben eine deutlich geringere Chance zu heiraten. Auch in Europa haben sie unabhängig vom ursprünglichen sozialen Status, von Intelligenz und Ausbildung schlechtere Aufstiegschancen. Die Auswirkungen dieser sozialen Benachteiligung übergewichtiger Menschen auf das Erkrankungs- und Sterberisiko sind nicht untersucht. Neben dem Alter das die Eltern erreicht haben, gilt der sozioökonomische Status eines Menschen als der stärkste Prädiktor für seine Lebenserwartung!

Bei gesunden Übergewichtigen gibt es also keinen messbaren Nutzen, aber Diabetiker profitieren doch davon?

Intensive Lebensstil-Intervention zur Gewichtsabnahme bei Typ-2-Diabetes hat keinen Einfluss auf Herzkreislauferkrankungen

In der Look-AHEAD-Studie bringt eine intensive Lebensstil-Intervention, bei der Übergewichtige mit Typ-2-Diabetes über Jahre individuell und in Gruppen zu Diät und körperlicher Aktivität beraten werden, wie sie unter Alltagsbedingungen den Menschen wohl gar nicht angeboten werden könnten, trotz intensiver Schulung langfristig nur eine sehr geringe Gewichtsreduktion. Dieses Ergebnis bestätigt die Erfahrungen aus anderen Untersuchungen. Auf Herzinfarkt und Sterblichkeit hat die Maßnahme keinen Einfluss. (9) ***Schlussfolgerung:*** Ärzte und Betroffene sollten das häufige Scheitern diätischer Bemühungen nicht fälschlicherweise persönlichem Versagen zuzuschreiben. Zur Senkung des Herz-Kreislauf-Risikos bei Typ-2-Diabetes sollten **intensive** Lebensstil-Interventionen mit dem Ziel der Gewichtsabnahme nicht mehr empfohlen werden. Zugegeben, das bisher Berichtete wird dem Hausarzt auch keine große Hilfe beim „Kampf gegen die Adipositas" sein – es soll eher dazu dienen, zu überlegen, ob die

„Opfer" gerechtfertigt sind, wenn der Kampf nicht zu gewinnen ist, gemäß dem Grundsatz „primum nil nocere" .

3.14.4. DEGAM-Praxisempfehlung Nr. 2: „Hausärztliche Versorgung von Patientinnen und Patienten mit Adipositas/Übergewicht" (1)

Die deutsche Gesellschaft für Allgemeinmedizin und Familienmedizin (DEGAM) hat sich an der Erarbeitung der bereits erwähnten interdisziplinären S3-Leitlinie „Adipositas – Prävention und Therapie" beteiligt und 2016 die DEGAM-Praxisempfehlung Nr. 2 „Hausärztliche Versorgung von Patientinnen und Patienten mit Adipositas/Übergewicht" herausgegeben. Einzelne Sondervoten aus der LL-Erarbeitung wurden schon zitiert. Nachfolgend ein kurzer Überblick über die wichtigen Empfehlungen:

Ätiologie

Tritt als Folge einer familiären Disposition, eines individuellen Lebensstils, bei endokrinen oder auch bei depressiven und anderen psychiatrischen Erkrankungen auf und korreliert mit dem sozialen Status. Nicht selten sind jedoch auch Therapien, beispielsweise mit Neuroleptika oder HIV-Medikamenten sowie Grunderkrankungen, wie eine Arthrose mit folgendem Bewegungsmangel, mit ursächlich für die Entstehung einer Adipositas.

Diagnostik

Ein generelles Screening auf Adipositas hat keinen Effekt auf den weiteren Gewichtsverlauf. Sinnvolle Laboruntersuchungen bei bestehender Adipositas: Nüchternglukose, TSH.

Verdacht auf genetische Adipositas

Bei begründetem Verdacht auf eine syndromale Adipositas (z. B. Prader-Willi-Syndrom) oder andere monogenetische Formen sollte in einem spezialisierten Zentrum entschieden werden, ob eine molekulargenetische Diagnostik erforderlich ist.

Therapie der Adipositas

Die Erfolgsaussichten jeglicher Versuche einer Gewichtsreduktion bei extremer Adipositas sind ungewiss. Es existiert bis heute keine ausreichende Evidenz für einen langanhaltenden Therapieerfolg jeglicher Therapieform, dauerhafte starke Gewichtsreduktion kann meist nur mittels bariatrischer Chirurgie erzielt werden.

Ernährung

Evidenzbasierte Empfehlungen

- Umstellung auf mediterrane Kost
- Verzehr von Fast Food sowie Alkoholkonsum reduzieren
- Mit Hilfe des Wissens um energiereduzierte Diäten, Initiierung und Therapie-Intensivierung einer medikamentösen Therapie kann die Manifestation von DM2 verzögert oder gar verhindert werden.
- Manifester DM2: Insbesondere kohlenhydratreduzierte Diäten rücken hierbei in den Mittelpunkt des Interesses, weil selbst bei ausbleibendem Gewichtsverlust bzw.

wenn dagegen adjustiert wird, ein statistisch signifikanter Effekt auf Nüchternglukose und HbA1c um etwa 0,5 % zu verzeichnen ist.

Keine Evidenz

- Generelles Verbot von Nahrungsmitteln mit hoher Energiedichte
- Für jegliche Form spezifischer Ernährungsempfehlungen (im Sprachgebrauch der Patienten schlicht als „Diäten" subsummiert) fehlen Hinweise auf Nutzen – sowohl hinsichtlich einer langfristig nachhaltigen Gewichtsreduktion, als auch im Hinblick auf einen das kardiovaskuläre Risiko minimierenden Effekt.
- Zudem sehen die DEGAM-Autoren der Praxisempfehlung den Einsatz von Formuladiäten kritisch, da sie hohe Abbruchquoten und erneute Gewichtsanstiege aufweisen.

Fragliche Evidenz

- Süßstoffe und Zuckeraustauschstoffe - Datenlage unzureichend: Nur 3 der 53 ausgewerteten Studien hatten mehr als 30 Teilnehmer; lediglich eine einzige Studie zeigte eine Gewichtsabnahme für kalorienfreie Zuckeraustauschstoffe. Ein neuerer Review bestätigt diese Ansicht; der routinemäßige Konsum von Zuckerersatz kann sogar mit einem langfristigen Anstieg des BMI assoziiert sein (10).

Bariatrische Chirurgie

Fragliche Evidenz (DEGAM Sonder-Votum): Es liegen nur vereinzelte Studien zu den Langzeiterfolgen bariatrischer Eingriffe vor. Insbesondere die erhebliche Invasivität verlangt eine individuelle Beratung und Abwägen des möglichen Nutzens gegen den unter Umständen nicht revidierbaren Schaden.

Bewegung

Evidenzbasierte Empfehlungen

- Vermehrte Bewegung in Kombination mit energiereduzierter Kost gilt als optimale Lebensstiländerung zur Gewichtsreduktion. Die Kombination bzw. Auswahl der körperlichen oder sportlichen Aktivität sollte sich an den Vorlieben/Fähigkeiten des Einzelnen orientieren.
- Die zur Gewichtsabnahme erforderliche sportliche Aktivität ist von den meisten Patienten nicht zu leisten.

Keine Evidenz

- Keine der Bewegungstherapien führte zu einer sicheren Senkung adipositasassoziierten gesundheitlichen Risiken.

Verhaltenstherapie

Evidenzbasierte Empfehlung für psychosoziale Interventionen, wie z. B. Empfehlung von Selbsthilfegruppen, Reha-Sport, Nachbarschaftsinitiativen

Medikamente zur Gewichtsreduktion

Keine Evidenz

- Obwohl für die antihyperglykämisch eingesetzten GLP-1-Analoga ein Gewichtsverlust nachgewiesen ist, besteht eine unzureichende Studienlage bezüglich klinischer Endpunkte. Zusätzlich besteht möglicherweise ein erhöhtes Risiko der Auslösung einer Pankreatitis und/oder von Pankreastumoren, sodass diese Substanzgruppe nach Auffassung der DEGAM nicht empfohlen werden kann

- ***Negativempfehlung:*** Anorektika, Diuretika, Wachstumshormone, Testosteron, HCG, Amphetamine und Thyroxin vermindern zwar das Gewicht, weisen jedoch erhebliche Nebenwirkungen auf.

Diabetes-Entstehung

Evidenzbasierte Empfehlungen

- Es kann als gesichert gelten, dass Adipositas eine der Ursachen bei der Entstehung des Diabetes mellitus darstellt.
- Durch „Lifestyle-Intervention" kann die Diagnose eines Diabetes verhindert bzw. zumindest zeitlich aufgeschoben werden.

Keine Evidenz

- Durch ein Verhindern einer Diabetes-Diagnose kann die mit der Ausgangssituation assoziierte Krankheitslast nicht gesenkt werden.
- Keine der größeren Interventionsstudien hat einen Benefit hinsichtlich von Folgeerkrankungen nachweisen können.

Diabetes-Behandlung

Evidenzbasierte Empfehlungen

- Wenn durch Lebensstilmodifikation der individuelle HbA1c-Zielwert nicht erreicht werden kann, ist das einzige Medikament ohne Gewichtszunahme Metformin.
- Bei Notwendigkeit der Insulintherapie sollte – sofern keine Kontraindikation besteht – die Metformingabe fortgesetzt werden (verringert Gewichtszunahme und Hypoglykämie-Risiko).

Keine Evidenz

- Ein Effekt der meisten antihyperglykämischen Substanzen auf die Senkung der Sterblichkeit ist nicht belegt (einzige Ausnahme Metformin und möglicherweise Empagliflozin); sie senken zwar die Blutglukose, führen aber zu einer zusätzlichen Gewichtszunahme (in 1. Linie Sulfonylharnstoffe, aber auch Insulin-Monotherapie).

Das ärztliche Gespräch

Die DEGAM spricht sich dafür aus, nicht allein Grenzwerte festzulegen, oberhalb derer Hausärzte aktiv werden sollten, sondern von der als Ganzes gesehenen Lebens-, Gesundheits- und Behandlungssituation des Patienten auszugehen. Patientenkontakte, in denen bereits mit Adipositas verknüpfte Begleiterkrankungen Beratungsinhalt sind, können genutzt werden, Patienten auf die Adipositas anzusprechen.

Wichtigstes Prinzip: Respekt vor dem Patienten bewahren und Beschämung vermeiden.

Literaturnachweis online: www.tgam.at/leitfaden_quellen_kap3

4. Häufige Erkrankungen des Bewegungsapparates

Orthopädie macht einen sehr großen Anteil an der täglichen Arbeit der Hausärzte aus, wir stellen die häufigsten und einige seltene, aber wichtige Krankheitsbilder hier vor.

4.1. Carpaltunnelsyndrom (CTS)

Das CTS ist eine häufige Erkrankung, nahezu der „Prototyp" der Kompressionssyndrome peripherer Nerven.

4.1.1. Ätiologie

Der N. medianus wird im Carpaltunnel durch das Retinaculum flexorum in schweren Fällen sanduhrförmig eingeengt. Ursache können Schwellung der Beugesehnen, Arthrose im Handgelenk, aber auch eine rheumatoide Arthritis sein.

4.1.2. Diagnose

Anamnese

Typisch berichten Patienten über Auslöser, z. B. Verwenden von Ski-Stöcken, Radfahren u. ä. Das Syndrom äußert sich typischerweise in Form häufig nächtlicher bzw. in Ruhe auftretender, teilweise schmerzhafter Missempfindungen im Versorgungsgebiet des N. medianus, die auch zum Erwachen aus dem Schlaf führen können. In fortgeschrittenen Stadien kann es auch zu Gefühlsstörungen bzw. Lähmungen besonders im Thenar („Maus") kommen.

Klinische Untersuchung

Meist besteht ein Druckschmerz über dem Retinaculum, bei maximaler passiver Beugung im Handgelenk tritt nach einigen Sekunden Taubheitsgefühl im Versorgungsgebiet des N. medianus auf. In fortgeschrittenen Stadien sieht man eine Atrophie des Daumenballens.

Weiterführende Diagnostik

Zur Bestätigung, insbesondere bei geplanter OP, wird beim Neurologen die Nerven-Leitgeschwindigkeit (NLG) gemessen. Ergänzend ev. Röntgen der Hand mit der Fragestellung Handgelenksarthrose, Zeichen für PCP.

4.1.3. Therapie

Die Behandlung kann in Fällen, in denen es noch nicht zu Nerven-Ausfällen gekommen ist, zunächst durch eine nächtliche Ruhigstellung des Handgelenkes mittels einer Schiene, vorübergehend oralen Steroiden und bei Therapieresistenz einer lokalen Injektion eines Kortisonpräparates erfolgen. Eine statistisch signifikante Wirksamkeit von NSAR oral über Plazebo konnte nicht nachgewiesen werden, auch wenn im klinischen Alltag ein Auskommen ohne diese Wirkstoffgruppe selten gefunden werden kann. Yoga bzw. eine ergonomische Gestaltung des Arbeitsplatzes zeigten einen vorübergehenden Benefit. (1) In etwa 60 % kehren die Beschwerden allerdings zurück. Zur Untersuchung der Wirksamkeit von Steroidinfiltrationen erhielten in einer

schwedischen Untersuchung 37 Patienten 80 mg, 37 Pat. 40 mg Methylprednisolon und ebenfalls 37 Pat. Plazebo. Nach zehn Wochen wiesen die beiden Interventionsgruppen eine signifikante Besserung der Symptomatik auf (80 mg wirkte stärker als 40 mg). Leider verschwanden die Wirkunterschiede nach einem Jahr: Bis zu diesem Zeitpunkt lagen bereits 3 von 4 Patienten unter dem Messer (2). Diese Ergebnisse bestätigen eine ältere randomisierte doppelblinde Arbeit, die die Wirksamkeit einer Inflitration im Bereich des Carpaltunnels untersuchte. Dabei wurde die Wirkung von 10 mg Lidocain plus 40 mg Methylprednisolon mit einer reinen Injektion mit 10 mg Lidocain (Kontrollegruppe) verglichen. Praxisnah erfolgte die Infiltration nach gleicher, ohne technische Hilfsmittel durchgeführter Technik. Nach 1 Monat zeigten 77 % in der Interventionsgruppe eine im Vgl. zur Kontrollgruppe klinisch relevante Besserung, nach 12 Monaten noch 50 %. (3)
Die Behandlung eines CTS mit einer palmaren Handgelenksschiene wurde in einem Cochrane-Review untersucht, wobei sich Hinweise für eine kurzfristige Besserung der Beschwerden zeigten. Eine langfristige Wirksamkeit bzw. Vergleich mit anderen Therapieregimen wurde nicht ausreichend untersucht. (4)

4.2. Rhizarthrose

Arthrose des Daumensattelgelenkes

Die Diagnose einer Rhizarthrose lässt sich durch die klinische Untersuchung meist problemlos stellen. Das Behandlungskonzept umfasst zuerst konservative Maßnahmen:

- Ruhigstellung mit Schienen: kein Unterschied konfektionierte/individuell angepasste Schienen (1) lokale NSAR (z. B. Diclofenac, Voltaren, Emulgel): NNT Diclofenac für weniger als 6 Wochen = 5, NNT Diclofenac für 6-12 Wochen = 9,8, NNT Ketoprofen für 6-12 Wochen =6,9 (2). Auch bei optimaler Galenik werden nur 6 % des Wirkstoffs resorbiert. Durch einen sog. Okklusivverband lässt sich die Resorption auf das Dreifache steigern: am Abend etwas dicker Salbe auftragen, mit einer luft- und wasserdichten Folie abdecken und bandagieren.
- Falls keine Besserung, ev. lokale Infiltration mit Lokalanästhetikum und Kortison-Kristallsuspension (z. B. Novanaest purum 2 % + Volon A 10) möglich. Der Vergleich der Injektionstherapie mit Hyaluronsäure und Kortison findet Hinweise auf eine kurzfristige Schmerzlinderung, allerdings bleibt die langfristige Wirkung auf Schmerzen und Funktion fraglich (3).

Können die Beschwerden auf diese Weise nicht genügend gelindert werden, soll nach radiologischer Bestätigung eine operative Behandlung empfohlen werden. Mit der Trapezektomie mit oder ohne Sehneninterposition/-suspension werden Schmerzen und Funktionsfähigkeit nachhaltig verbessert (4–6).

4.3. Epicondylitis lateralis (Tennisellbogen)

1–3 % aller Erwachsenen leiden jährlich am Tennisellbogen, die durchschnittliche Beschwerdedauer wird mit 6–24 Monaten angegeben.

4.3.1. Diagnostik (1)

Neben der Schmerzprovokation durch Druck auf den lateralen Epicondylus können folgende Tests die Diagnose untermauern:

Thomsen-Test: Dorsalextension des Handgelenkes von 30° bei gestrecktem Ellenbogengelenk und proniertem Unterarm; Schulter in 60° Anteflexion. Untersucher übt Druck gegen Widerstand auf den Handrücken über dem 2. und 3. Metacarpale in Richtung Palmarflexion nach ulnar aus (erfasst die Mitbeteiligung des M. extensor carpi radialis brevis und des M. extensor carpi radialis longus).

Mittelfingerstrecktest: Extension der Finger, ansonsten gleiche Position wie beim Thomsen-Test. Untersucher übt Druck gegen Widerstand auf den Mittelfinger in Richtung Palmarflexion im Metacarpophalangealgelenk aus.

Stuhlhebetest: Ellenbogengelenk gestreckt, 60° Anteflexion der Schulter; Patient soll einen ca. 3,5 kg schweren Stuhl an einem Stuhlbein anheben.

Lässt sich so der typische Schmerz provozieren, gilt der jeweilige Test als positiv.

4.3.2. Therapie

Orientierungskriterien (2): Subjektiver Schmerz, Leidensdruck, Ausmaß der Funktions- und Belastungsbehinderung, Therapieresistenz

Stufe 1 konservativ (2): Beratung, Medikamente, Ruhigstellung, physikalische Therapie, orthopädietechnische Maßnahmen, Infiltrationstherapie, extrakorporale Stoßwelle

Stufe 2 operativ ambulant/stationär (2): Beratung, Operation endoskopisch oder offen

Prognose: Die Prognose hinsichtlich des natürlichen Verlaufes ist günstig, wenn auch mit einer oft mehrmonatigen schmerzhaften Bewegungs- und Belastungsbeeinträchtigung gerechnet werden muss. Mit medikamentöser und physikalischer Therapie sowie Infiltrationsbehandlung ist in der Mehrzahl der Fälle eine Beschwerdebeseitigung möglich. Die Literatur ist bezüglich der Wirksamkeit konservativer Therapieverfahren widersprüchlich, es existieren wenige kontrollierte Studien. Nur wenige radiale Epikondylopathien gehen in einen chronischen Verlauf über. Der Spontanverlauf ulnarer Epikondylopathien ist ungünstiger.

Analgetika und Abwarten versus Physiotherapie oder Steroidinfiltrationen

Eine norwegische RCT (3) verglich an 177 Patienten 3 sechswöchige Therapieregime: Physiotherapie (tiefe Friktionsmassage, Dehnungen, Übungsprogramm) + 2 Kortikosteroid-Injektionen, Physiotherapie + 2 Plazebo-Injektionen und „Wait and see" (Kontrollgruppe). Alle Patienten erhielten für 2 Wochen Naproxen 500 mg 2 x tgl., Paracetamol konnte von den Patienten bis zu einer Dosis von 4 g tlg. nach eigenem Ermessen zusätzlich genommen werden.

Zur Besserung der Beschwerden schien anfangs die Steroidinfiltration weit überlegen, zeigte aber langfristig die schlechtesten Resultate (Schmerz-Score VAS von 0/kein Schmerz bis 100/schlimmster Schmerz):

Schmerz-Score nach	Abwarten	Physiotherapie + Plazebo	Physiotherapie + Steroid
6 Wochen	44	45	29
12 Wochen	33	33	41
26 Wochen	19	21	38
52 Wochen	13	9	19

Aus dieser und ähnlichen Arbeiten (4, 5) lässt sich für die AM-Praxis ableiten, dass Steroidinjektionen vor allem dann sinnvoll sein können, wenn der Patient dringend eine kurzfristige Besserung wünscht. Ansonsten sind Nutzen/Risiken individuell abzuwägen

NSAR topisch oder oral?

NSAR sind die meistverwendete Therapieform (6) – eine Cochrane-Gruppe versuchte, Unterschiede in Nutzen/Nebenwirkungen bei topischer oder oraler Anwendung gegenüberzustellen (7): Zwar fanden sich Hinweise darauf, dass topische NSAR bei der Schmerzverbesserung (bis zu 4 Wochen) von Vorteil sein können – die Datenqualität ist allerdings schlecht, auch gibt es keine direkten Vergleiche zwischen oralen und topischen NSAR. UAW topisch: leichter vorübergehender Hautausschlag; UAW oral: gastrointestinale Beschwerden.

Stoßwellentherapie

Dem letzten HTA-Bericht des Hauptverbandes nach fehlen zur ESWT bei dieser Indikation weiterhin belastbare Studien, die einen Nutzen belegen können. (8) Eine RCT aus England fand keine Verbesserung von Schmerzen/Funktionalität und Reduktion von Krankenstandstagen. (9)

Botulinumtoxin versus Plazebo

Bei Patienten, im Schnitt 45 a, 82 % Frauen, die seit 9 Monaten an schmerzhaftem Tennisellbogen litten, zeigte die einmalige Injektion von 60 IU Dysport Botulinumtoxin nach 4 Wochen eine Schmerzreduktion von 65,5 auf 25,3 von 100 Punkten, Plazebo im Vergleich 66,2 auf 50,5. Ein Vergleich mit NSAR, Steroidinjektion oder PT wurde nicht durchgeführt. (10)

4.4. Schmerzhafte Bewegungseinschränkung im Schultergelenk (1, 2)

Schmerzen im Bereich der Schultern sind der Grund für ca. jeden 100. Arztbesuch. Ein Viertel dieser Besuche erfolgt beim Hausarzt. Dieser häufige Konsultationsgrund stellt den behandelnden Arzt vor einige Schwierigkeiten, da eine Reihe an Ursachen für die Beschwerden verantwortlich sein können.

4.4.1. Ursachen

In einer Übersichtsarbeit aus dem Jahr 2006 wird über alle Altersgruppen hinweg als häufigste Ursache für Schulterschmerzen eine Pathologie im Bereich der Rotatorenmanschette angegeben (Entzündung, Ein-/Durchriss). Seltener kommen die häufiger

bei Diabetikern auftretende adhäsive Kapsulitis „frozen shoulder" und AC Gelenkspathologien vor. Bei symmetrischen akut auftretenden Schulterschmerzen sollte eine Polymyalgia rheumatica nicht übersehen werden.
Ausstrahlende Nackenbeschwerden gehen häufig mit Schulterschmerzen einher. Die Verdachtsdiagnose ergibt sich aus dem klinischen Befund, wobei häufig auch Parästhesien im Bereich der jeweiligen oberen Extremität begleitend bestehen können.

4.4.2. Untersuchungsgang

Die aktuell gültige S2e-Leitlinie „Rotatorenmanschette" zeigt eine Aufstellung an unterschiedlichen klinischen Tests, die bei der klinischen Untersuchung auf eine Rotatorenmanschettenläsion verwendet werden können. Es werden Arbeiten bis zum Jahr 2010 zitiert und die jeweilige Sensitivität/Spezifität angegeben 2013 untersuchte ein Cochrane-Review die diagnostische Treffsicherheit der physikalischen Untersuchungstests bei Verdacht auf Schulterimpingement. Es konnte jedoch aufgrund der bestehenden insuffizienten Evidenz kein klares Ergebnis gefunden bzw. eine Empfehlung abgegeben werden. Insofern sei angemerkt, dass durch die anschließend genannten Untersuchungen allenfalls Verdachtsdiagnosen gestellt werden können.

Painful arch: Der Patient wird gebeten, den Arm in der Frontalebene zu abduzieren. Gibt er Schmerzen bei einer Abduktion im Bereich zwischen 60 und 120° mit einer Besserung über 120° an, gilt der Test als positiv. Laut einer älteren kleinen Untersuchung wird dem Test eine Spezifität von 80 % attestiert. (3)

Widerstandstest (Jobe-Test): Lassen Sie den Patienten beide Arme waagrecht abduzieren und fordern Sie ihn auf, gegen Ihren sanften Druck (2 Finger) nach unten Widerstand zu leisten. Gibt der Patient in Pronation (Handfläche zeigt nach unten) Schmerzen an, deutet dies auf eine Läsion des M. supraspinatus hin.

Weitere Tests bei Verdacht auf subacromiales Impingement:

- Hawkins-Test 92,1 % **Sensitivität**
- Neer-Test 88,7 % **Sensitivität**
- Drop-Arm-Test 97,2 % Spezifität (3)

Prüfung des AC-Gelenkes: Der Patient legt die Hand auf die gegenüberliegende Schulter, der Oberarm zeigt waagrecht nach ventral, Sie üben im Ellbogenbereich horizontalen Druck Richtung medial aus.

Weiterführende Untersuchungen

Eindeutige Empfehlung für weitere Untersuchungen bestehen bei Verdacht auf eine schwerwiegende zugrundeliegende Ursache, wie

- Infektiöse Ursachen
- Tumoröse Geschehen und
- Traumatische Ursachen.

Eine **bildgebende Untersuchung** bei Verdacht auf Rotatorenmanschettenläsion sollte nur mit konkreter therapeutischer Konsequenz durchgeführt werden, da Rotatorenmanschettenläsionen häufig bei beschwerdefreien Menschen bestehen. Es wird eine allgemeine Prävalenz von asymptomatischen kompletten RM-Rupturen über alle Altersgruppen von 16-23 % angegeben. Eine ähnliche Häufigkeit wird für Supraspina-

tussehnen- und Subscapularissehnenrupturen genannt. (2)
Cochrane findet eine vergleichbare diagnostische Wertigkeit von Sonographie und MRT zur Detektion von Sehnenkomplett- und Partialrupturen. (4) Sensitivität/Spezifität Sono: 91 %/85 %, MRI: 98 %/79 %.

4.4.3. Therapie

Subacromiales Impingement

Als häufige Ursache für Schulterschmerzen stellen wir die Pathologien der Rotatorenmanschette und deren Therapie in den Vordergrund. Primär ist eine kurzfristige relative Schonung mit begleitender Gabe von NSAR unter Berücksichtigung ggf. bestehender Kontraindikationen empfohlen.

Steroidinjektionen vs. Manual-Physiotherapie (5)

Interventionen: Gruppe mit Steroidinjektionen: 40 mg Triamcinolon in die Subakromialregion, alle vom gleichen Arzt; innert der einjährigen Beobachtungszeit waren 3 Injektionen erlaubt, aber alle in einem Abstand von mindestens 1 Monat. Instruktionen für Übungen zuhause. Gruppe mit Physiotherapie: alle Therapien wurden von 2 Physiotherapeuten durchgeführt; individuell unterschiedliche Therapien, 2 x wöchentlich für 3 Wochen. Instruktionen für Übungen zuhause.
Ergebnis: Gemessen am SPADI-Score verbesserten sich in beiden Gruppen die Beschwerden nach einem Jahr im Schnitt um mehr als 50 %. Ein relevanter Unterschied in der Wirksamkeit zwischen den beiden Therapieformen konnte nicht nachgewiesen werden. Auch nach 1, 3 und 6 Monaten war kein relevanter Unterschied im Outcome zwischen den beiden Gruppen feststellbar. Patienten in der mit Steroidinjektionen behandelten Gruppe hatten während des einjährigen Verlaufs mehr Arztkontakte, verglichen mit den Patienten in der Physiotherapiegruppe. Bei gut einem Drittel der Patienten wurde mehr als eine Steroidinjektion durchgeführt. Außer geringen lokalen Schmerzen nach der Steroidinjektion wird über keine unerwünschten Nebenwirkungen berichtet.
Dieses Ergebnis wurde in einem Cochrane-Review von 2016 bestätigt: Es zeigte sich keine Überlegenheit einer manuellen Therapie im Vergleich zur subacromialen Infiltration. (6)

Ultraschallgezielte besser als „blinde" subacromiale Infiltration?

Eine Cochrane-Gruppe konnte der ultraschallgezielten subacromialen Infiltration keine Überlegenheit über die „blinde" Infiltration attestieren! (7)

Stoßwellentherapie

Bei chronisch rezidivierenden Beschwerden gibt es Hinweise, dass die ESWT Schmerzen und Funktionseinschränkungen möglicherweise lindern kann: In erster Linie ist die Studienlage schwer vergleichbar, es werden unterschiedliche Energiemengen und unterschiedliche Behandlungsfrequenzen eingesetzt, die Studien beinhalten kleine Fallzahlen und unterschiedlich lange Nachbeobachtungsphasen (1–24 Monate). Die natürlichen Verläufe der Erkrankungen/Beschwerden werden meist ignoriert; es bleibt ungewiss, ob die Beschwerden sich deshalb (kaum unterschiedlich zu Kontrollbehandlungen) bessern, weil dies ihrem natürlichen Heilungsprozess entspricht oder

weil ESWT (oder sonstiges) zum Einsatz kam.
Für die ESWT bei Impingement gibt es Wirksamkeitsnachweise in 3 Studien (Schmerzbesserung von 3,2 auf 3 auf der 10-stelligen Visual Analogue Scale; gleichzeitige Anwendung von Bewegung zu ESWT, OP und ESWT). (8)

Weitere Therapieansätze

- Elektrotherapie – aktuell unsichere Studienlage mit Hinweisen auf kurzfristige Besserung (9)
- Kinesio Taping – laufender Cochrane-Review, noch nicht abgeschlossen (Juli/18) (10)

4.5. Subluxatio supinatoria tali

Stauchungen und Zerrungen des Knöchels sind eine häufige Verletzung. Weniger als 15 % der Patienten, die deswegen geröntgt werden, haben tatsächlich eine Fraktur des Sprunggelenks oder des Mittelfußes. Um die unnötigen Röntgenaufnahmen zu reduzieren, wurden die Ottawa Ankle Rules entwickelt. Sie haben eine Sensivität von 97,6 % (95 % CI: 96,4, 98,9) und eine Spezifität von 31,5 %. (1) Auch bei Kindern über 5 Jahren weist dieses Entscheidungsinstrument eine Sensitivität von 98,5 % auf (Spezifizität 8–50 %) und kann Röntgenaufnahmen um 25 % reduzieren. (2)

4.5.1. Ottawa Ankle Rule

Das Scoresystem unterstützt die Entscheidung über die Notwendigkeit einer Röntgenaufnahme. Online findet sich ein Kalkulator (inkl. Abbildung der Punkte A-D) auf https://www.mdcalc.com/ottawa-ankle-rule; hier wird die Anwendung des Scores bereits ab 2 Jahren empfohlen.

Röntgen des Sprunggelenks, wenn mind. 1 Kriterium erfüllt:

- Druckschmerzhaftigkeit bei Punkt A [distaler Hinterrand (6 cm) des Malleolus lateralis]
- Druckschmerzhaftigkeit bei Punkt B [distaler Hinterrand (6 cm) des Malleolus medialis]
- Unmöglichkeit den Fuß zu belasten – direkt nach dem Trauma UND bei der Untersuchung (4 Schritte gehen)

Röntgen des Mittelfußes, wenn mind. 1 Kriterium erfüllt:

- Druckschmerzhaftigkeit bei Punkt C (Basis Metatarsale V)
- Druckschmerzhaftigkeit bei Punkt D (Os naviculare)
- Unmöglichkeit den Fuß zu belasten – direkt nach dem Trauma UND bei der Untersuchung (4 Schritte gehen)

4.6. Hallux valgus

Der Hallux valgus ist die häufigste Deformität am Vorfuß (Prävalenz bis zu 23 % bei 18- bis 65-Jährigen und 35 % bei über 65-Jährigen).
Die Indikation zur OP ist gegeben, wenn die Beschwerden durch einen Wechsel des Schuhwerks oder durch andere, konservative Therapien (Polster, Einlagen, ggf. entzündungshemmende Salben) nicht zu beheben sind; Beschwerden müssen regelmäßig auftreten + zu deutlicher Funktionsbeeinträchtigung des Fußes führen. Zur operativen Therapie sind inzwischen mehr als 100 Operationsverfahren beschrieben (1)! Reviews fanden bislang zu den Operationstechniken nur uneinheitliche Ergebnisse, anhand

der Datenlage ist für keine Technik eine Überlegenheit erwiesen; die Häufigkeit von Wundheilungsstörungen wird mit 2–4 % angegeben. (2, 3)

Wirksamkeit von Orthesen

Ein Cochrane-Review (4) zur Wirksamkeit maßgefertigter Orthesen schloss 11 Studien mit 1.332 Patienten in die Auswertung ein, darunter eine mit 209 Hallux valgus-Patienten. Verglichen wurde mit unterschiedlichen Interventionen (z. B. Schein-Orthese, keine Intervention, Fertigorthese, Kombination aus Mobilisierung, Manipulation und Dehnung, nächtliche Schienen oder Operation). **Ergebnis:** Maßgeschneiderte Orthesen erwiesen sich als effektiv bei Schmerzen aufgrund eines Sichelfußes, bei Schmerzen im hinteren Fuß bei RA, bei Schmerzen im Rahmen einer JIA und bei schmerzhaftem Hallux valgus. Allerdings war die Operation bei Hallux valgus noch effektiver. Auch Arias-Martín et al. kamen 2018 zum Schluss, dass maßgefertigte Orthesen in dieser Indikation wirksam sind (5).

4.7. Gicht (1)

Asymptomatisch erhöhte Harnsäurespiegel sollen nicht medikamentös behandelt werden, die Nebenwirkungsrisiken von Allopurinol überwiegen hier! (Anm.: Da dies nicht in unsere Köpfe hinein wollte, wurde die Bestimmung der Harnsäure in der „Vorsorgeuntersuchung neu" 2005 gestrichen.)

Ein paar Ernährungsratschläge zum Thema (2, 3):

- Erhöhter Fleischkonsum steigert das Gichtrisiko, RR 1,4.
- Erhöhter Konsum von Fisch/Meeresfrüchten steigert das Gichtrisiko, RR 1,5.
- Ein Softdrink (Cola o. ä.) oder Fruchtsaft/Tag steigert das Gichtrisiko, RR 1,45.
- Zwei Softdrinks oder Fruchtsäfte steigern das Gichtrisiko, RR 1,85.
- Vermehrte Einnahme von Milchprodukten verringert das Gichtrisiko deutlich, RR 0,56.
- Purinreiches Gemüse hat keinen Einfluss auf die Gichthäufigkeit.
- Diätgetränke haben keinen Einfluss auf die Gichthäufigkeit.
- Weder die Menge von gesamtem, noch die von tierischem Protein hat Einfluss auf das Gichtrisiko.

4.7.1. Diagnosestellung

Lt. der DEGAM S1-Handlungsempfehlung „Akute Gicht in der hausärztlichen Versorgung" lässt sich die Diagnose stellen, wenn *sich eine schmerzhafte Monoarthritis eines peripheren kleinen Gelenkes oder des Knies innerhalb von 24 h ohne Prodromi entwickelt und keine sekundäre Ursache eruierbar ist. Die laborchemische Bestimmung des Harnsäurespiegels ist nicht notwendig, da die Harnsäure bei einem Drittel der Patienten mit einem akuten Gichtanfall nicht erhöht ist. Das Risiko eines Gichtanfalls steigt jedoch mit Dauer und Höhe der Hyperurikämie. Bei Harnsäurewerten über 10 mg/dl wird die jährliche Inzidenz einer Gichtarthritis mit etwa 6% angegeben.*

4.7.2. Therapie

Akuter Gichtanfall

Die DEGAM empfiehlt die Behandlung eines akuten Gichtanfalles mit oralem Steroid, z. B. Prednisolon über 4 Tage in absteigender Dosierung zusätzlich bei fehlender

Kontraindikation zu einem NSAR. Ein Cochrane-Review aus dem Jahr 2014 bezeichnet NSAR und systemische Steroide als gleichwertig in der Therapie der akuten Gicht hinsichtlich der Schmerzlinderung. (4)

Colchicin

Colchicin wird vielfach als Therapeutikum mit diagnostischem Charakter geschätzt. Da es jedoch auch bei der seltenen Pseudogicht wirkt, ist dieser Wert jedoch strittig. Nachteilig ist die eher dürftige Datenlage zu Colchizin. Ein Cochrane-Review fasst 2 Studien zusammen. Es erfolgte einerseits ein Vergleich zwischen verschiedenen Dosen an Colchicin untereinander und Plazebo:

- Hochdosis: 1 mg + 0,5 mg alle 2 h bis zum Ende der Attacke; 52 von 100 Patienten berichten von einer Besserung der Schmerzen um 50 % vs. 24 unter Plazebo; 84 von 100 berichten über Nebenwirkungen vs. 22 unter Plazebo
- Niedrigdosis: 1,8mg über 1 Stunde verteilt; 42 von 100 Patienten berichten von einer Besserung der Schmerzen um 50 % vs. 17 unter Plazebo; 26 von 100 berichten über Nebenwirkungen vs. 20 unter Plazebo (5)

Dosisabhängige Nebenwirkungen: Durchfälle, vereinzelt lebensbedrohliche aplastische Anämie; das Mitosegift Colchicin wirkt zytostatisch. Colchicin wird über CYP 3A4 metabolisiert, Interaktionen mit zahlreichen häufig verordneten Medikamenten, wie Makroliden, Statinen etc.

Chronische Gicht/häufige Gichtanfälle (6)

Die chronische Gicht manifestiert sich als persisitierendes Krankheitsbild der akuten Gicht, was sehr selten der Fall ist. Neben einer purinarmen Kost steht die medikamentöse Therapie im Vordergrund. Der Beginn einer harnsäuresenkenden Therapie hat nicht zum primären Ziel einen möglichst niedrigen Harnsäurespiegel zu erreichen, sondern ein erneutes Auftreten eines Gichtanfalles zu verhindern.

Laut DEGAM besteht eine Indikation zur harnsäuresenkenden Therapie, wenn:

- Mehr als 2 Gichtanfälle pro Jahr aufgetreten sind
- Uratsteine im Harntrakt und Gicht gleichzeitig bestehen
- Eine bekannte Harnsäureproduktion besteht (z. B. unter Chemotherapie)
- Gichttophi vorhanden sind. (7)

Ein asymptomatischer erhöhter Harnsäurespiegel sollte nicht medikamentös behandelt werden, da ein Benefit einer Therapie in dieser Situation nach wie vor nicht mit qualitativ hochwertigen Studien nachgewiesen ist. Darauf wies Sönnichsen bereits 2015 in der ZfA hin. (8)

Als Mittel erster Wahl führt die DEGAM **Allopurinol** an. Eine Reduktion der erlittenen Gichtanfälle wurde in einem Cochrane-Review nachgewiesen (NNT = 25). Allerdings zum Preis „absetzungsbedürftiger Nebenwirkungen" (NNH = 50) bzw. „schwerer absetzungsbedürftiger Nebenwirkungen" (NNH = 100). Die Dosis sollte an die Nierenfunktion angepasst und der Patient über das Auftreten von potentiell schweren dermatologischen Nebenwirkungen (Steven-Johnson-Syndrom) aufgeklärt werden. (9)

Lt. der aktuellen Fachinformation von Allopurinol soll bei Auftreten eines akuten Gichtanfalles unter laufender Allopurinoltherapie, diese in gleicher Dosis fortgesetzt werden. (10, 11)

Wollsocken gegen Gicht?

„Die Löslichkeit von Harnsäure beträgt bei 37 °C im Plasma etwa 6,5 mg/dl, bei niedrigeren Temperaturen, wie z. B. in den Extremitäten (30 °C) fallen Harnsäurekristalle bereits bei Werten von 5 mg/dl aus." (11) Daher Angora-Wollsocken zur Prävention der Gichtanfälle empfehlen (sog. Sekundärprävention)? Kontraindikation: Allergie gegen Kaninchenhaare ;-)

Harnsäure als kardiovaskulärer Risikofaktor?

Die Hypothese, dass ein erhöhter Harnsäurespiegel als unabhängiger kardiovaskulärer Risikofaktor anzusehen ist, hält sich hartnäckig. Eine epidemiologische Arbeit, publiziert im Jahr 2013, zeigte einen Zusammenhang zwischen KHK und erhöhter Harnsäure, jedoch konnte in dieser Analyse als gemeinsamer Confounder (= Störfaktor) Übergewicht nachgewiesen werden. Bis heute ist kein kausaler Zusammenhang zwischen erhöhter Harnsäure und KHK zweifelsfrei bewiesen worden. (12, 13)

Allopurinol gegen die Progression einer Niereninsuffizienz

Studien von geringer Qualität haben in der Vergangenheit eine Verbindung zwischen der Verschlechterung oder Entstehung einer chronischen Niereninsuffizienz und einer erhöhten Harnsäure im Blut dargestellt. Ebenfalls konnte eine kurzfristige Verbesserung der eGFR bzw. des Serumkreatinins durch die Gabe von Allopurinol gezeigt werden. Die positive Beeinflussung eines patientenrelevanten Endpunktes (z. B. Dialysepflicht, Sterberisiko,) wurde allerdings nicht nachgewiesen bzw. untersucht. Auch ein Cochrane-Review aus 2017 konnte diesbezüglich kein Licht ins Dunkel bringen. Aktuell noch laufende Studien werden hier hoffentlich für einen Wissenszugewinn sorgen. (14)

Vitamin C gegen Gicht

Eine prospektive Studie mit 47.000 Männern aus Kanada und den USA zeigte eine dosisabhängige Senkung der Rate an Gichtanfällen durch die Gabe von Vitamin C um bis zu 45 % (Dosis über 1.500 mg pro Tag). (15)

Nützen orthopädische Einlagen?

Eugen Roth* antwortet: ***„Die Knie knickt nicht nur das Laster - nein, auch das harte Straßenpflaster. Führt brave Jünglinge und Mädchen in die Gewalt des Orthopädchen. Auslagen sind dann immer groß, Einlagen häufig wirkungslos."***

** deutscher Dichter, 20. Jahrhundert*

Eine kleinere Arbeit legt allerdings nahe, dass **qualitativ gutes Schuhwerk** zur Reduktion von Fußschmerzen bei Gicht beitragen kann (16). Umgekehrt spielen schlechte Schuhe eine Rolle bei Entwicklung/verzögerter Heilung von Ulzera bei Gicht (17).

4.8. Zervikalsyndrom (1)

Definition: Schmerz in dem Gebiet, das nach oben durch linea nuchalis superior, nach unten durch den ersten Brustwirbel und seitlich durch die schultergelenksnahen Ansätze des Musculus trapezius begrenzt wird.

Einteilung

Akut: 0-3 Wochen; **subakut:** 4–12 Wochen; **chronisch:** › 12 Wochen
Unspezifisch: Ursache nicht erkennbar. **Spezifisch:** Verdacht auf neurologische Ursache, Traumafolge, Systemerkrankung etc.

Red Flags (2)

Altersabhängige Faktoren	Körperliche Zeichen	Sonstiges	Neurologische Zeichen
‹ 20 Jahre: Angeborene Anomalien Muttermale Haarausfall Familiengeschichte Infektionen durch Substanzmiss-brauch › 50 Jahre: Z.n. Karzinom Gefäßkrankheit	Fieber Nackensteifigkeit/ Schiefhals Übelkeit/Erbrechen Gewichtsverlust Erythem, Exsudation	Labor: Erhöhung Erythrozyten, CRP, Leukozyten Neue Symptome im Umfeld einer entzündl. Arthritis Trauma	Hoffmann- oder Babinski-Zeichen Hyperreflexie Veränderter Muskeltonus Inkontinenz Kognitive Veränderung Ataxie Sehverlust Phono-/ Photophobie

Grundsätze der Versorgung

Diagnostik und Therapie sinnvoll begrenzen. Primum non nocere. Aktivierung der Patienten.

4.8.1. Diagnostik

Anamnese: Schmerzcharakteristika; Ausstrahlung in den Arm; motorische Ausfälle, Taubheitsgefühl, Parästhesien; eigene Behandlungsversuche; Allgemeinzustand; Trauma in der Vorgeschichte; Systemerkrankungen (Neoplasien/Osteoporose); Steroidmedikation; Risikofaktoren für chronische Verläufe (Arbeit, Stimmungslage)
Untersuchung: Inspektion (Haltung, Deformitäten, Verletzungszeichen, Mobilität), Palpation (Dorn- und Querfortsätze, muskuläre Verspannungen, Hauttemperatur), Beweglichkeitsprüfung (Ante-, Retroflexion, Rotation und Seitenneigung)
Indikationen für bildgebende Diagnostik:

- Primär bei V.a. sek. Ursache
- Zustand nach HWS-Trauma mit neurologischen Symptomen, Verdacht auf Bandscheibenprolaps mit Erwägung spezifischer Therapie, vollständiger Verlust der HWS-Beweglichkeit, Verdacht auf neoplastische/entzündliche Prozesse, Alkoholabusus

4.8.2. Evidenzbasierte Therapieempfehlungen

Akut: NSAR, frühe Wiederaufnahme der Aktivität, Bewegungsempfehlung, Mobilisation/ Manipulation
Subakut: NSAR, Krankengymnastik, Manipulation/Mobilisation, postisometrische Relaxation, Bewegungsempfehlung
Chronisch: Krankengymnastik, Manipulation/Mobilisation, Akupunktur, Erlernen eines

nach, wie: „Haben Sie ein taubes Gefühl?", sondern fragen Sie nur, ob noch weitere Symptome bestünden und notieren Sie dies unter „Anamnese". Dann notieren Sie unter „Befund" Ihre Wahrnehmungen über Bewegungsumfang, Zuordnung angegebener Parästhesien mit Details, wie Taubheitsgefühl aller 5 Finger, nicht streng radikulär etc. und signalisieren Sie dem Patienten, dass er nicht beweisen muss, dass er krank ist, sondern dass Sie ihm glauben und in seinem Interesse einen genauen Befund erstellen. Veranlassen Sie (in diesem Falle aus forensischen Gründen) ein Röntgen mit HWS-Funktionsaufnahmen und bestellen Sie den Patienten unter Hinweis auf die juristische Notwendigkeit einer exakten Dokumentation 1–2 x wöchentlich bis zur Beschwerdefreiheit. Im Normalfall melden sich die meisten nach wenigen Wochen gesund.
Sie haben später nicht das Problem, dem Richter Jahre nach einer einmaligen Konsultation Fragen beantworten zu müssen, über die Sie weder Aufzeichnungen, noch eine Erinnerung haben. Wenn Sie einen ausführlichen Befund schicken, kann der beauftragte Fach-Gutachter diesen zudem zufriedenstellend interpretieren und Sie ersparen sich einen Gerichtstermin.

4.10. Kreuzschmerzen

Die Nationale VersorgungsLeitlinie (NVL) „Kreuzschmerz" – in der aktualisierten Version bis 2022 gültig – bietet 90 Seiten an interessenskonfliktfreier Information zum akuten unspezifischen Kreuzschmerz. Parallel dazu wurden neben einer umfassenden Patientenleitlinie auch kurze Patienteninformationen (z. B. akuter/chronischer Kreuzschmerz, multimodale Behandlung – Dokumente tw. mehrsprachig verfügbar) veröffentlicht, die ein hilfreiches Tool in der informierten Patientenentscheidung sein können; abzurufen unter www.patienten-information.de.
Nachfolgend bieten wir eine Zusammenfassung der NVL (1), um Ihnen einen schnelleren und praxistauglicheren Zugang dazu zu ermöglichen. *Hinweis:* Die NVL Kreuzschmerz verwendet die Diagnose „akuter unspezifischer Kreuzschmerz" als Synonym für die bisher im Leitfaden verwendete Bezeichnung „unkomplizierter Kreuzschmerz". Darunter wird der akut aufgetretene Schmerz im Bereich der Lendenwirbelsäule verstanden, dessen Ursache nicht einer definierten anatomischen Struktur zugeordnet werden kann bzw. sich keine spezifisch behandelbare Ursache erkennen lässt – im engeren Sinn also eine Ausschlussdiagnose. In diesem Kapitel wird nun der Begriff „Kreuzschmerz" gleichbedeutend zum akuten unspezifischen Kreuzschmerz verwendet.

4.10.1. Häufigkeit/Dauer von Kreuzschmerzen

Die erste Version der Patienteninformation zur NVL begann mit einer ersten wichtigen Information für Kreuzschmerzpatienten: *„Sie sind nicht allein! Kreuzschmerzen gehören zu den am meisten angegebenen Schmerzen überhaupt. Kreuzschmerzen sind nicht nur Grund für wiederkehrende Arztbesuche, sondern führen auch seit Jahren die Statistik der Anlässe für Arbeitsunfähigkeit und die Durchführung medizinischer Rehabilitationsmaßnahmen an. Der Schmerz im unteren Rückenbereich gehört heute somit zu den häufigsten und teuersten Erkrankungen in den industrialisierten Ländern ..."*
In hausärztlichen Praxen gehören Kreuzschmerzen zu den häufigsten Konsultations-

gründen, kein Wunder: Bis zu 85 % der deutschen Bevölkerung leiden mindestens einmal in ihrem Leben an Kreuzschmerzen. Sie treten bei älteren Menschen häufiger auf als bei jüngeren, bei Frauen häufiger als bei Männern, bei niedrigem sozioökonomischem Status häufiger als bei höherem. Von 2010-2014 stieg die Prävalenz in D von 4,4 auf 4,8 %, in absoluten Zahlen um ca. 280.000 Patienten/Diagnosen pro Jahr. Kreuzschmerzen können von einer Vielzahl anatomischer Strukturen ausgehen, doch bleibt trotz Diagnostik bei ca. 85 % der Patienten die genaue Ursache der Kreuzschmerzen unklar und die Beschwerden heilen spontan. Die in der alten NVL berichtete Genesungsrate von rd. 90 % innerhalb von 6 Wochen beruhte auf der Rate von Arztkonsultationen und dem Zeitpunkt der Arbeitswiederaufnahme. Systematische Reviews zeigen jedoch ein pessimistischeres Bild: Itz et al. (2) z. B. fanden eine spontane Genesung innerhalb der ersten 3 Monate nur bei 33 %; die Mehrzahl der Patienten (65 %) litt noch 1 Jahr nach Schmerzbeginn an Kreuzschmerzen.

Das Vorgehen sollte nicht darauf ausgerichtet sein, immer den Ursprung der Kreuzschmerzen zu klären, sondern stattdessen Patienten mit unspezifischen Kreuzschmerzen vor übermäßiger Diagnostik zu schützen und gleichzeitig die wenigen gefährlichen Verläufe, die sofortiger Behandlung oder weiterer Diagnostik bedürfen, zu erkennen und umgehend zu behandeln.

4.10.2. Diagnostik

Für die Behandlung der Kreuzschmerzen sind 3 Fragen wichtig:

- Werden Nerven komprimiert?
- Liegt eine gefährliche Erkrankung zugrunde?
- Gibt es Faktoren (z. B. depressive Verstimmung, Unzufriedenheit mit dem Arbeitsplatz), die die Prognose des Patienten verschlechtern?

Das ärztliche Gespräch und eine kurze körperliche Untersuchung genügen, um einen entsprechenden Befund zu erheben.

Akute unspezifische Kreuzschmerzen

Synonyme: Lumbago, „Hexenschuss", unkomplizierte Kreuzschmerzen

3 von 4 Patienten mit Kreuzschmerzen in AM-Praxen leiden an unspezifischen Kreuzschmerzen. Diese treten spontan auf oder auch nach körperlicher Beanspruchung, etwa nach Heben schwerer Lasten. Die Patienten sind in gutem Allgemeinzustand und ihre Schmerzen ändern sich typischerweise je nach Körperposition und Bewegungsablauf. In 2/3 der Fälle strahlen die Kreuzschmerzen in ein oder beide Beine aus (allerdings selten bis unterhalb des Knies), ohne dass eine Einklemmung einer Nervenwurzel besteht. Unspezifisch sind die Kreuzschmerzen, wenn keine Schmerzausstrahlung bis über das Knie hinunter vorliegt und der Lasègue-Test negativ ausfällt: Dazu liegt der Untersuchte auf dem Rücken und der Arzt hebt das gestreckte Bein hoch. Der Test gilt als negativ, wenn das gestreckte Bein schmerzfrei bis ca. 70° gehoben werden kann.

Bei fehlenden Hinweisen auf eine radikuläre Ursache der Schmerzen bzw. auf eine gefährliche zugrundeliegende Ursache („Red Flags") empfehlen die Leitlinienautoren keine neurologische Untersuchung. Sollte eine Ausstrahlung ins Bein vorliegen, auch bis oberhalb eines Knies, wird eine ergänzende Anamnese empfohlen: evtl. seit Beginn der Schmerzsymptomatik bestehende muskuläre Schwäche, Gefühlsstörungen

in den Beinen und Blasen- und/oder Mastdarm-Lähmung/Entleerungsstörung, neurologische Basisdiagnostik.
Bei unkomplizierten Kreuzschmerzen bringen zusätzliche bildgebende Verfahren (Röntgen, CT, MRT) keinen diagnostischen Mehrwert, sondern können dazu führen, dass Arzt und Patient sich auf nicht behandlungsrelevante Zufallsbefunde fixieren, die nicht in Zusammenhang mit den aktuellen Beschwerden stehen.
Nur wenn sich unter adäquater Behandlung die Kreuzschmerzen binnen 4 Wochen nicht bessern, ist eine einmalige Röntgenuntersuchung sinnvoll. Bei wiederkehrenden unkomplizierten Rückenschmerzen ist keine neuerliche Röntgen-Untersuchung notwendig.
Laboruntersuchungen haben keinen Stellenwert in der ärztlichen Beurteilung von Patienten mit Kreuzschmerzen und sollten ohne relevanten Hinweis auf einen gefährlichen Verlauf nicht durchgeführt werden.
Psychosoziale und arbeitsplatzbezogene Risikofaktoren (z. B. Depressivität, Zufriedenheit am Arbeitsplatz) sollen von Anfang an und im Behandlungsverlauf berücksichtigt werden (mehr dazu im Abschnitt chronische Kreuzschmerzen).

Red Flags (Warnhinweise für spezifische Ursachen der Kreuzschmerzen)

Höchstens etwa 1 % aller Kreuzschmerzen primärärztlicher Patienten sind auf Tumorerkrankungen, Frakturen oder Infektionen zurückzuführen. Liegen Anhaltspunkte vor für:

- Fraktur/Osteoporose?
- Infektion? allg. Infektsymptome, Immunsuppression, iv. Suchtmittelabusus, kürzliche Infiltration
- Radikulopathien/Neuropathien?
- Tumor/Metastasen? (Tumorleiden in der Vorgeschichte, B-Symptomatik, starker nächtlicher Schmerz)
- Axiale Spondyloarthritis? (› 12 Wochen Dauer, wechselnder Gesäßschmerz, schmerzbedingtes Erwachen in der 2. Nachthälfte, Morgensteifigkeit › 30 Min, Besserung durch Bewegung)

Ausschluss extravertebragener Ursachen

Schmerzen im Bereich der LWS können auch durch benachbarte Organe ausgelöst werden, die nicht unmittelbar zu den Strukturen der Wirbelsäule gehören. Dazu zählen abdominelle und viszerale Prozesse (Cholezystitis, Pankreatitis), Gefäßveränderungen, gynäkologische Ursachen, urologische Krankheiten (Urolithiasis, Nierentumore), perinephritische Abszesse, neurologische, psychosomatische und psychiatrische Erkrankungen.

4.10.3. Radikuläre Kreuzschmerzen

Synonyme: Ischialgie, Lumboischialgie

Bei Kreuzschmerzen, die auf eine Einklemmung der Nervenwurzel zurückgehen, spricht man von „radikulären" Symptomen (lat. Radix = Wurzel). Nur bei etwa 1 von 7 Erwachsenen, die mit Kreuzschmerzen in die AM-Praxis kommen, handelt es sich um eine Einklemmung einer Nervenwurzel, meist in Zusammenhang mit einem Band-

scheibenvorfall. Fast alle Bandscheibenvorfälle (98 %) befinden sich im Bereich zwischen 4. Lendenwirbel und 1. Kreuzbeinwirbel (L4–S1), andere Bandscheiben sind extrem selten (2 von 100) betroffen. Ein Bandscheibenvorfall muss nur in Einzelfällen operiert werden, auch radikuläre Rückenschmerzen bessern sich häufig unter konservativer Behandlung.
Radikuläre Schmerzen strahlen typischerweise über das Knie bis in den Vorfuß aus, werden als klar begrenzt und scharf einschießend beschrieben, wobei die Schmerzen im Bein schlimmer als die Kreuzschmerzen erscheinen. Sie sind häufig mit Taubheitsgefühl der Haut im schmerzhaften Areal verbunden und lassen sich bei der Untersuchung mittels Lasègue-Test auslösen (s.o.). Schmerzen schon unterhalb eines Winkels von 70°, typisch dann im Bein stärker als im Rücken.
Eine radikuläre Ursache der Kreuzschmerzen liegt vermutlich vor, wenn eines oder mehrere der folgenden Zeichen vorliegen:

- Einseitige Schmerzen im Bein, die schlimmer als die Kreuzschmerzen sind
- Ausstrahlung in den Fuß oder die Zehen
- Taubheitsgefühl in gleicher Ausbreitung
- Positiver Lasègue-Test
- Reflexauffälligkeiten
- Minderung der Muskelkraft: Zehenstand, Fußheber, Kniestrecker

Anmerkung: Schmerzen, die nur bis zum Knie ausstrahlen, sind häufig „pseudoradikulär" und zeigen in der körperlichen Untersuchung einen negativen Lasègue-Test. Sie gehören zu den unspezifischen Kreuzschmerzen.

Wann soll bei radikulären Schmerzen bildgebende Diagnostik eingesetzt werden, und welche?

Sofort nur bei besonders starken Schmerzen, ausgeprägten neurologische Störungen (Lähmungserscheinungen), Störung von Blasen- oder Mastdarmfunktion, bei Unfällen, bei Warnhinweisen auf entzündliche Prozesse oder Tumorerkrankungen. Wenn sich radikuläre Kreuzschmerzen unter adäquater Behandlung nicht bessern, sollte nach ca. 1 bis 2 Wochen eine MRT veranlasst werden.

4.10.4. Übersichtstabelle unspezifische/spezifische Kreuzschmerzen

Unspezifische Kreuzschmerzen	Radikuläre/spezifische Kreuzschmerzen
Anamnese	
Schmerzcharakteristik, Beeinträchtigung im Alltag, Beschwerdedauer, bisherige Therapie, Vorstellung des Patienten zu Ätiologie und Behandlung	

Unspezifische Kreuzschmerzen	Radikuläre/spezifische Kreuzschmerzen
Körperliche Untersuchung	
Inspektion, Palpation, Bewegungsprüfung, Lasègue	Wenn Schmerzausstrahlung unter das Knie: Muskelkraft: Zehenstand (S1), Fersenstand + Zehenheben (L5), Kniestrecker (L4) ASR (S1), PSR (L4) + Sensibilität
Nicht erforderlich	Cauda-equina-Syndrom, Tumorverdacht
Apparative Diagnostik	
Überflüssig bei akuten unkomplizierten Kreuzschmerzen und rezidivierenden Beschwerden ohne Risikofaktoren für chronische Verläufe	MRT*: bei Persistenz radikulärer Symptome trotz Therapie › 1–2 Wo **Labor:** CRP, BSG b. V.a. Entzündungen, Harn bei V.a. HWI **Röntgen:** bei Frakturen **CT:** bei Verdacht auf Tumore
Überweisung zum Spezialisten	
Orthopäde: Persistenz unkomplizierter Kreuzschmerzen trotz Therapie **Psychotherapeut:** frühzeitige Überweisung bei rezidivierenden Kreuzschmerzen mit Risikofaktoren für chronische Verläufe	**Neurochirurg** o. ä.: zur Klärung einer OP-Indikation, z. B. Bandscheibe
Klinikeinweisung	
Nicht erforderlich	Cauda-equina-Syndrom, Tumorverdacht, höhergradige Parese

** In der NVL Kreuzschmerzen wird die Wahl des bildgebenden Verfahrens primär von der jeweiligen Fragestellung abhängig gemacht. In der S2k-Leitlinie der DGOOC wird bei V.a. rad. Symptomatik primär die MRT empfohlen (3).*

4.10.5. Chronische Kreuzschmerzen

Bessern sich die Beschwerden über mehr als 12 Wochen nicht, spricht man von chronischen Kreuzschmerzen. Schmerzerleben und körperliche Beeinträchtigung verselbständigen sich und die Schmerzen sprechen schlechter auf die Behandlung an. Um diesen Prozess aufzuhalten, sollten Arzt und Patient frühzeitig besprechen, ob Risikofaktoren für chronische Verläufe vorliegen. Laut NVL ist der empfohlene Zeitpunkt, Risikofaktoren mit dem Patienten zu evaluieren, zwischen 4 und spätestens 12 Wochen Beschwerdedauer.

Einteilen lassen sich die Risikofaktoren wie folgt:

Psychosoziale Faktoren:

- Niedriger Bildungsstand
- Pessimistisch resignative Einstellung und Erwartungen, Depression, Neigung zur Somatisierung in der Vorgeschichte
- Passives Schmerzverhalten

- Starkes Krankheitsgefühl und Schmerzerleben, „Katastrophisieren"
- Anhaltende Belastungen im privaten Alltag

Arbeitsplatzbezogene Faktoren:

- Tragen schwerer Lasten, Vibrationsexposition, monotone Körperhaltung
- Berufliche Unzufriedenheit, chronischer Arbeitsplatzkonflikt, Arbeitsplatzverlust

Iatrogene Faktoren:

- Überbewertung somatischer/radiologischer Befunde bei nicht spezifischen Schmerzen
- Übertriebener Einsatz diagnostischer Hilfsmittel
- Förderung passiver Therapiekonzepte

Die NVL empfiehlt, bei Patienten mit Risikofaktoren für Chronifizierung eine fachgerechte befundgestützte ärztliche Aufklärung, die ggf. indizierte Einleitung einer kognitiven Verhaltenstherapie bzw. das Hinzuziehen von nach Möglichkeit psychotherapeutisch geschultem physiotherapeutischem Personal.

4.10.6. Therapie akuter unspezifischer Kreuzschmerzen

Ziel der Kreuzschmerztherapie ist die Schmerzkontrolle oder Linderung der Beschwerden. Die Patienten sollten möglichst rasch in die Lage versetzt werden, ihren täglichen Verrichtungen wieder nachzukommen.

Patientenberatung

Der wichtigste Baustein der hausärztlichen Therapie ist das Beratungsgespräch. Ziel ist es, die Patienten aktiv in die Behandlung einzubeziehen, um sie so früh wie möglich zur Wiederaufnahme ihrer üblichen Aktivität zu bewegen. Das bedeutet für Patienten mit akuten Kreuzschmerzen, schnellstmöglich wieder ihren gewohnten Tagesablauf aufzunehmen bzw. für Patienten mit chronischen Kreuzschmerzen, sportlich aktiv zu werden. Hierdurch werden die Beschwerden schneller gelindert, chronische Verläufe verhindert und Arbeitsunfähigkeitszeiten reduziert.

Im Beratungsgespräch sollten folgende Punkte angesprochen werden:

- Harmlosigkeit und wahrscheinliche Spontanheilung der Beschwerden.
- Ausreichende medikamentösen Schmerzlinderung und rasche Wiederaufnahme der körperlichen Aktivität fördern einen raschen Heilungsprozess.
- Körperliche Aktivierung und Muskelkräftigung sind der beste Schutz gegen neuerliche Kreuzschmerzen.
- Auf weitere Diagnostik (Röntgen etc.) soll bewusst verzichtet werden.
- Bildgebung nur bei längerer Dauer der Beschwerden oder Verschlechterung.

Medikamentöse Behandlung

Schmerzmittel

Bei akuten unkomplizierten Kreuzschmerzen werden in der NVL als erste Wahl NSAR oral empfohlen. Gleichwertig gelten Ibuprofen, Diclofenac und Naproxen. (Zur Indikation einer PPI-Begleitmedikation siehe Kapitel PPI.) ***Paracetamol wird nicht mehr empfohlen***, da bei dieser Indikation keine Schmerzreduktion im Vgl. zu Plazebo nachweisbar ist.

Naproxen in einer Standarddosierung von 3 x 250 mg und einer Maximaldosierung von 1.250 mg pro Tag wirkt ähnlich stark, es treten aber etwas häufiger Magenbeschwerden im Vergleich zu Ibuprofen auf. Während andere NSAR, insbesondere bei längerer Anwendung, die Zahl der Infarkte und Schlaganfälle erhöhen, ist dies bei Naproxen und Ibuprofen (bis zu einer Dosierung von max. 3 x 40 0mg) nicht der Fall. (4, 5)

NSAR sollten grundsätzlich oral verabreicht werden. Eine intramuskuläre Injektion, die mit einem Plazeboeffekt verbunden sein kann, ist angesichts gefährlicher Komplikationen (z. B. allergischer Schock, Verletzung von Nerven und Gefäßen, Abszesse) nicht gerechtfertigt. Bei Infusionen entfällt zwar das Risiko von Spritzenabszessen, aber das Allergierisiko ist gegenüber der oralen Gabe auch erhöht.

Muskelrelaxantien: Die Anwendung von zentralwirkenden muskelentspannenden Medikamenten wird in der NVL nicht mehr empfohlen. Als Grund dafür wird die negative Nutzen-/Risiko-Bilanz von Wirkstoffen, wie z. B. Tizanidin (Sirdalud®), genannt. Muskelrelaxantien sind allenfalls Mittel der Reserve bei chronischen Beschwerden. Bei muskelentspannenden Mitteln vom Benzodiazepintyp kann bereits nach 2 Wochen kontinuierlicher Einnahme eine körperliche Abhängigkeit entstehen. Nachdem das Benzodiazepin Myolastan® wegen gehäufter Allergien und Tetrazepam aufgrund schwerwiegender cutaner Nebenwirkungen vom Markt genommen wurden, wird aus dieser Stoffklasse ersatzweise meist Diazepam verordnet, was in Österreich keinen Off-label-Gebraucht darstellt. Die Einnahme sollte wegen der Suchtgefahr strikt auf 1 Woche beschränkt werden, Vorsicht im Straßenverkehr!

Salben: Wegen mangelnder Wirksamkeit und des Risikos der Allergie-Entwicklung werden antirheumatische Einreibungen bei Kreuzschmerzen nicht empfohlen.

Kortisoninfiltration in die Umgebung der Nervenwurzel oder in den Epiduralraum: Angesichts möglicher Nebenwirkungen (z. B. Infektionen) sollte das Verfahren in der Behandlung unkomplizierter Kreuzschmerzen nicht eingesetzt werden. In der Behandlung radikulärer Kreuzschmerzen kann sie im Einzelfall sinnvoll sein, wenn mit Schmerzbehandlung keine ausreichende Schmerzlinderung zu erzielen war.

Opioide (z. B. Tramal®): Die Datenlage zur Wirksamkeit von Opioiden beim akuten Kreuzschmerz ist unzureichend; es finden sich nur wenige, vorwiegend mit schwach wirkenden Opioiden durchgeführte plazebokontrollierte Studien, die eine Schmerzreduktion durch Opioide belegen.

Bei unter anderen analgetisch wirkenden Substanzen anhaltendem schwerem Kreuzschmerz oder bei Unverträglichkeit anderer Analgetika können Opioide (akuter Kreuzschmerz: kurzfristig bis 3 Tage, maximal 2 bis 3 Wochen; bei chronischem Kreuzschmerz auch länger) gegeben werden. Eine Reevaluation der Opioidtherapie soll bei akutem unspezifischem Kreuzschmerz nach spätestens 4 Wochen, bei chronischem Kreuzschmerz nach spätestens 3 Monaten erfolgen. Tritt die gewünschte Schmerzlinderung/Funktionsverbesserung nicht ein, ist die Fortsetzung der Opioidtherapie kontraindiziert. Eine Reevaluation ist daher unumgänglich! Für das Monitoring der Schmerzintensität ebenso wie für die Therapieevaluation wird in der Regel die visuelle Analogskala (VAS) bzw. numerische Rating-Skala (NRS) verwendet.

Quaddelung, Triggerpunktinjektionen: Hierunter werden Injektionen von Lokalanästhetika, z. T. gemischt mit Kortison, in die Haut und in schmerzhafte Strukturen, wie Muskeln, verstanden. Angesichts wirksamer anderer Behandlungsmöglichkeiten und möglicher Nebenwirkungen (z. B. Blutungen, Infektionen etc.) sowie einer möglichen Fixierung des Patienten auf die Anwendung (CAVE: passiver Therapieansatz) sollten sie in der Behandlung akuter Kreuzschmerzen nicht angewendet werden. Auch in der Behandlung chronischer Kreuzschmerzen sollten sie, wenn überhaupt, nur dann eingesetzt werden, wenn andere besser geprüfte Behandlungsmethoden versagen, Langzeittherapien sollten vermieden werden!

Abzulehnende medikamentöse Therapie
COX-2-Hemmer: Selektive COX-2-Hemmer (z. B. Celecoxib, Celebrex®) werden damit beworben, weniger häufig Magenbeschwerden auszulösen als nicht selektive NSAR, sind aber mit einem Anstieg von Herzinfarkten und Schlaganfällen verbunden. Meloxicam (Movalis®) scheint nach Labor-Tests ähnlich selektiv zu sein wie Celecoxib. Laut der NVL können COX-2-Hemmer angewendet werden, wenn es eine absolute Kontraindikation gegen die Anwendung von NSAR gibt. (1)
Steroide: Bei Kreuzschmerzen gibt es keinen Wirksamkeitsnachweis für Steroide als Tablette, intramuskuläre Injektion oder Infusion. Enthalten sind Steroide z. B. in Ambene®, Rheumesser® und dem immer noch beliebten „Fellinger-Cocktail", der neben allergiegefährlichen und nutzlosen Vitaminen die „Cortison-Vorstufe" Synacten® enthält. In Anbetracht der möglichen Nebenwirkungen sollten diese Mittel für die Behandlung von Kreuzschmerzen nicht eingesetzt werden. (6)
Intramuskuläre Injektionen: Angesichts des großen Spektrums wirksamer Arzneimittel, die als Tabletten verabreicht werden können, ist es pharmakologisch nicht gerechtfertigt, Schmerzmittel für die Behandlung akuter oder chronischer Kreuzschmerzen intravenös oder intramuskulär zu verabreichen. Die intramuskuläre Injektion von Diclofenac hat auch bei korrekter Injektionstechnik zu Spritzenabszessen und in Einzelfällen sogar zu schweren Allergien mit Todesfolge geführt; das Risiko von Spritzenabszessen nach regulärer Anwendung wird mit 1:10.000 angegeben.

Nicht-medikamentöse Therapien

Bettruhe ist zur Behandlung von Kreuzschmerzen nicht nur unwirksam, sie kann den Krankheitsverlauf sogar negativ beeinflussen. So können vermehrt chronische Verläufe auftreten und die Rehabilitation verzögert werden. ***Lendenstützmieder sollen nicht verschrieben werden***.
Mikrowelle, Kurzwellenbehandlung, Massagen: Bislang gibt es keinen Wirksamkeitsnachweis für Hitze- und Kälteanwendungen, Massagen, Kurzwellenbehandlung oder Ultraschallanwendungen bei akuten Kreuzschmerzen. Bei subakuten und chronischen Kreuzschmerzen konnten positive Effekte durch Massage gezeigt werden. Wiederholte Anwendungen können zu einem stärkeren Krankheitserleben des Patienten führen und sollten deshalb möglichst vermieden werden. Wichtig ist darauf hinzuweisen, dass es sich bei diesen Behandlungsansätzen um aus Patientensicht passive Verfahren handelt, die nur in Kombination mit aktivierenden Maßnahmen angewendet werden dürfen.
Die Manipulationsbehandlung gilt als wirksam.
Mobilisationsbehandlung, zum Beispiel ISG-Blockierungen, ist ähnlich wirksam wie eine Behandlung mit Schmerzmitteln.
Rückenschule: Die Wirksamkeit von Rückenschulen ist mehrfach untersucht worden, doch sind die Ergebnisse widersprüchlich. Die NVL empfiehlt Rückenschulen bei Patienten mit länger anhaltenden unkomplizierten Kreuzschmerzen (mehr als 6 Wochen),

die auf Schmerzbehandlungen nicht angesprochen haben.
Krankengymnastik: In der Behandlung akuter Kreuzschmerzen zeigten mehrere Studien zur Traktionsbehandlung widersprüchliche Ergebnisse. Ebenso widersprüchlich werden spezielle Rückenübungen beurteilt; im akuten Schmerzereignis angewendet, hatten diese teils sogar einen negativen Effekt. Auch in der Behandlung chronischer Kreuzschmerzen konnte kein Effekt einer Traktionsbehandlung im Vergleich zu Plazebo nachgewiesen werden. Die NVL empfiehlt Krankengymnastik optional bei Patienten mit chronischen unkomplizierten Kreuzschmerzen mit unzureichendem Heilungsverlauf; wenn möglich, im Zusammenhang mit schmerz- und verhaltenstherapeutischer Betreuung.
Akupunktur wird in der NVL als Mittel der Reserve bei teils widersprüchlicher Studienlage angeführt. Es wird diesbezüglich empfohlen, die Akupunktur in möglichst wenigen Sitzungen anzuwenden, da ein pos. Effekt bereits nach einer bzw. sehr wenigen Sitzungen zu erwarten ist. Sie kann optional neben evidenzbasierten Therapieverfahren (Aktivierung, Analgetika) in Abstimmung mit dem Patienten eingesetzt werden.
TENS: Die Autoren der NVL konnten keinen Wirksamkeitsnachweis für die Anwendung von TENS bei akutem unspezifischem Kreuzschmerz finden. Bezüglich chronischen unspezifischen Kreuzschmerzen stellt sich die Datenlage widersprüchlich dar. Es sei an dieser Stelle allerdings angemerkt, dass es sich bei TENS um einen für den Patienten passiven Therapieansatz handelt, der dem aktivierenden Grundprinzip der Therapie des akuten Kreuzschmerzes widerspricht.
Psychotherapie: Es gibt Erkenntnisse, dass Verhaltenstherapie bei subakuten und chronischen Kreuzschmerzen in Verbindung mit psychosozialen Risikofaktoren für Chronifizierung zu einer effektiven Schmerzlinderung, Reduktion von Krankenständen und Funktionsverbesserung führt. Aufgrund dessen wird die Anwendung bei Bestehen oben genannter Risikofaktoren empfohlen.
Multimodale/interdisziplinäre Behandlungskonzepte: In der Behandlung des chronischen Rückenschmerzes zeigten multimodale/interdisziplinäre Behandlungskonzepte einen Effekt. Eine Wirkung bzgl. Schmerzreduktion und funktionaler Verbesserung konnte aber nur für tägliche intensive Therapieprogramme von mind. 100 h gezeigt werden. Sie sollten aus körperlichem Training kombiniert m. psychologischen, sozialen o. ergotherapeutischen, auf die Arbeitsplatzbedingungen ausgerichteten Maßnahmen bestehen. Multimodale Behandlung und Rehabilitation kombiniert verschiedene Bausteine auf der Grundlage eines strukturierten interdisziplinären Assessments, inhaltlich & zeitlich abgestimmt auf die individuellen Bedürfnisse: medizinische (Pharmakotherapie, Edukation), physische (Bewegungstherapie), berufsbezogene und verhaltenstherapeutische Komponenten. Sie sollten von mindestens 3 Berufsgruppen mit unterschiedlichem therapeutischem Hintergrund durchgeführt werden (z. B. Medizin, Physio-, Sport-, Psycho- oder Ergotherapie). Patienten mit chronischem nichtspezifischem Kreuzschmerz sollen, wenn weniger intensive evidenzbasierte Therapieverfahren unzureichend wirksam waren, mit multimodalen Programmen im Bereich der Kuration oder Rehabilitation behandelt werden.

4.10.7. Überblick Therapie

Basistherapie für alle unkomplizierten und radikulären Kreuzschmerzen
Aufklärung und Beratung: Harmlosigkeit, Fortsetzen der gewohnten körperlichen Aktivität, keine Bettruhe **Medikamente:** NSAR: Diclofenac 100, max. 150 mg/d; Naproxen 750 mg, max. 1,25 g/d; Ibuprofen 4-600 mg, max. 2,4 g/d – Maximaldosierung jew. nach umfass. Medikamentenanamnese und unter Beobachtung Lokalanästhetika + Kortison epidural oder an die Spinalwurzel bei radikulären Kreuzschmerzen **Physiotherapie**: nicht indiziert **Manipulationsbehandlung (Ausbildung!):** ev. unkompliz. Kreuzschmerzen ohne Ausstrahlung Evaluation und Berücksichtigung von Risikofaktoren für chronische Verläufe
Rezidivierende und persistierende KS › 4 Wochen, Arbeitsunfähigkeit ‹ 3 Monate
Reevaluation zum Ausschluss von Risikofaktoren für chronische Verläufe Ggf. psychotherapeutische Behandlung Intensivierung der bisherigen Behandlung Physiotherapie
Persistierende und rezidivierende chron. unkomplizierte KS, Arbeitsunfähigkeit › 3 Mo
Zusätzlich Verhaltenstherapie, möglichst in Form eines multiprofessionellen Programms in einer geeigneten ambulanten oder stationären Einrichtung

4.10.8. Interessante Studien zur Therapie der Lumbalgie

4 x 1 g Paracetamol versus Manipulation

Eine RCT mit 240 Patienten in 14 AM-Praxen in Australien prüfte plazebokontrolliert den Effekt von Diclofenac + Manipulation der LWS zusätzlich zu einer Therapie mit 4 x 1 g Paracetamol. Primäre Endpunkte: Dauer bis zum ersten schmerzfreien Tag, Dauer bis der Patient 1 Woche ohne Unterbrechung schmerzfrei blieb; sekundärer Endpunkt: Schmerzintensität, funktionelle Einschränkungen. **Resultate:** Weder Manipulation, noch Diclofenac brachten im Vergleich zu einer „Pseudo-Manipulation" bzw. Plazebo zusätzliche Beschwerdelinderung. (7)

Physiotherapie versus Schmerzmittel + Beratung

Eine prospektive RCT mit 402 Patienten mit akuter Lumbalgie in der Primärversorgung vergleicht den Effekt von klassischer Physiotherapie mit der Wirkung eines kurzen Schmerzberatungsprogramms mit dem Ziel, die Angst vor Schmerzen zu nehmen und die Patienten zu körperlicher Aktivität anzuhalten. **Resultat:** Weder nach 3, noch nach 12 Monaten unterscheiden sich funktionelle Einschränkung, Schmerzintensität, Schmerzmittelverbrauch sowie allgemeine Gesundheit und Patientenzufriedenheit. Einziger Unterschied: Die Patienten mit der Physiotherapie suchten häufiger zusätzlich einen Spezialisten auf. (8)

Die vielzitierte Arbeit von Manion aus Zürich verglich den Effekt von Physiotherapie mit

Fitnessstudio und Aerobic bei 150 Patienten mit chronischer Lumbalgie und kommt zum selben Schluss: Kein Unterschied, in ihrer Selbsteinschätzung fühlten sich die Patienten der Aerobic- und Fitness-Gruppen aber weniger krank. (9) Die jüngste Cochrane-Metaanalyse (10) bewertet in Auswertung von 29 RCT Übungen zur Förderung von Geschicklichkeit/Koordination (3–12 Monate lang ausgeführt) als schmerzreduzierend; Langzeiteffekte müssten aber weiter untersucht werden, auch die Datenlage zum bewertenden Vergleich unterschiedlicher Übungsformen sei noch nicht ausreichend.

4.10.9. Schmerzmittel bei Begleiterkrankungen

NSAR & Niere

Prostaglandin führt am Vas afferens des Glomerulums zur Vasodilatation und steigert dadurch die glomeruläre Filtrationsrate. Angiotensin II verengt das Vas efferens des Glomerulums und steigert so den Filtrationsdruck im Glomerulum. Bei Patienten, die wegen einer Hypertonie oder Herzinsuffizienz einen ACE-Hemmer einnehmen, führt die zusätzliche Gabe von 50 mg Diclofenac zu einem 40%igen Rückgang der glomerulären Filtration; unter niedrig dosiertem ASS (100 mg) tritt dieser Effekt nicht ein.

NSAR & Herzinfarkt/Schlaganfall

Eine Metaanalyse kommt zu dem Schluss, dass alle gängigen NSAR und COX-2-Hemmer das Risiko für das Erleiden eines Herzinfarktes, besonders bei Menschen mit erhöhtem CV-Risiko, steigern. Ausnahmen bilden Naproxen (RR 1,06, 95 % CI 0,94–1.20) sowie Ibuprofen bis zu einer Maximaldosierung von 1.200 mg pro Tag. Darauf weist die europäische Arzneimittelbehörde in einer Aussendung im Jahr 2015 hin. (4) (5)

NSAR & Herzinsuffizienz

Eine Studie untersuchte 107.092 Personen, die von 1995 bis 2004 in Dänemark aufgrund einer Herzinsuffizienz hospitalisiert wurden. Es zeigte sich eine deutliche Assoziation der NSAR-Einnahme und dem Risiko der Hospitalisation aufgrund von Herzinsuffizienz (Diclofenac HR 2,08, Celecoxib HR 1,75). (11) Bei herzinsuffizienten Patienten mit eingeschränkter Nierenfunktion kann die NSAR-Gabe die Herzinsuffizienz verschlechtern oder Nierenversagen auslösen. Das Risiko der Hospitalisierung wegen Herzinsuffizienz erhöht sich bis zum Faktor 6! (12)

In einer 2016 veröffentlichten Fall-Kontroll-Studie zeigte sich auch nach zumindest 14-tägiger NSAR-Einnahme eine Zunahme des Risikos der stationären Aufnahme aufgrund von Herzversagen um 19 % (Patienten mit der Aufnahmediagnose Herzversagen im Jahr vor Beginn der Studie waren ausgeschlossen) (13)

NSAR & Prothesenlockerung

Postoperative ektope Ossifikationen nach Hüft-TEP werden durch 6-wöchige NSAR-Gabe deutlich gemindert. Befürchtet wird, dass der hemmende Einfluss der NSAR auf die Knochenbildung, der möglicherweise durch die Synthesehemmung der für den Knochenstoffwechsel wichtigen Prostaglandine vermittelt wird, auch die postoperative Verankerung der Prothesen im Knochen hemmt: 142 von 144 ursprünglichen Teilnehmern einer dreiarmigen randomisierten Kurzzeitstudie (2 Arme mit Ibuprofen, 1 Arm Plazebo) konnten 10 Jahre nach der OP erneut nachbeobachtet werden: Von den 13 Revisionseingriffen entfallen 12 auf die ehemaligen Ibuprofen-Gruppen. (14, 15)

Eine Untersuchung von 100 Patienten mit Hüft-TEPs und perioperativer lokaler Ketorolac-Infiltration aus dem Jahr 2015 mit einer mittleren Beobachtungsdauer von 7,3 Jahren konnte keinen Hinweis auf Prothesenlockerung erbringen. Vor einem „längeren" postoperativem Gebraucht von NSAR wird auch in dieser Arbeit mit Blick auf ältere Arbeiten gewarnt. (16)

4.10.10. Wichtige Differentialdiagnosen der Lumbalgie

M. Piriformis-Syndrom

Das Muskulus Piriformis-Syndrom wird oftmals mit einer Bandscheibenproblematik verwechselt, da sich die Symptomatik leicht mit einer Wurzelreizung des Nervus ischiadicus verwechseln lässt. Der Ischiasnerv verlässt in Höhe des Gesäßes das Becken, läuft auf die Rückseite des Oberschenkels und schickt seine Äste schließlich bis in die Fußspitzen. An der Austrittsstelle zieht der Nerv unmittelbar unterhalb des M. piriformis durch eine knöcherne Öffnung des Beckens. Die Ursache der Nervenkompression ist die Verkürzung des Muskels - dazu neigt der M. piriformis unter Belastung.

Mögliche Ursachen:

- Langes einseitiges Sitzen (Computerarbeit, Autofahren)
- Geldtasche in der Gesäßtasche
- Überanstrengung (vor allem vornüber gebeugte Haltung)
- Heben schwerer Gegenstände aus der Grätsche heraus
- Geringfügige lokale Traumata

Symptome:

- Dumpfer Schmerz in der Mitte des Gesäßes
- Schmerzausstrahlung entlang des Ischias-Nervs in das Bein
- Keine radikuläre Zuordenbarkeit
- Außenrotationsschmerz
- Verstärkung nach Belastung
- Hustschmerz
- Druckschmerz am M. piriformis

Untersuchung:

Bei 90° Hüftbeugung lässt sich typischerweise der Schmerz durch aktive Außenrotation oder passive Innenrotation im Hüftgelenk provozieren. Als Begleiterscheinung werden von den Betroffenen sexuelle Funktionsstörungen bzw. Schwellungen im Bereich des betroffenen Beines geschildert. (17)

Morbus Bechterew

Morbus Bechterew (axiale Spondylarthritis) ist eine chronisch entzündliche rheumatische Erkrankung mit Schmerzen und Versteifung von Gelenken. Frauen sind gleich häufig wie Männer betroffen – ein eher leichterer Verlauf bei Frauen führt allerdings dazu, dass Morbus Bechterew bei Frauen seltener diagnostiziert wird. Bis zu einer von 20 Patienten in der Hausarztpraxis mit chronischen Rückenschmerzen leidet an Morbus Bechterew.

- Iliosakralgelenk, Achillessehnen, Plantaraponeurose, Trochantere
- Verlauf: plötzlich einsetzend, manchmal nächtlicher Schmerzanfall, in Bewegung besser als in Ruhe

- Verdachtsdiagnose: zumindest 2 der 4 Kriterien:
  - Besserung der Rückenschmerzen durch Bewegung, aber nicht durch Ruhe (entzündlicher Rückenschmerz)
  - Erwachen in der zweiten Nachthälfte wegen Rückenschmerzen
  - Zwischen links und rechts alternierende Gesäßschmerzen
  - Morgensteifigkeit › 30 Minuten
  - Alter unter 45 Jahre
  - Dauer länger als 3 Monate
- Therapie: Physiotherapie, Pharmakotherapie, Operation

Eine frühe Diagnosestellung der Erkrankung ist für den Verlauf entscheidend. Gegenwärtig dauert es von den ersten Beschwerden bis zur Diagnose zwischen 5 und 14 Jahre! In der Anamnese liefern Beschwerden, wie entzündliche Rücken-, Brust- oder Fersenschmerzen sowie Gelenk- und Augenentzündungen, erste Hinweise; es besteht zudem eine familiäre Häufung. Die körperliche Untersuchung zeigt insbesondere Bewegungseinschränkungen der Wirbelsäule (Schober-Zeichen!).(18)

4.11. Beinschmerz bei Vertebrostenose

Kurz & bündig (1):

- Charakteristisches Symptom ist die neurogen bedingte Claudicatio. Nach einer bestimmten Gehstrecke treten Schmerzen (meist von der LWS ausgehend in die Beine ausstrahlend), Parästhesien oder Muskelschwäche auf.
- Wenn die Beschwerden nicht zu intensiv sind und der Patient im Alltag nicht eingeschränkt ist, sind primär konservative Maßnahmen (mit Schmerztherapie und Physiotherapie) geeignet.
- OP-Indikationen: konservativ nicht beherrschbare/stark einschränkende Schmerzen, abnehmende freie Gehstrecke, progredientes neurologisches Defizit, Cauda equina-Syndrom

Wegen des chronischen Verlaufes wird die Vertebrostenose oft nicht erkannt; sie betrifft vorwiegend ältere Patienten, bei jüngeren kann sie z. B. nach Bandscheiben-OP auftreten. Die Beschwerden bestehen schon seit Monaten. Im Liegen sind die Patienten meist lange Zeit ohne Schmerzen, berichten, dass sie nicht mehr lange stehen können; dabei kommt es zu ziehenden Schmerzen, oft auch mit Störungen der Tiefensensibilität in den Beinen beidseits. Als Symptom wird ein wackeliges Gefühl auf den Beinen und die Unfähigkeit, auf einem Bein zu stehen, angegeben; aber schon, wenn sie beim Abwärtsgehen mit den Fingerspitzen Kontakt zur Wand o. ä. hätten, seien sie sicherer. Häufig wird auch von brennenden Beinschmerzen nach kurzer Gehstrecke berichtet, ähnlich der Symptomatik einer arteriellen Durchblutungsstörung. Während aber bei der pAVK das Wadenbrennen bergauf rascher entsteht und beim Stehenbleiben besser wird, ist die Claudicatio bei der Vertebrostenose beim Abwärtsgehen schlimmer und bessert sich durch Stehenbleiben nicht. Manche Patienten berichten auf genaues Nachfragen, dass sie sich, wenn keine Sitzmöglichkeit besteht, vornüber gebeugt auf einen Zaun o. ä. stützen, dadurch werde es auch wieder besser.

4.11.1. Diagnostik (1)

Diagnostische Kriterien sind:

- neurogen bedingte Claudicatio und/oder Hinweis auf eine chronische Nervenwurzelkompression UND
- radiologisch bestätigte Kompression der Cauda equina und/oder der Nervenwurzel (MRI oder CT)

Patienten können bei der Untersuchung in Ruhe relativ beschwerdefrei, die neurologische Evaluation kann o.B. sein. Bei rd. 50 % Sensibilitäts- oder Reflexstörungen. Bei Vertebrostenose mit chronischer Nervenwurzelkompression können Bewegungen der Wirbelsäule schmerzauslösend sein: positive **Lasègue**-Zeichen, positiver **Straight-leg-raising-Test** (Untersucher hebt das gestreckte Bein des Patienten an, 2. Hand auf dem Oberschenkel sorgt für gestrecktes Knie, den Knöchel unterstützen, sodass der Fuß frei bleibt). Extension: Patient streckt im Stehen mit durchgestreckten Knien für 30–60 Sekunden seinen Rücken. Kreuzschmerz/Parästhesie durch diese Haltung sprechen für eine Vertebrostenose.

Romberg-Test: Balancieren auf einer Matratze mit geschlossenen Augen: Geben Sie dem Untersuchten die Hände, so spüren Sie Schwanken und Abstützen wegen der fehlenden Tiefensensibilität. Manchmal zeigt sich diese Unsicherheit schon beim Zehenstand.

Fußpulse sind unbedingt zu palpieren: Tastbare Pulsen schließen klinisch relevante vaskuläre Komponente der Claudicatio aus und erhärten den Verdacht einer spondylogenen Ursache.

4.11.2. Therapie

Operative oder konservative Behandlung?

Evidenzbasiert ist es nicht möglich, eine klare Empfehlung dahingehend abzugeben, ob eine chirurgische Behandlung oder der konservative Ansatz bei einer lumbaler Spinalkanalstenose überlegen ist. Allerdings liegen die Raten an OP-Komplikationen/Nebenwirkungen bei 10-24 %. (2, 3) Die OP-Erfolge werden allerdings schlechter, wenn die Symptomatik für eine Operationsindikation länger als 1 Jahr besteht (1). Inzwischen verstärken sich die Hinweise darauf, dass die anfänglich besseren Ergebnisse von Operationen bzgl. Schmerz und Funktion nur von kurzer Dauer sind - im 6-8-Jahres-Follow-up reduzieren sich die Unterschiede bzw. verschwinden ganz. (4) Hinsichtlich der OP-Methode gibt es keine eindeutige Überlegenheit eines bestimmten Verfahrens. (5)

Konservative Therapie

Physiotherapie verbessert weniger die Symptomintensität und Schmerzmittelbedarf, sondern am ehesten noch die körperliche Funktion – im 1-Jahres-Follow-up werden die Patienten weniger oft operiert. (1, 6) Auch hier wurde die Überlegenheit eines bestimmten Physiotherapie-Verfahrens noch nicht gezeigt (7).

Analgetika (1): NSAR sind (insbesondere beim älteren Patienten) nach Wirkung und unter Beachtung von Komorbiditäten/-medikationen zu dosieren. Schwache Opioide bei therapieresistenten Schmerzen nur nach Prüfung aller Alternativen, regelmäßige Kontrolle unbedingt erforderlich.

Epidurale Nervenblockaden können vorübergehend Schmerzen reduzieren und

Funktion bessern; langfristig allerdings mit Risiko einer schlechteren Prognose verbunden (1). Durchführung bei Orthopäden, Neurochirurgen oder Schmerzambulanzen. Die Risiken sind bei korrekter Anwendung eher gering, in seltenen Fällen kommt es zu Kopfschmerzen nach epiduraler Infiltration; typisch ist, dass sich die Kopfschmerzen im Liegen bessern. Therapie: Bettruhe und Mexalen b. B. Versehentliche intradurale Injektion kann eine chemische Meningitis verursachen, ist aber auf Grund der geringen Dicke der Dura von 1 mm sehr selten. Versehentliche intrathekale Injektion scheint ungefährlich. (8)

4.12. Kniegelenksbeschwerden

4.12.1. Meniskuszeichen

Böhler-Zeichen

Ab- oder Adduktionsschmerz bei gleichzeitigem Daumendruck auf den Meniskus

Steinmann-Zeichen 1

Patient auf dem Bauch liegend, Knie rechtwinklig gebeugt

Innendrehung der Tibia verursacht Schmerzen am lateralen Gelenkspalt bei lateraler Meniskusläsion

Außendrehung der Tibia verursacht Schmerzen am medialen Gelenkspalt bei medialer Meniskusläsion

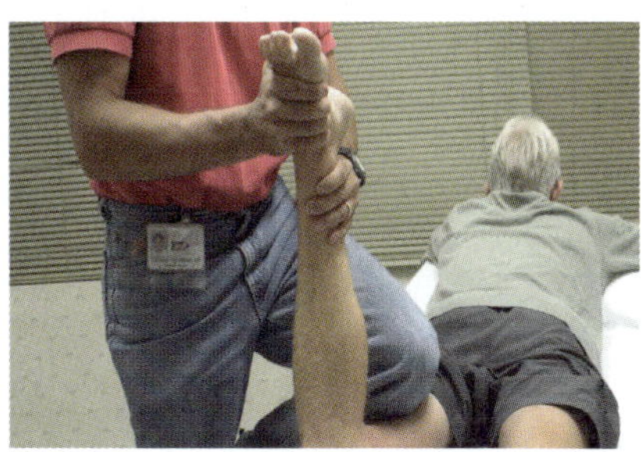

Steinmann-Zeichen 2

Schmerz am Gelenkspalt wandert bei zunehmender Beugung von vorne nach hinten

61 % der im MRT nachweisbaren Meniskusläsionen sind asymptomatisch

In einer Studie wurden Personen zwischen 50 und 90 Jahren aus Framingham mittels zufälliger Telefonstichprobe gebeten, eine MRT des rechten Knies durchführen zu lassen. 61 % der Patienten mit Läsionen hatten keine Beschwerden, es bestand kein Zusammenhang zwischen Kniesymptomen und MRT-Befunden. Es ist davon auszugehen, dass die Mehrheit der Befunde nicht traumatisch, sondern degenerativ bedingt war. Diskutiert wird, dass die Meniskusläsionen einem Frühstadium der Kniearthrose entsprechen. Die hohe Rate an symptomlosen Meniskusläsionen mahnt zur Vorsicht bei der Interpretation von MRT-Befunden. Die Indikation zu einem chirurgischen Eingriff als therapeutische Konsequenz bei Patienten über 50 sollte sorgfältig abgewogen werden. (1)

4.12.2. Indikationsstellung zur Knieendoprothese

Laut der S2k-Leitlinie „Indikation Knieprothese" sollte bei Patienten mit radiologisch nachgewiesenem Strukturschaden am Knie über einen Zeitraum von 3-6 Monaten ein Versagen der konservativen Therapie dokumentiert sein. (2)

Die klinische Erfahrung zeigt, dass bei 60- oder 70-jährigen Patienten mit Knie- oder Hüftarthrose meist bei Auftreten von nächtlichem Ruheschmerz die Indikation zum

Gelenksersatz (TEP) gestellt wird. Die Komorbidität ist in dieser Altersgruppe meist nicht so ausgeprägt, sodass sich eine Behandlung mit NSAR als Alternative auf eine gewisse Dauer anzubieten scheint. Bei hochbetagten Patienten wird die Entscheidung oft noch schwieriger, es ist das OP-Risiko zu groß – anderseits sind gerade bei diesen Patienten NSAR mit besonders hohen Risiken verbunden. Nur ein Beispiel von vielen: Die Wahrscheinlichkeit einer stationären Aufnahme wegen akuter kardialer Dekompensation erhöht sich bei Herzinsuffizienzpatienten unter Einnahme von NSAR um das Sechsfache. Die Risiken von NSAR sind also bekannt, hier soll der Nutzen beleuchtet werden:

4.12.3. Stellenwert von NSAR bei Kniearthrose

Die orale NSAR-Behandlung verringert bei Kniearthrosen die chronischen Schmerzen nicht relevant, birgt aber große Behandlungsrisiken. Bei Kniearthrose kann mit einer topischen Therapie begonnen werden; die Wirkung ist vergleichbar mit oraler Anwendung, aber sehr gering.

Nur 9 % Schmerzreduktion durch NSAR-Behandlung

Allgemein wird eine 30 %-Reduktion bei chronischen Schmerzen als klinisch relevant erachtet. Ein systematischer Review von Bjordal et al. (3) findet in 23 Studien mit 10.845 Kniearthrose-Patienten eine Verringerung der Schmerzintensität von 15,6 %. Werden Studien mit minimal erforderlicher Ansprechrate ausgeschlossen, so ist das Resultat nur mehr ca. 9 %, somit zeigte die Behandlung mit NSAR keine klinische Signifikanz.

Ähnliche Ergebnisse zeigte ein systematischer Review aus dem Jahr 2015: Es konnte die grundsätzliche Wirksamkeit der NSAR nachgewiesen werden; allerdings betrug diese quantitativ auf dem verwendeten WOMAC-Score nur 20-27 Punkte. (4)

Bei akuter Verschlechterung einer Kniearthrose (aktivierte Arthrose) kann eine intraartikuläre Steroidgabe helfen. Die Schmerzlinderung kann von einigen Wochen bis zu Jahren andauern.

Topische NSAR

Michael M Kochen schrieb in den DEGAM-Benefits: „Kennen Sie die Aussage ‚**Nichtsteroidale Antirheumatika** mindern akute Schmerzen im Bewegungsapparat, wenn sie oral eingenommen werden. **Topisch appliziert wirken sie höchstens wie ein Plazebo**?' Sie kennen sie nicht? Gut so, denn diese Feststellung ist falsch."

Ein Cochrane-Review zur Wirksamkeit topischer NSAR (5) schloss 61 Studien mit 8.386 Teilnehmern ein. Sie testeten eine Reihe verschiedener topischer Medikamente, hauptsächlich im Vergleich zu einem topischen Plazebo (Träger ohne NSAR) mit mindestens einmal täglicher Anwendung. Dabei interessierte, ob die Teilnehmer etwa 7 Tage nach Behandlungsbeginn eine gute Schmerzreduktion (um etwa die Hälfte) hatten. Zu späteren Zeitpunkten wird eine Besserung auch ohne eine Behandlung erwartet.

Es wurde insbesondere die Rezeptur der einzelnen Medikamente betrachtet. Gel-Präparate von Diclofenac und Ketoprofen gehörten zu den wirksamsten, zusammen mit Ibuprofen-Gel und Diclofenac-Pflaster. 7 oder 8 von 10 Personen mit einer schmerzhaften Belastung, Verstauchung oder Muskelzerrung hatten viel weniger Schmerzen

nach 7 Tagen mit Diclofenac- und Ketoprofen-Gel, verglichen mit nur 2 oder 3 von 10 Personen mit Plazebo. Andere NSAR und Rezepturen waren besser als Plazebo, aber nicht so signifikant. Da in diesen Studien sowohl die topischen NSAR, als auch das topische Plazebo in die Haut eingerieben wurden, wissen wir, dass eine Wirkung nicht allein auf das Reiben zurückzuführen ist.
1 von 20 Personen bemerkte leichte und kurzfristige Nebenwirkungen, wie Rötung an der Applikationsstelle. Das gleiche gilt für die topische NSAR und das topische Plazebo. Nebenwirkungen, wie Magenverstimmung oder Übelkeit, waren selten, ohne Unterschied zwischen topischen NSAR und topischem Plazebo. Es gab keine schwerwiegenden Nebenwirkungen.

4.12.4. Physiotherapie bei Gonarthrose

2015 veröffentlichte Cochrane einen systematischen Review zur Wirksamkeit von physiotherapeutischen Maßnahmen bei bestehender Gonarthrose. Verglichen wurde die grafische Darstellung des Schmerzes auf einer visuellen Analog-Skala 0-100 Pkt. Nach Abschluss der physiotherapeutischen Maßnahmen gaben die behandelten im Vergleich zu nicht physiotherapeutisch behandelten Personen ihre Schmerzen um 12 Punkte niedriger an. Dieser bescheidene Effekt konnte im Zeitraum 2-6 Monate nach Abschluss der Behandlung nachgewiesen werden. (6)

4.13. Hüftarthrose – intraartikuläre Injektion

Profitieren Patienten mit schmerzhafter Hüftarthrose von einer einmaligen intraartikulären Injektion? Britische Rheumatologen führten eine vierarmige, randomisierte Studie mit 77 Patienten über 50 Jahren mit einseitiger Coxarthrose durch:

- Gruppe 1 - keine Injektion
- Gruppe 2 - Injektion mit physiologischer Kochsalzlösung
- Gruppe 3 - Injektion mit Hyaluronsäure
- Gruppe 4 - Injektion mit Methylprednisolonacetat

Ein doppelblindes Design war zwar nicht möglich, aber die Patienten wussten nicht, was sie gespritzt bekamen und der Therapeut war während der Vorphasen der Studie ebenfalls nicht über die Allokation informiert. Alle Patienten erhielten eine Ultraschalluntersuchung der erkrankten Hüfte (eine Synovitis wurde definiert als Abstand zwischen Knochen und Gelenkkapsel von über 7 mm); der Eingriff selbst wurde unter Ultraschall-Führung vorgenommen.
Die Intention-to-Treat-Auswertung ergab einen signifikanten Vorteil der Corticoid-Injektion gegenüber den anderen Gruppen (**Hyaluronsäure war unwirksam**). Die Wirkung hielt im Schnitt 8 Wochen an und war umso ausgeprägter, je stärker die Synovitis war. Die Autoren interpretieren das Ausmaß der Synovitis als Biomarker für die zu erwartende Wirkung der Behandlung. (1)

4.14. Periphere arterielle Verschlusskrankheit (pAVK)

Der folgende Artikel bietet eine Zusammenfassung bzw. einen Kompromiss der aktuellen ESC-Guideline 2017 „Diagnostik und Therapie peripherer Arterienerkrankungen" (1) und der S3-Leitlinie „Periphere arterielle Verschlusskrankheit" der deutschen Gesellschaft für Angiologie 2015 (2). Es wird versucht, verschiedene Empfehlungen kritisch zu beleuchten.

4.14.1. Symptomatik

Claudicatio intermittens: beim Gehen Schmerzen in Gluteal-, Oberschenkel-, Waden- oder Fußmuskulatur (Schaufenster-Krankheit)
Kritische Extremitäten-Ischämie: Ruheschmerzen und/oder trophische Haut- + Gewebeläsionen (Ulzerationen/Gangrän); bei Tieflage der Beine häufig Schmerzlinderung. CAVE: Akut-kritische Ischämie erfordert zur Rettung der betroffenen Extremität sofortige KH-Einweisung!
P-Symptome: Pain (Schmerz), Paleness (Blässe), Paraesthesia (Parästhesien), Pulselessness (Pulslosigkeit), Paralysis (Schwäche)
Stadien nach Fontaine:

- Stadium I asymptomatisch
- Stadium II Claudicatio intermittens:
  - II a schmerzfreie Gehstrecke › 200 m
  - II b schmerzfreie Gehstrecke ‹ 200 m
- Stadium III Ischämischer Ruhe-/Nachtschmerz
- Stadium IV Ulzerationen und/oder Gangrän

Die Beschwerden und ihr Ausmaß können bei gleicher Ausbreitung und gleichem Stadium von Patient zu Patient variieren.

4.14.2. Diagnostik

Viele Patienten sind asymptomatisch. Legt die Anamnese eine pAVK nahe, wird diese durch die klinische Untersuchung (fehlender Fußpuls) oder die Bestimmung des Knöchel-Arm-Index/ABI, berechnet aus den Quotienten des höchsten Wertes des systolischen Blutdrucks am Knöchel und Arm; ABI ‹ 0,9 (beweisend für eine PAVK mit mindestens 50 % Gefäßstenose mit hoher Sensivität von knapp 95 % und Spezifität von knapp 100 %), diagnostiziert.

Körperliche Untersuchung

Pulspalpation und Auskultation arterieller Strömungsgeräusche. Viele Gesunde haben nur einen palpablen Fußpuls/Seite. Mithilfe des Tastens der Pulse kann mit einer Sensitivität von ca. 20 % eine pAVK erkannt werden. Die Kombination mit der typischen Claudicatio-Anamnese erhöht diese auf 84 %.
Hautveränderungen und Hautstatus, muskuläre Auffälligkeiten, orthopädische Fehlstellungen, Farbe/Temperatur der Beine und Füße im Seitenvergleich.
Bei Patienten mit pAVK wird die regelmäßige Fußinspektion empfohlen.
ABI-Messung: Die Messung erfolgt standardmäßig im Rahmen der Abklärung auf pAVK, erfolgt nach 10-minütiger Pause im Liegen. Die Blutdruckmanschette wird

am distalen Drittel der Wade angelegt und der systolische Blutdruck gemessen. Nach Messung des höchsten aktuellen systolischen Blutdruckes an den Armen wird der Quotient errechnet: normal = 1,0-1,4; borderline = 0,9-1,0; pathologisch: ‹ 0,9/› 1.4
Wesentliche Differentialdiagnosen: Spinalkanalstenose, Nervenwurzelkompression etc.
CAVE: Falsch hoher ABI bei Diabetikern (Mediasklerose) bei Werten über 1,3 und/oder abgeflachter Dopplerpulskurve!

4.14.3. Therapie

Bei ca. einem Viertel der Patienten mit symptomatischer pAVK verbessert sich die Symptomatik spontan, bei einem Drittel bleibt sie gleich und bei einem Viertel der Pat. verschlechtert sie sich zunehmend. Bei allen pAVK-Patienten ist das kardiovaskuläre Risiko erhöht, darum ist Sekundärprophylaxe zur Verbesserung der Prognose notwendig; bei asymptomatischer pAVK sollte keine prophylaktische Revaskularisierung erfolgen.
Bei Claudicatio intermittens wird eine Verbesserung der Symptomatik angestrebt – dies mittels Therapie, Risiko- und Lifestyle-Modifikation (Nikotin, Cholesterin, Hypertonie, Diabetes), Geh-Training und medikamentöser/antithrombotischer Therapie.
Antithrombotische Therapie: Über antithrombotische Medikation bei asymptomatischen Patienten ist individuell unter Berücksichtigung des Gesamtrisikos zu entscheiden – symptomatische Patienten gelten aber als Hochrisikogruppe; LL empfehlen daher ASS 100 mg täglich (Clopidogrel nur bei KI für ASS); keine Empfehlung für duale Plättchenhemmung bzw. Kombination mit OAK. Ein Vorteil einer antithrombotischen Therapie mit ASS bei subklinischer pAVK (=St I) zeigt sich lt. arznei-telegramm in Anlehnung an eine Untersuchung aus dem Jahr 2010 nicht. Dabei wurden 3.350 Personen, die frei von einer klinisch feststellbaren kardiovaskulären Erkrankung waren, aber mittels Screening einen ABI von ‹ 0,95 hatten im Schnitt 8.2 Jahre lang beobachtet. Die randomisierte doppelblinde Untersuchung, welche die Wirkung von 100 mg ASS tägl. gegenüber Plazebo verglich, konnte keine Reduktion an kardiovaskulären Ereignissen oder Sterblichkeit beobachtet werden. Die Wirksamkeit von ASS im Rahmen der Sekundärprävention von kardiovaskulären Erkrankungen wie KHK, Z.n. ischämischem Schlaganfall und symptomatischer pAVK ist unbestritten. (2–4)
Statintherapie: Laut der aktuellen S3-Leitlinie senkt Simvastatin bei bestehender pAVK unabh. von Stadium und bestehenden Cholesterinwerten die Gesamtmortalität sowie die vaskuläre und kardiale Ereignisrate und ist insofern ab Stadium I empfohlen. (2)
Ramipril bei pAVK: Eine RCT bewertet den Effekt von Ramipril bei Patienten mit symptomatischer pAVK auf schmerzfreie Gehzeit und maximal mögliche Gehzeit im Vergleich zu den anderen Medikamenten, Pentoxifylline oder Cilostazol, als größer. (5, 6)

4.15. Seltene orthopädische Erkrankungen in der Allgemeinmedizin

4–6 a, positives Viererzeichen, Symptome dauern maximal 2–3 d: **Coxitis fugax?**
6–9 a, positives Viererzeichen, Hüftgelenksbeschwerden strahlen häufig in den Oberschenkel aus und werden beim Arzt oft als Knieschmerzen vorgestellt. Deshalb sollte bei jedem Beinschmerz das Viererzeichen routinemäßig geprüft werden! DD zur Coxi-

tis fugax oft primär schwierig, Dauer mehr als 2–3 Tage: V.a. **M. Perthes** (idiopathische kindliche Hüftkopfnekrose). Bei V.a. M. Perthes Röntgen-Kontrolle nach 6 Wochen nicht vergessen, in frühen Bildern oft falsch negativer Befund!
Klassisch: 9-12-jährige adipöse Buben mit Hypogonadismus, positives Drehmann-Zeichen: Hüftbeugung führt zum Ausweichen in Abduktion und Außenrotation, positives Trendelenburg-Zeichen: typisches Hüft-Hinken mit Verlagerung des Oberkörpers nach lateral bei Belastung der erkrankten Seite, **Hüftkopfepiphysenlösung** (in der AM extrem seltene Erkrankung)!
› **50 a**, Klopfschmerz med. Femurkondyl: **M. Ahlbäck**? Aseptische **Knochennekrose** des medialen Femurkondyls? Kommt spontan und etwas häufiger nach Arthroskopie vor. Diagnose: MRT, s.u.

4.15.1. Bone Bruise (1, 2)

Symptomatik

Anhaltende Schmerzen nach einem Trauma der Extremität, im Röntgenbild zeigt sich keine knöcherne Verletzung. Keine direkten oder indirekten Hinweise auf Bandinstabilitäten, die Distorsionsschwellung klingt ab, aber der Schmerz bleibt. Keine nächtlichen Schmerzen, Schmerzzunahme unter (axialer) Belastung, keine oder nur geringe Schwellung, keine Rötung oder Erwärmung. Schmerzmittel helfen oft nicht, am ehesten Eis und Entlastung.

Diagnostik

Röntgenbild: sowohl in der Frühphase, als auch später stumm; **Szintigraphie:** stark anreichernd, unspezifisch
MRT: Wenn im vom Patienten genau erfragten Hauptschmerzgebiet im MRT die ödematösen Areale liegen, ist die Diagnose wahrscheinlich. Gute Darstellung des Knochenmarködems. MRT-Verlaufsbeobachtung hat keinen Nutzen; Entlastung, solange Schmerzen bestehen.

Differentialdiagnose

Besonders, wenn distale Extremitäten betroffen sind: CRPS (früher Mb. Sudeck, Frühform). Das 3-Phasen-Szintigramm zeigt beim Bone Bruise eine frühe Anflutung. Die Differentialdiagnose zu einer frühen Osteochondrosis dissecans ist oft schwierig, da diese im Frühstadium auch nur ein Ödem aufweist -› Röntgen-Verlaufskontrollen!

Hauptlokalisationen

Jeder Knochen mit einem spongiösen Abschnitt kann prinzipiell betroffen sein, häufig Mittelfuß, Fußwurzel, Tibiakopf, Femurkondylen, distaler Humerus und proximaler Unterarm.

Therapie

Bewährt: Entlastung, Eis, Schuhzurichtung, Schmerztherapieversuch
Sehr fraglich: „Sudeck-Therapie" mit Calcitonin, Entlastungsbohrung, Ilomedin
In Diskussion: Hyperbare Sauerstofftherapie; bei 104 Patienten mit M. Ahlbäck wurde bei 66 % der Patienten klinisch völlige Beschwerdefreiheit und bei 44 % in der 1. MRT-Kontrolle eine 90- bis 100%ige Rückbildung der Nekrose erreicht (3). Da das MRT

Bild des bone bruise von der Frühform des M. Ahlbäck nicht zu unterscheiden ist, erhofft man sich hier ähnliche Ergebnisse.

Krankheitsdauer

„Nicht absehbar", Schmerzbesserung ist ein gutes Indiz. Beobachtete Verläufe: 3–18 Monate.

Problem der MRT-Verlaufskontrollen: Nach dem Verschwinden des Ödems können die Schmerzen noch etwa 3 Wochen lang erheblich sein.

Prognose: Bei mäßigen Ödemen gut, bei starken Ödemen in Einzelfällen später Arthrosen.

4.15.2. CRPS

(früher Morbus Sudeck) (4)

Häufigkeit: Ein CRPS tritt durchschnittlich bei 2-5 % aller Extremitätenverletzungen auf. Hinsichtlich der Prognose kann in mehr als 50 % der Fälle ohne komplizierende Faktoren von einer weitgehenden Remission ausgegangen werden. Ätiologie: weitgehend unbekannt. Prädiktive Faktoren: CRPS wird in der Regel bei Hand- und Fußverletzungen beobachtet, der Schweregrad der Fraktur und Schmerzen im Gips gelten als prädiktive Faktoren. Häufiger bei Frauen als bei Männern. Kritische Lebenserfahrungen werden als Risikofaktor für die Entstehung eines CRPS beschrieben.

CRPS I: Extremitätenverletzung

CRPS II: Extremitätenverletzung mit nachweisbarer Verletzung eines größeren peripheren Nervs

Diagnose

Es müssen **alle** Punkte 1 bis 4 erfüllt sein:

- Anhaltender Schmerz, der durch das Anfangstrauma nicht mehr erklärt wird
- In der Anamnese muss jeweils mindestens 1 Symptom aus 3 der 4 folgenden Kategorien **berichtet** werden:
  - Hyperalgesie (Überempfindlichkeit für Schmerzreize), „Hyperästhesie" (Überempfindlichkeit für Berührung, Allodynie)
  - Asymmetrie der Hauttemperatur, Veränderung der Hautfarbe
  - Asymmetrie im Schwitzen, Ödem
  - reduzierte Beweglichkeit, Dystonie, Tremor, „Paresen" (im Sinne von Schwäche), Veränderungen von Haar oder Nagelwachstum
- Bei der Untersuchung muss jeweils mindestens 1 Symptom aus 2 der 4 folgenden Kategorien **vorliegen**:
  - Hyperalgesie auf spitze Reize, Allodynie, Schmerz bei Druck auf Gelenke/Knochen/Muskeln
  - Asymmetrie der Hauttemperatur, Veränderung der Hautfarbe
  - Asymmetrie im Schwitzen, Ödem
  - reduzierte Beweglichkeit, Dystonie, Tremor, „Paresen" (im Sinne von Schwäche), Veränderungen von Haar oder Nagelwachstum
- Keine andere Erkrankung erklärt die Symptomatik (Zusatzuntersuchungen!).

Therapie

Der letzte Cochrane-Review aus dem Jahr 2013 fand keine Therapieregime mit hochqualitativer positiver Evidenz. Mit schwacher Evidenz konnte ein positiver Effekt der „Motor graded imagery", einem physiotherapeutischen Verfahren, hinsichtlich Schmerzreduktion und Funktionsverbesserung gezeigt werden. Im Vergleich mit Plazebo wurde eine kurzfristige Schmerzreduktion durch die Anwendung von Ketamin i.v., Bisphosphonaten und Calcitonin nachgewiesen. Aufgrund von Nebenwirkungen wird von der Anwendung von Guanethidin abgeraten. (5, 6)

Prävention

Eine Metaanalyse von 3 RCT schloss 875 Patienten mit Handgelenksfraktur ein, von denen die Fraktur bei 132 (14,9 %) operativ versorgt wurde. 500 mg Vitamin C wurde vom Tag der Verletzung an für 50 Tage gegeben. In der Vitamin C-Gruppe betrug das Risikoverhältnis für CRPS-I 0,54 (95% CI, 0,33-0,91; P = 0,02). **Fazit der Autoren:** Die tägliche Supplementierung mit 500 mg Vitamin C pro Tag über 50 Tage senkt das 1-Jahres-Risiko für CRPS-I nach Handgelenksfraktur signifikant; Evidenzlevel II. (7)

4.15.3. Morbus Ahlbäck

Beim M. Ahlbäck handelt es sich um eine Durchblutungsstörung, meist im medialen Epikondylus des Femurs. Betroffen sind in der Regel Frauen über dem 60. Lebensjahr.

Ursache

Die genauen Ursachen sind nicht bekannt; man vermutet Durchblutungsstörungen im Knochengewebe. Die aseptische Knochennekrose ist ein Knocheninfarkt ohne Vorhandensein einer Infektion. Bei älteren Patienten tritt fallweise nach arthroskopischen Eingriffen im Kniegelenk ein M. Ahlbäck auf; es ist jedoch umstritten, ob hier ein ursächlicher Zusammenhang besteht. Unter Umständen führen auch die Beschwerden des M. Ahlbäck, der in frühen Röntgen- und MR-Bildern nicht zu sehen ist, zur Arthroskopie.

Diagnose

Häufig kommen die Patienten wegen starken Schmerzen mit Bewegungseinschränkungen, aber auch mit Ruheschmerzen zum Arzt. Insbesondere werden starke Belastungsschmerzen geschildert. Unfälle sind in der Vorgeschichte meistens nicht bekannt. Die Schmerzen treten plötzlich, ohne besondere Ursache, auf.

Klinische Untersuchung

Bei der körperlichen Untersuchung findet sich beim M. Ahlbäck oft ein starker Schmerz im inneren Kniegelenkbereich, meist über der Oberschenkelrolle innen. Die Kniegelenksbeweglichkeit ist oft eingeschränkt. Häufig findet man eine O-Bein-Stellung. Die Gelenkkapsel ist angeschwollen und druckschmerzhaft. In fortgeschrittenen Fällen findet sich eine Ergussbildung im Kniegelenk. In der Röntgenaufnahme des Kniegelenks findet man zu Beginn der Erkrankung oft keine Auffälligkeiten, erst nach etwa 6 Wochen zeigt sich eine Entrundung im Bereich der inneren Oberschenkelrolle, im späteren Verlauf ein Knochendefekt, ggf. auch mit Zystenbildungen.

Die Diagnose wird durch Kernspintomographie gesichert. Sie sollten den Radiologen ggf. über Metallimplantate oder Herzschrittmacher informieren. Bei vorangegangener

Arthroskopie oder Gelenkspunktion muss auch an eine Infektion im Kniegelenk, eine lebensgefährliche Komplikation, gedacht werden. Als Differentialdiagnosen sollten entzündliche Gelenkserkrankungen bedacht werden. Bei Gelenkspunktion unbedingt Kultur des Punktats anlegen.

Therapie

Primär **konservative Therapie**; meist wird der innere Kniegelenkspalt durch eine Schuhaußenranderhöhung entlastet und eine begleitende Schmerztherapie mit NSAR durchgeführt. (8). Keine Bisphosphonate, da in RCT kein Vorteil im Vergleich zu NSAR (9)! Positive Wirkung von hyperbarer Sauerstofftherapie insbes. bei jüngeren Patienten, siehe Bone Bruise (3, 8).

Im frühen Stadium – bei nachweisbarem Knochenmarksödem im MRT noch ohne im Röntgen sichtbare Knochenerweichung – wirken Iloprost-Infusionen meist rasch beschwerdelindernd (10), aber meist bleibt auch so behandelten Patienten eine Operation letztlich nicht erspart. (Anm.: In A nur zugelassen für schwere Formen pAVK und Renaud-Syndrom.)

Bei M. Ahlbäck muss die Entwicklung der Beschwerden kurzfristig kontrolliert werden. Ist die Durchblutungsstörung rückläufig, kann sich Ersatzknorpelgewebe bilden und operative Maßnahmen sind dann nicht notwendig.

Physikalische Therapie: Diese steht primär nicht im Vordergrund, ev. können vorsichtig entlastende und dehnende Therapien durchgeführt werden, um die schmerzhaft verspannte Muskulatur zu lockern und die Beweglichkeit zu erhalten, auf keinen Fall soll die physikalische Therapie eine zusätzliche Belastung bedeuten.

Operative Behandlung: Sollten sich die Beschwerden unter der konservativen Therapie nicht bessern oder zeigt sich im Röntgen und ggf. Kernspintomographen ein Fortschreiten der Erkrankung, werden operative Maßnahmen notwendig. Bei M. Ahlbäck kann versucht werden, endoskopisch den Defekt an der Oberschenkelrolle anzubohren. Damit will man die Gefäßeinsprossung und Bildung von Ersatzknorpel ermöglichen. CAVE: Alle NSAR vermindern durch Hemmung der Prostaglandinsynthese die Gefäßneubildung!

Bei ausgeprägten Veränderungen durch M. Ahlbäck kommt eine **Knie-Endoprothese** in Frage. Diese wird aber **erst nach Stillstand der Knochenveränderungen** vorgenommen.

4.16. Rheumatische Erkrankungen auf einen Blick

Gelenkschmerz + zusätzlich:	Verlauf	1. Manifestation	Häufigkeit	Denken Sie an:	Diagnostik
Schmerzen in: Schulter, Hüfte, Ileosakralgelenk, Achillessehne, Plantaraponeurose, Trochanteren, Beckenkamm	plötzlich einsetzend, manchmal nächtlicher Schmerzanfall, in Bewegung besser als in Ruhe	Meist 20.–25. Lj., nur 5 % nach 40. Lj.	Bis 1–2 %; m:w = 1:1; 5 % aller Patienten mit Rückenschmerzen	Spondylarthritis, Morbus Bechterew	Mind. 2 der 4 Kriterien: 1) Besserung der Rückenschmerzen auf Bewegung, aber nicht durch Ruhe; 2) Erwachen in der zweiten Nachthälfte wg. Rückenschmerzen; 3) Zwischen links + rechts alternierende Gesäßschmerzen; 4) Morgensteifigkeit › 30 Minuten
Symmetrische Muskelschmerzen rumpfnah: Oberarme, Oberschenkel, Nacken	Plötzlich über Nacht; schlagartige Besserung auf Steroide + Rückgang der BSG	› 65	ca. 20–50/100.000, Frauen etwas häufiger betroffen; in 50 % zugleich Arteriitis temporalis	Polymyalgia rheumatica	4 von 7 Kriterien erfüllt: 1) symmetr. Schmerzen Schultern oder: Oberarme, Nacken, Gesäß, Oberschenkel; 2) akuter Beginn; 3) Alter › 65; 4) BSG › 40mm; 5) Depression/ Gewichtsverlust; 6) bds. Druckschmerz Schulter; 7) 12,5–25 mg Prednisolon wirken schlagartig, Rückgang v. BSG u. CRP
Gelenkschmerzen, Sinusitis, blutig krustender Schnupfen, Nephritis, Lungeninfiltrate	Beginn unspezifisch, chronischer Verlauf	ca. 50. Lj, m › w	ca. 5–7/100.000	Wegenersche Granulomatose; bei Verdacht rasche Überweisung!	2 von 4 Kriterien: 1) Ulcera nasal o. oral; 2) Knötchen oder Kavernen im Thoraxröntgen; 3) Mikrohämaturie; 4) Biopsie granulomatöse Entzündung Arterienwand
Muskelschmerzen, geschwollene Augen, Livide Haut	Plötzlicher Beginn	› 50 a w:m=2:1	Sehr selten	Dermatomyositis	Klinisch durch typisches Bild; CK, LDH, GOT, GPT erhöht; EMG selten Biopsie
Schmerzen in allen Gelenken, 1–2 Tage Fieber, Hautausschlag	Plötzlicher Beginn, rezidivierend	Typisch Kinder, auch Erwachsene	Sehr selten	M. Still; Juvenile rheumatoide Arthritis	Bild wie cP, neg. Rheumafaktor; Ex juvantibus: Kineret wirkt sofort

4.16.1. Arthritis oder Arthrose?

Fingergelenksschmerzen	Heberdenarthrose Bouchardarthrose	Psoriasis Arthritis	cP
Gelenksbefall vorwiegend	DIP, MIP	Fingerstrahl, selten DIP	PIP + MIP, häufig auch Handgelenke symmetrisch
Verlauf	über Jahre	akuter Beginn	akuter Beginn
Morgensteifigkeit	einige Minuten	› 1 Stunde	› 1 Stunde
Klinische Zeichen	blasse Knötchen DIP, bei Aktivierung Bewegungs- und Druckschmerz	Fingerstrahl: Entzündung der Gelenke und Beugesehnen, sog. „Wurstfinger"; bei Befall DIP immer mit psoriatrischem Nagelbefall	Rötung, Schwellung der Gelenke, Ruheschmerz, schmerzhafter Händedruck (manchmal CTS-Symptomatik)
Labor	BKS + CRP normal	BKS + CRP erhöht	BKS + CRP erhöht

4.16.2. Rheuma-Basistherapeutika

Patienten mit cP (chronische Polyarthritis) oder RA (Rheumatoide Arthritis) profitieren zweifelsfrei von einer gut durchgeführten Basistherapie. In den ersten 3 Monaten behandelte Patienten haben sogar die Chance, die Krankheit in eine bleibende Remission zu bringen (sog. „Window of opportunity").

In der Praxis ist es für den Patienten oft schwierig, in dieser Zeitspanne einen Termin an einer Rheuma-Ambulanz zu bekommen. Ziel ist ein möglichst früher Therapiebeginn, eben in diesem „Window of opportunity". MTX hat zwar die gefährlicheren Nebenwirkungen und ist auf Patienten eingeschränkt, die keinen Kinderwunsch haben, aber es ist das geeignetste Präparat, das, wenn allein nicht ausreichend, mit den neuen „Biologica" kombiniert werden kann; es bietet sich deshalb als relativ rasche Intervention nach Therapiebeginn mit Steroid + dringender Verdachtsdiagnose cP an.

Präparat	1. Wahl bei	Dosierung	Laborkontrollen	Gefährliche NW
Methotrexat (MTX), Ebetrexat® 5 mg, 10 mg Tbl.	Patienten ohne Kinderwunsch; muss von Mann und Frau bei geplanter Schwangerschaft pausiert werden (gut wirksam)	10 mg 1 x/Wo, Steigerung bis max. 30 mg 1 x/Wo; Step down nach Besserung, ev. Folsäuresubstitution 1 x 5 mg/Wo	BB, Thrombo, CRP Leberwerte (zumindest SGPT), Kreat, Harn, BSG; anfangs monatlich, dann alle 3–6 Monate	MTX-Lunge (Bronchitis-ähnlich), Leberschäden, Leukopenie, Thombopenie (vor allem in Kombination mit NSAR)

Präparat	1. Wahl bei	Dosierung	Laborkontrollen	Gefährliche NW
Sulfasalazin, Salazopyrin® 500 mg Tabl.	mäßig wirksam, bei jüngeren Patienten mit Kinderwunsch und bei Pfropfarthritis Mittel der 1. Wahl	1. Wo: 0-0-1 2. Wo: 1-0-1 4. Wo 2-0-2 nach 3 Mo ev. 3 x 2	BB, Thrombo, CRP Leberwerte (zumindest SGPT), Kreat, Harn, BSG; erst monatlich, dann alle 3 Mon.	Agranulozytose, sonst im Vergleich zu MTX nicht so gefährliche NW; Magen, Durchfall, Exanthem

Kurze Übersicht über die anderen Basistherapeutika

Präparate	Indikation	Kontraindikation	Risiken
Resochin®, Quensyl®	Mild verlaufende cP	Retinopathie, Mysthenie, Schwangerschaft	Retinopathie
Leflunomid Avara®	cP, Psoriasis-Arthritis, Spondylitis ankylosans	Nur für Erw., Schwangerschaft, AIDS, Leber, Niere	Erh. Infektrisiko, Hochdruck, Haut, Leber
Imurek®	SLE, Vaskulitis für cP zugelassen, aber selten verwendet	Infekte	Knochenmarkdepression, Interaktion mit Allopurinol!!
Cyclosporin A	Für cP als Monotherapie oder in Kombination mit anderen Basistherapeutika	Malignom, Schwangerschaft, Nierenschäden	Nierenversagen; riskante Interaktion am Cy 450 mit zahlreichen Präparaten: z. B. Makrolide, Azole, Trimetoprim, Grapefruit
Tauredon®	Reservepräparat (relativ hohe Nebenwirkungsrate)	Schwangerschaft, Niere, Leber, Infekte	30–50 % NW; Dermatitis, aplast. Anämie, Alveolitis, Lungenfibrose, Leber
Neue „Biologicals" - 2 Wochen Therapiepause vor und nach Operationen!			
Tumornekrosefaktor-Alpha-Blocker Humira®, Enbrel®, Remicade®	Mittel der Reserve zur Zusatztherapie bei Wirkungslosigkeit von MTX in voller Dosis und ausreichender Dauer	Tumorerkrankungen, bestehende Infekte, insbesondere TBC; schwere Herzinsuff. NYHA 3–4	Erhöhte Infektionsneigung manchmal mit fulminantem Verlauf, TBC-Ausbrüche, V.a. Tumorentstehung, sehr teuer 600–3.000 €/Monat
Interleukin-1-Antagonist Kineret®	Dauertherapie cP bei unzureichendem Ansprechen auf MTX, weniger effektiv als TNF-Blocker	Infekte, Tumorerkrankungen	Infektneigung, sehr teuer (28 Fertigspitzen 1.300 €)

4.17. Fibromyalgiesyndrom (1)

Inzidenz: Punktprävalenz in D 2013 2,1 %. Oft zwischen 40. und 60. Lebensjahr, bei Frauen häufiger als bei Männern (2).

Ätiologie/Klassifikation: Die Ätiologie des Fibromyalgiesyndroms (FMS) ist nach wie vor strittig; diskutiert werden Störungen in der Schmerzverarbeitung und/oder genetische Faktoren sowie psychische Belastungen. Die deutsche S3-Leitlinie klassifiziert FMS als funktionelles somatisches Syndrom (je nach Fachrichtung finden sich auch andere Klassifikationen, z. B. psychosomatische Störung, somatische Belastungsstörung), häufig assoziiert mit depressiven Störungen. Trotz unterschiedlich ausgeprägter Krankheitsverläufe gibt es keine anerkannte Schweregradeinteilung.

4.17.1. Diagnose

Erstevaluation (1): Ausfüllen einer Schmerzskizze und des Fibromyalgie-Symptomfragebogens (siehe LL S. 25 ff.), Exploration weiterer Kernsymptome (Müdigkeit, Schlafstörungen, Konzentrationsstörungen), komplette medizinische Anamnese inkl. Medikamentenanamnese (PPI, Statine!), komplette körperliche Untersuchung (inkl. Haut, neurologischer und orthopädischer Befund)

Ausschlussdiagnostik per Basislabor:

- Blutsenkungsgeschwindigkeit, CRP, kleines Blutbild (z. B. Polymyalgia rheumatica, rheumatoide Arthritis)
- Kreatininkinase (z. B. Muskelerkrankungen)
- Kalzium (z. B. Hyperkalziämie)
- Thyreoidea-stimulierendes Hormon basal (z. B. Hypothyreose)
- 25-OH-Vitamin D (z. B. Vitamin D-Mangel)

Weitere Untersuchungen je nach klinischem Verdacht. ***Es wird ausdrücklich empfohlen, bei fehlendem Verdacht auf eine somatische Erkrankung im Rahmen der o.g. Diagnostik auf eine weitere apparative Diagnostik zu verzichten.*** Eine fachpsychotherapeutische Abklärung wird bei bestehender depressiver Symptomatik, biographischen Belastungsfaktoren, Z.n. psychiatrischer Behandlung bzw. aktuell bestehenden schwerwiegenden psychosozialen Stressoren empfohlen.

4.17.2. Therapie

Der Effekt der verschiedenen Therapien ist leider sehr bescheiden. Eine optimale Behandlung benötigt einen **multidisziplinären Ansatz** (Kombination nichtpharmakologischer und pharmakologischer Behandlung) je nach Schmerzintensität, Funktion und assoziierten Symptomen, wie Depression, Müdigkeit, Schlafstörungen. Viele Patienten bewältigen ihre Situation bereits alleine durch die Diagnosestellung der Fibromyalgie, quasi als Anerkennung ihrer bisher nicht objektivierbaren Beschwerden, besser.

Grundlage der Therapie bei bestehendem FMS ist, jedoch bei nur mäßiger Evidenz, Ausdauertraining mit geringer bis mittlerer Intensität.

- **Individuelle Trainingsprogramme**, aerobes Training und Krafttraining können zu Verbesserungen führen. Es gibt Hinweise auf einen möglichen Nutzen von Thermalbadtherapie, Entspannungsverfahren in Kombination mit aerobem Training, meditative Bewegungstherapien. (3)
- Eine **kognitive Verhaltenstherapie** wird bei geringem Evidenzlevel empfohlen.
- TENS: keine ausreichende Evidenz für eine klare Empfehlung (4)

Medikamentöse Therapie

- **Amitryptilin:** schmerzstillende Wirkung bei 1 von 4 behandelten Patienten, Risiko für Nebenwirkungen bei 1 von 3 – in der Regel nicht schwerwiegend (5)
- **Mirtazapin:** NNT = 8 für bis zu 30 % Schmerzreduktion sowie Verbesserung der Schlafqualität (niedrigqualitative Evidenz), NNH = 5 für Somnolenz/NNH = 6 für Gewichtszunahme (6)
- **Nabilon:** (synthetisches Cannabinoid): bei schlechter Verträglichkeit keine Evidenz für einen Nutzen bei FMS-Patienten (7)
- **NSAR:** Die Anwendung wird nicht empfohlen (8)
- **Oxycodon:** keine Evidenz, die Anwendung rechtfertigt, stark negative Empfehlung lt. LL (9)
- **Pregabalin:** Bei einer kleinen Gruppe von FMS-Patienten mit mittelgradig bis schweren Beschwerden (NNT = 12) kommt es zu einem moderaten Benefit zum Preis von Nebenwirkungen, wie Benommenheit, Schläfrigkeit, bei bis zu 90 % der behandelten Personen (10)
- **SNRI:** Unter Milnacipran (NNT = 11 für 30 % Schmerzreduktion) Überwiegen der Nebenwirkungen, Benefit nur bei einem sehr kleinen Teil der Patienten (11, 12)
- **Tramadol:** kann zeitlich befristet eingesetzt werden; klinisch relevante Schmerzreduktion bei deutlich erhöhter Nebenwirkungsrate
- **5HT3-Antagonisten:** werden in der S3-LL mit starkem Konsens nicht empfohlen

4.18. Osteoporose

Osteoporose ist eine systemische Skeletterkrankung, die durch eine niedrige Knochenmasse und eine mikroarchitektonische Verschlechterung des Knochengewebes charakterisiert ist, mit einem konsekutiven Anstieg von Knochenfragilität und Neigung zu Frakturen (1). Sind bereits Frakturen als Folge der Osteoporose aufgetreten, liegt eine manifeste Osteoporose vor. Man unterscheidet zwischen primärer und sekundärer Osteoporose, wobei letztere durch eine andere Erkrankung oder langfristige Medikamenteneinnahme entsteht. Die primäre Osteoporose entsteht einerseits aufgrund eines Östrogendefizits nach der Menopause (Typ-I-Osteoporose), andererseits altersbedingt (Typ-II-Osteoporose).

Grundsätzlich können an allen Stellen des Skeletts osteoporotisch bedingte Frakturen auftreten. Besonders betroffen sind Lendenwirbelsäule und Oberschenkelhals.

Therapie & Prophylaxe der Osteoporose befinden sich gegenwärtig im Umbruch: Etabliert geltende Prinzipien wurden der Reihe nach verworfen, nachdem Langzeitdaten aus großen Studien vorliegen.

4.18.1. Epidemiologie

Die genaue Anzahl der Osteoporose-Patienten in Österreich ist nicht bekannt. Die Hochrechnung der Prävalenzzahlen für Deutschland für Österreich ergibt etwa 740.000 der über 50-Jährigen, die von Osteoporose betroffen sind, davon etwa 617.000 Frauen. Jährlich erleiden 16.500 Personen eine hüftgelenksnahe Fraktur (3/4 davon Frauen); mit einer Frakturrate von 19,5 je 10.000 Einwohner jährlich liegt Österreich im EU-Vergleich im Spitzenfeld. (2)

4.18.2. Diagnose

Die durchzuführende Diagnostik bei Verdacht auf Osteoporose befand sich in den letzten Jahren in stetem Wechsel. Die Durchführung einer Knochendichtemessung nach pathologischer Fraktur ist seit langem etabliert. Eine klare Aussage hinsichtlich der Indikation einer Knochendichtemessung ohne vorrausgehende Fraktur war lange Zeit nicht möglich, sie hing letztlich von der Einschätzung durch den behandelnden Arzt ab. Sowohl die DVO, als auch die Schweizerische Vereinigung gegen die Osteoporose geben keine klare Empfehlung ab.

Medix hingegen empfiehlt die Verwendung des 2008 veröffentlichten und mehrfach validierten FRAX®-Rechners zum Bestimmen des 10-Jahres-Risikos für eine Hüft- oder Wirbelfraktur: Wird die altersabh. Therapieschwelle überschritten, ist eine Knochendichtemessung angeraten. FRAX® kann mit und ohne T-Score verwendet werden. Nach der Knochendichtemessung soll der gemessene T-Score miteingerechnet werden. Liegt das 10-Jahres-Risiko nun über der altersangepassten Interventionsschwelle, kann eine klare Empfehlung für eine Therapie ausgesprochen werden. (3, 4)

4.18.3. Krankheitsfolgen

Lokalisierte Schmerzen

Anatomische Veränderungen (Rundrückenbildung, Hyperlordosierung Lendenwirbelsäule, Näherung des Crista-costa-Abstands auf 0, Tannenbaumphänomen, Scheinverlängerung der Extremitäten) führen zu dauerhaften Funktions- und Fähigkeitsstörungen sowie Behinderung bei Alltagsaktivitäten.

Zahlen zur Oberschenkelhalsfraktur

- 95 % der Patienten sind älter als 65 Jahre.
- 80 % sind Frauen (mittleres Alter 82 Jahre).
- 80 % der Hüftfrakturen bei Frauen betreffen über 75-Jährige.
- Männer sind vorwiegend in noch höherem Lebensalter betroffen.
- Das Lebenszeitrisiko einer 50-jährigen Frau, einen Schenkelhalsbruch zu erleiden, wird mit 14 % beziffert, das 50-jähriger Männer auf 5–6 %.

In Österreich gibt es fast doppelt so viele Geräte zur Knochendichtemessung wie von EU-Experten empfohlen, aber eine Unterversorgung von Patienten, die bereits eine osteoporosebedingte Fraktur erlitten haben. 20 % sterben an der 1. Fraktur bzw. im 1. Jahr danach – das ist ein potentieller Verlust von 6 Lebensjahren; 60 % erleiden eine bleibende Behinderung. (2)

4.18.4. Risikofaktoren für osteoporotische Frakturen

- Höheres Lebensalter (nach dem 50. Lebensjahr etwa Verdopplung des Risikos mit jeder Dekade)
- Weibliches Geschlecht
- Niedriges Körpergewicht (BMI ‹ 20 kg/m2)
- Stark eingeschränkte Mobilität
- Vorausgehende Fraktur
- Rauchen, Alkohol, Glukokortikosteroide (dosisabhängiger Effekt)
- Rheumatoide Arthritis, CAVE: Arthrose ist hingegen protektiv

Ursächliche Krankheiten für sekundäre Osteoporose

- Hypogonadismus
- Hyperkortisolismus (Cushing-Syndrom)
- Glukokortikoidbehandlung
- Hyperparathyreoidismus
- Hyperthyreose
- Hyperprolaktinämie
- Rheumatische Erkrankungen
- Diabetes mellitus Typ I
- Alkoholmissbrauch und andere

4.18.5. Medikamenteninduzierte Osteoporose

Dass Pharmaka einen Einfluss auf den Knochenstoffwechsel (verminderter Knochenanbau, gesteigerter Knochenabbau) haben, ist hinlänglich untersucht – seit Jahrzehnten etwa kennt man die sog. Heparin-Osteoporose. Einmal mehr sind hier die Allgemeinmediziner gefordert, als Gesundheitsmanager für die Patienten tätig zu werden, also die diversen Erkrankungen und Therapien in ihrem Zusammenwirken zu beobachten, zu koordinieren und ggf. korrigierend tätig zu werden.

Als mögliche Auslöser medikamentenindizierter sekundärer Osteoporose gelten:

- Glukokortikoide – Eine Studie weist darauf hin, dass die Schwellendosis zur Entwicklung einer steroidinduzierten Osteoporose bei täglich 5 mg Prednisolonäquivalent liegt (5), eine neuere Arbeit findet einen Wert von 2,5-5 mg (6).
- Schilddrüsenhormone
- Heparin - Chronische UFH-Gaben reduzieren die Knochenmineraldichte um bis zu 10 %, bei NMH geringer. CAVE: Bei geriatrischen Patienten z. B. wird NMH mit zweifelhaftem Nutzen oft über Jahre statt Sintrom (Cumarine) verwendet!
- Vitamin-K-Antagonisten, wie Phenprocoumon oder Warfarin
- Cyclosporine
- Medroxyprogesteronacetat
- Schleifendiuretika, wie Furosemid
- Chemotherapeutika
- Antiepileptika
- Protonenpumpenhemmer

4.18.6. Osteoporose-Screening

Die Brüchigkeit des Knochens lässt sich nicht messen. Messen lässt sich nur die Knochendichte. Messwerte älterer Menschen mit und ohne Fraktur überlappen sich so weit, dass der Test keine sichere Vorhersage erlaubt. Ein Review für die U.S. Preventive Services Task Force zur Effizienz von Osteoporose-Screening und Prävention kommt zu folgenden Daten:

Alter	55–60	60–65	65–70	70–74
Prävalenz Osteoporose	4,5 %	6,5 %	12 %	20,3 %
NNS zur Vermeidung 1 SH-Fraktur in 5 Jahren	4.338	1.856	731	254
NNT zur Vermeidung 1 SH-Fraktur in 5 Jahren	193	121	88	21

In den Leitlinien der U.S. Preventive Services Task Force wird eine **einmalige** Knochendichtemessung für Frauen ab 65 Jahren und für jüngere mit einem höheren

Risikoscore, als ihn 65-Jährige haben, empfohlen. Hüftfrakturen lassen sich dadurch bei Patientinnen mit einem T-Score -2,5 SD um 36 % verringern. (7)
Der Nutzen therapeutischer Maßnahmen im Falle einer bestehenden Osteoporose ist daran zu messen, ob sie Knochenbrüche verhindern, nicht aber, ob sie nur die Knochendichte erhöhen. Die reine Verbesserung der Knochendichte ohne Senkung der Frakturrate bzw. eines anderen patientenrelevanten Endpunktes ist zu vermeiden. Grundsätzlich wird die Verwendung des Frax®-Rechners zur Einschätzung des Frakturrisikos vor Durchführung einer Knochendichtemessung ohne vorangegangene Fraktur empfohlen. (4)

4.18.7. Prävention (8)

Die DVO-Leitlinie 2017 empfiehlt, Patienten über Lebensstilmodifikation zu informieren (Rauchen, exzessiver Alkoholkonsum, Ernährung und Körpergewicht) sowie über regelmäßige körperliche Aktivitäten (Widerstands-/Belastungstraining + Koordinationstraining) und Maßnahmen zur Sturzprophylaxe zu beraten. Sie gibt Empfehlungen für regelmäßige körperliche Aktivitäten, die sowohl ein Widerstands- und Belastungstraining, als auch ein Koordinationstraining beinhalten.

4.18.8. Therapie

Kalzium und Vitamin D

Die Einnahme von 1.000 mg/d Kalzium soll über Erhöhung der Knochendichte die Zahl der Frakturen verringern. Die Zunahme der Knochendichte ist nachgewiesen, der erhoffte Schutz vor Knochenbrüchen ist jedoch umstritten. (9, 10) Zum Teil schwere UAW werden diskutiert: Obstipation, Nierensteine und gastrointestinale Nebenwirkungen. Für hohe Kalziumgaben (› 1.500 mg/d) wird ein Zusammenhang mit einem erhöhten Risiko für KHK diskutiert; die Daten hierzu sind widersprüchlich: Eine Analyse der Nurses Health Study findet keinen Zusammenhang zwischen Kalziumzufuhr und KHK-Risiko (11).
Eine Metaanalyse fand deutliche Risikosignale für ein erhöhtes Herzinfarktrisiko unter reiner Kalziumsubstitution; die alleinige Kalziumsubstitution wird seit langem nicht mehr empfohlen. (12) Die diesbezügliche Sicherheit der gängigen Kalzium- und Vitamin-D3-Kombination wurde in der WHI-Studie mit 36.000 Frauen nachgewiesen. (13) Cochrane untersuchte die Reduktion von Frakturen durch die Gabe von Vitamin D (D3 und Vorläufer) alleine und in Kombination mit Kalzium bei postmenopausalen Frauen und älteren Männern: Vitamin D (D3 und Vorläufer) alleine führt demnach nicht zur Reduktion jeglicher Fraktur, insbesondere von Hüftfrakturen. Es fand sich ein geringer, statistisch signifikanter Effekt für Vitamin D + Kalzium hinsichtlich der Minderung von Hüft- und nicht-vertebralen Frakturen. Eine Reduktion von klinischen Wirbelfrakturen war nicht nachweisbar. Der präventive Effekt ist umso größer, je höher das Ausgangsrisiko ist. Je nach Risiko werden 1-9 Frakturen pro 1.000 behandelten Personen pro Jahr verhindert. (14)

Vermeiden des Verlusts an Knochendichte

Schleifendiuretika, wie Furosemid, verursachen Ca-Verlust, Hydrochlorothiazid hingegen „rettet" Ca durch Hemmung der renalen Ausscheidung; Endpunktstudien gibt es nur für HCT, von einem ähnlichen Effekt der anderen Thiazide kann aber ausgegan-

gen werden. Die regelmäßige Einnahme von Magnesium führt durch kompetitive Hemmung der Resorption zu Ca-Verlusten, außer bei Hypomagnesiämie gibt es für Mg keine medizinische Indikation. Die Aufnahme größerer Phosphat-Mengen (z. B. in Cola-Getränken als Säuerungsmittel E238) ist zu vermeiden.
Als Alternativen zu Glukokortikoiden sind bei Patienten mit Erkrankungen des rheumatischen Formenkreises sog. DMARDs anzuwenden, siehe dazu auch „Auslöser medikamentenindizierter Osteoporose".

Lebensstil-Modifikationen

- Gesunde und ausgewogene Ernährung (neben Kalzium und Vitamin D beeinflussen auch Protein, Zink, Kupfer, Mangan, Bor, Vitamin A, C und K, B-Vitamine, Kalium und Natrium den Knochenstoffwechsel)
- Körpergewicht – zu niedrigen BMI vermeiden
- Körperliche Aktivität erhöhen
- Nikotin- und Alkoholkonsum reduzieren (8)

Ad Vitamin K: Ein systematischer Review unterstützt die Hypothese, dass Vit. K2 eine Rolle bei vertebralem BMD und der Prävention von Brüchen bei postmenopausalen Frauen mit Osteoporose spielt. Eine Wirkung für postklimakterische Frauen ohne Osteoporose wurde gefunden. Insgesamt fehlen aber hochwertige Daten, um den Effekt von Vitamin K2 bei Osteoporose postmenopausaler Frauen zu bestätigen (15, 16).

4.18.9. Medikamentöse Therapie

Bisphosphonate (17)

Vom Waschmittel zum Medikament

Einst unkritisch und standardmäßig jeder postmenopausalen Frau verschrieben, hat der Ruf dieser Substanzen zuletzt sehr gelitten und zur Einschränkung der Indikationen (Frauen mit Osteoporose Grad 1–3) geführt.
Als Waschmittelzusatz wegen der Überdüngung der Gewässer verboten, dienen Bisphosphonate jetzt als Medikamente. Sie werden von Osteoblasten praktisch irreversibel in die Knochenmatrix eingebaut, denn für Osteoklasten sind sie ein tödliches Gift – sie lösen eine Apoptose aus. In der Behandlung von Knochenmetastasen und M. Paget stellen sie damit ein wirksames therapeutisches Prinzip dar, bei der Osteoporose sind die Verhältnisse nicht so einfach: Die verabreichte Menge an Bisphosphonaten stellt eine kumulative Lebenszeitdosis dar. Der Knochen des Menschen wird durch das Zusammenspiel von Osteoblasten und Osteoklasten in einem Zeitraum von ca. 10 Monaten vollständig neu umgebaut, im Alter überwiegt der Abbau durch Osteoklasten geringfügig. Ziel der Behandlung ist, die Osteoklasten nur gering zu hemmen; eine Dosissteigerung durch längere Behandlung (› 3–4 a) behindert die Erneuerung der Knochens und führt zum Gegenteil: zur Zunahme pathologischer Frakturen, insbesondere des Achsenskelettes (18). Die Einnahme von Bisphosphonaten (1 x/Woche, 30 min vor der ersten Mahlzeit mit 250 ml Wasser, anschließend 30 min stehen bleiben; ansonsten können Tabletten am gastroösophagealen Übergang stecken bleiben und Ulcera verursachen) stellt die Compliance auf eine harte Probe.

Wirkung

Bisphosphonate werden von Osteoblasten in den Knochen eingebaut, die Bioverfügbarkeit liegt hierbei im Nachkommastellenbereich. Im Knochen bleiben die Bisphosphonate prinzipiell lebenslang gespeichert (sie sind also die Präparate mit der längsten Halbwertszeit). Wenn nun ein Osteoklast einen Bisphosphonat-haltigen Knochen anknabbert, führt das aufgenommene Bisphosphonat zu einer Störung seines Sterolstoffwechsels und er geht in Apoptose. Bisphosphonate bewirken also keinen vermehrten Knochenaufbau, können jedoch den Abbau verlangsamen. Nachdem Osteoklasten aber auch beim Knochenumbau essentiell sind, ist unter anderem auch die Frakturheilung gestört.

Zugelassen für Behandlung/Prophylaxe der Osteoporose sind Etidronat, Alendronat (ausschließlich bei Frauen nach den Wechseljahren), Risedronat und Zoledronsäure (auch bei der Osteoporose des Mannes). Laut arznei-telegramm kann bei manifester postmenopausaler Osteoporose ein Bisphosphonat für Frauen mit vorbestehenden Wirbelfrakturen und mit hohem weiterem Frakturrisiko erwogen werden. Medix.ch rät darüber hinaus auch zu einer Therapie bei Frauen, bei denen der FRAX®-Score ein Frakturrisiko über der altersabhängigen Indikationsschwelle ergibt, je nach lokaler Verfügbarkeit unter Einschluss einer Knochendichtemessung. Wegen der umfassendsten Datenlage ist Alendronat Mittel 1. Wahl vor Risedronat und Etidronat; bei Kontraindikationen/Unverträglichkeit als Reserve Zoledronsäure. (19)

Die Datenlage für den Nutzen bei der **Osteoporose des Mannes** ist wesentlich schwächer. Studien lassen lediglich einen nicht signifikanten Trend hinsichtlich seltenerer vertebraler Frakturen durch Risedronat oder Zoledronat erkennen. (19)

Therapiedauer

Nutzenbelege für Bisphosphonate bei Osteoporose aus randomisierten kontrollierten Studien gibt es nur für eine **Therapiedauer von 3 bis 4 Jahren**. Die therapeutische Wirksamkeit von Alendronat und Zoledronsäure scheint nach Absetzen noch mehrere Jahre anzuhalten (Dauer unklar) - möglicherweise aufgrund der langen Verweildauer der Bisphosphonate im Knochen. (20)

Für die **präventive Einnahme** eines Bisphosphonats **bei Langzeittherapie mit systemischen Glukokortikoiden** deutet sich in kontrollierten klinischen Studien bei Patienten unter mindestens 7,5 mg Prednisolon-Äquivalent/Tag ein klinisch relevanter präventiver Nutzen hinsichtlich der Wirbelfrakturen an, wobei die Daten wegen methodischer Mängel mit Vorsicht zu interpretieren sind. Die besten Nutzenbelege liegen für Alendronat vor; die optimale Dauer der Bisphosphonattherapie bei glukokortikoidinduzierter Osteoporose noch zu klären. (21)

Unerwünschte Wirkungen

Per os einzunehmende Bisphosphonate: häufig gastrointestinale Störwirkungen, insbesondere bei Vorerkrankungen der Speiseröhre (z. B. Strikturen). Erhöhtes Risiko für Ösophaguskarzinome kann nicht ausgeschlossen werden. I.v.-Gabe (Zoledronsäure, Pamidronat): Nierenversagen bei 0,2 % der Frauen; häufiger als unter Einnahme per os Akutreaktionen mit grippeähnlichen Symptomen. (22)

Die FDA warnte 2008 vor schweren, zum Teil behindernden **Knochen-, Gelenk- und/oder Muskelschmerzen**, die Tage, Monate oder Jahre nach Therapiebeginn einsetzen und auch nach Absetzen des Bisphosphonats anhalten können. Betroffene Patienten benötigen zum Teil starke Analgetika sowie Hilfsmittel bis hin zum Rollstuhl. Absetzen des Bisphosphonats führt bei 2 von 3 Patienten zu Besserung.

Insbesondere bei Hochdosierung von Bisphosphonaten sind **Knochennekrosen des Kiefers** beschrieben, Zoledronsäure scheint diese Schadwirkung besonders häufig

verursachen zu können. Von 889 Berichten zu Knochennekrosen in Verbindung mit Bisphosphonaten (BfArM, 2009) entfallen 78 % auf Zoledronsäure und 20 % auf Pamidronat (wg. Therapieumstellungen können auch mehrere Bisphosphonate verwendet worden sein). Als prädisponierende Faktoren gelten Zahnerkrankungen, Zahnbehandlungen (z. B. Extraktion), Wunden im Mund, Parodontose und mangelhafte Zahnhygiene. Vor der Anwendung sollte generell eine zahnärztliche Untersuchung und gegebenenfalls Sanierung erfolgen, während der Behandlung zahnmedizinische Eingriffe möglichst vermeiden. Die Inzidenz von Kiefernekrosen unter Bisphosphonattherapie wird lt. arznei-telegramm nach 6-jähriger Therapiedauer mit Zoledronat bei 3 von 5.098 Patientinnen angegeben. (23)
Wahrscheinlich aufgrund der starken Suppression des Knochenumbaus können Bisphosphonate vor allem unter Langzeiteinnahme (mehr als 5 Jahre) zu erhöhter Sprödigkeit des Knochens und damit zu **atypischen Femurfrakturen** führen. Beschrieben wird eine Inzidenz von atypischen Femurfrakturen bei 1,78/100.000 Patientenjahre nach 1-2 Jahren Therapie und 113/100.000 Patientenjahre nach bis zu 9-jähriger Therapie (23).
Bei Patienten unter Bisphosphonattherapie findet sich eine höhere Rate von Vorhofflimmern, und damit ein erhöhtes Apoplexrisiko (24).

Strontiumranelat (Protelos®)

Überholtes Therapieprinzip, für das der europäische Ausschuss für Risikobewertung im Rahmen der Pharmakovigilanz (PRAC) Anfang 2014 aufgrund kardiovaskulärer Risiken, schwerer Hautreaktionen, thromboembolischer Ereignisse und Krampfanfällen das Ruhen der Zulassung empfohlen hat, die europäische Arzneimittelbehörde jedoch erneut nur weitere Restriktionen vorsieht. Im August 2017 kündigte die Firma Servier die Einstellung der Produktion von Strontiumranelat an. (25)

Teriparatid

> ***Umstrittenes Therapieprinzip mit offenen Fragen zu potentiellem Nutzen und Sicherheit sowie hohen Kosten. (26)***

PTH ist ein Peptidhormon (84 Aminosäuren), dessen Sekretion von Ca-Sensoren an der Membran von Parathyroidea-Zellen gesteuert wird. In der Niere erhöht es Ca-Absoption, die Calzitriolproduktion und die Phosphat-Ausscheidung, im Knochen bewirkt es die Erhöhung der Ca-Freisetzung (innerhalb von Minuten). Chronisch hoher PTH-Spiegel führt zu vermehrter Knochenresorption, intermittierend erhöhter PTH-Spiegel bewirkt hingegen einen erhöhten Knochenaufbau. Teriparatid (PTH1-34) Forsteo® ist ein verkürztes Parathormon. Es erhöht die trabekuläre Knochendichte (6–20 % in 20 Monaten) und soll so zur Reduktion von vertebralen und extravertebralen Frakturen führen (NNT 10–25 in 2 Jahren).
Im direkten Vergleich der zugelassenen Teriparatid-Dosierung mit der Bisphosphonat-Standardtherapie findet sich keine Überlegenheit: 30%ige Minderung der stärksten Rückenschmerzen nach 6 Monaten (59 % zu 57 %), auch nach 18 Monaten kein Vorteil (26).
Teriparatid als Reserve-Therapeutikum bei Osteoporose muss täglich injiziert werden (20–40 µg). Dabei darf es nicht gleichzeitig mit Bisphosphonaten und nicht länger als 18 Monate angewandt werden. An UAW treten Kopfschmerzen, Übelkeit und Be-

nommenheit, aber auch Hyperkalziämie, Hyperurikämie, Mb. Paget, Pankreatitis auf. In den USA trägt die Fachinformation eine Black-box-Warnung – die schärfste Form der Warnung, die die Arzneimittelbehörde FDA einem Hersteller auferlegen kann. Das zur Behandlung der Osteoporose vorgesehene Mittel verursacht im Langzeitversuch mit Ratten Knochenkrebs, und zwar schon bei Wirkkonzentrationen knapp oberhalb der therapeutischen Spiegel bei Menschen. Es besteht der Verdacht, dass die Karzinogenität von Teriparatid mit seiner erwünschten anabolen Wirkung bei intermittierender Anwendung zusammenhängt. (27) 2012 konnte auch keine Wirkung auf Rückschmerzen aufgrund von Wirbelkörperfrakturen im Vergleich zu Risedronat nachgewiesen werden.(28) 2017 wurde in der doppelblinden VERO-Studie eine signifikante Senkung an gescreenten (!) Wirbelkörperfrakturen durch die Gabe von Teriparatid bei Frauen mit Z.n. Wirbelkörperfraktur nachgewiesen. Dies allerdings zum Preis einer numerischen Häufung von o.g. schwerwiegenden Störwirkungen bzw. auch Todesfällen. (29)
Bis zum November 2017 listete die EMA 15 Verdachtsfälle zu Osteosarkomen aufgrund der Gabe von Teriparatid.

Hormonersatztherapie

Cochrane sieht für die Hormonersatztherapie bei osteoporotischen Frauen keine Indikation – es gibt keine signifikante Wirkung hinsichtlich Mortalität, Frakturrisiko und Knochendichte, allerdings eine signifikante Steigerung unerwünschter Wirkungen. (30)

Raloxifen (Evista®)

Als Alternative steht Raloxifen, ein selektiver Östrogenrezeptormodulator, zur Verfügung. **Wirkung:** Auf Mamma (Abnahme der Mammakarzinominzidenz), Uterus und Gefäße wirkt Raloxifen als Östrogenantagonist, auf Skelett und Hämostase (3-fach erhöhte Thromboembolieinzidenz) als Östrogenagonist.
In der Prävention/Behandlung der Osteoporose spricht die Datenlage für einen marginalen Nutzen, aber potenziell lebensbedrohliche kardiovaskuläre Störeffekte. Pro Jahr und 1.000 Frauen ist mit etwa 2 zusätzlichen thromboembolischen Ereignissen zu rechnen. Unter Raloxifen treten ebenso viele symptomatische Venenthrombosen neu auf, wie symptomatische Wirbelkörperfrakturen verhindert werden. (31)

Denosumab (Prolia®)

Zweifelhaftes Therapieprinzip. Seit 2010 ist der monoklonale Antikörper Denosumab in der Osteoporosebehandlung auf dem Markt. Denosumab bewirkt eine signifikante Hemmung der Knochenresorption, gemessen an Serumspiegeln des Markers CTX1, und ist zur Behandlung der postmenopausalen Osteoporose zugelassen sowie bei Männern zur Therapie von Knochenverlust, der durch Androgenentzugstherapie bedingt ist. (32)
2017 schrieb das a-t: *„Der monoklonale Antikörper Denosumab, der gegen das Tumornekrosefaktor-Zytokin RANKL gerichtet ist, mindert bei Frauen mit postmenopausaler Osteoporose die Rate neuer Wirbelbrüche und geringfügig auch die Rate nichtvertebraler Frakturen und Hüftbrüche. Ein klinischer Vorteil gegenüber anderen Osteoporosemitteln wie Bisphosphonaten ist nicht nachgewiesen. Bei Knochenmetastasen eines Brust- oder Prostatakarzinoms ist ein Zusatznutzen gegenüber Bisphophonaten nicht hinreichend belegt. Skelettbezogene Komplikationen sind unter Denosumab*

etwas seltener als unter Zoledronat (schwere UAW bei Prostatakrebs unter Denosumab häufiger als unter Zoledronat). Im Vergleich zu Plazebo verlängert Denosumab bei Patienten mit einem Prostatakarzinom, das trotz Hormonentzugstherapie progressiv verläuft (gemäß PSA-Verlauf) die Zeit bis zum Auftreten von Knochenmetastasen um etwa vier Monate.

Unter der Therapie ist mit schwerwiegenden unerwünschten Wirkungen zu rechnen: Haut-, Ohr- und Harnwegsinfektionen, infektiöse Arthritiden, Endokarditiden, Hautschäden, Pankreatitiden (1 tödlich verlaufende), Hypokalziämie (auch tödlich verlaufend), Kieferknochennekrosen, atypische Frakturen. Ausreichende Versorgung mit Kalzium und Vitamin D3 ist sicherzustellen!"

Wie das arznei-telegramm 2017 warnt, zeigte sich in einer plazebokontrollierten Phase III-Studie nach Absetzen von Denosumab ein reboundartiger Anstieg von Knochenumbaumarkern und ein Abfall der Knochendichte mit damit verbundenem höherer Frakturrate als in der Plazebogruppe. (28, 33)

4.18.10. Zusammenfassung

Nur für Frauen mit durchgemachter osteoporotischer Fraktur ist der Nutzen der Bisphosphonate gesichert.

Die Einnahme von Bisphosphonaten (1 x täglich oder wöchentlich, 30 min vor der ersten Mahlzeit mit 250 ml Wasser, anschließend 20 min stehen; ansonsten können Tabletten am gastroösophagealen Übergang stecken bleiben und hässliche Ulcera verursachen) stellt die Compliance auf eine harte Probe.

Die frakturmindernde Wirkung im Rahmen der Sekundärprophylaxe bei Z.n. osteoporotischer Wirbel- oder Hüftfraktur ist für Alendronat, Risedronat und Etidronat nachgewiesen. (34–36)

Unerwünschte Wirkungen von Bisphosphonaten: Als häufigste Nebenwirkung treten aufgrund der sauren Natur der Substanzen Refluxbeschwerden auf, es ist auch eine höhere Rate von Vorhofflimmern unter Bisphosphonaten bekannt. In den letzten Jahren häufen sich die Berichte von Kiefernekrosen, pathologischen Frakturen sowie gestörter bis ausbleibender Frakturheilung und nicht zuletzt schweren Myalgien, Iritis und Verwirrtheitszuständen unter länger andauernder Einnahme. Daher sollte die Therapiedauer bei bestehender Indikation auf einen Zeitraum von 3-4 Jahren beschränkt bleiben, da über diesen Zeitraum hinaus keine evidenzbasierte Aussage über die Wirkung der Bisphosphonate getroffen werden kann. (37)

4.19. Ältere Sturzpatienten

Auf der TGAM-Website findet sich ein Patienten-Ratgeber zu diesem Thema. Sofern nicht anders angegeben, bezieht sich dieses Kapitel auf (1, 2).

Wenn Menschen älter werden, steigt für sie die Wahrscheinlichkeit zu stürzen, z. B. aufgrund von Gleichgewichtsproblemen, nachlassender Sehkraft und Demenz. Bis zu 30 % dieser Menschen stürzen pro Jahr. Zwar bedarf 1 von 5 Stürzen einer ärztlichen Behandlung, jedoch kommt es in weniger als 1 von 10 Fällen zu einem Knochenbruch. Die Aufnahme in eine Pflegeinstitution erhöht das Sturzrisiko (3).

4.19.1. Wodurch erhöht sich das Sturzrisiko im Alter?

Die Ursachen können in der Umgebung (Stolperfallen, z. B. Teppichkanten) und auch in gesundheitlichen Beeinträchtigungen liegen. Letztere nehmen mit dem Alter naturgemäß zu und umfassen:

- Stürze in der Vorgeschichte
- Gang- und Gleichgewichtsstörungen, Gangunsicherheit (insbesondere bei Aufmerksamkeit fordernder Übung, wie sprechen)
- Verwendung von Gehhilfen
- Schwäche in den unteren Extremitäten
- Harninkontinenz, erhöhte Harnfrequenz und Unterstützungsbedarf beim Toilettenbesuch
- Verwirrtheit und vermindertes Urteilsvermögen
- Einschränkung der Sehfähigkeit
- Einnahme von Medikamenten, die Stürze begünstigen (Psychopharmaka, insbesondere Anticholingerika; Opioide, nichtsteroidale Antirheumatika)
- Bestimmte Vorerkrankungen: Polyneuropathie, orthostatische Hypotonie
- Hindernisse im Alltag, schlechte Beleuchtung, ungeeignetes Schuhwerk

Die Angst vor Stürzen ist sowohl die Folge vorangegangener Stürze, als auch ein Risikofaktor für Stürze an sich: Wer Angst vor einem Sturz hat, vermeidet unter Umständen Bewegung im Freien – eine durch Bewegungsmangel hervorgerufene Schwäche erhöht wiederum das Risiko, tatsächlich zu stürzen.

4.19.2. Verringern Hüftprotektoren das Risiko von Schenkelhals- und Beckenbrüchen? (4)

Eine Übersichtsarbeit wertete 19 Studien mit mehr als 17.000 Personen im Alter von rund 80 Jahren aus. **Resultate:** Bei zu Hause lebenden Patienten hat das Tragen von Hüftprotektoren wahrscheinlich kaum oder überhaupt keine Wirkung im Hinblick auf Oberschenkelhalsbrüche. Bei Heimbewohnern verringert das Bereitstellen von Hüftprotektoren die Gefahr eines Oberschenkelhalsbruchs wahrscheinlich nur geringfügig; das geringe Risiko einer Beckenfraktur kann jedoch durch das Tragen von Hüftprotektoren noch geringfügig erhöht werden. (NNH = 1.000) Auf andere Knochenbrüche oder die Zahl der Stürze haben die Protektoren wahrscheinlich kaum oder überhaupt keine Wirkung.

Fazit: In der Theorie erschien ein Nutzen von Hüftprotektoren logisch, die Praxis zeigt aber nur einen sehr geringen Nutzen.

4.19.3. Verringern Osteoporose-Medikamente das Risiko von Schenkelhals- und Beckenbrüchen?

Gilbert Welch beschreibt in seinem empfehlenswerten Buch „Die Diagnosefalle: Wie Gesunde zu Kranken erklärt werden“ ein Gespräch mit einem Vertreter der Pharmaindustrie. Dieser berichtete, dass ein neues Osteoporose-Präparat bei 1.600 Frauen zu einer deutlichen Zunahme der Knochendichte geführt habe. Auf die Frage, ob denn auch Knochenbrüche verringert wurden, legte der Vertreter Zahlen zur Verringerung eingebrochener Wirbel vor. Prof. Welch entgegnete, dass die meisten Wirbeleinbrüche ohne Symptome verliefen und dass deren Verringerung kein eindeutiger Vorteil für die Patientinnen sei; er fragte nach Belegen für die Verhütung der viel relevanteren

Schenkelhalsbrüche. Dafür gab es offenbar keine Beweise, der Pharmareferent räumte im weiteren Gesprächsverlauf freimütig ein: *„Wissen Sie, wenn wir wirklich Schenkelhalsbrüche verhindern wollten, würden wir es anders anpacken. Patienten brechen sich die Hüften, weil sie stürzen. Wenn wir die Stürze bei älteren Patienten verhindern könnten, würden wir die Zahl der Knochenbrüche stärker verringern als mit jedem Medikament."*

Anmerkung: Diagnose und Therapie der Osteoporose werden intensiv erforscht – und auch diskutiert. Die aktuelle Empfehlung der US Preventive Services Task Force (USPSTF) sieht ein einmaliges Screening bei Frauen ab dem 65. Lebensjahr mittels DEXA-Scan in Abhängigkeit der vorhergehend erfolgten klinischen Abschätzung der Frakturwahrscheinlichkeit vor. (5) Grund für diese Empfehlung ist ein aktueller systematischer Review mit dem Resultat einer Reduktion von Hüftfrakturen von 3,5 auf 2,6 % bei über 40-Jährigen, die ohne vorhergehende Fraktur mittels klinischer Abschätzung der Frakturwahrscheinlichkeit (FRAX) oder DEXA-Scan auf eine bestehende Osteoporose gescreent wurden. Weitere statistisch signifikante Ergebnisse konnte nicht nachgewiesen werden. (6) Die Indikationsstellung einer antiresorptiven Therapie sollte im Falle einer frakturpräventiven Therapie immer am individuellen Frakturrisiko und nicht allein am T-Score orientiert sein. Nicht zu vergessen ist, dass die Medikation außerdem UAW – bis hin zu erhöhter Sprödigkeit des Knochens und damit zu atypischen Oberschenkelfrakturen nach langjähriger Einnahme (7) – haben kann.

4.19.4. Wie kann man das Sturzrisiko senken?

Die Aufmerksamkeit von Betroffenen, Angehörigen und Ärzten richtet sich vor allem auf die Folgen von Stürzen, also Verletzungen, Frakturen etc. und weniger auf deren Ursachen. Das Problem ist, dass 60–70 % der Gestürzten innerhalb des folgenden Jahres erneut stürzen. Einer von 20 Stürzen führt zu einem Knochenbruch. Vor dem Schenkelhalsbruch konnten 3/4 der Patienten ohne Hilfsmittel selbstständig gehen, nach der Fraktur nur noch 15 %. Deshalb wollen wir unser Hauptaugenmerk auf das Erkennen einer Sturzgefährdung und deren Verringerung lenken. Nachfolgende Tests und Check-Listen können dabei hilfreich sein; ein schlechtes Testergebnis ist aber alleine nicht aussagekräftig genug – es sind stets auch die Risikofaktoren zu berücksichtigen!

Lundin-Olsson-Test

Dieser Test beruht auf der Beobachtung, dass sturzgefährdete Personen stehenbleiben, wenn sie gleichzeitig sprechen wollen; dem Probanden wird also eine Frage gestellt, während er geht. Der Test ist sensitiv gut geeignet zur Einschätzung des Sturzrisikos bei besonders gebrechlichen Personen, die im Pflegeheim leben. Bei Senioren, die zu Hause leben und weniger gebrechlich sind, gilt er als weniger sensitiv. (8)

Geh-und-Zähl-Test

Dieser Test ist für hausärztliche Patienten gut geeignet; zu Grunde liegende Theorie: Je stärker die Gehgeschwindigkeit unter Ablenkung abnimmt, umso größer ist die individuelle Sturzgefährdung. Der Patient wird aufgefordert, eine Strecke von 4 m so schnell zu gehen, wie er kann; die Zeit wird mit der Stoppuhr gemessen (1 Dezimalstelle, z. B. 4,6 s). Danach soll der Patient die Strecke noch einmal so schnell als möglich gehen, diesmal aber während des Gehens in Dreierschritten von 100 rückwärts zählen (richtiges Rechnen oder Mindestanzahl von Rechenschritten nicht notwendig!); Zeit wiederum messen. Dann die relative, prozentuale Veränderung der Gehgeschwindigkeit ausrechnen. Je mehr sich ein Patient beim Zählen verlangsamt, umso höher ist die individuelle Sturzgefährdung, ein Langsamerwerden um 20 % entspricht einem 3-4-fachen Sturzrisiko. (9)

4.19.5. Check-Liste für Betroffene und Angehörige

- Gibt es in der Wohnung Hindernisse und Stolperfallen?
- Lose Kabel auf dem Boden
- Teppichkanten und -falten
- Zu hohe Bade- oder Duschwannenränder (› Hauskrankenpflege fürs Baden)
- Rutschende Teppiche
- Zu hohe oder lockere Türschwellen
- Feuchte und/oder glatte Fußböden
- Zu niedrige Betten und/oder Stühle (Armlehnen erleichtern das Aufstehen)
- Dusche oder WC ohne angemessene Haltemöglichkeit
- Hat der Rollator eine angemessene Bremswirkung, wird er verwendet?

Ggf. ist es hilfreich, die Umgebung des Betroffenen mit einem Ergotherapeuten zu inspizieren.

4.19.6. Check-Liste für den Hausarzt

Hat der Betroffene möglicherweise Synkopen?

- Lassen Sie sich das Sturzereignis genau schildern, kann sich der Patient an Details in der „Schrecksekunde" erinnern?
- Ohnmacht bei Anstrengung könnte auf eine Aortenstenose hindeuten.
- Könnte ein intermittierendes tachykardes Vorhofflimmern die Ursache sein?
- Hypersensitiver Karotissinus: Fällt der Puls auf Karotisdruck ab? Langzeit-EKG?

Bei mehrmaligen Synkopen ohne Erklärung kann ein implantierter EKG-Monitor indiziert sein, Überweisung an eine kardiologische Ambulanz erwägen.

Iatrogene Sturzursachen?

In einem gewissen Umfang können Medikamente bei älteren Menschen das Sturzrisiko erhöhen; besonderes Augenmerk verdienen Schlafmittel, Beruhigungsmittel, Antidepressiva, Entwässerungsmittel und blutdrucksenkende Präparate.

Schlaf- und Beruhigungsmittel: Eine Reduktion der Sturzgefährdung durch Absetzen oder Dosisreduktion von Beruhigungsmittel und/oder Schlaftabletten wurde bei Heimbewohnern nachgewiesen. Dem Nutzen des Absetzens bzw. der Dosisreduktion stehen die Probleme eines Entzugssyndroms gegenüber, sodass ein Absetzen durch eine langsame Dosisreduktion anzustreben ist.

Antidepressiva: Der Nutzen von Antidepressiva wird stark überschätzt, „Beers Liste" unzweckmäßiger Arzneimittel für ältere Patienten rät zum Anwendungsverzicht. (10) Es gibt deutliche Hinweise auf eine Zunahme an Stürzen unter Trizyklischen Antidepressiva und SSRI aus in der Vergangenheit durchgeführte Kohortenstudien. (11)

Antihypertensiva und Diuretika: Eine Reduktion des Sturzrisikos durch Anpassung der antihypertensiven Therapie wurde bisher nicht nachgewiesen, auch wenn ein statistischer Zusammenhang zwischen Einnahme kardiologischer Medikamente und Sturzgefährdung besteht. Als bei Betagten besonders problematisch gelten entwäs-

sernde Medikamente, Schleifendiuretika (Lasix®, Torasemid®) und Thiazide (HCT, Aquaphoril®, Hydrosan®). Hyponatriämie, eine der häufigsten UAW, führt zu Schwindel und Verwirrtheit. Die Gabe von ACE-Hemmern und lang wirksamen ß-Blockern (z. B. Bisoprolol) als einmal tägliche Dosis am Abend kann Orthostase als Nebenwirkung der Hochdruckbehandlung verringern. Im Gegensatz zur morgendlichen Einnahme werden Herzinfarkt und Schlaganfall bei abendlicher Einnahme des lang wirksamen ACE-Hemmers Ramipril 3x häufiger verhütet. (12) Hier gilt es natürlich, die Dipper-Klassifizierung, also das Verhältnis der Blutdruckwerte Tag/Nacht, zu berücksichtigen!
Antiarrhythmika und gefäßerweiternde Medikamente: Es besteht ein statistischer Zusammenhang zwischen der Einnahme von Antiarrhythmika und Sturzgefährdung. Rasch und kurz wirksame Ca-Kanalblocker vom Nifedipin-Typ führen zu raschem Blutdruckabfall, fördern geschwollene Beine, damit braucht der Patient eher eine Entwässerung ... Deshalb sind diese Mittel nicht zweckmäßig. Bei Alpha-Blockern ist das Orthostase-Risiko gegen das Risiko eines Restharnes bei Männern mit Prostata-Problemen abzuwägen.
Literaturhinweis: Leitlinie Geriatrisches Assessment in der Hausarztpraxis, ©Leitliniengruppe Hessen, 04. 07. 2017

4.19.7. Antikoagulation und Sturzneigung

Gelegentlich findet sich ein Allgemeinmediziner in der Situation wieder, mit einem antikoagulierten Patienten konfrontiert zu sein, der einen oder mehrere Stürze hinter sich hat. Die Bedenken, dass der Patient durch seine Antikoagulation im Falle eines erneuten Sturzes schwerere Verletzungsfolgen zu befürchten hat, ist verständlich und naheliegend. Die initiale Abschätzung des Blutungsrisikos, welche am has-bled Score orientiert ist, beinhaltet die Frage nach vorangegangenen Stürzen nicht. Die aktuell gültige Version der ESC Pocket-Guidelines zum Management von Vorhofflimmern enthält das Wort „Sturz" nicht – es mangelt an klaren Empfehlungen die einen Umgang mit antikoagulierten Sturzpatienten klar regelt. Im Rahmen einer pubmed-Recherche zeigten sich Risikosignale.
In einer Nachuntersuchung der ARISTOTLE-Studie wurden von insgesamt 16.491 mit Apixaban oder Warfarin antikoagulierten Patienten, 753 mit Sturz in der Vorgeschichte und 15.738 ohne Sturz in der Vorgeschichte auf Unterschiede verglichen. Es zeigte sich ein erhöhtes Risiko im Sinne einer Hazard Ratio für „major bleedings" von 1,39, für intrakranielle Blutungen von 1,87 und Tod von 1,70 in der Population mit Sturz in der Vorgeschichte. Ein Unterschied zwischen Apixaban und Warfarin zeigte sich nicht. Angemerkt sei, dass die Personen mit Sturz in der Vorgeschichte multimorbider und älter waren, als jene ohne. Es zeigte sich häufiger eine dementielle Erkrankung, Herzinsuffizienz und auch cerebrovaskuläre Erkrankungen. Insofern lässt sich aus dieser Studie der Schluss ziehen, dass Personen mit Stürzen in der Vorgeschichte generell kränker und älter sind als ohne. Inwieweit die Antikoagulation einen Einfluss auf die Blutungs- und Sterberisiken in dieser Personengruppe hat, lässt sich aus dieser Studien nicht beantworten. (13)
Dieser Umstand wurde in einer französischen Kohortenstudie bestätigt, wobei diesmal auch Hinweise auf eine unabhängige Mortalitätssteigerung sowie eine erhöhte Rate an ischämischen Schlaganfällen und Blutungen durch die Gabe von oralen

Antikoagulantien (Vitamin K-Antagonisten) bei Personen mit Sturz in der Vorgeschichte nachweisbar waren. Dabei erhöhte sich die Sterblichkeit von Personen mit Stürzen in der Vorgeschichte unter Antikoagulation um den Faktor 3,91 (95 % CI 1,61-9,51). (14)
In einer dritten Studie wurden in den USA 331.982 Patienten retrospektiv untersucht, die aufgrund eines Sturzes in den USA in dem ersten Halbjahren 2013 und 2014 ins Krankenhaus eingeliefert wurden. 4,7 % der Patienten stürzten erneut. Auch hier zeigte sich in der Gruppe der antikoagulierten Patienten eine deutlich erhöhte Mortalität (21,5 % vs. 6,9 %). Es sei betont, dass diese Untersuchung einer Reihe an Limitationen unterliegt (retrospektiv, nur stationäre Patienten), allerdings zeigt sich ein Risikosignal, das dringend prospektiv untersucht werden muss. (15)
In aktuellen Studien zeigt sich eine deutliche Tendenz dazu, dass generell Personen mit Sturz in der Vorgeschichte ein höheres Sterberisiko haben also jene ohne. Es bestehen Hinweise darauf, dass eine orale Antikoagulation zu dieser Tendenz negativ beiträgt (Sterblichkeit erhöht um den Faktor 3,91).

4.19.8. Was kann man sonst tun, um das Sturzrisiko zu verringern?

Heimbewohner

Am wahrscheinlichsten werden Stürze reduziert, wenn die Programme dazu multidisziplinär geplant werden. Sie sollten möglichst eine Komponente mit Körperübungen (Balance-, Gang-, Kräftigungs- und Transferübungen) beinhalten; daneben spielt auch die umfassende Erhebung der Sturzrisikofaktoren eine Rolle. Umgebungsmodifikation durch Pflegepersonen und Physiotherapeuten, Anpassen von Gehhilfen und Medikamentenreview.

Daheim lebende Senioren

Trainingsprogramme, die Gleichgewichtsübungen und Krafttraining beinhalten, und auch Tai Chi erwiesen sich in der Vorbeugung von Stürzen als wirksam – unabhängig davon, ob sie in der Gruppe oder zuhause absolviert wurden.
Vitamin D: Es gibt widersprüchliche Informationen dazu, ob Vitamin D helfen kann, Stürze zu vermeiden. Deutliche Hinweise gibt es darauf, aber nur dann, wenn jemand einen zu geringen Vitamin-D-Spiegel hat. Zudem gibt es Hinweise darauf, dass ans Haus gebundene ältere Menschen eher von einer Substitution profitieren. (16) Die USPSTF empfiehlt ohne nachgewiesenen Vitamin D-Mangel keine Vitamin D- und Kalzium-Substitution zur Frakturprävention. (17)
Medikamente: Indem Antidepressiva, Benzodiazepine, Antikonvulsiva, Schmerzmittel, Antihypertensiva und Parkinsonmittel das Sturzrisiko erhöhen können, ist eine Überprüfung bzw. Anpassung der Medikation empfehlenswert.
Behandlung bestehender gesundheitlicher Probleme: Menschen mit Grauem Star stürzen weniger, wenn sie die eingetrübten Linsen operativ entfernen und durch eine Kunststofflinse ersetzen lassen, um wieder besser sehen zu können. Bei bestimmten Herzrhythmusstörungen könnte ein Herzschrittmacher sinnvoll sein. Menschen mit Fußbeschwerden können mithilfe von Schuheinlagen sowie mit Fuß- und Gelenkübungen Stürzen vorbeugen.
Verhaltensänderungen, vor allem Hinweise zur Vermeidung sturzauslösender Situationen – insbesondere Sitzen beim Wasserlassen, Benutzen einer Bettflasche oder

von Inkontinenzeinlagen für die Nacht – sind im Einzelfall geeignete Maßnahmen. Der Betroffene sollte keinesfalls rasch aus dem Bett aufstehen: Zuerst die Beine auf den Boden setzen und kurz sitzen bleiben, dann erst aufstehen und ca. 10 Sekunden am Bettrand stehen bleiben, bei Schwindel kann er/sie sich so gefahrlos wieder hinsetzen, vorausgesetzt, das Bett ist nicht zu niedrig.
Die **Optimierung der Beleuchtung** kann mit stärkeren Glühbirnen in Fluren und Treppenhäusern erreicht werden; oftmals ist es hilfreich, insbesondere bei häufigem nächtlichem Aufstehen ein Licht brennen zu lassen. Technische Lösungen, wie eine automatische Beleuchtung durch Bewegungsmelder, können auch innerhalb der Wohnung leicht umgesetzt werden.
Das Tragen von Hausschuhen und „Schlapfen" ohne Fußführung führt zu verringerter Stabilität beim Gehen und kann die Sturzgefährdung erhöhen. Ein Augenmerk auf bequeme, aber **stabile Schuhe** ist besonders wichtig, wenn zusätzlich eine Zuckerkrankheit oder eine Polyneuropathie (speziell, wenn auch ein Ulkus vorliegt) besteht.
Ein **Hausnotruf** hat zwar keinen Einfluss auf die Sturzhäufigkeit, kann aber bei Patienten mit erhöhter Sturzgefahr u. U. helfen, die Konsequenzen eines Sturzes zu mildern. Die erhöhte Sicherheit, jemanden rufen zu können, hat einen Einfluss auf die Mobilität, kann Sturzangst vermindern und entlastet Angehörige.

4.20. Vitamin D nützt nicht nur bei Osteoporose – mögliche erwünschte Nebenwirkungen

Dunkelhäutige Menschen haben einen angeborenen Sonnenschutz, der sie in ihren Ursprungsländern vor der Zerstörung der Folsäure durch das Sonnenlicht schützt. Wandern sie in Länder mit weniger Sonneneinstrahlung aus, wird der hohe Sonnenschutzfaktor zum Nachteil: Schwarzafrikaner, die in Europa oder USA leben, haben ein deutlich höheres Risiko für Herzkrankheiten und Krebs. Auch vollverschleierte Frauen konfrontieren uns mit einem Krankheitsbild, das längst vergessen schien: dem Mangel an Vitamin D und Kalzium/Rachitis (1). Es gibt zahlreiche epidemiologische Studiendaten, die auf eine Wirkung von Vitamin D bei Krebs, Herzerkrankungen, Nierenversagen und Autoimmunerkrankungen hindeuten.

4.20.1. Vitamin D und kardiovaskuläre Erkrankungen/ Herzversagen

Bei Herzmuskelhypertrophie werden im Myokard vermehrt Vitamin D-Rezeptoren gebildet. An Knock-out-Mäusen konnte experimentell ein Zusammenhang von HV und Vitamin D-Mangel gefunden werden. Beim Mann korreliert das Risiko für Herzinfarkt (OR 2,09, 95 % CI, 1,24–3,53) (2) und plötzlichen Herztod (Risikosteigerung um 81 %) indirekt proportional mit dem Vitamin D-Spiegel. (3) Zudem zeigt sich eine Korrelation zwischen dem Auftreten einer manifesten Herzinsuffizienz und erniedrigtem 25 Hydroxy Vitamin D-Spiegel. (4) Diese Umstände legen nahe, die Wirkung einer Vitamin D-Substitution auf die oben genannten Krankheitsbilder zu untersuchen. Die Ergebnisse sind bisher enttäuschend. (5) Eine RCT untersuchte die Wirkung von Vitamin D bei Patienten mit diagnostizierter Herzinsuffizienz und gleichzeitig bestehendem erniedrigtem Vit. D-Spiegel. Es konnte jedoch keine Reduktion der Sterblichkeit oder

Krankenhausaufnahmen nachgewiesen werden. Die Häufigkeit von Hyperkalziämien war in der Verumgruppe numerisch höher; die Zahl implantierter MCS (mechanische Kreislaufunterstützung/VADs) war stat. signifikant höher [9,0 %, n = 15; HR: 1,96 (95 % CI: 1,04-3,66); P = 0,031]. (6)

4.20.2. Vitamin D und Krebs

Mehrere große Studien sehen einen Zusammenhang zwischen Krebs-Inzidenz/Mortalität und Vitamin D-Spiegel, der von 17 bis 60 % variiert. Ein Cochrane-Review fand nur Hinweise schwacher Qualität, dass die Vitamin-D3-Substitution die krebsbedingte Sterblichkeit senkt und die Vitamin D-Substitution (Vit. D3, D2 oder Calcitriol/Alfacalcidiol) die generelle Sterblichkeit senkt. Die Notwendigkeit weiterer, qualitativ hochwertiger Studien wird betont. (7)

4.20.3. Vitamin D und Nierenversagen

Die Substitution von Vitamin D-Analoga zur Reduktion der Phosphatkonzentration im Blut, Suppression der Parathormonausschüttung und Verbesserung der Kalzium-Balance ist seit langem etabliert. Bisher liegen jedoch keine validen Daten vor, um einen positiven Effekt der Substitution auf die Nierenfunktion, Sterblichkeit o. Herzerkrankungen bei Patienten mit nicht dialysepflichtiger Niereninsuffizienz nachzuweisen. (8, 9)

4.20.4. Diabetes mellitus

Die Vitamin D-Substitution in den ersten 12 bis 18 Lebensmonaten ist seit langem Standard. Bei Neugeborenen mit Vitamin D-Substitution entwickelt sich signifikant seltener ein Typ 1-Diabetes; RR 0,22 (95 % CI 0,05–0,89). (10) Es gibt Hinweise auf eine Reduktion des Erkrankungsrisikos für Typ I- und Typ II-Diabetes bei Adoleszenten bzw. Erwachsenen; diese konnten bisher jedoch nicht in prospektiven Studien nachgewiesen werden. (11)

4.20.5. Vitamin D und Infekte

Hinweise auf eine Infektminderung durch Vitamin D-Gabe bestehen. Zum Beispiel verringerte bei 334 japanischen Schulkindern Vitamin D das Influenzarisiko um 42 %, Asthmaexazerbationen gingen um 83 % zurück (12).

Cochrane fand 2016 keine positive Auswirkung der Vitamin D-Substitution auf die Inzidenz von Pneumonien oder Durchfall bei Kindern unter 5 Jahren. (13)

Eine 2017 im BMJ erschienene Metaanalyse von 11.321 Patienten, nach der eine Minderung von Atemwegsinfekten nachgewiesen sei, wird vom arznei-telegramm als „hypothesengenerierend" bezeichnet. Aktuell laufen weitere Studien dazu. (14, 15)

4.20.6. Vitamin D-Substitution oder Sonnenbad?

„Zu Mittag in die Sonne gehen?" Wenn man experimentell Menschen mit ähnlichem Alter, Gewicht und Hauttyp mit einer definierten UVB-Dosis bestrahlt, finden sich zwischen den einzelnen Personen nur geringe Unterschiede in der erzeugten Menge von Vitamin D, oral variiert die Resorption von Mensch zu Mensch um den Faktor 8. Der zuverlässigste Weg, Vitamin D zu erhalten, geht über die Sonne, speziell in den Mittagsstunden, noch ohne Sonnenbrände. Vitamin D wird schnell gebildet, noch bevor es zur Rötung der Haut kommt (16).

4.20.7. Vitamin D, Sonne und Melanom

Die Empfehlung zu mehr Sonnenlicht führt unweigerlich zur Frage der Melanom-Auslösung. Während der Zusammenhang zwischen Sonnenexposition und Basaliom als gesichert gilt, wird die Melanom-Induktion kontrovers beurteilt. Hauptlokalisation der Basaliome sind die permanent lichtexponierten Hautstellen am Kopf; Melanome treten bevorzugt an Rumpf, Beinen und Oberarmen, also deutlich an seltener lichtexponierten Stellen, auf. „Menschen, die sich berufsbedingt ständig in der Sonne aufhalten, haben sogar ein geringeres Melanom-Risiko", behauptet Marianne Bernwick, Leiterin der Division für Epidemiologie der Universität New Mexico (17). Auch bei der Auswertung von 72.295 Basaliom-Erkrankungen fand eine dänische Arbeit eine höhere Lebenserwartung in dieser Patientengruppe im Vergleich zur Durchschnittsbevölkerung. Dies wird auf den höheren Vitamin D-Spiegel in dieser Gruppe zurückgeführt (12).

4.21. Knorpelschutzpräparate

In keiner Studie ist es bisher gelungen, die klinisch relevante Effektivität der Einnahme sog. Knorpelschutzpräparate zu belegen. Diese Präparate erwiesen sich gegenüber Plazebo nicht klinisch relevant überlegen. Die Datenlage bezüglich der intraartikulären Verabreichung ist ebenfalls sehr dürftig (s.u.); eine septische Arthritis in einem großen Gelenk, z. B. Kniegelenk, ist eine potentiell lebensbedrohliche Komplikation.

4.21.1. Studien zur oralen Anwendung

In der Vergangenheit zeigten sich sowohl Hinweise für, als auch gegen eine Schmerzlinderung bei Patienten mit arthrosebedingten Schmerzen durch die orale Anwendung von Chondroitinsulfat oder Glukosaminsulfat.

Ein 2015 erschienener Cochrane-Review fand in RCTs, deren Qualität als niedrig bezeichnet wird, einen „wahrscheinlich" klinisch relevanten positiven, kurzfristigen Effekt auf die Schmerzlinderung – und zwar für Chondroitin alleine oder in Kombination mit Glukosaminsulfat. In methodisch besseren Arbeiten konnte kein positiver Effekt nachgewiesen werden. (1) In einer 2017 publizierten randomisierten doppelblinden plazebokontrollierten Studie aus Spanien wiederum wurde ein negativer Beleg bezüglich der Schmerzlinderung bei arthrosebedingten Schmerzen erbracht. Im Rahmen dieser Studie erhielten 164 Patienten entweder 1.200 mg Chondroitinsulfat + 1.500 mg Glukosaminsulfat einmal täglich oder Plazebo. Die Studie wird vorzeitig nach 6 Monaten unterbrochen, da es unter Plazebo im Vergleich zu Verum zu einer statistisch signifikanten Besserung der Beschwerden kommt (19 % vs 33 % auf VAS 100 mm-Skala = 14,2 %, $P < 0.03$). (2)

Ältere Studien zeigten ebenfalls negative Ergebnisse:

- 220 Patienten in Allgemeinpraxen der Region Rotterdam mit leichter oder mittelschwerer Hüftarthrose erhielten in einer RCT 2 Jahre Glukosaminsulfat oder Plazebo. Es fand sich kein Unterschied in Schmerzmittelbedarf, Schmerzen, Bewegungsumfang und radiologischem Befund nach 1 und 2 Jahren. (3)
- Die Poliklinik des Veterans Affairs Medical Center in Arizona prüfte 3 x 500 mg Glukosamin/Tag gegen Plazebo über 2 Monate bei radiologisch nachgewiesener Kniearthrose. Plazebo war gleich effizient wie Glukosamin, aber unter Verum klagten 34 % über Nebenwirkungen; $p = 0,8$. (4)

Zusammenfassend kann die Therapie mit oralen Chrondroitinsulfat oder Glukosaminsulfat nicht empfohlen werden. (1, 2, 5)

4.21.2. Daten zur intraartikulären Anwendung

Aktuell sind mehrere systematische Reviews und Metaanalysen zur Bewertung der Wirkung von intraartikulär verabreichter Hyaluronsäure verfügbar. Es zeigen sich allerdings widersprüchliche Ergebnisse.

Ein Review aus 2015 zeigte den wesentlichen Einfluss der Verblindung hinsichtlich positiver Ergebnisse von Studien, die die Wirkung von Hyaluronsäure auf Schmerzen aufgrund einer Gonarthrose untersuchen. Verblindete Untersuchungen zeigten keinen klinisch signifikanten Effekt durch die Behandlung mit intraartikulär verabreichter Hyaluronsäure, gemessen anhand des WOMAC-Scores. Wenn unverblindete Untersuchungen in den syst. Review integriert wurden, zeigte sich ein positiver Effekt der Behandlung. (6)

Eine weitere Metaanalyse von Untersuchungen, die intraartikulär verabreichte Hyaluronsäure mit Kochsalzlösung verglichen, zeigte eine positive Wirkung auf Schmerzen aufgrund einer bestehenden Gonarthrose. Zu bemängeln ist hier jedoch, dass nur 2 von 29 integrierten Studien industrieunabhängig waren und nur eine unzureichende Verblindung erfolgte. (7)

Zusammenfassend ist zu sagen, dass aktuell ein Mangel an qualitativ hochwertigen industrieunabhängigen Studien zur Frage der Wirksamkeit von intraartikulär verabreichter Hyaluronsäure als Behandlung von Schmerzen aufgrund einer Gonarthrose besteht. Es ist anzumerken, dass der positive Effekt der Intervention abnimmt bzw. verschwindet, je höher die Qualität der betreffenden Studien ist.

Abschließend wollen wir noch eine ältere Arbeit präsentieren: In Zusammenarbeit von Medizin-UNI Wien, Hauptverband der Sozialversicherungen und Bolzmanninstitut für Osteologie erstellten Arrich, Piribauer et al. ein Review (8). Sie fanden 837 Arbeiten über die intraartikuläre Anwendung am Kniegelenk. Nur 22 davon erfüllten die Einschlusskriterien Verblindung, Randomisierung und vollständige statistische Angaben, nur bei 4 Arbeiten war die Qualität als sehr gut einzustufen.

Resultate: Intraartikuläre Hyaluronsäure verminderte die Schmerzen bei Bewegung auf einer visuellen analogen 100 mm-Schmerzskala

- nach 2–6 Wochen nicht signifikant um 3,8 mm (95 % CI -9,1 bis+1,4)
- nach 10–14 Wochen um 4,3 mm (95 % CI -7,6 bis -0,9)
- nach 22–30 Wochen um 7,1 mm (95 % CI -11,8 bis -2,4)

Es fand sich keine Verbesserung der Gelenksfunktion. Die Schmerzreduktion war klinisch nicht relevant.

Kommentar: Die Angabe „etwas besser" entspricht auf der visuellen analogen 100 mm-Schmerzskala 15 mm und gilt allgemein anerkannt als Untergrenze einer klinischen Relevanz.

4.22. Metamizol (1)

„Wie in Ländern Fieber gesenkt wird, wo es kein Novalgin® gibt, hab ich mich auch schon oft gefragt."

In Salzburg gaben 2010 zwei Todesfälle unter Metamizol (Novalgin®) Anlass zu hef-

tigen Diskussionen: Metamizol sei in Industrieländern mit funktionierender Arzneimittelüberwachung, wie den USA oder Schweden, nicht erhältlich, argumentierte das arznei-telegramm. Wohl damit sich Unzufriedene dort beschweren können, gibt es in Salzburg unter der Rubrik „Salzamt" ein Turnusärzteforum, ein Kollege schreibt: „Wie in Ländern Fieber gesenkt wird, wo es kein Novalgin gibt, hab ich mich auch schon oft gefragt." (2) Leider wird in Österreich das umstrittene Mittel von vielen Spitals-Abteilungen weiterhin großzügig verschrieben.
a-t bewertet *„das Nutzen-Risiko-Verhältnis von Metamizol wegen des besonderen immunogenen Potenzials mit zahlreichen Organmanifestationen (Haut, Leber, Lunge, Niere), insbesondere aber wegen tödlich verlaufenden Hypersensitivitätsreaktionen vom Vaskulitis-Typ und Agranulozytose, als ungünstig. Hinzu kommen Hautreaktionen bis zum lebensbedrohlichen LYELL-Syndrom (Syndrom der verbrühten Haut), Moschcowitz-Syndrom oder thrombozytopenische Ereignisse sowie hämolytisch urämisches Syndrom. Leber- und Nierenschäden werden beobachtet."*

4.22.1. Wirksamkeit

Bei Spannungskopfschmerz und Migräne wirkt Metamizol besser als Plazebo (3, 4), bei postoperativen Schmerzen und akuten Nierenkoliken vergleichbar wie NSAR oder Opioidanalgetika (5–7). Bei starken Schmerzen ist eine Überlegenheit gegenüber Analgetika (z. B. Azetylsalizylsäure, Paracetamol) und NSAR belegt; Nachweise fehlen auch für spasmolytische und entzündungshemmende Wirkung.

4.22.2. UAW

Anaphylaktoide Reaktionen einschließlich Bronchospasmen und Angioödem; anaphylaktische Schocks und isolierter Blutdruckabfall. Bei einer Tagesdosis von 3 g bei jedem Vierten Schleimhautläsionen bis hin zu Ulzera im Magen bzw. Duodenum.
Agranulozytose durch Metamizol: Schätzungen hinsichtlich der Auftretenswahrscheinlichkeit einer Agranulozytose als Folge der Anwendung von Metamizol belaufen sich zwischen 1:810 und 1:300.000 bei einer 14-tägigen Anwendung. Die damit assoziierte Mortalität beläuft sich zwischen 0,09 und 2 je 1.000 Anwendungen pro Jahr. Matthias Liechti von der Abteilung für klinische Pharmakologie & Toxikologie des Universitätsspitals Basel bezeichnet das Sterberisiko an einer Metamizol-induzierten Agranulozytose damit als geringer als jenes für ein durch NSAR verursachtes kardiovaskuläres Ereignis. (8, 9)

4.22.3. Indikationseinschränkungen

Akute starke Schmerzen nach Verletzungen oder Operationen, Koliken, Tumorschmerzen und sonstige starke Schmerzen, wenn andere therapeutische Maßnahmen kontraindiziert sind, sowie hohes Fieber, das auf andere Maßnahmen nicht anspricht. Verwendung bei nicht zugelassenen Indikationen wirft im Schadensfall rechtliche Probleme auf!

4.22.4. Kurz & Bündig

Laut Fachinformation von Novalgin® ist der Wirkmechanismus nicht zweifelsfrei geklärt. Es werden zentrale und periphere Angriffspunkte diskutiert. Mögliche Drug Targets sind die Cyclooxigenasen und die Cannabinoid-Rezeptoren. Seit den 1980er

Jahren ist bekannt, dass Metamizol als Cyclooxigenase-Hemmer wirkt. Einer Studie (10) nach blockiert Metamizol TRPA1-Ionenkanäle in Schmerzrezeptoren – was hoffen ließe, dass auf diesem Weg andere TRPA1-Blocker gefunden werden könnten, die weniger schädlich als Metamizol wären.
Wegen des besonderen immunogenen Potenzials mit zahlreichen Organmanifestationen, vor allem jedoch wegen tödlich verlaufender Hypersensitivitätsreaktionen (Vaskulitis-Typ) und Agranulozytose ist die Indikation begrenzt auf mit anderen NSAR nicht beherrschbare, perioperative Schmerzen und nur kurzfristige Anwendung.
Eine Kombination mit anderen NSAR ist nicht sinnvoll.
Sind zusätzlich Opiate notwendig, besteht keine Indikation für Metamizol.
Die parenterale Kombination mit Butylscopolamin (Buscopan compositum®) ist wegen hoher Raten von Anaphylaxie und nicht beherrschbaren Blutdruckabfällen nicht mehr zugelassen. (10)

Literaturnachweis online: www.tgam.at/leitfaden_quellen_kap4

5. Kopfschmerz

5.1. Kopfschmerz vom Spannungstyp

5.1.1. Episodischer Kopfschmerz vom Spannungstyp

Prävalenz: 37 % (1); **Frequenz:** ≥ 12 bis 180 d/Jahr, Dauer: 30 min–7 d

Charakter: haubenförmig, drückend/beengend, mild bis mittelstark, perikranieller Muskelhartspann häufig jedoch nicht obligat; oft koexistent bei Patienten mit Migräne ohne Aura. Patientenedukation nötig, um richtige Therapie für jew. Schmerz anzuwenden.

Übelkeit/Erbrechen: keine Übelkeit, häufig jedoch Anorexie (wird gerne fehlinterpretiert!). **Photo-/Phonophobie:** im Vgl. zu Migräne kann ENTWEDER Phono- ODER Photophobie isoliert vorliegen (2)

Therapie

- ASS – LoE I-A (3, 4)
- NSAR – LoE I-A (3–5)
- Paracetamol; mind. 1.000 mg, da 500 mg nicht besser als Plazebo – LoE I-A (4–7)
- Biofeedback – LoE I-A (4, 8); Relaxation – LoE I-A (4, 9); Physiotherapie wird kontroversiell beurteilt, jedoch kaum Nebenwirkungen, daher probatorisch durchaus möglich – LoE I-B (4, 10, 11)
- Keine Kombinations-Präparate oder Opiate

5.1.2. Chronischer Kopfschmerz vom Spannungstyp

Prävalenz: 3 % (12); **Frequenz:** ≥ 15 d/Monat (› 180 d/Jahr), über mindestens 3 Monate, **Charakter:** s.o.

Therapie

Akuttherapie wie bei episodischem Kopfschmerz vom Spannungstyp, jedoch nicht als Dauermedikation

Prophylaxe

- Amitriptylin – LoE I-A (13): Startdosis 10 mg alle 2 Wochen um 10 mg erhöhen bis Effekt, UAW oder max. 100 mg. Gewünschter Effekt oft erst in 4–6 Wochen. Therapiedauer 3–6 Monate
- Andere Antidepressiva oder Antikonvulsiva möglich (Mirtazapin, Venlafaxin, Topiramat, Gabapentin) – LoE I,II-B (14–17)
- Biofeedback – LoE I-A (4, 8) Relaxation – LoE I-A (4, 9); Physiotherapie wird kontroversiell beurteilt, jedoch kaum Nebenwirkungen, daher probatorisch durchaus möglich – LoE I-B (4, 10, 11)
- Kein Botox – LoE I-D (18)

5.2. Migräne

Prävalenz: 14 % (19, 20); m:w = 1:3; Gipfel zwischen 30 und 39 Jahren - Onset bei 25 % vor 10. Lj. (21); **Dauer:** 4 – 72 h (unbehandelt)

Charakter: unilateral (60 %), pulsierend (50 %), Verstärkung durch körperliche Aktivität (90 %), moderate bis starke Schmerzen (22).

Übelkeit/Erbrechen: häufig Übelkeit und/oder Erbrechen. **Photo- und Phonophobie:** in etwa 90% (22). Tw. assoziiert mit Osmophobie und kutaner Allodynie.

Migräne mit Aura

Betrifft ca. 25% der Migränepatienten. Aura kann isoliert (ohne Kopfschmerzen) auftreten und muss nicht bei jeder Migräneattacke vorhanden sein. Entwickelt sich graduell über min. 5 Minuten und dauert max. 60 Minuten.

Präsentation (22):

- Häufig (90%): Flimmern vor den Augen; gezackte, bizarre Muster; Gesichtsfeldausfälle; verschwommenes Sehen
- Seltener Sprachstörungen; Hemianopsie; Sensibilitätsstörung Gesicht, Hand, Arm und/oder Thorax
- Sehr selten transiente globale Amnesie und andere Störungen höherer Ordnung (Apraxie, Agnosie)

5.2.1. Anfallstherapie

1. Stufe: ASS 1.000 mg – LoE I-A (23), Ibuprofen 400–1.200 mg – LoE I-A (24), Diclofenac 50–100 mg – LoE I-B (25), Paracetamol 1.000 mg – LoE I-B (7, 26)
2. Stufe: Triptane (± NSARs); alle möglich – LoE I-A (27). Früh in der Attacke. Bei ausbleibendem Erfolg/UAW auf anderes Triptan wechseln. Bei gastrischer Stase/Erbrechen auch nicht-orale Formulierungen.
Bei ausgeprägter Übelkeit zusätzlich Metoclopramid 10 mg – LoE I-B (28, 29); über dopaminerge Antagonisierung zusätzlich analgetische Wirkung (30).

5.2.2. Prophylaxe (Faustregel: ab > 3 Attacken/Monat)

- Metoprolol 50–200 mg, Propranolol 40-160 mg – LoE I-A (31–33)
- Amitriptylin 20–50 mg – LoE I-A (31, 33)
- Valproinsäure 500–1.500 mg (CAVE: bei Frauen im gebärfähigen Alter Mittel letzter Wahl), Topiramat 25–200 mg – LoE I-A (34)
- NEU: CGRP-Rezeptor-Antikörper (Aimovig®), in Zulassung (35)
- Mittel der Reserve: Flunarizin 5–10 mg – LoE II-B (34)

5.3. Analgetika-induzierter Kopfschmerz (Medication Overuse Headache)

Prävalenz: 3% (36); 25–50% der chron. Kopfschmerzpat.; **Frequenz:** ≥ 15 d/Monat
Beschreibung: Tritt auf bei vorbestehender primärer Kopfschmerzerkrankung mit regelmäßiger Einnahme von Analgetika an ≥ 10 (Triptane, Opioide, Ergotamine, Kombinationspräparate) oder ≥ 15 (NSAR, Paracetamol) Tagen im Monat über 3 Monate.
Besonders gefährlich: Frei verkäufliche Kombinationspräparate wie Thomapyrin, aber auch Ergotamine, Codein, Benzodiazepine (37, 38)

5.3.1. Therapie (39, 40)

3-stufig: Edukation – Entzug – Ersatzmedikation

Patientenedukation über den schädlichen Effekt von häufigem Analgetikakonsum informieren und über die möglichen Folgen aufklären (41, 42)

Entzug über 4 Wochen kann abrupt eingeleitet werden, wenn es sich nicht um Übergebrauch von Opiaten, Barbituraten oder Benzodiazepinen handelt (ausschleichen) (39). Entzug in den meisten Fällen ambulant möglich; bei signifikanten Entzugskomplikationen und Übergebrauch von Opioiden, Barbituraten und Benzodiazepinen empfiehlt sich ein stationärer Entzug.

Medikation: Nach Absetzen der Analgesie häufig Exazerbation der Schmerzsymptomatik (Rebound-Kopfschmerz) und Begleitsymptome (Übelkeit, art. Hypotonie, Tachykardie, Schlafstörungen, Nervosität) (43). In extremen Fällen kann eine Behandlung mit Analgetika einer anderen Substanzklasse als der entzogenen erwogen werden (Rescue-Medication). Ansonsten ist eine 4-wöchige Einnahmepause der Akutmedikation (Rescue-Medication) unbedingt einzuhalten (40). Der Rebound-Headache dauert in der Regel 7–10 Tage. Patienten, die aufgrund eines ausgeprägten Absetzkopfschmerzes wahrscheinlich nicht in der Lage sind, die Medikamentenpause einzuhalten, können einer Überbrückungs-Therapie zugeführt werden.

- Prednisolon oder andere Kortikoide kurzzeitig für 5 bis 8 Tage (60 mg, für Tage danach um 10–20 mg täglich reduzieren) – LoE II-B (39, 44)
- zusätzlich bei Bedarf Metoclopramid 10 mg – LoE II-C (39, 44)
- Einleitung Prophylaxe-Therapie des primären Kopfschmerzes kann bereits während dem Analgetika-Entzug erfolgen (39, 44)

Prognose: Rückfall innerhalb 1 Jahres in etwa 30% der Fälle (39)

5.4. Cluster-Kopfschmerz

Prävalenz: ‹ 0,1%; m:w – 4,3:1; Onset meist zwischen 20. und 40. Lebensjahr (45)

Beschreibung: Attacken in Perioden (7 Tage bis 1 Jahr) mit 1-8 Anfällen täglich. Eine Periode dauert durchschnittlich meist zwischen 2 Wochen und 3 Monate an. Anfallsdauer zwischen 15 und 180 min.

Charakter: Streng einseitig von der Orbita bis nach temporal möglich. Stärkste Schmerzintensität. Patient ist unruhig, möchte mit dem Kopf durch die Wand.

Autonome Begleiterscheinungen (ipsilateral zur Schmerzseite):

- Konjunktivale Rötung
- Tränenfluss
- Verstopfte Nase
- Schwitzen an Stirn oder Gesicht
- Miosis
- Ptosis
- Lidödem

5.4.1. Attackentherapie

- 100% O_2 12 l/min; 15–20 min im Sitzen, über Gesichtsmaske – LoE I-A (46)
- Sumatriptan 6 mg s.c. – LoE I-A (47–49)
- Zolmitriptan 5–10 mg nasal (kontralaterales Nasenloch!) – LoE I-A (49–51)

5.4.2. Prophylaxe

- Prednisolon 75–250 mg für 1 Woche, dann ausschleichen mit -10 mg täglich – LoE II-C (52–54)
- Verapamil 240-480 mg – LoE I-B (52)
- Bei therapieresistenten Patienten Lithium (nach Spiegel)

5.5. Postpunktioneller Kopfschmerz

Inzidenz: 1–80 %. Abhängig von Nadeldurchmesser und -schliffrichtung, Lokalisation der Punktion, Patientenalter, Geschlecht (w›m). (55)

Beschreibung: Kopfschmerz, der innerhalb von 5 Tagen nach Punktion auftritt, verursacht durch eine Liquor-Leckage an der Einstichstelle. Typischerweise begleitet von Nackensteife und/oder Hörstörungen. Die Intensität des Kopfschmerzes bessert sich meist im Liegen. Bettruhe verringert allerdings nicht das Auftreten von Kopfschmerzen und erhöht das Risiko von Rückenschmerzen.

5.5.1. Therapie

- Meist spontan selbstremittierend innerhalb von 2 Wochen oder nach Verschluss des Lecks mittels autologem epiduralem Blood-Patch – LoE I-B (56)
- Orale Analgetika zur symptomatischen Schmerztherapie – LoE II-B (41)
- Versuchsweise Koffeintabletten

5.6. Kopfschmerz mit potentiell gefährlichem Verlauf

Art der Schmerzen	Symptome/Verdacht	Maßnahmen/Abklärung
Donnerschlagkopfschmerz	Verdacht auf Subarachnoidalblutung	Schädel-CT erforderlich!
Heftige diffuse Kopfschmerzen, Auftreten innerhalb von Minuten	Antikoagulierter Patient, neurologische Ausfälle, Bewusstseinstrübung	Schädel-CT V.a. intracerebrale Blutung
	Hohes Fieber, Meningismus	Lumbalpunktion - Meningitis?
Allmählich zunehmende Kopfschmerzen, Patient im mittleren bzw. höheren Alter	RR diast. über 120 mmHg	Hochdruck-Krise
	Neurologische Symptome	Tumor, Hämatom?
Hustenkopfschmerz	Blutdruck: Anamnese + Messung	Arterielle Hypertonie
	Druckschmerz Sinus frontalis, Sinus maxillaris, erhöhtes CRP (siehe Kap. 1.3)	Rhinosinusitis
	Kraniale MRT-Untersuchung	Raumforderung?
	Alle Untersuchungen o.B.	„Benigner Hustenkopfschmerz"

Literaturnachweis online: www.tgam.at/leitfaden_quellen_kap5

6. Schwindel

Schwindelzustände zählen zu den häufigsten Leitsymptomen in der Allgemeinmedizin und sind oft selbstlimitierend. In etwa 60 % der Fälle lässt sich keine ursächliche Erkrankung beweisen, etwa im Rahmen somatoformer Schwindelattacken oder beim Altersschwindel (Presbyvertigo). Die übrigen 40 % teilen sich je etwa zur Hälfte wie folgt auf (1):

- Benigner paroxysmaler Lagerungsschwindel (BPLS)
- Vestibulärer (außer BPLS), zervikogener oder internistisch bedingter Schwindel, Medikamentennebenwirkung, vertebrobasiläre Insuffizienz, Migräne

Für eine exakte Diagnosestellung ist die genaue Beschreibung (Dreh- oder Schwankschwindel) der Anfälle essenziell. Das Alter des Patienten, die Schwindeldauer und mögliche Begleitsymptome können wertvolle Hinweise liefern. Die folgende Übersichtstabelle zeigt einige differenzialdiagnostische Überlegungen bei Schwindel und soll Sie bei der Schwindel-Anamnese unterstützen (1):

Dauer	Mögliche klinische Symptomatik	Differentialdiagnose(n)
	DREHSCHWINDEL	
Sek/Min	Nach Kopfbewegung: ggf. Hörminderung, Übelkeit, Nystagmus	BPLS, Vestibularisparoxysmie
Min/Std	Hörminderung, Tinnitus/Ohrdruck, Kopfschmerz, Photophobie	Mb. Meniére Vestubuläre Migräne
Tage	Übelkeit/Erbrechen, Hörstörung, Fallneigung, Nystagmus	Neuritis vestibularis
	SCHWANKSCHWINDEL	
Sek/Min	Zunahme im Dunkeln, Oszillopsien beim Gehen	Bilaterale Vestibulopathie
Minuten	Bewegungen im HWS-Bereich	Zervikogener Schwindel
Minuten	Kopfschmerz, Vegetative/Neurologische Symptome, Hypertone Entgleisung,	Vertebrobasiläre Insuffizienz (TIA)
Wochen	Langsam progredient, weitere neurologische Symptome	Zerebrale Tumoren
	GANGUNSICHERHEIT	
-	Oszillopsien beim Gehen Taube oder brennende Beine	Bilaterale Vestibulopathie Polyneuropathie

Dauer	Mögliche klinische Symptomatik	Differentialdiagnose(n)
	BENOMMENHEIT	
Sek/Min	Orthostasereaktion, Palpitationen, Ohnmachtsgefühl, Dyspnoe	Kardiogener Schwindel
Monate bis Jahre	Hohes Alter, Degeneration (Seh-/Hörstörung) Angst/Panikattacke, best. Lebenssituation, Enge/Höhe	Presbyvertigo Psychogener Schwindel

6.1. Peripher-vestibulärer Schwindel

6.1.1. Benigner paroxysmaler Lagerungsschwindel (BPLS)

(Benign paroxysmal positional vertigo, BPPV)

Häufigkeit: ca. 9 % der Bevölkerung

Epidemiologie: vorwiegend ältere Patienten über 70 Jahre; M:F = 1:2

Ätiologie: Ablagerungen in der Endolymphe (Otolithen) sinken bei Lageänderungen auf den Boden des betroffenen Bogengangs und verursachen Schwindelattacken durch Irritation der dort befindlichen Strukturen (Kanalolithiasis). Bleiben Otolithen an der Ampulle, dem Endorgan des Bogenganges, haften, spricht man von Kupulolithiasis. (1)

Symptomatik: Wenige Minuten dauernder Drehschwindel mit Übelkeit nach Positionswechsel oder Kopfdrehung; **linear**-rotatorischer Nystagmus nach Lagewechsel für ca. 20 bis 40 Sekunden mit Crescendo-Decrescendo-Charakter

Therapie: Durch Befreiungsmanöver je nach Lagetyp gut therapierbar.

6.1.2. Kanalolithiasis des posterioren Bogenganges (pBPPV)

(Häufigste Variante)

Ist der posteriore Bogengang betroffen, kommt es wiederholt zu starken Schwindelepisoden, oft einhergehend mit Übelkeit. Die Symptome treten vor allem morgens, beim Aufsetzen oder beim Umdrehen im Bett auf. Die Attacken dauern bis zu mehreren Stunden an. Im Laufe des Tages kommt es meist zur Abnahme der Schwindelintensität. Bei Erkrankung des rechten Labyrinths tritt der Schwindel beim Hinlegen auf die rechte Seite auf.

Untersuchung: Beim **Dix-Hallpike-Test** wird der Kopf des sitzenden Patienten um 45° nach rechts rotiert. Anschließend wird der Patient rasch rückwärts auf die Unterlage bewegt, wobei der Kopf leicht rekliniert am rechten Ohr zum Liegen kommen soll. Der mit kurzer Latenz entstehende rotatorische Nystagmus soll dokumentiert und der Test ggf. auf der anderen Seite wiederholt werden. (1)

Therapie: Das **Befreiungsmanöver nach Epley** oder jenes **nach Semont** gelten gleichermaßen als effektives Therapieverfahren des BPLS. Insbesondere bei mehrmaligem Anwenden kann es jedoch zu Übelkeit oder Erbrechen kommen. (2)

6.1.3. Lagerungsschwindel des horizontalen Bogenganges (hBPPV)

(Gelegentlich)
Der hBPPV entsteht durch das Absinken von Teilchen im horizontalen Bogengang und tritt typischerweise morgens durch das Umdrehen im Bett auf.
Untersuchung: Zur Diagnostik des hBPPV ist das sogenannte **Barbecue-Manöver** (3) sinnvoll. Aus der Rückenlage wird der Patient mit ca. 30° rekliniertem Kopf um 90° zur Seite gedreht und für etwa 30 Sekunden in dieser Lage belassen. Dasselbe Manöver wird anschließend auf die Gegenseite durchgetührt. Dadurch entsteht ein horizontaler Nystagmus, der beim Liegen auf der betroffenen Seite stärker ausgeprägt ist. Handelt es sich um eine Kanalolithiasis so schlägt der Nystagmus zum unten liegenden Ohr, bei der seltenen Kupulolithiasis jedoch zum oben liegenden Ohr.
Therapie: Sowohl bei der Kanalo- als auch bei der Kupulolithiasis des horizontalen Bogenganges kann das sogenannte **Gufoni-Manöver** angewandt werden. Der Patient wird hierbei aus der sitzenden Position zunächst auf jene Seite gelegt, auf der der Nystagmus am geringsten ausgeprägt ist. Anschließend wird der Kopf um 45° nach unten gedreht. (2)

6.1.4. Kanalolithiasis des anterioren Bogenganges (aBPPV)

(Selten, potentiell gefährliche Differentialdiagnose!)
Bei Kopfdrehung zur gesunden sowie zur betroffenen Seite und in Kopfhängelage entsteht ein vertikaler Downbeat-Nystagmus mit einer rotatorischen Komponente. Ein rein vertikaler Nystagmus ohne rotatorische Komponente kann aber ein Zeichen einer zentralen Ursache, wie Einblutung in die hintere Schädelgrube, Kleinhirn-Tumor oder Einklemmung sein. Wegen der schwierigen Unterscheidbarkeit und des potentiell schwerwiegenden Verlaufes der Differentialdiagnosen sollten Patienten mit dieser Symptomatik an einer spezialisierten Klinik behandelt werden. Im Allgemeinen kann davon ausgegangen werden, dass eine zentrale Störung wahrscheinlich ist, wenn ein freies Gehen oder Stehen nicht mehr möglich ist.

6.1.5. Neuropathia vestibularis

(Synonyme: Neuritis vestibularis, Neuronitis vestibularis, Akute Vestibulopathie)
Epidemiologie: Inzidenz: 3,5/100.000/Jahr; M:F = 1:1 (4)
Ätiologie: Unbekannt. Die Beteiligung von Herpes-simplex-Viren wird vermutet, ist jedoch umstritten. Eine saisonale Häufung wird kontrovers diskutiert. (5–9)
Altersverteilung: Altersgipfel zwischen 40 und 50 Jahren (4)
Symptomatik: Die Neuropathia vestibularis ist eine Ausschlussdiagnose von zentralen Störungen. Es kommt akut oder subakut zu erheblichem Drehschwindel mit Fallneigung zur kranken Seite sowie Übelkeit und Erbrechen. Ein horizontal-rotierender Spontannystagmus ist sichtbar. Darüber hinaus lassen sich Scheinbewegungen der Umwelt (Oszillopsien) erheben. (4)
Diagnostik: Mittels raschem **Kopfimpulstest** in Richtung der betroffenen Seite oder durch **Kalometrie** kann eine unilaterale periphere Vestibularisstörung in Form einer Einstellsakkade nachgewiesen werden. Bei der Untersuchung mit einer **Frenzel-Brille** lässt sich der Nystagmus zum Teil vollständig unterdrücken. Beim Blick in Richtung der schnellen Phase (gesunde Seite) nimmt die Intensität zu. Zum Ausschluss einer

Erkrankung im Mittelohr sollte das **Trommelfell** inspiziert werden. (10)
Innerhalb von 1-2 Wochen, wenn die zentrale Kompensation einsetzt, nehmen Nystagmus und Schwindel langsam ab, wobei leichte Gleichgewichtsstörungen auch länger anhalten können. Bei Auftreten weiterer neurologischer Symptome ist insbesondere eine "Pseudoneuritis vestibularis" auszuschließen. Weitere Diagnostik, etwa mittels MRT, erscheint lediglich beim Verdacht auf zentrale Störungen sinnvoll. (10)
Therapie: Der Beginn einer Glukokortikoidtherapie (z. B. initial 100 mg Methylprednisolon p.o. pro Tag; Dosisreduktion um 20 mg jeden 4. Tag) verbessert die Erholung der peripheren vestibulären Funktion signifikant (10). Trotz der angenommen Beteiligung von Herpesviren wird eine Virustatikagabe nicht empfohlen (10). Zentrale Sedativa und Antiemetika sollten nur initial und so kurz wie möglich gegeben werden (2). Demgegenüber gibt es Evidenz, dass gezieltes, stufenförmiges Gleichgewichtstraining die Rehabilitation deutlich unterstützt (11, 12).

6.1.6. Morbus Menière

Epidemiologie: Inzidenz ca. 13/100.000/Jahr, Frauen häufiger als Männer (13)
Ätiologie: Unbekannt. Endolymphatischer Hydrops des Innenohres (14)
Altersverteilung: Meist 20 bis 60 Jahre (14)
Symptomatik (10): Der Anfall beginnt spontan ohne Auslöser. Gekennzeichnet ist M. Menière durch die Symptomkombination **Drehschwindel, unilaterale Hörminderung** und **Tinnitus/Ohrdruckgefühl**. Zusätzlich bestehen oft eine gerichtete Fallneigung und vegetative Symptome (Blässe, Schweißneigung, Erbrechen). Auch Synkopen sind in seltenen Fällen möglich. In der Frühphase kommt es meist nicht zur gesamten klassischen Trias. Eine Sonderform des M. Menière stellen sogenannte tumarkinische Otolithenkrisen (vestibuläre Drop-Attacks) dar. Dabei kommt es zum plötzlichen Muskeltonusverlust und resultierend zu schweren Stürzen.
Diagnostik (10): Die Diagnose gilt als gesichert, wenn folgende Kriterien zutreffen:

- 2 Schwindelattacken von zumindest 20 min Dauer
- Nachgewiesene Hörminderung mittels Audiometrie inkl. akustisch-evozierter Potenziale (AEP)
- Tinnitus oder Ohrdruck auf der betroffenen Seite
- andere Ursachen klinisch ausgeschlossen

Während der Attacke besteht ein horizontal-rotierender Nystagmus, welcher initial zum betroffenen Ohr schlagen kann, im Verlauf jedoch länger zum gesunden Ohr schlägt. Das peripher-vestibuläre Defizit sollte durch eine Videookulografie oder Elektronystagmografie mit kalorischer Prüfung dokumentiert werden. Differentialdiagnostisch muss an eine vestibuläre Migräne gedacht werden, die in 60 % der Fälle dieselben Diagnosekriterien erfüllt.

Therapie

Die Initialtherapie erfolgt konservativ, akute Attacken sind üblicherweise selbstlimitierend. In diesen Situationen sind Antiemetika indiziert (2). Die längerfristige Therapie mit Betahistin, ggf. kombiniert mit Diuretika wird in der Literatur kontrovers diskutiert (13–15). Die Evidenz zur medikamentösen Behandlung, etwa durch die transtympanale Gabe von Gentamicin oder Glukokortikoiden ist limitiert. Die Sakkotomie ist eine operative Möglichkeit bei M. Menière (16).

Aktuelle Empfehlungen umfassen eine Lebensstilveränderung, vestibuläre Rehabilitation im symptomfreien Intervall und Psychotherapie (15). Auch Selbsthilfegruppen können unterstützend wirken (14).

Die Therapie mit **Betahistinhydrochlorid**, einem H1-Agonisten und H3-Antagonisten soll die Mirkozirkulation im Innenohr verbessern und somit das Ungleichgewicht zwischen Produktion und Resorption der Endolymphe ausgleichen (2). Eine rezente doppelblind-randomisierte Multicenterstudie zeigte, dass die Substanz in Bezug auf die Senkung der Attackenhäufigkeit einem Placebo nicht überlegen ist. (17) Unter den medikamentösen Regimen gilt Betahistin kombiniert mit Thiaziddiuretika derzeit dennoch als Mittel der ersten Wahl (15). Letztere dürfen nur unter Beachtung des Hypokaliämie-Risikos verabreicht werden (14). Sollte Betahistin eingesetzt werden so ist die übliche Anfangsdosis 24 mg zweimal täglich. Die Erhaltungsdosis nach Stabilisierung des Zustands beträgt 12 bis 24 mg zweimal pro Tag.
Transtympanale Injektionen des Glukokortikoids **Dexamethason** zeigten bisher erst in einer Studie eine Besserung der Schwindelattacken im Vergleich zu Plazebo (19); daher ist auch diese Therapieoption nur von begrenzter Evidenz. Der Vergleich von intratympanalen Gentamicin- und Dexamethasongaben in Hinblick auf die Reduktion von Schwindelattacken (20) bzw. Tinnitus (21) zeigte jedoch eine Überlegenheit des Aminoglykosids.
Die **transtympanale Gabe des Aminoglykosid-Antibiotikums Gentamicin** gilt als wirksame Therapie (21–23). Es wurde postuliert, dass durch die Gabe von vestibulären Typ-I-Haarzellen ein Ausfall der Gleichgewichtsfunktion und folglich eine Attackenfreiheit erzielt werden kann (2). Ein großes Problem dieser Therapie ist jedoch die begleitende Hörschädigung bei der Behandlung mit Aminoglykosiden, die bei mind. 20 % der Patienten beobachtet werden kann (24). Gemeinsam mit der operativen Sakkotomie wird diese Option daher als third-line-Therapie angesehen (15).

6.1.7. Bilaterale Vestibulopathie

Epidemiologie: Prävalenz 28/100.000 (26)
Ätiologie: Etwa die Hälfte der Fälle ist idiopathisch. Spezifische Ursachen können ototoxische Medikamente (z. B Aminoglykoside, 10 %), beidseitiger M. Menière (7-15 %), traumatische Innenohrschäden (‹ 10 %) und Meningitis (5 %) sein. (25, 26)
Altersverteilung: Altersgipfel zwischen 60 und 70 Jahren (26)
Symptomatik: Die bilaterale Vestibulopathie ist eine chronisch-vestibuläre Erkrankung, die typischerweise durch einen bewegungsabhängigen **Schwankschwindel** mit **Gangunsicherheit** gekennzeichnet ist. Dunkelheit, Kopfbewegungen sowie unebene Untergründe wirken symptomverstärkend. Meist sind die Betroffenen in Ruhe beschwerdefrei. Gelegentlich können auch Unscharfsehen oder Oszillopsien auftreten. (27)
Diagnostik: Das Aufrechterhalten des Gleichgewichts entsteht durch die Kombination von visuellen und vestibulären Einflüssen sowie durch Muskelspindelafferenzen der Haut. Im Falle der bilateralen Vestibulopathie kommt es daher bei Verminderung des visuellen Beitrags (z. B. Dunkelheit oder Sehstörungen) zur Verstärkung der Gangunsicherheit. Die Testung von Stand und Gang ist bei geöffneten Augen meist unauffällig, während bei geschlossenen Augen vermehrtes Schwanken und eine Fallneigung

auftreten. Typischerweise können bei der Testung des vestibulo-oculären-Reflexes (VOR) mittels Kopfimpulstest und kalorischer Prüfung (ggf. auch Videookulografie) pathologische Refixationssakkaden auftreten. Aufgrund der häufigen Kombination mit Hörstörungen ist eine Audiometrie mit AEP sinnvoll. (10)

Therapie: Die Prognose der bilateralen Vestibulopathie ist ungünstig (26, 28). Daher spielt vor allem die Prävention eine große Rolle. Bekannterweise ototoxische Medikamente wie Aminoglykosid-Antibiotika zählen zu den möglichen Auslösern (25, 26, 28) und sollten nur unter strenger Indikation verabreicht werden (2).

Wichtige Ansatzpunkte zur Therapie stellen eine umfangreiche Aufklärung, die Erholung der vestibulären Funktion und die physikalische Therapie dar. Für Gleichgewichtsübungen konnte bei der unilateralen vestibulären Funktionsstörung eine Wirksamkeit bestätigt werden (12).

6.1.8. Vestibularisparoxysmie

Symptomatik: Drehschwindelattacken im Rahmen einer Vestibularisparoxysmie sind charakterisiert durch ihre sehr kurze Dauer (Sekunden bis Minuten) und können mehr als 30 x/Tag auftreten. (29, 30) Gelegentlich finden sich Auslöser wie Kopfbewegungen oder Hyperventilation (10), aber auch Attacken aus völliger Ruhe heraus sind möglich (30). Selten können die Symptome auch mit Tinnitus oder Hörminderung einhergehen (10).

Diagnostik: Richtungsweisend für die Diagnose ist die charakteristische Klinik mit sehr kurzen rezidivierenden Drehschwindelattacken. Ätiologisch liegt meist eine Kontaktstelle des N. vestibulocochlearis mit einem Blutgefäß vor, welche mittels MRT des Hirnstammes nachgewiesen werden kann. Auch zum Ausschluss von Differentialdiagnosen wie etwa intrakraniellen Raumforderungen, Blutungen oder Hirnstammplaques bei MS erscheint die Bildgebung sinnvoll. (10)

Therapie: Die Evidenz zur Therapie der Vestibularisparoxysmie ist aufgrund fehlender kontrollierter Studien gering. Bisherige Therapiekonzepte orientierten sich lediglich an kleinen Patientengruppen und Fallstudien. (31) Versuche mit Carbamazepin in niedriger Dosierung (200 bis 600 mg pro Tag) oder Oxacarbazepin (300 bis 900 mg pro Tag) zeigten bisher vielversprechende Ergebnisse (30). In jedem Fall muss jedoch auf das Risikoprofil von Carbamazepin verwiesen werden (31).

6.2. Zentral-vestibulärer Schwindel

6.2.1. Vestibularis-Schwannom

Synonym: Akustikusneurinom

Epidemiologie: Inzidenz 0,6-1,1/100.000/Jahr; F › M (1, 2)

Ätiologie: Unbekannt. Ein vermuteter Zusammenhang mit Mobiltelefonie konnte nicht bestätigt werden. [40]

Altersverteilung: Altersgipfel 45 bis 65 Jahre (2)

Das Vestbularis-Schwannom ist ein gutartiger, langsam wachsender Hirntumor, welcher vom vestibulären Teil des N. vestibulocochlearis (VIII. Hirnnerv) ausgeht

Symptomatik (1): Bei allen Patienten über 40 J. mit progressivem, einseitigem Hörverlust sollte an ein Vestibularis-Schwannom gedacht werden. Dieses Leitsymptom tritt bei fast 80 % der Patienten auf. Selten klagen die Betroffenen über Tinnitus (8 %),

Hörsturz (6 %), Schwindel (5 %) oder Lähmungserscheinungen im Gesicht (1 %). Damit einhergehen können häufig auch Kopf- oder Gesichtsschmerzen.

Diagnostik (1): Die frühe Diagnostik ist für die Prognose essenziell. Oft besteht das Leitsymptom bei der Diagnose bereits seit über einem Jahr. Zur Diagnosesicherung gilt das MRT als Mittel der Wahl.

Therapie: Derzeit gibt es keine klare Evidenzlage dazu, ob zwischen stereotaktischer Irradiation, mirkochirurgischer Operation oder alleiniger Observation Unterschiede in Bezug auf das generelle Outcome bestehen. Eine individuelle, dem Patienten angepasste Therapieentscheidung soll angestrebt werden. (3)

6.2.2. Vertebro-basiläre Insuffizienz

Eine plötzlich auftretende, isolierte Schwindelsymptomatik kann Ausdruck von Durchblutungsstörungen im vertebrobasilären, also dem „hinteren" Stromgebiet sein. Diese **transitorisch-ischämischen Attacken (TIA)** können sich in unterschiedlichen Symptomen manifestieren und sind oft Vorboten eines größeren ischämischen Insultes. Daher bedürfen sie in jedem Fall dringender Abklärung. (4) Etwa ein Fünftel aller ischämischen Schlaganfälle spielt sich im Bereich von Hirnstamm oder Kleinhirn ab (5), wovon wiederum mehr als 20 % durch eine Vertebralarterienstenose bedingt sind. Ätiologisch liegen meist arteriosklerotische Veränderungen, Embolisationen oder Gefäßdissektionen vor. (6–8)

Symptomatik: Dreh- oder Schwankschwindelattacken, die mit weiteren neurologischen Symptomen einhergehen, sollten in jedem Fall an eine zerebrovaskuläre Ursache denken lassen (8). Zu den häufigsten Symptomen zählen etwa Kopfschmerzen, Erbrechen, Doppelbilder, Sehverlust, Ataxien, Lähmungserscheinungen, z. B. der Augenmuskeln, Schluckstörungen oder Schwäche in den Extremitäten (5). Nicht selten wird jedoch auch ein isolierter Schwindel als Initialsymptom beschrieben (9).

Diagnostik: Zunächst sollte eine ausführliche Anamnese und klinische (neurologische) Untersuchung erfolgen. Wird die vertebro-basiläre Insuffizienz als Schwindelursache vermutet, so sollte eine Bildgebung mittels MRT zur Feststellung der Ätiologie durchgeführt werden. (4)

Therapie: Das therapeutische Vorgehen richtet sich nach der Ätiologie der Erkrankung. Ggf. können bei extrakaniellen Erkrankungen der Vertebralarterie Angioplastie oder Stentimplantation erwogen werden. Bei intrakraniellen arteriosklerotischen Veränderungen wird aufgrund des erhöhten Komplikationsrisikos die konservative Therapie bevorzugt. Dissektionen der Vertebralarterie werden i.d.R. mit Thrombozytenaggregationshemmern oder gelegentlich mit Antikoagulantien behandelt. (4)

6.3. Somatoformer Schwindel

(Synonyme: Psychogener Schwindel, Funktioneller Schwindel) (1)

Der somatoforme Schwindel und seine Subgruppen führen Betroffene zunächst meist zum Allgemeinmediziner (2). Über 50 % der Patienten mit strukturellen vestibulären Erkrankungen leiden unter psychiatrischen Komorbiditäten (1). Einerseits kann eine strukturelle Erkrankung (z. B. Morbus Menière, Migräne) zum sekundären somatoformen Schwindel führen, andererseits kann ein primärer somatoformer Schwindel ohne organische Erkrankung durch Faktoren wie Angst/Panik oder Stress getriggert werden

(1–4). Beide Varianten kombiniert können zu einem Circulus Vitiosus zwischen Angst und Schwindel führen (5, 6). Es kann gewissermaßen eine Konditionierung entstehen, sodass bereits Begleitumstände (z. B. räumliche Situation, Konfliktumstände, ...), in denen zuvor Schwindel, Angst oder Panikattacken vorgekommen sind, auslösend für neuerliche Schwindelattacken sein können (5).

Symptomatik (2)

Patienten können, abhängig von der psychischen Grunderkrankung sowohl über Dreh- als auch über Schwankschwindel klagen. Auch vegetative Begleitsymptome, anfallsartiger Brechreiz oder Gangunsicherheit können vorkommen. In der Regel besteht eine deutliche Einschränkung im Alltag. Da als Hauptsymptom meist der Schwindel genannt wird, sollte auch gezielt nach möglichen Auslösern wie Konflikten oder Belastungssituationen gefragt werden.
Ist der somatoforme Schwindel Ausdruck einer Angststörung, kann es zu Panikattacken mit vegetativer Symptomatik kommen. Liegt eine phobische Störung zugrunde, treten die Symptome gehäuft in den entsprechenden Situationen auf (z. B. Agoraphobie: Kaufhaus, Warteschlange; soziale Phobie: Gespräche, Restaurantbesuche). Der „phobische Schwankschwindel" ist beispielsweise ein sekundärer somatoformer Schwindel mit einer leichten zugrundeliegenden phobischen Störung.
Bei Patienten mit einer Depression als Auslöser für somatoforme Schwindelattacken sollte auf Symptome wie Stimmungsschwankungen, Schlafstörungen, Antriebslosigkeit, Gewichtsverlust oder Libidoverlust geachtet werden. Auch können in diesen Fällen Suizidimpulse auftreten (z. B. „Mit diesem Schwindel möchte ich nicht mehr weiterleben.").
Beim somatoformen Schwindel als Ausdruck einer dissoziativen Störung gilt es einen zeitlichen Zusammenhang zu Belastungs- oder Konfliktsituationen zu ermitteln. Dieser wird meist erst im Rahmen von Psychotherapien verständlich.
Ein möglicher Auslöser für den somatoformen Schwindel kann auch die Diskrepanz zwischen Sinneseindrücken sein. Beispiele sind der Höhenschwindel sowie die Reise- oder Seekrankheit. In großer Höhe etwa wird durch das Gleichgewichtsorgan eine Standfestigkeit vermittelt, während vom Auge das Gefühl der Bodenlosigkeit registriert wird. Die Folge ist eine vom Patienten empfundene Unsicherheit. (5)

Therapie (2)

Während für leichte Verlaufsformen des somatoformen Schwindels eine kurzfristige **psychosomatische Therapie** ausreichend sein kann, ist bei komplexeren Formen eine differenzierte interdisziplinäre Therapie nötig. Gegebenenfalls kann auch eine stationäre Behandlung in spezialisierten Kliniken sinnvoll sein. Die Indikation zur medikamentösen Therapie mit **Psychopharmaka** soll anhand der psychiatrischen Grunderkrankung erfolgen. Spezifische **Physiotherapien** für Schwindel und Gleichgewichtsstörungen stellen einen wesentlichen Therapiepfeiler dar.

6.4. Weitere Schwindelformen

6.4.1. Presbyvertigo

Synonym: Altersschwindel

Ätiologie und Symptomatik: Aufgrund der Gefahr von Stürzen und damit verbundenen Folgen für Gesundheit und Selbstständigkeit spielt Schwindel im Alter eine herausragende Rolle. Von altersbedingten degenerativen Veränderungen sind das periphere vestibuläre Organ, das Kleinhirn, das visuelle System und propriozeptive Signalwege mit einer langsamen Progredienz betroffen. Die Folge ist daher kein fulminanter Drehschwindel wie beim akuten Vestibularisausfall sondern eine **Gleichgewichtsstörung** mit **Instabilität** und **Gangunsicherheit**, die sich oft über Jahre entwickelt. (1)

Diagnostik: Die Diagnostik des Altersschwindels ist vor allem deshalb häufig nicht einfach, weil es kein einzelnes Symptom gibt das für eine bestimmte Ursache spricht. Zudem sind es im Alter häufig mehrere Ursachen die dem Schwindel zugrundeliegen. **Untersuchungen des vestibulären, visuellen und propriozeptiven Systems** sollen Hinweise zur Schwindelursache liefern. Aufgrund der Epidemiologie sollte man bei passender Symptomatik zunächst an den BPLS denken. Bei akutem Symptombeginn sollte in jedem Fall ein Schlaganfall ausgeschlossen werden. (1) Darüber hinaus können auch Arzneimittelwirkungen oder internistische Erkrankungen zu Schwindel bei Älteren führen.

Therapie: **Sturzprävention** sollte an oberster Stelle der Therapieziele stehen. Chronischer Schwindel, der z. B. durch eine Neuritis vestibularis oder eine bilaterale Vestibulopathie entstanden ist, spricht i.d.R. gut auf eine **vestibuläre Rehabilitation** an (2). Bei einer Schwäche der Beinmuskulatur wird eine **spezifische Physiotherapie** empfohlen (3).

6.4.2. Schwindel internistischer Genese

Ätiologie: Auch präsynkopale Zustände können von Patienten subjektiv als eine Art Schwindel wahrgenommen werden. Zu diesen Symptomen kommt es vielfach durch zerebrale Minderperfusion infolge von neural vermittelten, kardialen oder vasovagalen Synkopen. Es ist daher für Allgemeinmediziner unabdingbar, die bisher beschriebenen Schwindelsyndrome von internistischen „Red flags" abzugrenzen. (4)

Die 3 Kategorien von Synkopen sind typischerweise mit bestimmten Altersklassen vergesellschaftet. Vasovagale Synkopen etwa treten gehäuft bei jungen Patienten auf und bringen meist ein geringes Risiko mit sich (5). Bei Patienten mittleren Alters (40 bis 70 J.) ist der Auslöser für Synkopen oft ein kardialer. Als Beispiele können hierfür Rhythmusstörungen oder strukturelle Herzerkrankungen, wie Kardiomyopathien, KHK oder Klappenerkrankungen, genannt werden. Bei älteren Patienten über 70 J. kommt es gehäuft zu neural-vermittelten Synkopen (6), bedingt durch autonome Dysregulation oder Volumenmangel. Auch neurologische Auslöser für Schwindel (Migräne, Epilepsie) sowie Hypoglykämien müssen in Betracht gezogen werden.

Diagnostik: Zuerst Anamneseerhebung und körperliche Untersuchung mit Blutdruckmessung und Ruhe-EKG. Weitere Tests orientieren sich an der Klinik und der Belastbarkeit des Patienten. In der Regel ist eine kardiale Synkope ausgeschlossen, wenn bei einem Patienten keine strukturelle Herzerkrankung besteht, während das Vorliegen einer Herzerkrankung eine kardiale Synkope sehr wahrscheinlich macht.

Therapie: Für die vasovagale Synkope wird in erster Linie regelmäßige körperliche

Aktivität als Therapieoption empfohlen (7). Die meisten Patienten mit Synkopen benötigen lediglich eine gute Aufklärung und Beruhigung in Bezug auf die auslösenden Faktoren.

6.4.3. Zervikogener Schwindel

Ätiologie, Symptomatik, Diagnostik: Der zervikogene Schwindel wird vermutlich durch funktionelle Störungen an der oberen Halswirbelsäule bedingt (8). In der Literatur finden sich unterschiedliche Hypothesen für den Schwindel, dessen Stellenwert kontrovers diskutiert wird (9). Häufig ist als Leitsymptom weniger ein typischer Schwindel sondern vielmehr eine **Gleichgewichtsstörung** bzw. **Standunsicherheit** gemeint (10). Klinisch soll an den zervikogenen Schwindel gedacht werden, wenn diese Symptome in Kombination mit **Nackenschmerzen** auftreten und anhand von Anamnese, diagnostischen Tests und vestibulären Funktionsprüfungen **andere Ursachen ausgeschlossen** werden können (11). Zur Diagnose des zervikogenen Schwindels gibt es derzeit keine spezifischen Tests (10).

Therapie: Als effektivstes Therapieverfahren wird in der Literatur die **manuelle Therapie** beschrieben (10–13). Ergänzend scheint die **vestibuläre Rehabilitation** erfolgsversprechend zu sein (10, 11).

Literaturnachweis online: www.tgam.at/leitfaden_quellen_kap6

7. Essenzieller Tremor

Sofern nicht anders angegeben, bezieht sich dieses Kapitel auf (1–3).
Die häufigsten Tremortypen sind der verstärkte physiologische und der essenzielle Tremor. Wenning et al. fanden 2005 in einer populationsbasierten Studie bei über 50-Jährigen in Südtirol Prävalenzen von 9,5 % für den physiologischen, 3,06 % für den essentiellen Tremor. Der essentielle Tremor ist meist ein Halte- und Aktionstremor – vor allem von Händen, aber auch von Kopf, Stimme oder Beinen (Frauen/Männer gleich häufig betroffen). Er kann in jedem Alter auftreten, mit Erkrankungsgipfeln in der 2. und der 6. Lebensdekade. In ca. 60 % der Fälle liegt eine positive Familienanamnese vor, dessen Vererbung ein autosomal dominantes Muster mit variabler Penetranz vermutenlässt. Genetische Mutationen wurden in einzelnen Familien und Betroffenen beschrieben, konnten jedoch vielfach nicht bestätigt werden. Ebenso konnte die Pathogenese nicht vollständig geklärt werden. Veränderungen im Stammhirn und Kleinhirn wurden autoptisch und bildgebend gefunden.

7.1. Essenzieller Tremor

Prävalenz 1 % über alle Altersgruppen und 5 % der über 60-Jährigen, Beginn in der Jugendzeit (50 % der Patienten unter 40 a) oder erst im Alter. Bei ca. 60 % Hinweise für Vererbung; genetische Veränderungen an mindestens drei Chromosomen (2p24, 3q13 und 6p23) nachgewiesen.

7.1.1. Diagnose (4)

Notwendige Kriterien:
- Bilateraler, meist symmetrischer Halte- und Aktionstremor beider oberer Extremitäten (bei sehr deutlicher Seitenbetonung durch Zusatzuntersuchungen andere Ursachen ausschließen!)
- Mit oder ohne Tremor in anderer Lokalisation: zusätzlicher/isolierter Kopftremor kann vorkommen, jedoch ohne Hinweise auf eine kraniozervikale Dystonie
- Übriger neurologischer Befund regelrecht
- Langer Verlauf, zumindest 3 Jahre Dauer

Unterstützende Kriterien:
- Positive Familienanamnese
- Besserung der Tremorstärke nach Alkoholgenuss

Ausschlusskriterien:
- Isolierter fokaler Tremor (Stimme, Kopf), Hinweise für einen psychogenen Tremor, orthostatischer Tremor mit einer Frequenz › 12 Hz
- Tätigkeits- und positionsspezifischer Tremor
- Plötzlicher Beginn und schrittweise Verschlechterung

Differenzialdiagnosen: verstärkter physiologischer, dystoner und psychogener Tremor. Unterscheidung vom Parkinson-Tremor durch Fehlen der typischen Symptome Hypokinese und Rigidität, MRT indiziert bei Verdacht Fragiles-X-Syndrom oder Morbus Wilson. Mit dem Alter nimmt die Frequenz (4–10 Hz) ab, während die Amplitude zunimmt, was eine stärkere Funktionsbeeinträchtigung bedeutet.

7.1.2. Therapie

Patienten sprechen nicht unbedingt auf die Behandlung an, da der essentielle Tremor heterogen ist; bei leichter bis mittelschwerer Ausprägung Medikamente nur bei 50% der Patienten und nur mittelgradig wirksam. Nebenwirkungen sind oft ein limitierender Faktor! Therapie nur bei Behinderung durch den Tremor.

- **1. Wahl:** Primidon, Propranolol oder bei Therapieversagen Kombination beider (langsames Aufdosieren reduziert die Nebenwirkungsrate). Propranolol für Jüngere 1st Line empfohlen (KI: DM, Asthma; rel. KI: niedriger RR, Erektionsstörungen), meist genügen sehr niedrige Dosen, selten über 120 mg Tagesdosis hinaus dosiert. Primidon eher für Ältere bis 500 mg; akute toxische Reaktion beim Eindosieren (Schwindel, Übelkeit, allgemeines Unwohlsein) möglich – kann durch sehr niedrige Anfangsdosen vermieden werden (unter 30 mg, d. h. ‹ 1/8 Tablette; Steigerung 1/4 Tablette/Tag).
- **2. Wahl:** (bei fehlendem Ansprechen + entspr. Leidensdruck) Topiramat, Gabapentin
- **Reserve:** Alprazolam (Cave Langzeitgebrauch!), Clonazepam; Botulinumtoxin nur in Einzelfällen bei therapierefraktärem, beeinträchtigendem Kopf-/Stimmtremor, Entscheidung nach kritischer Prüfung im spezialisierten Bereich!

Bei therapierefraktärem, funktionell stark beeinträchtigendem Extremitätentremor hat die adjustierbare uni- oder bilaterale **Tiefenhirnstimulation** (THS) des ventrolateralen Thalamus (Ncl. ventralis intermedius, VIM) mit ebenfalls ca. 90% Erfolgsrate weniger Risiken als die unilaterale Thalamotomie (5, 6). Operationsrisiko THS: schwere Komplikationen 0,5%, bleibende Schäden etwa 1%.

7.2. Verstärkter physiologischer Tremor

Prävalenz bei über 50-Jährigen 9,5%, wahrscheinlich altersabhängig

7.2.1. Diagnose (1)

- Symptomatischer Aktionstremor der oberen Extremität
- Besonders bei Haltebedingungen deutlich sichtbar
- Hohe Frequenz (› 8 Hz), niedrige Amplitude
- Ursache des Tremors meist reversibel; neurologische Erkrankung ausschließen!
- Typische Tremorursachen: Medikamente, endogene/exogene Intoxikationen, Angst, Fatigue

Bei unklarer Ursache Sicherung der Diagnose mit Tremor-Elektromyographie (EMG) + Akzelerometrie des Händetremors ohne/mit Gewichtsbelastung wahrscheinlich am sensitivsten: Fourier-Analyse zeigt beim essenziellen und beim verstärkten physiologischen Tremor eine Synchronisation von EMG und Akzelerometer auf derselben Tremorfrequenz; beim essenziellen Tremor liegt diese unter 8 Hz, beim verstärkten physiologischen darüber.

Auslöser

- Hyperthyreose, -parathyreodismus, /-kalzämie
- Hypoglykämie
- Niereninsuffizienz
- Vit. B12-Mangel
- Emotionen (Stress, Aufregung), Erschöpfung, Fieber

- Alkohol-, Drogenentzug (z. B. Opioide)
- **Medikamentös**/toxisch **induziert**: Neuroleptika, Metoclopramid, Antidepressiva (bes. trizyklische), Levodopa, Amphetamine, Nikotin, Theophyllin, Koffein, Adrenalin, andere Sympathikomimetika, Lithium, Corticosteroide, Antiarrhythmika (Amidaron), Valproat, Quecksilber, Blei, Arsen.

7.2.2. Therapie

Kausale Therapie bei bekannter Ursache (z. B. ursächliche Medikation reduzieren/stoppen).
Unspezifische Behandlung mit Propranolol (30–320 mg TD, z. B. vor stressiger Situation); falls Propranolol kontraindiziert ist, haben sich bei Tremor aufgrund einer Hyperthyreose Betablocker als wirksam gezeigt (Atenolol 200 mg TD, Metoprolol 200 mg TD, Acebutolol 400 mg TD, Oxprenolol 160 mg TD, Nadolol 80 mg TD, Timolol 20 mg TD).

Literaturnachweis online: www.tgam.at/leitfaden_quellen_kap7

8. Schmerztherapie

Sofern nicht anders angegeben, bezieht sich dieses Kapitel auf (1, 2).

8.1. Schmerzformen

Die Art des Schmerzes beeinflusst die Wahl der Therapie.

Nozizeptiver Schmerz (Gewebereizung/-schädigung, keine Nervenschädigung)

Symptomatik: vielfältig je nach Grunderkrankung (etwa bewegungsabhängig, kolikartig, nächtlicher Schmerz), nicht dermatombezogen; z. B. Arthrose, tw. muskuloskelettale Schmerzen, Ischämieschmerz bei pAVK, Frakturen

Neuropathischer Schmerz (Nervenschädigung)

Symptomatik: einschießend, attackenartig, brennend, keine Linderung in Ruhe, Sensibilitätsstörungen, Parästhesien, Allodynie; z. B. Ischialgie, diabetische Neuropathie, Trigeminusneuralgie, andere Neuralgien, möglicherweise Fibromyalgie

Funktioneller Schmerz (Schmerz als Ausdruck psychischer Beeinträchtigung)

Symptomatik: häufig multilokulär, hohe Inanspruchnahme, die Intensität der Schmerzen steht nicht in direktem Zusammenhang mit feststellbaren Gewebeschädigungen

Häufig liegen Mischformen vor!

8.2. Behandlungsziele (1)

- Ursächliche Faktoren möglichst beheben
- Chronifizierung vermeiden
- Erkennen abwendbarer gefährlicher Verläufe (Malignität, entzündlicher Schmerz, Fraktur, Infektion, akute Schmerzursache bei chronischem Schmerzsyndrom, interventionsbedürftige Nervenkompression, Medikamentenmissbrauch)
- Früherkennen psychischer Komorbidität (Depression, Angsterkrankung, Schlafstörungen, somatoforme Störung)
- Ausrichten der Therapie auf die Lebensqualität des Patienten, nicht an Schmerzintensität orientiert
- Aufrechterhaltende Faktoren identifizieren und besprechen

8.3. Therapie

Aufklärung: Bedeutung psychosozialer Faktoren, aktive Bewältigungsstrategien (Psychosoziale Interventionen können die Schmerzwahrnehmung entscheidend beeinflussen!)

Individueller Behandlungsplan: Schmerzlinderung, Verbesserung von Lebensqualität, Funktion, Stimmung, private, berufliche und soziale Partizipation, Reduktion des Analgetikakonsums

Strukturierte Patientenführung: Schmerztagebücher, regelmäßige Wiedereinbestellung/Evaluation, um eine Exazerbation der Beeinträchtigungen zu vermeiden

Medikamentös: Individuelle Dosistitration, spezifische Therapien beachten (z. B. Migräne, Koliken)

- **Nozizeptiv:** WHO-Stufenschema (einfache Analgetika, NSAR, schwache Opioide, starke Opioide – siehe Abschnitt unten)
- **Neuropathisch:** Grunderkrankung mittherapieren, Antikonvulsiva (wenn attackenförmig), Antidepressiva (wenn persistierend), lang wirksame Opioide, ggf. Lidocain- oder Capsaicin-Pflaster
- **Funktionell:** ggf. Antidepressiva, keine Opioide

Nichtmedikamentös: Aktivierende Maßnahmen, Entlastungsgespräche, ggf. Physiotherapie oder Funktionstraining, Psychotherapie, Entspannungsverfahren, physikalische Therapien (Kälte, Wärme), Stressbewältigungsverfahren

8.3.1. Analgetika bei akuten Schmerzen

In Deutschland werden jährlich Schmerztabletten für 500 Mio. € verkauft – Analgetika sind die absatzstärksten der OTC-Produkte. Dabei ist Ibuprofen mit ca. 40 % Anteil das am häufigsten eingenommene OTC-Schmerzmittel, gefolgt von Paracetamol mit knapp 30 % und Acetylsalicylsäure mit Paracetamol + Koffein mit 10 % (z. B. Thomapyrin®) – all das ungeachtet möglicher unerwünschter Wirkungen/Wechselwirkungen.

Eine Cochrane-Arbeit (1) bewertet 21 OTC-Mittel (exkl. Kopfschmerz/Migräne), um eine informierte Patientenentscheidung unter Berücksichtigung von Schmerzlinderung, UAW, aber auch Preis zu ermöglichen. Demnach wirken (50 % Schmerzreduktion in 4–6 h):

- Ibuprofen plus Paracetamol bei 7 von 10 (70 %) der Patienten
- Ibuprofen (IR/immediate release) 200 und 400 mg, Ibuprofen 200 mg plus Coffein 100 mg, Diclofenac 50 mg bei 5 von 10 (50 %)
- Paracetamol plus Aspirin in verschiedenen Dosierungen bei 1–4 von 10 (11–43 %)

Die Nebenwirkungen werden insgesamt als moderat beschrieben.

NNT/NNH häufig verwendeter Analgetika

PainHEALTH (Department of Health, Western Australia) beschäftigt sich mit EbM vor allem im muskoskelettalen Bereich und veröffentlichte 2016 einen Überblick über NNT/NNH von Schmerzmitteln (Großteil der Daten aus Cochrane-Reviews):

Wirkstoff	Anwendungsgebiet	NNT	NNH
Opioide	Neuropathischer Schmerz	2,5–4,3	4,2–8,3
Tramadol	Neuropathischer Schmerz	3,7–4,7	8,3
	Postoperativer Schmerz	2,4–4,8	
TZA: Amitriptylin, Nortriptylin	Neuropathischer Schmerz	3,6	6 (minor) – 28 (major)
Gabapentin, Pregabalin	Neuropathischer Schmerz Zentrale Neuropathie Diabetische Neuropathie Post-Zoster-Neuralgie Fibromyalgie	7,2–7,7 5 2,9–5 3,9 13–22	3,7 (minor)

Wirkstoff	Anwendungsgebiet	NNT	NNH
SNRI: Venlafaxin Duloxetin	Neuropathischer Schmerz	3,1 6–8	16,2 (major) 9,6 (minor)
Paracetamol	Chronische Arthritis	4–5	12 (gastrointestinale Störwirkungen)
Lidocain-Pflaster Capsaicin-Pflaster	Peripherer neuropathischer Schmerz	4,4 10,6	Minimal

8.3.2. WHO-Stufenschema (2)

Grundsätzlich ist dieses Schema auch für die Schmerztherapie bei Nicht-Tumorpatienten anwendbar; es sollte aber versucht werden, so lange wie möglich auf Stufe 1 zu bleiben, da das WHO-Schema sehr „amerikanisiert" ist und frühe Opiat-Gabe in EU-Ländern eher vermieden wird. (3, 4)

Stufe 1: Nicht-Opioid-Analgetikum ± Adjuvantien/Koanalgetika (Magenschutz, Muskelrelaxantien, Kortison)

CAVE:

- Bei längerer Gabe konventioneller NSAR inkl. COX-2-Hemmern gastrointestinale und kardiovaskuläre Risiken/Kontraindikationen beachten!
- Parenterale Applikation von NSAR wegen fehlender Vorteile, jedoch potentiell gefährlicher Nebenwirkungen ausdrücklich nur bei Patienten, bei denen eine orale Therapie nicht möglich ist!

Stufe 2: Schwach wirksames Opioid (Tramadol oder Dihydrocodein) ± Nicht-Opioid-Analgetikum ± Adjuvantien/Koanalgetika

- Zur Langzeittherapie Retardformen verwenden (nichtretardierte Präparate nur zur Dosistitration und Zusatzmedikation bei Schmerzspitzen)
- Schwach wirkende Opioid-Analgetika weisen Tagesmaximaldosen auf, oberhalb derer analgetische Steigerung eher die Ausnahme ist und zunehmende UAW eine Dosissteigerung begrenzen – hier Stufe-III-Opioide indiziert.
- Bei starken Schmerzen oder erwarteter rascher Schmerzprogression Stufe II evtl. überspringen.
- Keine Kombination von Opioiden der Stufen 2 und 3!

Stufe 3: Stark wirksames Opioid (Morphin) ± Nicht-Opioid-Analgetikum ± Adjuvantien/Koanalgetika

- Morphin bei mittleren bis schweren Tumorschmerzen Opioid der ersten Wahl
- Langzeittherapie vorzugsweise mit oralen retardierten Darreichungsformen
- Bei Durchbruchschmerzen oder in der initialen Titrationsphase kurzwirksame Opioide
- Opioidpflaster bei mittelgradig bis schweren Dauerschmerzen, stabilem/gleichmäßigem Opioidbedarf, Passagehindernis oder therapieresistentem Erbrechen.

Geeignete Wirkstoffe für die WHO-Stufentherapie

Jeweilige Fachinformation beachten!

Stufe 1

<table>
<tr><th>Wirkstoff</th><th>Tagesdosierung (mg)</th><th>UAW</th><th>Arzneimittelinteraktionen (Auszug)</th></tr>
<tr><td>Paracetamol</td><td>4–6 x 500–1.000</td><td>Bronchospasmus (»Analgetika-Asthma«), toxische Hepatitis (bei › 8–10 g/Tag)</td><td>Phenobarbital, Phenytoin, Carbamazepin, Rifampicin, Alkohol(missbrauch): verstärkte Leberschädigung; Wirkungsverstärkung oraler Antikoagulantien möglich; Zidovudin: Neutropenie</td></tr>
<tr><td>Ibuprofen retard</td><td>2–3 x 800</td><td rowspan="3">Übelkeit, Erbrechen, Magen-Darm-Ulzera, Bronchospasmus/anaphylaktischer Schock (Analgetika-Intoleranz), Transaminasen- und Kreatininanstieg, Nierenversagen, Blutdruckanstieg, Blutbildstörung, Ödeme. Vorsicht bei Herzinsuffizienz und erhöhtem kardiovaskulärem Risiko!</td><td rowspan="3">Antikoagulantien: Wirkungsverstärkung; Kortikoide, Alkohol: erhöhtes Blutungsrisiko; Digoxin, Lithium, orale Antidiabetika, Methotrexat, Valproinsäure: Wirkungsverstärkung; Diuretika, Antihypertonika: Wirkungsabschwächung; Kombination mit ACE-Hemmern: erhöhte Gefahr einer Nierenfunktionsstörung</td></tr>
<tr><td>Naproxen</td><td>2 x 500</td></tr>
<tr><td>Diclofenac retard</td><td>2 x 50–150</td></tr>
<tr><td>Metamizol</td><td>4–6 x 500–1.000</td><td>Blutdruckabfall, Leukopenie, Agranulozytose, anaphylaktischer Schock (bei schneller i.v.-Gabe, extrem selten bei oraler Gabe), schwere Hautreaktionen (Lyell-Syndrom). CAVE: Metamizol nur bei bestimmten Indikationen zugelassen!</td><td>Ciclosporin: Wirkungsabnahme</td></tr>
</table>

Stufe 2 und 3

Wirkstoff	Tagesdosierung (mg)
Stufe 2	
Dihydrocodein retard	2–3 x 60–180
Tramadol retard	2–3 x 100–300
Tilidin-Naloxon retard	2–3 x 100 –200 (Tilidin)

Wirkstoff	Tagesdosierung (mg)
Stufe 3	
Morphin	6 x 5–500
Morphin retard	2–3 x 10–500
Morphin ultraretard	1–2 x 20–500
Buprenorphin	3–4 x 0,2–1,2
Buprenorphin TTS	0,8–3,2 (transdermal)
Fentanyl TTS	0,6–12 (transdermal!)

UAW:
Obstipation, Übelkeit, Erbrechen (Hinweis: Laxantien verabreichen und nicht auf Verstopfung warten, ev. zu Beginn Antiemetika mitverschreiben; langsames Aufdosieren reduziert Übelkeitsproblem); Sedierung, Allergien, Blutdruckabfall, selten neurotoxische UAW (bei rel. Überdosis): Myoklonien, Allodynie, Schmerzzunahme, Halluzinationen, Alpträume; sehr selten Atemdepression. **CAVE: Kumulation, Krampfanamnese.**
Arzneimittelinteraktionen (Auszug):
Sedativa, Droperidol, Alkohol: verstärkte Sedierung bzw. Atemdepression; SSRI, trizyklische Antidepressiva; MAO-Hemmer: Krämpfe, Halluzinationen, Beeinträchtigung der Herz-Kreislauffunktion; Carbamazepin: verringerte Analgesie; Muskelrelaxanzien: Wirkungsverstärkung.

8.3.3. Nicht-opioide Schmerzmittel

NSAR (5)

NSAR wirken prinzipiell gleich: über Cyclooxigenasen-Hermmung wird die Bildung entzündungsfördernder Prostaglandine geregelt – parallel führt die Hemmung der Prostaglandin-gesteuerten Autoregulation z. B. der Nierendurchblutung aber auch zu Natrium- und Wasserretention, Volumenbelastung des Herzens und Widerstandserhöhung im Kreislauf. NSAR hemmen die Entzündung und dämpfen den Schmerz ohne Beeinflussung des Ablaufs des Krankheitsprozesses/der Gelenkdestruktion. Wegen der Dosisabhängigkeit der erwünschten und unerwünschten Wirkungen eignen sich zur akuten Intervention Substanzen mit kurzer Halbwertszeit (weniger als 4 Stunden), weil eine Kumulation vermieden wird (z.B. Diclofenac-Natrium, Ibuprofen). Schmerzzustände im Bereich des Bewegungsapparates sprechen bei jeder Behandlungsart deutlich auf Plazebo an, bei arthrotischen Beschwerden zu 40–60 %. ***In niedriger Dosis wirken NSAR hauptsächlich analgetisch, in hoher Dosis zusätzlich entzündungshemmend.***

Risikogruppen:

Alterspatienten: keine Substanzen mit langer HWZ, da NSAR die alterseingeschränkte Nierenfunktion weiter verringern; Kontrolle von Nieren-, Leberfunktion + Blutbild!

Hochdruckpatienten unter ACE-Hemmern oder Diuretika: auf Hyperkaliämien achten

Besonders hohes Risiko von Magen-Darmblutungen: bei Kombination mit Glukokortikoiden, Überschreiten empfohlener Dosierungen bzw. Kombination verschiedener NSAR (in die maxi. Tagesdosis alle NSAR einberechnen!). Alle NSAR erhöhen gastrointestinales Risiko (siehe dazu auch Kapitel Magen), Ibuprofen aber stärker als

Diclofenac oder Coxibe.

Antikoagulierte Patienten: NSAR möglichst meiden, da deutliche Risikosteigerung für schwerwiegende Blutungen schon nach kurzer Einnahme (NNH in 14 d = 400 bis 500). Falls keine Alternative möglich, geringste Dosis wählen + jedenfalls zusätzlich Magenschutz verordnen. Kein Vorteil für DOAKs. Unter Cumarin besonders auf gute INR-Einstellung achten.

Ibuprofen (6)

Mittel der Wahl für Dysmenorrhö-Beschwerden und akute Schmerzen, Mittel der Reserve für mittelschwere Krankheitsbilder und kurze Therapiezeiten (HWZ 2–4 h, Tagesdosis max. 2.400 mg)

Vor allem bei Hochdosierungen für NSAR typische Störeffekte: Magen-Darm-Blutungen, anaphylaktischer Schock, Schädigung der Blutbildung, der Leber- und Nierenfunktion u. a.; selten: aseptische Meningitis.

Langfristige Einnahme höherer Dosierungen bei antirheumatischen Indikationen inzwischen kritisch bewertet: **erhöhtes Risiko kardiovaskulärer Komplikationen! Scheint thrombozytenaggregationshemmenden Effekt von ASS zu blockieren** – Datenlage jedoch noch widersprüchlich; bei benötigter Kombination von Low-dose-ASS + NSAR daher besser Ibuprofen meiden und z. B. Diclofenac-Natrium geben.

Diclofenac-Natrium (7)

Mittel der Wahl bei akuten Arthritiszuständen und Gichtanfall, Mittel der Reserve zur kurzzeitigen Therapie rheumatischer Erkrankungen (HWZ 2 h, Tagesmaximaldosis von 150 mg wegen UAW-Risiko nicht überschreiten!)

Dosisabhängige, potenziell lebensbedrohliche NW: Magen-Blutungen, pseudoallergische Reaktionen und Schock (bei Injektion 100-fach höher als bei Tbl.), Schädigung von Blutbildung, Leber- und Nierenfunktion. **Langfristige Einnahme höherer Dosierungen** bei antirheumatischen Indikationen gleich Ibuprofen kritisch bewertet: **erhöhtes Risiko kardiovaskulärer Komplikationen!** Rote-Hand-Brief 2013: erhöhtes Risiko arterieller thrombotischer Ereignisse unter Diclofenac, **Erweiterung der Kontraindikationen:** bestehende Herzinsuffizienz, ischämische Herzerkrankung, zerebrovaskuläre Erkrankung oder periphere Arterienerkrankung.

Naproxen (8)

Mittel der Wahl, bes. bei Schmerzen mit entzündlicher Komponente (HWZ 10–18 h, Tagesdosis max. 1.250 mg, ab 65 Jahren Dosishalbierung empfohlen)

Auch für Naproxen Hinweise auf **Interaktionen mit der Thrombozytenaggregationshemmung** durch ASS, klinische Relevanz aber noch unklar. Vorsichtshalber Naproxen bei Komedikation 2 h nach ASS einnehmen. Nach aktuellem Kenntnisstand bzgl. kardiotoxischem Potenzial **sicherstes NSAR bei Langzeittherapie** und somit Mittel der Wahl, ggf. mit Protonenpumpenhemmer kombinieren.

Paracetamol (9)

Mittel der Wahl bei leichten bis mäßig starken Schmerzen (z. B. Kopfschmerzen) und zur Fiebersenkung bei Kindern

Besser magenverträglich als ASS, hat aber eine geringere therapeutische Breite (Zerstörung von Leberzellen bei Überdosierung, Antidot innerhalb von 12 h: Azetylzystein). Bei längerer Anwendung der empfohlenen über den Tag verteilten Gesamthöchstdosis von (3-) 4 g (maximale Tagesdosis 60 mg/kg Körpergewicht) steigen bei jedem 10. die Leberenzymwerte deutlich an; **altersbezogene Dosierhinweise/empfohlene Maximaldosierungen unbedingt einhalten** (wg. lebensbedrohlichen Folgen einer Überdosierung)!

Lt. FDA sollen Patienten auf Möglichkeit sehr seltener schwerer Hautschädigung (akute generalisierte exanthemische Pustulose, Erythema exsudativum multiforme, toxische epidermale Nekrolyse) hingewiesen werden. Bei Auftreten eines Hautausschlags oder anderer Überempfindlichkeitsreaktionen absetzen; **ist es zu schwerwiegenden Hautreaktionen gekommen, darf Paracetamol nicht erneut angewendet werden.**

Metamizol (10)

Umstrittene Therapieform: negatives Nutzen/Risiko-Verhältnis wegen des besonderen immunogenen Potenzials mit vielen Organmanifestationen (Haut, Leber, Lunge, Niere) und tödlich verlaufenden Hypersensitivitätsreaktionen (Vaskulitis-Typ, Agranulozytose)

Pyrazolon-Analgetikum, dessen Überlegenheit bei starken Schmerzen gegenüber Analgetika, wie ASS oder Paracetamol, und NSAR nicht belegt ist. **UAW:** Agranulozytose (Hersteller: 1 pro 1 Mio. Anwenderwochen) nach Spontanerfassungen 1/20.000 bis 1/30.000 Anwendern, häufiger: anaphylaktoide Reaktionen einschließlich Bronchospasmen und Angioödem; bei Tagesdosis von 3 g bei jedem Vierten Schleimhautläsionen bis hin zu Ulzera.

Indikationseinschränkungen auf akute starke Schmerzen nach Verletzungen oder Operationen, Koliken, Tumorschmerzen und sonstige starke Schmerzen, wenn andere therapeutische Maßnahmen kontraindiziert sind, sowie auf hohes Fieber, das auf andere Maßnahmen nicht anspricht. Das BfArM erinnert immer wieder daran, die Indikationseinschränkungen und Vorsichtsmaßnahmen (u. a. ist der Patient über Risiken zu befragen) zu beachten. Die Verwendung von Metamizol bei nicht zugelassenen Indikationen wirft im Schadensfall rechtliche Probleme auf.

8.3.4. Adjuvantien

Co-Analgetika: Medikamente mit Analgetika unterstützender Wirkung

- **Amitriptylin:** 25–75 mg/d Analgesieverstärkung von (Nicht-)Opioiden
- **Prednisolon:** 5–25 mg als 1x-Dosis am Morgen bei Nervenkompression, Leberkapselschmerz und erhöhtem intracraniellen Druck
- **Carbamazepin:** 200–800 mg/d einschleichend dosieren bei neuropathischen Schmerzen

8.3.5. Begleitmedikamente

Medikamente zur Prophylaxe und Therapie von Nebenwirkungen

- Magenschutz: Lansoprazol 15 mg, Omeprazol 20 mg/d
- Laxans: Natriumpicosulfat (z. B. Agaffin®) 1 EL/d
- Antiemetikum: Domperidon (z. B. Motilium®) 30–60 mg/d

8.3.6. Opioide

In der Behandlung akuter starker Schmerzen findet ein Cochrane-Review (11) zwar kurzfristige Wirksamkeit (moderat Evidenz für Schmerzen, geringe Evidenz für Funktion) von Opioiden im Vergleich zu Plazebo; Wirksamkeit und Sicherheit der Langzeittherapie mit Opioiden sind aber unbewiesen.

Schwache Opioide

Dihydrocodein: z. B. Codidol ret® 60/90/120 mg; 120–240 mg/d, NW: stärkere Obstipation

Tramadol: div. Generica 120–600 mg/d; NW: hohe Inzidenz von Sedierung und Benommenheit; Übelkeit und Erbrechen häufiger als bei Standardopioiden, obstipierende Wirkung aber schwächer

Starke Opioide

Morphin: Mittel der Wahl zur Behandlung starker Schmerzen, Mittel der Wahl bei parenteraler Schmerzstillung beim Herzinfarkt; bei akuter Gallen- und Nierenkolik kombiniert mit einem Nitrat anwenden; bei eingeschränkter Nierenfunktion nichtretardierte Mittel verwenden.

Morphinsulfat (z. B. M-dolor® 10/30/60/100/200 mg OP 10/30 frei) initial 20–60 mg/d, es gibt keine Maximaldosis! Zusätzlich bei Bedarf: Morphinhydrochlorid (z. B. Venda® 5 mg orale Lösung, OP 100 ml) 1–2 Hübe, je nach Bedarf wird M-dolor® entsprechend höher dosiert. Morphin-Hydrochlorid und -Sulfat sind dosisäquivalent.

2. Wahl: Fentanyl TTS (z. B. Durogesic® 25/50/75/100 mcg/h) initial 1 Pflaster/72 h; keine Maximaldosis. Indikation: chronische Tumorschmerzen bei Patienten, die Medikamente nicht (mehr) schlucken können, jedoch benötigen fast alle zusätzlich rasch anflutende kurz wirksame Opioide zur Kupierung von Schmerzspitzen und Durchbruchschmerzen. **Bei akuten Schmerzen, z. B. nach Operationen, oder bei Patienten, die nur kurzzeitig ein Opioid benötigen, sind Fentanyl-Pflaster kontraindiziert.** Todesfälle infolge Atemlähmung sind aufgetreten. CAVE: Serotoninsyndrom bei gleichzeitiger Verwendung von Fentanyl und serotonerg wirkenden Arzneimitteln, wie selektiven Serotonin-Wiederaufnahmehemmern, Serotonin-Noradrenalin-Wiederaufnahmehemmern, möglich.

3. Wahl: Buprenorphin (z. B.: Temgesic®, Transtec®) – Nutzen nicht hinreichend belegt; Ceiling-Effekt: ab einer gewissen Dosis nimmt die Schmerzwirkung nicht mehr zu!

Die orale Therapie ist die Therapie 1. Wahl!

Äquivalente Dosierung oral/Pflaster (12)

Morphinsulfat	Fentanyl TTS
3 x 30 mg	50 mcg/h
3 x 60 mg	75 mcg/h
3 x 100 mg	100 mcg/h

Die FDA weist darauf hin, dass Fentanylpflaster entsprechend der US-Zulassung nur bei opioidtoleranten Patienten eingesetzt werden sollen. Als opioidtolerant gilt ein Patient, der über mindestens eine Woche 60 mg Morphin pro Tag oder mehr eingenommen hat (oder die Äquivalenzdosis eines anderen Opioids). In der deutschen Fachinformation wird bei opioidnaiven Patienten empfohlen, zunächst niedrig dosierte unretardierte Opioide (z. B. Morphin, Hydromorphon oder Oxycodon) einzusetzen, die Dosis langsam bis zu einer äquianalgetischen Dosis von 25 μg/h Fentanyl zu steigern und erst dann auf ein Pflaster umzustellen. (13) Bei Erbrechen ist Fentanyl eine gute Alternative zur oralen Therapie.

Literaturnachweis online: www.tgam.at/leitfaden_quellen_kap8

9. Arterielle Hypertonie

Vor Einleitung einer Therapie steht die Evaluierung des Patienten. Neben der Anamnese werden folgende Untersuchungen empfohlen: 12-Kanal-EKG, Harnstatus, Blutbild, Glukose, Lipidstatus, Elektrolyte und Nierenfunktionsparameter. In der AM-Praxis ist dies am besten im Zuge einer Vorsorgeuntersuchung zu bewältigen.
Sofern keine hypertensive Krise vorliegt, müssen vor Therapiebeginn zunächst primäre Ursachen (liegen in 10 % der Fälle vor) sowie die Einnahme von blutdrucksteigernden Medikamenten ausgeschlossen werden. Auch Therapieversager sind vor Einleitung weiterer therapeutischer Maßnahmen erneut auf das Vorliegen primärer Ursachen zu reevaluieren. Liegt ein metabolisches Syndrom vor, soll dieses therapiert werden.

Wichtiges in Kürze (1):

- Die Identifizierung von Risikofaktoren/Begleiterkrankungen und die Kalkulation des kardiovaskulären Gesamtrisikos stehen im Vordergrund. Ziel ist die Senkung dieses Gesamtrisikos.
- First Line: Motivation des Patienten zu Lebensstiländerungen, die den Blutdruck (RR) senken und andere Risikofaktoren reduzieren können.
- Eine sekundäre Hypertonie soll ausgeschlossen werden.
- Einleitung einer medikamentösen Therapie, wenn trotz Änderung des Lebensstils RR systolisch ≥ 140 mmHg oder RR diastolisch ≥ 90 mmHg (gemessen in der Arztpraxis) bzw. oder bei RR systolisch > 135 mmHg oder RR diastolisch > 85 mmHg (gemessen im häuslichen Umfeld).
- Behandlungsziel: Senkung des RR systolisch < 140 mmHg, diastolisch < 90 mmHg (häusliche Messung < 135/85 mmHg). Bei über 80-Jährigen Ziel-RR in der Primärprävention < 150/90 mmHg (häusliche Messung < 140/85 mmHg). Der Zielblutdruck ist niedriger bei Patienten mit Diabetes oder Niereninsuffizienz.

Normaler oder hoher Blutdruck?

Regelmäßig gibt es heftige Kontroversen über den „idealen" Blutdruckwert – zuletzt im Umfeld der 2017-er Leitlinie von American Heart Association (AHA) und American College of Cardiology Guidelines (ACC), in der die Grenze für die Definition von Bluthochdruck gesenkt wurde. Erhöht soll der RR demnach ab 120 sein, ab 130/80 mmHg bestehe eine Hypertonie 1. Grades. Die Begründung: Ab Werten von 115/75 steigt die kardiovaskuläre (CV) Mortalität linear an (siehe z. B. ACCORD-Studie) (2).
Mit den neuen Grenzwerten wurden so – quasi über Nacht – Millionen Menschen zu Hypertonikern. Der große Gewinn für die Pharmaunternehmen resultiert daraus allerdings nicht: Denn ohne bestehende CV-Erkrankung oder erhöhtes CV-Risiko werden als 1. Wahl ausschließlich nicht medikamentöse Interventionen empfohlen; für Patienten mit diesen Markern solle ein RR < 130/80 angestrebt werden. Dieser Wert findet sich zwar auch für ansonsten gesunde Erwachsene, allerdings nur als „Vorschlag" mit mittelgradiger Evidenz; die beste Evidenz gäbe es für 140/90. Letztere wird auch in aktuellen Arbeiten bestätigt: In der Primärprävention reduziert die RR-Senkung bei systolischen Werten ≥ 140 das Risiko von CV-Erkrankungen und die Letalität; dieser Vorteil lässt sich bei niedrigeren RR-Grenzen nicht feststellen (3, 4).
Vor diesem Hintergrund wird einmal mehr deutlich, welche große Rolle der individu-

ellen Nutzen-Risiko-Abwägung zukommt! Wir orientieren uns an den RR-Grenzen der EbM-Guidelines 2018 (1):

- **Optimal:** ‹ 120/‹ 80
- **Normal:** 120-129/80-84
- **Akzeptabel/„Hochnormal":** 130-139/85-89
- **Leicht erhöht/Grad 1:** 140-159/90-99
- **Mäßig erhöht/Grad 2:** 160-179/100-109
- **Stark erhöht/Grad 3:** ≥ 180/≥ 110

9.1. Blutdruckbeeinflussende Medikamente

Nach: (1, 5)

- Östrogenhaltige Kontrazeptiva; Hormonersatztherapie, die Östrogen oder Testosteron enthält
- Glukokortikoide, Mineralokortikoide, anabole Steroide
- Sympathomimetikahaltige Antiallergika und Arzneimittel gegen Erkältung und Husten
- Antiinflammatorische Analgetika, einschließlich COX-2-Hemmer (erhöhen RR, schwächen Wirkung von Antihypertensiva ab)
- Calcineurininhibitoren (Cyclosporin und Tacrolimus)
- Erythropoietin
- Manche Antidepressiva (z. B. Venlafaxin, Duloxetin, MAO-Hemmer, trizyklische Antidepressiva und SSRIs)
- Neuroleptika der zweiten Generation (Clozapin, Risperidon, Quetiapin)
- Einige Tumortherapeutika

9.2. Häufige Erkrankungen, die zu Hypertonie führen

Erkrankung	Nachweis
Chronische Nierenerkrankung	GFR (24-h-Harn, nicht berechnet!)
Stenose distal der Aortenklappe	CT
Mb. Cushing, Steroidtherapie	Anamnese
Arzneimittelinduziert	Anamnese
Phäochromozytom	Metanephrin, Homovanillinsäure aus dem 24-h-Harn
Primärer Hyperaldosteronismus	Aldosteronspiegel im 24-h-Harn
Renaler Hypertonus	Doppler-Sonographie der Nierenarterien
Schlafapnoe	Schlaflabor mit O_2-Sättigung
Schilddrüsenerkrankungen	Labor (TSH)

9.3. Blutdruckmessung

Die Erfahrungen des Klinisch-Praktischen Jahres haben gezeigt, dass bei KPJ-Studenten beim Blutdruckmessen regelmäßig Unklarheiten über die optimale Vorgangsweise auftreten. Deshalb nachfolgend zu dieser fundamentalen Untersuchungsmethode ein Auszug aus dem Grazer Diabetes-Disease-Management-Programm „Therapie Aktiv".

9.3.1. Auswahl des Blutdruckmessgeräts

Goldstandard ist die Benutzung eines Quecksilber- oder Federsphygmomanometers, sofern auf regelmäßige Eichung geachtet wird. Bei der Benutzung eines halb- oder vollautomatischen Gerätes erlauben nur validierte Messgeräte zuverlässige Aussagen zur Blutdruckhöhe. Gleiches gilt, wenn Patienten den Erwerb eines Messgerätes für die häusliche Selbstmessung anstreben. Messgeräte für das Handgelenk und für den Finger weisen gerade bei Patienten mit erhöhter Gefäßsteifigkeit eine zu große Ungenauigkeit auf. Das Verwenden oszillometrischer Geräte ergibt bei Vorliegen einer Herzrhythmusstörung (z. B. einer absoluten Arrhythmie) falsche Messwerte (ggf. das Gerät für Eigenmessungen mitbringen lassen und mit der Messung des Arztes vergleichen).

9.3.2. Technische Durchführung der Blutdruckmessung

Eine methodisch standardisierte auskultatorische Blutdruckmessung ist eine wichtige Voraussetzung für die Ermittlung valider und vergleichbarer Werte:

- Die Messung erfolgt nach 3-5 Minuten Ruhe im Sitzen.
- Der Arm liegt entspannt in Herzhöhe auf.
- Die Blutdruckmanschette muss hinsichtlich der Größe für den Patienten geeignet sein. Für Patienten mit besonders kräftigen Oberarmen wird eine breitere Manschette benötigt. Das Anlegen erfolgt 2–3 cm oberhalb der Ellenbeuge.
- Während des Aufpumpens der Manschette wird der Puls der Arteria radialis palpiert. Das Aufpumpen erfolgt zügig bis zu einer Druckhöhe von ca. 30 mmHg oberhalb des Verschwindens des Radialispulses.
- Die Korotkoff-Phasen I (erstmaliges Auftreten von 2 aufeinander folgenden Klopfgeräuschen, den Korotkoff-Tönen) und V (vollständiges Verschwinden der Korotkoff-Töne der Phase IV) markieren den systolischen bzw. diastolischen Blutdruck; sind die Korotkoff-Töne bis in sehr niedrige diastolische Bereiche zu hören, markiert der Beginn der Korotkoff-Phase IV (Anm.: das Leiserwerden des Geräuschs) den diastolischen Blutdruck.
- Das Ablesen des Drucks auf der Manometerskala erfolgt auf 2 mmHg genau, weshalb der Manschettendruck mit einer Geschwindigkeit von etwa 2 mmHg pro Sekunde reduziert wird. Höhere Ablassgeschwindigkeiten führen vor allem bei Patienten mit niedrigeren Pulsfrequenzen zu einer wesentlichen Unterschätzung des systolischen und Überschätzung des diastolischen Blutdrucks.
- Die Auskultation der Korotkoff-Töne mit dem Trichter des Stethoskops erleichtert die Wahrnehmung vor allem der niederfrequenten Töne der Phase IV, was eine Voraussetzung für die korrekte Ermittlung des diastolischen Blutdrucks ist.
- Der Vorgang der Blutdruckmessung steigert kurzfristig den Blutdruck. Daher wird der Blutdruck zweimal gemessen. Das Ergebnis der ersten Messung wird verworfen. Zwischen zwei Messungen ist eine Pause von mindestens 60 Sekunden erforderlich.
- Beim ersten Patientenkontakt erfolgen die Messungen an beiden Armen. Bei unterschiedlichen Messwerten ist der höhere Wert relevant, spätere Messungen werden an diesem Arm durchgeführt.

9.3.3. Häufige Ursachen falsch hoher Blutdruckwerte

Bei der „**Weißkittelhypertonie**" sind die Blutdruckwerte nur bei Kontakt mit medizinischem Personal und auch in anderen Stresssituationen erhöht. Besteht der Verdacht auf das Vorliegen einer Weißkittelhypertonie, kann diese mittels mehrfacher häuslicher Selbstmessungen oder 24-h-Blutdruckmessung bestätigt oder ausgeschlossen werden. Die Auswirkung einer Weißkittelhypertonie auf das kardiovaskuläre Gesamtrisiko ist bislang nicht geklärt, es gibt jedoch Hinweise auf häufigere Entwicklung weiterer kardiovaskulärer Risikofaktoren.

Osler-Phänomen: Bei älteren Menschen und bei Menschen mit Diabetes liegt häufig eine Mediasklerose vor, die Arterien sind durch sklerotischen Umbau steif geworden. Dieser Widerstand der sklerosierten Gefäßwand muss beim Aufpumpen der Blutdruckmanschette neben dem eigentlichen intraarteriellen Druck ebenfalls überwunden werden. Der daraus resultierende Gesamtdruck liegt entsprechend um etwa 20 bis 60 mmHg über dem Druck in der Arterie und führt zu einer Überschätzung des Blutdrucks. Die Überprüfung auf das Vorliegen einer Mediasklerose ist z. B. wie folgt möglich: Nach Anlegen der Blutdruckmanschette wird die Manschette unter Tasten des Radialispulses bis zu dessen Verschwinden aufgepumpt. Ist die Radialisarterie dann als pulsloser Strang weiter tastbar („Osler-Phänomen“), liegt eine Mediasklerose vor.

9.3.4. RR-Selbstmanagement

Die Selbstmessung ist der Blutdruckkontrolle durch den Arzt deutlich überlegen, im Schnitt haben nur 27 % der Behandelten einen RR ‹ 140/90! Wenn Patienten selbst den Blutdruck messen, ist die Compliance wesentlich besser. Eine Studie zeigt auf, dass bei Selbst-Monitoring mit Selbst-Titration der antihypertensiven Therapie klinisch relevante Unterschiede möglich sind: Mit einer systolischen Blutdrucksenkung von 9 mmHg wird dabei das Risiko für ein kardiovaskuläres Ereignis um 30 % gesenkt (1).

Zahl der Ereignisse	RR-Selbstmessung (n = 46)	ohne Selbstmessung (n = 45)
Gesamtmortalität	7	22
Kardiale Mortalität	2	15
Dialyse	11	18
Amputation	3	9
Erblindung	5	10

Diese Ergebnisse konnten in einem jüngeren Review nochmals bestätigt werden: Durch individuelle Unterstützung beim RR-Selbstmanagement waren hier Blutdrucksenkungen von 6 mmHG möglich. (2)

Praxistipp: In der Praxis hat es sich bewährt, dass der Patient gebeten wird, mit seinem Messgerät in die Praxis zu kommen; eine standardisierte Vergleichsmessung mit einem Feder- oder Quecksilbermanometer dient als Validierung. Wichtig ist, dass diese Vergleichsmessung für jeden Patienten, der dieses Gerät benutzt, erforderlich ist.

9.3.5. 30/7-Regel

Fordern Sie den Patienten auf, in den kommenden 10 Tagen 3 x täglich selbst den Blutdruck zu messen. Zu Beginn soll an beiden Armen gemessen werden, in der Folge dann immer am Arm mit dem höheren Wert. Die Messung soll nach 5 Minuten ruhigem Sitzen mit der Blutdruckmanschette in Herzhöhe erfolgen. Wenn die erste Messung über 135/85 liegt, soll der Patient 1–2 Minuten sitzen bleiben und die Messung wiederholen, dann den niedrigeren der 2 Werte notieren. Als ausreichend gilt die RR-Einstellung, wenn von den 30 Messungen höchstens 7 Werte über 140 systolisch o. 90 diastolisch liegen. Bestellen Sie den Patienten nach 10 Tagen zur Auswertung.

9.4. Therapie

9.4.1. Risikobewertung (1)

Anmerkung: Die Evidenzbasis für manche Empfehlungen der nachfolgend zitierten ESH/ESC-LL beruht lediglich auf Expertenmeinungen! Die interessenskonfliktfreie NVL Hypertonie (2004) befand sich zum Zeitpunkt der Drucklegung „in Bearbeitung", Check auf aktuelle Version unter www.leitlinien.de!

	Blutdruck (mmHg)			
	Hochnormal: SBP 130–139 oder DBP 85–89	Hypertonie Grad 1: SBP 140–59 oder DBP 90–99	Hypertonie Grad 2: SBP 160–179 oder DBP 100–109	Hypertonie Grad 3: SBP ≥ 180 oder DBP ≥ 110
Keine weiteren Risikofaktoren, s. u.		Niedriges Risiko	Moderates Risiko	Hohes Risiko
1 bis 2 Risikofaktoren, s. u.	Niedriges Risiko	Moderates Risiko	Moderates bis hohes Risiko	Hohes Risiko
≥ 3 Risikofaktoren, s. u.	Niedriges bis moderates Risiko	Moderates bis hohes Risiko	Hohes Risiko	Hohes Risiko
Endorganschäden, chronische Nierenerkrankung Stadium 3 oder Diabetes	Moderates bis hohes Risiko	Hohes Risiko	Hohes Risiko	Hohes bis sehr hohes Risiko
Symptomatische kardiovask. Erkrankungen, chron. Nierenerkrankung Stadium ≥ 4 oder Diabetes mit Endorganschäden bzw. Risikofaktoren	Sehr hohes Risiko	Sehr hohes Risiko	Sehr hohes Risiko	Sehr hohes Risiko

Risikofaktoren

- Männliches Geschlecht
- Alter (Männer ≥ 55 Jahre; Frauen ≥ 65 Jahre)

- Raucher
- Dyslipidämie
- Gesamtcholesterin › 4,9 mmol/l (190 mg/dl) und/oder LDL › 3 mmol/l (115 mg/dl) und/oder HDL Männer ‹ 1 mmol/l (40 mg/dl), HDL Frauen ‹ 1,2 mmol/l (46 mg/dl) und/oder Triglyceride › 1,7 mmol/l (150 mg/dl)
- Nüchternglukose 5,6–6,9 mmol/l (102-125 mg/dl)
- Pathologischer Glukosetoleranztest
- Adipositas/abdomin. Adipositas (Taillenumfang: Männer ≥ 102 cm; Frauen ≥ 88 cm)
- Positive Familienanamnese für frühzeitige kardiovaskuläre Erkrankungen (Männer ‹ 5 Jahre; Frauen ‹ 65 Jahre)
- Asymptomatischer Endorganschaden
  - Blutdruckamplitude (bei älteren Patienten) ≥ 60 mmHg
  - Elektrokardiographische linksventrikuläre Hypertrophie/LVH
  - Erhöhte Wanddicke der A. carotis oder Plaquebildung
  - Carotis/A. femoralis-Pulswellengeschwindigkeit › 10 m/s
  - Knöchel-Arm-Index ‹ 0,9
  - Chronische Nierenerkrankung mit eGFR 30–59 ml/min/1,73 m^2 KOF
  - Mikroalbuminurie (30–300 mg/24 h)
- Diabetes mellitus
- Manifeste kardiovaskuläre oder renale Erkrankungen
  - Zerebrovaskuläre Erkrankungen: ischämischer Schlaganfall; intrazerebrale Blutung, TIA
  - Koronare Herzerkrankung: Myokardinfarkt; Angina pectoris; Zustand nach Myokardrevaskularisation mittels PCI oder ACVB
  - Herzinsuffizienz, einschließlich Herzinsuffizienz mit erhaltener systolischer Ejektionsfraktion
  - Symptomatische periphere Verschlusskrankheit der unteren Extremitäten
  - Chronische Nierenerkrankung mit eGFR ‹ 30 ml/min/1,73 m2 KOF; Proteinurie (› 300 mg/24 h)
  - Fortgeschrittene Retinopathie; Hämorrhagien oder Exsudate, Papillenödem

Die medikamentöse Therapie wird bei hochnormalem Blutdruck nicht empfohlen.

Hat sich der erhöhte Blutdruck bestätigt, wird dem Schweregrad entsprechend weiter vorgegangen. Zunächst muss bei allen Patienten (auch bei denen, die einer Pharmakotherapie bedürfen!) eine Veränderung der Lebensgewohnheiten in Angriff genommen werden; dies stellt besondere Anforderungen an Arzt und Patienten.

9.4.2. Lifestyle-Modifikation (1, 2)

- Einschränkung der Kochsalzzufuhr auf 5–6 g pro Tag; bewirkt durchschnittliche Blutdrucksenkung von 2–8 mmHg
- Beschränkung des Alkoholkonsums auf nicht mehr als 20–30 g Alkohol/d bei Männern und 10–20 g/d bei Frauen wird empfohlen; bewirkt durchschnittliche Blutdrucksenkung von 2–4 mmHg
- Vermehrter Konsum von Gemüse, Früchten und Milchprodukten mit niedrigem Fettgehalt; bewirkt durchschnittliche Blutdrucksenkung von 8–14 mmHg. Erhöhte Aufnahme von Ballaststoffen und Magnesium kann sich günstig auswirken.

- Gewichtsreduktion (BMI: 25 kg/m²; Taillenumfang Männer ‹ 102 cm, Frauen ‹ 88 cm) falls keine Kontraindikation vorliegt; bewirkt durchschnittliche Blutdrucksenkung von 5–20 mmHg/10 kg
- Regelmäßige Bewegung von 30 min/d; bewirkt durchschnittliche Blutdrucksenkung von 4–9 mmHg

Zur Senkung des kardiovaskulären Gesamtrisikos

- Rauchstopp
- Weniger Fette konsumieren, qualitativ höherwertige Fette verwenden

9.4.3. Therapieschema

	Hochnormal	Grad 1	Grad 2	Grad 3
Keine weiteren Risikofaktoren	Keine Intervention	Lebensstiländerung mehrere Monate, dann zusätzlich Medikation	Lebensstiländerung mehrere Wochen, dann zusätzlich Medikation	Lebensstiländerung, sofortige Medikation
1 bis 2 Risikofaktoren	Lebensstiländerung, keine Medikation	Lebensstiländerung mehrere Wochen, dann zusätzlich Medikation	Lebensstiländerung mehrere Wochen, dann zusätzlich Medikation	Lebensstiländerung, sofortige Medikation
≥ 3 Risikofaktoren	Lebensstiländerung, keine Medikation	Lebensstiländerung mehrere Wochen, dann zusätzlich Medikation	Lebensstiländerung, Medikation	Lebensstiländerung, sofortige Medikation
Endorganschäden, chronische Nierenerkrankung Stadium 3 oder Diabetes	Lebensstiländerung, keine Medikation	Lebensstiländerung, Medikation	Lebensstiländerung, Medikation	Lebensstiländerung, sofortige Medikation
Symptomatische kardiovask. Erkrankungen, chron. Nierenerkrankung Stadium ≥ 4 oder Diabetes mit Endorganschäden bzw. Risikofaktoren	Lebensstiländerung, keine Medikation	Lebensstiländerung, Medikation	Lebensstiländerung, Medikation	Lebensstiländerung + sofortige Medikation

Tabelle modifiziert nach ESH/ESC Guidelines (1), ***Medikationsziel 140/90*** - Ausnahme für ***über 80-Jährige*** mit initialem systolischem Blutdruck ≥ 160 mmHg (in gutem physischen/psychischen Zustand): ***150–140 mmHg***.

9.4.4. Therapieziel

Das Therapieziel ist die Reduktion des kardiovaskulären Gesamtrisikos. Diese umfasst neben der Senkung des Blutdrucks auch die Therapie bestehender Begleiterkrankungen (z. B. metabolisches Syndrom, Diabetes mellitus); für alle Entitäten ist die Lifestyle-Modifikation eine tragende Säule.

Die Therapie der Hypertonie soll auf die Senkung des systolischen Blutdrucks gerichtet sein. Bei den meisten Patienten, besonders ab 50 a, stellt sich ein normaler diastolischer Blutdruck ein, wenn sich erst einmal der systolische normalisiert hat. Als Zielwert ist < 140/90 anzustreben, auch Patienten mit Diabetes oder Nierenerkrankungen profitieren nicht von stärkerer Senkung. In der ACCORD-BP-Studie lässt sich bei 4.700 Typ-2-Diabetikern innerhalb von 5 Jahren kein klinischer Nutzen eines Blutdruckzielwertes von < 120 mmHg im Vergleich zu 140 mmHg belegen (3). 2015 kam SPRINT (4) zum Ergebnis, dass eine intensive Behandlung des Blutdrucks mit Zielwerten unter 120 mmHg im Vergleich zu 140 mmHg zwar die Folgeerkrankungen der Hypertonie reduziert, dies allerdings auf Kosten einer Zunahme nicht harmloser Nebenwirkungen. Cochrane bestätigt dies 2017 auch im Zusammenhang mit bestehenden CV-Erkrankungen: Gegenwärtig gibt es keine ausreichenden Beweise, dass niedrigere Blutdruckziele (≤ 135/85 mmHg) von Vorteil sind (5).

Die Erfolge einer konsequenten Therapie sind eindrucksvoll: Die Inzidenz der typischen Folgeerkrankungen kann drastisch gesenkt werden: Schlaganfall - 40 %, Herzinfarkt - 25 %, Herzversagen - 50 %. Der Erfolg der gesetzten Maßnahmen ist regelmäßig zu überprüfen. Bei Erfolglosigkeit sind die getroffenen Maßnahmen zunächst zu intensivieren (Lifestyle-Modifikation erweitern, forcieren; Dosierungen individuell anpassen/erhöhen). Erst dann sind weitere Maßnahmen (z. B. zusätzliche Medikamente) zu verordnen.

Isolierte systolische Hypertonie im hohen Alter

Die häufigste Hochdruckform im Alter ist die isolierte systolische Hypertonie. Gerade Ältere reagieren empfindlich auf die RR-Druckreduktion und das Risiko der unerwünschten Wirkung kann größer als das der erwünschten sein, denken wir z. B. nur an Stürze. 4.071 hypertensive Patienten über 80 Jahre wurden in einer retrospektiven Kohortenstudie untersucht. Behandelte Personen, deren Blutdruck besonders niedrig war, wiesen eine höhere Sterblichkeit auf als Kranke mit einem RR an der oberen Grenze der Norm (6). (Anm.: Die Aussagekraft einer retrospektiven Kohortenstudie ist allerdings niedrig.) In einer RCT an Patienten 80+ mit systolischem RR > 160 mmHg erhielten 1.933 Patienten der Interventionsgruppe 1,5 mg des Thiazid-Diuretikums Indapamid, 1.912 Patienten der Kontrollgruppe Plazebo. Klinischer Endpunkt war ein tödlicher oder nichttödlicher Schlaganfall. Nach zwei Jahren lag der mittlere Blutdruck in der Interventionsgruppe um 15/6 mmHg niedriger als in der Kontrollgruppe. Die medikamentöse Behandlung war mit einer 30%igen Verminderung von Schlaganfällen und einer 21%igen Reduktion der allgemeinen Sterblichkeit verbunden – die Rate an Herzinsuffizienz lag sogar 64 % niedriger (7).

Noch nicht erwiesen ist, dass ein niedrigeres RR-Ziel (weniger als 140/90 mmHg) für Ältere mehr Nutzen bringen würde als 150-160/95-105 mmHg (8).

Fazit: Der Nutzen einer Hochdruckbehandlung scheint auch im hohen Alter gesichert, die RR-Senkung sollte nach dem Prinzip „Start low, go slow" erfolgen

und besonders auf Schwindel und Sturzrisiko Rücksicht nehmen.

9.4.5. Auswahl der Substanzen

Kurz & bündig (9)

- ACE-Hemmer, Angiotensin-Rezeptorblocker, Betablocker, Diuretika und Kalziumkanalblocker in äquivalenter Dosierung führen alle zu einer vergleichbaren durchschnittlichen RR-Senkung, werden in Niedrigdosierungen gut vertragen und senken die Inzidenz kardiovaskulärer Ereignisse. UAW häufiger bei Diuretika, Betablockern und Kalziumkanalblockern in höheren Dosierungen.
- Effektivität und Verträglichkeit lassen sich durch Wirkstoffkombinationen (niedrige Dosierungen!) verbessern: Die Kombination zweier Substanzen senkt den Blutdruck effektiver als die Verdoppelung der Dosis eines Einzelwirkstoffs; die meisten Patienten benötigen zur Erreichung des RR-Ziels eine Wirkstoffkombination.
- Bei Hochrisiko-Patienten und stark erhöhtem Blutdruck beginnt die Behandlung gleich mit einer Wirkstoffkombination (2–4 Substanzen).

Faktoren, die die Auswahl von Antihypertensiva beeinflussen

Empathie und ein positives, von Vertrauen geprägtes Arzt-/Patienten-Verhältnis bilden die Grundlage für Compliance und Erfolg. Zu berücksichtigen sind:

- Vorliegende Kontraindikationen
- Bereits bestehende Organschäden
- Mögliche Wechselwirkungen mit bestehender Medikation
- **Nebenwirkungsprofil:** Hypertoniker befinden sich meist in einem Zustand subjektiven Wohlbefindens, Nebenwirkungen einer antihypertensiven Therapie führen oft zum Therapieabbruch.
- **Wirkdauer:** Lang wirksame Präparate, die im 12- oder 24-h-Rhythmus eingenommen werden können, ermöglichen die Rund-um-die-Uhr-Therapie und fördern die Compliance.
- **Erfahrung:** Alte Substanzen verordnen – hier liegen Studienergebnisse zehntausender Patienten vor, die letztlich auch zur Erstellung der Internationalen Richtlinien geführt haben. Die Nebenwirkungen sind gut charakterisiert, die Substanzen sind günstig und generisch verfügbar. Neue Substanzen sind erst dann zu empfehlen, wenn sie ihre Überlegenheit gegenüber einer etablierten Standardtherapie an tausenden Patienten in Studien belegt haben; Plazebostudien sind hier ethisch bedenklich!
- **Therapiekosten:** bei Einsatz bewährter Präparate & Generika inzwischen ein untergeordnetes Problem. Diese Präparate sind meist auch günstiger als die Rezeptgebühr.

Wirksamkeitsvergleich First Line-Therapien

Eine Cochrane-Metaanalyse (10) findet in Bezug auf die Morbidität und Mortalität die höchste Evidenz für niedrig dosierte Thiazide als Mittel 1. Wahl bei Erwachsenen mit mittelschwerer bis schwerer primärer Hypertonie. First-Line-ACE-Hemmer und Kalziumkanalblocker können ähnlich wirksam sein, die Datenlage ist aber von geringerer Qualität. Hoch dosierte Thiazide und Betablocker wiederum sind als 1. Wahl niedrig dosierten Thiaziden unterlegen. Nachfolgend die Ergebnisse der Arbeit, angegeben ist die jew. absolute Zahl an Ereignissen je 1.000 Behandelte:

	Thiazide Niedrigdosis		Thiazide Hochdosis		Kalziumkanalblocker		ACE-Hemmer		Betablocker	
	Plazebo	Wirkst.	Plazebo	Wirkst.	Plazebo	Wirkst.	Plazebo	Wirkst.	Plazebo	Wirkst.
Mortalität	110	98	31	28	60	51	136	113	62	60
Schlaganfall	62	42	19	9	34	19	60	39	34	28
Koronare Herzkrankheit	39	28	27	27	31	24	135	110	44	39
CV Ereignisse	129	90	51	37	81	57	201	151	76	68
Zeitraum	4,1 Jahre		4,1 Jahre		2,5 Jahre		4,9 Jahre		5,3 Jahre	
Evidence-GRADE	High		Low–Moderate		Low		Low–Moderate		Low–Moderate	

Bevorzugung bestimmter Medikamente bei Begleiterkrankung (11)

Asymptomatischer Endorganschaden	
Linksventrikuläre Hypertrophie	ACE-Hemmer, Kalziumantagonist, ARB
Asymptomatische Atherosklerose	Kalziumantagonist, ACE-Hemmer
Mikroalbuminurie	ACE-Hemmer, ARB
Chronische Niereninsuffizienz (eGFR 30-59 ml/min/1,73 m2 KOF)	ACE-Hemmer, ARB

Klinische kardiovaskuläre oder renale Erkrankung	
Z.n. Schlaganfall	Jedes wirksame Antihypertensivum
Z.n. Myokardinfarkt	Betablocker, ACE-Hemmer, ARB
Angina pectoris	Betablocker, Kalziumantagonist
Herzinsuffizienz	Diuretikum, Betablocker, ACE-Hemmer, ARB, Mineralokortikoidrezeptorantagonist
Aortenaneurysma	Betablocker
Vorhofflimmern, Prävention	Zu erwägen: ARB, ACE-Hemmer, Betablocker oder Mineralokortikoidrezeptorantagonist
Vorhofflimmern, Frequenzkontrolle	Betablocker, Nicht-DHP-Kalziumantagonist
Chronische Nierenerkrankung (eGRF ‹ 30 ml/min/1,73 m^2)/Proteinurie	ACE-Hemmer, ARB
Periphere arterielle Verschlusskrankheit	ACE-Hemmer, Kalziumantagonist
Isoliert systolische Hypertonie (ältere Pat.)	Diuretikum, Kalziumantagonist

Sonstige Erkrankungen	
Metabolisches Syndrom	ACE-Hemmer, ARB, Kalziumantagonist
Diabetes mellitus	ACE-Hemmer, ARB
Schwangerschaft	Methyldopa, Betablocker, Kalziumantagonist

Absolute/relative Kontraindikationen bestimmter Substanzen (1)

Substanz	Absolute KI	Relative KI
Diuretika (Thiazide)	Gicht	Metabolisches Syndrom, Glukoseintoleranz, Schwangerschaft, Hyperkalzämie, Hypokaliämie
Betablocker	Asthma, AV-Block Grad 2/ Grad 3	Metabolisches Syndrom, Glukoseintoleranz, Athleten/ sportlich aktive Pat., COPD (außer für vasodilatorische Betablocker)
Kalziumantagonisten (Dihydropyridine)		Tachyarrhythmie, Herzinsuffizienz
Kalziumantagonisten (Verapamil, Diltiazem)	AV-Block Grad 2/Grad 3, trifaszikulärer Block, Hochgradige LV-Dysfunktion, Herzinsuffizienz	
ACE-Hemmer	Schwangerschaft, angioneurotisches Ödem, Hyperkaliämie, bilaterale Nierenarterienstenose	Frauen im gebärfähigen Alter
Angiotensinrezeptorblocker	Schwangerschaft, Hyperkaliämie, bilaterale Nierenarterienstenose	Frauen im gebärfähigen Alter
Mineralokortikoidrezeptorantagonisten	Akute/schwere Niereninsuffizienz (eGFR ‹ 30 ml/min), Hyperkaliämie	

Substanzen

Thiaziddiuretika

Chlortalidon, die in ALLHAT bewährte Substanz mit der besten Nutzendokumentation, steht in Österreich unter dem weitgehend unbekannten Handelsnamen Hydrosan® als Monosubstanz zur Verfügung. Hydrochlorothiazid wird allgemein als gleichwertig eingeschätzt, steht als Monosubstanz (HCT Lannacher®) und in fixer Kombination mit ß-Blockern, ACE-Hemmern und kaliumsparenden Diuretika zur Verfügung; die Präparate tragen dann die Zusatz-

bezeichnung „compositum“ oder „-HCT“.
Als Monosubstanz werden Xipamid (Aquaphoril®) und Indapamid (Fludex®) am häufigsten verordnet, diese sollten wegen der Zugehörigkeit zur Stoffklasse der Sulfonamide mit Allergierisiko, Leber- und Nierentoxizität aber als Reservemittel eingestuft werden.

Substanzen	**Eliminations-halbwertszeit**	**Wirkdauer**	**Mittlere Dosis**
Hydrochlorothiazid*	3–12 h	8–12 h	12,5–75 mg
Chlortalidon - Hydrosan®	44–60 h	24–72 h	25–50 mg
Indapamid - Fludex®	17 h	24 h	1,5 mg
Xipamid - Aquaphoril®	8–12 h	24 h	10–20 mg

**Fixkombinationen mit ACE-Hemmern, Diuretika, ß-Blockern etc. verfügbar*

Wirkung
Thiaziddiuretika hemmen den frühdistalen Na+-Cl-Cotransporter und bewirken eine schwächere, aber länger anhaltende Diurese als Schleifendiuretika. Sie verhindern die Ca2+-Ausscheidung (wichtig bei Osteoporose) und erweitern Gefäße (über Ca2+-aktivierte K+-Kanäle, wichtig für Hypertonie).

Anwendung
Niedrig beginnen und auf mittlere Dosis steigern: geringe Nebenwirkungsrate; höhere Dosierungen bewirken nur wenig Blutdrucksenkung bei erhöhtem Hyperglykämierisiko.

Die UAW sind dosisabhängig:
- Hypokaliämie (beobachten, kaliumreiche Kost, erst dann Kombination mit K+-Sparern!)
- Harnsäurewerte können steigen, unter mittlerer Dosierung ist die Auslösung eines Gichtanfalls aber selten.

ACE-Hemmer

ACE-Hemmer eignen sich mit ihrer antihypertensiven Wirkung für die Therapie aller Herz-Kreislauf-Erkrankungen und für die Sekundärprophylaxe nach Herzinfarkt und bei Herzinsuffizienz. Bei nierengesunden Diabetikern können sie einer diabetischen Nephropathie vorbeugen.

Unerwünschte Arzneimittelwirkungen
- Limitierende Nebenwirkungen: Verschlechterung der Nierenfunktion, Hyperkaliämie
- Trockener Reizhusten: Tritt meist Wochen nach Therapiebeginn auf; gezielt danach fragen! Bei Auftreten zu Sartanen wechseln.
- Angioödem (Bradykinin-vermittelt): Auftreten nach Erstgabe, wird mit Steroid-Bolus therapiert. Wechseln zu Sartanen wird allgemein empfohlen, es gibt aber auch vereinzelte Berichte über „Sartanische Angioödeme“.

Empfohlene Substanz: Enalapril (lang wirksam, bewährt, generisch verfügbar).

ACE-Hemmstoff	Wirkungsbeginn nach (h)	Wirkungsmaximum nach (h)	Wirkdauer (h)	Plasmahalbwertszeit (h)	Mittlere Tagesdosis (mg)
Benazepril	1	5	24	10–11	1 x 10–20
Captopril	0,5	1–2	8–12	1,7	2–3 x 12,5–50
Cilazepril	1–2	4–10	12–18	15–20	1–2 x 1,25–2,50
Enalapril	1	4–6	12–24	11	1–2 x 5–10(–20)
Fosinopril	1	3–4	24	‹ 12	1 x 10–20
Lisinopril	1–2	6–8	24	12,6	1 x 5–10(–20)
Perindopril	1,5	4–6	24	6	1 x 4–8
Quinapril	0,5	2–4	12(–24)	2	1–2 x 10–20
Ramipril	0,5	6–8	24(–48)	13–17	1 x 2,5–5(–10)
Trandolapril	1–2	3–4	24	16–24	1 x 2

Tabelle nach Dominiak Peter, Bönner Gerd: ACE-Hemmer in Klinik und Praxis (12)

Betablocker (9)

Wenn die zahlreichen Kontraindikationen beachtet werden, sind alle lang wirksamen Betablocker zur Anwendung in der antihypertensiven Therapie geeignet; hochselektive Betablocker sind zu bevorzugen. Besonders Patienten mit koronarer Herzkrankheit bzw. Z.n. Herzinfarkt und Risiko, eine Herzinsuffizienz zu entwickeln, profitieren von Betablockern. Bei Patienten mit Vorhofflimmern können Betablocker die Fortleitung in den Ventrikeln unterbinden; neben Amiodaron sind Betablocker die einzigen Antiarrhythmika, die in Studien eine Lebensverlängerung zeigten.

Wirkstoffe

- Hochselektive Betablocker sind am besten verträglich und beeinflussen den Lipidspiegel nicht; Bisoprolol 5–10 mg 1 x tgl., Betaxolol 10–20 mg 1 x tgl.
- Selektive Betablocker haben eine bessere Verträglichkeit und Effektivität als nicht-selektive Betablocker; Metoprolol 100–200 mg/d, Nebivolol 5 mg/d (zusätzliche vasodilatative Wirkung)
- Alpha- und Betablocker (vasodilatative Wirkung): Carvedilol 25 mg 1 x tgl., Labetalol 200–800 mg/d

Unerwünschte Arzneimittelwirkungen

- Bradykardie
- Verschlechterung einer instabilen Herzinsuffizienz. Bei Herzinsuffizienz aber senken Betablocker (Bisoprolol, Carvedilol, Metoprolol, Nebivolol) in Kombination mit ACE-Hemmer + Diuretika die kardiale Mortalität und reduzieren die Hospitalisierungsrate. Die Herzinsuffizienz ist daher eine Indikation für Betablocker; niedrigdosiert einleiten, nachfolgend langsam erhöhen.
- Überleitungsstörungen, Sinusknotensyndrom

- Symptome einer schweren pAVK können verschlimmert werden, bei leichter bis mittelstarker pAVK aber einsetzbar
- Asthma (bei zwingenden Umständen entweder hochselektiven Beta$_1$-Blocker oder Blocker mit Beta$_2$-agonistischer Aktivität wählen)
- Schlafstörungen
- Hypoglykämie bei Diabetes (Verschleierung der Symptome!)
- Verminderte körperliche Belastbarkeit, Fatigue, Impotenz

Vorgehen

Einschleichend dosieren; der gewünschte Effekt tritt oft erst nach 2–4 Wochen auf. Eine bestehende Herzinsuffizienz kann sich in dieser Zeit transient verschlechtern (Patienten aufklären, überbrückend Diuretika). Danach im 2–4-Wochenrhythmus nach Befindlichkeit des Patienten die Dosis erhöhen, bis limitierende Nebenwirkungen (Bradykardie, Hypotonie) auftreten.

Kalziumkanalblocker (9)

Kalziumkanalblocker sind geeignet für ältere, körperlich aktive Patienten sowie für Patienten mit KHK bei gleichzeitiger Kontraindikation für Betablocker; gute RR-Senkung vor allem bei älteren Patienten. Laborkontrollen sind nicht erforderlich.

Wirkstoffe

Kalziumkanalblocker mit Gefäßwirkung (Dihydropyridin-Derivative) können die vasospastischen Symptome eines Raynaud-Syndroms lindern.

- Amlodipin 5–10 mg/d
- Felodipin 5–10 mg/d
- Isradipin 5–10 mg/d
- Lercanidipin 10–20 mg/d
- Nifedipin 20–60 mg/d
- Nilvadipin 8–16 mg/d
- Nisoldipin 10–40 mg/d

Kalziumkanalblocker mit vorwiegend kardialer Wirkung können Arrhythmien verhindern und die Kammerfrequenz bei Vorhofflimmern senken. Bei Herzinsuffizienz und AV-Block ***nicht*** einsetzen!

- Diltiazem 180–360 mg/d
- Verapamil 120–480 mg/d (***Keine*** Kombination mit Betablockern!)

Unerwünschte Arzneimittelwirkungen

- Kopfschmerzen
- Schwindel
- Beinödeme
- Flush und Hautrötung
- Zahnfleischhyperplasie
- Obstipation
- Kardiale Überleitungsstörungen

Sartane (Angiotensin-Rezeptorblocker/ARB) (9)

Mittel der Reserve. Für Patienten geeignet, die unter ACE-Hemmern spezifische UAW, wie Husten, entwickeln; Wirkung wird durch Kombination mit einem Diuretikum verstärkt. ARB sind gut verträglich, selten Nebenwirkungen. Kontraindikationen sowie Kontrolle Kreatinin/Elektrolyte wie bei ACE-Hemmern.

Wirkstoffe

In der Hypertoniebehandlung gibt es Hinweise auf die Überlegenheit von Losartan (13). Olmesartan kann im Gegensatz zu anderen ARB eine seltene, aber schwerwiegende Enteropathie auslösen und sollte deshalb nicht verwendet werden (14). Für Valsartan ist eine statistisch signifikant erhöhte Mortalität bei gleichzeitiger Einnahme von Betablockern bzw. Betablocker plus ACE-Hemmer dokumentiert (15).

- Losartan 50–100 mg 1 x tgl.
- Valsartan 80–320 mg 1 x tgl.
- Candesartan 8–32 mg 1 x tgl.
- Eprosartan 600 mg 1 x tgl.
- Telmisartan 40–80 mg 1 x tgl.
- Olmesartan 10–40 mg 1 x tgl.

Wirkstoffkombinationen (9)

Kombinationen zielen darauf, komplementäre Wirkmechanismen verschiedener Antihypertensiva zu verstärken, Nebenwirkungen zu reduzieren und die Behandlungsergebnisse zu verbessern.

Optimale Kombinationen

- ACE-Hemmer oder ARB + Kalziumkanalblocker
- ACE-Hemmer oder ARB + Diuretikum (oder Einschränkung des Salzkonsums auf weniger als 5 g/d)
- Betablocker + Dihydropyridin-Kalziumantagonisten
- Kalziumantagonisten - Diuretika

Mögliche Kombinationen

- Betablocker und Diuretikum (oder Einschränkung des Salzkonsums auf weniger als 5 g/d), bei metabolischem Syndrom kein Mittel 1. Wahl.
- Betablocker und ACE-Hemmer: Hinsichtlich RR-Senkung nicht optimal, kann aber bei anderen Indikationen eingesetzt werden (z.B. KHK und Herzinsuffizienz).

Zu vermeiden

- Betablocker + Verapamil oder Diltiazem: Bei Älteren oder bei eingeschränkter Myokardfunktion massive Bradykardie, Hypotonie oder Herzinsuffizienz möglich.
- Keine Kombination von Renin-Angiotensin-Suppressoren (ARB, ACE-Hemmer, Reninantagonisten, Aldosteronantagonisten), da sie die Nebenwirkungsrate erhöhen ohne kardiovaskuläre Ereignisse zu reduzieren.

Dreifachkombination

- Diuretikum, ACE-Hemmer/ARB, Kalziumkanalblocker/Betablocker
- Betablocker, Kalziumkanalblocker und Diuretikum

Vier- oder Fünffachkombinationen

- Diuretikum, ACE-Hemmer/ARB, Kalziumkanalblocker, Betablocker
- Bei Bedarf zusätzlich zentral wirksames Sympatholytikum (Moxonidin, Clonidin)

- Bei Hyperaldosteronismus kann Spironolacton in vielen Fällen einen ACE-Hemmer ersetzen

Reduktion oder Absetzen der medikamentösen Therapie
Eine dauerhafte Lifestyle-Modifikation ist unerlässlich. Reduktion bzw. Absetzen kann erwogen werden bei unkomplizierten Fällen, wenn der RR 1 Jahr lang konstant unter 120/80 mmHg war. Nach Reduktion monatliche RR-Kontrolle, nach Absetzen monatlich für 6 Monate, danach regelmäßig alle 3–4 Monate. Ein Bedarf für eine neuerliche Therapie zeigt sich meist binnen 2–3 Monaten, manchmal aber auch erst nach mehreren Jahren.

Medikamentöse Therapie der Hypertonie im Alter (16)
1. Wahl ist in den meisten Fällen ein Diuretikum, bei Bedarf Kombination mit ACE-Hemmer (Angiotensin-II-Blocker bei ACE-Hemmer-bedingtem Husten); Alternative: Kalziumkanalblocker. Thiazid in kleiner Dosis ist für eine RR-Senkung meist ausreichend; bei niedrigem Gewicht + höheren Dosen Gefahr einer orthostatischen Hypotonie!
Die Überwachung der Nierenfunktion ist wichtig (Kreatinin, Kalium, Natrium), insbesondere unter zusätzlichen NSAR. Eine geringfügige Erhöhung des Serumkreatinin schließt den Einsatz eines ACE-Hemmers (oder ARB) i.d.R. nicht aus – dies ist nur der Fall, wenn in den beiden Wochen das Kreatinin um mehr als 30 % ansteigt oder sich eine Hyperkaliämie entwickelt.
Bestehen zusätzlich Diabetes, KHK oder Herzinsuffizienz, genügt ein Diuretikum alleine oftmals nicht; es sollten immer Kombinationen mit niedrigen Dosierungen angewendet werden.

- Die Kombination von ACE-Hemmer (bei Unverträglichkeit ARB) plus Diuretikum ist zur Blutdrucksenkung effektiv, UAW: orthostatische Probleme, erhöhte Serum-Kreatininkonzentrationen.
- ACE-Hemmer (oder ARB) wegen Gefahr der Hyperkaliämie nicht mit kaliumsparendem Diuretikum kombinieren, sondern Kombinationspräparat wählen (Ausnahme: ACE-Hemmer + Spironolacton bei Herzinsuffizienz.
- Kalziumkanalblocker können verwendet werden, bei gleichzeitiger Gabe eines Diuretikums Hypovolämie möglich.
- Betablocker nicht als 1. Wahl empfohlen, bei KHK und chronischer Herzinsuffizienz aber indiziert
- ACE-Hemmer indiziert bei chronischer Herzinsuffizienz, Typ-II-Diabetes oder Z.n. Myokardinfarkt.

9.5. Hypertonie bei Kindern (1)

Die essenzielle Hypertonie ist bei Kindern und Jugendlichen trotz steigender Prävalenz eher selten. In erster Linie ist deshalb nach einer Ursache für den erhöhten Blutdruck zu suchen (s.u.). Medikation nur nach Abklärung der Ursache durch den Spezialisten; Zuweisung zum Spezialisten, wenn der RR bei einem Kind wiederholt den altersadaptierten Grenzwert überschreitet:

Alter (Jahre)	95-Perzentilwerte (mmHg)
< 1	110/60
1–5	115/75
6–10	125/85
11–18	140/90

Ursachen/Differenzialdiagnosen

- Neugeborene/Säuglinge: Aortenisthmusstenose, angeborene Nieren-Fehlbildungen, Nierenarterienstenose (oder Thrombose)
- 1–10 Jahre: Nierenparenchymerkrankung, Aortenisthmusstenose, Nierenarterienstenose
- 11–18 Jahre: Nierenparenchymerkrankung, Aortenisthmusstenose, essentielle Hypertonie (selten; eine sekundäre Hypertonie muss immer ausgeschlossen werden!)

9.6. Hypertensive Krise, hypertensiver Notfall

Bei der hypertensiven Krise (auch hypertensive Entgleisung) handelt es sich um einen exzessiven Blutdruckanstieg auf systolisch ≥ 200, diastolisch ≥ 130 mmHg (1), in der Literatur finden sich auch Definitionen mit einem Wert von 180/120. Als Symptome können Kopfschmerzen, Atemlosigkeit, Nasenbluten etc. auftreten.

Hypertensive Krise

Bei einer hypertensiven Krise ist der Patient möglicherweise auch asymptomatisch (1), die Therapie kann ambulant erfolgen. Die Blutdrucksenkung sollte zügig, aber kontrolliert erfolgen, und zwar um etwa 25 % bzw. auf Werte um 160/110 mmHg, keinesfalls jedoch auf normale Werte. Geeignet sind kurz wirksame, nicht retardierte orale Substanzen, wie Metoprolol oder Captopril. Alternativ: Urapidil (Ebrantil Amp.®). Nifedipin und Nitroglyzerin sind aufgrund unzureichender Steuerbarkeit nicht geeignet.
In weiterer Folge muss eine bereits bestehende Blutdruckmedikation bzw. die Compliance (Rebound-Effekt durch eigenmächtig abgesetzten ß-Blocker?) überprüft werden, um weitere krisenhafte Blutdrucksteigerungen zu vermeiden.
Die EbM-Guidelines empfehlen für den Fall, dass eine medikamentöse Drei- oder Vierfachkombination als Erstlinientherapie notwendig ist, Amlodipin 5 mg + Bisoprolol 5 mg + Hydrochlorothiazid 12,5 mg + Enalapril 10 mg mit einer Kontrolle des Therapieerfolgs nach 1–3 Tagen. (1)

Hypertensiver Notfall

Liegt eine Kombination hoher RR + Symptome akuter Endorganschädigung (koronare Ischämie, kardiale Dekompensation, zerebrale Veränderungen, rasch progredientes Nierenversagen, Retinablutungen, Aortendissektion) vor, spricht man von einem hypertensiven Notfall (1). Zur Verhinderung von Komplikationen (z. B. Herzinfarkt, Hirnblutung) werden diese Patienten stationär aufgenommen (Monitoring) und dort therapiert: Mittels intravenöser Therapie (Urapidil: 12,5–25 mg in 100 ml NaCl 0,9 % als Kurzinfusion; weitere Substanzen: Labetalol, Metoprolol, Clonidin) soll der Blutdruck innerhalb der 1. Stunde um 25 % gesenkt werden; wird dieser Wert toleriert, soll weitere Senkung auf 160/110 mmHg innerhalb von 6 Stunden erfolgen. Wenn auch dies toleriert wird, kann der Blutdruck innerhalb 24–48 Stunden auf einen normalen Wert gesenkt werden. Ausnahmen: Patienten mit Aortendissektion (‹ 100 mmHg) oder Schlaganfall (höhere Werte); in beiden Fällen Antikoagulation, bei Schlaganfall ev. Fibrinolyse in einer Stroke-Unit.

Maßnahmen (1):

- Notfalleinweisung
- Erstbehandlung durch AM:
  - Cave: Blutdrucksenkung bei Schlaganfall mit großer Zurückhaltung!
  - Mittel der Wahl bei Lungenödem, Linksherzinsuffizienz, instabiler Angina pectoris oder Myokardinfarkt ist Glyzeroltrinitrat – sublingual oder als Spray (2–3 Hübe). Wirkung tritt nach 1–3 min ein, hält 30–60 min an (2). Mögliche Nebenwirkungen: Kopfschmerz, Reflextachykardie.
  - Alternatives Mittel der Wahl zur parenteralen Anwendung beim hypertensiven Notfall lt. a-t Urapidil (Cave: initialer passagerer Blutdruckanstieg sehr selten, aber möglich) (3)
  - Nitrendipin (5 mg) sublingual (Cave: kein Nifedipin sublingual wegen möglicher rascher RR-Abfälle und Reflextachykardien!)

Literaturnachweis online: www.tgam.at/leitfaden_quellen_kap10

10. Kardiovaskuläre Prävention

10.1. Management des Cholesterins

10.1.1. Statine

Statine für alle? (1)

Die amerikanischen Leitlinien zur primärpräventiven Cholesterinsenkung haben 2013 für erhebliches Aufsehen gesorgt. Denn dort wird die Einnahme eines moderat bis hochpotenten Statins (Atorvastatin 40–80 mg, Rosuvastatin 20–40 mg) für alle Personen zwischen 40 und 75 J. empfohlen, deren kardiovaskuläres 10-Jahres-Risiko › 7,5 % beträgt und die ein LDL › 70 mg/dl aufweisen. Für die 60- bis 75-Jährigen steigt damit die rechnerische Statinindikation bei Männern von 30,4 % auf 87,4 % und bei Frauen von 21,2 % auf 53,6 %!
Unabhängig von dieser Entwicklung bleiben Statine auch im letzten ACC-Update 2017 (2) weiterhin Mittel der ersten Wahl zur Cholesterinsenkung.

Statinindikationen unabhängig vom Ausgangscholesterin

- Sekundärprävention bei Z.n. vaskulärem Ereignis
- Manifeste Arteriosklerose (strömungsrelevante Stenose) oder KHK
- Diabetes + ein weiterer Risikofaktor: Hypercholesterinämie, Hypertonie, Rauchen, Adipositas

Statinindikationen in der Primärprävention

- Risikostufe „hoch" gemäß New Zealand Risk Scale
- Risikostufe „moderat" und RR › 160/95 oder Cholesterinquotient › 7

New Zealand Risk Scale

In der öst. Vorsorgeuntersuchung ist die Errechnung des 5-Jahres-Risikos mit der New Zealand Risk Scale vorgesehen. Die meisten EDV-Praxisprogramme haben diesen Risikorechner in der Software integriert. Eine Farbtabelle zur manuellen Bestimmung findet sich in *Kapitel 19.4*. Bitte beachten Sie die Unterschiede im Effekt des Cholesterinquotienten (Gesamtes Cholesterin geteilt durch HDL) zwischen Männern und Frauen! In 4 Tabellen für Diabetiker/Nichtdiabetiker, Raucher/Nichtraucher zeigen die Spalten den Cholesterin-Quotienten von 4–8, die Zeilen für den Blutdruck getrennt für Männer und Frauen in Blöcken für die Lebensdekade. Bei Risikostufe „hoch" besteht eine statistische Wahrscheinlichkeit von 15–20 % für einen tödlichen/nichttödlichen Herzinfarkt oder Schlaganfall in den nächsten 5 Jahren. Von diesen 15–20 Ereignissen können ca. 6 durch eine Statintherapie verhindert werden, daraus errechnet sich eine NNT = 16/5Jahre. Ab dieser Risikostufe ist eine Primärprävention mit Statinen gesichert. Bei der Risikostufe „moderat" gilt es, im Einzelfall und unter Miteinbeziehung des Patienten zu entscheiden. In bestimmten Situationen unterschätzt die New Zealand Risk Scale das Risiko möglicherweise, die schwarzen Punkte in den Farbfeldern machen darauf aufmerksam. Im Gegensatz zum AHA Risk Calculator für unter 40-Jährige berücksichtigt die New Zealand Risk Scale die Familienanamnese nicht. Allgemein gelten vaskuläre Ereignisse bei männlichen Blutsverwandten 1. Grades vor dem 55. Lj. und bei weiblichen vor dem 65. Lj. als relevant.
In Deutschland wird meist der ARRIBA®-Score verwendet, dieses Tool arbeitet mit Eingaben der Risikofaktoren und es erscheinen entsprechende Smileys in der Auswer-

tung. Als Berechnungsgrundlage dient für ARRIBA und NZRS die Framingham-Studie, adaptiert auf länderspezifische Daten.

10.1.2. Statintherapie - die wichtigsten Studien (3)

Studie	EXCEL	4S	WOSCOPS	CARE	AFCAPS	LIPID
Wirkstoff	Lovastatin	Simvastatin	Pravastatin	Pravastatin	Lovastatin	Pravastatin
Teilnehmer	Gesunde	KHK	Gesunde	KHK	Gesunde	KHK
Cholesterin	258	263	272	209	221	155–271
Chol.-senkung %	?	25	20	20	19	18
Teilnehmer/ Kontrollgruppe	6.600/ 1.650	2.221/ 2.223	3.302/ 3.293	2.081/ 2.078	3.304/ 3.301	4.512/ 4.502
Anteil Männer %	59	82	100	86	85	83
Gesamtmortalität	+0,3 %	-3,3 %***	-0,9 %	-0,77 %	+0,09 %	-3 %***
KHK-Mortalität	?	-3,5 %***	-0,42 %	-1,1 %	-0,12 %	-1,9 %***
Nicht tödliche Infarkte	?	-6,7 %***	-18 %***	-1,8 %*	-2 %***	-2,9 %***
Zahl KHK-Tote/ Kontrolle	?	111/ 189***	38/52	96/ 119	11/ 15	287/ 373***
Gesamt-Todesfälle/ Kontrolle	?	182/ 256***	106/ 135	180/ 196	80/77	498/ 633***
Zahl nicht tödl. MCI/ Kontrolle	?	353/ 502***	143/ 204***	135/ 173*	116/ 183#	336/ 463***

*#unter Einbeziehung der schweren Angina pectoris signifikant CI 99,9 %, *signifikant CI 95 %, ***signifikant CI 99,9 %.*

Fazit: Die Effekte der Statintherapie variieren zwischen deutlichem Rückgang bis leichtem Anstieg der Mortalität. Statine können 25–30 % der vaskulären Ereignisse verhindern. Die Zunahme der Mortalität in einzelnen Studien deutet aber auch auf Risiken hin. Bei hohem vaskulärem Risiko überwiegt der Benefit, bei geringem das Behandlungsrisiko. Auffallend ist, dass in Studien mit niedrigem vaskulärem Risiko und hohem Frauenanteil der Nutzen besonders gering bleibt. Ausschlaggebend für eine Statinindikation ist deshalb nicht der gemessene Cholesterinspiegel, sondern die Höhe des vaskulären Risikos.

10.1.3. Welches Statin?
Simvastatin, Pravastatin, Atorvastatin

In der Tabelle der wichtigsten Cholesterinstudien fällt ein relativ schlechteres Abschneiden von Lovastatin im Vergleich zu Simvastatin und Pravastatin auf. Für diese

beiden Substanzen gibt es die validesten Daten. IQWiG und arznei-telegramm (a-t) sehen Simvastatin als jenes Präparat mit der besten Datenlage (4, 5). So existiert z. B. einzig bei Simvastatin ein positiver Nutznachweis zur Behandlung von Diabetikern. Am „Goldstandard" Simvastatin werden alle weiteren Statine gemessen.
NNTs Simvastatin nach a-t (5): Gesamtsterblichkeit nach 5 Jahren NNT = 56, schwere vaskuläre Ereignisse - nicht tödliche/tödliche Herzinfarkte NNT = 33, Schlaganfälle NNT = 72, Revaskularisierungseingriffe NNT = 39.
Fazit: In Zusammenschau der besseren Datenlage bleibt Simvastatin somit weiterhin das Mittel der 1. Wahl. Die preislichen Unterschiede der verschiedenen Statinpräparate sind heute aufgrund der ausgeprägten Generikaproduktion marginal.

20, 40 oder 80 mg Simvastatin?

In der SEARCH-Studie (6) nahmen mehr als 12.000 Patienten mit Herzinfarkt in der Vorgeschichte 80 mg oder 20 mg Simvastatin täglich ein. Nach einer mittleren Nachbeobachtungszeit von knapp 7 Jahren war zwar kein signifikanter Unterschied im primären Endpunkt (schwere vaskuläre Ereignisse: Simvastatin 80 mg: 24,5 %, 20 mg: 25,7 %) nachweisbar; deutlich mehr Patienten entwickelten jedoch in der Hochdosisgruppe eine muskuläre Schädigung. So kommt es bei 52 Patienten (0,9 %) zu einer nach Studienkriterien definierten Myopathie, hingegen nur bei 1 Patienten (0,02 %) unter 20 mg täglich. Auch die Zahl von Rhabdomyolysen war unter Hochdosis höher: 22 Patienten (0,4 %) versus 0.
Fazit: Statin der Wahl ist Simvastatin, Standarddosis 40 mg. Werden 40 mg nicht toleriert können 20 mg versucht werden.
Ob eine Therapiekontrolle im Sinne einer erneuten LDL Messung unter Statingabe indiziert ist, ist eine derzeit sehr kontroversiell geführte Diskussion. So wird von der American Heart Association im Standardfall keine Therapiekontrolle empfohlen („fire and forget"), während eine solche in den europäischen Leitlinien durchaus proklamiert wird („Treat to target") (7). Die ACC empfiehlt außerdem für einzelne Subgruppen eine weitere LDL-Senkung über gewisse Grenzwerte hinaus, eine abschließende Beurteilung für die Relevanz in der Allgemeinmedizin fehlt hierzu jedoch noch. (2) Das a-t fasst die dbzgl. Evidenz zusammen (8): *„Auch nach heutigem Kenntnisstand ist der Nutzen einer auf konkrete LDL-Zielwerte ausgerichteten lipidsenkenden Therapie nicht gesichert. Dabei ist es unerheblich, ob dafür Statine in höheren Dosierungen oder auch andere Lipidsenker verwendet werden. Bei LDL-Ausgangswerten unter 100 mg/dl vermag eine Intensivierung der Therapie unabhängig von den verwendeten Mitteln weder die Gesamt-, noch die kardiovaskuläre Mortalität zu verbessern. Ob Statine in Hochdosis gegenüber Standarddosis bei chronischer koronarer Herzkrankheit zur weiteren Reduktion nichttödlicher Gefäßereignisse führen, ist bestenfalls ungewiss. Wir empfehlen, zur Statintherapie im Regelfall weiterhin die am besten untersuchten Mittel in der am besten untersuchten fixen Dosis (z.B. täglich 40 mg Simvastatin) zu verwenden."*
Bezüglich des Einnahmezeitpunktes konnte übrigens durch die abendliche Einnahme (obwohl vom Hersteller in der Verbrauchsinformation so vorgesehen) in Kurzzeitstudien kein nachweisbarer Benefit im Vergleich zur morgendlichen Einnahme beobachtet werden (9).

Rosuvastatin

Cochrane fand für Rosuvastatin in Dosen von 1 bis 80 mg/Tag eine lineare Dosis-Wirkungs-Veränderung von Gesamtblutcholesterin, LDL und Triglyceriden, nicht jedoch von HDL; 30 mg Atorvastatin sind erforderlich, um Gesamtcholesterin und LDL-Cholesterin so weit wie 10 mg Rosuvastatin zu senken. Eine niedrige Dosis scheint allerdings nicht mit weniger UAW zu korrelieren. (10). Das a-t findet keinen Zusatznutzen oder auch nur eine Gleichwertigkeit gegenüber Simvastatin oder Pravastatin. Bezüglich seiner unerwünschten Wirkungen scheint die Inzidenz von Rhabdomyolysen statin-typisch unverändert, einzig die Nierenkomplikationsrate ist einzelnen Hinweisen nach sogar erhöht. (11)

Fluvastatin

Ein Cochrane-Review von 145 Studien mit 18.846 Teilnehmern fand für Fluvastatin in Dosen 10-80 mg/Tag eine LDL-Reduktion von 15-33 %. Fluvastatin ist insgesamt 12-fach weniger wirksam als Atorvastatin und 46-fach weniger wirksam als Rosuvastatin; für evidenzbasierte Aussagen zu den UAW sei die Datenlage zu schlecht (12). Es gibt Hinweise auf höhere Lebertoxizität als unter anderen Statinen (13); eine hepatische Verstoffwechselung über CYP-2C9 führt im Vergleich mit anderen Statinen (meist Abbau über CYP-3A4) zu einem veränderten Wechselwirkungsprofil bei bestimmten Kombinationstherapien, etwa mit Clarithromycin (14). Insgesamt also ein ***Mittel der Reserve***.

10.1.4. Fibrate

In einer Metaanalyse (15) mit 16.112 Patienten konnte zwar eine moderate Senkung von kardiovaskulären Ereignissen in der Sekundärprävention nachgewiesen werden, dieser Effekt kam jedoch vor allem durch die Verwendung von Clofibrat zustande. Clofibrat wiederum wurde inzwischen vom Markt genommen, da es trotz Cholesterinsenkung zu einer massiven Erhöhung der Gesamtsterblichkeit führte. Insbesondere die Kombinationsbehandlung mit Statinen erhöht stark das Rhabdomyolyserisiko. Ausreichende Vergleiche der noch am Markt befindlichen Präparate mit einer State-of-the-Art Statin-Therapie fehlen derzeit noch.

Die Behandlungseffekte in der Primärprävention sind gering (absolute Risikoreduktionen < 1 %) (16).

10.1.5. Ezetimib

Ezetimib kann Leberfunktionsstörungen, Hypersensitivitätsreaktionen und Angioödem, CPK-Erhöhungen und Myopathien auslösen. Bei Kombination mit einem Cholinesterase-Hemmer ist mit vermehrten Störwirkungen, z. B. auf Leber und Muskel, zu rechnen. Die Bedenken gegen Ezetimib wiegen umso schwerer, als für den Lipidsenker kein klinischer Nutzen, sondern lediglich ein Effekt auf Surrogatparameter nachgewiesen ist. (17)

So fand eine rezente Metaanalyse (18) mit 31.048 Patienten trotz Reduktion von Myokardinfarkten und Schlaganfällen keinen Effekt bzgl. Gesamtmortalität oder kardiovaskulärer Mortalität. Ein statistisch signifikanter Effekt auf das Neuauftreten von Karzinomen wurden in diesem Zusammenhang ebenfalls nicht nachgewiesen, obwohl dieser zuvor in bestimmten Studien aufgeschienen war - z. B. in der Studie SEAS

(Simvastatin and Ezetimib in Aortic Stenosis), wo im Verlauf von 4,4 Jahren Karzinome deutlich häufiger als unter Plazebo auftraten (101 versus 65 Ereignisse, Karzinom-bedingte Todesfälle 4,1 % vs. 2,5 %, p = 0,05).
Am Beispiel Ezetimib zeigt sich, dass grundsätzlich von der Senkung eines Surrogatparameters, hier dem Cholesterin, nicht 1 : 1 auf den Benefit hochgerechnet werden darf. Ähnliches zeigt sich bei Cholesterinsenkung durch Fibrate und den HbA1C-Zielwert für ältere Diabetiker. Surrogatparameter sind manchmal nützliche Hilfsmittel, aber nie Selbstzweck. Für die Behandlungsentscheidung sind Morbiditäts- und Mortalitätsdaten entscheidend. Um auch unbekannte UAW ins Kalkül zu ziehen, dürfen nicht nur die Erkrankungsrate und die krankheitsbezogene Sterblichkeit herangezogen werden, auch die Gesamtmortalität muss überprüft werden. ***Fazit: Anwendung weder als Einzelsubstanz, noch in Kombination mit Atorvastatin, Rosuvastatin oder Simvastatin empfehlenswert***

10.1.6. PCSK9-Inhibitoren

Evolocumab

Seit September 2016 steht mit Evolocumab (Repatha®) ein neuer vollhumaner Antikörper als Therapieoption zur Sekundärprävention bei primärer Hypercholesterinämie zur Verfügung. Seine Wirkung entfaltet Evolocumab über die Hemmung des PCSK9-Enzyms, was zu einem verminderten Abbau des LDL-Rezeptors in Hepatozyten und dadurch zu einer vermehrten Aufnahme und Plasmaspiegelsenkung von LDL führt. (19) Aufgrund der hohen Therapiekosten (410 Euro pro Monat) ist eine Erstverschreibung derzeit Fachärzten für Endokrinologie in einem spezialisierten Zentrum vorbehalten, falls mittels der Kombination Statin + Ezetimib bei Hochrisikopatienten ein LDL-Wert von kleiner als 100 mg/dl nicht erreicht werden kann. (20)
In der FOURIER-Studie (21), die 27.564 Patienten mit arteriosklerotisch bedingter kardiovaskulärer Erkrankung einschloss, wurde bei unzureichender LDL-Senkung mittels Statinen (› 70 mg%) zusätzlich die Gabe von Evolocumab gegen Plazebo getestet. In einer medianen Beobachtung von 2,2 Jahren konnte hierbei eine weitere LDL-Senkung von 59 %, sowie eine Reduktion der Myokardinfarktrate (4,6 % vs. 3,4 %, NNT = 83) und Schlaganfallrate (1,6 % vs. 1,2 %, NNT = 250) beobachtet werden. Die Gesamtmortalität und kardiovaskuläre Mortalität zeigten sich jedoch unter Evolocumab sogar nicht signifikant erhöht (3,2 % vs. 3,1 %, p = 0,54). In Subgruppenanalysen ergab sich weiters eine starke regionale Abhängigkeit der Effekte (22): Die Reduktion der kardiovaskulären Ereignisse fiel in Nordamerika deutlich höher aus als in Europa (Hazard Ratio von 0,62 zu 0,90). Eine Korrelation könnte hierbei mit der Prävalenz dieser Erkrankungen bestehen, da in Nordamerika unter Plazebo die höchsten Ereignisraten; in Europa im Gegensatz dazu sehr niedrige Ereignisraten beobachtet wurden.
Ein Cochrane-Review zur Wirksamkeit der PCSK9-Hemmer Alirocumab, Bococizumab und Evolocumab kam in der Auswertung von 20 Studien mit 67.237 Teilnehmern zum Ergebnis, dass die absoluten Risiken nur geringfügig geändert werden (oft um weniger als 1 %). (23) Angesichts der fraglichen Wirksamkeit im europäischen Raum und der hohen Kosten bleibt weiterhin eine ***kritische Betrachtungsweise angebracht***.

Inclisiran (siRNA)

Mit einem neuartigen molekularen Mechanismus wartet Inclisiran auf, das ebenfalls

als PCSK-Hemmer fungiert: Inclisiran ist ein Konjugat aus N-Acetylgalactosamin und small-interfering RNA (siRNA). Eine siRNA kann, einmal in den Zellkern eingebracht, beinahe jede dazu korrespondierende Messenger-RNA neutralisieren und die Umsetzung in ein Protein verhindern. (24) Es bleibt abzuwarten, inwiefern dieses enorme Einflussspektrum auf die zelluläre Syntheseleistung in der klinischen Praxis Einzug finden wird.
Im März 2018 erschien eine erste Metaanalyse von Phase I- und II-Studien (25): 5 RCTs mit insgesamt 583 Erwachsenen mit Hyperlipidämie (18.–65. Lebensjahr) wurden ausgewertet. Das meist als 6-Monats-Injektion verabreichte Inclisiran konnte hierbei mit einer 40%igen Senkung des Gesamtcholesterins und der LDL-Werte aufwarten, während sich HDL und Triglyzeride nicht signifikant veränderten. Das Nebenwirkungsprofil unterschied sich in Frequenz und Art ebenfalls nicht signifikant von der Plazebo-Gruppe (14 vs. 10 Ereignisse, p › 0,05). Derzeit befindet sich Inclisiran in Phase III-Studien in weiterer Austestung.

10.1.7. Number Needed to Treat (NNT) (26, 27)
10.1.8.

Zahl der Patienten, die 1 Jahr lang behandelt werden müssen, um 1 Todesfall zu verhindern		
Intervention	**Patientengruppe**	**NNT**
ASS 100 mg	Bei Z.n. Myokardinfarkt oder Z.n. Apoplex	333
	in der (unselektierten) Primärprävention	k. B.
Statin	Bei bekannter kardialer Vorerkrankung oder Z.n. Apoplex	415
	in der (unselektierten) Primärprävention	k. B.
Mediterrane Diät	Bei Z.n. Myokardinfarkt	150
Zahl der Patienten, die 1 Jahr lang behandelt werden müssen, um 1 Krankheitsfall zu verhindern		
Statin	Bei Z.n. kardiovaskulärem Ereignis zur Verhinderung eines weiteren Myokardinfarktes	195
	bzw. eines erneuten Apoplex	600
ASS 100 mg	Bei Z.n. kardiovaskulärem Ereignis zur Verhinderung eines weiteren Myokardinfarktes	77
	bzw. eines erneuten Apoplex	200

k. B. = kein Benefit (Number Needed to Harm überwiegt NNT)

10.2. Diät zur kardiovaskulären Prävention (1)

Cochrane untersucht seit langem das Potential diätischer Maßnahmen in der Primär- und Sekundärprävention:

- Eine kleine, aber potentiell wichtige Verringerung des kardiovaskulären Risikos ist möglich, wenn Konsum gesättigter zugunsten ungesättigter Fette reduziert wird. (2)
- Die kardioprotektive Wirkung der Glyx-Diät konnte nicht gezeigt werden. (3)

- Insuffiziente Datenlage zum vermehrten Konsum von Vollkorngetreide in der Sekundärprävention – sowohl bzgl. kardiovask. Ereignisse, als auch Risikofaktoren (Blutdruck, Blutfette) (4)
- Studiendaten sind leider nur von schlechter Qualität, lassen aber vermuten, dass erhöhte Ballaststoffaufnahme mit Reduktion von Gesamtcholesterin und LDL sowie Senkung des diastolischen Blutdrucks assoziiert sein könnte (5)
- Keine Evidenz für Omega-6-Fettsäuren (6)
- Der jüngste Review (7) wertete 79 RCTs zu Omega-3-Fettsäuren mit 112.059 Teilnehmern aus, verglichen wurde dabei die Effekte von Alpha-Linolensäure (ALA, natürliches Vorkommen z. B. in Walnüssen) sowie Eicosapentaensäure (EPA) und Docosahexaensäure (DHA), natürlich vor allem in fetten Kaltwasserfischen vorkommend. **Ergebnis:** Langkettige Omega-3-Fettsäuren haben wenig oder keine bedeutsame Wirkung auf die Gesamtmortalität (8,8 % vs. 9 % in Plazebogruppe). Blutfette, Triglyzeride und HDL-Cholesterin können reduziert werden, wobei niedrigere Triglyzerid-Werte zwar vor Herzkrankheiten schützen können, die Reduktion von HDL aber den gegenteiligen Effekt hat. Mit ALA wird das kardiovask. Risiko wahrscheinlich von 3,3 auf 2,6 % reduziert. Die Reduktion kardiovaskulärer Ereignisse inkl. Mortalität mit ALA ist so gering, dass etwa 1.000 Menschen den ALA-Konsum erhöhen müssen, damit 1 davon profitiert.

Mittelmeerdiät: Die mediterrane Ernährungsform ist inzwischen eine der best-analysierten Diäten mit Relevanz zur Prävention kardiovaskulärer Ereignissen - dies konnte durch mehrere Metaanalysen gezeigt werden. (8–10)

Außerdem ;-): Ein hoher Schokoladenkonsum soll mit einem um ein Drittel erniedrigtem Risiko für kardiovaskuläre Erkrankungen/Schlaganfall assoziiert sein. ABER: Der hohe Energiegehalt von Schokolade ist leider ein Risikofaktor für Übergewicht, Bluthochdruck und Dyslipidämie. Zudem gibt es keine Aussagen zum präventiven Nutzen der unterschiedlichen Schokoladenarten und zur Unterscheidung Primär-/Sekundärprävention. (11)

10.2.1. Antioxidantien Vitamin C, E, ß-Karotin

In keiner Studie konnte eine Verminderung der kardiovaskulären Ereignisse bewiesen werden. Weder für Vitamin C, noch Vitamin E findet sich ein gesicherter Nutzen bei Herzkreislauferkrankungen, Krebs, Makuladegeneration oder Erkältungskrankheiten.
Für die höhergradige Supplementierung von Antioxidantien (ß-Karotin, Vitamin A, Vitamin C, Vitamin E und Selen) konnte bisher kein signifikant positiver Effekt hinsichtlich der Prävention von kardiovaskulären Erkrankungen nachgewiesen werden. Im Gegenteil scheint eine Überdosierung zu negativen Wirkungen zu führen. So wurde 2012 in einer systematischen Analyse von 56 Studien eine erhöhte Mortalität nach Antioxidantien-Supplementation nachgewiesen. (12)

10.3. Homozystein

Erhöhte Homozysteinspiegel korrelieren mit höheren kardiovaskulären Ereignisraten. Durch Gabe von Vitamin B6, B12 und Folsäure lässt sich der Homozysteinspiegel um ca. 25 % senken. Die Senkung scheint besonders effektiv bei Personen mit einem bestimmten Polymorphismus (MTHFR 677C->T) und in Ländern mit niedrigem Folsäurestatus. Somit bestand die Aussicht, einen modifizierbaren Risikofaktor behandeln zu können. Mittlerweile liegen allerdings unabhängig voneinander mehrere Studien vor, die keinen Vorteil einer Homozysteinsenkung im Hinblick auf die Gesamtsterblichkeit oder die Anzahl der Myokardinfarkte fanden. Einzig in der primären Schlaganfallprävention konnte ein positiver Effekt beobachtet werden (4,3 % vs. 5,1 %; NNT auf 5,4 Jahre: 143). (1)

Die amerikanischen Leitlinien zur Primärprävention von Schlaganfällen (2014) besagen hierzu Folgendes: *„Die Hyperhomozysteinämie ist mit einem erhöhten Schlaganfallrisiko vergesellschaftet. Studien zur Risikoreduktion mit B-Komplex-Vitaminen sind zu uneinheitlichen Resultaten gekommen. Eine Verminderung von Schlaganfällen konnte in den Arbeiten gezeigt werden,*

- *die länger als 3 Jahre dauerten,*
- *in denen das Plasma-Homozystein um mehr als 20 % reduziert wurde,*
- *in denen die rekrutierten Patienten keinen vorherigen Schlaganfall hatten,*
- *die Patienten aus Gegenden einschlossen, in denen Lebensmittel nicht mit Folsäure versetzt wurden.“* (2)

10.4. Colchicin

Das seit Jahrhunderten bekannte und aus Bestandteilen der Herbstzeitlosen extrahierte Colchicin soll eine stark entzündungshemmende Wirkung aufweisen. So kamen australische und kanadische Wissenschaftler auf die überraschende Idee, niedrigdosiertes Colchicin in der Sekundärprophylaxe kardiovaskulärer Erkrankungen einzusetzen. Im Vergleich zu der beim akuten Gichtanfall in einem Tag gegebenen Menge von 1,8 mg beträgt hier die Tagesdosis lediglich 0,5 mg. Die LoDoCo (low dose colchicine) getaufte Studie war randomisiert, aber nur für die Untersucher verblindet, verglich Colchicin vs. nicht Colchicin (keine Plazebokontrolle), schloss 532 Patienten mit klinisch stabiler, angiographisch gesicherter koronarer Herzkrankheit ein.

Den primären Endpunkt (eine Mischung aus akutem Koronarsyndrom (ACS), extramuralem Herzstillstand und nichtembolischen Schlaganfall) erreichten in der Colchicingruppe 15 der 282 Patienten (5,3 %), in der Kontrollgruppe 40 der 250 Patienten (16,0 %), wobei der Haupteffekt auf einer Reduktion der ACS-Häufigkeit beruhte. Aus diesen Daten ergibt sich eine eindrucksvolle NNT von 11. Damit wäre der Effekt einer Colchicinprophylaxe ungefähr doppelt so groß wie bei einer intensiven Statintherapie einzuschätzen. (1, 2)

Ab morgen also alle KHK-Patienten auf Colchicin einstellen?

Einem Cochrane-Review (3) folgend muss diese Frage vorerst sehr zurückhaltend beantwortet werden: In der Auswertung von 39 Studien mit insgesamt 4.992 nicht-spezifisch kardial erkrankten Patienten wurde unter Langzeitcholchicingabe kein Effekt auf die Gesamtmortalität beobachtet. In der Subgruppe der kardiovaskulären Sterbefälle kam es nur in einem Teil der Studien zu einer Risikoreduktion. Die Myokardinfarktrate zeigte zwar positive Tendenzen, allerdings wurde diese nur in 2 der 39 Studien überprüft und betraf insgesamt lediglich 22 Ereignisse bei 652 Teilnehmern. Bezüglich der

UAW kam es zu keiner Zunahme schwerwiegender Ereignisse, jedoch wurden häufig kurzzeitige gastrointestinale Unverträglichkeiten beobachtet. Es bleibt daher vorerst weiter abzuwarten, ob Low-Dose-Colchicin in einer kardiovaskulären Risikopopulation als neues Therapieprinzip zur Sekundärprophylaxe eingesetzt werden kann.
Dass Colchicin nicht der erste und einzige Entzündungshemmer ist, der zum Zweck der kardiovaskulären Sekundärprophylaxe erprobt wird, zeigt ein Blick in Geschichte und Gegenwart:

- Kortikosteroide haben sich als unwirksam erwiesen.
- Nichtsteroidale Antirheumatika weisen (vielleicht mit der relativen Ausnahme von Naproxen) ein kardiovaskuläres Schädigungspotential auf.
- Der subkutan anzuwendende, monoklonale Antikörper Canakinumab wird z. Zt. Bei 17.200 Postinfarktpatienten untersucht (CANTOS - Canakinumab Anti-inflammatory Thrombosis Outcomes Study). Erste Resultate deuten hierbei auf eine Reduktion kardiovaskulärer Ereignisse hin, das offizielle Studienende ist jedoch erst im Dezember 2019. (4)
- Niedrigdosiertes Methotrexat wird aktuell bei 7.000 Personen mit überstandenem Herzinfarkt, Typ 2 Diabetes und erhöhtem CRP-Spiegel erprobt (CIRT - Cardiovascular Inflammation Reduction Trial). Resultate sind hier noch nicht vorliegend, das voraussichtliche Studienende liegt ebenfalls im Jahr 2019. (5)
- Erste Ergebnisse der Grundlagenforschung zeigen, dass die Behandlung einer chronischen Infektion mit C. pneumoniae zur sekundären Prophylaxe eines kardialen Geschehens beitragen könnte - aussagekräftige klinische Studienergebnisse fehlen bisher. (6)

10.5. Weitere kardiovaskuläre Risikofaktoren

10.5.1. Kardiovaskuläre „Gefährlichkeit“ erhöhter Serumharnsäure

Wie steht es um die kardiovaskuläre „Gefährlichkeit“ von erhöhter Serumharnsäure? Lange galt es als wissenschaftlich erwiesen, dass ein erhöhter Harnsäurespiegel zu den koronaren Risiken zählt. 2008 kam eine Auswertung aller verfügbaren wissenschaftlichen Fakten zu dem Ergebnis, dass es für die Annahme der besagten Risikohypothese keine hinreichenden Belege gibt. (1) Die Kontroverse hält bis heute an. Ursache/Wirkung eindeutig zu differenzieren, ist angesichts einer breiten Überlappung von Risikofaktoren und Komorbiditäten bei Hyperurikämie/Gicht und kardiovaskulärer Krankheiten bislang noch nicht gelungen. (2, 3) Auch auf Biomarker-Ebene konnte die Kausalität bis dato nicht nachgewiesen werden (4); ebenso misslang bisher der Versuch, unter Harnsäuresenkung die Reduktion kardiovaskulärer Ereignisse nachzuweisen (5). Darum kann gegenwärtig keine Empfehlung für oder gegen eine proaktive Harnsäuresenkung ausgesprochen werden. Vergessen sollte man keinesfalls, welche Nebenwirkungen eine solche Therapie, etwa mit Allopurinol, haben könnte (Steven-Johnson-Syndrom!).

10.5.2. Erhöht Kalzium das kardiovaskuläre Risiko?

Nach einer Metaanalyse randomisierter Doppelblindstudien aus 2010 (6) soll das relative Herzinfarktrisiko unter Einnahme von Kalziumtabletten um ca. 30 % steigen. Die

Nurses' Health Study mit 74.245 Frauen (24 Jahre Follow-up) wiederum fand keine Kausalität von Kalziumzufuhr und KHK-Erkrankungen (7). Cochrane-Autoren bestätigten eine signifikante Blutdrucksenkung, betonen allerdings, dass der dahinter stehende Mechanismus noch ungeklärt sei und die Nebenwirkungen anhand der bislang verfügbaren Daten nicht bewertet werden können. (8)
Insgesamt scheint der Zusammenhang zwischen Kalzium-Substitution und kardiovaskulären Ereignissen eher von neutraler Natur zu sein. (9)
Zur Indikationslage für Kalziumsubstitution siehe Kapitel Osteoporose/ Bisphosphonate; eine Überversorgung mit Kalzium ist jedenfalls zu vermeiden (Hyperkalziämie, Niereninsuffizienz, Nierensteine).

10.5.3. Gewichtsreduktion bei gesunden Übergewichtigen

Für ärztliche Ermahnungen an gesunde Übergewichtige zum Abnehmen (wozu ja auch die SVA mit ihrem Programm zur Halbierung des Selbstbehalts ihrer Versicherten beim Erreichen bestimmter Gesundheitsziele motiviert) gibt es aus dem Blickwinkel des KHK-Risikos keine valide Datenbasis. Die derzeit beste Evidenz ist nicht in der Lage, den Nutzen im Sinne eines verringerten Mortalitätsrisikos durch Abnehmen eindeutig zu bestätigen. Es gibt vielmehr auch Hinweise, dass das Sterblichkeitsrisiko dieser Menschen durch Gewichtsreduktion sogar zunehmen kann, siehe Kapitel Adipositas.
In einer der umfangreichsten Metaanalysen zum Zusammenhang von BMI und Sterblichkeit (97 Studien mit fast 3 Mio. Teilnehmern aus Amerika, Europa, Asien und Australien) war die Mortalität unter den Personen mit leichtem Übergewicht am geringsten - sie lag 6% unter der von Normalgewichtigen. Auch bei Adipositas der Stufe 1 war die Sterblichkeit 5% niedriger. Ab einem BMI von 35 stieg das Mortalitätsrisiko aber signifikant und war gegenüber Normalgewicht 29% höher. (10), vgl. auch (11)
Bislang lässt sich anhand der Datenlage eher eine Kausalität zwischen einer schlechten metabolischen Gesundheit und dem KHK-Risiko ableiten, als zwischen BMI/Fettmasse und KHK. (12)

10.5.4. Rauchen reduzieren?

Wenn schon nicht aufhören, dann wenigstens weniger rauchen? Schon 2006 wurde der Nutzen dieser Strategie verworfen, denn ein halbierter Nikotinkonsum brachte weder bei der Gesamtsterblichkeit, noch bei der Mortalität durch kardiovaskuläre bzw. Tumorerkrankungen signifikante Unterschiede. (13) Inzwischen gibt es auch Daten, die „nur 1 Zigarette am Tag" ad absurdum führen: Denn mit 1 einzigen Zigarette täglich werden bereits 50% des Risikoniveaus für KHK und Schlaganfall erreicht, das mit 20 Zigaretten pro Tag einhergeht. (14) Aufzuhören statt zu reduzieren ist daher der einzig vernünftige Rat für Raucher.

Literaturnachweis online: www.tgam.at/leitfaden_quellen_kap10

11. Diabetes mellitus Typ 2

Zum Diabetes mellitus Typ 2 gibt es verschiedene Leitlinien ganz unterschiedlicher Qualität. Die deutsche Nationale Versorgungsleitlinie (1) und die von der DEGAM daraus abgeleiteten Handlungsempfehlungen (2) gezielt für den hausärztlichen Bereich sind zwar von guter Qualität (S3), aber nicht mehr ganz aktuell (beide abgelaufen). Die Leitlinie der American Diabetes Association wurde Anfang 2018 aktualisiert (3).

11.1. Diagnosestellung (3)

Ein manifester Diabetes mellitus Typ 2 liegt vor bei:

- typischer klinischer Symptomatik **und** Gelegenheitsplasmaglukose ≥ 200 mg/dl oder
- Nüchternplasmaglukose (NPG) ≥ 126 mg/dl oder
- HbA1c ≥ 6,5 % oder
- Plasmaglukose ≥ 200 mg/dl 2 Std. nach oraler Glukosebelastung (75 g)

Hinweise:

- Mindestens 2-malige Messung NPG ≥ 126 mg/dl erforderlich; bei Patienten mit typischen, diabetesbedingten Komplikationen (z. B. Polyurie, Polydipsie, ansonsten unerklärlicher Gewichtsverlust) reicht eine einmalige Nicht-Nüchtern-Bestimmung mit einem Glukosewert von › 200 mg/dl zur Diagnosesicherung aus.
- Streifentests sind zur sicheren Messung der Plasmaglukose nicht geeignet (Na-Fluorid-Röhrchen ins Fachlabor)
- Das HbA1c ist zur Kontrolle, ob das individuelle Therapieziel erreicht wurde, geeignet, soll aber aus Kostengründen nicht zur Diagnosestellung des Diabetes eingesetzt werden.
- Wenn das HbA1c eingesetzt wird, muss es mittels standardisierter, zertifizierter Messmethode bestimmt werden (kein Schnelltest). Bei Hämoglobinopathien, Erythropoetinbehandlung, Schwangerschaft, Hämodialyse oder Transfusionsbehandlung ist das HbA1c unzuverlässig.
- Oraler Glukose-Toleranztest (oGTT) spielt in der Hausarztpraxis keine wesentliche Rolle; die ADA wertet NPG, HbA1c und 2-Std.-Wert im oGTT als gleichwertige Methoden zur Diagnostik des Diabetes mellitus Typ 2.

11.2. Therapieziele

Als oberstes Ziel der Blutzuckereinstellung gelten die Prävention schwerer Stoffwechselentgleisungen sowie die weitestmögliche Symptomfreiheit, und zwar unabhängig vom Alter oder Gesundheitszustand des Patienten.

Der HbA1c-Zielwert ist Gegenstand heftiger Diskussionen. Hier spielen auch wirtschaftliche Interessen eine Rolle (Vermarktung von Antidiabetika! Interessenkonflikte von Fachgesellschaften und sog. „Opinion Leadern" – oft Universitätsprofessoren, die von der pharmazeutischen Industrie finanziell unterstützt werden). Ein niedriger HbA1c-Zielwert kann wahrscheinlich mikrovaskulären Komplikationen besser vorbeugen, führt aber zu gefährlicher Mehrfachmedikation, zwingt zum Einsatz wenig gesicherter neuerer Präparate und einer Zunahme von Hypoglykämien. Die wichtigsten Studien zu dieser Diskussion werden im Folgenden kurz referiert.

ACCORD (4)

Die ACCORD-Studie musste wegen einer Übersterblichkeit der Patienten mit normnaher („intensiver") Blutzuckereinstellung abgebrochen werden. Allerdings wurde der normnahe Blutzucker im Interventionsarm überwiegend durch die Gabe von Glitazonen (vor allem das bereits vom Markt genommene Rosiglitazon) und Insulin erreicht. In der Interventionsgruppe erhielten 91,2% der Patienten Rosiglitazon und 77,3 % Insulin (Kontrollgruppe 57,5 % bzw. 55,4 %). Es wäre also falsch, aus der Accord-Studie abzuleiten, dass eine starke HbA1c-Senkung per se ungünstig ist. Es kommt sicher darauf an, wie die HbA1c-Senkung erreicht werden kann. Aber auch andere Studien zeigten, dass eine starke HbA1c-Senkung nicht unbedingt vorteilhaft ist.

Veterans Affairs Diabetes Trial (VADT) (5)

1.791 Veteranen der US-Armee (Durchschnittsalter 60 Jahre, durchschnittliche Diabetesdauer 11 Jahre, 40 % mit bereits erlittenen kardiovaskulären Komplikationen) waren mit einem HbA1c von 9,4 % schlecht eingestellt. Verglichen wurde eine intensive mit einer „normalen" BZ-Senkung. Die intensive Senkung wurde wie schon in der Accord-Studie überwiegend durch Maximaldosen von Rosiglitazon und Insulin erreicht. Klinischer Endpunkt war die Zeit bis zum Erreichen eines kardiovaskulären Ereignisses (bestehend u. a. aus Herzinfarkt, Herzinsuffizienz, Schlaganfall oder Amputation bzw. Tod an einer dieser Erkrankungen). Nach durchschnittlich 5,6 Jahren Nachbeobachtungszeit erreichten die Gruppen einen HbA1c von 6,9 % (Intensivgruppe) bzw. 8,4 % (Normalgruppe). Bezüglich des gewählten Endpunkts und der Gesamtmortalität ergab sich kein statistisch signifikanter Unterschied. Lediglich die Progredienz der Albuminurie war in der intensiv behandelten Gruppe signifikant geringer.

ADVANCE (6)

In der ADVANCE-Studie wurden 11.140 Patienten (Alter 66 Jahre, Diabetesdauer 8 Jahre, 30 % hatten bereits erlittene kardiovaskuläre Ereignisse) in eine intensiv behandelte und eine „usual care" Gruppe randomisiert und über 5 Jahre beobachtet. Die intensive Behandlung bestand anders als in ACCORD and VADT in einer Maximaldosierung von Gliclacid und der Gabe von Insulin. Durch die Intensivbehandlung wurde ein mittleres HbA1c von 6,5 % erreicht (Kontrollgruppe 7,3 %). Zwar zeigte sich ein signifikanter Vorteil hinsichtlich des primären Composite-Endpunkts, der Vorteil war aber einzig durch eine verringerte Progression der Albuminurie bedingt. Hinsichtlich makrovaskulärer Ereignisse und Mortalität fand sich auch hier kein signifikanter Unterschied.

UKPDS (7)

In der UKPDS-Hauptstudie wurden 3.867 Patienten (Alter 54 Jahre, neu diagnostizierter Diabetes mellitus Typ 2) über 10 Jahre beobachtet und randomisiert kontrolliert entweder intensiv (mit den Sulfonylharnstoffen Chlorpropamid, Glibenclamid oder Glipizid oder mit Insulin) oder nur diätetisch behandelt. In der intensiv behandelten Gruppe lag der durchschnittliche HbA1c-Wert bei 7,0 %, in der Kontrollgruppe bei 7,9 %. Der primäre große Sammelendpunkt („jeder Diabetes-bedingte Endpunkt") wurde durch die intensive Behandlung um 12 % signifikant reduziert. Allerdings war dieser Effekt fast ausschließlich auf die Reduktion von Netzhaut-Laserbehandlungen zurückzuführen. Makrovaskuläre Ereignisse und Gesamtmortalität unterschieden sich nicht signifikant.

Fazit aus der derzeitigen Studienlage

Die derzeitige Studienlage erlaubt keine eindeutige Festlegung des HbA1c-Zielwerts. Die Studien deuten an, dass ein niedrigerer HbA1c-Wert sich günstig auf die Entstehung mikrovaskulärer diabetischer Spätschäden auswirkt. Ein nennenswerter Einfluss einer starken HbA1c-Senkung auf makrovaskuläre Endpunkte und Mortalität konnte bisher nicht nachgewiesen werden, wobei hier kritisch anzumerken ist, dass sich diese Aussage auf die in den Studien eingesetzten Substanzen beschränkt (also überwiegend Sulfonylharnstoffe, Glitazone und Insulin). Ob eine intensivere HbA1c-Senkung durch die neueren antidiabetischen Substanzen auch zu einer Reduktion von makrovaskulären Endpunkten und Mortalität führt, ist Gegenstand derzeitiger Forschung. Die ADA empfiehlt in ihrem Update 2018 für die meisten Patienten ein HbA1c < 7% (NVL 6,5-7,5%) und für folgende Patientengruppen einen Wert < 8% (8):

- Neigung zu schweren Hypoglykämien
- Reduzierte Lebenserwartung
- Fortgeschrittene mikro- oder makrovaskuläre Komplikationen
- Ausgedehnte Komorbiditäten

Möglicherweise kann auch höheres Lebensalter ein Argument gegen eine intensive HbA1c-Senkung sein. Entspr. Studien mit hochbetagten Patienten liegen nicht vor.
Statt strenger HbA1c-Ziele sollte das Therapieziel individuell abhängig von der Lebenserwartung gemeinsam mit dem Patienten festgelegt werden. Exzessive Blutzuckersenkung kann in bestimmten Situationen schaden (z. B. bei kardiovaskulären Erkrankungen). Daher sollen Hypoglykämien selbst unter Inkaufnahme eines HbA1c-Anstiegs unbedingt vermieden werden.

11.3. Stufentherapie

Nach der Festlegung des Therapieziels erfolgt eine stufenweise Intensivierung der Therapie bis zur Erreichung desselben.

Stufe 1:

Basistherapie: Lebensstilmodifikation (Ernährung, Bewegung, Rauchverzicht), Ermittlung und Therapie anderer Risikofaktoren (Hypertonie, Hyperlipidämie, Adipositas). Patientenschulung (s.u.)

Stufe 2:

Erst, wenn nach 3–6 Monaten der individuell festgelegte HbA1c-Zielwert nicht erreicht wird, Beginn mit einer medikamentösen Behandlung:

- Mittel der 1. Wahl Metformin unabhängig vom BMI (Endpunktnutzen in der UKPD-Studie nachgewiesen; KI beachten [schwere Herzinsuffizienz, eGFR < 45 ml/min]!)
- Bei Kontraindikation oder Unverträglichkeit von Metformin Sulfonylharnstoff, Mittel der Wahl: Glibenclamid oder Gliclazid (Nutzen hinsichtlich mikrovaskulärer Endpunkte wahrscheinlich)
- Bei KI für Sulfonylharnstoff: Insulin (kein sicherer Nutzennachweis!)
- Die ADA empfiehlt hier vor dem Einsatz von Insulin einen Therapieversuch mit SGLT-2-Hemmern oder GLP-1-Rezeptoragonisten (s.u.), vor allem bei adipösen Patienten und wenn bereits makrovaskuläre Folgeerkrankungen vorliegen. (9)

Stufe 3:

Wenn nach 3–6 Monaten individueller HbA1c-Zielwert nicht erreicht wird, neuerliche

Therapiezielvereinbarung und Schulung, so noch nicht erfolgt. Eventuell kann die Kombination von 2 Antidiabetika erwogen werden:

Alternativen	Nachteil
Metformin + Insulin	Gewichtszunahme, Hypoglykämierisiko
Insulin als Monotherapie bei KI oder Unverträglichkeit von Metformin	Gewichtszunahme, Hypoglykämierisiko
Metformin + Sulfonylharnstoff (Glibenclamid, Gliclazid)	Möglicherweise erhöhte kardiovaskuläre Mortalität, Gewichtszunahme, Hypoglykämierisiko
Metformin + DPP-4-Inhibitor (gewichtsneutral, geringe Hypoglykämiegefahr)	Max. 0,5 % zus. HbA1c-Absenkung, wahrscheinlich Wirkverlust bei langer DM-Dauer, kein Nutzennachweis in Endpunktstudien

Bei Vorliegen makrovaskulärer Folgeerkrankung und BMI ›30 kg/m^2 empfiehlt die ADA die Kombinationsbehandlung mit einem SGLT-2-Hemmer oder GLP-1-Rezeptoragonisten, da sich für diese beiden Substanzen in Endpunktstudien Vorteile hinsichtlich makrovaskulärer Endpunkte nachweisen ließen (s.u.).

11.4. Strukturierte Patientenschulung

Patienten sollten auf alle Fälle motiviert werden, an Diabetikerschulungen teilzunehmen und zu lernen, die Behandlung ihrer Krankheit selbst durchzuführen, wodurch schwere Unterzuckerungen (Hypoglykämien) minimiert werden können (10). Statt immer mehr Geld für blutzuckersenkende Medikamente auszugeben, sollte die Betonung auf Patientenschulung gelegt werden, um das notorische Problem der Nichteinhaltung der verordneten Therapien zu überwinden. Gut informierte Patienten bestimmen ihre eigenen Behandlungsziele, wählen ihre Behandlungsstrategien und können selbst die Vor- und Nachteile der strengeren oder weniger strengen Blutzuckerkontrolle abwägen.

Blutzuckerselbstmessung nur für Patienten mit Insulintherapie sinnvoll: Das Institut für Qualität und Wirtschaftlichkeit im Gesundheitswesen (IQWiG) hat einen Bericht zur BZ-Selbstmessung erstellt (11). Das Fazit lautet: Weder für die Blutzuckerselbstmessung, noch für die Urinzucker-Selbstmessung gibt es einen Beleg des Nutzens bei Patienten mit Diabetes mellitus Typ 2, die nicht mit Insulin behandelt werden.

11.5. Wirkstoffauswahl (ohne Insulin)

	Metformin	Glibenclamid, Gliclazid	Sulfonylharnstoffe, andere	Repaglinid, Nateglinid	Sitagliptine, Vildagliptin, Saxagliptin (DPP-4-Inhib.)	Exenatid, Liraglutid (GLP-1-Analoga)	Empagliflozin (SGLT-2-Inhib.)	Pioglitazon	Acarbose, Miglitol (Glukosidasehemmer)
Senken makrovask. Komplikationen	Grün	Rot			Rot	Grün	Grün	Rot, 6	
Senken mikrovask. Komplikationen		Gelb			Rot	Grün	Grün	Rot	
Senkung der Sterblichkeit	Grün	Rot			Rot	Gelb	Gelb	Rot	
Risiko für Hypoglykämie		++	++	++	+				
Zunahme Körpergewicht		++	++	++				++	
Abnahme Körpergewicht						+	+		
Andere Zusatzinformationen	1	2	2		3/4		4/5	7	3

Grün: Wirkung in randomisiert kontrollierten Studien nachgewiesen
Gelb: Indirekte Evidenz aus randomisiert kontrollierten Studien
Rot: In randomisiert kontrollierten Studien untersucht und keine Wirkung nachgewiesen
Weiß: Nicht in randomisiert kontrollierten Studien untersucht
1 = Laktatazidoserisiko bei Nichtbeachtung der Kontraindikationen; 2 = optimale Wirkung erst nach ca. 1 Woche/schnellerer Wirkverlust als unter Metformin; 3 = gastrointestinale Beschwerden; 4 = Infektionen; 5 = Exsikkose; 6 = ADA und europäische Diabetesgesellschaften halten hier einen Nutzen aufgrund der PROactive-Ergebnisse für wahrscheinlich; 7 = Wassereinlagerung, Risiko für Entstehung einer Herzinsuffizienz, bei manifester Herzinsuffizienz kontraindiziert.

Hinweise zu Metformin

- Metformin ist **unabhängig vom Körpergewicht Mittel der 1. Wahl**
- Kontraindiziert bei eingeschränkter Nierenfunktion (eGFR < 45 ml/min; nach ADA < 30 ml/min) und in Situationen, bei denen gehäuft Azidosen auftreten (z. B. OP, Infekte, schwere Herzinsuffizienz)
- Glomeruläre Filtrationsrate vor und unter der Therapie kontrollieren
- Langsam aufdosieren; 2–3 Einzeldosen pro Tag besser verträglich als Einmalgabe.

Hinweise zu Insulin

- Bei unzureichender Stoffwechselkontrolle u. Nichterreichen individueller Therapieziele
- Metformin-Therapie – insbesondere bei adipösen Patienten – nicht beenden
- **Bevorzugt Humaninsuline einsetzen**

Hinweise zur Kombination von Wirkstoffen

- Prinzipiell kann Metformin mit allen anderen Antidiabetika kombiniert werden.
- Für den Nutzen einer Kombination bestimmter mehrerer oraler Antidiabetika gibt es keine ausreichende Evidenz.
- **In der Regel sollten nicht mehr als zwei orale Antidiabetika kombiniert werden.**
- Fällt die Entscheidung für zusätzl. bzw. alternative orale Therapien, sollten diese abhängig vom UAW-Profil eingesetzt werden. In Anbetracht fehlender Endpunkt-Studien beträgt der HbA1c-Zielkorridor in der Regel 6,5–7,5 %. **Bei kardiovaskulären Erkrankungen und /oder Hypoglykämieneigung sollte eine HbA1c-Senkung unter 7 % vermieden werden!**

11.6. Wirksamkeitsbewertung der Antidiabetika

Metformin

Die Blutzucker senkende Wirkung von Metformin ist gut belegt. Es ist gewichtsneutral und birgt in der Monotherapie kein Hypoglykämierisiko. (12) Randomisiert kontrolliert gemessene Endpunktdaten zur klinisch relevanten Effektivität von Metformin liegen ausschließlich aus der UKPD-Studie vor. (13) Hier zeigten sich Vorteile von Metformin im Vergleich zu „usual care" sowie im Vergleich zu Insulin und den Sulfonylharnstoffen Chlorpropramid und Glibenclamid. Signifikanz wurde jedoch nur hinsichtlich der zusammengesetzten Endpunkte „alle diabetischen Endpunkte" und „Diabetes-assoziierter Tod" sowie hinsichtlich Gesamtmortalität und Myokardinfarkten erreicht. Die absolute Risikoreduktion (ARR) lag zwischen 0,5 und 1,3 % pro Behandlungsjahr entsprechend einer Number needed to treat (NNT) zwischen 15 und 40 für eine 5-jährige Behandlung. Für Schlaganfall, pAVK und mikrovaskuläre Endpunkte zeigte sich kein Vorteil für Metformin. In diesem Teil der UKPDS wurden nur übergewichtige Patienten analysiert, die sich überwiegend in der vaskulären Primärprävention befanden.

Sulfonylharnstoffe

Die Sulfonylharnstoffe stellen mit die älteste Substanzgruppe in der oralen Therapie des Diabetes mellitus Typ 2 dar. Wichtige, heute häufig eingesetzte Substanzen sind:

- Glibenclamid (Handelsnamen: Euglucon®, Glucobene®, div. Generika)
- Glimepirid (Handelsnamen: Amaryl®, div. Generika)
- Gliclazid (Handelsnamen: Diamicrom®, div. Generika).

Die Senkung des Blutzuckers und des HbA1c wurde in zahlreichen Studien nachgewiesen, aber die Evidenz für einen Effekt auf diabetische Spätschäden ist gering. Zudem besteht ein hohes Risiko für Hypoglykämien und Gewichtszunahme. Eine große Metaanalyse aus dem Jahr 2016 zeigte allerdings, dass Sulfonylharnstoffe zumindest keine negativen Auswirkungen auf Mortalität und kardiovaskuläre Endpunkte haben, also „kardiovaskulär sicher" sind. (14) Ein Nutzen in der Prävention kardiovaskulärer Ereignisse oder hinsichtlich der Mortalität konnte aber nicht nachgewiesen werden. Ein solcher Nachweis war aber auch im Studiendesign dieser Studien nicht prospektiv vorgesehen.

Es existieren nur zwei randomisiert kontrollierte auf mikro- und makrovaskuläre Endpunkte ausgerichtete Studien mit einem zumindest indirekt positiven Ergebnis für einen Sulfonylharnstoff: In der ADVANCE-Studie (6), die primär als eine Vergleichsstudie einer intensivierten Therapie versus Standard-Therapie konzipiert war, konnte gezeigt werden, dass die überwiegend mit Gliclazid durchgeführte intensivierte antidiabetische Therapie der Standardtherapie hinsichtlich der Verhinderung einer diabetischen Nephropathie überlegen ist (ARR 0,22 %/Behandlungsjahr, NNT 91 für eine 5-jährige Behandlung). Hinsichtlich makrovaskulärer Endpunkte und Gesamtmortalität zeigte sich kein Vorteil für die intensivierte Behandlung. Knapp die Hälfte der Patienten wiesen bereits zu Studienbeginn ein erlittenes kardiovaskuläres Ereignis auf.

In der UKPDS (7), die allerdings ebenfalls nicht den Substanzvergleich, sondern den Vergleich einer intensivierten mit einer Standard-Therapie zum Ziel hatte, zeigte sich eine intensivierte Behandlung mit Chlorpropramid, Glibenclamid oder Insulin hinsichtlich der Verhinderung mikrovaskulärer Endpunkte (vor allem Retinopathie) gegenüber der Standardtherapie überlegen (ARR 0,28 %/Behandlungsjahr, NNT = 71 für eine 5-jährige Behandlung). Beim Vergleich zwischen den Arzneimitteln zeigte sich, dass die Verhinderung von mikrovaskulären Ereignissen nur für Glibenclamid und Insulin signifikant war. Auch in dieser Studie zeigte sich kein Vorteil der intensivierten Behandlung hinsichtlich makrovaskulärer Endpunkte und Mortalität.

Glinide

Auch für die Glinide (z. B. Repaglinid) ist zwar die blutzuckersenkende Wirkung gut belegt, aber ein Nachweis von Outcome-Effektivität konnte bisher nicht erbracht werden bzw. wurde nicht in randomisiert kontrollierten Studien untersucht. Hypoglykämierisiko und Gewichtszunahme sind ähnlich wie bei den Sulfonylharnstoffen. Ein Cochrane-Review kommt daher zu dem Schluss, dass keine belastbare Evidenz für den Nutzen von Gliniden im Hinblick auf klinisch relevante Endpunkte existiert. (15) Die neue ADA-Leitlinie und der DEGAM/AKdÄ-Algorithmus der NVL erwähnen Glinide nicht mehr.

Glukosidasehemmstoffe

Glukosidasehemmstoffe haben einen mäßiggradigen blutzuckersenkenden Effekt. Sie sind gewichtsneutral und nicht mit einem Hypoglykämierisiko verbunden. Endpunktstudien sind nicht vorhanden. Die unerwünschten gastrointestinalen Wirkungen (Meteorismus, osmotische Diarrhoe, Bauchschmerzen) machen die Substanzen für die meisten Patienten inakzeptabel. In der aktuellen ADA-Leitlinie werden sie nicht mehr erwähnt. (9)

Thiazolidinedione

Die Thiazolidinedione kamen Ende der 1990-er Jahre auf den Markt und erfreuten sich zunehmender Beliebtheit, weil sie als erste Substanzgruppe „kausal" die dem Diabetes mellitus Typ 2 zugrundeliegende Insulinresistenz beeinflussen. Die blutzuckersenkende Wirkung lag aber deutlich unter der von Metformin und Sulfonylharnstoffen. Eine der beiden zugelassenen Substanzen, Rosiglitazon, wurde 2010 wegen kardiovaskulärer Risiken und vermehrt auftretender Knochenbrüche vom Markt genommen. Weitere typische unerwünschte Wirkungen sind Gewichtszunahme, Wassereinlagerung und Zunahme einer Herzinsuffizienz.

Die einzige Endpunktstudie zu Pioglitazon (PROactive-Studie) konnte im primären Endpunkt (ein Composite aus kardiovaskulären Ereignissen und Tod) und auch für alle makro- und mikrovaskulären Einzelendpunkte einschließlich Mortalität keinen Effekt nachweisen, wurde aber als großer Erfolg verkauft. (16) Hierzu wurde ein in der Studienregistrierung nicht prädefinierter, wahrscheinlich eher zufällig signifikanter „sekundärer Hauptendpunkt" zum wichtigsten Studienergebnis erklärt. Der verfehlte primäre Endpunkt und die hohe Nebenwirkungsrate, vor allem hinsichtlich der Hospitalisierung wegen dekompensierter Herzinsuffizienz [Absolute Risikozunahme (ARZ) 0,7 %/ Behandlungsjahr, Number needed to harm (NNH) = 28 für eine 5-jährige Behandlung], wurden weitgehend ignoriert. Pioglitazon ist in Deutschland nur noch in Ausnahmefällen auf Kosten der Krankenkassen verordnungsfähig. Ein Cochrane-Review kommt zu dem Schluss, dass es keinen Nachweis für einen Endpunktnutzen von Glitazonen gibt. (17)

DPP-4-Hemmer/Gliptine

Diese Substanzgruppe greift durch ihre Hemmung der Dipeptidylpeptidase-4 in das pathologische Geschehen beim Diabetes mellitus Typ 2 ein und steigert die Insulinsekretion der Betazellen in Abhängigkeit vom Blutzuckeranstieg. Ihre blutzuckersenkende Wirkung ist wie die der Glitazone nur mäßig.
2013 wurde die SAVOR-TIMI-53-Studie publiziert – mit negativem Ergebnis, d. h. es konnte kein Effekt von Saxagliptin hinsichtlich der Verhinderung kardiovaskulärer Ereignisse, einer diabetischen Nephropathie oder der Mortalität nachgewiesen werden. (18) Hingegen kam es in der Saxagliptin-Gruppe zu einer deutlichen, statistisch signifikanten Zunahme von Hospitalisierungen wegen Herzinsuffizienz. In zwei weiteren Endpunktstudien wurden Sitagliptin (TECOS) (19) bzw. Alogliptin (EXAMINE) (20) untersucht, mit ähnlichem Ergebnis. Es zeigte sich weder ein positiver noch ein negativer Effekt im Vergleich zu Plazebo, weder für makro- oder mikrovaskuläre Endpunkte noch für die Gesamtmortalität. Allerdings zeigte sich anders als in der Saxagliptin-Studie in beiden Studien auch kein ungünstiger Effekt hinsichtlich Hospitalisierung und Herzinsuffizienz.

GLP-1-Rezeptoragonisten

Für die Inkretinmimetika vom GLP-1-RA-Typ, die nicht oral eingenommen werden können, sondern injiziert werden müssen, wurde eine mäßiggradige Blutzucker- und HbA1c-Senkung und eine günstige Auswirkung auf das Körpergewicht bei übergewichtigen Patienten mit Diabetes mellitus Typ 2 dokumentiert. (21) Das Hypoglykämierisiko ist gering. Im Jahr 2016 wurde in der LEADER-Studie ein günstiger Effekt von Liraglutid hinsichtlich des primären Composite-Endpunkts (kardiovaskulärer Tod, Myokardinfarkt und Schlaganfall, ARR 0,5 %/Behandlungsjahr, NNT 40 für eine 5-jährige Behandlung), der Gesamtmortalität (ARR 0,4 %/Behandlungsjahr, NNT 50 für eine 5-jährige Behandlung) und mikrovaskulärer Ereignisse (vor allem Nephropathie, ARR 0,3 % je Behandlungsjahr, NNT 66 für eine 5-jährige Behandlung) gezeigt. (22) Über 80 % der Patienten der LEADER-Studie wiesen zu Studienbeginn bereits ein stattgehabtes kardiovaskuläres Ereignis auf. Übergewicht war zwar kein prädefiniertes Einschlusskriterium, aber der mittlere BMI der Studienpopulation lag bei 32,5 kg/m^2. Ähnlich vielversprechende Ergebnisse konnten in der SUSTAIN-6-Studie für den GLP-1-RA Semaglutid gezeigt werden (ARR 1,2 % pro Behandlungsjahr für den zusammengesetzten Endpunkt aus kardiovaskulärer Mortalität, Myokardinfarkt und Schlaganfall, NNT = 17 für eine 5-jährige Behandlung). Allerdings blieb die Gesamtmortalität unbe-

einflusst und unter Semaglutid kam es signifikant häufiger zur Entwicklung einer diabetischen Retinopathie (ARZ 0,63 % pro Behandlungsjahr, NNH = 32 für eine 5-jährige Behandlung. Das Medikament ist in Österreich derzeit (noch) nicht verfügbar. (23) Ein Nachteil der GLP-1-RA ist das häufige Auftreten von Übelkeit (ARZ 0,32 % pro Behandlungsjahr, NNH = 63 für eine 5-jährige Behandlung) und akuten Gallensteinleiden (ARZ ebenfalls 0,32 % pro Behandlungsjahr, NNH = 63 für eine 5-jährige Behandlung). Die unerwünschten Arzneimittelwirkungen treten vor allem zu Behandlungsbeginn auf, weshalb eine einschleichende Dosierung zu beachten ist.
In der im September 2017 publizierten Endpunktstudie (EXSCEL) mit dem GLP-1-RA Exenatid konnten die positiven Ergebnisse von LEADER und SUSTAIN allerdings nicht reproduziert werden. (24)

Gliflozine (SGLT-2-Inhibitoren)

Auch für die SGLT-2-Inhibitoren konnte in zahlreichen randomisiert kontrollierten Studien eine Reduktion von Blutzucker, HbA1c und Körpergewicht nachgewiesen werden. Es besteht nur ein geringes Hypoglykämierisiko. (25) Bisher wurden jedoch erst zwei Endpunktstudien publiziert, allerdings mit positivem Ergebnis für Empagliflozin (EMPA-REG) (26) und Canagliflozin (CANVAS) (27). In EMPA-REG zeigte sich eine signifikante Risikoreduktion für Empagliflozin hinsichtlich des primären Composite-Endpunkts (kardiovaskulärer Tod, Myokardinfarkt, Schlaganfall, ARR 0,65 %/Behandlungsjahr, NNT = 31 für eine 5-jährige Behandlung) und der Gesamtmortalität (ARR 0,92 %/Behandlungsjahr, NNT = 22 für eine 5-jährige Behandlung. Alle Patienten befanden sich in der kardiovaskulären Sekundärprävention. In der CANVAS-Studie reduzierte Canagliflozin das Risiko für den gleichen Composite-Endpunkt um 14 % (ARR 0,46 pro Behandlungsjahr, NNT = 39 für eine 5-jährige Behandlung). In dieser Studie konnte aber weder für die Einzelendpunkte des Composite-Endpunkts noch für die Gesamtmortalität ein signifikanter Effekt gezeigt werden.
Getrübt wird der positive Effekt durch häufige Nebenwirkungen der Substanzen (Harnwegs- und Genitalinfektionen, Exsikkose). Während in der EMPA-REG-Studie lediglich die Genitalinfektionen vermehrt auftraten (ARZ 1,5 % pro Behandlungsjahr, NNH = 14 für eine 5-jährige Behandlung), kam es in der CANVAS-Studie zudem zu einer signifikanten Zunahme von Amputationen (ARZ 0,29 pro Behandlungsjahr, NNH = 69 für eine 5-jährige Behandlung) und Frakturen (ARZ 0,35 pro Behandlungsjahr, NNH = 57 für eine 5-jährige Behandlung. Derzeit laufen weitere Endpunktstudien mit anderen SGLT-2-Inhibitoren, deren Ergebnisse mit Spannung erwartet werden.

11.7. Insulintherapie (2)

Obwohl bei der Diagnosestellung eines Typ-2-Diabetes mellitus in aller Regel eine Insulinresistenz mit endogener Hyperinsulinämie vorliegt, ist die Insulintherapie bei ausreichender Dosierung wirksam, da durch die Erhöhung der Insulinkonzentration im Blut die Insulinresistenz überwunden werden kann.
Durch Insulintherapie kann eine dosisabhängige Senkung des HbA1c-Wertes erreicht werden. **Eine Reduktion kardiovaskulärer Ereignisse durch Insulin konnte bislang nicht nachgewiesen werden.** Mehrere, auch höherwertige Studien zeigen aber, dass mit einer intensivierten Insulinbehandlung das **Risiko mikrovaskulärer Komplikatio-**

nen und der Neuropathie im Vergleich zur konventionellen Therapie **vermindert** werden kann. Es gibt kaum vergleichende Studien zum Einsatz verschiedener Therapieregime. Insulin kann als Monotherapie oder in Kombination mit anderen Substanzen eingesetzt werden. Die benötigte Menge hängt entscheidend von der Insulinresistenz ab, ein Wirkungsverlust im Therapieverlauf tritt nicht ein, die Insulinresistenz kann jedoch weiter zunehmen und immer höhere Insulindosierungen erfordern.

Humanes „Basal"-Insulin ist Mittel der 1. Wahl

Bei primärem Einsatz **schnellwirksamen Insulins** zu den Mahlzeiten treten tendenziell **häufiger Hypoglykämien** auf. Auch mit Hinblick auf Fehler bei der Anwendung ist der Einsatz von Basal-Insulin als erstes Insulinpräparat die sicherere Alternative. Die Gabe zur Nacht ist aus pathophysiologischen Überlegungen sinnvoll. Die Dosis ist individuell zu wählen. Oft reicht in der Kombinationstherapie mit Metformin die einmalige Gabe **von 8–16 IE Basal-Insulin vor dem Schlafen** aus, um eine ausreichende Blutzuckersenkung zu erreichen. Wenn durch die Insulintherapie eine anhaltende Hyperglykämie beseitigt wird, kann es auch zu einer Abnahme des Insulinbedarfs kommen.

11.7.1. Kombination von Insulin mit oralen Antidiabetika

Eine Überlegenheit einer alleinigen Insulintherapie hinsichtlich der Stoffwechseleinstellung, des Verlaufs des Diabetes und der Sekundärkomplikationen ist nicht belegt. Die Hauptrisiken einer Insulintherapie sind Hypoglykämien und Gewichtszunahme. Sie können durch Kombination mit Metformin reduziert werden. Sofern keine Kontraindikation oder Unverträglichkeit besteht, ist daher eine **Kombinationstherapie mit Metformin anzustreben**. Eine **Kombination mit Sulfonylharnstoffen ist nicht sinnvoll.** Insgesamt konnte für Kombinationen von Insulin mit oralen Antidiabetika bisher kein Vorteil hinsichtlich relevanter Endpunkte nachgewiesen werden.

11.7.2. Kurz- und langwirksame Insulinanaloga

Kurzwirksame Insulinanaloga haben bei Diabetes mellitus Typ 2 keine relevanten klinischen Vorteile, verteuern die Therapie und bergen Risiken. Deshalb sollten, wenn kurzwirksames Insulin überhaupt erforderlich ist, bevorzugt Humaninsuline eingesetzt werden. Für langwirksame Insulinanaloga (Insulin Glargin) sieht das deutsche IQWIG Vorteile durch ein niedrigeres Hypoglykämierisiko gegenüber der Anwendung von NPH-Basal-Insulin. Durch die Vermeidung von Hypoglykämien und die entsprechende Einsparung von Teststreifen und Korrekturmaßnahmen entstehe auch Kostenneutralität gegenüber NPH-Insulin. (11) Allerdings wird für Insulin Glargin seit Jahren über eine mögliche Kanzerogenität diskutiert.

Als Ursache für das mitogene und möglicherweise auch kanzerogene Potenzial von Insulinanaloga gilt ihre strukturelle Ähnlichkeit mit dem Insulin-like growth factor-1 (IGF-1), einem starken Mitogen und Kanzerogen. IGF-1 fördert das Wachstum von Mamma-, Prostata- und Kolonkarzinomen. In einer 2009 veröffentlichten Kohortenstudie mit 127.031 Patienten zeigte sich eine dosisabhängige Zunahme des Krebsrisikos unter Insulin Glargin (HR 1,09-1,31 für Dosierungen zwischen 10 und 50 IE tgl., KI 1,00-1,42) (28). Die Validität dieser Studienergebnisse ist allerdings umstritten. Sie konnten in einer zeitgleich publizierten schottischen Studie nicht bestätigt werden. (29) An beiden Studien ist vor allem die zu kurze Beobachtungszeit zu kritisieren. Eine ab-

schließende Bewertung ist hier nur durch Langzeitstudien zu erzielen. Für keines der Insulinanaloga liegen Studien vor, die einen Endpunktnutzen hinsichtlich mikro- oder makrovaskulärer diabetischer Komplikationen belegen.
Präparate: Insulin Lispro (Humalog®), Insulin Glargin (Lantus®; Toujeo®), Insulin Detemir (Levemir®).

11.8. Behandlung des kardiovaskulären Gesamtrisikos

Für Patienten mit Diabetes mellitus Typ 2 gilt generell die gleiche Empfehlung wie für alle Personen mit einem erhöhten kardiovaskulären Risiko: Bei der Behandlung einzelner Risikofaktor sollte man das kardiovaskuläre Gesamtrisiko im Auge behalten und gemeinsam mit dem Patienten entscheiden, an welcher Stelle das Risiko am ehesten effektiv gesenkt werden könnte. Bei Patienten mit Diabetes mellitus Typ 2 ist daher die Behandlung von arterieller Hypertonie und Hyperlipidämie mindestens ebenso wichtig wie die Blutzuckereinstellung. Wahrscheinlich ist die Behandlungseffektivität hinsichtlich kardiovaskulärer Ereignisse für die Behandlung von Hypertonie und Hyperlipidämie deutlich höher als die Blutzuckereinstellung selbst. (30) *Zu den Behandlungsempfehlungen für Hypertonie und Hyperlipidämie siehe die entsprechenden Kapitel.*

Literaturnachweis online: www.tgam.at/leitfaden_quellen_kap11

12. Internistische Akutfälle und Erkrankungen in der AM-Praxis

12.1. Thoraxschmerz

Leitsymptom	Thoraxschmerz, könnte AP sein		
Sofort	150–300 mg ASS kauen, Pulsoxymetrie, Defibrillator bereit		
Arbeitsdiagnose	Akutes Koronarsyndrom (ACS) = akute koronare Ischämie		
EKG (kann lange stumm bleiben); bei dringendem Verdacht nach 1–2 Stunden wiederholen	Keine ST-Hebung, keine ST-Senkung, kein (neu aufgetretener) LSB	ST-Senkung, neg. T in V2–V6, hohe R in V1–V2	Neu aufgetretener Links-Schenkelblock. ST-Hebung in Extremitäten-Abl. ≥ 0,1 mV oder in 2 oder mehr benachbarten BW-Abl. ≥ 0,2 mV
Verdachtsdiagnose	Instabile Angina pectoris oder NSTEMI	NSTEMI	STEMI
Therapie	i.v. Zugang: 5 mg Metoprolol i.v., 2 mg Morphin-Bolus, 5–10 mg über 15–30 min; Nitroglycerin 1–2 Hübe nur, wenn RR › 100; O_2 wenn SPO^2 ‹ 90%	Wie instabile AP, zusätzlich NMH, z. B. Enoparaxin 1 mg/kg/KG 2 x täglich	Rasche Reperfusion anstreben, nicht auf Labor warten. Med. wie instabile AP, zusätzlich Heparin Bolus 60 IE/kg/KG, dann 12 IE/kg/KG/h, max. 1.000 IE/h Fibrinolyse oder CAG erwägen › Spezialist
	Kein Betablocker, wenn ACS unwahrscheinlich, akute oder dekompensierte Herzinsuffizienz, HF ‹ 50, AV-Block, RR ‹ 100		
Labor: CK, Troponin	6–12 h unverändert	Anstieg	Anstieg
Diagnose	Instabile Angina pectoris	NSTEMI	Myokardinfarkt
Differentialdiagnosen	Perikarditis, PE, Aortendissektion, Pneumothorax, Ösophagitis, muskuloskelettaler Schmerz, Panik-Störung		
Meiden	i.m. Injektionen: wegen CK und Fibrinolyse Nifedipin: Effekt unberechenbar, Risiko Schock, Apoplex Ringer-Laktat: enthält Kalzium-Vasokonstriktor		

Nach: Joannidis M, Lechleitner P, Ledochowski M, Pechlaner C, Wiedermann C. Internistisches Notfallkompendium (1)

12.2. Tachykardie

Tachykardie = HF › 100

QRS schmal ‹ 0,11 s	rhythmisch	P vorhanden: Sinustachykardie	Ursachen: Fieber, Schmerzen, Angst, Anämie, Herzinsuffizienz, Schilddrüsenüberfunktion, Intoxikation Therapie der Grunderkrankung
		typisches Sägezahnmuster, selten kleine P: stabiles Vorhofflattern	Therapie wie VH-Flimmern
		Kein P: paroxysmale supraventikuläre Reentry-Tachykardie WPW atriale Tachykardie	1. Wahl bei Reentry-T. wäre an sich Adenosin-Bolus (in Defibereitschaft), Alternativen in der Praxis bei normalem RR und normaler LVF Verapamil (Isoptin®) 5–10 mg i.v. Zusätzlich ev. Digitoxin 0,25–0,5 mg i.v. Alternative: ß-Blocker - aber nicht, wenn schon Verapamil gegeben! Bei schlechter LV-Funktion und wenn auf Verapamil resistent: Amiodaron 150 mg i.v. über 15 min
QRS schmal ‹ 0,11 s	arrhythmisch	Vorhofflimmern akut/neu: ‹ 48 h paroxysmal: Umschlagen in SR wahrsch. chronisch	Ursachen ausschließen: Hypokaliämie, PE, Herzerkrankungen. Nüchtern lassen, solange el. Kardioversion angestrebt Therapie: NMH, z. B. Enoparaxin 1 mg/kg/KG Frequenzkontrolle: Wenn geringe Beschwerden ß-Blocker oder Verapamil + Digitalis und antikoagulieren Kardioversion: akut wenn VHFL ‹ 48 h , Schockzeichen, AP, Lungenödem, Hypotension ‹ 90
QRS breit › 0,11 s	QRS polymorph	**Ventrikuläre Tachykardie, Cave: Gefahr Kammerflimmern, plötzlicher Herztod, Dekompensation, raschest Spezialisten beiziehen!** Torsades des Pointes (TdP) = polymorphe Breitkomplextachykardie mit langem QT, kongenital + Med.-NW, TH: Mg-Sulfat 2 g (8 mmol) i.v., Kalium Ko. kein Amiodaron Polymorphe Tachykardie mit normalem QT (nur zwischen Salven beurteilbar), Ursache meist **Ischämie**, Th: Amiodarin 300 mg i.v., ß-Blocker, Defibrillator, dringend **Revaskularisation** Vorhofflimmern + Präexzitation (FBI) = fast, broad & irregular, absolut arrhythmisch, Risiko Kammerflimmern! **Therapie stabil:** Ajmalin durch Spezialisten, ***alle anderen Antiarrhythmika inkl. Amiodaron sind kontraindiziert!*** **Therapie instabil:** Kardioversion	
	QRS monomorph	Wenn P vor jedem QRS: supraventrikuläre Tachykardie und Schenkelblock, sonst behandeln wie ventrikuläre Tachykardie	

Nach: Joannidis M, Lechleitner P, Ledochowski M, Pechlaner C, Wiedermann C. Internistisches Notfallkompendium (1)

12.3. Torsade de pointes (TdP)

Auch Torsade-de-pointes-Tachykardie, Spitzenumkehrtachykardie oder Schraubentachykardie: Sonderform der ventrikulären Tachykardie, gekennzeichnet durch ein spindelförmiges Bild der Kammerkomplexe im EKG und Herzfrequenzen über 150/min. Da sie in ein Kammerflimmern übergehen kann, handelt es sich um eine potentiell lebensbedrohliche Herzrhythmusstörung. Bereits beim ersten Auftreten von TdP ist ein plötzlicher Herztod möglich. Mögliche Symptome: Schwindel, Benommenheit, Herzrasen, Präsynkope oder Synkope, Kaltschweißigkeit und Kurzatmigkeit. (1)

12.3.1. Ursachen

Auslöser der Tachykardie bei vorbestehenden begünstigenden Faktoren (Long-QT-Syndrom) ist meist eine in die vulnerable Phase fallende Extrasystole; bei durch Bradykardie verlängerter vulnerabler Phase wird dies wahrscheinlicher. Torsade-Tachykardien enden oft nach kurzer Zeit von selbst, können aber wiederkehren.

Plötzliche Todesfälle junger und sonst gesunder Menschen erregen Aufmerksamkeit, besonders, wenn sie sich bei großen Sportveranstaltungen vor den Augen der Öffentlichkeit ereignen. Statistisch gesehen sind derartige Ereignisse aber selten, und noch seltener sind sie Folge eines QT-Syndroms. Insgesamt wird für den plötzlichen Herztod von einer Prävalenz von 1–2 pro 1.000 Einwohner und Jahr ausgegangen, bei unter 30-jährigen nur etwa 0,5–1 pro 100.000 Einwohner und Jahr. Etwa 6 % der plötzlich Verstorbenen weisen bei einer Obduktion keine Anzeichen einer organischen Herzkrankheit auf, sind also einer primären Rhythmusstörung erlegen. Es wird angenommen, dass davon etwa ein Drittel ein QT-Syndrom aufwies. Diese zum Teil geschätzten Zahlen lassen vermuten, dass in Deutschland jährlich etwa 10–20 Menschen unter 30 Jahren an einem QT-Syndrom sterben.

Das Krankheitszeichen des Long-QT-Syndroms ist eine Verlängerung der frequenzkorrigierten QT-Zeit (QTc). Für das Long-QT-Syndrom typisch sind anfallsweise auftretende Tachykardien. Diese Herzrhythmusstörungen können zu Schwindelattacken, Synkopen und zum Herzstillstand durch Kammerflimmern führen. Viele Patienten leiden aber unter keinerlei Beschwerden, bleiben also asymptomatisch. Sowohl die Tachykardien, als auch die Synkopen treten v. a. bei körperlicher Belastung oder in Stresssituationen auf. Bei symptomatischen Patienten ist die Prognose ohne Behandlung schlecht.

Lange Zeit hat man die kongenitale und die erworbene Form des Long-QT-Syndroms strikt voneinander unterschieden. Heutzutage gibt es zahlreiche Hinweise dafür, dass auch bei einem erworbenen Long-QT-Syndrom eine genetische Disposition vorliegen kann, vor allem beim medikamentös induzierten Long-QT. Bei den Patienten mit erworbenen Formen des Syndroms liegt eine genetische Anomalie mit geringer Expression vor; unter Normalbedingungen bleibt die Anomalie ohne erkennbare Folgen, sie führt aber zu einer Verminderung der „Repolarisations-Reserve". (2) Bei Exposition mit Substanzen, die die Repolarisationsflüsse hemmen, führt diese verminderte Leistungsreserve zu einem Long-QT-Syndrom.

Risikofaktoren für verlängerte QT-Zeit (1, 3)

- Angeborene Form: Mutation der Gene, die die Ionenkanalstrukturen der Herzmuskelzellen codieren
- Weibliches Geschlecht, zunehmendes Alter

- Herzkrankheiten (Kardiomyopathie, Myokardinfarkt, AV-Block), Bradykardie; angeborene Herzreizleitungsstörungen
- Elektrolytstörungen (Hypokaliämie, Hypokalzämie, Hypomagnesiämie), längeres Fasten; Hämodialyse; neu aufgetretene Niereninsuffizienz
- QT-Zeit-verlängernde Medikamente

Medikamenteninduzierte Verlängerung des QT-Intervalls (3)

TdP wurden erstmals im Zusammenhang mit Antiarrhythmika beschrieben, später wurde dieser Effekt auch für viele andere Medikamente gefunden, etwa für Antihistaminika, Antibiotika (Erythromycin, Clarithromycin), Malariamittel (Chloroquin), Antipsychotika.

Auch Antiarrhythmika der Klassen IA (Disopyramid, Quinidin) und III (Amiodaron, Ibutilid, Sotalol) verlängern das QT-Intervall. Unter den Psychopharmaka verlängern insbesondere die trizyklischen Antidepressiva das QT-Intervall. Von den häufig eingesetzten Antipsychotika wird Thioridazin mit dem höchsten TdP-Risiko assoziiert, aber auch Haloperidol und Fluphenazin können lebensbedrohliche Arrhythmien verursachen; neuere Antipsychotika scheinen in dieser Hinsicht sicherer zu sein.

Medikamenteninteraktion: Die Kombination von Medikamenten, die in der Monotherapie als sicher gelten, kann durch Wirkstoffinteraktion zu Arrhythmien führen, dies gilt bes. bei Medikamtenen, die über das Cytochrom P450-System abgebaut werden, z. B. Triazol-Antimykotika (Ketoconazol, Itraconzol), Makrolid-Antibiotika und SSRI.

Cave: Makrolidantibiotika

Eine große amerikanische Datenbank-Studie verglich 4 Patientengruppen mit Antibiotikaverordnungen (Amoxicillin, Ciprofloxacin, Levofloxacin und Azithromycin) mit 4 Kontrollen ohne Antibiotika. Bei 5-tägiger Einnahme von Azithromycin war im Vergleich zu Amoxicillin bzw. Nichtbehandlung sowohl das kardiovaskuläre, als auch das gesamte Sterberisiko erhöht (HR 2,88 bzw. 1,85). 2013 kommt eine Betätigung durch dänische Wissenschaftler. Verglichen wurden folgende Patientengruppen (18–64 Jahre):

- 1.102 Mill. Azithromycin-Behandlungen (berechnet als 5-Tage-Episoden)
- 7.367 Mill. Penizillin-V-Behandlungen (berechnet als 5-Tage-Episoden)
- 1.102 Mill. Behandlungen ohne Antibiotikaverordnung

Demnach ist die Einnahme von Azithromycin mit einem fast dreifachen Risiko eines kardiovaskulären Todesfalls assoziiert (allerdings nur innerhalb der ersten fünf Tage). Alle Makrolidantibiotika bewirken als Gruppeneffekt eine QT-Verlängerung und können somit TdP auslösen. (4) Auf www.qtdrugs.org werden Arzneistoffe nach ihrem Risiko, ein Long-QT-Syndrom zu induzieren, klassifiziert; einen Überblick über häufig verordnete Medikamente findet sich auch im Kapitel „Antidepressiva".

Prävention

In der Praxis ist ein Medikament selten allein für die Entwicklung von TdP verantwortlich, ausgenommen bei Antiarrhythmika der Klassen I und III oder bei Überdosen, z. B. bei einem psychotropen Medikament. Einfachste präventive Maßnahme ist es, die Verschreibung von mehr als einem Medikament mit QT-verlängernder Wirkung zu vermeiden. Dies ist allerdings nicht immer möglich, etwa wenn mehrere psychotrope Medikamente zur Behandlung nötig sind. In diesen Situationen muss das QT-Intervall 4 bis 7 Tage nach Beginn der Behandlung kontrolliert werden. (2) Kontraindiziert sind

Diuretika wegen der Gefahr einer Hypokaliämie, sowie frequenzsteigernde systemische ß2-Sympathomimetika. (3)

12.3.2. Therapie (3)

Eine kausale Therapie des Long-QT-Syndroms gibt es nicht.
Eine Beratung hinsichtlich Berufswahl und Freizeitaktivitäten ist wichtig, auch was das Lenken von Fahrzeugen anlangt. Tätigkeiten und Hobbys mit Gefährdungspotential (Arbeit als Berufskraftfahrer, Wettkampfsport, Schwimmen) sollten vermieden werden – Patienten sollen lernen, mögliche Trigger für eine Herzrhythmusstörung zu vermeiden (starke Emotionen bzw. Erschrecken, z. B. wenn der Betroffene plötzlich aus dem Schlaf gerissen wird oder plötzliche körperliche Anstrengung).
Für Patienten mit einem kongenitalen QT-Syndrom ist eine Langzeittherapie erforderlich (5), zur Membranstabilisierung erfolgt die Gabe von Magnesium und Kalium bis auf hochnormale Werte. Eine Senkung der Herzfrequenz mit Beta-Blockern ohne ISA und die orale Gabe von Magnesium reduziert die Häufigkeit von Torsades de pointes; Bei einer anhaltenden Torsade-Tachykardie muss die Implantation eines Kardioverter-Defibrillators erwogen werden.

Hintergrund-Info: Die QT-Zeit ist frequenzabhängig, die Grenzwerte müssen auf eine HF von 60 umgerechnet werten, dies erfolgt nach der Bazzet-Formel. Cave, bei Herzfrequenzen unter 60 pro Minute führt die Korrekturformel nach Bazett zu einer Unterkorrektur!

Normalwerte für QTc in Millisekunden	Männer	Frauen
Normal	‹ 430	‹ 450
Borderline	430–450	450–470
Verlängert	› 450	› 470

12.4. Lungenödem

Klinik: Heftige Atemnot, AF › 30/min, Orthopnoe, brodelnder Atem auch ohne Auskultation hörbar (Ausnahme: bei COPD u. SIADH oft fehlend), schaumiger Auswurf
Ursachen: Vorhofflimmern, akute Dekompensation bei MCI, Vitien, Hypertonie, Nierenversagen, Höhen-Lungenödem. Selten: Hypervolämie durch Syndrom der inappropriaten ADH-Bildung, SIADH (Schwartz-Bartter-Syndrom)
Sofortmaßnahmen: Oberkörper hoch, Beine tief lagern, O_2 10 l/min ab SpO_2 ‹ 90% i.v. Zugang, Pulsoxymetrie, EKG
Not-Medikation:

- Morphium 2 mg als Bolus, 10 mg über 30 min*
- Lasix 80 mg i.v. (bei Niereninsuffizienz auch höhere Dosen)
- Nitroglycerin 1–3 Hübe sublingual nur, wenn RR › 100–110
- Bei Hypertonie RR um 20% in der 1. Std senken: Urapidil (Ebrantil®) 12,5 mg i.v.
- RR-Ko nach 10 min ev. wiederholen

** Manche LL machen hier Einschränkungen, Opiate können bei Patienten mit schwerer Dyspnoe zur Linderung von Dyspnoe und Angst erwogen werden; allerdings können Übelkeit und Hypopnoe auftreten (1)*

12.5. Pankreatitis

Symptome: konstante epigastrische Schmerzen, plötzlicher Beginn, häufig Ausstrahlung Rücken und Brechreiz (gürtelförmig), Schmerzintensität variabel (1, 2)
Ursachen: Gallensteine oder C2 in 70-80% der Fälle, exzessive Hypertriglyzeridämie › 1.000 m/dl in 1-4% der Fälle (Fibrat-Indikation!), 30% idiopathisch
Pankreatitis als Medikamentennebenwirkung (Beispiele):

- Roflumilast: selten (3)
- Gliptine: mehr als doppelt so hohes Risiko unter Einnahme (4)
- Rivastigmin: 1:100–1:1.000 (5)
- Simvastatin: 1:1.000–1:10.000 (6)

Diagnose: Die Diagnose einer akuten Pankreatitis kann bei Bestehen von 2 der 3 folgenden Aussagen gestellt werden:

- Typischer Bauchschmerz
- Erhöhte Serumamylase und/oder -lipase ›3x oberer Normwert
- Typischer bildgebender Befund (Abdomensonographie, bei unklarem Befund – KM CT) (7)

Laborparameter: Nach einem Cochrane-Review aus dem Jahr 2017 bestehen folgende Sensitivitäten/Spezifitäten und positiv/negativ prädiktive Werte für die › 3-fach erhöhte Serum-Amylase und Lipase: (8)

	Sensitivität	Spezifität	Positiv prädiktiver Wert	Negativ prädiktiver Wert
			22,6% Prävalenz	22,6% Prävalenz
Serum-Lipase	79%	89%	68%	93%
Serum-Amylase	72%	9 3%	74%	92%

DD: Aortendissektion, MCI, Milz-/Leberruptur, Peritonitis, Mesenterialinfarkt, Ulcus, akute Cholezystitis
Therapie: supportive Therapie, wenn möglich Durchführung einer enteralen Ernährung (signifikante Senkung der Mortalität u. systemischer Infektionen, kürzere Krankenhausaufenthalte) (9); Morphium 5 mg über 20–30 min, Metoclopramid langsam i.v., Routinemäßige Antibiotikagaben werden nicht mehr empfohlen – nur bei Hinweis auf Infektion (10), ev. endoskopische retrograde Cholangio-Pankreatikographie (ERCP).

12.6. Gallenkolik, Cholezystitis

20% der Frauen und 10% der Männer ab 40 J. haben Gallensteine, meist aber keinerlei Beschwerden (1). Gallenoperationen zählen zu den häufigsten operativen Eingriffen beim Menschen, im Regelfall erfolgt die Durchführung lapraskopisch, dabei ist eine elektive präoperative Antibiotikagabe nicht von Vorteil (2). Die beiden anzutreffenden Diagnosen sind Steingallenblase (Cholecystolithiasis) und die Entzündung der Gallenblasenwand (Cholecystitis).
Meist setzen sich Gallensteine aus Cholesterin und/oder Pigment zusammen. Da sie in 80% der Fälle nicht röntgendicht sind, sind sie auf Röntgenaufnahmen nicht sichtbar; die Diagnose wird mittels Sonographie bzw. mittels Serum Alkalische Phoshatase gestellt.

Ursachen/Risikofaktoren: Hypertrigliyzerdiämie, Erkrankungen des Ileum, Diabetes mellitus, parasitäre Erkrankungen der Galle, Geburten, parenterale Ernährung, Medikamente (Beispiel: Alemtuzumab), Hypoparathyreoidismus, Alkohol, rasche Gewichtsreduktion und die 6 F's: female, fourty, fat, fertile, fair, family disposition. (1, 3)
Ist die Diagnose gestellt, kann bei Symptomfreiheit (2/3 aller Gallensteinpatienten) abgewartet werden; nur 4 % der stillen Steine werden später symptomatisch (4). Die jährliche Rate an Komplikationen einer Cholelithiasis liegt bei ca. 1 % (1). Kommt es zu Verschlussikterus, eitriger Cholangitis, Empyem/Gangrän der Gallenblase, enterobiliären Fisteln oder Gallensteinileus, sollten diese so bald wie möglich nach Auftreten der Symptome behandelt werden (3). Bei assoziiertem Auftreten einer Pankreatitis wird aktuell eine operative Sanierung der Gallenblase empfohlen (5).
Symptome: Intensive wellenförmige Schmerzen rechter Oberbauch, oft Ausstrahlung Rücken, re. Schulter, ev. Übelkeit, Erbrechen, Völlegefühl, Blähungen und Aufstoßen. Meist selbstlimitierend binnen 1 h. (1, 3)
Diagnose: Diagnosestellung wichtig, insbesondere um diverse DD auszuschließen. Klinische Untersuchung (lokales Entzündungszeichen: Murphy-Zeichen), Sonographie (Steine, Slugde, DD: Polypen, Wandverdickung), alkalische Phosphatase (6), LFP, Bilirubin, CRP, Leukozytose, Harn, Lipase, Troponin und CK zum Ausschluss häufiger DD
DD: Cholezystitis, Perforation, Nierenkolik, Ulcus duodeni, Pankreatitis, Pleuritis, MCI, Aortenaneurysma, Infekte, Ausstrahlungsschmerz, Stoffwechselerkrankungen, Schwangerschaft (ektopische), Endometriose, Darmverschluss, Thrombosen und Stenosen der Bauchgefäße, Appendizitis
Therapie: Metamizol oder Diclofenac 75 mg in NaCl-Infusion + Butylscopolamin (Buscopan®) 20–40 mg alle 4–6 h i.v. Wenn nicht ausreichend, nach Verabreichung eines Spasmolytikums Gabe von Morphin 5–10 mg i.v. über 20–30 min (Cave: Spasmen des Musculus sphincter oddi). Das arznei-telegramm listet in der atd-Datenbank als Mittel der Wahl bei Gallenkoliken Isosorbiddinitrat (7). In der Fachinformation von Nitrolingual 0,4 mg-Pumpspray wird spastische Gallenwegskolik als Indikation angeführt; auch die LL nennen Nitroglycerin als Therapieoption (0, IV, starker Konsens) (8).
In einem Cochrane-Review zeigten sich NSAR Spasmolytika überlegen, möglicherweise gegenüber Morphinen gleichwertig; neben der Behandlung der Akutsymptomatik reduzieren sie auch die Komplikationsraten (akute Cholezystitis, akute Pankreatitis, Gelbsucht, Cholangitis) (9).
Bei akuter Cholezystitis (Zeichen der Sepsis, Cholangitis, Abszess oder Perforation) sind unverzüglich Antibiotika zu verabreichen (A, II, starker Konsens, LL); es gibt keine Evidenz zur antibiotischen Behandlung bei unkomplizierter Cholezystitis (Statement, V, starker Konsens). (8) Lt. EbM-Guidelines ist bei akuter Cholezystitis zusätzlich Cefuroxim 1,5 g 3 x täglich i.v. zu verabreichen (Hauptkeim ist normalerweise E. coli). Anmerkung: In A wird als 1. Wahl ein Penicillin mit Betalaktamaseinhibitor oder ein Cephalosporin der 3. Generation mit Metronidazol verwendet; Alternative ist die Kombination Fluorchinolon + Metronidazol (3).
Ältere Patienten und Patienten in schlechtem Allgemeinzustand sollten zur Abklärung der Notwendigkeit eines Eingriffs hospitalisiert werden (3).
RCTs konnten zeigen, dass das Steinrisiko unter Reduktionsdiät mit rascher Gewichtsabnahme oder nach Magen-Bypass durch die Einnahme von Ursodeoxycholsäure (UDCA) signifikant um 58 % verringert wird (10)

12.7. Nierenkolik

Häufigkeit Nierensteine: In D erkranken jährlich 1-2 % der Bevölkerung, USA: 7 % aller Frauen, 13 % aller Männer im Leben einmal betroffen. Können in jedem Alter auftreten, auch bei Kindern; Altersgipfel: 20-40 Jahre (1)
Symptome: Das Leitsymptom sind intensive kolikartige, manchmal auch konstante Schmerzen. Je nach Steinlokalisation können die Schmerzen im Nierenlager oder Unterbauch einseitig auftreten. Meist besteht eine Ausstrahlung zur Leiste oder ins äußere Genitale. Als Begleitsymptome zeigt sich häufig auch Harndrang, manchmal Übelkeit und Erbrechen, blutiger Harn oder ein ausgeprägter Bewegungsdrang.

12.7.1. Diagnostik

Klinische Untersuchung: siehe o.g. Symptomatik, Blick hinsichtlich relevanter Differentialdiagnosen: Lumbalgie, Gastritis, Pyelonephritis, Appendizitis, Hodentorsion, Gallenkolik, Aortenaneurysma (2)
Labor: Bestimmung von Entzündungsparametern, Nierenfunktion, Harnstatus (Mikrohämaturie)
Sonographie: Sensitivität 45 %, Spezifität 95 % bei Harnleitersteinen; Sensitivität 45 %, Spezifität 88 % bei Nierensteinen, Diagnostikum erster Wahl, im Vergleich zu einem initial durchgeführtem Abdomen-CT kein Anstieg an Komplikationen, schwerwiegenden Nebenwirkungen oder Hospitalisationen; kein Unterschied der Schmerzsymptomatik im Verlauf (3, 4)
Low-Dose-CT: Sensitivität 96,6 %, Spezifität 94,9 %; Vorteil: auch nicht röntgendichte Konkremente werden dargestellt, mit Ausnahme von Indinavir und Matrixsteinen (gemeinsam ‹ 1 % der Fälle) (5, 6)

12.7.2. Therapie

Schmerztherapie

NSAR werden in einem Cochrane-Review von 2015 sowie einer urologischen Leitlinie (7) als effektive Behandlung und Mittel der 1. Wahl genannt. Im Cochrane-Review wurden Diclofenac, Indomethacin und Ketorloac gegenüber Plazebo und Opioiden untersucht. Dabei zeigt sich keine verbesserte Schmerzkontrolle durch die Zugabe von Spasmolytika (Butylscopolaminbromid)! (8) Grund dafür könnte die Tatsache sein, dass N-Butyl-Scopolamin nur in sehr hohen Dosen den peripheren Harnleiter relaxiert (9). Oral eingenommenes Butylscopolaminbromid erreicht nur eine absolute Bioverfügbarkeit von unter 1 %, weshalb mit der hierzulande üblichen oralen Dosis keine messbaren Plasmaspiegel zustande kommen. (10)
Dass NSAR die Erstwahltherapeutika zur Behandlung einer akuten Nierenkolik sind, wird in einem systematischen Review aus dem Jahr 2018 bestätigt. (11)
Eine weitere doppelblinde, randomisierte, kontrollierte Untersuchung verglich die schmerzlindernde Wirkung von Diclofenac 75 mg intramuskulär, Paracetamol 1 g i.v. und Morphin 0,1 mg/kg KG i.v. bei bestehender Nierenkolik. Es wurde der Anteil Patienten festgehalten, die innerhalb von 30 Minuten eine Schmerzlinderung von zumindest 50 % angaben. Ergebnis: 65 % der Patienten mit Diclofenac, 66 % der Patienten mit Paracetamol und 61 % der Patienten mit Morphin hatten innerhalb von 30 Minuten eine Schmerzlinderung von mindestens 50 %. Insofern stellt Paracetamol i.v. bei fehlender Verfügbarkeit von NSAR eine kurzfristige Alternative dar. (12)

Alphablocker

Diese werden häufig als ergänzende Medikamente verwendet, um den Spontanabgang des Konkrementes zu erleichtern (CAVE: off label – Aufklärungspflicht!). Die Effektivität dieses Therapieansatzes wurde 2018 in einem Cochrane-Review untersucht. Es zeigte sich eine Beschleunigung des Steinabganges um im Schnitt 3,4 Tage (95% CI -4,17–2,63), wobei anzumerken ist, dass die Wirksamkeit der Behandlung mit der Steingröße (› 5 mm DM) zunimmt. Zudem benötigten mit Alphablockern behandelte Patienten weniger NSAR und wurden seltener hospitalisiert; RR 0,51 (95% CI 0,34 -0,77). Kein Unterschied zeigte sich bei verschiedenen Steinlokalisationen oder verwendetem Alphablocker-Typ. Die beschriebene Wirksamkeit wird begleitet vom Risiko für schwere Nebenwirkungen in der Größenordnung von 29 von 1.000 behandelten Personen (RR 2,09, 95% CI 1,13 – 3,86). (13)

Konservativ oder interventionell?

Die Entscheidung, ob ein diagnostiziertes Konkrement konservativ behandelt wird oder interventionell, trifft selten ein Allgemeinmediziner. Neben der Steingröße fließen mehrere Faktoren (urologische Vorgeschichte, ggf. bestehende Infektion, Symptomatik, Komorbiditäten und Patientenwunsch) mit ein. (7) Bei isolierter Betrachtung der Größe des Konkrementes ist bei einer Steingröße unter 5 mm in 68% (95%CI 46 – 85%), über 5 mm in 47% (95%CI 36 – 58%) der Fälle von einem spontanen Abgang auszugehen. (14) Steine unter 4 mm gehen mit 95% Wahrscheinlichkeit innerhalb von 40 Tagen ab. Die Dauer bis zum Abgang variiert ebenfalls mit der Größe: ‹ 2 mm 31 Tage; 2-4 mm 40 Tage, 4-6 mm 39 Tage. (15)

12.7.3. Morphin bei Bauchschmerzen?

Hier geben wir einen DEGAM-Benefit von Prof. Michael Kochen wortwörtlich wieder, sein Stil und sein ungeheurer Überblick bereichern unseren Alltag immer wieder – herzlichen Dank für viele Jahre DEGAM-Benefits!

„Ich bin sehr wahrscheinlich nicht der einzige, der während des Studiums (von Chirurgen) eingetrichtert bekommen hat, dass Patienten mit akuten Bauchschmerzen um Himmels Willen keine Opiate verabreicht bekommen dürfen, bevor sie im Krankenhaus untersucht wurden. Dies würde nämlich die Resultate der klinischen Untersuchung so verändern, dass die Chirurgen zu falschen Behandlungsschlüssen kommen würden. Amerikanische Kollegen haben jetzt die gängigen Datenbanken nach kontrollierten Studien durchsucht, um diese Frage zu klären. Sie fanden 9 Arbeiten bei Erwachsenen und drei bei Kindern. Deren Resultate sollten vielleicht bei Neuauflagen von Lehrbüchern berücksichtigt werden: ***Opiate verändern wohl die körperliche Untersuchung, führen jedoch nicht zu vermehrten Behandlungsfehlern.“*** (16) Ein Cochrane-Review kam ebenfalls zu diesem Ergebnis (17).

12.8. Elektrolytstörungen (1)

	Symptome	Ursache	Diagnose	Therapie
Hyper-Kaliämie	Häufig symptomlos, „unwohl", manchmal Bradykardie	Vermehrte Freisetzung aus Zellen (z. B. Hämolyse) Kaliumshift aus Zellen (z. B. Medikamente - Beta-Blocker/ Digitalis; Azidose, Insulinmangel) Verminderte Kaliumausscheidung (Medikamente – ACE-Hemmer, AT II- Blocker, Niereninsuffizienz, NNR-Insuffizienz)	EKG: sehr breite QRS › 0,16 s, Bradykardie, hohe T in Brustwand-Abl. (unspezifisch) Labor K › 6–7 mmol/l	Je nach Ursache: Absetzen von Medikamenten. Natriumpolystyrensulfonat (Resonium®). i.v.-Therapie durch Spezialisten.
Hypo-Kaliämie	Muskelschwäche, Rhythmusstörung	Kaliumshift in Zellen hinein (z. B. durch Beta-Blocker, Alkalose) renaler Verlust (z. B. durch Diuretika, GI-Verlust (z. B. Erbrechen, Durchfall)	EKG meist unauffällig, Risiko Kammerflimmern K ‹ 2,5 mmol/l oder digitalisiert K ‹ 3,0 mmol/l	Kaliumsubstitution (z. B. durch Kalioral®)
Hypo-Natriämie	verwaschene Sprache, Verwirrtheit, Cheyne-Stokes-Atmung	Siehe unten	Na ‹ 135; je rascher der Abfall, desto ausgeprägter die Symptome	Je nach Ursache, breite Differentialdiagnose; siehe unten
Hyper-Natriämie	Sopor, Muskelschwäche	Exsikkose, Fieber, Durchfall, Erbrechen, Niereninsuffizienz	Na ›155–160	je nach Ursache (initial isotone Flüssigkeitszufuhr, im Verlauf ggf. Zufuhr von freiem Wasser z. B. durch Glukose 5%-Infusionen)
Hyper-Kalziämie	Übelkeit, Erbrechen, Obstipation, Schwindel, Verwirrtheit, Ataxie, Durst, Polyurie, Muskelschwäche	Kombination Thiaziddiuretika mit Vitamin D-Präparaten oder Kalzium Lithium-Therapie Knochenmetastasen Primärer Hyperparathyreoidismus	ca. › 2,75 mmol/l	Beseitigung Ursachen, Schleifendiuretikum + Steroid; bei Metastasen Bisphosphonat

12.8.1. Prävalenz (2)

Die Prävalenz von Elektrolytstörungen in einer internistischen Notaufnahme ist hoch. Häufig ist das Auftreten einer Elektrolytstörung vor allem bei älteren Patienten mit der

Einnahme von Diuretika assoziiert. Störungen des Flüssigkeits- und Elektrolythaushaltes sind vor allem im Alter oft Folge komplexer Grunderkrankungen und werden häufig unterschätzt. Die häufigsten Grunderkrankungen der Patienten sind koronare Herzkrankheit (KHK), arterielle Hypertonie und Diabetes mellitus sowie Niereninsuffizienz. In vielen Fällen ist das Vorliegen einer Niereninsuffizienz jedoch nicht bekannt. Insgesamt weist 1/3 aller internistisch aufgenommenen Patienten eine Störung des Elektrolythaushaltes auf. Die Hyponatriämie ist mit ca. 15 % die am häufigsten aufgetretene Elektrolytstörung. Viele dieser Patienten nehmen regelmäßig Thiazide ein. 2/3 der Patienten mit einer Hyponatriämie sind älter als 60 Jahre. Eine Diuretika-induzierte Hypokaliämie wird 8-30 % aller Herzinsuffizienzpatienten diagnostiziert. Diese ist, wie auch die Hyponatriämie, oft besonders mit der Einnahme von Thiaziden assoziiert. Bei jedem Fünften der Patienten mit einer Hypokaliämie zeigt sich zeitgleich eine Hyponatriämie. (3) Eine Hyperkaliämie wird bei ca. 8 % aller Patienten bei Aufnahme festgestellt. 90 % dieser Patienten wiesen eine reduzierte GFR auf. Die am seltensten auftretende Elektrolytstörung ist die Hypernatriämie, die bei 1 % der Patienten beobachtet wird, rund ein Drittel dieser Patienten ist exsikkiert. Diese hypovolämische Hypernatriämie ist oft Folge einer übermäßigen Schleifen-Diuretikaeinnahme oder mangelnder Flüssigkeitszufuhr.

12.8.2. Hyponatriämie (4)

In Kürze

Sinkt der Anteil des Serumnatriums unter 135 mmol/l (Normalwert 135–147 mmol/l), spricht man von Natriummangel oder Hyponatriämie. Diese ist die häufigste Elektrolytstörung mit einer Prävalenz von 15–30 % (‹ 135 mmol/l) bzw. 5–7 % (‹ 130 mmol/l) bei hospitalisierten und einer Prävalenz von 7 % (‹ 135 mmol/l) bei ambulanten Patienten.

Die Konzentration von Natriumionen im Blut ist in Bezug auf die Flüssigkeitsmenge vermindert, dabei sind verschiedene Formen zu unterscheiden. Meist geht die Hyponatriämie nicht mit einer Verminderung der absoluten Natriummenge im Blut einher, sondern spiegelt vor allem eine Störung des Wasserhaushalts wieder. Aufgrund dessen ist es immer notwendig, die Flüssigkeitszustand eines Patienten bei bestehender Hyponatriämie zu erfassen.

Diuretika sind die häufigste Ursache einer Hyponatriämie bei extramuralen Patienten; in 92 % aller Fälle einer Diuretika-induzierten Hyponatriämie sind Thiazide oder Kombinationspräparate auslösend.

Symptome

Der Schweregrad der Symptomatik hängt einerseits vom Ausmaß und andererseits von der Geschwindigkeit ab, mit der sich die Hyponatriämie ausbildet. Je geringgradiger die Abweichung des gemessenen Natriumspiegels ist, desto vorsichtiger sollte von einem kausalen Zusammenhang zwischen der Hyponatriämie und einer bestehenden Symptomatik ausgegangen werden:

Da die Symptomatik bei schwerer bzw. symptomatischer Hyponatriämie primär aufgrund eines Hirnödemes bzw. erhöhtem intrakraniellem Druck entsteht, spielt die Geschwindigkeit des Absinkens der Natriumkonzentration im Blut die entscheidende Rolle. Grund dafür ist, dass sich das Gehirn durch Adaptation an eine sich ändernde

Natriumkonzentration anpassen kann, was jedoch mindestens 24-48 Stunden dauert. Eine sich langsam installierende, mittelschwere Hyponatriämie kann aufgrund dieser Anpassungsvorgänge auch asymptomatisch sein. Das Krankheitsbild kann sich auch ganz allmählich entwickeln, nicht immer treten die Symptome dramatisch auf. Zeichen einer solchen metabolischen Enzephalopathie treten oft bei Werten ‹ 125 mmol/l auf.

- ‹ 125–130 mmol/l: Reizbarkeit, Übelkeit ohne Erbrechen
- ‹ 120–125 mmol/l: Kopfschmerz, Somnolenz, Erbrechen
- ‹ 115–120 mmol/l: gesteigerte Reflexe, epileptische Anfälle, Koma, Tod

Die Symptome einer Hyponatriämie sind unspezifisch und werden deshalb häufig falsch zugeordnet.

Differentialdiagnose (4)

Für die Differentialdiagnose der Hyponatriämie sind mehrere Informationen von entscheidender Bedeutung: der Volumenstatus und das Urin-Natrium sowie die Osmolalität des Plasmas und des Urins. Zudem kommt der Blutglukosebestimmung eine wichtige Bedeutung zu. Die klinische Einschätzung des Hydratationszustandes des Patienten wird primär nicht empfohlen, da die erreichte Sensitivität/Spezifität hinsichtlich der richtig identifizierten Ursache der Hyponatriämie gering ist (Sens. 50-80 %, Spez. 30-50 %). Wenn die Bestimmung der Urin-Osmolalität und Natriumkonzentration der klinischen Einschätzung des Hydratationszustandes vorgezogen wurde, konnte eine bessere diagnostische Performance erreicht werden. (5)

An dieser Stelle sei kurz die sogenannte Pseudohyponatriämie erwähnt. Diese entsteht durch einen labortechnischen Messfehler aufgrund einer im Fall hohen Menge an Lipiden oder Proteinen im Serum. Abhilfe verspricht in diesem Fall die Bestimmung der Serumosmolalität (wenn normal, dann Pseudohyponatriämie) oder der Wechsel der Messmethode im Labor. (6)

Primär ist zu unterscheiden, ob eine hypotone Hyponatriämie (‹275mOsmol/kg) oder eine nicht-hypotone Hyponatriämie vorliegt. Die Wichtigkeit dieser Unterscheidung liegt darin, dass nicht-hypotone Hyponatriämien kein Hirnödem verursachen und grundsätzlich anders behandelt werden. Die Unterscheidung gelingt mit der Bestimmung der Serumosmolalität bzw. Korrektur der gemessenen Natriumkonzentration anhand des gemessenen Glukosespiegels mittels Tabellen/Formeln. (7)

Bestimmung der Serumosmolalität

Die direkte Messung der Osmolalität ist in der Praxis kaum durchführbar, selbst Fachlabors schicken die Proben an große Krankenhäuser weiter, sodass eine erhebliche Zeitverzögerung den Praktiker zur klinischen Diagnosestellung oder zur Krankenhauseinweisung zwingt. Eine Alternative stellt die Berechnung eines Näherungswertes aus den Blutparametern Natrium, Glukose und Blut-Harnstoff-Stickstoff dar (Schreiben Sie auf die Überweisung „**BUN**", das sollte Ihr Fachlabor mit gutem Willen zu Stande bringen).

2 x Serum-Na + Glucose/18 + BUN/2,8

Als nächster Schritt nimmt man die Urin-Natriumkonzentration und Urin-Osmolalität zu Hilfe. Bei einer Harn-Osmolalität von ‹ 100 mOsmol/kg (maximal verdünnter Urin) ist von einer exzessiven Wasserzufuhr auszugehen. Bei › 100 mOsmol/kg ist ein weiterer

Blick auf die Urin-Natriumkonzentration zu werfen. Damit erfolgt die Unterscheidung von Hypo-/Hyper-/Euvolämie mit einem Grenzwert von 30 mmol/l (tiefe Natriumausscheidung – hypovoläm; hohe Natriumausscheidung – hypervoläm). An dieser Stelle ist der Patient auch klinisch auf seinen Hydratationszustand zu untersuchen. (8)
CAVE Diuretikaeinnahme: Die Interpretation der Urin-Natriumkonzentration sollte bei laufender Diuretikaeinnahme mit Vorsicht erfolgen. Gängige Leitlinien empfehlen in dieser Situation die Bestimmung der fraktionierten Harnstoffexkretion. Als pragmatischer Ansatz wäre hier je nach Symptomatik ein möglicher Weg, die Diuretika zu pausieren und die Natriumkonzentration im Serum zu kontrollieren.
Nachfolgend finden Sie den beschriebenen Gang der Abklärung grafisch dargestellt.

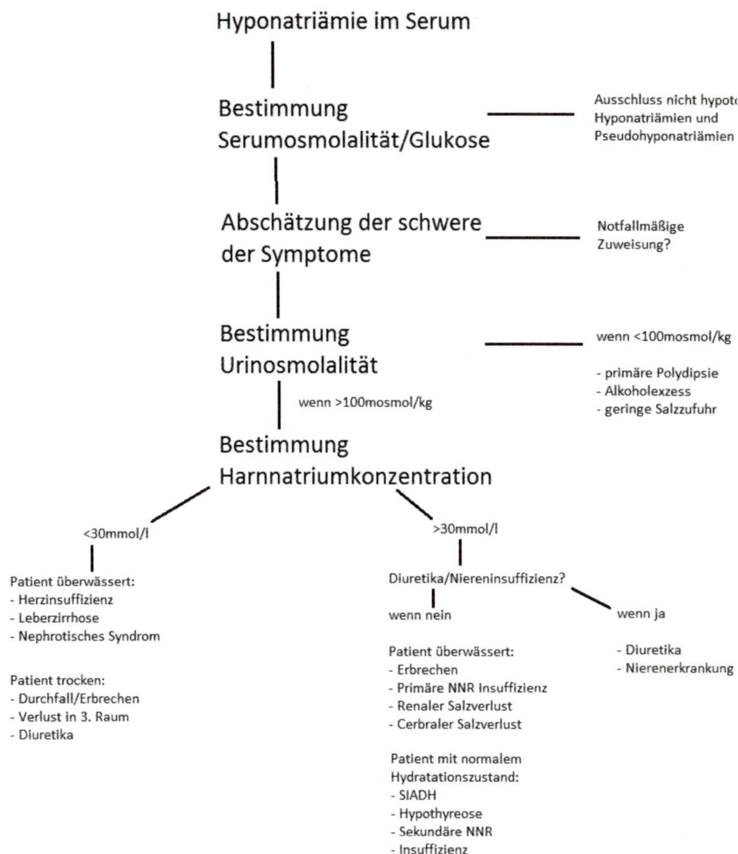

Diuretika sind die häufigste Ursache einer Hyponatriämie bei extramuralen Patienten. 10–20 % der Patienten › 75 Jahre haben laborchemisch eine Hyponatriämie, die jedoch oft asymptomatisch ist. Differentialdiagnostisch gibt es drei wichtige Fragen:

- ***Nimmt der Patient Pharmaka, die zur Flüssigkeitsretention führen: RR-Med + NSAR?***

- ***Liegen Herzinsuffizienz, eingeschränkte Nierenfunktion oder Hypothyreose vor?***
- ***Erfolgt eine Diuretika-Therapie?***

Diuretika-induzierte Hyponatriämie: Hohe Alltagsinzidenz

- Bis zu 13,7 % der mit Thiaziden behandelten Patienten
- 72 % der Fälle durch Thiaziddiuretika, 20 % der Fälle durch Kombination Thiazide/kaliumsparende Diuretika, 8 % durch Schleifendiuretika (dann meist nach monatelanger Therapie)
- Häufiger ältere Patienten mit geringem Körpergewicht und alkoholkranke Patienten
- Häufiger Rekurrenz nach Reexposition mit Thiaziden

Diuretika sind die häufigste Ursache einer Hyponatriämie bei extramuralen Patienten! Schleifendiuretika und Thiazide unterscheiden sich hier wesentlich:

Schleifendiuretika

Schleifendiuretika blockieren die Natriumchlorid-Rückresorption im aufsteigenden Schenkel der Henle'schen Schleife und vermindern so die Osmolalität des Niereninterstitiums. In der Folge verliert die Niere die Fähigkeit sowohl zur Konzentration, als auch zur Dilution des Harns. Dadurch wirken sie kaum auf den Blutdruck, verursachen seltener Hyponatriämie und eignen sich besser zur Ödemausschwemmung.

Präparate: Lasix®, Torasemid®

Thiazid-Diuretika

In 92 % aller Fälle einer Diuretika-induzierten Hyponatriämie sind Thiazide oder Kombinationspräparate verantwortlich.

Auf zwei Wegen kommt es unter dem Einfluss von Thiaziden zur Hyponatriämie:

- Hemmung der distalen Natrium-Rückresoption, dadurch erhöhte Natriumauscheidung
- Volumenmangel › Anstieg der ADH-Sekretion. Die Fähigkeit der Niere zur Konzentrierung des Harns, d. h. zur Retention von freiem Wasser unter dem Einfluss von ADH, bleibt unter Thiaziden aufrechterhalten. › Erhöhte Wasserrückresorption › Hyponatriämie

Dadurch haben Thiazide eine gute blutdrucksenkende Wirkung, sind aber nicht zur Ödemausschwemmung geeignet.

Präparate: Chlortalidon (Hydrosan®), Hydrochlorothiazid (HCT® + Kombinationspräparate), Indapamid (Fludex®), Xipamid (Aquaphoril®), Kombinationspräparate: Amilorid + HCT (Moduretic®)

Wichtig: Thiazide sind grundsätzlich nur für die Behandlung der unkomplizierten essentiellen Hypertonie bei Patienten ‹ 65 a ohne Begleiterkrankungen gut geeignet. Bei älteren Patienten, bei Herz- oder Niereninsuffizienz sollten sie nur mehr mit Vorsicht eingesetzt werden. ***Ist unter Thiaziden eine Hyponatriämie aufgetreten, tritt sie bei neuerlicher Verschreibung mit großer Wahrscheinlichkeit wieder auf!***

Weitere Medikamente, die Hyponatriämie verursachen können

Neben Thiaziden können auch Antidepressiva (SSRI, Serotonin-Noradrenalin-Rückaufnahme-Inhibitoren/SNRI, Amitriptylin), aber auch Morphin und NSAR Hyponatriämie verursachen. SSRI und andere Antidepressiva, die in das Serotonin-System eingreifen, sind ein häufiger Grund für Hyponatriämie. Der Australischen Behörde f. Arzneimittelnebenwirkungen nach gehen 25 % aller Hyponatriämien auf diese Stoffklasse zurück, an 2. Stelle nach den Diuretika. Als Ursache wird eine ADH-Hemmung angenommen.

Ältere Personen und Frauen sind besonders gefährdet. (siehe z. B.: Bad drug news, 13. 06. 2003) Die wesentlichen pathophysiologischen Mechanismen, die dabei zur Entstehung einer Hyponatriämie beitragen dürften, sind einerseits ein gesteigerter renaler Verlust an Natrium und andererseits eine vermehrte Stimulation der ADH-Sekretion, die zu einer vermehrten Retention von Wasser führt. Die ADH-Sekretion kann dabei einerseits durch einen diuretikainduzierten Volumenmangel adäquat gesteigert oder bei einem SIADH exzessiv stark erhöht sein. Darüber hinaus scheinen auch weitere Mechanismen, wie ein Diuretika-induzierter Kaliumverlust mit in der Folge vermehrtem transzellulärem Kationenaustausch (Kalium aus der Zelle, Natrium in die Zelle), eine Stimulation des Dursts und ein Magnesiummangel, in der Genese einer Diuretika-induzierten Hyponatriämie eine Rolle zu spielen.

Therapie

Das therapeutische Vorgehen wird wesentlich vom Vorhandensein bzw. Schweregrad der Symptome, aber auch vom zugrundeliegenden Pathomechanismus beeinflusst.
Im Falle einer diuretikainduzierten Hyponatriämie wird das Absetzen/Pausieren des auslösenden Diuretikums empfohlen. Milde oder asymptomatische Hyponatriämien korrigieren sich oft nach Einleitung der Kausaltherapie (Absetzen von Diuretika, Flüssigkeitsrestriktion).
Hinsichtlich der intravenösen Natriumsubstitution ist zu beachten, dass ein zu schneller Anstieg des Serumnatriums schwerwiegende Komplikationen zur Folge haben kann. Wenn die Hyponatriämie zu rasch substituiert wird, besteht die Gefahr einer pontinen Myelinolyse, einer potentiell lebensbedrohlichen Nebenwirkung. Eine Untersuchung zum Zustandekommen dieser Erkrankung durch Natriumsubstitution zeigte, dass in 96 % der Fälle die initiale Natriumkonzentration unter 120 mmol/l lag. In 87 % der Fälle lag die Korrekturrate über 12 mmol/l in den ersten 24 bzw. über 20 mmol/l in den ersten 48 h. (9–11) Ein maximaler Serumnatriumanstieg von 0,3 mmol/l pro Stunde (am 1. Tag max. 10 mmol/l, alle weiteren Tage max. 8 mmol/l pro Tag) (12) sollte nicht überschritten werden. Es empfehlen sich engmaschige Laborkontrollen, die bei entsprechender Schwere der Symptomatik/tiefem Natriumspiegel meist stationär erfolgen sollten.
Die Normalisierung des Natriumspiegels sollte bei milder Symptomatik primär durch Behandlung der zugrundeliegenden Ursache erreicht werden. Dabei reicht die Spanne von forcierter Diurese bei dekompensierter Herzinsuffizienz über Flüssigkeitsrestriktion bis zum Absetzen der auslösenden Medikation, z. B. Diuretika, Antidepressiva.
Die genaue Differentialdiagnose der Hyponatriämie ist komplex und zeitaufwändig, weshalb sie hier auch nur in einer sehr verkürzten Form dargestellt wird. Im Falle einer symptomatischen Hyponatriämie ist allerdings aufgrund des Risikos für die oben genannte zentrale pontine Myelinolyse eine engmaschige Überwachung notwendig, weshalb in der Regel eine stationäre Einweisung indiziert ist.

12.9. Vorhofflimmern

Vorhofflimmern gehört zu den häufigsten Herzrhythmusstörungen und ist mit einem erhöhten Schlaganfallrisiko assoziiert. Die nachfolgenden Behandlungsempfehlungen stützen sich in erster Linie auf die ESC-Leitlinie „Management von Vorhofflimmern". (1)

12.9.1. Prävalenz und klinische Bedeutung

- Erwachsene gesamt: 0,4–0,7 %
- › 60 Jahre: 2 %
- › 75 Jahre: 8–10 %

Die Herzleistung nimmt gegenüber Sinusrhythmus um ca. 25 % ab. Sehr häufig kommt es zu einer für den Patienten unangenehmen, ineffektiven Tachyarrhythmia absoluta. Das Schlaganfallrisiko ist gegenüber gleichaltrigen Patienten mit Sinusrhythmus 2–7-fach erhöht, die Gesamtmortalität ist etwa doppelt so hoch. 3–5 % der Patienten mit VHF erleiden pro Jahr eine embolische Komplikation.

12.9.2. Ursachen

Kardiale Ursachen:
Herzklappenfehler, KHK, Hypertonie (vor allem bei linksventrikulärer Hypertrophie), Sick-sinus-Syndrom, DM, pAVK, dilatative Kardiomyopathie, Perikarditis, VH-Septumdefekt

Extrakardiale Ursachen:
15 % der unbehandelten Hyperthyreosen entwickeln ein VHF, unkritische (Über-)Behandlung mit L-Thyroxin, chronischer Alkoholabusus, Koffein (umstritten), akute Infektionen, vor allem Pneumonien, Lungen-Ca, Pulmonalembolie.

„Lone Atrial Fibrillation":
Sehr selten, idiopathisches VHF bei Patienten ohne strukturelle Herzerkrankung und ohne vaskuläre RF, meist Patienten ‹ 65 J.

12.9.3. Behandlung

Es gibt keine Evidenz, dass eine erfolgreiche Kardioversion hinsichtlich der Schlaganfallprophylaxe und der Gesamtmortalität erfolgreicher ist als eine Antikoagulation. (2) Die Behandlung richtet sich daher danach, ob der Patient symptomatisch ist oder nicht. Die Symptome werden nach EHRA (European Heart Rhythm Association) klassifiziert:

- EHRA I: keine Symptome
- EHRA II: leichte Symptome; die normale Alltagstätigkeit ist nicht beeinflusst
- EHRA III: schwere Symtpome; Alltagstätigkeit ist beeinträchtigt
- EHRA IV: massiv behindernde Symptome; die Alltagstätigkeit kann nicht mehr wahrgenommen werden

Bei symptomatischen Patienten (ab EHRA III) und vor allem bei Kreislaufinstabilität (EHRA IV) erfolgt eine Rhythmuskontrolle durch Kardioversion. Bei asymptomatischen Patienten ist zwischen Rhythmuskontrolle und Frequenzkontrolle abzuwägen (siehe Tabelle unten). Zudem sollte eine behandelbare Ursache (z. B. Herzinsuffizienz, Hyperthyreose, Digitalisintoxikation, Hypokaliämie, Infektionen) ausgeschlossen bzw. behandelt werden.

Frequenz- versus Rhythmuskontrolle

Argumente für Frequenzkontrolle	Argumente für Rhythmuskontrolle
Alter >65 J., inaktiver Patient	Alter ≤65 J. oder biologisch junger, aktiver Patient, „lone atrial fibrillation"
Keine oder milde Symptome (EHRA I-II)	Ausgeprägte Erstsymptomatik (EHRA III-IV)
Gutes Ansprechen der Symptomatik (falls vorhanden) auf Frequenzkontrolle	Beeinträchtigende Symptome trotz Frequenzkontrolle (EHRA III-IV)
VHF-Rezidiv(e) nach < 2-3 Monaten unter Rhythmuskontrolle	Gutes Ansprechen auf medikamentöse Rhythmuskontrolle
Linker Vorhof >5 cm im Herzecho	Normal großer linker Vorhof
Dauer des VHF >6-12 Monate	Erstmanifestation von VHF, Dauer <6 Monate
Keine Kontraindikation für Antikoagulation	Kontraindikation für Antikoagulation
KI für Antiarrhythmika	
KHK, höhergradiger AV-Block	

Vor einer Kardioversion wird durch eine transösophageale Echokardiografie (TEE) ausgeschlossen, dass sich Thromben im Vorhof befinden, es sei denn, Kreislaufinstabilität macht eine direkte Kardioversion unumgänglich. Sind Thromben nachweisbar, muss vor der Kardioversion 3 Wochen antikoaguliert und dann eine erneute TEE durchgeführt werden. Die Kardioversion kann medikamentös oder elektrisch erfolgen.

Rhythmuskontrolle

Medikamentöse Kardioversion

Die Erfolgsquote der medikamentösen Kardioversion beträgt ca. 50 % und ist umso höher, je kürzer das Vorhofflimmern bereits besteht. Voraussetzungen der medikamentösen Kardioversion durch i.v.-Gabe von Antiarrhythmika:

- Defibrillator vorhanden
- EKG-Monitor vorhanden (bis 3-4 Std. nach Kardioversion)
- Ausschluss Thrombus durch TEE
- Ausreichende Antikoagulation oder CHA_2DS_2-VASc <2

Folgende Medikamente kommen zum Einsatz (Kontraindikationen beachten!):

- Klasse Ic-Antiarrhythmika (nicht bei Myokardinfarkt oder ACS, bei EF < 50 %, bei Sinusknoten-Dysfunktion oder AV-Block II-III, bei Brugada-Syndrom, Schenkelblock, Vorhofflattern), z. B.
  - Flecainid 1-2 mg/kg KG (max. 150 mg) als i.v.-Infusion über 30 min. oder 300 mg p.o. (Einmalgabe)
  - Propafenon 1-2 mg/kg KG (max. 150 mg) als i.v.-Infusion über 30 min. oder 600 mg p.o. (Einmalgabe)
- Andere Antiarrhythmika, z. B.
  - Vernakalant (nur wenn VHF < 7 Tage besteht, Erfolgschance 50 %, nicht bei Vorhofflattern und Aortenstenose): initial 3 mg/kg KG als i.v.-Infusion über 10 min, max. 339 mg; evtl. 2. Gabe 2 mg/kg KG nach 10 min, max. 226 mg
  - Ibutilid: initial 1 mg über 10 min i.v., ggf. einmal wiederholen nach 10 min (Cave:

proarrhythmogene Wirkung, z. B. Torsade de pointes)

- Klasse III-Antiarrhythmika (geringere Erfolgschancen, langsamer Wirkungseintritt), z.B.
  - Amiodaron: 5-7 mg/kg KG als i.v.-Infusion über 1-2 Std., anschließend 50 mg/h bis max 1 g/24 h oder p.o..

Nach der Kardioversion wird in Abhängigkeit vom CHA_2DS_2-VASc weiter antikoaguliert.

Elektrische Kardioversion

Eine elektrische Kardioversion kann mittels QRS-synchronisiertem Gleichstromschock in Kurznarkose durchgeführt werden (Erfolgsquote 70-90 %). Bei Misserfolg ggf. Wiederholung unter antiarrhythmischer Medikation.

Antiarrhytmische Dauertherapie

Eine antiarrhythmische Dauertherapie kann erfolgen, muss jedoch gegen mögliche unerwünschte Wirkungen abgewogen werden. Patienten, deren Herzrhythmus immer wieder in Vorhofflimmern umspringt und die gut auf die medikamentöse Kardioversion ansprechen, erhalten eine „Pill-in-the-pocket" als Bedarfsmedikation, die sie immer dann einnehmen, wenn VHF auftritt, z. B. 300 mg Flecainid oder 600 mg Propafenon als Einmaldosis.

Ist die „Pill in the Pocket" nicht effektiv und es wird weiterhin eine Rhythmuskontrolle angestrebt (z. B. wegen Symptomen oder Kontraindikationen gegen eine Antikoagulation), so kommt eine Katheterablation in Betracht. Nur in Ausnahmefällen soll eine längerdauernde Behandlung mit z. B. Amiodaron (Sedacoron® 200 mg) erfolgen. Kontraindikationen hierfür sind: schwere arterielle Hypotonie, kardiovaskulärer Kollaps und Schock, Sinusbradykardie, alle Formen einer Leitungsverzögerung, Schilddrüsenerkrankungen, Jodallergien, Lungenfibrose, schwere Leberparenchymschädigungen, gleichzeitige Therapie mit MAO-Hemmern. Häufig kommt es bei der Dauertherapie zu folgenden **unerwünschten Arzneimittelwirkungen**:

- Kardial: Schwere Bradykardien (AV-Block, Arrhythmien), Hypotonie
- Extrakardial: ZNS (Kopfschmerzen, Schlafstörungen, Depressionen), gastrointestinale Störungen, Korneaablagerungen (reversibel), Haut (Photosensibilisierung, Pseudozyanose), Schilddrüsenstörungen, Lebertoxizität (sehr selten Leberzirrhose), Ataxie, Tremor, Muskelschwäche, Lunge, Neuropathie, reversible Lungenfibrosen, Arthropathien, Gewichtsverlust, vereinzelt Vaskulitis (3)

Das dem Amiodaron verwandte Dronedaron (Multaq®) gilt heute bei Vorhofflimmern als kontraindiziert, nachdem sich in der PALLAS-Studie eine zweifach erhöhte Mortalität unter dem Medikament gezeigt hatte. (4)

Frequenzkontrolle

Normofrequentes VHF

Keine antiarrhythmische Therapie erforderlich. Es erfolgt eine Antikoagulation nach CHA_2DS_2-VASc-Score.

Tachykardes VHF ohne Herzinsuffizienz

Frequenzsenkung auf 60–85/min mit kardioselektivem Beta-Blocker (Bisoprolol, TDmax 10 mg, z. B. Bisostad® 1,5–10 mg oder Metoprolol-Succinat, TDmax 190 mg, z. B. Seloken® 47,5/95 mg). Wenn dies nicht ausreicht, um die Zielfrequenz zu erreichen, ist eine Kombination mit einem Ca-Kanalblocker, z. B. Verapamil, TDmax 240 mg (Isoptin® 40/80/120/240 mg) oder Diltiazem (Dilzem®), möglich. Cave: Bei Kombination von Betarezeptoren- und Kalziumkanalblockern Risiko negativer Inotropie und Frequenzabfall beachten! Ca-Kanalblocker werden besonders zur Frequenzkontrolle bei körperlich aktiven, jungen Patienten mit idiopathischem VHF empfohlen.

Tachykardes VHF mit Herzinsuffizienz
Kardioversion erwägen (siehe oben). Frequenzsenkung auf 60–85/min mit kardioselektivem ß-Blocker, wenn nicht ausreichend ev. in Kombination mit Digitalis. Bei unzureichender Frequenzkontrolle und erfolgloser oder nicht möglicher Kardioversion ev. alternativ oder zusätzlich zu Betablocker Amiodaron. (5)

12.10. Behandlung des ischämischen Schlaganfalls

Definition Schlaganfall: plötzlich einsetzende Funktionsstörung des Gehirns bzw. einer Hirnregion bedingt durch eine Durchblutungsstörung oder Hirnblutung
Prognose: Mortalität 10–20% im 1. Monat, Invalidität: 30%, Remission: 30%
Inzidenz: 1–2/1.000/Jahr
Ätiologie: 85% ischämisch (häufig: Mikroangiopathie, Makroangiopathie, Vorhofflimmern; selten: Dissektion, paradoxe Embolie, Vaskulitis u.v.m.), 10–20% intrazerebrale Hämatome

12.10.1. Management eines akuten Schlaganfalls

- Potentielle Schlaganfallpatienten ohne Zeitverlust in das nächste Krankenhaus mit Stroke Unit und der Möglichkeit einer Akuttherapie transportieren. Telefonische Voranmeldung.
- Allgemeinmaßnahmen: Engmaschiges Monitoring der Vitalparameter (EKG, Pulsoxymetrie, Blutdruckmessung), bei Sauerstoffsättigung ‹ 95% O_2-Gabe (2-4l/min), Hypertonie › 220/120 senken (z. B. Urapidil), Hypoglykämie behandeln, Fieber senken. i.v.-Zugang und Flüssigkeit (nicht Glc).
- Anamnese: Beginn („last seen well"), Medikation, Begleiterkrankungen, kürzliche Operationen
- Besonders in den ersten Stunden jede Zeitverzögerung vermeiden (Lysetherapie: Time is Brain).

Keine gerinnungsaktive Therapie, bis zerebrale Blutung ausgeschlossen ist.

12.10.2. Akuttherapie des ischämischen Schlaganfalls (1–5)

Intravenöse Thrombolyse (Alteplase) „TIME IS BRAIN"	NNT (günstiges Outcome) = 8–14. Zulassung bis 4,5 h sicher, danach in Studien/individueller Heilversuch. NNT (Selbstständigkeit) innerhalb 90 min = 4,5; bis 180 min = 10; 180–270 min = 19, 270–360 min = 50. NNH bis 4,5 h = 37,5
Endovaskuläre Therapie	Die mechanische Thrombektomie wird, in Ergänzung zur i.v. Thrombolyse (sofern indiziert), bei proximalen Verschlüssen im Bereich der vorderen Zirkulation bis zu einem Zeitfenster von 6 h empfohlen. (Evidenz I, A) Bei KI für eine i.v. Thrombolyse ist die mechanische Thrombektomie bei proximalem Verschluss der großen Hirnarterien Therapie der ersten Wahl. (Evidenz I, A) NNT (Verhinderung Tod oder schwere Behinderung) = 2,5–9
Observation an einer Stroke Unit	NNT (unabhängiges Leben): 17 Reduziert die Mortalität relativ um 18–46 % (absolut 3 %), das Risiko einer Abhängigkeit um 29 % und Institutionalisierung um ca. 25 % (Stroke Unit Trialists' Collaboration 2007)
Thromboseprophylaxe	Z. B. Enoxoparin 40 mg s.c. (Antithrombosestrümpfe unwirksam)
Hypertonie › 220/120	Langsam senken (z. B. Urapidil i.v.) Zieldruck: 180 mmHg systolisch und 100–105 mmHg diastolisch bei vorbestehendem Bluthochdruck (Adams et al. 2007) Ohne Bluthochdruck in der Anamnese: 160–180/90–100 mmHg Vor Beginn einer i.v. Thrombolyse: ‹ 185/110 mmHg
Hyperglykämie	Behandeln (z. B. ab 180–200 mg/dl)
Fieber behandeln	Wenn › 37,5 °C, symptomatisch z. B. Paracetamol + Ursachensuche (häufig: Aspirationspneumonie)
Flüssigkeits- und Elektrolythaushalt	500–1.000 ml Elektrolytlösung, bei fehlender Wirkung kolloidale Lösungen möglich. Cave: kardiopulmonale Stauung ausschließen
Neurochirurgie (Kraniotomie)	Bei raumfordernden Kleinhirninfarkten (Evidenz III, A) Bei raumfordernden Hemisphäreninfarkten: maligner raumfordernder Mediainfarkt, früh durchführen (48 h, Evidenz II, B), eher bei jungen Patienten prognostisch günstig
Hämodilution, Nimodipin, Pentoxifyllin, Neuroprotectiva, Glucocorticoide, Steptokinase	Keine Indikation (mehr)

Eine TIA (Dauer der Symptomatik ‹ 24 Stunden) ist analog zur Angina pectoris als medizinischer Notfall zu sehen (Schlaganfallrisiko in der ersten Woche 3–13 %). Deshalb rasch abklären (zerebrale Bildgebung, Carotissonographie, EKG und ggf. 24-h-EKG, Echokardiographie) und behandeln (siehe Sekundärprävention nach ischämischen Schlaganfall). Die Abklärung einer TIA sollte wie die eines Schlaganfalles erfolgen, mit weniger engem Zeitfenster der Akutabklärung.

12.10.3. Sekundärprävention nach ischämischem Schlaganfall (Postakute Phase) (1–5)

Thrombozytenfunktionshemmung	Bei jedem ischämischen, nicht kardioembolischen Schlaganfall zur Sekundärprophylaxe (Evidenz I, A) Innerhalb der ersten 24–48 h nach Auftreten des Schlaganfalles beginnen (ASS 160–300 mg getestet innerh. der ersten Tage nach Schlaganfall) (Evidenz I, A) ASS, Clopidogrel, Kombination ASS + Dipyridamol sind zugelassen. (Evidenz I, A) Kombination von ASS und Clopidogrel nur bei kardiologischer Indikation, kurzzeitig bei symptomatischen intrakraniellen Stenosen, oder Stent. (Evidenz I, A bzw. I, B) Relative Risikoreduktion (RRR) von 25 % für Rezidivschlaganfall, Herzinfarkt und vaskulären Tod
Antikoagulation	Empfohlen bei Pat. mit TIA oder ischämischem Schlaganfall mit Vorhofflimmern (wenn keine KI vorliegt) (Evidenz I, A) DOAK (Apixaban, Dabigatran, Edoxaban, Rivaroxaban) sollten bei Pat. mit TIA oder ischämischem Schlaganfall mit nichtvalvulärem VHF aufgrund des günstigeren Nutzen-Risiko-Profils gegenüber den VKA bevorzugt werden. (Evidenz II, B) Vorhofflimmern, kardialer Thrombus (kurzzeitig zus. zu ASS mit VKA), rheumatische Herzerkrankung (VKA), ev. ausgeprägte Kardiomyopathie
Blutdruck	Ziel < 140/90 bzw. < 135/85 bei Hochrisikopatienten; wahrscheinlich RR-Senkung wichtiger als das Präparat
Dyslipidämie	Ziel LDL-Cholesterin* < 100 mg/dl; < 70 mg/dl bei atherothrombotischem Schlaganfall oder Hochrisikopatienten Lebensstilmodifikation, diätetische Maßnahmen und Behandlung mit einem Statin (unabhängig davon, ob KHK vorliegt oder nicht)
Diabetes	Konsequent einstellen
Nikotin	Aktive und passive Karenz (Nikotinersatz, Anti-Craving)
Vitamine	Derzeit keine Evidenz (auch nicht bei erhöhtem Homocystein)
Gewicht	Reduktion, z. B. BMI < 25 kg/m2 bei initialem BMI 25–27, BMI -10 % bei initialem BMI > 27 kg/m2 Körperliche Aktivität: ≥ 30 min moderate Anstrengung ≥ 3-mal pro Woche
Symptomatische Carotisstenose	Operation nach TIA oder Schlaganfall bei hochgradiger ipsilateraler Stenose (Duplexsonographie, Evidenz I, A), möglichst früh (14 Tage, Evidenz III, C) Stent nur in Ausnahmefällen
Persistierendes Foramen Ovale	Derzeit keine eindeutige Evidenz für interventionellen Verschluss bei kryptogenem Schlaganfall aus neurologischer Sicht (Expertenrat einholen – Thema im Fluss)
Post-Stroke-Depression	Ca. 1/3, nicht übersehen! SSRI/Psychotherapie; Behandlung mindestens 4 Monate nach Remission weiter

** Obwohl in Leitlinien bei sehr hohem Gefäßrisiko konkrete Zielwerte empfohlen werden, liegen noch keine RCTs zum Nachweis der Überlegenheit einer solchen Treat-to-target-Therapie gegenüber „Fire an Forget" vor.*

12.10.4. Persistierendes Foramen Ovale

Das oft zitierte höhere Risiko eines zerebralen Insultes bei Patienten mit offenem Foramen Ovale (PFO) stammt aus kleineren Fall-Kontroll-Studien, in denen Patienten mit Schlaganfällen unklarer Genese (sog. cryptogenic stroke) verglichen wurden mit solchen, die an Schlaganfällen identifizierbarer Genese litten. Bei der ersteren Gruppe wird signifikant häufiger ein PFO gefunden.
Das Vorkommen eines PFO in der Allgemeinbevölkerung soll bei ca. 25 % liegen, im Alter abnehmen und bei Frauen und Männern gleich verteilt sein. Diese Daten stammen vorwiegend aus einer Autopsiestudie (n = 965) in Olmstedt County/USA. (6) Zur Frage, ob gesunde Personen mit PFO – prospektiv untersucht – ebenfalls ein erhöhtes Schlaganfallrisiko haben, gibt es inzwischen diverse Untersuchungen, etwa eine randomisierte Bevölkerungsauswahl (n = 585; Alter › 45 J; Nachverfolgung 5 Jahre)(7), wonach PFO kein unabhängiger Risikofaktor für zukünftige zerebrovaskuläre Ereignisse in der Allgemeinbevölkerung ist, oder eine Metaanalyse (8) von 14 Studien (n = 4.251), nach der Patienten mit PFO im Vergleich zu Patienten ohne PFO kein erhöhtes Risiko für wiederkehrende kryptogene zerebrovaskuläre Ereignisse haben. Auch ein Zusammenhang zwischen dem PFO-Grad und dem Risiko zukünftiger zerebrovaskulärer Ereignisse wurde nicht gefunden.
NB: Bei Patienten mit cryptogenic stroke und PFO sollte zur Sekundärprophylaxe eines weiteren Schlaganfalls ASS gegeben werden (Evidenz II, B; drei randomisiert-kontrollierte Studien haben inzwischen nachgewiesen, dass der operative Verschluss eines PFO nicht besser ist als die konservative Behandlung). Bei kryptogenem Schlaganfall mit PFO und TVT zusätzliche OAK-Gabe nach gültigen Richtlinien (mind. 3 Monate, Evidenz I, A). (3)

12.10.5. Langzeit-EKG-Diagnostik bei Patienten mit ätiologisch ungeklärtem, „kryptogenem" Schlaganfall bzw. TIA (9, 10)

Bei rund 20 % der Patienten mit Schlaganfall bzw. TIA liegt im ersten EKG ein bereits bekanntes oder neu diagnostiziertes VHF vor. Beim folgenden 24-Stunden-EKG wird bei weiteren 5 % Vorhofflimmern neu entdeckt. Wird der Apparat nach initial negativem Ausfall erneut angelegt und für bis zu 90 Tage getragen, werden zusätzliche 6–8 % gefunden. Alternative zum unterbrochenen Monitoring ist die subkutane Implantation eines Mini-Rekorders, der bis zu mehreren Jahren den Rhythmus aufzeichnen kann. Etwa 20 % der Schlaganfälle/TIA sind kryptogen, bei jedem 3. davon fand der implantierte Rekorder innerhalb eines Jahres Vorhofflimmern. Ab welcher Dauer kurzzeitiges VH-Flimmern eine Indikation für AK-Therapie ist, ist noch unklar und geht von › 2,5 Minuten/Tag bis › 20 Sekunden/Tag Langzeit. DeCicco et al. bemängeln, dass es keine Daten zur klinischen Signifikanz der durch die Rekorder diagnostiziertem VHF gibt. Sie schlagen folgenden Entscheidungsalgorithmus für die orale Antikoagulation vor: bei $CHADS_2$-Score von 0 keine AK; bei $CHADS_2$-Score von 1-2 AK erwägen, wenn einzelne VHF-Episode 24 h überschreitet; ab $CHADS_2$-Score von 2 AK empfehlenswert, wenn VHF-Episoden länger als 6 min.

12.11. Therapie der Herzinsuffizienz

Herzinsuffizienz (HI) ist eine in der Regel progrediente Erkrankung, die mit prädisponierenden Faktoren beginnt und zur Entwicklung und Verschlechterung der klinischen Erkrankung führt. Eine Restitutio ad integrum ist nicht zu erreichen, oberstes Therapieziel ist die Verbesserung der Lebensqualität und die Verlangsamung der Progression. Meist treten Begleiterkrankungen (Metabolisches Syndrom, Diabetes mellitus, andere Herz-Kreislauf-Erkrankungen, wie Hypertonie und KHK, Niereninsuffizienz etc.) auf, die bei der Medikamentenwahl berücksichtigt werden müssen – Synergismen sind gezielt zu nutzen!

Das Management der HI beginnt mit der exakten Erhebung vorhandener Risikofaktoren, der Ätiologie und Schwere der Erkrankung und der Diagnosestellung. Die Therapie soll einem evidenzbasierten Regime folgen, die Maxime lautet:

Agieren, nicht reagieren!

12.11.1. Stufentherapie nach ACC/AHA

Der internationale Standard der Therapie des chronischen Herzversagens wird durch die Stufentherapie nach der ACC/AHA Leitlinie von 2013 (1) mit einem Update von 2017 (2) definiert. Auffallend sind der frühe Therapiebeginn noch vor Auftreten spezifischer Symptome (nicht mehr starr an NYHA-Stadien gekoppelt) sowie die Zurückhaltung mit Diuretika. Eine Rund-um-die-Uhr-Therapie ist anzustreben; dazu sollen lang wirksame Substanzen (Einnahme im 12-h-Rhythmus) ausgewählt werden.

Stufe A	Stufe B	Stufe C	Stufe D
Hohes Risiko für HI ohne strukturelle Herzerkrankung oder Symptome eines HI	Strukturelle Herzerkrankung ohne Symptome einer HI	Strukturelle Herzerkrankung mit Früh- oder Hauptsymptomen einer HI	Fortgeschrittene Herzerkrankung mit schwerer Symptomatik in Ruhe, refraktäre HI trotz max. Therapie
Patienten mit Hochdruck, KHK, Diabetes; Einnahme von Toxinen; Familienanamnese für Kardiomyopathie	Patienten mit Herzinfarkt, Herzhypertrophie oder Fibrose, linksventikulärer systolischer Dysfunktion (EF < 40 %) oder asymptomatischen Klappenfehlern	Patienten mit struktureller Herzerkrankung, Anstrengungsdyspnoe, Müdigkeit, reduzierter Leistungsfähigkeit aufgrund linksventrikulärer Dysfunktion	Patienten mit schwerer Symptomatik in Ruhe trotz maximaler Therapie
Hochdruck behandeln, Entwöhnung von Nikotin und Alkohol, Trainingszustand verbessern, Absetzen schädlicher Medikamente			Therapie wie Stufe C; stationär kontinuierliche Infusion inotroper Substanzen, mechanische Assist-Geräte, Herztransplantation
Leitliniengerechte medikamentöse Therapie von Hypertonie und Hyperlipidämie	Wie A plus ACE-Hemmer (ARB bei ACE-Hemmer-Unverträglichkeit) und ß-Blocker bei reduzierter EF (< 40 %)	ACE-Hemmer (ARB) oder ARNI (Valsartan/Sacubitril) bei Unverträglichkeit oder Kontraindikation von ACE-Hemmer oder ARB +ß-Blocker* + Furosemid** + Spironolacton/Eplerenon***; Salzrestriktion; Digoxin****; Ivabradin*****	

**Nachgewiesener Nutzen nur für Bisoprolol, Carvedilol und Metoprolol-Succinat. **Nur zur akuten Ödemausschwemmung und bei Hypervolämie, keine Dauertherapie. ***Nur bei EF ≤ 35 % (< 40 % bei Status post Myokardinfarkt) und eGFR >30 ml/min und K+ < 5 mmol/l – Kalium und Nierenfunktion müssen überwacht werden! ****Nur wenn keine Kontraindikationen vorliegen zur Prävention rezidivierender Hospitalisierungen wegen Dekompensation. *****Nur bei HF > 70/min trotz optimaler Beta-Blocker-Therapie. Eingeschränkte Studienevidenz!*

12.11.2. Obligate therapiebegleitende Maßnahmen

Lifestyle-Modifikation

- Moderates körperliches Training
- Raucherentwöhnung
- Alkoholkarenz, vor allem bei alkoholtoxischer Kardiomyopathie
- Gewichtsreduktion wird nur bei morbider Adipositas empfohlen (BMI > 40 kg/m^2)
- Salzrestriktion wird von der ACC/AHA ab Stufe C empfohlen. Die deutsche Nationale Versorgungsleitlinie sieht hierfür keine ausreichende Evidenz (3).
- Flüssigkeitsrestriktion (1-1,5 l/Tag) bei Hypervolämie und/oder Hyponatriämie; exzessive Flüssigkeitszufuhr ist zu vermeiden.

Behandlung von Komorbiditäten

- Therapie bzw. Kontrolle von Arrhythmien (hier bringen nur Beta-Blocker und Amiodaron Vorteile), Antikoagulation bei Vorhofflimmern; Herzschrittmacher
- Diabetes mellitus: Patienten mit Herzinsuffizienz und Diabetes mellitus sollten nach den aktuellen Leitlinien für Diabetes mellitus behandelt werden, wobei vor allem Folgendes zu beachten ist:
  - Metformin ist bei dekompensierter Herzinsuffizienz oder drohender Dekompensation wegen des erhöhten Laktatazidoserisikos kontraindiziert
  - Pioglitazon ist bei symptomatischer Herzinsuffizienz wegen der gesteigerten Flüssigkeitsretention kontraindiziert
  - für Gliptine gibt es keinen Nutzennachweis hinsichtlich kardiovaskulärer Endpunkte
  - vor allem Sulfonylharnstoffe und Insulin sind mit einem erhöhten Hypoglykämierisiko behaftet, wobei die Hypoglykämiesymptomatik durch die gleichzeitige Beta-Blockertherapie verschleiert sein kann
  - vor allem bei alten Menschen kann ein höherer HbA1c-Zielwert (7,5-8 %) toleriert werden.
- Abklärung und Therapie von Anämien (Vit. B12, Eisen, Folsäure; Niereninsuffizienz?)

Allgemeine Maßnahmen

- Stete Re-Evaluierung der Medikation (Dosierungen anpassen)
- Compliance sicherstellen: Anzahl der Medikamente auf ein Mindestmaß reduzieren, individuelle Verträglichkeit feststellen, auf Patientenwünsche eingehen (Kalte Finger durch Beta-Blocker? Husten durch ACE-Hemmer? Imperativer Harndrang durch Diuretika?)

Absetzen schädlicher Medikamente

- NSAR (vor allem selektive COX-2-Hemmer) in schmerzwirksamen Dosen öfter als 60

d/Jahr. Alternativen Migräne: Prophylaxe durch Beta-Blocker, Alternativen Rheuma: DMARDs, Alternativen Schmerztherapie: Opiate. Thrombo-ASS 100 mg ist erlaubt!
- Metformin, Glitazone; Alternative: Insulintherapie
- Diverse Antiarrhythmika: Chinidin, Propafenon, Flecainid („Klasse 1")
- Calciumantagonisten: Verapamil, Diltiazem
- Magnesiumhaltige Präparate sind für Herzpatienten ungeeignet, Magnesium ist ein „Kalzium-Räuber". Im Darm benutzen Ca+ und Mg+ denselben Ionenkanal, bei regelmäßiger Mg-Einnahme sinken dadurch die Ca-Resorption und der Serumspiegel, Zunahme von Vorhofflimmern, Beschleunigung des Herzversagens und Osteoporose sind die Folgen.
- „Exotische" Beta-Blocker: mit intrinsischer sympathomimetischer Aktivität, ß2-spezifische, Atenolol
- Phosphodiesterase-III-Hemmer: Amrinon, Enoximon
- „Exotische Substanzen": Bosentan, Darnsetan, Nesiritide, Omapatrilid (tw. in der Intensivtherapie berechtigt), TNF-Alphablocker
- Trizyklische Antidepressiva
- Minoxidil

12.11.3. ACE-Hemmer + Beta-Blocker: 8 Fliegen mit 2 Klappen

ACE-Hemmer sind Mittel der Wahl ab ACC Stufe B (ab Stufe A bei Hypertonie) für alle Patienten mit Risikofaktoren bzw. mit symptomatischer oder asymptomatischer linksventrikulärer Dysfunktion.

ACE-Hemmer eignen sich in der Therapie aller Herz-Kreislauf-Erkrankungen, wobei ein Synergismus mit ß-Blockern besteht. Sie verlangsamen nicht nur die Progression einer Herzinsuffizienz, sondern wirken gleichzeitig antihypertensiv und sind ein Mittel der Wahl in der Sekundärprophylaxe nach Herzinfarkt (vasoprotektives Regime, reverse cardiac remodelling) und können – bei nierengesunden Diabetikern – einer diabetischen Nephropathie vorbeugen.

Bei ACE-Hemmer-Unverträglichkeit kommen ARB alternativ in Betracht. ACE-Hemmer und ARB sollen nicht kombiniert werden!

Unerwünschte Arzneimittelwirkungen

- Limitierende Nebenwirkungen: Verschlechterung der Nierenfunktion, Hyperkaliämie
- Trockener Reizhusten unter ACE-Hemmern: Tritt meist Wochen nach Therapiebeginn auf; gezielt danach fragen! Bei Auftreten wechseln zu ARB.
- Angioödem (Bradykinin-vermittelt): Auftreten nach Erstgabe, wird mit Steroid-Bolus therapiert. Wechseln zu ARB.

Empfohlene Substanzen

Enalapril (lang wirksam, bewährt, generisch verfügbar)

Weitere verfügbare lang wirksame ACE-Hemmer (schlechtere Datenlage, keine Vergleichsstudien, teurer): Ramipril, Lisinopril, Fosinopril.

Die fixe Kombination mit Hydrochlorothiazid schränkt die Rund-um-die-Uhr-Therapie ein und ist für Patienten mit Herzinsuffizienz nicht empfohlen.

Vorgehen

Erstgabe: 1/2 Tablette der kleinsten Dosis abends unmittelbar vor dem Zubettgehen (dadurch keine Gefahr einer Synkope). Dosis im Wochen-Intervall steigern bis zur zugelassenen Standarddosis oder bis limitierende Nebenwirkungen (Kreatininanstieg, Hyperkaliämie, Hypotonie) auftreten.

Eine vorübergehende Hypotonie, die sich durch Hinlegen und Volumensubstitution bessert, ist keine Kontraindikation gegen die vorsichtige Fortsetzung der ACE-Hemmer-Behandlung. Eventuell ACE-Hemmer reduzieren, Thiazide absetzten, Schleifendiuretika nur intermittierend bei Wassereinlagerung.

Dosistitration von Enalapril bei Herzinsuffizienz

- **Woche 1:** Tag 1–3: 2,5 mg 0-0-1; Tag 4–7: 2,5 mg 1-0-1
- **Woche 2:** 5 mg 1-0-1
- **Woche 3:** 10 mg 1-0-1

Wenn die Standarddosis von 20 mg erreicht, der RR aber noch nicht im Zielbereich ist, so sollte ebenfalls langsam die ß-Blocker-Dosis angepasst werden; reicht dies zur RR-Senkung auf 135/85 nicht aus, werden Thiazide in niedriger Dosierung dazugegeben. Wegen der besseren Steuerbarkeit sind Monosubstanzen, wie Chlortalidon (Hydrosan®), zu bevorzugen. Wenn dann der RR noch zu hoch ist, kann die Dosierung des ACE-Hemmers langsam bis zur Maximaldosis von 2 x 20 mg gesteigert werden. Dosierung regelmäßig überprüfen und an die Nierenfunktion anpassen!

Aorten- oder Mitralklappenstenose, hypertrophe Kardiomyopathie

Bei vorsichtiger Anwendung keine absolute Kontraindikation für ACE-Hemmer! In Zweifelsfällen wählt man zu Behandlungsbeginn wegen der besseren Steuerbarkeit und kürzeren Auswaschphase eine kurz wirksame Substanz, wie Captopril – Anfangsdosierung 6,25 mg in 2–3 Einzelgaben, und stellt bei gutem Ansprechen auf Enalapril 0-0-2,5 um, dann Dosisanpassung wie oben. Limitierendes Symptom: Schwindel.

Patienten mit eingeschränkter Nierenfunktion

Patienten mit schwerer Herzinsuffizienz und eingeschränkter Nierenfunktion, besonders Patienten mit Nierenarterienstenose, haben ein hohes Risiko für akutes Nierenversagen bei Beginn einer ACE-Hemmer-Therapie. Rechtzeitig bemerkt, ist dies reversibel. Die Kontrolle der Nierenretentionsparameter vor und während der Therapie ist unerlässlich. Grundsätzlich sollen die Abstände zwischen den Anwendungen von Enalapril verlängert und/oder die Dosis reduziert werden; Details in der Fachinformation (z. B. 10 < Kr-Cl < 30 ml/min. 2,5 mg/d).

Hyperkaliämie unter ACE-Hemmern

Risikofaktoren sind:

- Niereninsuffizienz
- Diabetes mellitus
- gleichzeitige Behandlung mit kaliumsparenden Diuretika
- gleichzeitige Behandlung mit Aldosteronantagonisten
- gleichzeitige Behandlung mit Kaliumpräparaten

12.11.4. Diuretika

Furosemid (generisch verfügbar) ist das Diuretikum der Wahl zur akuten Ödem-Ausschwemmung bei Herzinsuffizienz (Stufe C–D), eine Dauertherapie soll vermieden werden.

Bei Herzinsuffizienzpatienten sind wegen Diuretikaresistenz (aktiviertes RAAS) höhere Dosen (ab 80 mg bis 200 mg/d) notwendig. Zur Durchbrechung der Furosemid-Resistenz, aber auch zur Vermeidung von Hypokaliämie (nicht prophylaktisch) können Aldosteronantagonisten hilfreich sein. Auch Patienten, die mit Beta-Blockern, ACE-Hemmern und Furosemid austherapiert sind, sowie Patienten mit Leberzirrhose (Aszites) können von Aldosteronantagonisten (Spironolacton/Eplerenon) profitieren. Grundsätzlich ist Spironolacton der Aldosteronantagonist der ersten Wahl. Da Spironolacton auch Effekte am Progesteronrezeptor zeigt, können entsprechende Nebenwirkungen auftreten (Gynäkomastie, Hirsutismus, Libidoverlust). In diesem Fall soll zu Eplerenon (Inspra®, keine Affinität zum Progesteronrezeptor) gewechselt werden.

Spironolacton + ACE-Hemmer bei Herzinsuffizienz der Stufen C+D, Dosierung: 12,5-25 mg

12.11.5. Beta-Blocker

Schon ab der Stufe B, also noch bevor klinische Zeichen der HI auftreten, sind Beta-Blocker indiziert, sofern keine Kontraindikation besteht. Wie ACE-Hemmer verlangsamen Beta-Blocker die Progression der HI und erhöhen die Überlebensrate, wobei sie mit ACE-Hemmern synergistisch wirken und trotz ihrer negativ-inotropen Wirkung ein wichtiges Element der Standardtherapie ab ACC Stufe B sind.

Weitere Wirkungen: antihypertensiv, negativ chronotrop, negativ dromotrop (Verhinderung des Durchschlagens von Vorhofflimmern in den Ventrikel), Migräne-Prophylaktikum. Beta-Blocker verbessern die kontraktile Funktion, senken die Nachlast, reduzieren entzündliche Zytokine im Myokard, verbessern die Funktion von „Myokard im Winterschlaf" und verhindern die Narbenbildung bzw. Fibrose (reverse cardiac remodelling).

Unerwünschte Arzneimittelwirkungen

- Kurzzeitige Verschlechterung einer bestehenden Herzinsuffizienz, AV-Block
- Bradykardie, Hypotension, Bronchospasmen, Verschlechterung einer pAVK
- Verschleierung der Symptomatik einer Hypoglykämie (Diabetiker!)
- Rebound-Phänomen: Werden Beta-Blocker schlagartig abgesetzt, kommt es zum sogenannten Rebound-Phänomen mit Tachykardie und exzessivem Blutdruckanstieg; es kann die Gefahr eines Myokardinfarktes bestehen. Daher dürfen Beta-Blocker nicht abrupt abgesetzt werden, sondern müssen über einen Zeitraum von 4 Wochen ausgeschlichen werden (wöchentliche Dosisreduktion). Auch aufgrund des Rebound-Phänomens fallen Beta-Blocker unter Dopingrichtlinien, daher Vorsicht bei Sportlern.
- Potenzprobleme

Kontraindikationen

- Bradykardie, Bradyarrhythmie
- Häufige Hypoglykämie-Entgleisungen
- COPD, Asthma-Anamnese: Wenn sich Asthma oder COPD unter Beta-Blocker-The-

rapie verschlechtern, nicht Beta-Agonisten verordnen, sondern Beta-Blocker absetzen! Auch sog. „kardioselektive" Beta-Blocker können Asthma-Anfälle, besonders mit nächtlichen Erstickungsanfällen, auslösen.
- Hypotonie: Systolischer Blutdruck < 100 mmHg
- Zeichen peripherer Minderperfusion, pAVK ab Stadium II
- PR-Intervall > 0,24 Sek., AV-Block 2. oder 3. Grades (ohne Schrittmacher)
- Gleichzeitige Verabreichung von Verapamil, Diltiazem

Vorgehen

Einschleichend dosieren; in den ersten 2-4 Wochen kann es zur transienten Verschlechterung der Symptomatik kommen (Patienten aufklären, überbrückend Diuretika). Danach im 2–4-Wochen-Rhythmus je nach Befindlichkeit des Patienten die Dosis erhöhen, bis limitierende Nebenwirkungen (Bradykardie, Hypotonie) auftreten.
Eine Metaanalyse aus Kanada untersuchte 23 randomisierte, plazebokontrollierte Studien mit über 19.000 Patienten und fand, dass die Todesrate signifikant von der Senkung der Herzfrequenz abhängt. Jede Verminderung um 5 Schläge pro Minute war mit einer Reduktion des Sterberisikos um 18% (95% Konfidenzintervall 6–29%) verbunden. Die Dosis selbst war für die Mortalität hingegen relativ unbedeutend. Quintessenz für die Praxis: Behandlung nicht schematisch nach bestimmten Dosen ausrichten, sondern auf die individuelle Pulssenkung achten. (4)
Geeignete Substanzen (generisch): Bisoprolol, retardiertes Metoprolol, Carvedilol (besitzt auch Wirkung auf alpha-Rezeptoren, damit Benefit bei Prostatahypertrophie)

12.11.6. Amlodipin, Felodipin

Kalziumkanalblocker (Amlodipin, Felodipin) können zur Behandlung einer Hypertonie eingesetzt werden, die mit ACE-Hemmer, ARB oder Beta-Blocker nicht ausreichend therapierbar ist.

12.11.7. Digitalis

War bisher das hepatisch eliminierbare Digitoxin üblich, so sollte nach ACC/AHA-Empfehlung, wenn überhaupt, nur noch Digoxin (Lanitop®) zum Einsatz kommen. Die internationalen Gesellschaften raten von der Verwendung von Digitoxin (Digimerck®) aufgrund fehlenden Nutzennachweises generell ab, in vielen Ländern wurde Digitoxin bereits vom Markt genommen. Alternativen zur Rhythmuskontrolle bei Vorhofflimmern sind Beta-Blocker und Amiodaron. Weiters bieten sich Kardioversion bzw. Schrittmacher-Therapie an. Zur Symptomkontrolle (Stufe C) bei schwerer therapieresistenter Herzinsuffizienz ist Digoxin (Lanitop®) unter besonderen Vorsichtsmaßnahmen zur Senkung der Herzfrequenz bei ß-Blocker-Kontraindikation geeignet. Der therapeutische Bereich ist eng, ebenso die therapeutische Breite mit hohem Vergiftungspotential. In der Therapie des fortgeschrittenen Herzversagens werden Substanzen mit Einfluss auf den Kaliumhaushalt (ACE-Hemmer, Diuretika) verwendet. Daraus ergibt sich ein lebensbedrohliches Interaktionspotential. Ein Nutzen ist nur unter Plasmaspiegelkontrolle (Ziel: 0,5–0,8 μg/ml) und individueller (!) Dosierung gegeben. Ist eine routinemäßige Plasmaspiegelkontrolle nicht möglich, wird von der Verwendung von Digitalis abgeraten. Niereninsuffizienz mit einer GFR < 20 ml/min ist eine Kontraindikation.

12.11.8. Bestimmung des Therapieerfolgs

Die Therapie von Herzinsuffizienzpatienten erfordert ein ständiges Follow-up. Der Patient muss auf das Auftreten von limitierenden Nebenwirkungen seiner Medikation untersucht, die Compliance muss überprüft werden. Hinsichtlich der Bestimmung des Therapieerfolgs sind folgende Parameter hilfreich: Gewicht, Herzfrequenz ‹ 90/min, Venenstauung, Ödeme, Unterschenkelumfang, Leistungsfähigkeit, Auswurffraktion (EF, Echokardiographie), Herzschatten (Thoraxröntgen), BNP-Spiegel.
BNP (Type B Natriuretic Peptide, früher auch „Brain Natriuretic Peptide") ist ein Marker für das Ausmaß einer Herzinsuffizienz. Ein Wert von › 100 pg/ml ist ein diagnostisches Kriterium für Herzinsuffizienz; ein Analysegerät mit Teststreifen ist verfügbar (Biosite Triage BNP).

12.11.9. Therapieresistente Herzinsuffizienz

Das Management der schweren therapieresistenten Herzinsuffizienz bleibt der Intensivmedizin bzw. Intermediate Care vorbehalten. Die Maßnahmen bestehen aus kontinuierlicher Infusion inotroper Substanzen, wie Dobutamin (Perfusor für den Hausgebrauch verfügbar), Vasodilatatoren, Nesiritid (rekombinantes Natriuretisches Peptid – Nutzen umstritten) etc. An die Listung zur Herztransplantation (eventuell Überbrückung mit Assist-Geräten) soll frühzeitig gedacht werden.

12.12. Niereninsuffizienz

Eine Einschränkung der Nierenfunktion ist ein wesentlicher kardiovaskulärer Risikofaktor, verbunden mit erhöhter Morbidität und Mortalität und sollte deshalb keinesfalls bagatellisiert werden. Mit zunehmendem Lebensalter nehmen die Durchblutung der Niere und auch die Nierenmasse ab. Diese Einschränkung der funktionalen Reserve kann sich unterschiedlich auswirken und reicht von der mangelnden Anpassungsfähigkeit der Nieren bei geänderten Bedingungen, etwa bei veränderter Wasser- und Salzzufuhr, bis hin zur reduzierten Elimination von harnpflichtigen Substanzen und Medikamenten. Daraus erklärt sich einerseits die erhöhte Neigung zur Exsikkose, andererseits die Tendenz zur raschen Ödembildung nach Infusionstherapie.

Kurz & bündig (1, 2)

Bei einer Nierenfunktionsstörung ist die glomeruläre Filtrationsrate (GFR) verringert und/oder die Ausscheidung von Proteinen, Erythrozyten oder anderen Substanzen erhöht. Die Untersuchung auf Niereninsuffizienz und die ersten Labortests sind einfach (Nüchternplasma-Kreatinin/eGFR und Harnanalyse). Alle weiteren Untersuchungen bauen auf den Testergebnissen auf.
Wichtigste Nierenfunktionswerte: Plasma-Kreatininkonzentration und geschätzte glomeruläre Filtrationsrate (eGFR); Verschlechterung der GFR mit oder ohne Proteinurie und/oder Hämaturie = Hinweis auf Niereninsuffizienz. Bei eGFR über 60 ml/min und keinen anderen Anzeichen einer Niereninsuffizienz (Hämaturie, Proteinurie, Mikroalbuminurie bei Diabetes) sind keine weiteren Untersuchungen/Kontrollen nötig.

Aufgaben der Primärversorgung

- Erkennen der Niereninsuffizienz
- Ernährungsberatung: Phosphatrestriktion, Kochsalzreduktion, Restriktion Kalium-

und Eiweißaufnahme je nach Notwendigkeit

- Management einer leichten oder mäßigen Niereninsuffizienz
  - alle 6–12 Monate Kontrolle für Patienten mit einer eGFR von 60–89 ml/min.
  - alle 4–6 Monate Kontrolle für Patienten mit einer eGFR von 30–59 ml/min.
  - Blutbild + Thrombozyten, Kreatinin, eGFR, Elektrolyte, Harnstoff, ionisiertes Kalzium, anorganisches Phosphat, Parathormon, Albumin, Lipide (1x/Jahr), Harn: Albumin/Kreatininratio o. 24-h-Eiweißausscheidung, Blutgasanalyse (wenn möglich)

12.12.1. Entgleisungen des Wasser- und Elektrolythaushaltes

(in Folge der Einschränkung der renalen Reserve)

Ödeme: hypervolämische Hyponatriämie bei zu starker Volumsbelastung oder mangelnder Diuretikatherapie (bei eingeschränkter Nierenfunktion ist vermehrte Flüssigkeitszufuhr entgegen landläufiger Vorstellung nicht nützlich, viele geriatrische Patienten in Altersheimen bekommen regelmäßige Infusionen trotz ausgeprägter Ödeme).

Exsikkose: Hypovolämische Hypernatriämie ist oft Folge einer übermäßigen Diuretikaeinnahme oder mangelnder Flüssigkeitszufuhr (nach den aktuelle Leitlinien sollen Schleifendiuretika nicht dauernd, sondern nur bei Wasser-Retention fallweise angewendet werden; einer der Autoren ist mit der Situation konfrontiert, dass das örtliche Altersheim eine Verordnung „bei Bedarf" generell nicht zulässt).

Hypokaliämie: Der Kaliumverlust entsteht meist durch unkontrollierte Kombination von Schleifen- und Thiazid-Diuretikaverabreichung.

Hyperkaliämie: Kann Folge verschiedener Medikamentennebenwirkungen (z. B. Digitalisglykoside, Beta-Blocker, ACE-Hemmer oder Spironolacton) oder einer iatrogenen Kaliumzufuhr ohne Beachtung der verminderten Ausscheidungskapazität sein.

Zu den häufigsten nephrotoxischen Medikamenten zählen neben den Diuretika NSAIDs, ACE-Hemmer, Angiotensin-Rezeptor-Blocker (Sartane), Aminoglykoside sowie Kontrastmittel (die auch ein akutes Nierenversagen auslösen können).

12.12.2. Nur Serum-Kreatinin bestimmen?

Es ist oft überraschend, wenn bei alten Menschen schon scheinbar geringfügige Ursachen - wie eine leicht negative Volumsbilanzierung, Gabe von niedrig dosierten ACE-Hemmern oder NSAR - zu ausgeprägtem Anstieg der Serumkreatinin-Werte führen. Dabei wird leicht übersehen, dass ein „normaler" Kreatinin-Ausgangswert nicht mit einer normalen Nierenfunktion gleichzusetzen ist. Die exkretorische Funktion der Nieren hängt von Anzahl und Leistung der funktionsfähigen Nephrone ab und wird durch die glomeruläre Filtrationsrate (GFR) definiert, die im klinischen Alltag mit der Kreatinin-Clearance gleichgesetzt werden darf. Das Serumkreatinin beginnt erst bei einer beträchtlichen Reduktion der GFR zu steigen und ist dadurch zur Früherkennung ungeeignet. Die Stadien I und II einer chronischen Niereninsuffizienz befinden sich in einem für Serumkreatinin nicht sensitiven Bereich.

12.12.3. Stadien der chronischen Niereninsuffizienz

Nach (3)

Stadium 1	Normale GFR › 90 ml/min/1,73 m² (mit Nierenschädigung)
Stadium 2	GFR 60 bis 89 ml/min/1,73 m²
Stadium 3	GFR 30 bis 59 ml/min/1,73 m²
Stadium 4	GFR 15 bis 29 ml/min/1,73 m²
Stadium 5	GFR ‹ 15ml/min/1,73 m² (Dialyse oder transplantationspflichtig)

12.12.4. Bestimmung der glomerulären Filtrationsrate (GFR)

Der Serumkreatininwert ist ein äußerst unscharfer Parameter, der nur deutliche Nierenfunktionsstörungen aufdeckt. Erst, wenn das Glomerulumfiltrat um fast die Hälfte reduziert ist, übersteigen die Serumkreatininwerte die obere Normgrenze von 1,1 mg/dl. Eine wirkliche Früherkennung ist mit dieser Methode faktisch kaum möglich.
Der beste Parameter zur Bestimmung der Nierenfunktion ist die glomeruläre Filtrationsrate (GFR), die jedoch nicht direkt gemessen, sondern nur über indirekte Clearance-Verfahren bestimmt wird. Das klassische Vorgehen zur Bestimmung der GFR ist die Berechnung der Kreatinin-Clearance aus dem 24-h-Urin – eine recht aufwändige Messmethode.

Formel zur GFR-Bestimmung

Die MDRD (Modification of Diet in Renal Disease)-Formel schätzt die GFR anhand Serumkreatinin und Alter; sie gilt als ebenso zuverlässig wie die aufwändigere Berechnung der Kreatinin-Clearance aus dem 24-h-Urin. GFR-Werte ‹ 60 ml/min, die von klinischem Interesse sind (insbesondere, wenn die Medikamentation bzw. Dosis feinstufig eingestellt werden muss) werden mit der MDRD-Formel gut abgebildet. (Die EbM-Guidelines empfehlen die MDRD als Goldstandard. (2)) Die MDRD-Formel wurde inzwischen zur CKD-EPI-Formel (Chronic Kidney Disease-Epidemiology Collaboration) weiterentwickelt, die nunmehr von Fachgesellschaften empfohlen wird (4). Berücksichtigt werden damit Alter, Geschlecht, Hautfarbe, Größe und Gewicht (*Ein Online-Rechner findet sich z. B. auf www.mdcalc.com; deutschsprachig auf www.nierenrechner.de.*)
CKD-EPI ist akkurater im höheren GFR-Bereich, MDRD bei CKD-Patienten.
Generell sind GFR-Formeln ungenau bis ungültig bei:

- akutem Nierenversagen
- rascher Änderung der Nierenfunktion
- Schwangerschaft
- Kindern
- schwerer Unterernährung, ausgedehnten Paresen, schwerer Muskelerkrankung

Mögliche Fehleinschätzungen durch die MDRD-Formel

Da das Körpergewicht und die damit verbundene Muskelmasse in die Berechnung nicht einbezogen werden, kann die MDRD-Formel die GFR bei Untergewichtigen unterschätzen, z. B.: Für eine 90-jährige Frau mit 1,4 mg/dl Serumkreatinin errechnet sich nach MDRD eine GFR von 35 ml/min = Stadium 3. Berücksichtigt man das Untergewicht von 40 kg, ergibt sich nach der Cockcroft-Gault-Formel [(140-Alter) x Gewicht x (0,85, wenn weiblich/1, wenn männlich)] : (Serumkreatinin x 72) = 17 ml/min =

Stadium 4-5. Bei Frauen überschätzt die MDRD-Formel die GFR ab einem Körpergewicht ‹ 50 kg, bei Männern ‹ 55 kg; hier ist die CKD-EPI-Formel (online-Rechner s.o.) zuverlässiger.

12.12.5. Medikamente bei chronischer Niereninsuffizienz

Nicht nur bei Dialysepatienten, sondern bereits auch ab Stadium 3 der chronischen Niereninsuffizienz kommt es zu einem dramatischen Anstieg der kardiovaskulären Mortalität. Ziel der Therapie muss es sein, das Eintreten der dialysepflichtigen Niereninsuffizienz hinauszuzögern, um somit effektiver die exzessiv hohe Mortalität in dieser Patientengruppe zu bekämpfen. Es gilt daher, die klassischen Risikofaktoren, wie Hypertonie, Diabetes, Dyslipidämie und Nikotinabusus, entsprechend zu behandeln. Aufgrund einer bestehenden, nicht behandelten essentiellen Hypertonie kommt es zum Erkrankungsbild der vaskulären Nephropathie und in der Folge zu einer GFR-Abnahme. Allein durch eine Blutdrucksenkung auf 140/90 mmHg kann die Abnahme der GFR von 12 ml/min/Jahr bei unbehandelter arterieller Hypertonie auf 6 ml/min/Jahr reduziert, durch weitere Senkung auf unter 130/85 sogar ein Wert von 2 ml/min/Jahr GFR-Abnahme erreicht werden. Diese Maßnahme stellt somit den wichtigsten Eckpfeiler in der Präventionstherapie der chronischen Niereninsuffizienz dar.

Wahl des Hochdruckmedikaments

Mit welchem Antihypertensivum begonnen werden soll, hängt stark vom Lebensalter und den Komorbiditäten des Patienten ab. Prinzipiell ist bei jüngeren Patienten von einer höheren Reninaktivität auszugehen, womit Beta-Blockern, Angiotensin-Converting-Enyzme (ACE)-Hemmern oder Angiotensin-Rezeptorblockern (ARB) der Vorzug zu geben ist. Ältere Patienten würden eher von einer Diuretikatherapie profitieren. Ab Kreatinin › 2–2,5 werden ACE-Hemmer/ARB im Allgemeinen als kontraindiziert angesehen. Eine zu Beginn der ACE-Hemmer-Therapie beobachtete Nierenfunktionsverschlechterung bis zu 25 % wird toleriert, da der positive Langzeiteffekt durch Senkung des intraglomerulären Drucks bei weitem den kurzzeitig negativen Effekt überwiegt. Prinzipiell gilt es, 3 bis 7 Tage nach Therapiebeginn mit ACE-Hemmern/ARB die Nierenfunktion und Elektrolyte zu kontrollieren. Bei einem GFR-Abfall von › 30–50 % sollte die ACE-Hemmer/ARB-Therapie jedoch wieder abgesetzt werden.

Vitamin D-Mangel

Die Behandlung des Vitamin D-Mangels in Stadium 3 und 4 der chronischen Niereninsuffizenz ist noch nicht in seiner vollen Bedeutung untersucht. Die klinischen Beobachtungen zeigen, dass es bereits ab Stadium 3 zu einem Anstieg des Parathormons (PTH) kommt. Einerseits ist ein Mangel an aktivem Vitamin D3 zu beobachten, andererseits kommt es durch die Phosphatretention aufgrund der Nierenfunktionseinschränkung zur Stimulation der Nebenschilddrüsen, und damit entsprechender Stimulation der PTH-Freisetzung.

Statine

Das Nutzen-/Risikoverhältnis der Statine im Rahmen der chronischen Niereninsuffizienz wurde lange konträr diskutiert. Die KDIGO-Leitlinie zum Lipidmanagement bei chronischer Nierenerkrankung orientiert sich in ihren Vorschlägen zur Statin-Anwen-

12.12.3. Stadien der chronischen Niereninsuffizienz

Nach (3)

Stadium 1	Normale GFR › 90 ml/min/1,73 m^2 (mit Nierenschädigung)
Stadium 2	GFR 60 bis 89 ml/min/1,73 m^2
Stadium 3	GFR 30 bis 59 ml/min/1,73 m^2
Stadium 4	GFR 15 bis 29 ml/min/1,73 m^2
Stadium 5	GFR ‹ 15ml/min/1,73 m^2 (Dialyse oder transplantationspflichtig)

12.12.4. Bestimmung der glomerulären Filtrationsrate (GFR)

Der Serumkreatininwert ist ein äußerst unscharfer Parameter, der nur deutliche Nierenfunktionsstörungen aufdeckt. Erst, wenn das Glomerulumfiltrat um fast die Hälfte reduziert ist, übersteigen die Serumkreatininwerte die obere Normgrenze von 1,1 mg/dl. Eine wirkliche Früherkennung ist mit dieser Methode faktisch kaum möglich.

Der beste Parameter zur Bestimmung der Nierenfunktion ist die glomeruläre Filtrationsrate (GFR), die jedoch nicht direkt gemessen, sondern nur über indirekte Clearance-Verfahren bestimmt wird. Das klassische Vorgehen zur Bestimmung der GFR ist die Berechnung der Kreatinin-Clearance aus dem 24-h-Urin – eine recht aufwändige Messmethode.

Formel zur GFR-Bestimmung

Die MDRD (Modification of Diet in Renal Disease)-Formel schätzt die GFR anhand Serumkreatinin und Alter; sie gilt als ebenso zuverlässig wie die aufwändigere Berechnung der Kreatinin-Clearance aus dem 24-h-Urin. GFR-Werte ‹ 60 ml/min, die von klinischem Interesse sind (insbesondere, wenn die Medikamentation bzw. Dosis feinstufig eingestellt werden muss) werden mit der MDRD-Formel gut abgebildet. (Die EbM-Guidelines empfehlen die MDRD als Goldstandard. (2)) Die MDRD-Formel wurde inzwischen zur CKD-EPI-Formel (Chronic Kidney Disease-Epidemiology Collaboration) weiterentwickelt, die nunmehr von Fachgesellschaften empfohlen wird (4). Berücksichtigt werden damit Alter, Geschlecht, Hautfarbe, Größe und Gewicht (*Ein Online-Rechner findet sich z. B. auf www.mdcalc.com; deutschsprachig auf www.nierenrechner.de.*)
CKD-EPI ist akkurater im höheren GFR-Bereich, MDRD bei CKD-Patienten.
Generell sind GFR-Formeln ungenau bis ungültig bei:

- akutem Nierenversagen
- rascher Änderung der Nierenfunktion
- Schwangerschaft
- Kindern
- schwerer Unterernährung, ausgedehnten Paresen, schwerer Muskelerkrankung

Mögliche Fehleinschätzungen durch die MDRD-Formel

Da das Körpergewicht und die damit verbundene Muskelmasse in die Berechnung nicht einbezogen werden, kann die MDRD-Formel die GFR bei Untergewichtigen unterschätzen, z. B.: Für eine 90-jährige Frau mit 1,4 mg/dl Serumkreatinin errechnet sich nach MDRD eine GFR von 35 ml/min = Stadium 3. Berücksichtigt man das Untergewicht von 40 kg, ergibt sich nach der Cockcroft-Gault-Formel [(140-Alter) x Gewicht x (0,85, wenn weiblich/1, wenn männlich)] : (Serumkreatinin x 72) = 17 ml/min =

Stadium 4-5. Bei Frauen überschätzt die MDRD-Formel die GFR ab einem Körpergewicht < 50 kg, bei Männern < 55 kg; hier ist die CKD-EPI-Formel (online-Rechner s.o.) zuverlässiger.

12.12.5. Medikamente bei chronischer Niereninsuffizienz

Nicht nur bei Dialysepatienten, sondern bereits auch ab Stadium 3 der chronischen Niereninsuffizienz kommt es zu einem dramatischen Anstieg der kardiovaskulären Mortalität. Ziel der Therapie muss es sein, das Eintreten der dialysepflichtigen Niereninsuffizienz hinauszuzögern, um somit effektiver die exzessiv hohe Mortalität in dieser Patientengruppe zu bekämpfen. Es gilt daher, die klassischen Risikofaktoren, wie Hypertonie, Diabetes, Dyslipidämie und Nikotinabusus, entsprechend zu behandeln. Aufgrund einer bestehenden, nicht behandelten essentiellen Hypertonie kommt es zum Erkrankungsbild der vaskulären Nephropathie und in der Folge zu einer GFR-Abnahme. Allein durch eine Blutdrucksenkung auf 140/90 mmHg kann die Abnahme der GFR von 12 ml/min/Jahr bei unbehandelter arterieller Hypertonie auf 6 ml/min/Jahr reduziert, durch weitere Senkung auf unter 130/85 sogar ein Wert von 2 ml/min/Jahr GFR-Abnahme erreicht werden. Diese Maßnahme stellt somit den wichtigsten Eckpfeiler in der Präventionstherapie der chronischen Niereninsuffizienz dar.

Wahl des Hochdruckmedikaments

Mit welchem Antihypertensivum begonnen werden soll, hängt stark vom Lebensalter und den Komorbiditäten des Patienten ab. Prinzipiell ist bei jüngeren Patienten von einer höheren Reninaktivität auszugehen, womit Beta-Blockern, Angiotensin-Converting-Enyzme (ACE)-Hemmern oder Angiotensin-Rezeptorblockern (ARB) der Vorzug zu geben ist. Ältere Patienten würden eher von einer Diuretikatherapie profitieren. Ab Kreatinin > 2–2,5 werden ACE-Hemmer/ARB im Allgemeinen als kontraindiziert angesehen. Eine zu Beginn der ACE-Hemmer-Therapie beobachtete Nierenfunktionsverschlechterung bis zu 25% wird toleriert, da der positive Langzeiteffekt durch Senkung des intraglomerulären Drucks bei weitem den kurzzeitig negativen Effekt überwiegt. Prinzipiell gilt es, 3 bis 7 Tage nach Therapiebeginn mit ACE-Hemmern/ARB die Nierenfunktion und Elektrolyte zu kontrollieren. Bei einem GFR-Abfall von > 30–50% sollte die ACE-Hemmer/ARB-Therapie jedoch wieder abgesetzt werden.

Vitamin D-Mangel

Die Behandlung des Vitamin D-Mangels in Stadium 3 und 4 der chronischen Niereninsuffizenz ist noch nicht in seiner vollen Bedeutung untersucht. Die klinischen Beobachtungen zeigen, dass es bereits ab Stadium 3 zu einem Anstieg des Parathormons (PTH) kommt. Einerseits ist ein Mangel an aktivem Vitamin D3 zu beobachten, andererseits kommt es durch die Phosphatretention aufgrund der Nierenfunktionseinschränkung zur Stimulation der Nebenschilddrüsen, und damit entsprechender Stimulation der PTH-Freisetzung.

Statine

Das Nutzen-/Risikoverhältnis der Statine im Rahmen der chronischen Niereninsuffizienz wurde lange konträr diskutiert. Die KDIGO-Leitlinie zum Lipidmanagement bei chronischer Nierenerkrankung orientiert sich in ihren Vorschlägen zur Statin-Anwen-

Spironolacton

Findet seit der RALES-Studie zunehmende Verwendung zur Behandlung der Herzinsuffizienz. Nach Publikation dieser Arbeit im New England Journal of Medicine kam es zu einem rapiden Anstieg der tödlich verlaufenden Hyperkaliämien und auch zu Nierenversagen (oft in Kombination mit ACE-Hemmern). Es ist darauf hinzuweisen, dass in der RALES-Studie Patienten mit einem Kreatinin von › 2,2 mg/dl ausgeschlossen waren und Spironolacton bei einer GFR ‹ 30 ml/min nicht mehr eingesetzt werden soll. Ansonsten ist für Aldosteronantagonisten, wie Spironolacton, zusätzlich antiinflammatorische und antiproteinurische Wirkung bekannt und somit bei milder Niereninsuffizienz unter entsprechender Kontrolle ein Platz in der Therapie gegeben.

12.13. Nierenversagen

Sofern nicht anders angegeben, basiert dieses Kapitel auf (1, 2)

Das akute Nierenversagen (ANV) ist charakterisiert durch einen rasanten Verlust der glomerulären Filtrationsrate und eine Retention harnpflichtiger Substanzen, wie Harnstoff und Kreatinin. Häufig damit verbunden sind Anurie bzw. Oligurie. Das ANV ist eine wesentliche Komplikation, die bei Intensivpatienten mit einer Mortalität bis zu 30% verbunden ist. In Anlehnung an die aktuell gültige KDIGO-Leitlinie zum Thema AKI (Acute Kidney Injury) werden 3 Schweregrade des akuten Nierenversagens definiert:

Stadium	Serumkreatinin	Urinausscheidung
1	1,5- bis 1,9-facher Anstieg in 7 d oder Anstieg um 0,3 mg/dl in 48 h	‹ 0,5 ml/kgKG/h über mehr als 6 h
2	2,0- bis 2,9-facher Anstieg	‹ 0,5 ml/kgKG/h über mehr als 12 h
3	› 3-facher Kreatininanstieg oder Serumkreatinin › 4mg/dl mit einem akuten Anstieg über 0,5 mg/dl	‹ 0,3 ml/kgKG/h über mehr als 24 h oder fehlende Urinausscheidung über mehr als 12 h

Grundsätzlich wird betont, dass es keine evidenzbasierte Therapie des akuten Nierenversagens gibt. (3) Empfohlen wird eine stadiengerechte Vorgehensweise und möglichst ursachenzentrierte Behandlung anhand der oben genannten Einteilung. Basismaßnahmen sind:

- Meiden nephrotoxischer Medikamente
- Blutdruck/Volumenstatus optimieren
- Überwachung von Serumkreatinin und Urinausscheidung
- Hyperglykämie vermeiden
- Kontrastmittel vermeiden

Die Verwendung von Furosemid zeigte keinen Benefit hinsichtlich des Entstehens oder des Verlaufes eines akuten Nierenversagens. (4, 5)

12.13.1. Einteilung nach Pathogenese

Prärenales akutes Nierenversagen

Diese Form stellt mit ca. 60% die häufigste Variante des ANV dar. Sie wird hervorgerufen durch eine renale Minderperfusion, die einen Abfall der glomerulären Filtrationsrate (GFR) nach sich zieht. Häufigste Ursachen sind:

- Akuter Volumenmangel: Blutung, Flüssigkeitsverluste

- Systemische Vasodilatation: schwere Infekte, Sepsis, Anaphylaxie, Leberversagen, Intoxikation
- Vermindertes Herzzeitvolumen und/oder Rückstau: Linksherz-, Rechtsherzinsuffizienz, Pulmonale Hypertonie, Lungenembolie, mechanische Beatmung

Renales akutes Nierenversagen

Ungefähr ein Drittel aller ANV-Fälle fallen in diese Gruppe. Die akute tubuläre Nekrose ist weitaus die häufigste Ursache für das ANV. Sie ist wesentlich charakterisiert durch einen massiven Abfall der GFR bei unverhältnismäßig geringerer Beeinträchtigung der Nierendurchblutung. Häufigste Auslöser:

- Tubuluszellschädigung: Ischämie, Medikamente/Toxine (z. B. Antibiotika, Zytostatika, Röntgenkontrastmittel)
- Akute tubulointerstitielle Erkrankungen: Allergische interstitielle Nephritis, infektiöse Nephritis, akute zelluläre Transplantabstoßung
- Glomeruläre Erkrankungen und Veränderungen der kleinen Nierengefäßen: rapid progressive Glomerulonephritis, Vaskulitis (Wegener-Granulomatose), Good-Pasture-Syndrom, Transplantabstoßung, maligne Hypertonie, Prä-/Eklampsie, Sklerodermie, Röntgenkontrastmittel, Koagulopathien (Hämolytisch-urämisches Syndrom, Thrombotisch-thrombozytopenische Purpura, Waterhouse-Friedrichsen-Syndrom, Hyperviskositäts-Syndrom)
- Erkrankungen der großen Nierengefäße: Thromboembolie, Cholesterinembolie, Vaskulitis, Nierenvenen-Thrombosen

Postrenales akutes Nierenversagen

In weniger als 5% aller Fälle von ANV ist eine Abflussbehinderung die Ursache. Bei zwei gesunden Nieren besteht als häufigste Ursache des postrenalen ANV eine Obstruktion im Bereich des Blasenhalses (Prostata).

12.13.2. Prophylaxe des akuten Nierenversagens

Für die AM-Praxis ist wohl die Kontrastmittelnephropathie (CIN) am interessantesten. Bis zu 25% der Patienten mit zugleich bestehenden Risikofaktoren, wie Herzinsuffizienz, Diabetes, nephrotoxischer Begleitmedikation, Exsikkose oder fortgeschrittenem Alter, erleiden nach Verabreichung von Kontrastmittel ein akutes Nierenversagen. Ohne Risikofaktor wird die Inzidenz auf 1-2% geschätzt. (6) Die KIDGO-Leitlinie betont daher die notwendige Identifikation von Risikopatienten und deren angemessene Vorbereitung auf die Untersuchung. Hier kommt dem Hausarzt eine zentrale Rolle zu, der Pat. oft langjährig kennt und den Überblick über ev. bestehende Begleiterkrankungen hat! Vor Zuweisung zu einer kontrastmittelgestützten Untersuchung sollte unbedingt das Serum-Kreatinin bestimmt und die GFR errechnet werden. Die aktuelle Leitlinie der KDIGO nennt als Voraussetzung für die Kontrastmittelverabreichung eine minimale eGFR von 60–45 ml/min/1,73m^2. Metformin soll 48 h zuvor pausiert werden. Hochosmolares Kontrastmittel sollte nach Möglichkeit vermieden und isoosmolares Kontrastmittel verwendet werden. Untersuchungen zeigten, dass bei nierengesunden Patienten hochosmolares und niedrigosmolares Kontrastmittel mit einer ähnlichen Komplikationsrate assoziiert ist, bei Risikopatienten allerdings niedrigosmolares Kontrastmittel dringend vorzuziehen ist. (2)

Der typische Verlauf einer CIN besteht im akuten Abfall der GFR binnen 24–48 h nach i.v. Verabreichung eines Röntgenkontrastmittels. Der Gipfel des Kreatininanstiegs wird innerhalb 1 Woche erreicht. Anschließend kommt es meist zur Normalisierung. (7)

Vorbeugemaßnahmen
Präventionsmaßnahmen werden kontrovers diskutiert. Bezüglich der vielfach empfohlenen prophylaktischen Hydrierung vor einer kontrastmittelgestützten Untersuchung mit i.v. Flüssigkeit zeigte eine erste prospektive Studie 2017 keinen Nutzen im Vergleich zu keiner Hydrierung. Zwischen beiden Gruppen gab es keinen Unterschied hinsichtlich der Häufigkeit einer CIN. (8) Trotzdem wird in gängigen LL die prophylaktische Hydrierung empfohlen. Prinzipiell ist auf einen ausgeglichenen Hydratationszustand vor Durchführung einer kontrastmittelgestützten Untersuchung zu achten. Eine parenterale Hydrierung kann mit isotonen Lösungen, z. B. NaCl 0,9 %, erfolgen und zeigte, allerdings in retrospektiven Studien, eine signifikante Reduktion der Inzidenz von CIN. (9) Verminderungen von geringgradigen Serumkreatininanstiegen konnten nachgewiesen werden. (10) - Ein Beispiel für die Widersprüchlichkeit der in den Leitlinien ausgesprochenen Empfehlungen! (2)
Als wirksame prophylaktische Maßnahme erwies sich bisher die Verwendung von nicht-ionischen bzw. niedrig bis isoosmolaren Kontrastmitteln bei Risikopatienten. (2)
Die orale Verabreichung von N-Acetylcystein (2x 600 mg/d an Vortag + Tag der Untersuchung) wurde ebenfalls häufig als Prophylaxe empfohlen, jedoch stand die Evidenz hinter dieser LL-Empfehlung auf „wackeligen" Beinen. Letztendlich zeigte eine RCT an 2.308 Patienten keinen Vorteil durch die Gabe von N-AC hinsichtlich der CIN. (11)

12.14. Venenthrombose und Lungenembolie

Sofern nicht anders angegeben, bezieht sich dieses Kapitel auf (1–3).

12.14.1. Klinischer Risiko-Score für Tiefe Venenthrombose (TVT) – Wells-Score

Aktive maligne Tumorerkrankung (laufende Behandlung oder palliativ, letzte 6 Monate)	1 Punkt
Paralyse, Parese oder rezente Immobilisierung einer unteren Gliedmaße (z. B. Gipsverband)	1 Punkt
Bettruhe › 3 d oder größere OP in letzten 4 Wo	1 Punkt
Lokalisierter Druckschmerz entlang tiefer Venen	1 Punkt
Schwellung des gesamten Beines	1 Punkt
Unterschenkel-Umfangsdifferenz › 3 cm (10 cm unter Tub. tibiae)	1 Punkt
Eindrückbares Ödem (stärker am symptomatischen Bein)	1 Punkt
Oberflächliche Kollateralvenen (keine Krampfadern)	1 Punkt
Vorangegangene TVT	1 Punkt
Alternative Diagnose wahrscheinlicher als TVT	-2 Punkte
Score (bei beids. Symptomen ist die schlechtere UE maßgeblich)	

Wells-Score online z. B. auf www.mdcalc.com.

Wahrscheinlichkeit für TVT

Score-Punkte	Risiko	TVT-Wahrscheinlichkeit
0	Niedrig	3 %
1–2	Mittel	17 %
Ab 3	Hoch	75 %

TVTs können klinisch asymptomatisch verlaufen und sind die häufigste Ursache einer Lungenembolie.

12.14.2. Klinischer Risiko-Score für Lungenembolie (LE)

Bei Hinweisen auf schwere Lungenembolie (Kollaps, Atemnot): Keine Zeit mit D-Dimer verlieren, sondern umgehend Thorax-CT (erfasst auch wichtige Differential-Diagnosen) veranlassen. Ab mäßig hoher Wahrscheinlichkeit einer LE wird noch vor der bildgebenden Untersuchung mit einer Heparintherapie begonnen.

Nur, wenn die Nachtest-Wahrscheinlichkeit für eine Pulmonalembolie kleiner als 1 % ist, kann auf weitere Diagnostik verzichtet werden. Ein negativer D-Dimer-Test reduziert die Vortestwahrscheinlichkeit auf 1/10. D. h. ab einem mittleren LE-Risiko-Score (2–6 Punkte) ist der D-Dimer deshalb nicht mehr zweckmäßig, da auch bei negativem Test-Resultat die Nach-Test-Wahrscheinlichkeit noch ca. 2 % beträgt.

- Heutige CT sind sehr zuverlässig auch für kleine periphere LE. Ein negatives CT schließt eine behandlungsbedürftige LE mit hoher Sicherheit aus.
- Szintigraphie, auch Perfusion UND Ventilation, ist deutlich weniger verlässlich als ein CT, vor allem zu unspezifisch: Bei einer Lungenerkrankung ist fast jede Szintigraphie auffällig.

Wells-Score LE

Klinische Hinweise auf LE	3 Punkte
Andere Diagnose weniger wahrscheinlich als eine LE	3 Punkte
Herzfrequenz › 100/min.	1,5 Punkte
Immobilisierung oder OP in den letzten 4 Wochen	1,5 Punkte
TVT/LE in der Anamnese	1 Punkt
Hämoptysen	1 Punkt
Aktive maligne Tumorerkrankung (laufende Behandlung oder palliativ, letzte 6 Monate)	1 Punkt
Score	

Score-Punkte	Risiko	LE-Wahrscheinlichkeit
‹ 2,0	Niedrig	10 %
2,0–6,0	Mäßig	30 %
› 6,0	Hoch	65 %

12.14.3. ASS bei TVT und Pulmonalembolie? (4)

Im April 2000 erschien im britischen Lancet eine multizentrische Studie mit dem Titel „Prevention of pulmonary embolism and deep vein thrombosis with low dose aspirin:

Pulmonary Embolism Prevention (PEP) trial". Diese Untersuchung fand zwischen 1992 und 1998 in 148 Krankenhäusern statt und randomisierte 13.356 Patienten, die einen Hüftersatz wegen Oberschenkelhalsfraktur und weitere 4.088 Patienten, die eine Hüftprothese wegen Coxarthrose erhielten. Die Patienten in der Interventionsgruppe erhielten vor der Operation bis zum 35. postoperativen Tag 160 mg ASS, die Kontrollgruppe Plazebo. Im Ergebnis erlitten 105 von 6.679 Patienten unter ASS und 165 von 6.677 Patienten unter Plazebo eine LE oder eine TVT. Todesfälle wegen Blutung waren in beiden Gruppen fast gleich, transfusionspflichtige Hämorrhagien in der ASS-Gruppe aber doppelt so hoch (6 vs. 3/1000 Patienten). Ein Begleiteditorial war eher ratlos, ob man routinemäßig nach orthopädischen Operationen ASS empfehlen sollte.

2012 erschien im New England Journal of Medicine eine randomisiert-kontrollierte Studie genau zu diesem Thema. Die italienischen Autoren widmeten sich der Frage, ob bei Patienten mit unprovozierter Thromboembolie und nach Ende einer 6–18-monatigen Antikoagulation, 100 mg ASS (versus Plazebo) zu einem Rückgang von Rezidiven führen könnte. Solche „Rückfälle" sind nicht allzu selten – immerhin 20% innerhalb von 2 Jahren.

Nach einer mittleren Nachbeobachtungszeit von rund 2 Jahren erlitten

- 28 von 205 Patienten unter ASS und
- 43 von 197 Patienten unter Plazebo

eine erneute Thromboembolie – ein statistisch hochsignifikanter Unterschied. Eine ernsthafte Blutung trat bei je einem Patienten in beiden Gruppen auf.

Quintessenz: Patienten mit unprovozierter tiefer Bein-/Beckenvenenthrombose und/oder Lungenembolie können nach Abschluss der regulären Antikoagulation durch die tägliche Einnahme von niedrigdosiertem ASS das Rezidivrisiko um 40% senken – ohne relevantes Nebenwirkungsrisiko (Originalarbeit NEJM 2012).

12.14.4. Tiefe Beinvenenthrombose (TVT)

Bei Verdacht auf eine tiefe Beinvenenthrombose gehört die initiale Bestimmung der klinischen Wahrscheinlichkeit mit nachfolgendem quantitativen D-Dimer-Test eigentlich in die Hand des Hausarztes. Nur auf diese Weise wird das Einsparpotenzial von ca. 50% für die nachfolgende Inanspruchnahme bildgebender Diagnostik in entsprechend qualifizierten Zentren realisiert. Das setzt die adäquate Vergütung – insbesondere des D-Dimer-Tests – voraus.

Ist diese Voraussetzung nicht erfüllt und im Gesundheitssystem die Bildgebung ambulant leicht verfügbar (wie z. B. in D, A und der Schweiz), so wird der Hausarzt jeden Verdachtsfall zur spezialisierten Diagnostik überweisen. Dort wiederum besteht eine große Neigung, jeden Patienten sonographisch zu untersuchen. Dieses Herangehen bedeutet eine hohe Patientensicherheit, ist aber nicht kosteneffektiv. (5)

Dieses Kapitel basiert, sofern nicht anders angegeben, auf (1).

Diagnostik

Mit dem D-Dimer steht zwar ein rasch durchführbarer Test zur Verfügung, seine Spezifität wird in der Literatur aber mit nur 50% angegeben. Daher ist er wegen der hohen Zahl falsch positiver Ergebnisse nicht als Erstuntersuchung bei Thromboseverdacht und schon gar nicht als Parameter in einem ungezielten Routinelabor geeignet. Die

einzig sinnvolle Verwendung des D-Dimer-Tests in der Abklärung einer TVT ist sein Einsatz nach vorheriger Schätzung der klinischen Wahrscheinlichkeit.
Anamnese und klinische Untersuchung sind wichtig, aber auch sie allein haben eine zu geringe Sensitivität und Spezifität, um eine Thrombose zu diagnostizieren bzw. auszuschließen. Der am besten etablierte klinische Test ist der **Wells-Score** (s. o.). Bei Thromboseverdacht findet man am häufigsten einen Wells-Score zwischen 0 und 3, höhere Scores sind selten. Bei 0 ist eine TVT praktisch auszuschließen, ein Score › 2 macht eine Thrombose sehr wahrscheinlich (6).

Durch die Kombination von Wells-Score und D-Dimer kann je nach Empfindlichkeit durch einen D-Dimer-Agglutinations-Schnelltest für Patienten mit Wells-Score ≤ 1 und mit dem altersadaptierten quantitativen D-Dimer (ELISA) für Patienten mit Wells-Score ≤ 2 durch einen negativen D-Dimer eine tiefe Beinvenenthrombose ohne Bildgebung mit ausreichender Sicherheit ausgeschlossen werden (6).

Diagnostik mit Wells-Score + D-Dimer

Hohe diagnostische Sensitivität (› 98 %), aber niedrige Spezifität (‹ 50 %)

<table>
<tr><td>Niedrige klinische Wahrscheinlichkeit (Wells-Score ≤ 1)</td><td>D-Dimer-Schnelltest negativ</td><td rowspan="3">Keine weitere Thrombose-Diagnostik erforderlich</td></tr>
<tr><td>Mittlere klinische Wahrscheinlichkeit (Wells-Score ≤ 2)</td><td>Sensitiver D-Dimer ‹ 500 μg/l*</td></tr>
<tr><td>Patient 50+, mittlere klinische Wahrscheinlichkeit (Wells-Score ≤ 2)</td><td>Sensitiver D-Dimer ‹ Lebensalter x 10 μg/l**</td></tr>
<tr><td>Hohe klinische Wahrscheinlichkeit (Wells-Score ≥ 3)</td><td>Kein D-Dimer-Test!</td><td>Kompressionsultraschall</td></tr>
<tr><td>Hohe klinische Wahrscheinlichkeit (Wells-Score ≥ 3)</td><td>KUS steht nicht zeitgerecht zur Verfügung</td><td>Empirische Behandlung, Diagnostik nachholen</td></tr>
</table>

* *Sensitivität quantitativer D-Dimer (ELISA) 98 %, Spezifität 50 %.* ** z. B. 80-Jähriger › 800 μg/l bessere Spezifität ohne Verringerung der Sensitivität (S2k-LL, S. 41)

Kompressionsultraschall (KUS)

- Sensitivität 95 %
- Spezifität 94 %
- thromboembolische Ereignisse bis zu 3 Monate nach initial negativem KUS 0,6 %

Phlebographie

Nur zur Abklärung einer Rezidivthrombose mit unklarem KUS und zur Vorbereitung eines rekanalisierenden Eingriffs.

Alternative: Diagnostik primär mit dem Kompressionsultraschall

Steht am Point of Care eine (Farb-Duplex-)Sonographie zur Verfügung, kann auch ein Algorithmus angewendet werden, der primär mit einem KUS beginnt (7). Auch wenn nicht alle US-Venen dargestellt werden (konnten), aber kein Thrombosenachweis in der V. Femoralis und Polpitea besteht:

- Klinische Risikoabschätzung niedrig (Wells-Score 0): keine weitere Diagnostik
- Klinische Risikoabschätzung mittel oder hoch (Wells-Score ≥ 1), quantitativer D-Dimer positiv = Thrombose
- Klinische Risikoabschätzung mittel oder hoch (Wells-Score ≥ 1), aber quantitativer D-Dimer negativ: Sonographiekontrolle in 4–7 Tagen

Kommentar 2-Punkt-Methode: Alternativ zum kompletten KUS wird in der S2k-Leitlinie auch die 2-Punkt-Methode diskutiert (auch als proximaler KUS bezeichnet) mit ggf. Wiederholungsuntersuchung nach 4–7 d bei initial negativem Ergebnis. Dieses Vorgehen ist im angelsächsischen Raum üblich. Auf diese Weise werden proximale Thrombosen bzw. ursprünglich distale Thrombosen, die im behandlungsfreien Intervall durch Apposition in die proximale Strombahn eingewachsen sind, erfasst. Dieses Vorgehen erscheint zwar sicher, ist jedoch (wenn Patienten zur KUS in ein spezialisiertes Zentrum zugewiesen werden müssen) möglicherweise nicht kosteneffektiv, da etwa 80 % aller Patienten ein zweites Mal untersucht werden müssen. (Siehe (1), S. 12)

Untersuchungstechnik der tiefen Beinvenen

Das Lumen einer normalen Vene lässt sich mit dem Schallkopf vollständig komprimieren; liegt eine Thrombose vor, lässt sich das Lumen nur noch teilweise oder nicht mehr komprimieren. Die Untersuchung soll im Querschnitt durchgeführt werden. Der Schallkopf wird wegen des Dopplerwinkels 10-15 Grad aus der Senkrechten gekippt. (8) Insbesondere, wenn eine Farbduplex-Sonographie zur Verfügung steht, kann die 2-Punkt-Methode binnen einiger Stunden erlernt werden.

Hintergrund-Info: Um die Sensitivitäten der beiden diagnostischen Parameter Wells-Score und D-Dimer optimal aufeinander abzustimmen, empfiehlt die British Society of Haematology, die klinische Wahrscheinlichkeit bei nachfolgender D-Dimer-Bestimmung mit einem ELISA-Test bereits bei einem Score ≤ 2 (im Wells-Score) als „niedrig" einzustufen, bei dem weniger sensitiven Agglutinationstest hingegen nur bei einem Score ≤ 1.

Bei hoher klinischer Wahrscheinlichkeit ist der D-Dimer-Test überflüssig und sogar gefährlich, denn im Falle eines falsch negativen Wertes würde die Bildgebung entfallen, obwohl die Wahrscheinlichkeit zum Vorliegen der Erkrankung weiterhin hoch ist. Patienten mit hoher klinischer Wahrscheinlichkeit benötigen in jedem Fall eine bildgebende Diagnostik.

Verlaufskontrollen nach Therapiebeginn TVT

Klinische Kontrolle erste 5 bis 21 Tage, Umstellung von NMH auf ein orales Antikoagulans, Überprüfung Verträglichkeit der Medikation, Begutachtung des Lokalbefundes, Optimierung der Kompressionstherapie.

Regelmäßige sonographische Verlaufskontrollen nicht erforderlich, da sich daraus keine therapeutischen Konsequenzen ergeben!

12.14.5. Therapie der Venenthrombose

- Initialbehandlung NMH
- Heparin-induzierte Thrombozytopenie vom Typ II (HIT II) bei Verwendung von NMH

sehr viel seltener als bei UFH

- Zu Beginn jeder Antikoagulantientherapie sollte ein Basisgerinnungsstatus inkl. Thrombozytenzahl erhoben werden. Bei Anwendung von NMH über eine Dauer von 5 Tagen hinaus ist eine weitere Kontrolle der Thrombozytenzahl sinnvoll.
- Fondaparinux - kein Risiko für HIT II
- An die initiale Antikoagulation soll sich eine Erhaltungstherapie von 3 bis 6 Monaten anschließen.
- Der gut etablierte Standard für die Erhaltungstherapie sind die Vitamin K-Antagonisten (VKA) mit Dosisanpassung auf eine International Normalized Ratio (INR) zwischen 2,0 und 3,0.
- INR-Kontrollintervalle etwa 3 Wochen

INR-Zielwert

- INR-Zielbereich 2,0–3,0: Majorblutungen 1–3 % pro Jahr
- INR-Zielbereich 1,5–2,0: Verhinderung von Rezidiven auf ca. 60 % verringert, keine geringere Blutungshäufigkeit (Vergleich: ASS 100 mg Verringerung von 30 % bei gleichzeitig leicht erhöhtem Blutungsrisiko)

US-Kontrolle bei Therapieende

Nach 3 Monaten und/oder bei Abschluss der Antikoagulation sollte **sonographisch** das Ausmaß eventueller Residualthromben qualitativ und quantitativ erfasst und dokumentiert werden. **Ziel:**

- Residualthrombose (Thrombuslast) zu erfassen
- Entscheidung der Fortsetzung oder Beendigung der Antikoagulation

Patienten, die am Ende der Erhaltungstherapie einen residuellen Thrombus aufweisen, meist definiert als eine mehr als 40%ige Verlegung des Venenlumens, haben eine höhere Rezidivrate.

Verlängerte Erhaltungstherapie

Residualthrombus (› 40 % Lumen-Einengung), idiopathische Rezidivthrombose, Rezidiv einer Lungenembolie. 1 bis 2x pro Jahr Abwägung von Nutzen und Risiko einer laufenden verlängerten Erhaltungstherapie empfohlen.

Kompressionstherapie

Zur Reduktion des postthrombotischen Syndroms frühzeitig Kompressionstherapie beginnen (Klasse II), Reduktion Postthrombotisches Syndrom 50 %

- Die Kompressionstherapie ist ausschließlich bei dem Bein indiziert, in dem eine Thrombose nachgewiesen wurde.
- Für Armvenenthrombose Nutzen nicht belegt.
- Kompressionsverband und Kompressionsstrumpf der Klasse II sind gleich wirksam.
- Dauer 3 bis 6 Monate, dann Evaluierung in 6- bis 12-monatigen Intervallen.
- Bei Fortbestehen eines venösen Funktionsdefizits sollte die Kompression weitergeführt werden.
- Keine Aussage in der LL, ob und wie lange 24 h („rund um die Uhr") erforderlich.
- ***Mit Hausverstand: Da kein Nutzen am Arm, nach Akutphase im Liegen verzichtbar, wenn keine Schwellung auftritt.***

12.14.6. Venenthrombose in Schwangerschaft und Wochenbett

- führende Todesursache in Schwangerschaft und Wochenbett
- Risiko einer venösen Thromboembolie (VTE) ist viermal so hoch
- Anstieg des D-Dimers ist im Verlauf einer Schwangerschaft physiologisch
- primäre Bildgebung ist anzustreben (Kniekehle bis Leiste); Sensitivität 91 %, Spezifität 99 %
- Kontrolluntersuchung bei neg. Befund nach 4–7 Tagen
- AK-Therapie NMH, Stillperiode VKA + Vit-K Gabe Säugling

12.14.7. Thrombophilie-Abklärung

Von der Testung gesunder Personen wird ausdrücklich abgeraten.

IND: Häufung von Thromboembolien unter erstgradigen Verwandten mit pos. Hämophiliediagnostik. Testung beim akuten Ereignis oder am geplanten Ende einer Antikoagulation direkt im Fachlabor, AK-Therapie kurz unterbrechen, da Beeinflussung der NOAK 2 Tage, VKA 10 Tage, bei hohem Risiko Bridging mit NMH (keine Beeinflussung). Konsequenz der positiven Hämophiliediagnostik = höheres Rezidiv-Risiko » Verlängerung der Antikoagulationsdauer.

Welches Thrombophilie-Screening?

- Faktor-V-Leiden (ggf. alternativ APC-Resistenz-Test)
- Prothrombin 20210-Mutation
- Protein C
- Protein S
- Antithrombin
- Lupus-Antikoagulans
- Cardiolipin-Antikörper
- Antikörper gegen Beta-2-Glycoprotein-I

Mutationen des MTHFR-Gens oder des PAI-1- und PAI-2-Gens sollten nicht bestimmt werden, da deren Relevanz nicht belegt ist und im Falle eines Nachweises eine Verunsicherung der getesteten Personen zur Folge hätte.

12.14.8. TVT-Umfelddiagnostik Malignom?

- idiopathische Venenthrombose Risiko eines bisher nicht erkannten Malignoms 3 % bis 15 %
- gezielte Anamneseerhebung, körperliche Untersuchung, Basislabor
- Aktualisierung der geschlechts- und altersspezifischen gesetzlichen Tumorfrüherkennungsmaßnahmen (Vorsorgeuntersuchung)

Umstrittene Screeningmaßnahmen: abdominelle Sonographie, Thorax-Röntgen, CT Thorax, CT Abdomen. **Cave:** Die regelhafte Einbeziehung von Schnittbildverfahren in die Tumordiagnostik bei Thrombosepatienten erhöht nicht deren Überlebensrate.

Unsere Empfehlung für weiterführende evidenzbasierte Recherchen: Cochrane Vascular - https://vascular.cochrane.org/our-reviews

12.15. Antikoagulantientherapie

12.15.1. Niedermolekulare Heparine (NMH) (1, 2)

Dosis zur VTE-Primärprophylaxe

(Primärprophylaxe: bisher keine VTE)

Standard: z. B. Enoxaparin (Lovenox®, Präparate variieren leicht, daher nicht ohne Grund untereinander wechseln!) 1 x 40 mg oder anderes NMH in vergleichbarer Dosis

Niedrigere Dosis: Niereninsuffizienz (hohes Risiko der Kumulation); Körpergewicht ‹ 40 (–50) kg

Höhere Dosis: Keine gesicherten Indikationen, Erhöhung um höchstens + 50%, zu erwägen bei Körpergewicht › 100 kg und sehr hohem VTE-Risiko, nach ausgedehnter OP zur Gewichtsabnahme

Monitoring (mittels anti-Xa): nicht generell empfohlen, weil unklar: Nutzen, Zielwerte und Konsequenzen. Kann indiziert sein bei Kindern, Schwangeren, Niereninsuffizienz, Über-/Untergewichtigen Patienten und erhöhtem Blutungsrisiko (3).

Alternativen, z. B. bei HIT oder HIT-Verdacht:

- Orgaran®: enthält Danaparoid; zugelassen, aber problematisch: Verfügbarkeit Verträglichkeit, Kreuzreaktionen
- Arixtra®: enthält Fondaparinux; nicht speziell für HIT zugelassen, aber wenig Probleme; gut verfügbar und verträglich, Kreuzreaktionen extrem selten
- Vit. K-Antagonisten, z. B. Sintrom®: nur wenn Thrombozyten wieder normal
- Aspirin niedrig dosiert (bis 100 mg/Tag): ungebräuchlich, aber wirksam: halbiert VTE-Risiko – dennoch nur speziell begründeten Einzelfällen vorbehalten
- DOAKs (Apixaban, Dabigatran und Rivaroxaban): vor allem zur postoperativen Prophylaxe nach elektiver Hüft- oder Knieendoprothetik

Das Risiko für eine Heparin-induzierten Thrombozytopenie (HIT) liegt für NMH nur bei 1/10 im Vergleich zu unfraktioniertem Heparin. Mit VKA erst nach der Korrektur der Thrombozytenzahl beginnen; bis zum Erreichen des angestrebten INR-Zielbereichs alternatives parenterales Antikoagulans parallel verabreichen. (2)

Bei lokaler Unverträglichkeit, z. B. Schmerzen, juckende Plaques:

Auf ein anderes NMH-Präparat wechseln, wenn das nicht nutzt, auf Fondaparinux. Plaques sind typisch für Typ-4-Allergie; Re-Exposition ist mit dem Risiko einer schwereren Allergieform verbunden. Daher: Hauttests mit verschiedenen NMH und Fondaparinux erwägen, um evtl. verträgliche Alternativen für die Zukunft zu identifizieren

12.15.2. Dauer der VTE-Prophylaxe (2)

Auch Hausärzte beobachten zunehmend liberalere Empfehlungen einer längeren medikamentösen VTE-Vorbeugung, d. h. Fortführung über mehrere Wochen auch nach Spitalsentlassung. Nutzen/Blutungsrisiko (s. u.) sorgfältig gegeneinander abwägen!

Richtwerte:

- nach großen orthopädischen und unfallchirurgischen Eingriffen: Hüftgelenk 28-35 d, Kniegelenk 11-14 d
- Tumor-OP im Bauch- und Beckenbereich: 28-35 d
- Keine medikamentöse VTE-Prophylaxe i.d.R. nach Eingriffen an oberen Extremitäten und nach Gelenksendoskopien

12.15.3. Nutzen & Risiken der VTE-Prophylaxe (1)

Große orthopädische Eingriffe: Bei Hüft- oder Kniegelenkersatz mit frühzeitiger Mobilisation ohne Thromboseprophylaxe innerhalb von 2 postoperativen Wochen VTE bei 1,8%, nichttödliche Lungenembolie bei 1,0%. NMH halbieren das Risiko: NNT Lungenembolie = 200, NNT VTE: 56. Es gibt indirekte Hinweise, dass die in den USA übliche höhere Dosis (2 x 30 mg/d) möglicherweise besser wirksam ist als 1 x 40 mg/d (Relatives Risiko für Gesamtrate Thromboembolien: 0,71). Verlängerung der Prophylaxe auf 35 Tage führt zu einer Reduktion von Tag 14 bis Tag 35 nach Hüft-OP (Lungenembolien: 0,1% vs, 0,5%, NNT = 250; symptomatische VTE 0,5% vs. 1,0%, NNT = 200); für den Kniegelenkersatz gibt es nur wenige Daten für verlängerte Prophylaxe, wird aber dennoch in LL empfohlen.

Kniegelenksarthroskopie, Gipsimmobilisation: nach individueller + situationsspezifischer Risikoabwägung, keine Prophylaxe nach rein diagnostischer Arthroskopie ohne erhöhtes individuelles Thromboserisiko. Nach therapeutischer Arthroskopie geringfügiger Benefit fraktionierter Heparine möglich (7 Tage Therapie mit Nadroparin-Kalzium im Vergleich zu Kompressionsstrümpfen: NNT für symptomatische distale Venenthrombosen = 71). Begrenzter Nutzen fraktionierter Heparine bei Gipsimmobilisierung Unterschenkel: Reduktion symptomatischer Beinvenenthrombosen von 2,5 auf 0,3% (NNT 45), optimale Dauer ist unklar.

Schwere internistische Erkrankungen: Wirksamkeit NMH nachgewiesen bei bettlägerigen Patienten z. B. mit Herzinsuffizienz, schweren Lungenerkrankungen; gleich wirksam wie low-dose unfraktioniertes Heparin bei COPD und Patienten nach kürzlichem Hirninsult mit Parese der unteren Extremität. Bei Patienten mit insgesamt niedrigem Thromboserisiko ist der Nutzen allerdings gering: TVT bei 0,1% im Vergleich zu 0,2% ohne Prophylaxe; NNT = 1.000. Höherer Nutzen bei Patienten mit hohem Thromboserisiko: NNT = 29 (TVT 3,3% versus 6,7%). Bei beiden Gruppen wird die Mortalität nicht beeinflusst. Überlegenheit der NMH gegenüber unfraktioniertem Heparin nicht erwiesen: RR für TVT 0,7; 95% CI 0,5-1,2, RR für nicht tödliche Lungenembolien 1,0); Blutungen allerdings unter NMH etwas weniger häufig.

Häufige unerwünschte Wirkungen von Enoxaparin: Erhöhung Gamma-GT - einer Studie nach bei 37% mit Maximalwerten um den 8. Behandlungstag; LDH-Erhöhung, Transaminasenanstieg, allergische Reaktion, Blutgerinnungsstörung

12.15.4. Patienten mit hohem VTE-Risiko (2)

Grundsätzlich erhöhen stationäre Aufenthalte das Thromboserisiko.

Dauernd erhöhtes Risiko

- frühere VTE
- höheres Alter, Rauchen, Übergewicht
- Diabetes, Fettleber/Leberzirrhose, Niereninsuffizienz, chronisch entzündliche Darmerkrankung, rheumatische Erkrankungen
- permanente Behinderung des venösen Rückstroms
- aktive Karzinomerkrankungen, vor allem Adenokarzinome
- Thrombophilie; familiäre Thrombosehäufung, auch ohne nachgewiesene Thrombophilie
- hämatologische Erkrankungen

Vorübergehende Risikoerhöhung

- Ruhigstellungen, immobilisierende Akuterkrankungen
- Operationen mit Dauer über 2 h (vor allem Hüft-/Kniegelenkersatz, Karzinomchirurgie im Bereich von Abdomen oder Becken, neurochirurgische Eingriffe, Laparoskopie, sowie alle Operationen mit einer Dauer von mehr als 2 h) - erhöhtes Thromboserisiko für mind. 1 Monat postoperativ, bei zusätzlichen Risikofaktoren für mind. 3 Monate
  - temporäre Behinderungen des venösen Rückstroms; zentralnervöse Katheter, Verletzung/OP von Venen
  - aktive Tumorbehandlung
  - Schwangerschaft, Geburt, Puerperium (6 Wochen)
  - Hormonelle Kontrazeption, Hormonersatztherapie, Androgene
  - Wiederholte Mikrotraumata (Kontaktsportarten), vor allem bei Personen mit Thrombophilien
  - Clozapin oder Olanzapin

12.15.5. Patienten mit hohem Blutungsrisiko

Bei Risikopatienten sind die individuellen Risikofaktoren (inkl. Familienanamnese) zu erheben und zu Art/Schwere des Eingriffs in Relation zu setzen. Abschätzung des individuellen Blutungsrisikos z. B. über den Caprini-Score; Online-Rechner auf https://venousdisease.com/dvt-risk-assessment-online/.

12.15.6. Welches Medikament?

- Erste Wahl: niedermolekulares Heparin subkutan (NMH)
- Alternativen: siehe Abschnitt „Niedermolekulare Heparine" oben

12.15.7. Medizinische Thromboseprophylaxestrümpfe

zur Vermeidung von TVT während eines Krankenhausaufenthalts

Cochrane-Autoren werteten 19 RCTs mit 1.681 Patienten und 1.064 einzelnen Beinen = 2.745 analytischen Einheiten aus (9 Studien zu allgemeinen OPs, 6 zu orthopädischen OPs, 1 Studie zu medizinischen Patienten). Die Kompressionsstrümpfe wurden am Tag vor der OP oder am OP-Tag angelegt und bis zur Entlassung oder bis zur vollständigen Beweglichkeit der Patienten getragen. In der Behandlungsgruppe mit 1.391 Einheiten entwickelten 126 eine TVT (9 %), in der Kontrollgruppe (ohne Strümpfe, 1.354 Einheiten) 282 (21 %). Basierend auf den Ergebnissen von 5 eingeschlossenen Studien betrug die Inzidenz von Pulmonalembolien 5 von 283 (2 %) Teilnehmern in der Behandlungsgruppe und 14 von 286 (5 %) in der Kontrollgruppe. Zur Beurteilung der Häufigkeit von Nebenwirkungen und Komplikationen lagen zu wenige Daten vor. **Schlussfolgerung:** Für den Einsatz von Kompressionsstrümpfen in der allgemeinen und orthopädischen Chirurgie gibt es eine hohe Evidenz, für sonstige medizinische Patienten liegen leider nur die Daten aus einer RCT vor. (4)

Ob knielange oder längere Kompressionsstrümpfe mehr Benefit bringen, konnte bislang noch nicht evidenzbasiert nachgewiesen werden. (5)

12.15.8. Neuromuskuläre elektrische Stimulation NMES

Es gibt Hinweise, dass NMES im Vergleich zu keiner Therapie in der Prophylaxe wirksam sein kann, aber im Vergleich zu NMH schlechter wirkt. Insgesamt sind die dazu vorhandenen Daten aber von schlechter Qualität, sodass klinischer Nutzen und Wirksamkeit von NMES bei der VTE-Prävention weiter umstritten bleiben. (6)

12.16. Antikoagulantien bei Vorhofflimmern

Ziel: Schlaganfall-Risiko senken

Für Schlaganfall-Risiko gilt: Vorhofflattern = Vorhofflimmern, paroxysmal = permanent. Dies wird derzeit allgemein akzeptiert, ist aber etwas unsicher.

Vorhofflimmern ist die häufigste Herz-Rhythmusstörung, sie tritt bei 1–2% der Bevölkerung auf. Die Häufigkeit des Vorhofflimmerns nimmt mit dem Alter zu, etwa jeder 10. 80-Jährige ist davon betroffen. Bei Vorhofflimmern kann das Risiko für einen Schlaganfall erhöht sein.

Bei sonst Gesunden kommt es, insbesondere wenn sie jünger sind, nahezu nie zu Schlaganfällen, so dass das unvermeidliche Risiko einer Antikoagulantien-Therapie größer wäre als das Schlaganfallrisiko, deshalb kann in diesen Fällen sogar auf HerzASS® und ThromboASS® verzichtet werden. Je mehr zusätzliche Faktoren hinzukommen, desto größer ist die Wahrscheinlichkeit, dass ein Blutgerinnsel in den Arterien zu einem Infarkt führt. Diese Gerinnsel (Thromben) bilden sich in den flimmernden, also nicht mehr regelmäßig schlagenden Vorhöfen des Herzens, schwimmen sie mit dem Blutstrom in das Gehirn führt dort der Gefäßverschluss zum Schlaganfall.

12.16.1. Vorhofflimmern: Wann muss antikoaguliert werden?

Bei allen Patienten mit Vorhofflimmern muss das Schlaganfallrisiko abgeschätzt werden. Dafür werden häufig der $CHADS_2$- und der CHA_2DS_2-VASc-Score (erweiterter $CHADS_2$) verwendet:

Risikofaktor	CHADS2	Punkte	CHA2DS2-VaSc	Punkte
Herzinsuffizienz (Congestive heart failure)	C	1	C	1
Hypertonie	H	1	H	1
Alter ≥ 75 J.	A	1	A_2	2
Diabetes	D	1	D	1
Schlaganfall/TIA	S_2	2	S_2	2
Vaskuläre Erkrankung			V	1
Alter 65-74 J.			A	1
Weiblich (Sex category)			Sc	1

$CHADS_2$-Score und die Rate an Schlaganfällen (1):

Einer von wie vielen Patienten mit Vorhofflimmern bekommt ohne Blutverdünnung pro Jahr einen Schlaganfall (Online-Rechner z. B. auf www.mdcalc.com):

Punkte	0	1	2	3	4	5	6
1 von:	50	35	25	15	11	8	5-6

Gerinnungshemmende Medikamente können Blutgerinnsel und damit Schlaganfälle nicht in allen Fällen verhindern. Aspirin® (Acetylsalicylsäure, ASS) täglich 100 mg verringert das Risiko um 20% (verhindert also 2 von 10 Schlaganfällen), Sintrom® und die direkten oralen Antikoagulantien (DOAKs) verhüten etwa 2/3 aller Schlaganfälle, daher können auch bei Einnahme dieser Medikamente Schlaganfälle auftreten. Zugleich erhöhen diese Medikamente leider das bereits vorhandene Blutungsrisiko.

12.16.2. Blutungsrisiko unter den verschieden Mitteln

- Unter ASS kommen schwere Blutungen pro Behandlungsjahr bei einem von 3.333 Behandelten mit niedrigem Blutungs-Risiko (2) und bei einem von 400 Behandelten mit hohem Blutungs-Risiko (3) vor.
- Unter Sintrom® und den DOAKs hängt das Blutungsrisiko stark von Begleiterkrankungen ab, etwa einer von 50 bis 100 Patienten erleidet pro Jahr eine schwere Blutung. Zu Abschätzung des Blutungsrisikos gibt es Scores.

12.16.3. Abschätzung des Blutungsrisikos mit dem HAS-BLED-Score

Vor Behandlungsbeginn sollte auch das Blutungsrisiko des Patienten abgeschätzt werden. Zurzeit wird dafür überwiegend der HAS-BLED-Score angewendet. Für jeden Risikofaktor wird 1 Punkt angenommen:

- Bluthochdruck
- Eingeschränkte Nierenfunktion
- Einnahme von ASS oder Schmerzmitteln
- Alter › 65
- Regelmäßiger Alkoholkonsum
- Lebererkrankungen
- Schwer einstellbare Gerinnungswerte
- Z.n. Schlaganfall oder TIA

Ab einem Wert von ≥ 3 Punkten besteht ein hohes Blutungsrisiko. Mehrere der mit dem HAS-BLED-Score erfassten Risikofaktoren finden sich auch im $CHADS_2$-Score. Patienten mit einem hohen Schlaganfallrisiko haben somit häufig auch ein hohes Blutungsrisiko, daher ist die Entscheidung „Blutverdünnen ja/nein" oft nicht einfach. ***Bei durchgemachter Hirnblutung sollen weder ASS, noch orale Antikoagulantien angewendet werden.***

Bei mittlerem und hohem Schlaganfallrisiko überwiegt der Nutzen die Blutungsrisiken am wahrscheinlichsten (4, 5):

- ***Bei geringem Schlaganfallrisiko*** (0 Punkte im $CHADS_2$-Score) wäre die Blutungsrate unter Sintrom® oder DOAKs größer als die Zahl der verhüteten Schlaganfälle! Daher wird ***keine Antikoagulation*** empfohlen.
- Errechnet sich für den Patienten ein ***mittleres Risiko*** (1 Punkt), wird der Bedarf an Antikoagulation ***individuell*** beurteilt. Eine Antikoagulation kann entfallen, wenn das Blutungsrisiko hoch ist, der Patient keine Antikoagulantien anwenden möchte, Risikofaktoren wie Hypertonie gut beherrscht werden und wenn keine weiteren Risikofaktoren (Rauchen, Dyslipidämie, Nierenfunktionsstörung) vorliegen. NNT (number needed to treat: Anzahl der Patienten, die behandelt werden müssen, um 1 Schlaganfall in 1 Jahr zu verhindern, verglichen mit Plazebo): ‹ 167.
- ***Bei hohem Schlaganfallrisiko*** (ab 2 Punkten) überwiegt die Zahl der verhüteten Schlaganfälle die der zusätzlichen Blutungen sehr wahrscheinlich, eine ***orale Antikoagulation*** ist indiziert. NNT ohne weitere Risikofaktoren: ‹ 85; NNT bei Patienten mit Mitralstenose, mechanischer Klappenprothese o. Z.n. Schlaganfall, TIA, VTE: ‹ 15.

12.16.4. Vitamin-K-Antagonisten oder DOAKs?

Neben der Abwägung von unvermeidlichem Blutungsrisiko durch die „Blutverdünnung" (Antikoagulation) gegenüber der Verringerung des Schlaganfallrisikos durch Antikoagulation stellt sich Patienten und Ärzten die Frage, ob die altgewohnten Vitamin-K-Antagonisten (VKA) Sintrom® bzw. Marcoumar® oder DOAKs eingesetzt werden sollen. Die meisten Patienten, bei denen in Krankenhäusern mit einer „Blutverdünnung" begonnen wird, bekommen die neuen Präparate verordnet; dort werden die neuen Mittel von den Herstellern stark beworben. In der ambulanten Versorgung in A sind aber nach wie vor 9 von 10 Patienten mit Sintrom® eingestellt (6). Hausärzte fragen sich daher oft, welche die bessere Behandlungsmöglichkeit ist.

Viele Leitlinien empfehlen inzwischen die neuen, teuren DOAKs als Mittel 1. Wahl, so etwa die ESC-Guidelines (7), denen sich auch die Dt. Ges. für Kardiologie anschließt (8), oder die LL des American College of Chest Physicians (9). Die (leider soeben abgelaufene) DEGAM-LL, die AkdÄ und auch die EbM-Guidelines hingegen präferieren weiterhin VKA (4, 5). Unserer Meinung nach zu Recht, denn einerseits sind VKA wirksam, jahrzehntelang erprobt und es steht ein Antidot zur Verfügung, andererseits zeigen die auf primär auf Nichtunterlegenheit ausgerichteten Zulassungsstudien der DOAKs umso weniger Benefit, je besser die INR-Einstellung ist – wovon man in A und D ausgehen darf. Nichtsdestotrotz gibt es aber Patientengruppen, die von DOAKs profitieren. Der 2016 erschienene „Leitfaden orale Antikoagulation" der AkdÄ (5) stellt Vor- und Nachteile der Substanzen sowie wichtige Studienergebnisse, auf denen die Empfehlungen beruhen, dar. Auf diese Quelle stützt sich der folgende Text.

Zusammenfassend nimmt die AkdÄ wie folgt Stellung: ***Aus Sicht der AkdÄ sollte sich der Einsatz von DOAK auf Patienten beschränken, für die Vitamin-K-Antagonisten (VKA), wie Phenprocoumon (z. B. Marcoumar®, Falithrom®), keine geeignete Therapieoption sind.***

NNTs für DOAKs im Vergleich zur Therapie mit Warfarin

Ergebnisse der vergleichenden Zulassungsstudien, Angaben als NNTb für Benefit pro 1 Jahr (notwendige Behandlungsjahre, um ein Ereignis zu verhindern) und NNTh für Schaden pro 1 Jahr (Behandlungsjahre, in denen ein Ereignis mehr auftritt). Anm.: Warfarin ist vor allem im amerikanischen Raum als VKA etabliert.

Im Vgl. zu Warfarin	Insult + SEE*	Ischämischer Insult**	Schwere Blutung**	Hirnblutung**
Dabigatran 2 x 110 mg	nicht unterlegen	nicht signifikant	NNTb = 143	NNTb = 187
Dabigatran 2 x 150 mg	NNTb = 166	NNTb = 375	nicht signifikant	NNTb = 227
Rivaroxaban 1 x 20 mg	nicht unterlegen	nicht signifikant	nicht signifikant	NNTb = 500
Apixaban 2 x 5 mg	NNTb = 303	nicht signifikant	NNTb = 104	NNTb = 213
Edoxaban*** 1 x 30 mg	nicht unterlegen	**NNTh = 192**	NNTb = 55	NNTb = 169
Edoxaban 1 x 60 mg	nicht unterlegen	nicht signifikant	NNTb = 147	NNTb = 217

*SSE = Systemische Embolische Ereignisse. * Primärer Endpunkt (konfirmatorischer Testansatz auf Nichtunterlegenheit und sequenziell auf Überlegenheit). ** Sekundäre Endpunkte (kein konfirmatorischer Testansatz). *** 30-mg-Regime wurde von der EMA nicht zugelassen.*

Eine 2018 publizierte Cochrane-Metaanalyse untersuchte Sicherheit und Effizienz von Faktor-Xa-Hemmern im Vergleich zu Warfarin bei Patienten mit VHF (10). Unter Faktor-Xa-Inhibitoren gab es im Vergleich zu Warfarin eine signifikante Reduktion von Schlaganfällen und systemischen embolischen Ereignissen (OR 0,89, 95 % CI 0,82-0,97; 13 Studien; 67.477 Teilnehmer; qualitativ hochwertige Evidenz). Die Autoren bemängeln jedoch die statistisch signifikante hohe Heterogenität (I2 = 83 %), weswegen die absolute Wirkung der Faktor-Xa-Inhibitoren im Vergleich zur Warfarin-Behandlung eher gering ist. Die Autoren fanden außerdem eine Reduktion von Todesfällen aller Art und von größeren Blutungen, weisen aber darauf hin, dass die Beweislage für eine Verringerung der letzteren wenig robust ist.

12.16.5. Vitamin-K-Antagonisten

Beim Einsatz der Vitamin-K-Antagonisten besteht eine jahrzehntelange Erfahrung, ihre Wirksamkeit ist gut belegt. VKA haben jedoch rel. enge therapeutische Fenster sowie Wechselwirkungen mit verschiedenen Nahrungsmitteln und mit vielen Arzneimitteln, dies macht regelmäßige Gerinnungstests unverzichtbar. Zur Gerinnungsmessung gibt es für die hausärztliche Praxis geeignete Tests. Als Gegenmittel (Antidot), z. B. bei Blutungen, stehen Vitamin K und Prothrombinkomplex-Präparate mit sofortigem Wirkungseintritt zur Verfügung.

Substanzen: Acenocoumarol (Sintrom®, nicht in D), (Marcoumar®), Warfarin (entspricht Phenprocoumon, Coumadin®, nicht in A). Individuelle Faktoren beeinflussen Latenzzeit bis zum Wirkungseintritt (Rezeptoraffinität, Vitamin-K-Status, Leberfunktion, Begleitmedikation). Wichtigster Unterschied: unterschiedliche Halbwertszeiten und damit unterschiedlich lange Dauer der Gerinnungshemmung nach Absetzen der Behandlung (Acenocoumarol 3-5 d, Warfarin 4-6 d, Phenprocoumon 7-14 d). ***Hinweis:*** 5 bis 10 mg Vitamin K zusätzlich per os eingenommen verkürzen die Zeit bis zur Normalisierung (11).

Blutungen unter VKA (11): Größeres Risiko für über 60-Jährige, Diabetiker, Hypertoniepatienten. Von den Blutungen 40 % bei Nieren/Harnwegen, 18 % Nase/Rachen, 18 % Magen/Darm, 13 % Auge, 3 % ZNS; selbst bei optimaler Einstellung Gesamtrisiko 3-5 %. ***Grapefruitsaft als starker CYP3A4-Inhibitor kann in Kombination mit Phenprocoumon die Blutungsgefahr erhöhen!***

Dosierung: Abhängig von der Ziel-INR (bei nv-VHF INR 2,0–3,0; bei mechanischen Herzklappen 2,0–3,5); Aufsättigung bei normalgewichtigen, lebergesunden Pat. nach Fachinformation, Bspl. Marcoumar®: 1. Tag: 9 mg, 2. Tag und 3. Tag: 6 mg, ab 4. Tag: tgl. Therapiezielkontrolle. Bei Erreichen des INR-Ziels: individuelle Erhaltungsdosis (i.d.R. 1,5–4,5 mg/d). Ausnahmen: Bei Älteren, Patienten mit beeinträchtigter Nahrungsaufnahme, Lebererkrankungen, erhöhtem Blutungsrisiko: mit 3–6 mg/d beginnen + Kontrolle bereits am 3. Tag.

- Praktikabilität von INR-Selbstmessung/-Selbstmanagement prüfen (Vergleich Selbstmanagement/professionelle Betreuung: Mortalität und thromboembolische Ereignisse relevant und ähnlich hoch gesenkt; Blutungen nur bei Selbsttestung seltener (11))
- Regelmäßige Leberfunktionsprüfungen durchführen

INR-Kontrolle

Zu Beginn; erste Kontrolle nach 2–3 Dosen
- INR ‹ 1,5: Tagesdosis um 1/4 bis 1/2 Tabl. steigern, Ko in 2–3 Tagen
- INR › 1,5 aber ‹ 2,0: Tagesdosis um 1/4 Tabl. steigern, Ko in 2–3 Tagen
- INR 2–3: Dosis gleich weiter, Ko in 2-3 Tagen
- INR 3–4: 1/4 Tabl. weniger pro Tag, Ko nächster Tag
- INR 4–5: Dosis um 1/2 Tabl. reduzieren, Ko nächster Tag
- INR › 5: einmal Pause, Kontrolle am nächsten Tag

Abstände verlängern nach Stabilität (zuerst 2 x/Woche, dann 1 x/Woche ...)

Langzeit

Kontrolle alle 4, maximal 6 Wochen
- INR › 5, Pause 1 Tag, Ko in 1–2 Tagen
- INR 2–3: weiter wie bisher
- INR wenig außerhalb (± 0,3): gleich weiter oder Wochen-Dosis um 10–20 % ändern; Ko in 1–2 Wochen
- INR mehr als 0,5 außerhalb Ziel: Wochen-Dosis um rd. 20 % ändern; Ko in 5–7 Tagen

Tipps:
- Cumarinwirkung braucht 1–3 Tage (Synthesehemmer): die gestrige Dosis ist irrelevant für heutige INR.
- Häufigste Ursachen für INR außerhalb Ziel nachfragen: Akuterkrankungen, Änderungen in Ernährung, Änderung von Medikamenten, simples Vergessen.
- Zusätzliche Einnahme von mit VKA agierenden Medikamenten: Auswirkungen sind individuell zu verschieden - können im Einzelfall nicht vorausberechnet werden; das einzig Verlässliche: Sicherheitskontrolle der INR 3–5 Tage nach Medikamentenänderung, ggf. engmaschige Kontrolle über einige Tage-Wochen nötig.
- Gleichmäßigkeit ist in jeder Hinsicht nützlich für eine möglichst stabile Einstellung, z. B. besser 1/8 täglich als abwechselnd 0-1/4 (in der Apotheke gibt es Tablettenschneider).

Wechselwirkungen

Grundsätzlich Vorsicht bei jeder Begleitmedikation! Das arznei-telegramm listet mehr als 900 Interaktionspartner von klinischer Bedeutsamkeit auf, daher Fachinformationen beachten.

Verstärkung der Antikoagulantienwirkung z. B. durch NSAR, Acetylsalicylsäure, Heparine, bestimmte Antibiotika, Disulfiram, Fibrate, Imidazol-/Triazolderivate, Analgetika und/oder Antirheumatika, anabole Steroide, Schilddrüsenhormone, Zytostatika, trizyklische Antidepressiva

Verringerung der Antikoagulantienwirkung z. B. durch: Azathioprin, Barbiturate, Carbamazepin, Colestyramin, Digitalis-Herzglykoside, Diuretika, Kortikosteroide, Gluthetimid, 6-Mercaptopurin, Rifampicin, Metformin, Thiouracil, Vitamin-K- und Johanniskraut-haltige Präparate

Sintrom® oder Marcoumar®?

Unterschiede sind klein, siehe oben „Substanzen“. **Unverträglichkeit, Resistenz:**

- Resistenz = mehr als 3–4 Tabletten pro Tag, aber INR unter Ziel
- Wechsel erwägen (Sintrom®/Marcoumar®), initial selbe Tablettenzahl; funktioniert oft
- alternatives Medikament erwägen: Warfarin, ASS, NMH

Vitamin K und Gerinnungshemmer

Immer wieder stellen Patienten, die mit gerinnungshemmenden Mitteln, z. B. Marcoumar® oder Sintrom®, behandelt werden, die Frage, ob sie ihre Vitamin-K-Zufuhr mit dem Essen einschränken sollten. Es gibt keinen Beweis, dass weniger Gemüse einen Vorteil bringt. Im Gegenteil: In einigen Untersuchungen wurde festgestellt, dass selbst durch größere Mengen Vitamin-K-reicher Lebensmittel der INR-Wert nicht bzw. nur unwesentlich beeinflusst wurde. Die Deutsche Gesellschaft für Ernährung kommt aufgrund dieser Aspekte zur Einschätzung, dass Patienten unter einer Therapie mit Gerinnungshemmern keine besondere Ernährungsweise einhalten müssen. Besonders Vitamin-K-reiche Gemüsesorten (z. B. Kohl, Brokkoli, Spinat) sollten allerdings nicht täglichen Mengen von mehr als 200–250 g auf den Teller kommen. (12)

12.16.6. Direkte orale Antikoagulantien

Substanzen: Thrombinhemmer Dabigatran (Pradaxa®); Faktor-Xa-Hemmer Apixaban (Eliquis®), Edoxaban (Lixiana®), Rivaroxaban (Xarelto®). Antidot nur für Dabigatran: Idarucizumab (Praxbind®). Die Arzneimittelkosten der DOAKs sind ca. 15-mal höher als die für VKA.

DOAKs werden damit beworben, dass sie so wirksam VKA seien, dabei aber sicherer und durch Wegfall der Gerinnungstests einfacher in der Handhabung. Allerdings ist die Gerinnungsbestimmung mit Routinetests (PT, INR, aPTT) auch gar nicht verlässlich möglich! Bei Dabigatran und Edoxaban sind höhere Plasmakonzentrationen mit einem erhöhten Risiko für Blutungen assoziiert (13, 14); dies dürfte bei den anderen DOAKs ähnlich sein. Langzeiterfahrungen zu Sicherheit und Effizienz liegen noch nicht vor; Nebenwirkungen werden oft erst in der praktischen Anwendung bekannt.

DOAKs sind bei eingeschränkter Nierenfunktion in niedrigerer Dosis zu geben oder sind kontraindiziert - vor der Anwendung ist deshalb die Nierenfunktion zu überprüft werden (bei Älteren auch im Verlauf, Nierenfunktion kann sich bei akuten Erkrankungen schnell verändern!). Die Wirksamkeit von Edoxaban nimmt mit steigender Kreatinin-Clearance ab; die EMA warnt vor einer Anwendung bei hoher CrCl. Bei Dabigatran ist die Pharmakokinetik stärker von der Nierenfunktion abhängig als bei den Xabanen; dies wurde inzwischen auch in die Fachinformation aufgenommen. Wichtigste Risikofaktoren für Blutungen unter Dabigatran sind u. a. aufgenommen: Alter ≥ 75 Jahre, mäßig eingeschränkte Nierenfunktion (CrCl 30–50 ml/min), gleichzeitige Anwendung mit Acetylsalicylsäure, Clopidogrel, und Schmerzmitten, wie Naproxen, Diclofenac, Ibuprofen usw.

Die neuseeländische Arzneimittelbehörde Medsafe hat nach einem Bericht über **Gichtanfälle unter Dabigatran** eine „Frühwarnung“ ausgesprochen. Entsprechende UAW-Meldungen gibt es auch für die anderen DOAKs (15).

Wann wird der Einsatz der direkten oralen Antikoagulantien lt. AkdÄ empfohlen?

„Für bestimmte Patienten mit nv-VHF können DOAKs eine wertvolle Option sein: bei spezifischen Kontraindikationen gegen VKA, einem erhöhten Risiko für VKA-spezifische Arzneimittelinteraktionen, stark schwankenden INR-Werten trotz regelmäßiger Einnahme von VKA oder wenn eine regelmäßige Kontrolle des INR-Wertes aus nachvollziehbaren Gründen schwierig ist. Dann sollte sich die Auswahl des DOAK nach Begleiterkrankungen und Komedikation des Patienten richten. Dabei ist u. a. zu berücksichtigen, dass nach den Daten der Zulassungsstudien nur für Apixaban im Vergleich zu Warfarin eine Reduktion der Schlaganfälle/Embolien, schweren Blutungen und der Gesamtmortalität nachgewiesen ist. Die Gabe von Dabigatran 2 x 150 mg/d kann dagegen bei einem hohen Risiko für ischämische Schlaganfälle angezeigt sein, wenn ein VKA nicht in Frage kommt. Rivaroxaban bietet nach Einschätzung der AkdÄ im Vergleich zu VKA keine Vorteile. Edoxaban scheint wegen der eingeschränkten Anwendbarkeit bei normaler Nierenfunktion für den Alltag nicht geeignet zu sein (laut FDA bei CrCl › 95 ml/min sogar kontraindiziert)."

DOAKs können eine Option sein für Patienten:

- mit stark schwankenden INR-Werten trotz regelmäßiger VKA-Einnahme
- mit hohem Risiko für intrazerebrale Blutungen, wenn Nutzen einer Antikoagulation wahrscheinlich höher als Blutungsrisiko
- mit erhöhtem Risiko für spezifische Arzneimittel- oder Nahrungsmittelinteraktionen unter VKA
- für die eine regelmäßige Kontrolle des INR-Wertes schwierig ist
- mit frisch diagnostiziertem nv-VHF und akutem Bedarf einer Rhythmisierung/Ablation als Alternative zu parenteralen Antikoagulantien während + unmittelbar nach der Intervention; anschließend Umstellung auf VKA erwägen.

Anwendung von DOAKs nur nach eingehender Prüfung und Rücksprache mit den Patienten bei:

- mäßiger Niereninsuffizienz (bei CrCl 30–50 ml/min: Dosisreduktion nötig bei Dabigatran, Edoxaban, Rivaroxaban, nicht bei Apixaban)
- zusätzlicher Indikation für einfache und vor allem für duale Thrombozytenaggregationshemmung
- Multimedikation (≥ 5 Arzneimittel): klinisch relevante Wechselwirkungen können wegen fehlender Möglichkeit von Laborkontrollen nicht erfasst werden.

Kein Einsatz von DOAKs bei Patienten:

- die mit VKA gut einzustellen sind bzw. deren INR unter VKA stabil › 70 % der Zeit im therapeutischen Bereich liegt
- mit unsicherer Adhärenz
- mit hohem Risiko für gastrointestinale Blutungen
- mit schwerer Niereninsuffizienz (CrCl ‹ 30 ml/min); im Fall von Edoxaban mit einer normalen Nierenfunktion (FDA: CrCl › 95 ml/min = Kontraindikation)
- unter Arzneimitteln, die als Inhibitoren/Induktoren von Cytochrom-P450-3A4 (CYP3A4) und P-Glykoprotein (P-gp) wirken
- mit mechanischen Herzklappen

Was muss bei besonderen Patientengruppen beachtet werden?

Niereninsuffizienz

Pradaxa® wird hauptsächlich über den Urin ausgeschieden (ca. 85 %); Apixaban, Edoxaban und Rivaroxaban zu ca. 27–50 %; Dabigatran ist in den Niereninsuffizienz-Stadien 4 (CrCl 15–29 ml/min) und 5 (CrCl ‹ 15 ml/min) kontraindiziert. Bei den anderen DOAKs ist in Stadium 4 die Dosis zu reduzieren, bei Stadium 5 sind sie ebenfalls kontraindiziert. ***Die AkdÄ rät ab einer CrCl ‹ 30 ml/min vom Einsatz aller DOAKs ab.***
Für Patienten in Stadium 3 fand ein Cochrane-Review (16) 2017 in der Auswertung von 5 RCTs mit 12.545 Teilnehmern, dass DOAKs im Vergleich zu Warfarin wahrscheinlich die Häufigkeit von Schlaganfällen und systemischen Embolien reduzieren (RR 0,81, 95 % CI 0,65 bis 1,00) und die Inzidenz schwerer Blutungsereignisse leicht reduzieren (RR 0,79, 95 % CI 0,59 bis 1,04). Für höhergradige Nierenfunktionsstörungen seien weitere Untersuchungen notwendig.

Lebererkrankungen

Vor Therapiebeginn sind die Leberwerte zu bestimmen. Besteht durch eine Leberfunktionsstörung eine Blutungsneigung, sind lt. Fachinformation DOAKs (ebenso wie die VKA) **kontraindiziert**; Dosisreduktion bei eingeschränkter Leberfunktion wird nicht empfohlen.

Ältere Patienten

Bei Pradaxa® ist ab 75 Jahren eine Dosisreduktion zu erwägen, ab 80 J. ist sie wegen des erhöhten Blutungsrisikos in dieser Patientengruppe empfohlen. Ab › 75 J. mind. 1 x jährlich Nierenfunktion überprüfen. Dosisanpassung bei Apixaban, wenn 2 der 3 Kriterien zutreffen: Serumkreatinin ≥ 1,5 mg, Alter ≥ 80 Jahre, Körpergewicht ≤ 60 kg. Für die anderen DOAKs wird nur wegen des Alters keine Dosisanpassung empfohlen.

Schwangerschaft und Stillzeit

Die Anwendung von VKA und DOAKs ist weder für Schwangerschaft noch Stillzeit erlaubt. Geeignet sind nur Heparine. Grundsätzlich ist unter oraler Antikoagulation eine sichere Verhütung empfohlen.

Vorhofflimmern + intrakoronare Stents

Nach Stent-Implantation ist außer der Antikoagulation vorübergehend zusätzlich eine Plättchenaggregationshemmung nötig. Standard ist die Tripeltherapie - je nach klinischer Situation und verwendetem Stenttyp wird die orale Antikoagulation meistens für 1-6 Monate mit ASS + Clopidogrel kombiniert. In der RE-DUAL-PCI-Studie wurde die duale Therapie (Dabigatran 2x tgl. 110 mg oder 150 mg + Clopidogrel oder Ticagrelor mit der üblichen Tripeltherapie verglichen: Schwere Blutungen waren bei beiden dualen Therapien mit Dabigatran um 1,8-2,4 % bzw. 0,7- 0,9 % seltener als bei der Tripeltherapie. Allerdings wurde unter der Niedrigdosistherapie eine Zunahme kombinierter Endpunktereignisse aus Herzinfarkt, Schlaganfall, systemischer Embolie und Tod um 2,5 % im Vergleich zur Tripeltherapie beobachtet. (17)
Sicherheit & Nutzen einer Tripletherapie aus DOAK, ASS + Clopidogrel, Prasugrel oder Ticagrelor für Patienten nach akutem Koronarsyndrom oder nach Stentimplantation sind bislang unklar. Sollten Patienten bereits zuvor DOAKs gut vertragen haben, kann

eine Kombination mit einer dualen Thrombozytenaggregationshemmung überlegt werden, allerdings in der niedrigsten für VHF zugelassenen Dosierung.

12.17. Perioperatives Management bei oraler Antikoagulation (Bridging)

Nur 1 von 1.000 antikoagulierten Patienten profitiert vom perioperativen Bridging mit niedermolekularem Heparin, aber einer von 53 erleidet zusätzlich eine Blutung. Die optimale Vorgangsweise hängt vom Thrombemolie- und vom Blutungsrisiko ab.

Bei Operationen mit niedrigem Blutungsrisiko sollte die orale Antikoagulation nicht unterbrochen werden: Zahnextraktion, Katarakt-Operationen, Haut-Operationen, Bronchoskopien, Beckenkammpunktionen, Leistenbruch-Operationen, Herzschrittmacher-Implantationen; INR-Werte um 2 sind anzustreben.

Vorgangsweise bei Operationen mit mittlerem und hohem Blutungsrisiko: Kein Bridging bei Patienten mit niedrigem und mittlerem Thrombebolierisiko ($CHADS_2$-SCORE ‹ 5 Punkte, kein thrombembolisches Ereignis in den letzten 3 Monaten) Bei diesen Patienten sollte die orale Antikoagulation vor einem Eingriff abgesetzt und auf Bridging mit NMH verzichtet werden.

Bei Patienten mit hohem Thombembolierisiko ($CHADS_2$-SCORE 5 Punkte, thrombembolisches Ereignis in den letzten 3 Monaten, mechanischer Herzklappenersatz) sollte Bridging erfolgen, letzte Gabe in halber Dosis 24 h vor dem Eingriff, erste Gabe nach unkompliziertem Verlauf 1-3 Tage postoperativ.
Diese Empfehlungen wurden von der ACC 2017 bestätigt (1), während die EbM-Guidelines betonen, dass es wenig belastbare Evidenz zum Bridging gibt. (2)
Häufig sind Hausärzte bei antikoagulierten Patienten mit der Frage „Umstellen auf niedermolekulares Heparin (NMH) oder pausieren der AK-Therapie“ vor einer OP konfrontiert. Zumeist fällt die Entscheidung zu Gunsten des Bridgings nach dem Motto „sicher ist sicher“.

12.17.1. Sind niedermolekulare Heparine (NMH) das Ei des Kolumbus?

Jeder von uns hat sich wohl irgendwann gefragt, warum Patienten mit Bridging durch NMH mit keinem oder jedenfalls geringerem Blutungsrisiko operiert werden können als unter oraler Antikoagulation oder gänzlich ohne „Blutverdünnung“ und doch vor thrombembolischen Komplikationen ausreichend geschützt sind. Das wäre das erste Präparat mit Wirkung, aber ohne Nebenwirkungen! Unter dem Akronym „BRIDGE-Studie“ (3) wurden die Ergebnisse einer randomisierten doppelblinden, mit öffentlichen Geldern unterstützten Studie publiziert (4): 1.900 Patienten sind wegen Vorhofflimmerns und zumindest einem weiteren Risikofaktor für einen Schlaganfall mit einem Vitamin-K-Antagonisten (VKA), also Sintrom® o. ä., im therapeutischen Bereich oral antikoaguliert (durchschnittlicher INR der Teilnehmer 2,3). Bei ihnen wird ein chirurgischer Eingriff durchgeführt, bei dem nach gängiger Auffassung eine Unterbrechung der oralen Antikoagulation erforderlich ist. Bei den Eingriffen handelt es sich zu 40 % um Endoskopien, die übrigen Eingriffe sind kleinere und auch größere chirurgische, orthopädische und urologische Eingriffe. Bei allen Patienten wurde 5 Tage vor dem Eingriff Sintrom® etc. abgesetzt; eine Hälfte der Patienten erhielt ersatzweise ein NMH, bei den übrigen erfolgte kein Bridging.

12.17.2. Schlaganfälle gleich selten, aber Blutungen und Herzinfarkte unter Bridging wesentlich häufiger!

Schlaganfälle und periphere Embolien ereignen sich etwa bei 1 von 300 und sind mit und ohne Bridging nahezu gleich häufig (0,3 versus 0,4 %). Blutungen und Herzinfarkte ereignen sich unter niedermolekularem Heparin aber 2-3 x häufiger. (Alle Unterschiede waren nicht signifikant).

NNH	Mit Bridging	Ohne Bridging
Schwere Blutung	1 von 31	1 von 77
Leichte Blutung	1 von 5	1 von 8
Herzinfarkt	1 von 63	1 von 125

Diese überraschenden Resultate der RCT werden lt. arznei-telegramm auch durch Daten aus Beobachtungsstudien gestützt: 2 systematische Reviews kommen zum Ergebnis, dass ein Bridging mit Heparin gegenüber einer Unterbrechung der Antikoagulation ohne Bridging das Blutungsrisiko dreifach (5) bzw. vierfach (6) erhöht, ohne dass es die Rate thromboembolischer Komplikationen erkennbar senkt. Nach genauer Auswertung der Subgruppenresultate leitet das arznei-telegramm folgende Empfehlung ab:

Kein Bridging

Bei Patienten unter Cumarin-Antikoagulantien wegen nichtvalvulären Vorhofflimmerns kann und sollte im Rahmen von Operationen oder invasiven Eingriffen auf ein Bridging verzichtet werden, wenn ihr $CHADS_2$-Score unter 5 (Anm.: lt. ACC CHA_2DS_2-VASc-Score unter 7 (1)) liegt und in den 3 Monaten zuvor weder Schlaganfälle, noch Embolien aufgetreten sind.

Bridging

- ***Patienten mit Herzklappenersatz***
- ***Patienten mit sehr hohem Thromboembolierisiko ($CHADS_2$-Score von 5)***
- ***Patienten mit Schlaganfall oder Embolie vor weniger als drei Monaten***

Bei mittlerem und hohem operativen Blutungsrisiko rät die S1-Handlungsanleitung „Bridging" der DEGAM (7) zur letzten Gabe von NMH in halber Dosierung am Morgen des Vortages der OP; am Abend vor und am Tag des Eingriffes soll kein NMH mehr verabreicht werden. Postoperativ sollte frühestens am 1. - 2. postoperativen Tag, nach Polypenabtragung erst am 3. postoperativen Tag wieder mit NMH begonnen werden.

Wie sind Antikoagulantien zu pausieren? (1)

Die ACC orientiert sich in den Empfehlungen für den **Zeitraum des Absetzens** am INR-Wert: Bei INR zwischen 1,5 und 1,9 sollte 3-4 Tage vor dem Eingriff abgesetzt werden. Bei INR von 2-3 sollte das Medikament 5 Tage vorher und bei INR über 3 mindestens 5 Tage präoperativ ausgeschlichen werden.

Postoperativ kann in den meisten Fällen ein Beginn der Antikoagulation innerhalb der ersten 24 h nach dem Eingriff erfolgen, da es 24-72 h dauert, bis erste gerinnungshemmende Effekte eintreten (volle therapeutische Wirkung nach 5-7 d). Hohe Anfangsdosen („Loading dose") sind jedoch zu vermeiden.

12.17.3. Bridging bei Niereninsuffizienz

Bei mäßiger Niereninsuffizienz sollte und bei schwerer Niereninsuffizienz muss das **Bridging mit unfraktionierten Heparinen** und dann meist intravenös erfolgen. Eine Verlängerung der aPTT auf das 1,5- bis 2-Fache der oberen Norm ist dabei anzustreben. Dieses Vorgehen bietet sich auch für andere bes. kritische Situationen an. (8)

Vorgangsweise für Patienten mit direkten oralen Antikoagulantien (DOAKs) (2)

Für die Dauer des Absetzens vor einer OP sind empfohlen:

- 1–4 Tage bei Dabigatran (je nach Art des Eingriffes und der Nierenfunktion)
- 1–3 Tage bei Rivaroxaban
- 1–2 Tage bei Apixaban

Ein akut nötiger Eingriff sollte wenn möglich frühestens 12 h nach der letzten Einnahme erfolgen. Da Anämie bei gerinnungshemmender Therapie das Blutungsrisiko erhöht (unabhängig von der Methode), sollte eine solche präoperativ ausreichend behandelt werden (häufigste Ursache: Eisenmangel).

Das perioperative Regime wird meist von Anästhesist und Chirurg gemeinsam festgelegt (inkl. Wiederaufnahme der Antikoagulation). Während des Bridgings muss bei hohem Blutungsrisiko die INR im Normalbereich (1,0) liegen, sonst unter 1,5. Postoperativ wird die Wiederaufnahme der Antikoagulation mit DOAKs nach 24 h bei Eingriffen mit niedrigem Blutungsrisiko empfohlen.

Bei Eingriffen mit hohen Blutungsrisiko ist die Antikoagulationstherapie erst nach 2-3 Tagen wieder zu starten. Im Allgemeinen ist aufgrund des raschen An- und Abflutens der antihrombotischen Wirkung der DOAKs die Notwendigkeit eines Heparin-Bridgings wie unter Vit. K-Antagonisten eher selten gegeben. (9)

12.17.4. Operation ohne Unterbrechung der oralen Antikoagulantientherapie

Bei Unterbrechung der oralen Antikoagulation treten Todesfälle oder stationäre Aufnahmen wegen Thromboembolien im Vergleich zu den Therapiephasen 2,5- bis 3-mal öfter auf, gehäuft besonders in den ersten 90 Tagen nach Unterbrechung der Cumarintherapie.

Die BRIDGE-Studie (3) zeigte eindrucksvoll: Wurde die orale Antikoagulation wegen eines Eingriffs pausiert, unterschied sich die Zahl thrombembolischer Ereignisse mit und ohne Bridging nicht signifikant, nur 1 von 1.000 Patienten mit Bridging profitierte durch eine verhinderte Thrombemolie (0,3 versus 0,4% , absolute Risikoreduktion 0,1%, NNT = 1.000). Niedermolekulare Heparine konnten also nur wenige Thromboembolien verhindern, aber 1 von 53 mit NMH behandelten Patienten erlitt eine zusätzliche schwere Blutung (3,2 versus 1,3% schwere Blutungen, absolute Risikoerhöhung 1,9%, NNH = 53). Die beste Lösung scheint daher wenn möglich die Beibehaltung der Antikoagulation, ob dies möglich ist, hängt vom Blutungsrisiko des Eingriffes ab.

Eine schwedische Kohortenstudie kam zu einem ähnlichen Ergebnis: Von 14.556

Patienten mit geplanter Warfarin-Unterbrechung wurden 7.021 mit NMH gebridgt. Das Gesamtrisiko einer Komplikation (Mortalität, Blutung oder Thrombose) unterschied sich zwischen Bridging (1,5 %) und Nonbridging (1,2 %) nicht signifikant. (10) In Kürze werden die Daten aus der PERIOP-2, einer weiteren, groß angelegten RCT zum Thema, erwartet.

Niedriges Blutungsrisiko - keine Unterbrechung: Folgende Eingriffe mit einem niedrigen Blutungsrisiko (‹ 1,5 %) bedürfen keiner Unterbrechung der Blutgerinnungshemmung (7): Zahnextraktion, Katarakt-Operationen, Haut-Operationen, Bronchoskopien, Beckenkammpunktionen, Leistenbruch-Operationen. Für Herzschrittmacher-Implantationen und Arthroskopien gibt es keine einheitlichen Risikozuordnungen; bei ersteren soll jedoch grundsätzlich die Antikoagulation nicht unterbrochen werden.

Ausnahmen:

- Extraktion mehrerer Zähne wird in der DGAM-Leitlinie ausgenommen, das arznei-telegramm zitiert 2013 eine Metaanalyse von fünf randomisierten, methodisch aber eher mäßigen Studien mit zusammen 553 Patienten. Diese findet nach einfachen oder komplexeren Zahnextraktionen keine Zunahme relevanter Blutungen, wenn Cumarine unverändert weiter eingenommen werden (INR 1,9 bis 3,4) im Vergleich zu reduzierter Dosis (INR 1,6 bis 2,6). (8)
- Zwar listet die DEGAM-LL auch Magen- oder Darmspiegelungen auf, aber mit der Einschränkung „ohne Polypektomien“. Dies wird in den Guidelines der British Society of Gastroenterology und European Society of Gastrointestinal Endoscopy präzisiert (11): Bei Endoskopien mit geringem Risiko: kein Absetzen von Warfarin (INR im Zielbereich!), P2Y12-Inhibitoren (Clopidogrel, Prasugrel, Ticagrelor) und Aspirin (duale Plättchenhemmung); morgendliche Dosis eines DOAK am Tag des Eingriffs weglassen. Risikoreiche endoskopische Verfahren: bei Patienten mit niedrigem Thromboserrisiko P2Y12-Inhibitoren und Warfarin 5 Tage vor Eingriff absetzen, bei dualer Plätttchenhemmung Aspirin fortsetzen; letzte Dosis DOAK mindestens 48 h vor dem Eingriff einnehmen (unter Dabigatran bei CrCl von 30-50 ml/min 72 h).

ASS vor chirurgischen Eingriffen absetzen?

Das lange Zeit bei Chirurgen vorherrschende Dogma, ASS vor Operationen jeglicher Art abzusetzen, ist inzwischen erheblich ins Wanken geraten: In der vielleicht prominentesten Zeitschrift der schneidenden Zunft, „Annals of Surgery“, erschien eine Arbeit, die eine geradezu revolutionäre Schlussfolgerung zieht:

- „Auf der Grundlage wissenschaftlicher Belege sollte die empirische Praxis, ASS präoperativ abzusetzen, verlassen werden.
- Die verfügbare Evidenz unterstützt die fortgesetzte Einnahme von ASS zur sekundären Prophylaxe einer cerebrovaskulären, peripher-arteriellen oder koronaren Gefäßerkrankung auch bei chirurgischen Patienten.
- Das routinemäßige Absetzen von ASS 7–10 Tage vor einer Operation ist wegen des zu befürchtenden, erheblichen Anstiegs des thromboembolischen Risikos nicht zu rechtfertigen“. (12)

12.18. Plättchenaggregationshemmer

Wir gliedern dieses Kapitel aus praktischen Gründen in Primärprävention, Sekundärprävention und besondere klinische Situationen und besprechen in den jeweiligen Abschnitten die Substanzen, die uns zur Verfügung stehen.

12.18.1. Primärprävention

Die Anwendung von 100 mg ASS in der Sekundärprävention steht außer Zweifel; strittig ist, ab welcher Risikostufe in der Primärprävention Plättchenaggregationshemmer eingesetzt werden sollen. Die absolute Risikoreduktion durch die primärprophylaktische Gabe von TFH (ASS 100 mg) ist gering, Nutzen und Risiko (Blutungen, gastrointestinale Unverträglichkeit) müssen sorgfältig gegeneinander abgewogen werden. Bei Personen mit deutlich erhöhtem Risiko (10-Jahres-Risiko für kardiovaskuläre Events von 6–10 %) wird eine Langzeit-Therapie mit ASS 75–100 mg zur Prävention des Myokardinfarkts oder anderer ischämischer kardiovaskulärer Ereignisse empfohlen (GRADE 2B), wobei der Benefit zur Prävention von Schlaganfällen bei asymptomatischen Patientinnen nicht gesichert ist. (1)

Soeben wurden die Ergebnisse der ASPREE-RCT publiziert, lt. Autoren "the largest primary prevention aspirin study ever undertaken in healthy older people". Inkludiert waren 19.114 gesunde über 70-Jährige aus den USA, GB und Australien; 9.525 erhielten 100 mg ASS täglich, 9.589 Plazebo. Nach einem medianen Follow-up von 4,7 Jahren betrug die Rate der kardiovaskulären Ereignisse 10,7 pro 1.000 Personenjahre in der Aspirin-Gruppe und 11,3 Ereignisse pro 1.000 Personenjahre (Pj.) in der Plazebo-Gruppe (HR 0,95; 95 % 0,83-1,08). Pro 1.000 Pj. gab es 8,6 schwere Blutungen unter Verum bzw. 6,2 unter Plazebo (HR 1,38; 95% CI 1,18-1,62; P ‹ 0,001). **Die Verwendung von niedrig dosiertem Aspirin als Primärprävention bei Älteren führte im Vergleich mit Plazebo zu einem signifikant höheren Risiko für schwere Blutungen, aber nicht zu einem signifikant niedrigeren Risiko für kardiovaskuläre Ereignisse.** Bezüglich der Mortalität erbrachte die Studie ein unerwartetes Ergebnis, das im Zusammenhang mit früheren Studien mit Vorsicht interpretiert werden sollte: Das Risiko eines Todes jedweder Ursache war 12,7/1.000 Pj. in der Aspirin-Gruppe und 11,1 in der Plazebo-Gruppe. Dabei war Krebs die Hauptursache der höheren Sterblichkeit unter Aspirin-Gruppe und verursachte 1,6 mehr Todesfälle pro 1.000 Pj. (2).

Primärprävention bei Diabetes

Diabetes ist assoziiert mit einer erhöhten Plättchenaggregation, durch Interaktion von Monozyten und Thrombozyten kommt es zur vermehrten Freisetzung von Zytokinen, damit triggern diese Thrombozyten-Monozytenaggregate die Bildung atherosklerotischer Plaques (1). Diabetes gilt daher allgemein als Indikation für Plättchenaggregationshemmer + Statine. (3)

12.18.2. Sekundärprävention

ASS

NNT für ASS 100 mg zur Sekundärprävention eines Ereignisses (4) = 50; bei 1 von 50 Patienten wird ein Herz-Kreislauf-Problem verhindert. Im Detail:

- NNT = 50 für Herz-Kreislauf-Probleme

- NNT = 333 für Tod
- NNT = 77 für nicht tödlichen Herzinfarkt
- NNT = 200 für nicht tödlichen Schlaganfall

Im Vergleich: Statine haben bei ähnlichem Risikoprofil einen NNT =16–25.

Number needed to harm: NNH für schwere Blutungen (erforderliche Krankenhausaufnahme und Transfusion) = 400 (4)

Schätzungen nach erleiden 3 % der Anwender (NNH = 33) im Lauf der Anwendung eine gastrointestinale Blutung, 1,5 % müssen deshalb hospitalisiert werden (NNH = 70). Zum Vergleich: Statine verursachen tödliche Rhabdomyolysen, NNH = 23.000/Jahr.

ASS + Dipyridamol

Patienten mit transitorisch ischämischer Attacke (TIA) oder ischämischem Insult haben ein erhebliches Rezidivrisiko von bis zu 12,8 % bereits in den ersten 2 Wochen. Sie sollen im Rahmen der Sekundärprävention mit einem TFH behandelt werden, sofern keine Indikation zur Antikoagulation vorliegt. Dafür sind ASS, Clopidogrel und die Kombination aus ASS und Dipyridamol zugelassen. (1) Die Beurteilung ist aber widersprüchlich; der ***Nutzen ist bislang noch nicht evidenzbasiert belegt*** (5).

In der PRoFESS-RCT (6) (› 20.000 Teilnehmer) ist die Fixkombination der Kontrolle mit Clopidogrel 75 mg/d unterlegen: Re-Insulte bei 9 % unter ASS + Dipyridamol, 8,8 % unter Clopidogrel. Schwere Blutungen traten mit 4,1 % zu 3,6 % signifikant häufiger auf; insbesondere intrakranielle Blutungen (1,4 % versus 1,0 %). Neben dem erhöhten Blutungsrisiko gerade bei älteren Patienten fällt die Fixkombination auch durch höhere Non-compliance auf: Patienten brechen die Behandlung häufiger ab, Hauptursache ist die Dipyridamol-UAW Kopfschmerz. (5)

P2Y12-Inhibitoren (Clopidogrel, Prasugrel, Ticagrelor)

Clopidogrel

Indikationen (7)

Indiziert in Kombination mit ASS: ***nach jedem koronaren Stent*** (bei Bare-Metal-Stents für 4 Wo nach akutem koronaren Syndrom, vermutlich ebenso 4 Wo nach Stenting anderer Gefäße)

Keine Indikation Monotherapie: Z.n. Insult/Insult unter ASS, stabile KHK, Übelkeit oder Ulcus unter ASS oder NSAR (Anwendung nur bei echter ASS-Unverträglichkeit: Allergie, ASS-Asthma; dann 75 mg Clopidogrel)

Keine Indikation in Kombination mit ASS: Z.n. Insult, symptomatische pAVK, chronische stabile KHK, bei Vorhofflimmern als Ersatz einer Antikoagulation oder ASS-Monotherapie

ASS und Clopidogrel im Vergleich

Clopidogrel als Monotherapie schützt Patienten in der Sekundärprävention nach Herzinfarkt, TIA oder pAVK nicht signifikant besser als ASS-Monotherapie vor Rezidiven oder Tod. In der CAPRIE-Studie traten jährlich insgesamt unter ASS 5,82 %, unter Clopidogrel 5,32 % Rezidive auf, lediglich bei pAVK zeigt sich ein Benefit (NNT = 87/Jahr) – die Mortalität blieb unbeeinflusst. (8)

Ein Cochrane-Review (9) verglich die **Kombinationstherapie** mit ASS-Monotherapie als Sekundärprävention bei Patienten mit KHK, TIA, pAVK oder hohem Risiko für atherothrombotische Erkrankungen (exkl. Studien, die nur Patienten nach Stenting einschlossen). Ergebnis: Clopidogrel + Aspirin reduziert im Vergleich zu Aspirin allein das Herzinfarkt- und Schlaganfall-Risiko (RR 0,78, 95 % CI 0-69-0,90 und RR 0,73, 95 % CI 0,59-0,91) und erhöht die Anzahl an Blutungen (RR schwere Blutungen 1,44, 95 % CI 1,25-1,64). Bzgl. kardiovaskulärer und Gesamtmortalität wurde kein Nutzen für die Kombinationstherapie gefunden.

Nach Implantation unbeschichteter koronarer Stents ist die **Kombination mit ASS** auch nach akutem Koronarsyndrom oder Infarkt für 4 Wochen nach dem Eingriff Standard; der Nutzen der auch in LL immer häufiger empfohlenen längerfristigen Therapie (bis zu 1 Jahr) ist noch nicht eindeutig belegt. (8)

Nach Implantation beschichteter Stents spricht die Datenlage dafür, dass die länger als 6 Monate dauernde Kombinationstherapie keinen sicheren Vorteil mehr im Hinblick auf ischämische Ereignisse bietet, der das erhöhte Risiko schwererer Blutungen aufwiegen könnte. (7) Bei neueren Stents wie Everolimus reicht möglicherweise eine verkürzte Dualtherapie (3 Mo), gleichwohl LL noch 6-12 Mo empfehlen (7, 8).

Clopidogrel-Interaktion mit CYP 2C19

Clopidogrel selbst ist eine inaktive „Prodrug", der aktive Metabolit wird über das Cytochrom CYP 2C19 erzeugt. Bei etwa 3–5 % der Bevölkerung ist CYP 2C19 inaktiv und Clopidogrel somit unwirksam. Zahlreiche häufig verwendete Präparate werden über CYP 2C19 abgebaut, z. B. könnten PPI die Wirkung von Clopidogrel vermindern. Eine Metaanalyse findet z. B. eine etwas verringerte Clopidogrel-Wirksamkeit bei gleichzeitigen Einnahme von CYP 2C19-hemmenden SSRI (10). Substanzen mit potentieller Wirkabschwächung durch Abbau über/oder Hemmung von CYP 2C19: Amitryptilin, Citalopram, Desogestrel, Diazepam, Lansoprazol, Moclobemid, Nikotin, Pantoprazol, Progesteron, Rabeprazol, Sertralin, Testosteron, Warfarin, Amiodaron, Cimetidin, Esomeprazol, Fluoxetin, Indometazin, Omeprazol, Paroxetin, Valproinsäure.

Welcher Thrombozytenaggregationshemmer bei Risikopatienten für Ulcusblutungen?

ASS + PPI ist Clopidogrel bei Patienten mit Ulcus deutlich überlegen; Clopidogrel hat ein höheres Ulcus- und Blutungsrisiko als ASS + PPI. (11)

Die Daten sprechen gegen die Umstellung von ASS auf Clopidogrel bei Ulcusblutung, sondern vielmehr für das Fortführen der ASS-Prophylaxe in Kombination mit einem Protonenpumpenhemmer: Obere gastrointestinale Blutungen finden sich in 2 Interventionsstudien binnen eines Jahres bei Verwendung von Clopidogrel bei 8,6-13,6 %, unter ASS + PPI bei weniger als 1 % der Patienten. (8, 12, 13)

Prasugrel (Efient®)

Prasugrel führt zu einer schnelleren und stärkeren Plättchenhemmung als Clopidogrel. Aber auch Blutungen aller Schweregrade nehmen in der Zulassungsstudie (14) unter Prasugrel signifikant zu: schwerwiegende insgesamt von 1,7 % auf 2,2 % (NNH = 200), lebensbedrohliche von 0,8 % auf 1,3 % (NNH = 200) und tödliche von 0,1 % auf 0,3 % (NNH = 500). Nach einer explorativen Analyse scheinen schwerwiegende Blutungen unter Prasugrel in den ersten 30 Tagen numerisch, im Zeitraum danach signifikant zuzunehmen. Auch die Sterblichkeit an neu diagnostiziertem Krebs ist unter Prasugrel

höher. Eine Erklärung hierfür gibt es nicht.
Nach explorativen Analysen scheint jenseits von 30 Tagen der Zusatznutzen von Prasugrel nicht mehr signifikant zu sein, während das Risiko schwerer Blutungen in dieser Zeit signifikant zunimmt. (15)

Ticagrelor (Brilique®)
Für Patienten mit akutem Koronarsyndrom (ACS, STEMI und NSTE-ACS) für max. 12 Monate zusätzlich zu ASS (7)
Stellenwert nur in der langfristigen dualen Therapie von **Risikopatienten** (vorausgegangener Herzinfarkt + Vorliegen weiterer Risikofaktoren: › 65 Jahre, medikationsbedürftiger Diabetes mellitus, koronare Mehrgefäßkrankheit, chronische Niereninsuffizienz mit CrCl unter 60 ml/min oder 2. vorheriger Myokardinfarkt). In dieser Patiententengruppe Senkung der Zahl an Herzinfarkten, Schlaganfällen und kardiovaskulären Todesfällen innerhalb von 3 Jahren um 1,3 %, gleichzeitig aber Zunahme schwerer Blutungen um 1,2 %. Das arznei-telegramm erkennt „ein relevantes Risikosignal für Karzinomerkrankungen bei der längerfristigen Ticagreloreinnahme" und rät deshalb von Anwendung länger als ein Jahr nach akutem Koronarsyndrom ab. (16) Bei besonders hohem individuellen Blutungsrisiko kann eine Verkürzung der Therapie auf 6 Monate erwogen werden (17).

12.18.3. Besondere klinische Situationen (1)

Akutes Koronarsyndrom

Beim ACS [Nicht-ST-Streckenhebungs-ACS (NSTE-ACS) und ST-Strecken-Hebungs-Infarkt (STEMI)] spielt die Plättchenaktivierung und Aggregation eine bedeutende Rolle bei der Entstehung des intrakoronaren Thrombus. Bei Patienten mit ACS sollte umgehend eine Behandlung mit ASS eingeleitet werden (loading dose 150–300 mg oral; alternativ 80–150 mg i.v.). Die Evidenz zum Zeitpunkt für den Beginn der Therapie mit dem P2Y12-Hemmer ist schwach. Aufgrund der diagnostischen Unsicherheit wird bei vermutetem NSTE-ACS von einer prähospitalen Verabreichung von Prasugrel abgeraten, bis die Diagnose im Krankenhaus gesichert ist. Die Medikation mit Clopidogrel oder Ticagrelor kann allerdings bereits begonnen werden, sobald die Diagnose gestellt und eine Koronarangiografie geplant ist. (17)

Patienten mit Herzklappenersatz

Biologische Klappen: Nach Klappenersatz-OP mit biologischen Prothesen in Aortenposition wird meist eine Behandlung mit ASS 50–100 mg täglich für die ersten 3 Monate postoperativ empfohlen. Nach europäischen LL kann auch eine Behandlung mit VKA für die ersten 3 Monate postoperativ erwogen werden.
In Mitral- und Trikuspidalposition soll eine Behandlung mit VKA (Ziel-INR 2,5, Bereich 2,0–3,0) für die ersten 3 Monate durchgeführt werden.
Mechanische Klappen: Indikation zur dauerhaften Behandlung mit VKA; INR-Ziel bei mechanischen Aortenklappen 2,5 (Bereich 2,0–3,0; GRADE 1B), bei mechanischen Mitralklappen 3,0 (Bereich 2,5–3,5). Bei mechanischer Prothese und begleitender atherosklerotischer Erkrankung und bei Thromboembolie trotz kontrollierter INR sollte eine Kombinationsbehandlung von VKA mit niedrig dosiertem ASS erwogen werden.

Antithrombotische Therapie nach kryptogenem ischämischen Schlaganfall oder TIA und bei persistierendem Foramen ovale

Es liegen keine ausreichenden Daten zur Überlegenheit von OAK gegenüber ASS vor. Die Effizienz und Sicherheit einer endovaskulären Versorgung (Schirmverschluss) bleibt offen, 3 RCTs konnten die Vorteile des Katheterverfahrens gegenüber der medikamentösen Therapie mit Antithrombotika nicht eindeutig belegen (1).

12.18.4. Triple-Therapie

Bei Patienten mit Vorhofflimmern und ausgeprägtem koronaren Risiko, wie Z.n. ACS oder Implantation eines Stents, kann für die Dauer von max. 12 Monaten eine Triple-Therapie mit Vitamin-K Antagonisten (Phenprocoumon), P2Y12-Inhibitoren (Clopidogrel) und ASS indiziert sein.
Günther Egidi (Autor/Mitautor von DEGAM-Leitlinien) fasst die Datenlage zusammen (7):

- Triple-Therapie so kurz wie möglich und nur mit einer Ziel-INR von 2,0–2,5
- Planbare Operationen möglichst verschieben.
- Zur Plättchenhemmung nur soll neben ASS sollte nur Clopidogrel verwendet werden
- Bei antikoagulierten Patienten und unbeschichteten Stents nach 4 Wochen Triple-Therapie Wechsel auf reine Antikoagulation (gilt für stabile KHK wie für Z.n. ACS)
- Bei stabiler KHK und beschichtetem Stent je nach Beschichtung 3 bzw. 6 Monate Triple-Therapie, dann bis zum Ende des 1. Jahres Clopidogrel + VKA, dann reine Antikoagulation
- Bei ACS und beschichtetem Stent 6 Monate mit Triple-Therapie, dann 6 Monate Clopidogrel + VKA, dann reine Antikoagulation

Clopidogrel + VKA besser als Triple-Therapie?

Die methodisch begrenzte WOEST-Studie (18) findet Hinweise, dass bei mit Cumarinen antikoagulierten Patienten nach Stentimplantation die alleinige zusätzliche Einnahme von Clopidogrel ausreichen könnte. Die Blutungsrate ist unter Cumarinen + Clopidogrel deutlich geringer als unter der Tripeltherapie (19,4 % zu 44,4 %). Unter Cumarinen + Clopidogrel kommt es auch seltener zu Ereignissen eines kombinierten Endpunkts aus Todesfällen, Herzinfarkten, Insulten, Revaskularisationen oder Stentthrombosen (11,1 % vs. 17,6 %). (19) Insgesamt erscheint diese Kombination aber noch immer nur bei Patienten mit besonders hohem individuellen Blutungsrisiko überlegenswert (20).

DOAK + VKA besser als Triple-Therapie?

In der RE-DUAL-PCI-Studie wurden Dualtherapien aus 2x 110 mg Dabigatran + Clopidogrel/ Ticagrelor bzw. 150 mg Dabigatran + Clopidogrel/ Ticagrelor mit einer Tripeltherapie aus Warfarin (Ziel-INR 2-3) + Clopidogrel/Ticagrelor + ASS verglichen. Ein relevantes Ergebnis zur Häufigkeit thromboembolischer Ereignisse im Therapievergleich lässt sich nicht ableiten, da die Studie deutlich unterpowert ist. Unter der niedrig dosierten Dualtherapie steigt die Zahl kombinierter Endpunktereignisse (Herzinfarkt, Schlaganfall, systemische Embolie und Tod) um 2,5 % im Vergleich zur Triple-Therapie. Schwere Blutungen sind allerdings unter beiden dualen Dabigatran-Therapien um 1,8-2,4 % bzw. 0,7-0,9 % seltener als unter Standard-Tripel-Therapie. (21)

12.18.5. ASS + VKA bei pAVK

Kein Zusatznutzen, lebensbedrohliche Blutungen hingegen stiegen deutlich an. (22)

12.18.6. Monitoring der antithrombotischen Therapie (1)

Derzeit stehen keine validen Messmethoden für die regelmäßige Überwachung der Thrombozytenfunktionshemmer in der AM-Praxis zur Verfügung. Bei Auftreten von Blutungen oder Petechien unter der Therapie mit ASS oder ASS in Kombination mit P2Y12-Inhibitoren wird empfohlen, ein Blutbild + Thombozyten, Prothrombinzeit und eine aPTT zu bestimmen, um eine Thromboyztopenie oder eine Koagulopathie auszuschließen.

Literaturnachweis online: www.tgam.at/leitfaden_quellen_kap12

13. Notfallmedizin in der AM-Praxis

Frauen werden seltener reanimiert, überleben aber häufiger. ;-)
„Für Frauen waren die Chancen, durch medizinisches Personal überhaupt Wiederbelebungsmaßnahmen zu erhalten, signifikant niedriger als für Männer (15 vs. 35%) ... Mit einer Wahrscheinlichkeit von 11% verlassen aber mehr weibliche als männliche Patienten das Krankenhaus lebend wieder." (1)

13.1. Prophylaktische Maßnahmen (2)

- Patienten während Behandlungsmaßnahmen überwachen, um die Entwicklung einer potentiell gefährlichen Situation frühzeitig erkennen und durch geeignete Maßnahmen abwenden zu können (Beachten vegetativer Zeichen, wie Schwitzen, Blässe, Übelkeit und Schwindel). Z. B. allergische Reaktionen bei Hyposensibilisierung, Impfungen etc.: Überwachung für zumindest 30 Minuten
- Praxisteam muss auf Notfallversorgung vorbereitet sein – regelmäßiges gemeinsames Üben (zumindest 2-jährlich)
- Vollständigkeit der Notfallausrüstung regelmäßig mit einer Inventarliste abgleichen und verfallene Notfallmedikamente austauschen

13.2. Medikation Kreislaufstillstand (1)

CAVE: Die Medikation wird immer wieder kritisch diskutiert; so ist Atropin in der Reanimation nicht mehr empfohlen, kann aber u. U. bei Bradykardie eingesetzt werden – die ERC aktualisiert die Leitlinien alle 5 Jahre, siehe www.cprguidelines.eu.

Vasopressoren

Adrenalin: 1 mg i.v. (Nachspülen mit 20 ml isotonischer Kochsalzlösung) bleibt bevorzugter Vasopressor sowohl bei nicht-defibrillierbarem Rhythmus, als auch bei defibrillierbarem Rhythmus (nach dem 2. vergeblichen Defibrillationsversuch).

Antiarrhythmika

Amiodaron: (initial intravenöser Bolus von 300 mg, Wiederholungsbolus 150 mg möglich) indiziert bei Persistenz von Kammerflimmern oder pulsloser Tachykardie trotz 3 Schocks; Hypotension und Bradykardie sind unerwünschte Nebeneffekte.
Magnesiumsulfat: Bei Verdacht auf Hypomagnesiämie und Kammerflimmern (Torsades des Pointes, Digitalisintoxikation) Gabe von 2 g Magnesiumsulfatlösung über 1–2 min möglich (eventuell wiederholen nach 10–15 min).
Puffer: Natriumbikarbonat (50 ml einer 8,4%igen Lösung) möglich bei schwerer Hyperkaliämie (metab. Azidose, Intoxikation m. trizyklischen Antidepressiva), sonst nicht indiziert.

Thrombolyse

Bei Verdacht auf Lungenembolie Reanimation über 60 min fortsetzen; Lyse als „Ultima-Ratio"-Maßnahme ist nicht indiziert.

13.3. Basic life support (BLS) (1)

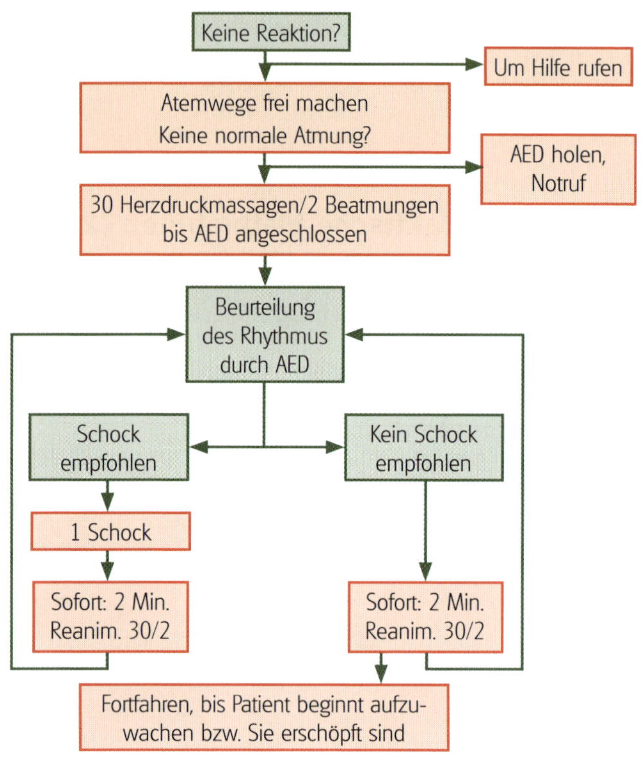

13.4. Advanced life support (ALS) (1)

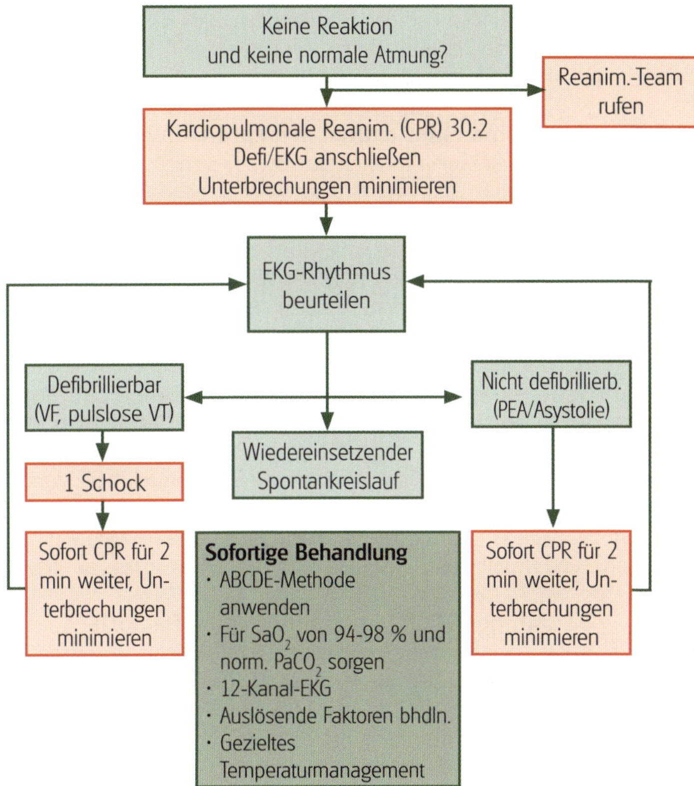

Während CPR

- Hochqualifizierte CPR sicherstellen: Frequenz, Tiefe, Entlastung
- Vor CPR-Unterbrechung Handlungen planen
- Sauerstoff geben
- Atemwegsmanagement/Kapnographie erwägen
- Herzdruckmassage ohne Unterbrechung, wenn Atemweg gesichert
- Gefäßzugang: intravenös, intraossär
- Adrenalin alle 3–5 min injizieren, Amiodaron nach 3 Schocks
- Reversible Ursachen behandeln

Reversible Ursachen

- Hypoxie
- Hypovolämie
- Hypo-/Hyperkaliämie/metabolisch
- Hypo-/Hyperhermie
- Herzbeuteltamponade
- Intoxikation
- Thrombose (AMI, LAE)
- Spannungspneumothorax

13.5. Akutes Koronarsyndrom (1)

Die Diagnose eines akuten Koronarsyndroms (ACS) beruht auf der Symptomanamnese, den klinischen Befunden und den EKG-Veränderungen. Eine Erhöhung der kardialen Marker bestätigt die Diagnose, kann sie in den ersten 6–8 Stunden nach Symptombeginn jedoch nicht ausschließen.

13.5.1. Symptome einer akuten myokardialen Ischämie

- Plötzlicher Beginn, retrosternaler Vernichtungsschmerz nicht wesentlich durch Atmung und veränderte Position beeinflussbar, gleichbleibende Intensität meist länger als 20 Minuten
- möglicherweise Ausstrahlung in die Arme (üblicherweise in den linken Arm), Rücken, Nacken oder Kiefer. Bei manchen Patienten ähneln die Symptome jenen eines akuten Abdomens (Schmerz beginnt im oberen Abdomen, begleitet von Übelkeit).
- Vor allem Patienten im höheren Alter, mit Diabetes, chronischer Niereninsuffizienz oder Demenz können an Übelkeit und Schwäche leiden, außerdem können sie ein Gefühl der Schwere oder Schweißausbrüche ohne Thoraxschmerzen haben.
- Ein pektanginöser Schmerz, der neu ist und mit zunehmender Häufigkeit auftritt, begründet den Verdacht auf eine instabile Angina; ebenso eine rasch (im Verlauf von Tagen bis weniger als 2 Wochen) zunehmende Symptomatik bei diagnostizierter stabiler Angina.
- Vor allem bei inferiorer myokardialer Schädigung kann eine schwere Vagotonie eine Bradykardie und Hypotonie mit Bewusstseinstrübung oder Kollaps auslösen.

13.5.2. STEMI, nonSTEMI, instabile Angina Pectoris

Der Begriff „Akutes Koronarsyndrom" umfasst drei unterschiedliche Formen der Akutmanifestation der koronaren Herzkrankheit: den ST-Strecken-Hebungs-Infarkt (STEMI), den Infarkt ohne ST-Strecken-Hebung (non-STEMI) und die instabile Angina pectoris (UAP). In Abwesenheit von ST-Strecken-Hebungen gilt der Anstieg in der Plasmakonzentration kardialer Biomarker, insbesondere Troponin T oder I, als der spezifischste Marker zum Nachweis eines non-STEMI bei Myokardzellnekrosen. In der ambulanten Hausärztlichen Primärversorgung ist die wesentliche Entscheidung die, ob Verdacht auf ein ACS besteht oder nicht. Die Notfallversorgung ist die gleiche, die Differenzierung findet im Zuge der Weiterversorgung statt.
Vor kurzem wurden durch die Europäische Gesellschaft für Kardiologie neue Leitlinien zur Therapie von akuten ST-Streckenhebungsinfarkte veröffentlicht. (2)

Die wichtigsten Neuerungen kurz und bündig:
Diagnose und Definition STEMI: Bei der EKG-Diagnose eines STEMI muss ab sofort nach Alter und Geschlecht unterschieden werden.

- Männer ‹ 40 Jahre: 0,25 mV – Männer › 40 Jahre: 0,2 mV
- Frauen: 0,15 mV in V2-V3
- Frauen: 0,1 mV in allen anderen Ableitungen
- Vorliegen eines Linksschenkelblocks (LBBB)
- Vorliegen eines Rechtsschenkelblocks (RBBB)

Links- und Rechtsschenkelblockbilder sind mögliche Zeichen eines STEMI und werden auch so behandelt.

Sauerstoffgabe: Keine routinemäßige Gabe von Sauerstoff mehr bei SpO_2-Werten über 90%.
Morphium ist ab sofort das Standardmedikament beim Thoraxschmerz! Es lindert Atemnot, Angst und wirkt sich positiv auf das Patienten Outcome aus.
Nitro zeigt keine Vorteile und wurde somit aus der STEMI-Akut-Therapie verbannt.
Aspirin: Eine schnelle Aspirin-Gabe ist sinnvoll. Höhere Dosen scheinen zweckmäßig und sind empfohlen: 75-250 mg i.v.
ADP-Rezeptor Antagonisten: Es ist Tatsache, dass Clopidogrel, Prasurgel und Ticagrelor keinen Vorteil für den Patienten bei prähospitaler Anwendung haben.
Heparin: Niedrigmolekulares Heparin, wie Enoxaparin, hat ein deutlich besseres Outcome als unfraktioniertes Heparin. Weiters ist ab sofort die Heoparin-Dosis abhängig von der geplanten Gabe von ADP-Rezeptor-Antagonisten.
Fibrinolyse: Eine Fibrinolyse ist nur sinnvoll, wenn der Patient kein PCI-Zentrum innerhalb der nächsten 120 Minuten erreichen kann. Falls man lysiert, braucht man bei Patienten älter als 75 Jahre nur mehr die halbe Lyse-Dosis verabreichen.

13.6. Bradykardie

Bradykardie = Frequenz ‹ 60/min, selten lebensbedrohlich, symptomatisch ab Frequenzen ‹ 40/min oder Pausen über 3 Sekunden
Zeichen: Schockzustände, Synkopen, myokardiale Ischämien, Manifestationen einer Herzinsuffizienz; DD: Sinusbradykardie durch erhöhten Vagotonus bei Sportlern.
CAVE: Atropin ist nur bei Bradykardie in Folge erhöhten Vagotonus und Cholinerger Vergiftung empfohlen. (1) Atropin ist nicht empfohlen bei AV-Block-II°-Mobitz wegen möglichem Übergang in einen höheren Block; bei AV-Block-III° paradoxe Wirkung mit weiterer Frequenzsenkung möglich. Nicht wirksam am transplantierten Herzen; bei akutem Myokardinfarkt durch Frequenzsteigerung Aggravierung der Ischämie möglich. Bei anhaltender Bardykardie aufgrund myokardialer Perfusionsstörung trotz Ventilation und Oxygenierung ist **Adrenalin 1. Wahl**. (1) Dosierung Erwachsene: 1 mg i.V. (1 mg Suprarenin mit 9 ml NaCl 0,9% = 10 ml; 1 : 10 000)
Praxistipp: 1 mg Suprarenin auf 100 ml NaCl 0,9%, entspricht 1 ml = 0,01 mg Suprarenin

13.6.1. Bradykardie bei Betablocker- oder Kalziumantagonistenüberdosierung (2)

Insulin 1 IU/kg i.v. als Bolus; danach 1,0 IU/kg/h i.v. bis zum klinischen Ansprechen unter engmaschiger Blutzuckerkontrolle. Bei Patienten mit Blutglukose ‹ 250 mg/dl muss 20-30 g Glukose 50% i.v. als Bolus verabreicht werden. (3)

13.7. Ohnmacht, vasovagale Synkope

Symptome: kurz dauernde Bewusstlosigkeit, Übelkeit, Bradykardie, Blässe, Hypotonie
Meist reicht sofortige Schocklagerung, um eine weitere Verschlimmerung des beginnenden Schockgeschehens abzuwenden, ggf. O_2-Gabe.

13.7.1. Synkope (1)

Es gibt verschiedene Ursachen für Bewusstlosigkeit – viele davon sind lebensbedrohlich. Diagnose und Behandlung sollten daher gleichzeitig erfolgen.

Sofortige Intervention

- 1. Befolgen der ABC-Regel: Atemwege, Belüftung, Circulation wiederherstellen!
- 2. Prävention einer Aspiration
- 3. Ausschluss oder Behandlung einer Hypoglykämie

Eine sofortige Intervention kann auch eine Thiamingabe einschließen (bei Alkoholikern vor einer Glukosegabe). Wenn der Zustand des Patienten stabilisiert ist, sollte die Ursache für die Bewusstlosigkeit ergründet werden. Berichte von Augenzeugen über die Umstände, die zur Bewusstlosigkeit geführt haben, sind von größter Bedeutung, ebenso alle verfügbaren Informationen zur Anamnese und bisherigen Medikation.

Ermittlung der Ursache für die Bewusstseinsstörung

Als Gedächtnisstütze für wichtige reversible Ursachen einer Bewusstlosigkeit dient die **MIDAS**-Regel: **M**eningitis – **I**ntoxikation – **D**iabetes – **A**noxie – **S**ubdurales Hämatom.

Medikamenteninduzierte Synkope

Mögliche Auslöser: Blutdrucksenkende Mittel (Nitroglycerin, Antihypertensiva, Alphablocker Med. gegen erektile Dysfunktion); Medikamente, die eine Bradykardie verursachen (Betablocker, Calciumantagonisten, Digoxin, Antiarrhythmika); Wirkstoffe, die eine ventrikuläre Proarrhythmie verursachen (Antiarrhythmika der Klassen IA, IC + III, Psychopharmaka, einige Antihistaminika, einige Antibiotika); Medikamenteninteraktionen; Antidiabetika; Alkohol und Drogen; Diuretika, Phenothiazine, Antiparkinsonmittel, Vasodilatanzien.

13.8. Epileptischer Anfall (1)

Patienten mit bekannter Epilepsie und kurz andauernden Einzelanfällen sollten nicht invasiv überversorgt werden. Beim einzelnen GM-Anfall sind meist keine antikonvulsiven Medikamente nötig, da dieser spontan endet und eine Sedierung die wichtige postiktale Beurteilbarkeit neurologischer Funktionen erschwert.

Vordringlichste Maßnahmen sind: ABC-Regel, verletzungssichere Lagerung, Freihalten der Atemwege, Entfernung von Prothesen, keine Gummikeile o. ä. zwischen die Zähne schieben; ein Guedel-Tubus ist möglich, O_2-Gabe. Viele Patienten haben während des Anfalls eine ausgeprägte Azidose (arterieller pH-Wert $< 7{,}0$), die jedoch keiner Behandlung bedarf und sich bei Anfallskontrolle normalisiert.

Je länger ein GM-Status andauert, desto schwieriger wird seine Unterbrechung: Bei einer Gabe von Benzodiazepinen innerhalb der ersten 30 min nach Anfallsbeginn liegt die Durchbrechungsrate bei 80 %; bei einer Verzögerung auf 2 h und länger sinkt diese Rate auf unter 40 %.

13.8.1. Therapieprinzip

i.v.-Zugang mit 500 ml Lösung (z. B. Ringer-Lösung, NaCl 0,9 %). Bei Hypoglykämie nach Stix-Ergebnis Gabe von 50–100 ml Glukose 40 %.

Benzodiazepine sind indiziert bei:

- längerer Anfallsdauer (> 5 min: Status),
- wiederholten einzelnen Anfällen,
- anamnestisch bekannter Neigung zu Anfallsserien
- bei psychomotorischer Unruhe im postiktualen Dämmerzustand.

Aufgrund der **potenziellen Atemdepressivität** ist eine Intubationsbereitschaft Voraussetzung. Injektion von Benzodiazepinen i.v. oder, falls venöser Zugang nicht möglich, von Midazolam i.m., intranasal oder bukkal bzw. von Lorazepam bukkal: Midazolam i.v., i.m., intranasal, bukkal Bolus: 0,15–0,2 mg/kg (10–15 mg). Alternativ: Lorazepam i.v. (bukkal, intranasal) i.v.-Bolus: 0,05 mg/kg (3,5 mg); IG 2 mg/min; bei Anfallspersistenz erneute Gabe

Die präklinische Behandlung entspricht der Stufe 1, die weiteren Eskalationsstufen sind der stationären Behandlung vorbehalten.

- Stufe 1 (präklinisch und Beginn beim Status epilepticus): Benzodiazepine
- Stufe 2 (bei Anfallspersistenz): nicht- sedierende i.v.-Antiepileptika (Phenytoin, Valproat, Levetiracetam, Lacosamid)
- Stufe 3 (refraktärer SGTKA): Narkotika
- Stufe 4 (superrefraktärer SGTKA): Ultima-Ratio-Optionen; Levetiracetam und Lacosamid sind formal nicht für die Behandlung des „Status epilepticus" zugelassen.

13.9. Hyperglykämie (1)

Die Ketoazidose und das hyperosmolare Koma sind schwerwiegende Akutkomplikationen des Diabetes mellitus. Die diabetische Ketoazidose betrifft vorwiegend Menschen mit Typ-1-Diabetes im vollständigen Insulinmangel, während das hyperosmolare Koma eine Komplikation von Menschen mit Typ-2-Diabetes ist. In beiden Fällen handelt es sich um eine starke Erhöhung des Blutzuckers über 300 mg/dl.

Hyperosmolares Koma: relativer Insulinmangel, vordergründig Wasser- und Elektrolytstörungen, meist ältere Patienten mit bekanntem Diabetes Typ 2. Schleichender Beginn, ph-Wert bleibt in der Regel über 7,3

Diabetische Ketoazidose: absoluter Insulinmangel mit Lipidstoffwechselstörung, meist jüngere Diabetes-Typ-1-Patienten. Entstehung innerhalb 24 h, typischer Pseudoperitonismus und Azetongeruch, ph-Wert unter 7,3

13.9.1. Symptomatik

Je nach Schweregrad Verwirrtheit, Sehstörungen, Adynamie und Muskelschwäche sowie Polyurie, Polydipsie, Hypotonie und Tachykardie als Zeichen der Hypovolämie. Im weiteren Verlauf kann es zur Pseudoperitonitis kommen, die durch Übelkeit und Erbrechen gekennzeichnet ist. Klassischerweise versuchen Betroffene mit Ketoazidose die sauren Valenzen des Blutes durch eine vertiefte Respiration auszugleichen. Dies führt zu der sogenannten Kussmaul-Atmung sowie durch die Ketonämie zu Azetongeruch (fruchtig, faulig, süßlich).

13.9.2. Therapie

Wichtigste Maßnahme ist eine ausreichende Volumenzufuhr. Bei Na < 150 mmol/l immer NaCl 0,9 % oder Ringerlösung; 1. Stunde 1.000 ml i.v., dann entsprechend Urinausscheidung, anhand ZVD-Messung in einer Dosierung von 100–500 ml/h.

Insulin (2)
Anfangs wegen Resorptionsstörung nie subkutan. „Low dose" mit initialem Insulinbolus von 10 IE i.v., dann ca. Insulinperfusor 5 IE Insulin/h i.v., ab einem BZ von ca. 15 mmol/l Insulinperfusor mit 1–2 IE/h ggf. zusätzlich 5%ige Glukoselösung (Vorteil Low-dose: weniger Hypoglykämien, geringere Gefahr Hirnödemausbildung). Nur bei milder Ketoazidose (wach, normoton) 0,1 E/kg kurzwirksames Insulin s.c. Alle 1–2 h BZ-Kontrolle.
CAVE: Hirnödem und Hypokaliämie

Durch das Absinken des Blutzuckerspiegels und die Rehydrierung kommt es zur Verschiebung von **Kalium** nach intrazellulär. Entsprechend ist mit einer Kaliumzufuhr zu beginnen, dies sollte bereits mit Beginn der Infusionstherapie eingeleitet werden. Hauptgefahr der Therapie des hyperosmolaren Komas ist das Dysäquilibriumsyndrom. Um dies zu vermeiden, gilt für alle Maßnahmen zum Ausgleich der Hypovolämie und der Hyperglykämie: langsam vorgehen!

13.10. Hypoglykämie

13.10.1. Symptome (1)

- Niedrige Blutglukose: unter 3,3 mmol/l (60 mg/dl) (2)
- Typische Symptomatik (adrenerge Gegenregulation: Palpitationen, Schweißausbruch, Hungergefühl, Händezittern), die nach Gabe von Glukose verschwindet
- Bei schwerer Hypoglykämie ist Fremdhilfe nötig; ZNS-Symptome: Kopfschmerz, Verwirrtheit, Sehstörungen, Verhaltens- u. Persönlichkeitsstörungen, Bewusstlosigkeit und Krämpfe

13.10.2. Therapie

Leichte Hypoglykämie: 1–2 schnelle BE (entspr. 120 ml Cola/Orangensaft, 6 Traubenzucker, 8 Würfelzucker).
Schwere Hypoglykämie: 50–100 ml 40%ige Glukose i.v. (auch peripher), vorzugsweise bei Bewusstlosigkeit oder Krämpfen; sonst Glukagon 1 mg s.c./i.m./i.v. (1). Lang andauernde Hypoglykämien können Glykogenspeicher leeren, Wirkung von Glukagon kann reduziert/verzögert sein!). Danach Verzehr rasch resorbierbarer BE (Rezidivgefahr), CAVE: Glukagon nicht bei sulfonylharnstoffinduzierten Hypoglykämien!
Bei Unsicherheit, ob es sich um Hyper- oder Hypoglykämie handelt, hochprozentige Glukoselösung i. v. injizieren – wirkt bei Hypoglykämie sofort, verschlechtert aber hyperglykämisches Koma nicht.

13.11. Anaphylaxie (1)

Bei Verdacht auf eine anaphylaktische Reaktion ist ***so rasch wie möglich Adrenalin intramuskulär*** zu verabreichen. Mit der Verabreichung darf nicht gezögert werden; i.m. Gabe ist der primäre Weg, im Schockzustand kann eine i.v. Zufuhr erfolgen.
Patienten nach anaphylaktischer Reaktion werden mit Adrenalinfertigspritzen ausge-

stattet. Dort, wo Impfungen, Allergietests oder Röntgenuntersuchungen mit Kontrastmittel vorgenommen werden, muss die sofortige Behandlung anaphylaktischer Reaktionen (Verfügbarkeit von Adrenalin) möglich sein.

13.11.1. Therapie

Allergenzufuhr sofort stoppen!

Adrenalin

- Intramuskulär 1:1.000 (1 mg/ml) 0,3–0,5 ml für Erw. in den lateralen Oberschenkel injiziert; Kinder 6–12 J.: 0,3 ml i.m.; Kinder unter 6 J.: 0,15 ml i.m. Wiederholung nach 5–15 min möglich.
- Tiefer Schock: Adrenalin langsam (5–10 min) i.v. möglich. Erw.: 1:10.000 (0,1 mg/ml) 0,5–1 ml Kinder: 0,1–0,3 ml. Wiederholung nach einigen Minuten möglich.
- Unter Betablockern kann Wirksamkeit von Adrenalin herabgesetzt sein. Bei Bradykardie und Hypotension aufgrund der Betablockade kann die Kontraktilität des Herzens mit Glukagon 1–5 mg i.v. erhöht werden. Die Dosis kann wiederholt werden.

Sicherung der Vitalfunktionen

Lagerung mit erhöhtem Oberkörper (flach bei Hypotonie); Atmung sicherstellen, ggf. O2 (Sättigung überwachen), Flüssigkeitszufuhr (Ringerlactat oder NaCl, hypotone Erw. 500–1.000 ml in der 1. Stunde, hypotone Kinder 10–20 ml/kg KG für 15 bis 30 min); Überwachung RR + Herzfrequenz

Glukokortikoid i.v.

Methylprednisolon i.v.: Erw. 80–250 mg, Kinder 2 mg/kg KG; alternativ Prednisolon i.v. (Erw. 250–1.000 mg, Kinder 10 mg/kg KG; Gesamtdosis für ein Kind darf Erwachsenendosis nicht überschreiten!); langsamer Wirkeintritt. Predniso(lo)n oral weitergeführt über 3–5 Tage, 30–50 mg pro Tag. Kann Rezidive nicht sicher verhindern!

Beta-2-Sympathomimetika

Glukokortikoide und Adrenalin sind zur Behandlung von Bronchospasmen geeignet. Zusätzlich sollte jenes Inhalationspräparat eingesetzt werden, das der Patient i.d.R. bei Asthmaanfällen verwendet (SABA).

Antihistaminika bei starker Hautreaktion

Jeweils für die nächsten Tage in der Nachsorge

- Erwachsene: Cetirizin 10 mg oder Hydroxyzin 25–50 mg oral
- Kinder: Cetirizin (unter 5 J. 0,3 mg/kg, ab 5 J. 10 mg) oder Hydroxyzin 2 mg/ml (unter 1 J. 2,5 ml, 1–6 J. 5 ml, über 6 J. 10 ml)

Die deutsche LL rät bei allen anaphylaktischen Reaktionen zur Blockade der Histaminwirkung schon im Anfangsstadium die zusätzliche Verabreichung von Antihistaminika i.v.: Dimetinden (0,1 mg/ kg KG) oder Clemastin (0,05 mg/kg KG) langsam i.v. (2)

13.11.2. Nachbeobachtung

Zumindest 6–8 h, auch wenn Symptomatik leichter oder gänzlich behoben - meist stationär erforderlich. Mit Wiederauftreten der Symptome rechnen (bei etwa 1/5 der Pat. innerhalb von bis zu 3 Tagen). Vor allem bei längerem Heimweg Mitgabe eines Autoinjektors überlegen.

Schwere Haut- und Weichteilinfektionen (1)

Symptome und klinischer Befund

- Schmerzhafte Hautrötung, Überwärmung, Leukozytose, erhöhtes CRP
- Septischer Schock – Fieber (kann auch fehlen), Diarrhoe, Exanthem, Blutdruckabfall)
- Zeichen septischer Komplikationen oft bereits beim ersten Bluttest: erhöhtes Kreatinin und Transaminasen, Thrombozytopenie, erhöhtes CK wegen der Hautnekrose

13.11.3. Zellulitis (Phlegmone) (2)

Klinik: heißes, gerötetes, schmerzhaftes, teigig-entzündliches, umschriebenes Ödem; selten eitrige subkutane Abszesse, Lymphangitis und Lymphadenitis, Fieber. **Labor:** Leukozytose, BSG-Erhöhung.

Häufig Streptokokken- oder Staphylokokkeninfektion, auch gramnegative Keime und Mischflora. Nach Bagatellverletzungen, rascher Einbruch in Blutbahnen und Lymphwege.

13.11.4. Nekrotisierende Fasziitis

Seltene, sich rasch ausbreitende, lebensbedrohliche Infektion von Haut oder Weichteilen, verbunden mit schwerer Hautnekrose.

Klinik: Beginn mit hohem Fieber, schwerster Störung des Allgemeinbefundes und starken lokalen Schmerzen (erscheinen zu Beginn oft unverhältnismäßig stark angesichts geringer/fehlender sichtbarer Hautveränderungen). Anfangs umschriebene, überwärmte Rötung mit Schwellung; nachfolgend subkutane knotenartige Indurationen. Schneller Übergang in hämorrhagische Infarzierung der Subkutis, sekundär auch Faszie + Muskulatur; Haut wirkt dann bläulich-livide, großblasig abgehoben. Labor: CRP+ BSG massiv erhöht, Leukozytose, Neutrophilie; CK + Amylase erhöht. (3)

13.11.5. Gasbrand

Verursacht durch gewöhnlichen Clostridien (Vorkommen: im Boden, Darmflora vor). Die Schwellung breitet sich rasch (innerhalb von Stunden) aus; palpierbare Krepitation.

13.11.6. Therapie

Cochrane-Autoren bewerten die Datenlage zu den verschiedenen verfügbaren Regimen insgesamt als dürftig (4–6).

Zellulitis: Feuchte Verbände mit antiseptischen Zusätzen, Antibiose nach Antibiogramm, initial Dicloxacillin 2-4 g/Tag in 4-6 ED. Bei schweren und resistenten Fällen Klinikeinweisung und gezielte i.v.-Antibiose (2)

Nekrotisierenden Fasziitis, Gasbrand: sofortiges chirurgisches Debridement. Antibiose intravenös; Nekr. Fasziitis: Kombination Betalaktam-Antibiotikum + Clindamycin, Gasbrand: Kombination Piperacillin + Tazobactam oder Carbapenem + Clindamycin

13.11.7. Prophylaxe

Adäquate Behandlung von Hautwunden

Literaturnachweis online: www.tgam.at/leitfaden_quellen_kap13

14. Präoperative Voruntersuchung und Risikoevaluation

Sofern nicht anders angegeben, bezieht sich dieses Kapitel auf (1).

Die präoperative Evaluation beinhaltet das Sammeln und Bewerten von Informationen über den Patienten mit dem Ziel, das perioperative Risiko zu senken. Grundsätzlich tragen Operateur und Anästhesist die Verantwortung für den operativen Eingriff. Es muss ein Kompromiss zwischen dem möglichen Nutzen durch den Eingriff und den damit verbundenen Risiken gefunden werden. Dieser beinhaltet Überlegungen zur chirurgischen Dringlichkeit, zum optimalen Zeitpunkt und zur Einstellung und diagnostischen Abklärung eventuell vorliegender Begleiterkrankungen. Die Aufgabe des Hausarztes besteht darin, den Patienten hinsichtlich seiner Grundkrankheiten zu optimieren und/oder konsiliarisch das perioperative Risiko vor elektiven Operationen zu evaluieren und diese Informationen interdisziplinär bereitzustellen. Zur Harmonisierung des präoperativen Vorgehens gab das Bundesinstitut für Qualität im Gesundheitswesen 2011 Leitlinien heraus, die diese interdisziplinäre Patientenevaluierung optimieren sollen. Demnach sind die standardisierte Erhebung der Anamnese und die klinische Untersuchung die einzigen notwendigen Basisbestandteile der präoperativen Diagnostik; Art und Umfang weiterer Abklärungen orientieren sich am **Risiko des Patienten** und am Risiko des geplanten Eingriffs.

Bei unauffälligem Ergebnis von Anamnese und klinischer Untersuchung und bei leichten Eingriffen sind keine weiterführenden präoperativen Tests notwendig.

14.1. Operatives Risiko

Das operative Risiko hängt vom Schweregrad des Eingriffs und vom individuellen Risiko des Patienten ab. Der Schweregrad des Eingriffs wird in die Kategorien „leicht" und „schwer" eingeteilt:

	Leicht	Schwer
Dauer	‹ 2 Stunden	≥ 2 Stunden
Blutverlust	‹ 500 ml	≥ 500 ml
Anatomische Region	Keine Körperhöhleneingriffe, diagnostische endoskopische Eingriffe inkl. laparoskopischer Cholezystektomie/Hernienrepairoperation und thorakoskopischen Eingriffen ohne Resektionen	Eingriffe an Thorax oder Abdomen inkl. laparoskopischer Darmchirurgie (Resektion und Anastomose) und thorakoskopischer Lobektomie
Pathophysiologische Interaktionen		Hämodynamische, respiratorische Beeinflussung; große Flüssigkeitsshifts

Die Kategorisierung erfolgt durch den chirurgisch tätigen Arzt.

14.2. Individuelles Risiko

14.2.1. Klinische Untersuchung

- Gewicht, Größe, BMI
- Medikamente
- Blutdruck und Puls (Frequenz und Rhythmik)
- kardiopulmonale Belastbarkeit
- Auskultation von Lunge und Herz
- Hinweise auf Gerinnungsstörung (z. B. häufiges Nasenbluten, Hämatome ohne Trauma)
- Pupillen (Größe, Licht-Reaktion, getrennt und im Seitenvergleich)
- mögliche Schwangerschaft
- bei Verdacht auf neurologische Vorerkrankung: orientierende neurologische Untersuchung
- Vorerkrankungen und derzeitige Beschwerden
- allgemeine klinische Inspektion
- Voroperationen bzw. Narkosen (einschließlich vorangegangene Komplikationen oder Narkoseunverträglichkeiten)
- Allergien

Indikationen für eine weiterführende diagnostische Abklärung: pathologische Anamnese und/oder klinische Untersuchung, Undurchführbarkeit von Anamneseerhebung und/oder klinischer Untersuchung, bei bestimmten Eingriffstypen.

14.2.2. Kardiopulmonale Evaluation

Die kardiopulmonale Belastbarkeit stellt den wesentlichsten Faktor zur Abschätzung des perioperativen Risikos dar und hat einen höheren Stellenwert in der präoperativen Abklärung, als z. B. ischämische Veränderungen der Repolarisationsphase in Ruhe. Im Regelfall genügt eine exakte Patientenbefragung.

Leistungsfähigkeit nach MET/NYHA

Anamnestische Belastbarkeit	MET*	NYHA**
Keine Belastung möglich	1	IV
Bewegungen nur in der Ebene (100–150 m ohne Pause)	2–3	III
Belastungseinschränkung, langsames Gehen, leichte Hausarbeiten, nur 1 Stockwerk ohne Unterbrechung	3–4	II
Gehen mit normaler Geschwindigkeit, kurze Laufstrecke 2 Stockwerke ohne Pause und ohne limitierende Dyspnoe	4–5	I
Sportliche Aktivität (Golf, Kegeln, Tanzen)	5–10	
Ausdauer-, Leistungssport	› 10	

* MET = Metabolic Equivalent Threshold [1 MET = Verbrauch von 3,5 ml O2/kg Körpergewicht/min bei Männern, 3,15 ml O_2/kg Körpergewicht/min bei Frauen (Ruheumsatz)], ** NYHA = New York Heart Association

Die körperliche Belastbarkeit ist bestimmt durch Hämoglobinkonzentration, Fähigkeit der Steigerung des Herzminutenvolumens und Sauerstoffaufnahme/-extraktion im

Gewebe. Die OP selbst und die postoperative Phase können Patienten mit eingeschränkter kardiopulmonaler Reserve an die Leistungsfähigkeitsgrenze bringen. Bestimmende Faktoren dieser Stresssituation sind Schmerz intra-/postoperativ, Ein-/Ausleiten der Narkose, die Entzündungsreaktion auf das chirurgische Gewebstrauma und Blutverlust. Ohne ausreichende Leistungsfähigkeit sind große Operationen mit hoher perioperativer Morbidität verbunden (30–35 %).

Kardiales Risiko: Revised Cardiac Risk Index (RCRI, nach Lee)

Risikofaktoren	Anzahl Risikofaktoren	Risikoklasse	Kardiales Risiko
Hochrisikochirurgie (inklusive Notfalloperationen) Koronare Herzkrankheit in der Anamnese Herzinsuffizienz in der Anamnese Zerebrovaskuläre Erkrankung in der Anamnese Insulinpflichtiger Diabetes in der Anamnese Serumkreatinin › 2 mg/dl	0	I	0,4 %
	1	II	0,9 %
	2	III	6,6 %
	3 und mehr	IV	11 %

Befunde einer pathologischen kardialen Anamnese

- Stabiler Brustschmerz, Angina pectoris und hohes operatives Risiko
- Instabile Angina pectoris
- Atemnot unbekannter Ursache
- Akute Herzinsuffizienz
- Schwere hämodynamisch wirksame Vitien (Aortenstenose, Mitralstenose)
- Myokardinfarkt in der Anamnese (falls MET ≥ 4 nur Ruhe-EKG)
- Zustand nach Revaskularisierung (falls MET ≥ 4 nur Ruhe-EKG)
- Schwere kardiale Arrhythmien:
  - AV-Block II (Mobitz II), AV-Block III
  - Symptomatische ventrikuläre Arrhythmien
  - Supraventrikuläre Arrhythmien (inkl. Vorhofflimmern) bei Ruhe-Herzfrequenz › 100/min
  - Symptomatische Bradykardie

14.3. Festlegen der erforderlichen präoperativen Diagnostik

Ergeben Anamnese (vorhandene Komorbiditäten, Blutungsanamnese), klinische Untersuchung/Evaluation der kardiopulmonalen Belastbarkeit keine Faktoren, die das perioperative Vorgehen potenziell beeinflussen, sind weiterführende Untersuchungen i. d. R. verzichtbar. Finden sich jedoch Auffälligkeiten, ist weitere Diagnostik indiziert – welche, ergibt sich aus anamnestischen Auffälligkeiten, Komorbiditäten und Befunden.

14.3.1. Weitere präoperative Tests, die in bestimmten Fällen zur Risikoevaluierung indiziert sein können

12-Kanal-Ruhe-EKG: Bei pathologischer kardialer Anamnese, insbesondere vor großen Eingriffen.

Thorax-Röntgen (TX-RÖ, p-a. und seitlich): Bei pathologischem klinischem Untersuchungsbefund, reduzierter Belastbarkeit < 4 MET.

Belastungs-EKG, Spiroergometrie: Bei hohem spezifischem Risiko der geplanten OP und reduzierter Belastbarkeit < 4 MET. Bei nicht möglicher Fahrrad-Ergometrie: Armkurbelergometrie, pharmakologische Belastung, Stress-Echokardiografie oder Myokard-Szintigrafie erwägen.

Echokardiographie: Bei anamnestischem/klinischem Hinweis auf akute Herzinsuffizienz oder Herzklappenfehler, Ziel: Quantifizierung der Klappen(dys)funktion, des Druckgradienten und der Ejektionsfraktion.

Pulmonale Evaluation: Respiratorische Probleme spielen intraoperativ eine untergeordnete Rolle, während sie postoperativ zu den häufigsten Komplikationen gehören.

14.3.2. Weiterführende Diagnostik zur präoperativen pulmonalen Abklärung

Perkussion: Bei pathologischer pulmonaler Anamnese und/oder klinischer Untersuchung.

Kleine Spirometrie: Bei pathologischer pulmonaler Anamnese und/oder klinischer Untersuchung, bei großen Oberbaucheingriffen und respiratorisch schwer belastenden Eingriffen, bei intrathorakalen Eingriffen (wenn nicht bereits zur Indikationsstellung erfolgt).

Blutgasanalyse: Bei pathologischer Spirometrie.

Thorax-Röntgen (p-a. und seitlich): Bei pathologischem pulmonalen Untersuchungsbefund, bei reduzierter Belastbarkeit < 4 MET, bei pathologischer Spirometrie.

14.3.3. Labordiagnostik

Für das häufig auch **bei leerer Anamnese und unauffälliger körperlicher Untersuchung** durchgeführte „Routine-Labor" gibt es **keine Indikation**. Es wird empfohlen, je nach vorliegender Grundkrankheit oder bei Symptomen und pathologischen Untersuchungsbefunden nur bestimmte Werte anzufordern. Routinemäßig angefertigte Laborwerte und auch zufällig entdeckte vermeintlich pathologische Befunde haben keine prädiktive Aussagekraft über das perioperative Risiko (2) und werden demzufolge von der Leitlinie nicht empfohlen. Dennoch werden sie häufig angefordert (z. B. Hb, LFP, NFP, Elyte, Gerinnung, BZ, Entzündungsparameter). Dies sollte wegen möglicher falsch positiver Befunde, unnötiger Folgediagnostik und aus ökonomischen Gründen vermieden werden. (3)

Vor allem bei Kindern und Jugendlichen mit normaler Anamnese und klinischer Untersuchung sowie kleinen operativen Eingriffen ist keine Blutabnahme erforderlich.

Bei Patienten mit bekannter angeborener/erworbener Gerinnungsstörung, diesbezüglichen Auffälligkeiten in Anamnese und Befund (z. B. auffällige Hämatombildung) und bei einem unklar pathologischen Blutgerinnungsbefund soll präoperativ eine interdisziplinäre Optimierung eingeleitet werden. Diese Optimierung kann je nach klinischer Situation über ein internistisches/hämostaseologisches oder pädiatrisches Konsil zur

Einzelfaktoranalyse oder zur Abklärung einer Thrombophilie oder Blutungsneigung und ggf. zu weiteren therapeutischen Maßnahmen führen.
Die nachfolgende Tabelle gibt eine Übersicht über die in bestimmten Situationen erforderlichen Untersuchungen.

		Hb oder HBK	Leuco	Thrombo	Na	K	Crea; GFR kalkulator.	PTZ; INR	GPT	Bilrubin	BZ	HbA1C	TSH (FT3, FT4)
Herz/Lunge	MET < 4	+					+						
	Lee-Index ≥ 3	+					+						
Leber	auffällige Anamnese							+	+	+			
	Zirrhose	+		+	+	+	+	+	+	+			
Niere	auffällige Anamnese	+			+	+	+						
Endokrinum	Diabetes Mellitus					+	+				+	§	
	Schilddrüsendysfunktion (klin. relev.)												+
Hämatologie, Onkologie	Bekannte hämatol. Erkrankung	+	+	+									
	Maligne Tumoren	+	+	+									
	Laufende Chemotherapie/ Radiatio	+	+	+			+						
Dauermedikation	ACE-Hemmer; Sartane, Digitalis, Diuretika				+	+	+						
	Antidepressiva				+	+							
	Kortikosteroide				+	+					+		
Eingriffsart	leichter Eingriff												
	schwerer Eingriff	+		+	+	+	+				+		

+ erforderlich; § erforderlich wenn gleichzeitig schwerer Eingriff

14.4. Besondere Patientengruppen und Situationen für das perioperative Management

14.4.1. Perioperative Betablockade

Die früher häufig übliche perioperative Betablockade hat sich in den meisten Fällen als ungünstig erwiesen und wird heute vor allem für die nicht-herzchirurgischen Eingriffe generell nicht mehr empfohlen, es sei denn, der Patient wird ohnehin mit einem Betablocker behandelt. In einem Cochrane-Review konnte gezeigt werden, dass durch perioperative Betablocker bei nicht-herzchirurgischen Eingriffen sowohl die Mortalität als auch das Apoplexrisiko ansteigen. (4)

14.4.2. Perioperative Clonidingabe bei KHK

Kleinere Studien zur perioperativen Infarkt-Prophylaxe mit niedrig dosiertem Clonidin fielen zwar positiv aus, jedoch konnten diese Ergebnisse in POISE-2 nicht bestätigt werden: Clonidin war Plazebo bzgl. des primären kombinierten Endpunkts Tod oder nicht tödlicher Myokardinfarkt innerhalb von 30 Tagen nicht überlegen, erhöhte aber das Risiko für klinisch schwerwiegende Blutdruckabfälle und Herzstillstand. (5)

14.4.3. Arterielle Hypertonie

Arterielle **Hypertonie** ist ab Blutdruckwerten von › 180/› 110 mmHg ein unabhängiger Risikofaktor und sollte möglichst vor Operationen behandelt bzw. bei V.a. sekundäre Hypertonie abgeklärt werden (besonders bei V.a. Phäochromozytom).

14.4.4. Kardiale Rhythmusstörungen

Herzrhythmusstörungen bedingen kein unabhängiges perioperatives Risiko – eine zugrunde liegende koronare Herzkrankheit und Herzinsuffizienz sind die relevanten Risikofaktoren.

14.4.5. Pausieren einer Thrombozytenaggregationshemmung

Ist eine **ASS-Therapie** (oder anderweitige Thrombozytenaggregationshemmung) bereits etabliert, sollte diese bei Stent oder nach Myokardinfarkt beibehalten werden. Absetzen führt zu einem Anstieg perioperativer Koronarsyndrome und hoher Mortalität bei Stentverschlüssen! Ob das Absetzen für den Eingriff erforderlich ist, sollte mit dem Chirurgen und Anästhesisten besprochen werden. Auch eine **duale Therapie mit Clopidogrel und ASS** (nach Bare-metal **Stents**: 1–3 Monate, nach Drug-eluting Stents: min. 12 Monate) sollte unbedingt beibehalten werden. Vor diesem Zeitraum kein Absetzen der Medikation. Nicht dringliche, elektive Operationen sollten verschoben werden.

14.4.6. Impfungen und Kinderkrankheiten

OP um 3 Tage (Totimpfstoff) bis 2 Wochen (Lebendimpfstoff) verschieben. Auch bei Kinderkrankheiten OP verschieben, ebenso, wenn das Kind Kontakt mit akut Erkrankten hatte, Abwarten der Inkubationszeit.

14.4.7. Infektionen der Atemwege

Infektionen der Atemwege bedingen ein erhöhtes Risiko für respiratorische Zwischenfälle (erhöhte Sekretion in den Luftwegen, verstärkte Atemwegsreflexe, d. h. erhöhte Rate an Broncho-, Laryngospasmen und Hypoxie) während des Infekts und bis zu 6 Wochen danach (besonders bei Kindern). Mindestabstand von 2 Wochen bei unkomplizierten grippalen Infekten und längerer Aufschub von nicht dringlichen Operationen bei abgelaufenem schwererem Infekt!

14.4.8. COPD

Patienten mit COPD haben auch bei nicht thorakalen Eingriffen ein bis zu dreifach erhöhtes Risiko für pulmonale Komplikationen.
Bei akuter Exazerbation sollten elektive Eingriffe verschoben werden. Respiratorische Probleme spielen intraoperativ eine untergeordnete Rolle, während sie postoperativ zu den häufigsten Komplikationen gehören. Bei COPD-Patienten sollten routinemäßig Thoraxröntgen, EKG und Spirometrie erfolgen, evtl. auch arterielle Blutgasanalyse, Ergometrie und Spiroergometrie.
Bei V.a. pulmonale Hypertonie und rechtsventrikuläre Belastung, vor allem bei Patienten ab Stadium III und bei Patienten ab BMI › 30 kg/m^2 werden eine **Echokardiographie** und eine **pro-BNP-Messung** empfohlen.

Präoperative Optimierung bei COPD

- Bei Patienten mit Nikotinabusus: Rauchstopp für 8 Wochen präoperativ – wesentliche Reduzierung von kardialen und respiratorischen Komplikationen und weniger Wundheilungsstörungen
- Ab Stadium II: Inhalative bronchodilatatorische Dauertherapie, vorzugsweise mit langwirksamen Substanzen
- Präoperative pulmonale Rehabilitation durch Ausdauertraining und atemphysiotherapeutische Betreuung (Atemtechnik, Stärkung der Atemhilfsmuskulatur, Sekretmobilisation)

Literaturnachweis online: www.tgam.at/leitfaden_quellen_kap14

15. Psychische Erkrankungen in der Allgemeinmedizin

15.1. Begleitung psychisch Kranker durch den Hausarzt

Laut Fehlzeitenreport 2017 ist die Zahl der durch psychische Erkrankungen bedingten Krankenstandstage seit den 1990-er Jahren fast um das Dreifache gestiegen, dies spiegelt sich auch in den Neuzugängen der Pensionen wegen geminderter Arbeitsfähigkeit wider. (1) Parallel dazu wächst auch die Zahl der Psychopharmaka-Verordnungen: Antidepressiva z. B. werden jährlich mehr als 6 Mio. Mal verordnet! Viele der Rezepte werden allerdings zu leichtfertig ausgestellt. Antidepressiva sind nur bei schwerer Depression wirksam, bei leichten Verläufen sind sie nutzlos. (2)
Mit einem Anteil von etwa 2/3 der Erstverschreiber von Psychopharmaka dominieren Allgemeinmediziner sowohl bei Diagnostik, als auch bei Behandlung. Da 90 % aller wegen psychischer Beschwerden Behandelten regelmäßigen Kontakt zu einem AM haben, ist der Zugang zur Behandlung sehr niederschwellig. Allerdings ist es problematisch, dass Behandlungsmodelle/-empfehlungen fehlen und dass AM in ihrer Berufsausbildung wenig zur Versorgung psychisch Kranker geboten wird. (3)

15.1.1. Die Aufgaben des Hausarztes

- Differentialdiagnosen bei Pat. m. psychologisch-psychiatrischen Erkrankungen stellen
- Behandlungsindikationen bei depressiven Störungen etc. stellen
- Allgemeinmedizinische Begleitung von Psychotherapie-Patienten
- Allgemeinmedizinische Begleitung von Patienten unter psychiatrischer Medikation

In der Praxis:

- Bei der Erstdiagnose/Abklärung GKK-Vorschriften beachten!
- Somatische Abklärungen vor, regelmäßige Kontrollen während Behandlung.
- Begleitung bei psychiatrischer und/oder Psychotherapie-Behandlung: HA soll Patienten führen, ihn dort abholen, wo er steht und ein psychodynamisches Verständnis seiner Beschwerden fördern.

Biopsychosoziales Konzept

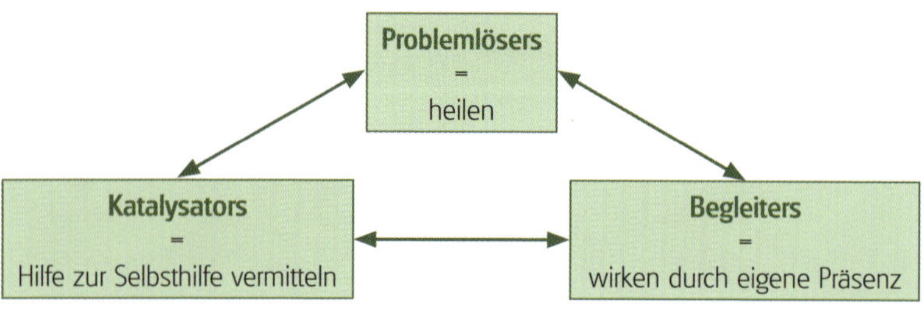

Zuweisung zur Psychotherapie

Patienten, die eine Psychotherapie (PT) brauchen, müssen vor der Therapie entweder von einem Allgemeinmediziner oder einem FA für Psychiatrie untersucht werden. Dabei ist die Notwendigkeit der PT zu prüfen und es sind somatische Erkrankungen, die z. B. eine Depression imitieren, auszuschließen.

Wichtig: Abklärungen bei psychologisch-psychosomatischen Erkrankungen sollten zu Beginn einmalig erfolgen; eine oder gar mehrere Wiederholung/en bei keiner Symptomerweiterung führt/führen im Regelfall nur zu organischer Fixierung. Die psychologisch-psychosomatische Erkrankung ist dabei keine Ausschlussdiagnose, sondern verlangt eine entsprechende Konfliktdynamik des Betroffenen. Entsprechende Erkrankungen sind selten nur psychisch, nur körperlich, nur durch Umweltfaktoren oder nur genetisch bedingt – meist sind sie durch verschiedenste Faktoren determiniert.

15.1.2. Anamnese (4–7)

Gerade bei psychologisch-psychosomatischen Erkrankungen sind spezielle Aspekte im Sinne des Biopsychosozialen Konzepts zu beachten und in diagnostische Überlegungen einzubeziehen:

- Klassische Stimmungsbilder: gedrückt, antriebslos, freudlos, Gefühlsverlust, innere Leere, Hoffnungslosigkeit, Angst, dauerndes Grübeln
- Körperliche Symptome: Schlafstörungen, Libidoverlust, Schmerzgefühl, Kältegefühl, Appetitverlust, Gewichtsverlust, DD: SAD

Aber: In der Depression des Mannes besteht häufig ein Missverhältnis zwischen Gefühlswahrnehmung und -äußerung, das sich oft in Kompensation durch Arbeit/Sport, in problematischem Alkoholkonsum, in Aggression, riskantem Verhalten oder Feindseligkeit zeigt. Obwohl Depressionen bei Männern nur halb so oft wie bei Frauen auftreten, führen sie bis zu 5 x häufiger zum Suizid!

Emotionalität

- **Vorschulalter:** Undifferenzierte Ausdrucksformen, wie Schreien, anhaltendes Jammern, Reizbarkeit, Anhänglichkeit, Appetitmangel, Umtriebigkeit oder Apathie
- **Schulalter:** Impulsdurchbrüche, Frustrationsintoleranz, nächtliche Angstzustände
- **Adoleszenz/Erwachsenenalter:** Gefühl innerer Leere, Freudlosigkeit, Selbstunsicherheit, Müdigkeit, diffuse, schwer einschätzbare Suizidalität

Verhalten

- **Vorschulalter:** Spielunlust, gestörtes Essverhalten, psychomotorische Verlangsamung
- **Schulalter:** Schulversagen, sozialer Rückzug, autodestruktives Verhalten, Autostimulation (exzessive Masturbation)
- **Adoleszenz/Erwachsenenalter:** Antriebsmangel oder ungerichtete Steigerung des Antriebs; Verlust von Interesse, zielgerichteter Aktivität, Konzentration und Aufmerksamkeit; Verlangsamung der Denk- und Handlungsabläufe

Somatische Befunde

- **Vorschulalter:** Allgemeine Entwicklungsverzögerung, Gewichtsverlust, Infektanfälligkeit, Schlafstörungen, Enuresis, Enkopresis
- **Schulalter:** Enuresis, Enkopresis, Störungen im Essverhalten, unklare Schmerzzustände
- **Adoleszenz/Erwachsenenalter:** Druckgefühl in Brust/Magen, Appetitverlust, Libidoverlust, Kopf-/Rückenschmerzen, Schlafstörungen, Unfähigkeit zu Entspannung/ Erholung

Klinische Untersuchung

- Grobneurologischer Status (DD siehe unten)
- Internistischer Status (Lymphknotenstatus, Herz, Leber, ...)
- Labor: BB, Elyte, Leber-/Nierenfunktionsparameter, Schilddrüse, Vit. B12, Entzündungsparameter
- Apparative Diagnostik: EKG, in Ausnahmefällen EEG, zerebrales CT/MR

15.1.3. Spezielle organische Differenzialdiagnosen

Hirnorganische Depression bei Demenz oder Mb. Parkinson

- Häufigkeitsangaben zu depressiven Symptomen/Syndromen bei Demenz schwanken stark; Schweregrade komorbider Depression etwa gleich häufig: sehr wenige depressive Symptome 51 %; leicht: 27 %, mittelgradig bis schwer: 22 %
- Depressive Episode am ehesten bei Demenzkranken, die in Vorgeschichte oder familiär- bereits mit Depressionen belastet sind
- Eher häufiger (Prävalenz bis zu 50 %) sind Depressionen bei vaskulären/ neurodegenerativen Hirnerkrankungen, die subkortikale Funktionskreise beeinträchtigen; vor allem Morbus Parkinson und vaskuläre Demenz bzw. Depression nach Schlaganfall

Depression bei psychischen Komorbiditäten

- Oft Komorbidität Angst- bzw. Panikstörungen, Substanzmissbrauch, Ess- oder Persönlichkeitsstörungen
- Sekundäre/somatogene Depression körperlicher Erkrankung, z. B. Herz-Kreislauf-Erkrankungen, Endokrinopathien, Infektionen etc.; Depression und somatische Erkrankungen häufig gemeinsam
- Lebenszeitprävalenz für depressive o. Angststörung bei somatisch Kranken ca. 40 %; neurologische, endokrine, kardiovaskuläre und Tumor-Erkrankungen oft durch depressive Störungen kompliziert -› gleichzeitiges Vorhandensein einer depressiven Störung kann Verstärkung der körperlichen Symptome, schlechtere Anpassung an die Erkrankung, reduzierte Behandlungsadhärenz sowie vermehrte psychosoziale Funktionseinschränkungen prädisponieren

Depression bei chronisch entzündlichen Darmerkrankungen

- Patienten mit CED entwickeln im Lauf der Jahre deutlich öfter (27,2 %) eine Major Depression als Kontrollpersonen (12,3 %); in über der Hälfte der Fälle geht die affektive Störung der Darmerkrankung um mehr als zwei Jahre voraus!
- Depression hat negativen Einfluss auf den Verlauf von Mb. Crohn und Colitis ulcerosa: depressive CED-Patienten trotz moderner medikamentöser Therapie seltener in Remission, Rezidive früher; schlechtere Therapietreue ebenfalls mit negativer Auswirkung auf die Darmerkrankung

Depression nach schweren Infektionserkrankungen

- Z. B. Tuberkulose, Influenza, Infektiöse Mononukleose oder Hepatitis
- Stresshormon Cortisol spielt zentrale Rolle (erhöhte Ausschüttung bei Infektionskrankheit); Cortisolspiegel bei Depressiven stark erhöht; entsprechende Erhöhung durch eine Infektionskrankheit macht den Betroffenen somit anfälliger für eine Depression, aber nicht automatisch depressiv

Depression und HIV

- HI-Virus kann affektive Veränderungen verursachen, z. B. wenn das Virus in das Gehirn eindringt
- Opportunistische Infektionen und das HI-Virus selbst können Stoffwechsel im Gehirn beeinflussen und somit eine Depression auslösen
- Auch demenzielle Symptome wie bei einer Alzheimer-Erkrankung (HIV-Enzephalopathie) möglich; Folge der HIV-Enzephalopathie können Depressionen und Angstzustände sein

Somatogene Depressionen

In der AM-Praxis können sich Patienten mit folgenden Erkrankungen mit einem depressiven Bild präsentieren: Tumor, Metastase, Epilepsie, Enzephalitis, Meningitis, Multiple Sklerose, Mb. Parkinson (Frühstadium!), Myasthenia gravis, Cerebrovaskuläre Erkrankung, Hypo-/Hyperparathyreodismus, Hypo-/Hyperthyreose, Mb. Addison, Mb. Cushing, Phäochromozytom, Niereninsuffizienz, Hypo-/Hyperglykämie, Akut intermitt. Porphyrie, Hämochromatose, Hypokaliämie, Mb. Wilson, Herzinsuffizienz, Hyper-/Hypotonie, Arteriosklerose, Anämie, Funikuläre Myelose, Leukämie, Tuberkulose, Pneumonie, Viruserkrankungen, Endokarditis, Arthritis, Hepatitis, Mononukleose, Paraneoplasien, Lupus erythematodes, Panarteriitis nodosa, Rheumatoide Arthritis, Mb. Meniere, COPD, Asthma bronchiale

Die Häufigkeit des Auftretens einer somatogenen Depression bei bestimmten Erkrankungen (nach Preskorn):

- Tumorerkrankung (v.a. im Endstadium): 25–38 %
- Schlaganfall: 27–35 %
- Nierenerkrankungen: 5–22 %
- Chron. Schmerzsymptom: 35–50 %
- Epilepsie: 20–30 %
- Mb. Parkinson: 30–50 %
- Myokardinfarkt: 20 %
- Diabetes mellitus: 10 %

Pharmakogene Depression

Die pharmakogene Depression ist eine der verbreitetsten Depressionsformen, die von Ärzten oft unterschätzt oder ignoriert wird!

Potentiell depressionsauslösende Medikamente

Recherchiert man in der Arzneimitteldatenbank des arznei-telegramms zur unerwünschten Wirkung „Depression“, werden mehr als 300 Wirkstoffe angeführt, bei denen diese UAW sehr häufig oder häufig auftritt! (komplette Stoffliste siehe Online-Skriptum)

- Antineoplastische und Immunmodulierende Mittel (Zytostatika, GnRH-Agonisten, Immunsuppressiva, MS-Medikamente, Zytokine)
- Atemwege und Lunge (Ephedrin, Roflumilast)
- Blut und blutbildende Organe (Thrombozytenfunktionshemmer, Vitamin K)
- Haut (Alitretinoin, Methantheliniumbromid, Tacrolimus extern, Acitretin)
- Herz/Kreislauf (ACE-Hemmer, Alpharezeptorenblocker, Angiotensin-II-Antagonisten, Antiarrhythmika, Betarezeptorenblocker, zentral wirksame antiadrenerge Bluthochdruckmittel)
- Hormonales System (Hypothalamushormone, Androgene, Östrogene, Gestagene, Kontrazeptiva)

- Infektionen (Antimykotika, Antituberkulotika, antivirale Mittel)
- Muskel- und Skelett-System (systemische Antirheumatika, Anticholinergika, Baclofen, Anticholinergika)
- Nervensystem (Antidementiva, Antidepressiva, Antiepileptika, Migräne-Prophylaxemittel, Neuroleptika, Opioide, Parkinsonmittel, ADHS-Mittel, Schlafmittel, Schmerzmittel, Tranquilizer
- Verdauungstrakt und Stoffwechsel (Antiadipositas-Mittel, Antidiarrhoika, Antiemetika/ Antivertiginosa, intestinale Entzündungshemmer, Spasmolytika/Anticholinergika)

Angsterkrankungen

Formen von Angsterkrankungen im ICD-10 sind: Organische Angsterkrankung, Generalisierte Angststörung, Phobie, Panikstörung, gemischte Angst/ Depression. Die Patienten zeigen eine allgemeine Angstsymptomatik, die sich in Unruhe, Unbehagen, Besorgnis, Körpermissempfindungen oder vegetativen Symptomen äußern kann und teilweise anfallsartig auftritt. Vor der Zuweisung zu einer Psychotherapie wegen einer Angstneurose, Phobie, Panikstörung oder Mischform sollte als DD die Möglichkeit einer körperlichen/medikamentösen Ursache (also organische Angststörung) mitbedacht werden!

Differentialdiagnosen der Angsterkrankungen (7)

Folgende Krankheiten/Substanzen können Angstsymptomatik hervorrufen:

- Hyperthyreose [Labor (TSH, T3, T4), nuklearmedizinisches Konsil]
- Hypoglykämie [Labor (Glukose, Insulin, Pro-Insulin, C-Peptid) Inuslinom?]
- Hyperparathyreoidismus [Labor (Ca, Phosphat, PTH)]
- Hyperkortisolismus (Cushing?)
- Karzinoid (5-Hydroxyindolessigsäure im 24 h-Harn, Sonographie)
- Phäochromozytom (Katecholamine im 24 h-Harn)
- Paroxysmale Tachykardien (EKG)
- KHK mit Angina pectoris (EKG, Echokardiographie, Thoraxröntgen)
- Mitralklappenprolaps (Echokardiographie)
- Pulmonale Erkrankungen (COPD, Asthma bronchiale)
- Mb. Wilson [Labor (Cu, Coeruloplasmin)]
- Mb. Meniére (HNO-Konsil)
- Enzephalitis, MS (CT, MRT, neurologisches Konsil)
- Mb. Parkinson (Ruhetremor, Zahnradphänomen, Wachsgesicht)
- Epileptische Psychose (v.a. Temporallappenepilepsie: EEG, neurologisches Konsil)
- Angstauslösende Pharmaka, Drogen (Halluzinogene, Amphetamine, Kokain und andere Drogen, Schilddrüsenhormone, Sympathikomimetika, Neuroleptika, siehe oben)

Wahrnehmungs-/Leistungsstörungen

Visuelle, auditive und somatosensorische Störungen können zu depressiven oder zu ausgeprägten psychosomatischen Reaktionen, Suizidversuchen, zu aggressiven, hyperaktiven oder provokativen Reaktionen, sozialen Anpassungsstörungen bzw. Ängsten führen. **Wichtig:** Auch Hochbegabte sowie Patienten mit Teilleistungsstörungen (bis zur Legasthenie) können sekundäre psychische Störungen entwickeln!

Unipolare Manie, Manische Episode

Affektive Psychose mit aktuell manischer Symptomatik; Differentialdiagnosen:

- Maniformes Syndrom bei organischen Hirnerkrankungen (z. B. vaskuläre Prozesse, frontotemporale Demenz, Frontalhirntumor)
- Maniforme Symptome bei Schizophrenie
- Stimulantienmissbrauch/Drogenintoxikation
- Hyperthyme oder stimmungslabile Persönlichkeit

KHK & psychische Erkrankungen (7)

Angst und Depression im Umfeld von Herz-Kreislauf-Erkrankungen beeinflussen Lebensqualität, Krankheitsverlauf sowie Therapieerfolg deutlich. Die Mortalität depressiver Patienten mit koronarer Herzkrankheit oder Myokardinfarkt ist etwa doppelt so hoch wie bei nicht-depressiven! 15-20% der KHK-Patienten zeigen Symptome einer schweren depressiven Störung, leichtere Symptome haben bis zu 50%. Nach einem Herzinfarkt sind bei jedem 3. Patienten Angststörungen beobachtbar, im weiteren Verlauf bei 20%. Bei Herzinsuffizienz-Patienten sind depressive Störungen je nach NYHA-Klasse zwei- bis viermal häufiger als bei Gesunden. (8)
Emotionaler Stress, Depressionen, Ängste, Aggressionen und Trauer schädigen als psychosoziale Stressoren die Herzgesundheit:

- Wird autonomes Nervensystem jahrelang intensiv aktiviert, entsteht Dysregulation der Herz-Kreislauf- und Stoffwechselfunktionen; Hypothalamus in Daueralarm, ergo Steigerung von Herzfrequenz und Blutdruck, Cholesterin und Triglyzeriden, verminderte Variabilität der Herzfrequenz, geschwächtes Immunsystem
- Fehlender „Social Support "erhöht Gefahr einer KHK: Kontaktarmut und soziale Isolation steigern z. B. Infarktrisiko um das Dreifache
- Broken-Heart-Studie: Sterblichkeitsrate an Herzerkrankungen bei Witwern im ersten halben Jahr nach dem Tod der Ehefrau um 40% höher als bei verheirateten Männern gleichen Alters und Risikoprofils
- Herzschädigende Effekte auch durch Frust am Arbeitsplatz, wie fehlende Anerkennung und geringe Eigenverantwortung

Psychokardiologie (9)

- Betrifft sämtl. kardiovaskuläre Erkrankungen, wie arterielle Hypertonie, koronare Herzkrankheit, Z.n. Myokardinfarkt, Herzrhythmusstörungen, Herzvitien und funktionelle Herzbeschwerden
- In Folge: Herzneurose, Panikattacken, vegetative Fehlregulationen
- CAVE: NW und Wechselwirkungen Psychopharmaka -› QT-Zeit, Agranulozytose, Hyperlipidämie und Diabetes, Gewichtszunahme
- NW von Herzmedikamenten

Durch Depressionen verursachte Herzkrankheiten ...

Depression erhöht das Herzinfarktrisiko ähnlich stark wie das Rauchen; selbst leichtere depressive Symptome bringen messbare Risikoerhöhung, vergleichbar mit Passivrauchen

... vs. durch Herzkrankheiten verursachte Depressionen

Herzerkrankungen erhöhen umgekehrt das Risiko einer Depression, da erhebliche Belastung für Patienten und Angehörige; auch Angststörungen oder psychosomatische Beschwerden als Folge der Herzerkrankung möglich

Angststörungen durch KHK
- Patienten nach Herzinfarkt oder schwerer Herzrhythmusstörung in ständiger Sorge vor erneutem Ereignis – Harmloses wird als bedrohlich fehlgedeutet
- Angst kann sich bis zur Panik steigern; in Folge beschleunigter Herzschlag – Teufelskreis aus Angst und Herzklopfen
- Oft führen diese Symptome zu stärkerer Beeinträchtigung des Alltagslebens als die eigentliche Herzschädigung; wiederholte medizinische Untersuchungen ohne Ergebnis frustrieren die Patienten -› nicht selten vorzeitige Erwerbsunfähigkeit, obwohl körperlich durchaus noch arbeitsfähig

15.1.4. Diagnostik (10)

Die diagnostische Vorgehensweise sollte – angepasst an klinisches Bild, Versorgungssetting, zeitliche Ressourcen – systematisch, gestuft, verantwortlich begrenzt, nicht redundant und zeitlich gestrafft sowie mit dem Patienten vorbesprochen sein. Unnötigen Aktionismus vermeiden! Angezeigt ist stets eine Parallel- bzw. Simultandiagnostik somatischer und psychosozialer Bedingungsfaktoren, wobei die Anamnese durch aktives Fragen nach begleitenden Beschwerden frühzeitig über das Leitsymptom hinaus erweitert wird. Basale medizinisch-diagnostische Maßnahmen, v. a. sorgfältige körperliche Untersuchungen sind in der hausärztlichen Betreuung regelmäßig zu wiederholen. Die Schwere des Verlaufs nicht-spezifischer, funktioneller und somatoformer Körperbeschwerden wird anhand klinischer Charakteristika und unter Beachtung von Warnsignalen für gefährliche Verläufe wiederholt eingeschätzt.

Verläufe nach Schweregrad

Die Schwere des Verlaufs nicht-spezifischer, funktioneller und somatoformer Körperbeschwerden ergibt sich aus der Gesamtzahl der Beschwerden, ihrer erlebten Intensität und ihrer drohenden Chronifizierung (häufige bzw. anhaltende Beschwerden ohne oder nur mit seltenen Beschwerdeintervallen).

Leichterer Verlauf
- eine oder wenige Beschwerden (mono-/oligosymptomatischer Verlauf)
- Häufigkeit/Dauer: selten bzw. kurz (längere beschwerdefreie Intervalle)
- Annahmen/Verhaltensweisen hinsichtlich Krankheit/Gesundheit: weitgehend adäquat, z. B. angemessenes Inanspruchnahmeverhalten
- weitgehend normale Funktionsfähigkeit
- psychosoziale Belastung: gering (z. B. weitgehend normale Stimmung oder Lebensqualität)
- keine relevante psychische Komorbidität
- Arzt-Patienten-Beziehung weitgehend unkompliziert

Schwererer Verlauf
- mehrere Beschwerden (polysymptomatischer Verlauf)
- Häufigkeit/Dauer: häufig bzw. anhaltend (ohne oder nur mit seltenen/kurzen beschwerdefreien Intervallen)
- Annahmen/Verhaltensweisen hinsichtlich Krankheit/Gesundheit: dysfunktional, z. B. katastrophisierendes Denken, starke gesundheitsbezogene Ängste, hohes Inanspruchnahmeverhalten, Schon- und Vermeidungsverhalten
- deutlich reduzierte Funktionsfähigkeit; Arbeitsunfähigkeit › ca. 4 Wochen, sozialer

Rückzug, körperliche Dekonditionierung, evtl. körperliche Folgeschäden
- psychosoziale Belastung: mäßig bis hoch (z. B. Niedergeschlagenheit, Zukunftsängste, wenig Sozialkontakte)
- psychische Komorbidität: häufig (v. a. Depressionen, Angststörungen, Suchterkrankungen, PTSD)
- Arzt-Patienten-Beziehung (von beiden) als „schwierig" erlebt

Warnsignale für abwendbar gefährliche Verläufe
- Suizidalität
- besonders schwere psychische Komorbidität: z. B. majore depressive Episode; Angstsymptomatik, die den Patienten ans Haus fesselt
- Hinweise auf ernstes selbstschädigendes und/oder iatrogen schädigendes Verhalten (auf Gegenübertragung achten!)
- schwerste Ausprägung der Beschwerden und körperl. Folgeschäden: Fixierung von Fehlhaltungen, starke Einschränkung der Gelenkbeweglichkeit bis hin zur Einsteifung geschonter Gelenke und Kontrakturen, starke Gewichtszunahme, Bettlägerigkeit

15.1.5. Hausärztliche Therapiegrundsätze

Der Hausarzt als Vermittler

Die Behandlung des Patienten wird nur dann erfolgreich sein, wenn es eine enge Kooperation zwischen Hausarzt und anderen Behandlern gibt, wenn sie strukturiert und koordiniert entlang eines Behandlungsplans geschieht und wenn sie der Eigenverantwortung/Mitgestaltung des Patienten Rechnung trägt.

Beispiel Psychotherapie: Zu Beginn steht die Überlegung und daraufhin selbstverständlich die umfassende Information des Patienten darüber, welche Methode wofür geeignet ist. Dabei sollte der Allgemeinmediziner möglichst genau über die Rahmenstrukturen des jeweiligen Therapeuten Bescheid wissen, sodass der Patient gut informiert in Therapie gehen kann. Zu Beginn einer Psychotherapie wird dann immer die psychotherapeutische Abklärung stehen. Verbildlicht kann man von einem Fass sprechen, das zum Überlaufen gebracht wurde. In dieses „Fass" fließen vielen Faktoren (ähnlich einem Mosaik), die letztlich zur Störung führen; abgeklärt wird, wie es zu Erkrankungen kommt, inwieweit Selbstbild, Beziehung + Bildungskarriere (Beruf) im Gleichgewicht stehen.

Auch, wenn es im Arbeitsalltag mit seinem Zeitdruck oft nicht genügend Raum findet: Gerade bei dieser Patientengruppe sollte man sich bewusst sein, dass schon das von Seiten des Arztes aus akzeptierende, stützende und interessierte Gespräch einen hohen Nutzen für den Patienten und positive Auswirkungen auf den individuellen Krankheitsverlauf hat.

Die Arzt-Patienten-Beziehung

Wie zuvor ausgeführt, spielt gerade beim psychisch Kranken die Beziehung zu seinem Arzt eine wichtige Rolle. Konkret sollte der Behandler in seiner Haltung die Balance zwischen folgenden Polen besonders wahren (10):
- Zuversicht vermitteln – aber hohe Ansprüche und Erwartungen relativieren; Druck oder Idealisierungen nicht vom Patienten übernehmen.
- Transparenz hinsichtlich diagnostischer und therapeutischer Entscheidungen vermitteln – aber das Gespräch nicht bei medizinischen Themen bewenden lassen.
- Psychosoziale Aspekte erfragen, die mit der Beschwerdesymptomatik in Verbindung

stehen könnten – aber die körperliche Ebene nicht aus dem Blick verlieren.
- Dem Patienten die Beschwerden nicht absprechen, sondern seine subjektive Krankheitstheorie erfragen und daran anknüpfen – aber seine Erklärungsansätze nicht voreilig und unkritisch übernehmen.
- Engagement und Verbindlichkeit zeigen – aber dem Impuls zu raschem Handeln nicht ohne weiteres nachgeben.

Stufentherapie (10)

Die Therapie erfolgt stets Störungs-, Ressourcen- und Schweregrad-orientiert, wobei die aktive Gestaltung einer stabilen Beziehung die wichtigste, oft die einzig nötige Therapie ist!

Leichtere Verläufe
- Versicherung und Beruhigung, positive Erklärung
- aktive Information über biopsychosoziale Zusammenhänge
- körperliche und soziale Aktivierung
- Ressourcenaktivierung
- ggf. symptomatische Maßnahmen

Schwerere Verläufe (strukturierteres Vorgehen)
- Einbeziehen weiterer Behandler bzw. Behandlungselemente
- gestufte körperliche Aktivierung
- behutsame Vorbereitung einer Psychotherapie
- Störungs- und Ressourcen-orientierte Psychotherapie

Sehr schwere Verläufe mit (Gefahr einer) Chronifizierung
- Multidisziplinäre, multimodale, am ehesten tagesklinische oder stationäre Behandlung

Alternativen zur medikamentösen Behandlung

„Problem Solving"-Therapie

Die Problemlösetherapie (Problem Solving Treatment/PST, eine Kurzform kognitiver Therapie) ist ein evidenzbasiertes Verfahren, das innerhalb der Verhaltenstherapie einen eigenständigen therapeutischen Ansatz darstellt. Das Hier und Jetzt steht im Mittelpunkt; Patienten werden befähigt, ihre eigenen Fertigkeiten/Ressourcen besser zu nutzen. Es wird ihnen erklärt, dass ihre Beschwerden mit psychosozialen Problemen zusammenhängen. Gelingt es, diese Probleme zu lösen, können sich die Symptome bessern. PST erfolgt in folgenden Schritten (11):
- Problemorientierung (Klärung und Definition des Problems)
- Beschreiben des Problems/erreichbarer Ziele
- Erstellen von Lösungsmöglichkeiten/Alternativen
- Treffen einer Entscheidung
- Anwendung und Evaluation

In RCT zeigte sich bei depressiven Patienten PST durch ausgebildete Allgemeinmediziner/ Krankenschwestern effektiver als Plazebo und medikamentöse Therapie (12, 13).
Kommentar: Wissenschaftliche Arbeiten zeigen gleich gute Resultate mit PST, SSRI und beiden Methoden kombiniert. Bei Beurteilung nach 3 Monaten ergeben sich noch geringe Unterschiede zugunsten des SSRI, nach 1 Jahr sind die Resultate identisch. Allerdings ist bekannt, dass ausschließlich mit Medikamenten behandelte de-

pressive Episoden früher und 2 x häufiger rezidivieren und 2 x häufiger in einer bipolaren Erkrankung münden als bei Psychotherapie. Daher ist PST und in schweren Fällen die Zuweisung zur Psychotherapie Methode der 1. Wahl! Eine Behandlung mit Psychopharmaka kann zu Behandlungsbeginn zusätzlich notwendig und sinnvoll sein, damit der Erkrankte den Leidensdruck ertragen kann, soll aber nur zusätzlich und nicht anstatt angeboten und zeitlich begrenzt werden. Eine einfache Vorgehensweise für nicht psychotherapeutisch Ausgebildete beschreibt der nächste Abschnitt.

„Take five": Hausärztliche Beratung bei Konfliktsituationen

- Der Patient muss sich die Frage stellen, in welcher seiner Beziehungen das wirkliche Problem auftritt: Manchmal werden Probleme verlagert, von einem Problem mit dem Vorgesetzten zur Partnerbeziehung oder umgekehrt.
- Der Patient sollte ein realistisches Ziel, welche Verbesserung in der Beziehung erreicht werden soll, formulieren. Hier sollten nicht materielle, sondern emotionale Wünsche im Vordergrund stehen (Anerkennung, Zärtlichkeit …).
- Der Patient sollte das Problem mit einer Vertrauensperson besprechen. Es ist nicht sinnvoll, in solchen Gesprächen Verbündete für eine Auseinandersetzung zu suchen, sondern dabei sollte das Problem besonnen beraten werden. Diese Vertrauensperson kann eine Freundin, der Bruder oder auch der Hausarzt sein.
- Der Patient soll dem Beziehungspartner in einer entspannten Situation den Wunsch nach einer Aussprache mitteilen. Das Gesprächsklima soll freundlich sein, zu Beginn sollte man dem Partner kurz mitteilen, was man an ihm am meisten schätzt, um dann in ruhigem Ton den Wunsch vorzutragen.
- Raten Sie dem Betroffenen, sein soziales Netz dichter zu knüpfen, d. h. Freundschaften zu pflegen, an gemeinschaftlichen Aktivitäten bewusst teilzunehmen. Der beste Schutz vor Depression ist, mit verschiedenen Menschen in guter persönlicher Beziehung zu stehen. Auch sich zwischendurch als Kompensation selbst eine Freude zu machen, ist sinnvoll – dies in kurz- und mittelfristigen Zielen formuliert, zum Beispiel sich einen lange gehegten Wunsch, wie ein besonderes Kleid oder eine Reise zu „spendieren".

Arzneimitteltherapie

Für die Langzeitwirkung von Antidepressiva bzw. für die differentielle Wirksamkeit einzelner Antidepressiva-Typen gibt es keine ausreichende Datenlage! Antidepressiva sind nicht generell zur Erstbehandlung bei leichten depressiven Episoden einzusetzen (wo sie ohnehin keine Wirkung zeigen (2)), sondern allenfalls unter besonders kritischer Abwägung des Nutzen-Risiko-Verhältnisses.

Besonders zu Beginn der Therapie mit SSRI sollte geachtet werden auf (5):

- Hinweise auf ein Serotoninsyndrom (Verwirrtheit, Delir, Zittern/Frösteln, Schwitzen, Veränderungen des Blutdrucks, Myoklonus und Mydriasis),
- Blutungsneigung in Verbindung mit der Gabe von nichtsteroidalen Antirheumatika,
- Hyponatriämie v. a. bei älteren Patienten (SIADH = vermehrte Produktion oder Wirkung des antidiuretischen Hormons ADH),
- Diarrhöe,
- Suizidgedanken,
- eine erhebliche Zunahme von motorischer Unruhe sowie von Angst und Agitiertheit.

Die Patienten sollten auf die Möglichkeit solcher Symptome zu Beginn der medikamentösen Behandlung hingewiesen werden und bei deren Auftreten umgehend ärztliche Hilfe in Anspruch nehmen.
CAVE: Langsames Ein- & Ausschleichen zur Reduzierung von NW; besonders wichtig ist Aufklärung darüber, dass Antriebssteigerung in der Regel vor Stimmungsaufhellung kommt und zu Beginn erhöhte Suizidalität möglich ist!

Therapiemonitoring (10)
In den ersten 4 Behandlungswochen ist ein wöchentliches Monitoring, dann in Intervallen von 2–4 Wochen und nach 3 Monaten in längeren Intervallen empfohlen. Grundsätzlich angeraten sind Plasmaspiegelkontrollen bei Behandlung mit der Maximaldosis, Verträglichkeitsproblemen, multimedizierten oder komorbiden Patienten, Symptomverschlechterung bei dosisstabiler antidepressiver Medikation und Non-Respondern bzw. Problemen in der Mitarbeit des Patienten.

- Bei Beginn einer Medikation mit Antidepressiva sollten Blutbild und Transaminasen untersucht werden.
- Bei Gabe von Lithium initial und im Verlauf sind Kreatininwert, Kreatinin-Clearance, Elektrolyte, Erfassen der Schilddrüsengröße, TSH-Wert wichtig.
- Gewichtskontrollen vor allem unter Mirtazapin und den meisten Trizyklika (z. B. Trimipramin und Amitriptylin) sowie Lithium.
- Wegen der chinidinartigen Effekte von TZA auf die Reizleitung mit der Gefahr von Blockbildungen und Arrhythmien vor Behandlungsbeginn, nach Aufdosierung und in Abhängigkeit von Dosierung und Risiko sind auch im Verlauf EKG-Kontrollen notwendig.
- Zu Beginn der Behandlung besondere Aufmerksamkeit auf mögliche Symptome, die auf eine Erhöhung des Suizidrisikos hindeuten, richten.
- Beim Absetzen Antidepressiva i. d. R. schrittweise über 4 Wochen reduzieren.

SSRI im Vergleich
Die Präparate unterscheiden sich wenig im Hinblick auf ihre Wirksamkeit, jedoch sehr in ihren Nebenwirkungen. Häufig u. a. Übelkeit, Agitiertheit, später auch sexuelle Dysfunktion; für Citalopram/Escitalopram gibt es Hinweise auf kardiale Schäden; siehe Kapitel Depression.

Last but not least
Zwischenzeitlich findet die Diagnose „Burnout" eine fast inflationäre Häufung in der Diagnosestellung. Viele Patienten nehmen diese Diagnose positiver an als zum Beispiel die Diagnose Depression. Meist sollte Burnout aber als Anpassungsstörung diagnostiziert werden; Details dazu im entspr. Unterkapitel.

15.2. Schlafstörungen

Als gesunde Schlafdauer werden beim Erwachsenen 7 Stunden gesehen. Bei 95 % aller Befragten gibt es Schlafprobleme, in den meisten Fällen nur vorübergehend. Ernsthafte Schlafprobleme haben etwa 13–20 %. Die Ursachen sind vielfältig, die **Definitionen** ebenso (1):

- Insomnische Störung
- Hypersomnische Störung
- Narkolepsie
- Schlafbezogene Atemstörungen (obstruktive Schlafapnoe/Hypopnoe, zentrale Schlafapnoe, schlafbezogene Hyperventilation
- Zirkadiane Störungen des Schlaf-Wach-Rhythmus (verzögerte, vorverlagerte, irreguläre oder Non-24 h-Schlafphase, Schichtarbeit)
- Parasomnien (Nicht-Rapid-Eye-Movement-Schlaf-Arousal-Störung: Somnambulismus, Pavor nocturnus, Alptraumstörung, REM-Schlaf-Verhaltensstörung)
- Restless-Legs-Syndrom
- Substanz-/Medikationsinduzierte Schlafstörung
- Andere spezifische insomnische Störungen
- Unspezifische insomnische Störungen
- Andere spezifische hypersomnische Störungen
- Unspezifische hypersomnische Störungen
- Andere spezifische Schlaf-Wach-Rhythmusstörungen
- Unspezifische Schlaf-Wach-Rhythmusstörungen

Um **klinisch relevant** zu sein, müssen die Einschlaf-/Durchschlafstörungen oder die schlechte Schlafqualität mind. 3x/Woche über einen Monat auftreten. Die Betroffenen beschäftigen sich intensiv mit ihrer Schlafstörung (Tag & Nacht, Sorge über negative Konsequenzen); sie haben einen deutlichen Leidensdruck oder sind in den Alltagsaktivitäten eingeschränkt.

An dieser Stelle sei auf eine sehr häufige Ursache der dauernden Einnahme von Schlafmitteln hingewiesen: Im Medikamentenvorschlag nach Krankenhausaufenthalt finden sich häufig Schlafmittel; viele dieser Patienten benötigten vor dem KH-Aufenthalt keine Schlafmittel, wurden offenbar stationär – aus welchen Gründen auch immer – mit Schlafmitteln versorgt. Schlafmittel führen bereits bei Einnahme über wenige Wochen zu Abhängigkeit. ***Bei der Spitalsentlassung sollte der Hausarzt deshalb immer die Entlassungsmedikation mit dem Patienten durchgehen.***

15.2.1. Schlafhygiene (1, 2)

Pharmaka nur nach Ausschluss verursachender Grunderkrankungen und bei Wirkungslosigkeit nicht medikamentöser Maßnahmen. **Regeln für gesunden Schlaf:**

- Nach dem Mittagessen keine koffeinhaltigen Getränke mehr
- Alkohol weitgehend vermeiden, keinesfalls als Schlafmittel einsetzen
- Keine schweren Mahlzeiten am Abend
- Regelmäßige körperliche Aktivität
- Allmähliche Verringerung geistiger/körperlicher Anstrengung vor dem Zubettgehen
- Persönliches Einschlafritual einführen
- Angenehme Atmosphäre im Schlafzimmer schaffen (ruhig, verdunkelt)
- In der Nacht nicht auf die Uhr schauen

Anweisungen zur Stimuluskontrolle:

- Nur zu Bett gehen, wenn man schläfrig ist
- Das Bett nur zum Schlafen benutzen, d. h. nicht zum Lesen, Trinken, Rauchen, Fernsehen (Sex ausgenommen)
- Wenn man 15 min. noch wach ist, aufstehen und in ein anderes Zimmer gehen

(lesen, leise Musik hören o. ä.); erst wieder ins Bett gehen, wenn man sich schläfrig fühlt
- Wenn man dann immer noch nicht einschlafen kann, vorhergehenden Schritt wiederholen
- Jeden Morgen zur gleichen Zeit aufstehen
- Nicht tagsüber schlafen

15.2.2. Medikamentöse Behandlung

Bei Erwachsenen jedes Altern sollte eine kognitive Verhaltenstherapie als erste Behandlungsoption für Insomnien durchgeführt werden (1, 2). Die medikamentöse Therapie ist ausschließlich bei klinisch bedeutsamen Ein- und Durchschlafstörungen einzusetzen und nur als kurz dauernde symptomatische Behandlung; Mittel der Wahl: Lormetazepam, Oxazepam, Temazepam (3). Anwendung sollte auf Einzeldosierungen bzw. wenige Tage bis max. 2 (einschließlich Absetzphase max. 4) Wochen beschränkt bleiben. Bereits nach 1 Woche muss schrittweise abgesetzt werden, um Entzugssymptome (Schlafstörungen, Entzugsschlaflosigkeit) zu verhindern (4).

Mittel der Reserve (3):
- Diphenhydramin-HCl (bei Insomnien klinisch bedeutsamen Schweregrades)
- Doxepin (in Kombination mit depressiven Erkrankungen oder leichten Entzugssyndromen)
- Hydroxyzin-HCl (wenn Ein- und Durchschlafstörungen nicht Folgeerscheinung anderer, behandlungsbedürftiger Grunderkrankungen sind)
- Melperon-HCl (Patienten der Geriatrie und Psychiatrie mit psychomotorischen Erregungszuständen)
- Promethazin-HCl (bei Erwachsenen, wenn andere Therapiemöglichkeiten nicht durchführbar sind/nicht wirken)

Benzodiazepine

Die meisten gebräuchlichen Schlafmittel sind Benzodiazepine oder wirken am Typ-1-Benzodiazepinrezeptor. Grundsätzlich gibt es keine pharmakologischen Unterschiede zwischen den Benzodiazepinen – egal, ob sie als Schlafmittel, Tranquillizer oder Muskelrelaxantien zugelassen sind. Die wesentlichen Unterschiede beruhen auf der Halbwertszeit, die wiederum individuell verschieden ist (insbesondere bei Älteren länger, damit mehr Risiko als Nutzen).

Als Schlafmittel am besten geeignet sind Benzodiazepine, die schnell und ausreichend lange (6-8 h) wirken (z. B. Temazepam). Schnell und sehr kurz wirkende Präparate sind ungeeignet: in Anflutungsphase anterograde Amnesie und Aggressivität ohne Schlafeintritt möglich, in der Abklingphase nächtliches Erwachen/Albträume; zusätzlich können akute Entzugssymptome abhängigen Missbrauch auslösen. Benzodiazepine mit langer Halbwertszeit sind ebenfalls nicht geeignet: Lange Wirkung bedingt Einschränkung psychomotorischer Leistungen (Unfälle, Stürze). (4)

Halbwertszeit der Benzodiazepine

Kurz (< 5 h) bis mittellang (5–24 h) wirksame Präparate:

Midazolam 1,5–3,5 h (bei über 60-Jährigen bis zu 4x länger), Triazolam 1,5–5 h (schnelle Anflutung, darum häufig schwerwiegende ZNS-Störwirkungen, auch in Niedrigdosierung!), Brotizolam 3–8 h (bei Älteren bis 19 h), Oxazepam 6–15 h (starke individuelle Unterschiede, Temazepam 7–11 h (bei älteren Frauen bis 18 h), Lormetazepam 8–15 h (bei Älteren bis 20 h), Alprazolam 12–15 h (bei Niereninsuffizienz ev. länger), Bromazepam 15–28 h

Lang wirksame Präparate (› 24 h):

Nitrazepam 25–30 h; Clonazepam 30–40 h; Flurazepam (beim Abbau entstehende aktive Metaboliten verlängern HWZ!) 30–133 h; Flunitrazepam (z. B. Rohypnol®) 16-35 h; Diazepam (Valium®) 24-48 h, Metaboliten-HWZ 5-100 h

Nebenwirkungen

Tagesmüdigkeit: Insbesondere bei Substanzen mit langer HWZ mit erhöhtem Unfallrisiko. Stürze im muskelrelaxierten und benommenen Zustand verdoppeln z. B. das Schenkelhalsfrakturrisiko! Bei längerem Gebrauch wird eine sog. Pseudodemenz beobachtet.

Angstsymptomatik: Am nächsten Tag etwa Panikattacken, Depression, paranoide Ideen und unerklärte Ängstlichkeit. Wird vor allem bei kurz wirksamen Präparaten beobachtet.

Anterograde Amnesie und Schlafwandeln: Tritt ebenfalls häufiger bei kurzwirksamen Substanzen auf. Leider ist die schlafwandlerische Sicherheit ein Märchen, es wurden schwere Verletzungen beobachtet.

Toleranzentwicklung: Bei längerer Einnahme. Sie ist der häufigste Grund von chronischen Insomnien, deshalb sind Benzodiazepine grundsätzlich nicht für den Dauergebrauch geeignet.

Verhaltensstörungen: Treten vor allem bei Patienten mit strukturellen Hirnerkrankungen auf. Es kommt zu paradoxer Wirkung, Schlaflosigkeit, psychomotorischer Unruhe und Aggression.

Abhängigkeit: Ist bei etwa der Hälfte der Patienten zu erwarten. Meist liegt diese in Form einer Low-dose-dependence vor.

Entzugssymptome: Dazu zählen Schlaflosigkeit, Angst, Unruhe. Bei höherer Dosierung und bei kurzer HWZ sind die Symptome ausgeprägter.

Eine Meta-Analyse im „British Medical Journal" kommt zum Schluss, dass bei über 60-Jährigen unter Hypnotika die Wahrscheinlichkeit einer Nebenwirkung höher ist, als die Aussicht auf einen verbesserten Schlaf. (5)

Die Wahl des Medikaments richtet sich nach der Indikation (6).

Kurz wirksame Benzodiazepine haben den Vorteil raschen Wirkungseintritts und fehlender Tagesmüdigkeit, den Nachteil kompensatorischer Schlaflosigkeit und Ängstlichkeit, die Gefahr einer anterograden Amnesie, des Wachwerdens vor der erwünschten Zeit sowie eine höhere Wahrscheinlichkeit von Entzugssymptomen.

Lang wirksame Medikamente kumulieren und hinterlassen Tagesmüdigkeit bis hin zur Pseudodemenz.

Mittellang wirksame Schlafmittel haben die Vor- und Nachteile beider Gruppen in abgeschwächter Form.

Immer wird man die niedrigste Dosis verschreiben. In der Praxis ist dieser Grundsatz gelegentlich zu relativieren. Bei akuter Schlaflosigkeit kann es sinnvoll sein, sofort eine höhere Dosis zu wählen. Auf diese Weise werden wiederholte Einnahmen mit zersplittertem Schlaf vermieden. In jeder Indikation sollen Schlafmittel mit strenger zeit-

licher Begrenzung verordnet werden. Patienten sind vor Therapiebeginn ausführlich zu informieren. Die abgegebene Menge soll klein sein, Dauerrezepte sind unbedingt zu vermeiden. Erstreckt sich der Verordnungszeitraum über eine Woche, kann eine Intervalltherapie, z. B. jeden zweiten Tag, sinnvoll sein. Die Erfahrung, dass es auch ohne Tabletten geht, bedeutet für einen Patienten mit psycho-physischer Insomnie manchmal Heilung. Die Intervalltherapie hat auch den Vorteil, dass eine allzu rasche Toleranzentwicklung vermieden wird.
Wegen der Gefahr der Rebound- und Entzugsphänomene soll das Absetzen nach längerem Gebrauch (1–2 Wochen) schleichend erfolgen. Dies gilt insbesondere für Benzodiazepine mit kurzer Halbwertszeit. Jene mit langsamer Ausscheidung hingegen bewerkstelligen das Ausschleichen quasi durch ihre eigene Pharmakokinetik.

15.2.3. Therapie der Insomnie im Alter (6)

Schlafstörungen im Alter sind für Patienten, Angehörige, Pflegepersonal und Ärzte ein immenses Problem; die Häufigkeit steigt von 9 % bei jungen Menschen (20–29 Jahre) auf 21 % im höheren Alter (60–69 Jahre) an. Viele ältere Personen haben Schwierigkeiten einzuschlafen, wachen in der Nacht immer wieder auf, erwachen früh am Morgen, dösen untertags und fühlen sich durch den Schlaf nie erfrischt. Daneben wirken aber auch eine Reihe körperlicher Erkrankungen, die mit dem Alter zunehmen, schlafraubend. Alte Menschen müssen meist eine Reihe von Medikamenten einnehmen, von denen einige stimulierend wirken. Schlechte Schlafgewohnheiten, Schläfchen untertags und Bewegungsmangel bis hin zu ständigem Liegen im Bett tun das ihrige. Ein insbesondere für die Angehörigen gemeinschafts- und familienzerstörendes Symptom ist die nächtliche Unruhe („Sundowning") cortical abgebauter Patienten. Untertags können die Personen nahezu ungestört sein, mit Sonnenuntergang jedoch beginnt ein delirantes Syndrom mit Herumwandern, Schreien, sinnlosen Aktivitäten und Aggressionsausbrüchen – ununterbrochen während der gesamten Nacht. Die Behandlung dieser Zustände erfordert das gesamte Armamentarium von Psychopharmaka, wobei Schlafmittel nur eine untergeordnete Rolle spielen. Schlafmittel dürfen nur bei transienten und kurzdauernden Insomnien verschrieben werden. Schlafstörungen im Alter sind nahezu immer chronisch. Schlafmittel sind daher nicht indiziert, in vielen Fällen aus somatischen Gründen sogar ausgesprochen kontraindiziert. Es gibt auch Hinweise für eine erhöhte Empfindlichkeit gegenüber Benzodiazepinen im Alter (s.o.). Die Korrektur der schlechten Schlafgewohnheiten ist ein wichtiger therapeutischer Ansatz. Aller Theorie zum Trotz nehmen viele alte Menschen seit Jahren chronisch niedere Dosen eines Schlafmittels, obwohl sie auch damit schlecht schlafen. Fast nie gelingt ein Absetzen. Viele praktische Ärzte – auch wenn sie durchaus geneigt sind, der Theorie zu folgen – werden sich nach zahlreichen frustranen Versuchen fragen, ob die Patienten nicht doch Recht mit ihrer resignativen Haltung haben.

15.2.4. Medikamentöse Alternativen zu den Benzodiazepinen

Therapiemethode der Wahl sollte die **Kognitive Verhaltenstherapie** sein. (1, 7)
Es gibt Hinweise darauf, dass **Musikhören** bei Erwachsenen mit Schlafstörungen die subjektive Schlafqualität verbessern kann (8).
Pflanzliche Präparate, wie Melisse, Hopfen und Baldrian, wirken bei einem Teil der Patienten schlaffördernd; eine Abhängigkeit ist nicht bekannt. Die Wirkung ist aller-

dings nicht wissenschaftlich erwiesen (1).
„Z-Drugs": Die Benzodiazepin-Rezeptoragonisten mit 2–4 h HWZ (Zoldipem, Zopiclon) wirken pharmakologisch ähnlich wie Benzodiazepin mit gleichen Störwirkungen und Risiken (Abhängigkeitsgefahr, Entzugsschlaflosigkeit), kein therapeutischer Vorteil erwiesen. In D inzwischen 70 % Marktanteil! Dosierung: Erw. bis 65 J.: 10 mg vor dem Schlafengehen; Erw. über 65 J. und Personen mit eingeschränkter Leberfunktion 5 mg, danach 5 (-10) mg: Tagesdosis von 10 mg nicht überschreiten; nur eine Dosis pro Nacht, keine erneute Einnahme in derselben Nacht. (9) CAVE: KEINE Langzeitbehandlung! (1)
Unter den **Antidepressiva** sind auch sedierend schlaffördernde Vertreter. Bei Antidepressiva ist die Wechselwirkung mit anderen Psychopharmaka und Johanniskraut zu bedenken; Kontraindikationen sind zu Beginn und im Verlauf zu prüfen. Ein Cochrane-Review (10) bewertet die aktuelle Studienlage für Antidepressiva in dieser Indikation als noch nicht ausreichend. Bei kurzzeitiger Anwendung von niedrig dosiertem Doxepin und Trazodon im Vergleich zu Plazebo könne es zu einer geringfügigen Verbesserung der Schlafqualität kommen; für Amitriptylin (trotz häufiger Anwendung in der klinischen Praxis) sei dies nicht erwiesen. Auch können keine Aussagen zur Sicherheit oder zur langfristigen Anwendung gemacht werden.
Antihistaminika haben zwar oft Müdigkeit/Schläfrigkeit als Nebenwirkung, in der Behandlung von Schlafstörungen haben sie aber keine Bedeutung.

15.3. Demenz

15.3.1. Gedächtnisstörung, kognitive Beeinträchtigung oder Demenz? (1)

Schwierigkeiten mit der Merkfähigkeit und/oder der Konzentration weisen nicht zwangsläufig auf eine Erkrankung hin. Klinisch relevante Befunde können auch mit anderen Symptomen als Gedächtnisproblemen beginnen und sind nicht Teil des normalen Alterungsprozesses.
Kognitive Störungen beschreiben Defizite z. B. bei Aufmerksamkeit, Exekutivfunktionen, deduktives Denken, Orientierung, Sprache, Gedächtnis, motorische oder räumlich-visuelle Fähigkeiten.
Gedächtnisprobleme betreffen entweder Kurzzeit-, episodisches oder semantisches Gedächtnis; Veränderungen in der Funktion des Frontal-/Temporallappens reduzieren die Fähigkeit, sich Informationen zu merken, sie zu speichern und wieder abzurufen bzw. führen zur Einschränkungen bei Aufmerksamkeit und Exekutivfunktionen.
Gedächtniskrankheit führt zu Abnahme sowohl des Gedächtnisses als auch anderer kognitiver Funktionen führt (z. B. Sprache, visuelle Wahrnehmung, Exekutivfunktionen), ist also eine fortschreitende Gedächtnisstörung, und zwar ausreichend stark, um eine Demenz auszulösen.
Demenz schränkt die Fähigkeit zur selbstständigen Bewältigung von täglichen Aktivitäten, Arbeit und sozialen Beziehungen durch die Abnahme von mehr als einer kognitiven Funktion wesentlich ein; Demenz ist ein Syndrom, bei dem die kognitive Störung eine organische Ursache hat. Mögliche Ursachen: eine fortschreitende Erkrankung (z. B. Morbus Alzheimer), eine permanente Folgeerkrankung (z. B. Schädel-Hirn-Trauma) oder reversibler/behandelbarer Natur (z. B. metabolisches Syndrom).

Beispiele für reversible/behandelbare Ursachen (2)
- Zerebrovaskuläre Erkrankung, TIA
- Psychiatrische Störungen (Depression, Angstkrankheit, Fatiguesyndrom)
- Metabolische Störungen (z. B. Hypothyreose, Hyperthyreose, Hyponatriämie)
- Mangelzustände (Vitamin B12, Folsäure, Vitamin B1)
- Schlafstörungen und -erkrankungen
- ZNS-Infektionen (Syphilis, HIV, Tuberkulose, Herpes, Lymeborreliose)
- Intrakranielle Ursachen (benigne Hirntumoren, Normaldruckhydrozephalus, subdurales Hämatom)
- Zerebrale Hypoxie und Ischämie (chronische Lungenerkrankung, Hypoperfusion, Hypotonie, schwere Anämie, Polyzythämie)
- Medikamente mit anticholinerger Wirkung (trizyklische Antidepressiva, Neuroleptika, Antiparkinsonmittel, Dimenhydrinat, Scopolamin, Prednisolon, Digoxin, Furosemid, Dipyridamol, Antihistaminika v. a. der 1. Generation, viele Medikamente gegen Harninkontinenz) und zentral toxische Substanzen (z. B. Alkohol und andere Drogen, Anticholinergika, Sedativa)

Beispiele für irreversible Ursachen
- Schädel-Hirn-Trauma
- Zirkulationsstörung
- Entzündliche Erkrankungen (Meningitis, Enzephalitis)
- Vitamin B1-Mangel (Thiamin)
- Operationen, Radiatio
- Enzephalopathie, alkoholinduziert (Wernicke-Korsakoff-Syndrom) oder durch neurotoxische Chemikalien
- Schizophrenie und andere Psychosen
- Bipolare Störung

15.3.2. Ätiologische Kategorien der Demenz (3)
- Demenz bei Alzheimer-Krankheit – betrifft 50–70 % der Demenzkranken
- Vaskuläre Demenz – betrifft 20 % der Demenzkranken
- Gemischte Demenz
- Frontotemporale Demenz – betrifft 20 % der Demenzkranken
- Demenz bei Morbus Parkinson – betrifft 20–40 % der Demenzkranken. Demenz findet sich bei Patienten mit Morbus Parkinson 4- bis 6-mal häufiger als in der Normalbevölkerung; bis zu 70 % aller Parkinson-Kranken leiden an Gedächtnisstörungen (4).
- Lewy-Körperchen-Demenz

15.3.3. Hauptsymptome (1)
- Gedächtnisprobleme
- Kognitive Störung verursacht mind. eines dieser Phänomene: Aphasie (Sprachstörung), Apraxie (Unfähigkeit, motorische Aktionen durchzuführen, trotz intakter motorischer Funktionen), Agnosie (Unfähigkeit, Objekte zu erkennen oder zu identifizieren, trotz intakter sensorischer Funktion)
- Störung der Exekutivfunktion (Schwierigkeiten beim Planen, Organisieren, Ablaufplanung, Abstrahieren, Überprüfen der Ergebnisse des eigenen Tuns)

Bei Demenz ist das Bewusstsein nicht gestört (Aufmerksamkeit nicht reduziert; Patient erkennt sich selbst und die Situation, in der er sich befindet), obwohl ein höheres Risiko für Delir besteht.

Symptome nach Schweregrad/Demenzphase (1, 3, 5)

Milde/frühe Demenz

- **Kognitive Funktionen:** reduzierter Sprachschatz, versäumt Verabredungen; Fahrtüchtigkeit hängt davon ab, welche Kognition reduziert ist
- **Alltagskompetenz:** ausreichend; Geschäftsfähigkeit ist noch gegeben
- **Antrieb + Affekt:** erhöhte emotionale Minderung der Initiative
- **Körperliche Funktionen:** nur mit feinen Untersuchungen messbar
- **Krankheitseinsicht:** vorhanden

Mäßige/mittlere Demenz

- **Kognitive Funktionen:** Merkfähigkeit nur noch kurz, Planen unmöglich
- **Alltagskompetenz:** Hilfe/Beaufsichtigung auch im Alltag notwendig, eigenständige Lebensführung nur mehr eingeschränkt möglich; Geschäftsfähigkeit reduziert
- **Antrieb + Affekt:** unruhig, aggressiv, wahnähnliche Phänomene
- **Körperliche Funktionen:** unsicherer Gang, Harninkontinenz
- **Krankheitseinsicht:** gering

Schwere/späte Demenz

- **Kognitive Funktionen:** Sprachverständnis sehr reduziert
- **Alltagskompetenz:** permanente Aufsicht nötig = pflegebedürftig; Geschäftsfähigkeit nicht mehr gegeben
- **Antrieb + Affekt:** Unruhe oder Apathie
- **Körperliche Funktionen:** erhöhter Muskeltonus, Schluckstörung, meist vollständig immobil und inkontinent
- **Krankheitseinsicht:** keine

15.3.4. Risikofaktoren für das Entstehen einer Demenz (6)

- Erhöhter Blutdruck, Hypercholesterinämie, Übergewicht (im mittleren Alter)
- Gestörte Glukosetoleranz
- Rauchen
- Wenig körperliche Aktivität
- Übermäßiger Alkoholkonsum, Drogenmissbrauch
- Frühere schwere Depression
- Zerebrovaskuläre Erkrankungen
- Genetische Faktoren (besonders ApoE4)
- Schweres Schädeltrauma
- Niedriges Bildungsniveau, wenig geistige Aktivität
- Einsamkeit, fehlendes soziales Netzwerk

15.3.5. Untersuchung eines Patienten mit Gedächtnisstörung

Allgemeine Untersuchungen und neurologischer Status (5)

In der Anfangsphase einer Alzheimer-Erkrankung ist der neurologische Status üblicherweise normal.

- Hinweise auf eine vaskuläre Demenz: unilaterale Symptome (einseitige Schwäche,

pathologischer Romberg-Test, verstärkte Sehnenreflexe), Bulbärzeichen (Dysarthrie, Dysphagie, zwanghaftes Weinen/Lachen), extrapyramidale Symptome (erhöhter Muskeltonus, Trippelgang)
- Extrapyramidale Symptome: häufig bei Lewis-Körperchen-Demenz; bei Parkinson oft in Verbindung mit Tremor
- Gangapraxie: Hinweis auf Normaldruckhydrozephalus oder vaskuläre Demenz
- Myoklonus: (oft gemeinsam mit anderen neurologischen Auffälligkeiten) typisch für Creutzfeldt-Jakob-Erkrankung
- Unwillkürliche Bewegungen: Verdacht Chorea Huntington, treten aber auch bei medikamentös behandeltem Parkinson auf

Labor/EKG

Für Alzheimer finden sich keine spezifischen Veränderungen im Routinelabor; Laboruntersuchungen können aber differenzialdiagnostisch sinnvoll sein (siehe reversible Ursachen).
- Komplettes Blutbild inkl. Thrombozyten; Serumspiegel für Kalium, Natrium, Blutzucker, Kalzium, Leber- , Nieren- und Schilddrüsenfunktionswerte, TSH und Vitamin B12 und, falls erforderlich, Lipide und BSG
- EKG, besonders vor Beginn einer Therapie mit Acetylcholinesterasehemmern
- Ergänzend bei Bedarf: Lues-Serologie (TPHA), HIV und Borrelien-Antikörper, Drogenscreening

Bildgebende Verfahren

MRT des Gehirns ist das Verfahren der Wahl; es können charakteristische Veränderungen nachgewiesen werden (3, 5).

Beurteilung der geistigen Leistungsfähigkeit

Alltagskompetenz/Selbständigkeit: Gespräche mit dem Patienten/Angehörigen lassen Rückschlüsse auf die Bewältigung grundlegender Aktivitäten (Körperpflege, Essen, Kontinenz) bzw. instrumenteller Aktivitäten (Hausarbeit, Außer-Haus-Gehen, Umgang mit Finanzen, korrekte Medikamenteneinnahme) zu.

Affekt und Verhalten: Auffälligkeiten sind durch Beobachtung des Patienten im Gespräch zu erkennen. Depressive Anteile können sich in verringerten kognitiven Fähigkeiten oder somatischen Beschwerden zeigen!

Kognitive Funktion/Gedächtnis: Allgemein wird der Mini-Mental-State-Test (MMSE) empfohlen (3, 5); ein Cochrane-Review errechnete die Sensitivität mit 0,85 und die Spezifität mit 0,90: 85 % der Menschen mit Demenz werden korrekt als krank erkannt (richtig positiv Ergebnisse), während 15 % der Kranken fälschlicherweise als gesund eingestuft würden (falsch negativ); 90 % der Getesteten würden korrekt als nicht demenzkrank erkannt werden (richtig negativ), während 10 % zu Unrecht als demenzkrank eingestuft würden (falsch positiv). (7)

Der MMSE ist als Teil der Abklärung etabliert, die Testergebnisse alleine genügen aber nicht für die Diagnosestellung! Sie sind immer im individuellen Kontext des Patienten zu interpretieren, z. B. ist der Bildungsstand zu berücksichtigen.

Die AWMF-Leitlinie (3) gibt eine Orientierungshilfe, um anhand des Testergebnisses den Schweregrad zu beurteilen (mit der zuvor genannten Einschränkung!):

- MMSE 20 bis 26 Punkte: leichte Erkrankung
- MMSE 10 bis 19 Punkte: moderate/mittelschwere Erkrankung
- MMSE weniger als 10 Punkte: schwere Erkrankung

Die DEGAM weist in ihrer Hausärztlichen Leitlinie „Geriatrisches Assessment" (8) darauf hin, dass manche Testfragen des MMSE bei Patienten mit guter Kognition auf geringe Akzeptanz treffen und die Durchführung im Praxisalltag zu zeitaufwändig sein könnte. Als Alternative wird der Uhrentest empfohlen: Dieser überprüft bei wenig Zeitaufwand und besserer Patientenakzeptanz Aufmerksamkeit, Hörverständnis, visuelles/auditives Erinnern, Zahlenverständnis, räumliche Vorstellung und Exekutivfunktionen. Bei einer Demenz-Prävalenz von 8,5 % hat der Uhrentest einen positiven Vorhersagewert von 21 % und ein negativen von 99%; somit kann bei negativem Testergebnis eine mäßige bis schwere Demenz mit hoher Sicherheit ausgeschlossen werden. Auch hier ist ein positives Ergebnis keinesfalls ein sicherer Beweis für das Vorliegen einer Demenz! Stattdessen ist eine verstärkte ärztliche Aufmerksamkeit notwendig, um etwa relevante Defizite in den Alltagskompetenzen festzustellen.

Der ebenfalls schnell durchzuführende Mini-Cog-Test wird für das Erkennen von Demenzen in der Primärversorgung nicht empfohlen, eine ausreichende diagnostische Testgenauigkeit ist noch nicht erwiesen (9).

Depressiv oder dement?

Die DEGAM-LL bietet auch eine im Alltag nützliche Gegenüberstellung der Anzeichen für Depression/Alzheimer-Demenz (8):

Für eine Depression sprechen:

- Beginn innerhalb weniger Wochen
- Depressive Stimmung kaum beeinflussbar, konstant über einen längeren Zeitraum zu beobachten
- Im Tagesverlauf durch Morgentief und Aufhellung am Abend gekennzeichnet
- Betroffener klagt über seinen Zustand, „kann und weiß nichts mehr"
- Denken ist eher gehemmt/verlangsamt, aber nicht verwirrt

Für eine Demenz (Typ Alzheimer) sprechen:

- Schleichender Beginn über Monate
- Betroffener klagt wenig, verleugnet, »hat keine Probleme«
- Orientierung hinsichtlich Ort und Zeitfällt zunehmend schwer
- Nicht selten nächtliche Verwirrtheit

15.3.6. Ist ein Demenz-Screening sinnvoll?

Aus der aktuellen Datenlage lässt sich keine Empfehlung für ein generelles Screening der älteren Bevölkerung ableiten: Es gibt keine haltbaren Beweise dafür, dass ein frühes Erkennen einen Nutzen (kognitiv, psychisch, sozial) für die Betroffenen bringt – das Fortschreiten der Demenz ist gegenwärtig nicht zu verhindern, bestenfalls lässt es sich geringgradig mildern. Zudem sind die negativen Auswirkungen des „Stigmatisierens" und der falsch positiven Diagnosen noch nicht ausreichend untersucht. (8)

Hinzukommt, dass die Verfechter eines allgemeinen Bevölkerungsscreenings davon ausgehen, dass eine „Prä-Demenz" (DSM-5: Mild Cognitive Impairment/MCI = asymptomatische Personen mit geringfügig abnormaler Testung, was auf jeden 10. bis 20. Menschen zutreffen würde) in eine Demenz übergeht. Tatsächlich ist das aber nur bei 12–15 % der Fall (10), bei 40–70 % gibt es kein Fortschreiten oder sogar eine klinische Besserung. „Prä-Demenz" ist also eher eine überflüssige Kategorisierung, die die Betroffenen und sein Umfeld massiv ängstigt, als eine Früherkennungsdiagnose. Lediglich wenn entspr. Verdachtsmomente bestehen, ist der Test von Nutzen, da sich im Fall einer Demenzbestätigung eher Handlungsmöglichkeiten ableiten lassen (8).

15.3.7. Behandlung

Bei gesicherter Diagnose Demenz muss im ersten Schritt die Therapie bestehender Grund-/Begleiterkrankungen (Hypertonie, Diabetes mellitus, KHK, COPD, Herzinsuffizienz, Niereninsuffizienz) optimiert werden. Grundsätzlich sollte gesorgt werden für: ausreichende Flüssigkeitszufuhr & adäquate Ernährung; individuell angemessene, ausreichende körperliche Aktivität; kognitives Training, Beschäftigung (z. B. Musiktherapie (11), Gruppenspiele); psychosoziale Versorgung (Beratung der Angehörigen). (8)
Es gibt derzeit keine kausale Therapie; die Demenzphase, die stets mit dem Tod endet, dauert ca. 5–8 Jahre; die Lebenserwartung beträgt etwa 1/3 im Vergleich zu Gleichaltrigen. Nicht-medikamentöse Therapieformen sind 1st-Line einzusetzen. Angehörige sollten im Umgang mit psychischen und Verhaltenssymptomen bei Demenz geschult werden.

Medikamentöse Therapie (3, 6, 10)

Wird keine positive Wirkung (mehr) beobachtet, wird die Behandlung abgebrochen. Ein Auslassversuch für 1–2 Wochen ist unter professioneller 24-h-Betreuung möglich, wenn das Medikament nicht mehr zu wirken scheint; bei Verschlechterung der kognitiven Funktionen Wiederaufnahme der Medikation.

Antidementiva

Antidementiva wirken weder kausal, noch verbessern sie klinisch relevante Symptome, das Nebenwirkungspotential ist aber beträchtlich:

- Herz-Kreislauf: Schwindel, Vagotonie, SA oder AV-Block, Synkopen
- Magen-Darm: Durchfall, Erbrechen, Übelkeit, Muskelkrämpfe, erhöhtes Ulcusrisiko in Kombination mit NSAR
- Lunge: Verschlechterung von Asthma, Zunahme Erkältungen
- Psychiatrisch/neurologisch: Halluzinationen, Agitation, Aggression, Schlaflosigkeit, Muskelkrämpfe, Anorexie, Kopfschmerzen, Unfälle
- Sonstige: Harninkontinenz

Cholinesterasehemmer (Donepezil, Rivastigmin, Galantamin): Effekte insgesamt widersprüchlich, mehrheitlich aber nicht signifikant; am ehesten gibt es einen geringen therapeutischen Benefit bei leichten oder mittelschweren Demenzen (Evidenzstärke: niedrig).
Memantin wirksam bei neuropsychiatrischen Symptomen im Vergleich zu Plazebo (Evidenzstärke: moderat), aber nicht für andere Endpunkte (Evidenzstärke: niedrig bis moderat).
Für **Ginkgo biloba** gibt es bei leichter bis mittelschwerer Alzheimer-Demenz Hinweise auf die Reduktion von psychischen/Verhaltenssymptomen und eine Verbesserung der Lebensqualität bei guter Verträglichkeit (Evidenzstärke: niedrig). Ein Review konnte

eine Wirkung auf die Lebensqualität nur bei hohen Dosen (240 mg) nachweisen, es gebe keinen Einfluss auf die Progression der Demenz (12).

Psychiatrische Begleitmedikation
Eine geeignete psychiatrische Begleitmedikation kann gelegentlich die Situation verbessern; sie sollte aber die Ausnahme bleiben (nicht länger als 6 Wochen!), Nebenwirkungen sollten nicht in Kauf genommen werden. Eine Indikation ist nur dann gegeben, wenn psychosoziale Interventionen nicht effektiv, nicht ausreichend/nicht verfügbar sind bzw. wenn eine Eigen-oder Fremdgefährdung nicht anders abwendbar ist!
Antipsychotika: Risperidon (einziges bei Demenz in A zugelassenes Mittel) und Haloperidol können neuropsychiatrische Symptome inklusive Agitiertheit reduzieren (Evidenzstärke: moderat), zeigen aber tw. gravierende Nebenwirkungen. Vor diesen warnt z. B. Choosing Wisely dezidiert: Häufig sind Schläfrigkeit + Verwirrung (Sturzgefahr, Reduktion sozialer Kontakte und Kognition), Gewichtszunahme, Diabetes, Tremor, Lungenentzündung, Schlaganfall, plötzlicher Tod (13). Wurden dennoch Antipsychotika in einer Langzeitbehandlung angewendet, so können diese abgesetzt werden, ohne dass dies ihr Verhalten verschlimmert (14).
Antidepressiva: Es gibt keine qualitativ hochwertigen Daten, auf deren Basis sich für eine antidepressive Therapie bei Demenz-Kranken ein signifikanter Nutzen ableiten ließe.
Antiepileptika: Für Topiramat und Lamotrigin wurde in Studien mit hohem Bias-Risiko eine Verbesserung der neuropsychiatrischer Symptome und Agitiertheit gezeigt (Evidenzstärke: sehr niedrig).
Benzodiazepine: Nur bei speziellen Indikationen und ausschließlich kurz einsetzen!
Keine Evidenz
- Für nichtsteroidale Antiphlogistika (Rofecoxib, Naproxen, Diclofenac, Indomethacin)
- Für Omega-3-Fettsäuren (15) und Vitamin E (16)
- Für Statine (17) oder das Absetzen blutdrucksenkender Mittel (18) in der Vorbeugung von kognitivem Abbau

Zum Einsatz von Neuroleptika siehe entspr. Kapitel.

15.3.8. Wie gehen Sie bei Patienten mit beginnender Demenz vor, wenn es um deren Fähigkeit geht, einen PKW zu fahren?
Die Beurteilung der Fahrtauglichkeit stellt sich in der Praxis nicht unproblematisch dar, zudem sorgen sich Ärzte um die Arzt-Patienten-Beziehung bei Thematisierung der Fahr(un-)tauglichkeit. Die Mehrheit der älteren Menschen würde aber der Literatur zufolge eine Besprechung der Fahreignung mit ihrem Hausarzt akzeptieren. Frühdemente Patienten sind sehr wohl in der Lage, sicher Auto zu fahren; ihre Unfallhäufigkeit bleibt – mit gewissen Schwankungen – zumindest drei Jahre nach Krankheitsbeginn niedrig. Bei der Beurteilung der Fahrfähigkeit hilft übrigens kein kognitives Testverfahren, sondern nur die Erfahrung und Umsicht des behandelnden Arztes. (19, 20)

Buchtipp: Bauer J. Das Gedächtnis des Körpers: Wie Beziehungen und Lebensstile unsere Gene steuern (21)

15.4. Gerontopsychiatrie

„So wenig, wie möglich. So viel, wie nötig." – Das sollte insbesondere für diese Patientengruppe die Devise sein; nahezu alle Medikamente aus dieser Gruppe finden sich auf der Priscus-Liste (1)! Dennoch erhält rd. die Hälfte aller deutschen Heimbewohner mindestens ein Psychopharmakon. 47 % bekommen Neuroleptika zur Behandlung von auffälligem Verhalten bei Demenz, 30 % Antidepressiva. Auch mit Benzodiazepinen wird nicht gespart, obwohl sie in Leitlinien ausdrücklich die letzte Option bei Schlafstörungen sind. (2) In Österreich dürfte die Situation vergleichbar sein.
Nichtmedikamentöse Alternativen sollten für diese Patientengruppe immer Mittel der Wahl sein, unabhängig davon, ob sie daheim oder in einem Heim leben.

15.4.1. Psychotische Symptome im Alter (3)

- Schizoaffektive Psychose bei etwa 1 %
- Wahnvorstellungen bei 6 % , tatsächliche Wahnstörungen bei 0,5 %

Häufiger finden sich psychotische Symptome im Umfeld organischer oder anderer psychiatrischer Erkrankungen: Depression, Manie, Delir; metabolische/endokrinologische Krankheiten; neurologische Erkrankungen (Demenz, ZNS-Infektionen); Medikation, Vergiftungen, Medikamentenüberdosierungen.

15.4.2. Besonderheiten beim Arzneimitteleinsatz bei Älteren

Organ-Dysfunktionen/abgeschwächte Gegenregulationen, die im Vergleich zu Jüngeren erhöhte Medikamenten-Konzentration und Arzneimittelinteraktionen verstärken die Medikamentenwirkung – somit auch die UAW/Folgeschäden – im Alter deutlich. Grundsätzlich sollte man sich einem geriatrischen Patienten gegenüber also immer wieder ins Bewusstsein rufen, dass die körperlichen Veränderungen des Alters die Wirkung (auch) von Pharmaka erhöhen: Der verringerte Flüssigkeitsgehalt des Bindegewebes verursacht bei gleicher Dosis im Vergleich zum Jüngeren einen höheren Serumspiegel des Medikamentes. Auch der im Alter niedrigere Serumalbuminwert (verstärkt etwa durch Gewichtsverlust) führt zu erhöhter Medikamentenwirkung. Als Faustregel gilt für die **Medikamentendosis: ab 65 -10 %, ab 75 -20%, ab 85 -30 %.** Bei **Antipsychotika** z. B. findet man oft auch mit 25–50 % der Standarddosis das Auslangen (3); eine Übersichtsarbeit weist auf das erhöhte Mortalitätsrisiko bei höheren Dosen dieser Medikamente hin, Haloperidol etwa verdoppelt die Zahl der Todesfälle (4)! Mittel der Wahl ist Risperidon (3).
Die Wirksamkeit von **Antidepressiva** ist auch für ältere Patienten belegt; sie sollten darum in gleicher Weise behandelt werden wie jüngere. Wirksamkeitsunterschiede zwischen den beiden großen Antidepressiv-Gruppen TZA und SSRI, aber auch zu anderen bzw. neueren Antidepressiva (z. B. Moclobemid, Venlafaxin, Mirtazapin) wurden bislang nicht nachgewiesen. Bei älteren Patienten sollte eine Behandlung mit TZA mit reduzierter Anfangsdosis begonnen werden. (5)
Besondere Aufmerksamkeit ist natürlich auch hier auf medikamentöse Wechselwirkungen zu richten. Das so oft gegen Übelkeit verordnete Paspertin® etwa ist ein Medikament mit neuroleptischer Wirkung und steigert so Wirkung/Nebenwirkung von Neuroleptika (Risperidon, Haloperidol, Melperon) drastisch!

15.5. Neuroleptika

Bei dementen geriatrischen Patienten, egal ob sie zu Hause oder in einem Heim betreut werden, sind Wandertrieb, Unruhe, Aggressivität und oft völlige Umkehr des Tag/Nacht-Rhythmus ein großes Problem. Schlafmittel aus der Gruppe der Benzodiazepine wirken beim Großteil der Erkrankten nicht oder sogar paradox und können nicht empfohlen werden. Auch Cholinesterasehemmer sind bei Agitation ohne Nutzen, sodass der Einsatz niedrig dosierter Neuroleptika – wenngleich kontrovers beurteilt – mitunter unverzichtbar ist.

Sofern nicht anders angegeben, basiert der Inhalt dieses Abschnitts auf (1–3).

Entgegen der Auffassung vieler psychiatrischer Meinungsbildner ist weder die therapeutische Überlegenheit, noch die Kosteneffektivität atypischer Neuroleptika überzeugend belegt. Deshalb erscheinen Empfehlungen, ausschließlich atypische Neuroleptika als Mittel der ersten Wahl zur Behandlung einzusetzen, nicht gerechtfertigt. Als Mittel der 1. Wahl bieten sich Levomepromazin (Nozinan®), Prothipendyl (Dominal®), Melperon (Buronil®) und Haloperidol an, bei Unverträglichkeit oder Ausbleiben der gewünschten Sedierung bliebe Risperdal als Alternative. Die übrigen Atypica sind nur für Psychosen und z. T. für bipolare Störungen zugelassen; ihr Off-label-Einsatz sollte daher besonders streng indiziert werden.

WARNHINWEIS: Auch unter Neuroleptika können bei dementen Patienten paradoxe Erregung, Wahnvorstellungen, Aggressivität und Tobsuchtsanfälle auftreten!

15.5.1. Wirkung

Abschwächung produktiver psychotischer Symptome, Verminderung des Antriebs, Verlangsamung der Reaktion und Gleichgültigkeit gegenüber äußeren Reizen. Dabei bleiben die intellektuellen Fähigkeiten weitgehend erhalten.

15.5.2. Anwendungsgebiete

Neuroleptika werden primär zur Behandlung von Psychosen eingesetzt. In niedriger Dosierung sind einige auch als Tranquillanzien für die Behandlung von Verhaltensstörungen bei Demenz zugelassen (CAVE: Bereits seit Jahren gibt es wegen eines erhöhten Mortalitätsrisikos seitens der FDA eine Black-Box-Warnung für typ./atyp. Neuroleptika in der Behandlung von über 65-Jährigen mit Demenz (4)). Die Behandlung von akuten Psychosen bleibt dem Psychiater vorbehalten. Jeder Hausarzt betreut aber Patienten mit z. T. mehrfacher psychiatrischer Medikation. Überdies erhalten diese meist älteren Patienten wegen anderer Krankheiten weitere Medikamente mit potentiell unerwünschter Interaktion. Daher braucht der Praktiker Grundkenntnisse dieser Substanzen. Für die Allgemeinmedizin hat die Nutzen/Risiko-Abwägung in der geriatrischen Anwendung eine zunehmende Bedeutung. Im Weiteren werden wir daher hauptsächlich diese Indikation besprechen.

15.5.3. Stoffklassen

Man unterscheidet hochpotente, niedrig potente/dosierte und sog. atypische Neuroleptika.

Hochpotente Neuroleptika

Typische Vertreter sind z. B. Haloperidol (Haldol®) und Flupentixol (Fluanxol®), niedrig dosiert werden Haloperidol (Haldol®) und Flupentixol (Fluanxol®) auch zur psychomotorischen Ruhigstellung eingesetzt.

Niedrigpotente Neuroleptika
z. B. Prothipendyl (Dominal®) und Melperon (Buronil®)

Atypische Neuroleptika
z. B. Clozapin (Leponex®), Olanzapin (Zyprexa®), Risperidon (Risperdal®) und Quetiapin (Seroquel®)
Während Leponex®, Zyprexa® und Seroquel® ausschließlich zur Behandlung von Psychosen zugelassen sind, ist Risperdal® auch für Verhaltensstörungen bei Demenz zugelassen. Hier ist allerdings Zurückhaltung bei Herzkranken angeraten; bei älteren Patienten mit Demenz fällt ein erhöhtes Risiko von transitorischen ischämischen Attacken (TIA), Schlaganfällen und Tod auf (5).
Für eine besonders günstige Beeinflussung der Negativsymptomatik (Affektverflachung, Antriebsarmut und sozialer Rückzug) durch „Atypika" fand sich in einer Metaanalyse von 52 klinischen Studien mit insgesamt 12.649 Patienten keine klinische Evidenz. Das wichtigste Auswahlkriterium ist das Auftreten extrapyramidal motorischer Symptome.

Neuroleptika-Vergleich
Die CATIE-Studie vergleicht firmenunabhängig Wirksamkeit und Verträglichkeit von Zyprexa, Seroquel, Clozapin und Risperdal mit dem klassischen Neuroleptikum Decentan. Hinsichtlich der Gesamtverträglichkeit gibt es keine wesentlichen Unterschiede. Clozapin zeigt vermutlich eine Überlegenheit in der antipsychotischen Wirksamkeit und zeichnet sich durch ein geringeres Risiko der extrapyramidal-motorischen Symptome aus. Die extrapyramidalen Effekte treten dosisabhängig auf, die größten Vorteile für neuere Neuroleptika ergeben sich, wenn diese in mittlerer Dosierung mit hochdosierten klassischen Neuroleptika verglichen werden. Eine Metaanalyse findet 2000 ebenfalls keine Evidenz für die Überlegenheit der sog. Atypica: „There is no clear evidence that atypical antipsychotics are more effective or are better tolerated than conventional antipsychotics."

15.5.4. Extrapyramidalmotorische Störungen

	Frühdyskinesien	Funktioneller M. Parkinson	Akathisie	Spätdyskinesien
Symptome	periorale Spasmen, Hervorstrecken der Zunge, unwillkürliche Rumpf- und Extremitätenbewegungen	Rigor (Zahnrad-Phänomen), Bradykinese, Tremor	Unruhe, Bewegungsdrang, Unfähigkeit zu sitzen, Trippelbewegungen	vergleiche Frühdyskinesien
Latenzzeit	Stunden bis Tage	Wochen bis Monate	Wochen bis Monate	Monate bis Jahre

	Frühdyskinesien	Funktioneller M. Parkinson	Akathisie	Spätdyskinesien
Ansprechen auf anticholinerge Parkinsonmittel	sehr gut	gering	gering bis Null	Verschlechterung!
Reversibilität	rasch	langsam	langsam	großteils irreversibel

15.5.5. Malignes neuroleptisches Syndrom

Seltene Reaktion, Beginn meist mit Hyperthermie ohne Infektnachweis, Exsikkose, Grimassieren, generalisierte Muskelrigidität, Bewusstseinsstörung (tritt auch auf Metoclopramid/Paspertin®) auf!)

CAVE: Katatonie hat praktisch dieselbe Symptomatik, aber entgegengesetzte Therapie!

15.5.6. Wirksamkeit der Neuroleptika bei Demenz

Klassische Neuroleptika haben einen mäßigen Nutzen bei Demenz, der sich auf Dämpfung der Aggressivität zu beschränken scheint (6). Bei nächtlichen Unruhezuständen dementer Patienten wirken Benzodiazepine kaum sedierend und können die Verwirrtheit verstärken. Mehr dazu im Kapitel „Demenz".

15.5.7. Unerwünschte Arzneimittelwirkungen

Abnahme der Response

Die Abnahme der Response ist bei den einzelnen Neuroleptika unterschiedlich. Responseverlustraten der untersuchten Neuroleptika: Olanzapine 4,9–16,9 %, Aripiprazol 12,5 %, Risperidon 28,7 %, Ziprasidon 29,3 %, Quetiapin 31,1 %. Methodisch einschränkend ist die hohe Abbruchquote in allen Studien: unter Olanzapin 46 % und unter anderen Atypika 56 %. Es ist anzunehmen, dass die Abnahme der Response bei diesen Patienten noch höher war. Die abnehmende Wirksamkeit von Neuroleptika wird nach aktuellem Stand des Wissens durch ungünstige kompensatorische/sensibilisierende Rezeptorveränderungen verursacht. Innerhalb von Wochen bis Monaten entsteht eine kontraproduktive Vermehrung von D2-Rezeptoren um durchschnittlich 34 %, bei einem Teil der Patienten sogar um 100 %. Diese Rezeptorveränderungen führen zu:

- Dosissteigerungen im Verlauf
- kurzfristigen Rebound-Phänomenen
- einer 3-fach erhöhten Rückfallrate nach plötzlichem Absetzen
- vermehrter Positiv-Symptomatik bei Rückfällen
- einer erhöhten Vulnerabilität für akute Psychosen
- schweren tardiven Dyskinesien bei Patienten mit der höchsten Upregulation (Rezeptorvermehrung)
- einem partiellen Wirkverlust der Neuroleptika, d. h. vermehrtem Auftreten von psychotischen Restsymptomen im Behandlungsverlauf (= Neuroleptika bedingte partielle Non-Response auf Neuroleptika). In diesen Fällen können die Rezeptorveränderungen trotz Dosiserhöhung durch die postsynaptische Dopaminrezeptorblockade nicht mehr vollständig kompensiert bzw. supprimiert werden
- bei einem geringen Prozentsatz von Patienten kann es sogar zu Neuroleptika indu-

zierten Supersensitivitätspsychosen, d. h. zu sog. „Durchbruchspsychosen" durch die Neuroleptika selbst kommen.

Daher ist es für Patienten, die ohne Neuroleptika behandelt werden können, günstiger, gar nicht erst mit einer neuroleptischen Behandlung zu beginnen. Weil diese Veränderungen auch dosisabhängig sind, ist dies auch ein weiteres Argument für Niedrigdosierung.

15.5.8. Überdosierung und Polypharmazie

Im klinischen Alltag wird ca. 1/3 der Patienten wegen bleibender Positiv-Symptome oft mit exzessiven Dosierungen und/oder einer Kombination aus mehreren Neuroleptika (Polypharmazie) behandelt; meisten werden dadurch die Positiv-Symptome tatsächlich relevant reduziert. Allerdings werden die Nebenwirkungen vergrößert.

Kombination von 2 Neuroleptika ist Unsinn

Eine Evidenz für den Einsatz von 2 oder mehr Neuroleptika (außer Kombinationen mit Clozapin) gibt es nicht. Insbesondere ist eine frühe Kombination vollkommen unsinnig. Zwei im Rezeptorprofil auch noch möglichst unterschiedliche Neuroleptika haben meist umso mehr Nebenwirkungen und eine höhere Gesamtdosis. Es erhöht sich das Risiko für Diabetes, Bewegungsstörungen, Krampfanfälle, malignes neuroleptisches Syndrom, QTc-Verlängerung, sexuelle Funktionsstörungen und verstärkte (!) Positiv-Symptomatik. Hinzu kommt oft eine weitere Verschlechterung der Neurokognition. Einzig Clozapin zeigt in Kombination mit anderen Neuroleptika in industrieunabhängigen Studien eine um 22 % bessere Wirkung auf Symptome insgesamt. Der geringe Nutzen ist sehr kritisch gegen eine Zunahme von Nebenwirkungen abzuwägen. Vor allem eine Veränderung von metabolischen Parametern und eine Verlängerung der QT-Zeit muss durch Laboruntersuchungen und EKG vor dem Beginn der Kombination, dann nach 4 sowie spätestens 12 Wochen kontrolliert werden. Ideal wird auch die Neurokognition durch neuropsychologische Tests verglichen: Ergibt die Kombination nach diesem Zeitraum keine klinisch relevanten Effekte, sollte sie unbedingt wieder rückgängig gemacht werden.

Einzelstudien zeigen zudem, dass auch eine Reduktion der Dosis keine vermehrten Rückfälle zur Folge hat und mit einer Verringerung (!) fortbestehender Positiv-Symptome einhergehen kann, dies auch bei Wechsel von Polypharmazie in Monotherapie.

Auch für die Kombination von Neuroleptika mit Lithium und Antiepileptika gibt es laut Cochrane-Metanalysen keine wissenschaftliche Evidenz. Dies betrifft Lithium, Valproinsäure, Carbamazepin und Lamotrigin.

15.5.9. Kognitive Beeinträchtigung

Viele kognitive Beeinträchtigungen nehmen mit ansteigender Dosierung zu. Hinzu kommen anticholinerge Effekte einer möglichen Zusatzmedikation gegen extrapyramidal-motorische Störungen. Auch die anticholinergen Effekte vieler Neuroleptika (z. B. Clozapin, Olanzapin, Quetiapin, niederpotente Typika) und **Anticholinergika** gegen Parkinsonoid- und Frühdyskinesien (Biperiden, Akineton®) sowie diverse **Antidepressiva** (TZA mehr als SSRI) **beeinträchtigen** die bereits eingeschränkte **Neurokognition** zusätzlich.

15.5.10. Neuroleptikainduziertes Defizitsyndrom „Negativ-Symptome"

Symptome sind Bewegungsstarre, Depressivität, emotionale Einschränkungen bis zur Indifferenz, Sedierung, Energieverlust, verminderte Kreativität, erschwertes gerichtetes Denken und Gedankenverarmung. Folgen können ein vermindertes Lernpotential durch die Affektarmut, eine erschwerte Gesundung oder auch ein gesundheitsschädlicher Lebensstil, z. B. durch Bewegungsmangel, sein. Experimentell wurde nachgewiesen, dass diese Negativ-Symptome durch eine Zunahme der D2-Blockade, z. B. unter Risperidon und Olanzapin, linear zunehmen. Geringst mögliche Dosierungen führen zu der geringsten Ausprägung von Negativ-Symptomen. Weil es sich bei Negativ-Symptomen durchaus auch um sog. psychische Abwehrprozesse handelt, erstaunt es nicht, dass Einzel- und Familientherapie wirksamer sind als jedes Medikament. Studien zeigen eine Einschränkung des Arbeitsgedächtnisses durch Neuroleptika. Diese werden auf einen dauerhaft hypodopaminergen Zustand und auf Veränderungen des Glutamatsystems im präfrontalen Kortex zurückgeführt. In 9 von 11 Verlaufsstudien finden sich in unterschiedlichen Gruppenvergleichen signifikante Belege für den zusätzlichen Abbau frontaler Grauer Substanz durch Neuroleptika bei Menschen mit Schizophrenie(-diagnose). Neurodegeneration durch Neuroleptika ist vermutlich abhängig von der kumulativen Gesamtdosis. Dies macht Neuroleptika vermeidende Behandlungsformen – wenn möglich – noch dringlicher. Die Neurodegeneration ist vermutlich nutzungsabhängig („Use it or loose it"), Dosisminderung würde die anhaltenden Effekte vermutlich abschwächen. Plötzliches Absetzen wäre jedoch fatal aufgrund der dann zusätzlich 3-fach erhöhten Rückfallrate.

Insgesamt gilt es gerade bei der Behandlung mit Psychopharmaka und Antidementiva inklusive Depotpräparaten die Gegenübertragung des Behandlers und die Psychodynamik des Patienten und seiner Familie besonders zu reflektieren.

15.5.11. Metabolisches Syndrom

40–50 % der Menschen unter langfristiger Neuroleptika-Einnahme leiden unter einem metabolischen Syndrom, das ist eine Verdopplung im Vergleich zur Gesamtbevölkerung. **Raten der Gewichtszunahme** einzelner Neuroleptika in der CATIE-Studie, Gewichtszunahme über 7 % nach 18 Monaten – Anteil der Patienten: unter Olanzapin 30 %, unter Quetiapin 16 %, unter Risperidon 14 %, unter Perphenazin 12 %, unter Ziprasidon 7 %.

15.5.12. Erhöhte Mortalität unter Neuroleptika

Direkte pathologische Folgen der Neuroleptika können zu Frühsterblichkeit führen (z. B. plötzlicher Herztod durch Verlängerung der QTc-Zeit - Tachyarrhythmien der Herzkammer/Torsades de Pointes) führt. Zwei Drittel der plötzlichen Todesfälle unter Neuroleptika ereignen sich bei Frauen. Frauen haben eine von Natur aus längere QT-Zeit. Als Schwellenwert des Risikos, der eine Veränderung der Medikation erfordert, gilt eine QTc-Zeit › 500 msec. Atypika und Typika haben als Substanzklassen dbzgl. das gleiche Risiko. Schwere kardiovaskuläre Erkrankungen steigern das Risiko in einer Studie um den Faktor 95. **Polypharmazie mit Neuroleptika oder anderen Substanzen, wie Antidepressiva (trizyklische, tetrazyklische, SSRI, Venlafaxin), Lithium sowie Antibiotika, Antiarrhythmika, Antihistaminika und Antiemetika, erhöhen das Risiko.**

Weitere Erkrankungen mit Todesfolge können durch Neuroleptika verstärkt oder verursacht werden: Demenz, pulmonale Embolien, Kardiomyopathie, Asthma, Asphyxie, Ileus, malignes neuroleptisches Syndrom.

15.5.13. Prolaktinanstieg

Hyperprolaktinämie durch Neuroleptika kann durch die verminderte Sekretion des Gonadotropin-Releasing-Hormons zu einer Reduktion von Östrogen und Testosteron (Unterfunktion der Keimdrüsen = Hypogonadismus) und damit auch zu **Osteoporose** führen. Rd. 30 % der Frauen 50+ erleiden unter Neuroleptika eine Osteoporose. Aber auch bei Männern tritt sie auf, sogar häufiger: 40–72 %. Das Ausmaß ist abhängig von der Dosishöhe und Dauer der Prolaktin-erhöhenden Medikation. Spontanfrakturen treten um 160 % häufiger auf (OR = 2,6). Ein Drittel der Menschen mit spontanen Beckenfrakturen verstirbt innerhalb eines Jahres.
Erhöhte Prolaktinspiegel sind mit einem um 16 % erhöhten **Brustkrebsrisiko** verbunden. Eine retrospektive Pharmakovigilanzstudie der amerikanischen Arzneimittelbehörde (FDA) fand eine deutlich höhere Rate an gemeldeten **Hypophysentumoren**, dabei eine höhere Rate bei Frauen. Mögliche Komplikationen waren Gesichtsfeldausfälle, Blutungen, Krampfanfälle, Operationen. Aufgrund des systematischen Underreportings von Nebenwirkungen und der erschwerten Diagnostik dieser Tumore kann eine Inzidenzrate nicht errechnet werden.

15.5.14. Venöse Thromboembolien

Vor allem sedierende Neuroleptika [Clozapin, Olanzapin Sertindol, Zuclopentixol (Ciatyl®)] sind mit einem erhöhten Risiko für Thromboembolien verbunden. Insgesamt ist das Risiko jedoch gering (1,4 Fälle pro 1.000 Behandelte).

15.5.15. Therapeutische Konsequenzen

Bewusstwerdung der unzureichenden und schädigenden Effekte der aktuell praktizierten Pharmakotherapie. Es besteht bereits ausreichendes Wissen, um gemäß des Prinzips des „primum nihil nocere“ (Vor allem schade nicht!) Konsequenzen zum Schutze der Patienten zu ergreifen. Gehandelt werden muss also auch dann, wenn die Datenlage hinreichend, aber eventuell noch nicht vollständig ist.

Minimierung von Kombinationstherapien

Es gibt keine wissenschaftliche Evidenz und eine völlig unzureichende Datenlage, um in den meisten Fällen eine Kombinationsbehandlung zu rechtfertigen. Kombinationen von typischen und atypischen Neuroleptika werden z. B. in den britischen Leitlinien von NICE grundsätzlich nicht empfohlen.

Hochdosierungen mit strengster Indikation

Es gibt für sie (kaum) ein therapeutisches Rational, es sein denn, es liegt die schnell metabolisierende Genvariante des CYP 450 Enzyms vor.

Niedrigdosierung

(in einem geeigneten therapeutischen Milieu)

Von der unteren Dosisgrenze langsam in mehrwöchigen Intervallen und nur, wenn

sich unter der gegebenen Dosierung keine Symptomabschwächung einstellt, aufdosiert. Die Zieldosis kann individuell nicht vorausgesagt werden, da es sehr große Unterschiede gibt (300 % und mehr).
Wirkeffekte sind abhängig von Dosis und Zeit. Unter Neuroleptika vergehen bis zum Eintreten einer Remission oft 12 bis 24 Wochen, in Einzelfällen (15 %) kann es 6 bis 12 Monate dauern. Oft tritt nur eine Teilremission ein. Auch der Endpunkt dieser Teilremission ist unbestimmt und bei den einzelnen Patienten sehr unterschiedlich. Häufig wird die Dosis vorzeitig erhöht oder sogar eine Kombinationstherapie begonnen, sodass es zu Überdosierungen („Overshooting") mit mehr Nebenwirkungen kommt. Die sog. initiale dysphorische Reaktion ist einer der besten Prädiktoren für spätere medikamentöse Non-Compliance. Dadurch entsteht ein Widerspruch zwischen schneller Symptomremission und langfristiger Einnahmebereitschaft. Kein neurobiologischer Befund stützt die gängige Praxis forcierter neuroleptischer Symptomsuppression. Oft ist die längerfristige Einnahmebereitschaft jedoch von entscheidender Bedeutung. Weil die Rückbildung von Symptomen unter einer gewählten Dosis sich über mehrere Wochen hinzieht und die Remission in vielen Fällen zugleich unvollständig ist, wird die Dosis meist zu früh erhöht und auch dann noch weiter gesteigert, obwohl keine weitere Remission mehr zu erzielen ist.

Für Aripiprazol (Abilify®) ist die Dosis von 2 mg fast so wirksam wie 10–30 mg. Für Amisulprid (Solian®) sind 100 mg nur geringfügig weniger wirksam als höhere Dosen. Für Olanzapin (Zyprexa®) liegt die Effekt-Dosis 95 % (ED95) vermutlich bei 18–20 mg. Unter Quetiapin (Seroquel®) fanden sich unter 150 mg größere Effekte als bei höheren Dosierungen, insbesondere 750 mg/Tag.
Nur für Clozapin finden sich bei partiellen bzw. Non-Respondern bessere Effekte bei höheren Plasmaspiegeln. Daher liegen die Dosierungen häufig über 400 mg. Da die individuell nötige Dosis jedoch auch deutlich tiefer liegen kann, ist auch hier eine langsame Dosiserhöhung ratsam. Wenn sich unter üblichen Dosierungen keine Response einstellt, gelingt eine Dosisfindung am besten durch Blutspiegelkontrollen (mindestens 350–400 ng/ml).

Die folgende Tabelle aus Davis & Cheng 2004 fasst die ermittelten ED50 und ED95 zusammen:

Präparat	Handelsname	Effekt-Dosis 50 %	Effekt-Dosis 95 %
Risperidon	Risperdal	2 mg/d	4 mg/d
Risperidon Depot	Risperdal Depot	15 mg/mo	50 mg/mo
Olanzapin	Zyprexa	9 mg/d	› 16 mg/d
Quetiapin	Seroquel	80–215 mg/d	150–600 mg/d
Amisulprid	Solian	50 mg/d	200 mg/d
Ziprasidon	Zeldox	63 mg/d	120–160 mg/d
Aripiprazol	Abilify	‹ 1,5 mg/d	10 mg/d
Clozapin	Leponex, Lanolept		› 400 mg/d

Auch eine effektive Dosis von 50 % (ED50) ist bei einem Teil der Patienten bereits

ausreichend, weil die individuelle ED95-Dosis um den ermittelten Wert streut. Wegen dieser individuellen Varianz ist zur optimalen Dosisfindung eine Annäherung durch langsame Aufdosierung nicht zu umgehen. Leitlinien mit definierten Dosierungen werden dem nicht gerecht. Bei identischen oralen Dosierungen haben Frauen häufiger höhere Blutspiegel als Männer. Dies kann zu verstärkten Nebenwirkungen führen, nachgewiesen für Risperidon, Quetiapin (insbesondere bei Kombination mit Valproat), Olanzapin und Clozapin.
Zur sinnvollen Höhe prophylaktischer Dosierungen existieren kaum Studien. Bei bereits niedrigen Akutdosierungen scheint auch die erforderliche Erhaltungsdosierung geringer zu sein. Die Höhe der notwendigen neuroleptischen Medikation ist zudem abhängig von der Qualität der psychosozialen und psychotherapeutischen Behandlung und dem therapeutischen Milieu. Z. B. konnte Luc Ciompi in einer Vergleichsstudie zeigen, dass in einem reizgeschützten, psychosebegleitenden Milieu Neuroleptikadosierungen auf 1/3 der sonst üblichen Dosis gesenkt werden können.

15.5.16. Therapeutisch begleitete Reduktion und Absetzversuche

Reduktion und Absetzversuche sind nur unter therapeutischer Begleitung anzuraten. Eine Dosisreduktion muss langsam, z. B. um 10 % alle 4–6 Wochen erfolgen; bei Medikation über mehr als 5 Jahre sollte die Reduktion über 2 Jahre erfolgen. Bei mehreren Medikamenten sollte immer nur eine Substanz reduziert werden und mit der begonnen werden, auf die vermutlich am leichtesten verzichtet werden kann. Der Beginn sollte unter Bedingungen psychischer und sozialer Stabilität erfolgen. Häufig ist zunächst nur die Behandlung mit einer geringeren Dosis zu erreichen. Weitere längerfristige therapeutische Begleitung ermöglicht später oft eine weitere Reduktion auf eine sehr geringe Dosis. In 25–60 % der Fälle ist ein vollständiges Absetzen möglich. Im Gegensatz dazu ist ein unbegleiteter häufig abrupter Absetzversuch von Patienten weitaus risikoreicher.
Je länger und höher dosiert Neuroleptika verabreicht wurden, umso langsamer muss ausgeschlichen werden.

15.5.17. Umgang mit „Non-Compliance“

50 % bis 75 % (z. B. CATIE) der psychotischen Patienten lehnen mittelfristig die Einnahme von Medikamenten ab. Auch die atypischen Neuroleptika haben daran so gut wie nichts geändert. Insgesamt liegen z. B. in der CATIE-Studie die Abbruchquoten über 18 Monate bei 75 %, einzelne Atypika schneiden sogar noch schlechter ab als das Typikum Perphenazin. Non-Compliance ist aber kein Naturgesetz oder Krankheitsmerkmal, sondern wesentlich auch eine Reaktion auf das Behandlungsangebot. In finnischen Therapiemodellen mit Familien und sozialen Netzwerken und selektiver Neuroleptika-Behandlung liegt sie für Ersterkrankte über einen 5-Jahres-Zeitraum bei 18 % (1. historische Kohorte) bzw. 5 % (2. historische Kohorte). Angesichts der nachweislich kaum besseren Prognose der Schizophrenie seit Einführung der Neuroleptika und der wissenschaftlich mehrfach nachgewiesenen erhöhten Mortalität durch Neuroleptika ist es unethisch und ungerechtfertigt, Patienten keine Alternative anzubieten, zumal diese nach wissenschaftlichen Erkenntnissen möglich wäre.

15.5.18. Non-Responder

Patienten, die nachweislich Non-Responder sind, muss spätestens nach einem vorangegangenen Behandlungsversuch mit Clozapin und evtl. mit einem 2. Neuroleptikum die Möglichkeit gegeben werden, unter guter psychosozialer Begleitung die Medikation zu reduzieren und vollständig abzusetzen.

15.5.19. Neuroleptika in der Geriatrie

Die als problematisch anzusehende Verordnung von Neuroleptika bei geriatrischen Patienten erfolgt aus diversen Gründen (meist zur Verhaltenssteuerung) und betrifft häufig multimorbide Patienten. Das Mortalitätsrisiko, Risiko von Herzversagen, Schlaganfällen und schweren Zwischenfällen ist bei älteren Patienten im Zusammenhang mit der Einnahme konventioneller und atypischer Antipsychotika deutlich erhöht. Die Ursachen dafür sind nicht eindeutig. Da auch die Anwendung von älteren typischen Antipsychotika mit erhöhter Sterblichkeit verbunden ist, besteht zunehmend Konsens, dass Antipsychotika insgesamt bei dieser Patientengruppe sehr zurückhaltend eingesetzt werden sollen.
In einer randomisierten plazebokontrollierten Studie an 165 Patienten, die alle bis zum Beginn der Studie mit Neuroleptika behandelt worden waren, zeigte sich bei den Patienten, die weiter mit Risperdal (67 %) und Haloperidol (26 %) behandelt wurden, nach 36 Monaten eine signifikant verdoppelte Todesrate von 59 % vs. 30 % und nach 42 Monaten von 52 % vs. 26 % im Vergleich zu den Patienten, bei denen nach der Randomisierung für den untersuchen Zeitraum die Neuroleptika abgesetzt wurden. Die mortalitätsfördernden Effekte zeigen sich jedoch auch schon in der ersten Woche mit einem 10-fach erhöhten Schlaganfallrisiko. Die verharmlosende Werbung einzelner Hersteller für die Anwendung dieser Substanzen steht im Kontrast zu deren erheblichen Risiken. Dies unterstützt eine leichtfertige Verschreibungspraxis. Die Firma Lilly wurde 2009 vom US-amerikanischen Justizministerium zur Zahlung von 1.415 Mrd. $ für Off-label-Marketing seines Antipsychotikums Olanzapin (Zyprexa®) bei Demenz verurteilt, die höchste bisher so verhängte Strafe.
Nichtmedikamentöse Therapien – vor allem zur Behandlung von Insomnien, aber auch bei Demenz – sind in dieser Altersgruppe Mittel der Wahl.

15.6. Neuroleptisches Syndrom – Serotoninsyndrom

15.6.1. Neuroleptisches Syndrom (1)

Ursachen: sämtliche Neuroleptika-Typen (typisch/atypisch), aber auch Metoclopramid

Symptome

Die Diagnose gilt als gesichert, wenn folgende Kriterien erfüllt sind:

- **Hyperthermie**
- Mind. 2 schwere **extrapyramidale Symptome**: Muskelrigor (oft dominantes Symptom neben Fieber), Dystonie der Augenmuskulatur, Opisthotonus, Retrokollis (krampfbedingtes Rückwärtsbeugen des Kopfes), Trismus, choreoathetotische Bewegungen, Dyskinesien, Nahrungsverweigerung (Unfähigkeit zu schlucken), Speichelfluss

- **Störungen des autonomen Nervensystems**: erhöhter/schwankender Blutdruck, Tachykardie, Tachypnoe, starke Transpiration, Inkontinenz oder Harnverhalten

Zusätzliche Kriterien:

- **Veränderungen des Bewusstseinszustands**
- Leukozytose
- erhöhte Serum-CK-Werte (Kreatinkinase)

Therapie

Absetzen des Neuroleptikums, Gabe von Flüssigkeit und Überwachung der Nierenfunktion, ggf. Regulation der Körpertemperatur und respiratorische Unterstützung, Laborkontrollen. Bei starker Unruhe ev. Benzodiazepin i.v. Wiederaufnahme der Neuroleptika-Einnahme nur unter psychiatrischer Kontrolle

15.6.2. Serotonerges Syndrom

Ähnelt dem Bild des neuroleptischen Syndroms, ist aber durch Absetzen der Medikation gut zu beherrschen.

- **Ursachen:** MAO-Hemmer + Antidepressiva, Tramadol + SSRI, Triptane + SSRI, Johanniskraut + SSRI, Antidepressiva + SSRI, Lithium + SSRI
- **Vegetative** Symptome: Hyperthermie, Schwitzen, Erbrechen, Durchfall, Hochdruck, Tachykardie
- **Neurologische Symptome:** Hyperreflexie, Tremor, Krämpfe, Erregung, Halluzinationen, Verwirrtheit, zuletzt Koma

Vegetative Symptome	Neurologische Symptome	Ursachen
Neuroleptisches Syndrom: Hyperthermie, Exsikkose	Grimassieren, generalisierte Muskelrigidität, Bewusstseinsstörung	Neuroleptikum + Fluoxetin, Paroxetin, auch auf Metoclopramid
Serotonerges Syndrom: Hyperthermie, Schwitzen, Erbrechen, Durchfall, Hochdruck, Tachykardie	Hyperreflexie, Tremor, Krämpfe, Erregung, Halluzinationen, Verwirrtheit,zuletzt Koma	MAO-Hemmer + Antidepressivum, Lithium + SSRI

15.7. Depression

Zusammenfassung

Wiederkehrende depressive Episoden werden als Major Depressive Disorder bezeichnet, haben eine Prävalenz von 5,4–8,9% und sind damit gleich häufig wie die koronare Herzerkrankung. Bipolare Erkrankungen haben eine Prävalenz von 1,7–3,7%; 75–85% der Erkrankten leiden an wiederkehrenden depressiven Episoden. Depression wiederum kann zu sekundären Erkrankungen führen: Selbstmordrisiko, Unfälle, Herzerkrankungen, Lungenerkrankungen treten bei Depressiven häufiger auf. Sie haben ein 45% höheres Risiko für einen Schlaganfall und eine um 55% höhere Wahrscheinlichkeit, daran zu versterben. (1) Patienten mit KHK und Depression haben eine schlechtere Prognose im Vergleich zu Patienten ohne Depression, das Sterberisiko ist drei- bis fünfmal höher. (2)

Kurz vor dem erstmaligen Auftreten einer depressiven Episode lassen sich typische

Ereignisse feststellen: Partnerschaftskonflikte, Scheidung, Tod eines nahen Verwandten, Kränkungen oder Überforderung am Arbeitsplatz. Gemeinsam ist diesen die Bedrohung oder der Verlust zwischenmenschlicher Beziehungen. Zwischenmenschliche Beziehungen gelten als Schutzfaktor gegen die Aktivierung von Stressgenen.
Doch nicht jeder Verlust führt zur Depression. Für eine besondere Sensibilität gegenüber belastenden Ereignissen sorgen frühe, durch bedrohte Beziehungen oder Verluste geprägte Erfahrungen, oft in den ersten Lebensjahren. In den ersten Lebensjahren bedeutet der Verlust der Bezugsperson eine absolute Alarmsituation mit Aktivierung der Stresshormone. Diese Erfahrungen werden in den Nervenzellnetzwerken des limbischen Systems abgespeichert. Bei den Betroffenen werden in späterer Zeit auftretende kritische Ereignisse besonders leicht als alarmierend bewertet; es kommt zu einer seelischen und körperlichen Alarmreaktion durch Aktivierung des Stressgens CRH (3), die in der Depression münden kann. Durchschnittlich 2–5 Jahre nach der ersten depressiven Episode kommt es bei mehr als der Hälfte der Erkrankten zu einer neuerlichen depressiven Episode, als Auslöser genügen weit geringere Belastungen, bei mehrfachen Rezidiven scheinen sie ganz zu fehlen. Immer geringere Reize sind in der Lage, die Reaktion in gleicher Stärke auszulösen; diesen Mechanismus nennt man Bahnung. Ähnliche Phänomene sind vom Schmerzgedächtnis und von der posttraumatischen Belastungsstörung bekannt. Diese Theorie wird durch Erforschung der biographischen Vorgeschichte und Experimente mit der „subliminalen" Stimulation untermauert.

15.7.1. Behandlung der Depression

Es gibt Hinweise, dass nur mit Antidepressiva behandelte Patienten früher und häufiger neuerliche depressive Episoden erleiden. (4) Antidepressiva können in neuronalen Netzwerken gespeicherte Verhaltensmuster nicht löschen. Für leichte Fälle der Depression ist eine psychotherapeutische Behandlung die Methode der Wahl. Als erfolgreichste Methode gilt die Interpersonelle Psychotherapie (IPT), aber auch Verhaltenstherapie und Familientherapie haben ihren Stellenwert. Bei schwereren Depressionen sind Antidepressiva meist unverzichtbar, sollten aber nur in Kombination mit Psychotherapie angeboten werden.
SSRI sind für schwere Depressionen nicht geeignet.
Depressionen stellen mit einer Lebenszeitprävalenz von 17 % und einer Stichtagsprävalenz von 10 % ein massives gesundheitliches Problem dar. Der Schwerpunkt dieser kurzen Zusammenfassung, die „Arznei und Vernunft" (5) zur Basis hat, aber zusätzlich das biopsychosoziale Modell bis zum Rezeptor-Polymorphismus einbezieht, liegt auf evidenzbasierter Pharmako- und Psychotherapie.

15.7.2. Entstehung der Depression - das biopsychosoziale Modell

Jeder Mensch durchlebt bei Schicksalsschlägen eine Trauerphase, bei der Mehrzahl klingt diese Trauer nach einiger Zeit wieder ab, nur ein Teil erlebt eine depressive Episode. Bei etwa 50 % davon kommt es zu wiederholten depressiven Episoden, selten treten auch biphasische Verläufe auf.

Worin unterscheidet sich die normale Trauer-Reaktion von der depressiven Episode?
Im Gegensatz zur Trauer ist beim Depressiven das Selbstwertgefühl stark beeinträchtigt. Zudem sind bei depressiven Episoden die Intensität und die Dauer der Reaktion gegenüber der Trauer verlängert. Übergangsbereiche werden auch als pathologische Trauer bezeichnet. Das DSM ordnet Trauer als normale Reaktion auf den Verlust eines geliebten Menschen in die Kategorie „weitere klinisch relevante Probleme" ein; dauern die Symptome (ausgeprägte Funktionsbeeinträchtigungen, permanentes Denken an den Tod u. ä.) länger als zwei Monate, schlägt das DSM die Diagnose der Major Depression vor.

Was sind die typischen Auslöser einer depressiven Episode?
Verlust eines Partners, des Arbeitsplatzes, existentielle Bedrohungen, narzisstische Kränkung. Als die drei wesentlichen Säulen innerer Balance können der Bildungs-/Arbeitsbereich, die früheren und besonders die gegenwärtigen Beziehungen und die Beziehung zu sich selbst gesehen werden. Ist davon eine oder mehrere Säulen irritiert oder bedroht, kann der psychische Apparat überfordert werden und ein adäquater Umgang und Lösungsprozess ist vorübergehend oder auf längere Sicht hin nicht mehr möglich. Bei wiederholten depressiven Episoden genügen als auslösende Belastungssituationen meist geringfügige Kränkungen, sie scheinen bei längeren Verläufen oft ganz zu fehlen. Dieses Phänomen bezeichnet man als Bahnung. Mehrfach wiederholte Abläufe werden im Rahmen der neuronalen Plastizität durch verstärkte neuronale Vernetzung erlernt, derselbe Mechanismus liegt dem Schmerzgedächtnis zu Grunde.

Was entscheidet, ob es zu wiederholten depressiven Episoden oder zum Übergang in eine bipolare Störung kommt?
Medikamentöser Ersatz des fehlenden Serotonins kann die depressive Symptomatik messbar mindern, hat aber keinen Einfluss auf die neuronale Plastizität. Tragfähige zwischenmenschliche Bindungen stellen einen Schutzfaktor dar, der über neuronale Wachstumsfaktoren wirkt und der Bahnung neuerlicher Episoden vorbeugt. Psychotherapie kann als professioneller Aufbau einer zwischenmenschlichen Bindung verstanden werden. Es zeigt sich, dass mit Psychotherapie behandelte Depressive nur halb so oft ein Rezidiv oder den Übergang in eine bipolare Störung erleiden, im Vergleich zur ausschließlich medikamentösen Therapie.

15.7.3. Besonderheiten bei alten PatientInnen

Depressionen sind im Alter häufig; sie sind meist symptomarm, besonders die körperlichen Beschwerden erschweren die Diagnose. Depressionen im Alter sprechen auf Antidepressiva und oder Psychotherapie vergleichbar gut an wie bei jungen Patienten, Nebenwirkungen der Antidepressiva sind bei älteren Menschen häufiger und ernster, wegen der Multimorbidität sind Arzneimittelinteraktionen häufiger und gefährlicher. Es gibt kein ideales Antidepressivum für den alten Patienten. Psychotherapie wird bei Depression im Alter selten angewandt, obwohl sie von den Patienten oft gewünscht wird und nicht weniger wirksam als bei Jungen ist.

15.7.4. Besonderheiten bei Kindern und Jugendlichen

Depressionen im Vorschulalter sind äußerst selten. Die Prävalenz liegt bei < 1 %; im Volksschulalter liegt sie bei 2 %, steigt in der Pubertät auf 6 %, danach gleicht sie dem Erwachsenenalter. Die Symptome sind Schulversagen, unklare Schmerzzustände, Enuresis, Stimmungslabilität und autodestruktives Verhalten. Unter medikamentöser antidepressiver Behandlung zeigt sich eine starke Erhöhung des Suizidrisikos (siehe z. B. auch ADHS); in A sind Johanniskraut (ab 12 J.) und Fluoxetin (ab 8 J.) für die Behandlung dieser Altersgruppe zugelassen.

15.7.5. Was Angehörige wissen müssen

Gut gemeinte Aufmunterungsversuche wie „Reiß dich zusammen!" helfen nicht weiter, sondern vermitteln nur das Gefühl, versagt zu haben und setzen den Erkrankten noch mehr unter Druck. Die Bereitschaft, immer für ein Gespräch zur Verfügung zu stehen – falls dies vom Erkrankten gewünscht wird – ist hingegen hilfreich.
Der Weg einer Psychotherapie wird immer auch ein persönlicher Klärungsprozess sein, sodass der Betroffene sich selbst, seinen Bedürfnissen und Gefühlen wieder stimmiger näherkommen kann. Ressourcen früherer Klärungsmodelle von innerlich konflikthaften Situationen werden dabei auch zu Rate gezogen.

15.7.6. Besonderheiten der bipolaren Störung

Die medikamentöse Therapie bipolarer Depressionen unterscheidet sich von jener der unipolaren Depression: Nicht Antidepressiva sind hier Mittel der ersten Wahl, primär sollte ein Phasenprophylaktikum eingesetzt oder die Dosis optimiert werden. Phasenprophylaxe der 1. Wahl ist die Monotherapie mit Lithium, 2nd Line wird Lamotrigin empfohlen (6).

15.7.7. Wahl des Antidepressivums

In großen Akut-Studien konnte kein genereller Unterschied in der antidepressiven Wirksamkeit zwischen verschiedenen Substanzklassen gezeigt werden. SSRI sind bei schweren Depressionen Trizyklika unterlegen, zeichnen sich aber durch etwas geringere anticholinerge Nebenwirkungen aus. Generell ist eine Monotherapie anzustreben!
Im Rahmen einer Akut-Therapie kann eine Kombination mit einem Benzodiazepin notwendig sein, aber keinesfalls länger als für 4 bis max. 6 Wochen!

15.8. Antidepressiva

15.8.1. Übersicht und Nutzen-/Risiko-Bewertung SSRI

Neben den trizyklischen Antidepressiva (TZA) stehen seit 20 Jahren die selektiven Serotoninwiederaufnahmehemmer (SSRI) zur Behandlung von Depressionen zur Verfügung. Außerdem finden Antidepressiva als Adjuvantien bei der Schmerztherapie und bei Panikattacken Verwendung. Atomoxetin (Strattera®) gehört ebenfalls zu dieser Stoffklasse und ist zur Behandlung des Aufmerksamkeitsdefizits (ADHS-Syndrom) bei Kindern/Erwachsenen registriert.
Einen ersten Überblick gibt uns das arznei-telegramm (1): In einer 2008 veröffentlichten Metaanalyse werden sämtliche Daten zu den vier Antidepressiva (Fluoxetin,

Paroxetin, Venlafaxin und dem hierzulande nicht mehr angebotenen Nefazodon-HCl) aus den bei der US-amerikanischen Arzneimittelbehörde FDA eingereichten Zulassungsstudien einbezogen – einschließlich der negativ verlaufenen Studien. Danach liegt deren mittlere Wirkstärke, gemessen mit der HAMILTON-Depressionsskala, nur 1,8 Punkte über den unter Plazebo erhaltenen Werten. Dieses Ergebnis ist zwar statistisch signifikant, bleibt aber deutlich unter dem vom britischen National Institute for Health and Clinical Excellence (NICE) etablierten Grenzwert für relevante klinische Wirksamkeit, der einen Unterschied von mindestens drei Punkten voraussetzt. Nur bei sehr schwer depressiv Erkrankten (mehr als 28 Punkte auf der HAMILTON-Skala) erreicht die Differenz zwischen Scheinmedikament und Antidepressiva klinische Relevanz. Der größere Unterschied beruht aber nicht darauf, dass Patienten mit schwerer Depression besser auf Antidepressiva ansprechen, sondern auf einem weniger ausgeprägten Plazeboeffekt bei diesen Patienten. Unter Praxisbedingungen wird der Anteil der Patienten mit einer Depression von diesem Schweregrad auf 5 % geschätzt.

Wirksamkeit (2)

Antidepressiva der 2. Generation haben aufgrund geringerer Nebenwirkungen Antidepressiva der 1. Generation vielfach abgelöst. Die therapeutische Erfolgsrate ist bei allen Wirkstoffen der 2. Generation limitiert: Sie liegt bei rd. 60 %, wobei kein Mittel deutlich wirksamer ist als die anderen. Alle Antidepressiva müssen zumindest 4 Wochen eingenommen werden, um eine therapeutische Wirksamkeit zu entwickeln; nur bei Mirtazapin scheint das therapeutische Ansprechen etwas rascher zu erfolgen.

Langzeitdaten

Nach Beobachtungen des nationalen Gesundheitsinstituts der USA verdoppelt sich das Manierisiko durch Antidepressiva. Werden Depressionen nur mit Antidepressiva behandelt, sind das Risiko der Chronifizierung und die Rückfallrate deutlich höher als unter Psychotherapie. Schwere Nebenwirkungen, wie Suizidrisiko, kardiovaskuläre Ereignisse, Blutungen, Krampfanfälle oder Hyponatriämie, müssen bei allen Antidepressiva in Betracht gezogen werden.

15.8.2. Nebenwirkungen (2)

- **Venlafaxin:** statistisch signifikant höheres Risiko für Übelkeit und Erbrechen als andere Antidepressiva
- **Sertralin:** Diarrhoe
- **Paroxetin:** sexuelle Dysfunktion (unter **Bupropion** deutlich seltener sexuelle Dysfunktionen als unter anderen Antidepressiva)
- **Trazodon:** Müdigkeit
- **Mirtazapin:** Gewichtszunahme

Hohe Inzidenz von Serotonin-typischen Nebenwirkungen, die unter traditionellen Antidepressiva weniger/nicht beobachtet wurden: massive Kopfschmerzen, Ängstlichkeit, Unruhe, Übelkeit, Erbrechen, Durchfälle und häufig Schlafstörungen

Metabolismus

Traditionelle TZA und SSRI hemmen die Cytochromoxidase P 450, Fluoxetin und Paroxetin (Citalopram etwas geringer) hemmen auch das CYP 2D6-System. Die Leistungsfähigkeit der CYP 450-Enzyme ist aufgrund von Polymorphismen innerhalb der gesunden Bevölkerung sehr unterschiedlich. Eine Gruppe von mehr als 30% wird zu den „Intermediate Metabolizern" gerechnet, sie haben eine etwa um das Vierfache verminderte Abbauleistung; etwa 10% der Bevölkerung zählen zu den „Poor Metabolizern" mit 100-fach vermindertem Abbau. Etwa 2% zählen zu den „Rapid Metabolizern"; bei ihnen sind höhere Dosierungen erforderlich.

Interaktionen

Antidepressiva erhöhen die Wirkspiegel gleichzeitig angewendeter TZA und Neuroleptika. Zur Stoffklasse der Neuroleptika zählt eine Vielzahl häufig verwendeter Präparate:
- Antiallergika (H1-Blocker): Loradatin, Cetiricin, Diphenhydramin (Dibondrin®)
- Antiemetika: Metoclopramid (Paspertin®)
- H2-Blocker: Raniditin (Ulsal®, Zantac®)
- Schlafmittel: Prothipendyl (Dominal forte®)

Während Enzyminduktoren (Phenytoin, Rifampicin, Phenobarbital) den Abbau von SSRI beschleunigen können (3), erhöhen Antidepressiva auch die Wirkspiegel gleichzeitig angewendeter Antiarrhytmika und Betablocker. Fluoxetin kann die Spiegel oraler Gerinnungshemmer erhöhen und verzögert den Abbau von Diazepam. Fluoxetin und Paroxetin werden selbst durch CYP-Enzyme metabolisiert und blockieren dadurch ihren eigenen Abbau; einer Verdoppelung der Dosierung folgt dann eine Vervielfachung des Wirkspiegels. Fluoxetin ist zudem wegen der extrem langen HWZ des wirksamen Metaboliten von 4-16 Tagen schlecht steuerbar (4).
Kombination von SSRI mit MAO-Hemmern ist kontraindiziert, Vorsicht bei Kombination mit Tramadol: serotonerges Syndrom! Auch Serotonin-Präkursoren (Tryptophan, Oxitriptan) oder Carbamazepin meiden (pd). Nebenwirkungsverstärkung auch bei Kombination mit Johanniskraut. Lithium: Verstärkung serotonerger Wirkungen möglich. (3)

Absetzsyndrom

Bei allen SSRI außer Fluoxetin bei abruptem Absetzen möglich (3); Häufigkeit + Intensität der Entzugssymptome weisen auf eine abhängigkeitauslösende Potenz hin (1).

Hyponatriämie

SSRI und andere Antidepressiva, die in das Serotonin-System eingreifen, sind ein häufiger Grund für Hyponatriämie. Gemäß der Australischen Behörde für Arzneimittelnebenwirkungen gingen 25% aller Hyponatriämien auf diese Stoffklasse zurück, an zweiter Stelle nach den Diuretika. Als Ursache wird eine ADH-Hemmung angenommen. **Ältere** Personen und **Frauen** scheinen besonders **gefährdet** (5).

Pulmonale Hypertonie bei Neugeborenen

Bei Einnahme im 3. Trimenon ist das Risiko der pulmonalen Hypertonie bei Neugeborenen sechsfach erhöht. (6)

15.8.3. Heißes Eisen QTc-Zeit-Verlängerung

Nachdem der Hersteller einräumen musste, das Citalopram und Escitalopram mit einer QTc-Zeit-Verlängerung in Zusammenhang gebracht werden, wurden die Höchstdosen gesenkt (7): zugelassene Höchstdosis von Citalopram von 60 auf 40 mg täglich gesenkt; Höchstdosis von 20 mg Escitalopram täglich unverändert; bei älteren Patienten (65+) Tageshöchstdosierungen: 20 mg Citalopram, 10 mg Escitalopram; 20 mg Citalopram – gilt auch für Patienten mit eingeschränkter Leberfunktion; kein Citalopram und Escitalopram bei Patienten mit bekannter QT-Intervall-Verlängerung oder angeborenem Long-QT-Syndrom sowie in Kombination mit weiteren Arzneimitteln, die das QT-Intervall verlängern.

In Deutschland sterben jährlich etwa 10 bis 20 Menschen unter 30 Jahren an einem QT-Syndrom; angeborene QT-Syndrome haben eine Häufigkeit von 1:5.000 bis 1:15.000 aller Lebendgeburten. Als Hochrisikogruppe gelten alle Patienten mit QTc-Intervall über 500 ms; bei einer Erhöhung des QTc um 30 ms oder ab einem Wert von 450/470 ms ist das Absetzen des Medikaments angezeigt.

Normwerte für QTc

Normal: Männer ‹ 430 ms, Frauen ‹ 450 ms
Borderline: Männer 430–450 ms, Frauen 450–470 ms
Verlängert: Männer › 450 ms, Frauen › 470 ms
Corrected QT Bazett's formula: Qtc = QT/RR (Online-Rechner auf www.mdcalc.com)

Medikamente, die QT-Zeit verlängern können

Komplette Liste online auf www.qtdrugs.org – hier werden die Arzneistoffe auch nach ihrem Risiko, ein Long-QT-Syndrom zu induzieren, klassifiziert. Nachfolgende Übersicht gibt lediglich die Wirkstoffe mit dem höchsten Risiko wieder; sie sind bei bekannter QT-Verlängerung kontraindiziert. (Das arznei-telegramm listet unter „absolute Gegenanzeige: QT-Verlängerung" gegenwärtig fast 200 Wirkstoffe!)

Indikationsgruppe	Wirkstoffe
Antiarrhythmika	Amiodaron, Chinidin, Dronedaron, Dysopyramid, Dofetilide, Flecainidazetat, Ibutilid, Procainamid, Sotalol, Quinidin
Antibiotika	Azithromycin, Ciprofloxacin, Clarithromycin, Erythromycin, Levofloxacin, Moxifloxacin, Roxithromycin, Sparfloxacin Telithromycin
Antidepressiva	Citalopram, Escitalopram
Antipsychotika	Aripiprazol, Bromperidol, Haloperidol, Fluoxetin Levomepromazin, Pimozid, Thioridazin, Droperidol, Sulpirid, Ziprasidon
Krebsmittel	Arsentrioxid, Oxaliplatin, Vandetanib
Antiemetika	Domperidon, Ondansetron
Antimykotika	Fluconazol, Pentamidin
Malariamittel	Chloroquin
Thrombozytenfunktionshemmer	Cilostazol
Sonstige	Anagrelid, Atomoxetin, Chinin, Cilostazol, Donepezil, Gyrasehemmer, Methadon, Propofol, Sevofluran, Terlipressin

15.8.4. Nutzen-/Risiko-Bewertung der wichtigsten Mittel

Die Stoffklassen NSMRI, SSRI, Alpha2-Antagonisten, SNRI, NaRI, MAO-I und die große Zahl der einzelnen Präparate sind schwer zu überblicken. Dazu kommt noch die Anwendung von Antidepressiva bei anderen Indikationen: Schmerztherapie, Schlafinduktion, Harninkontinenz, Ejaculatio praecox, Raucherentwöhnung, ADHS, Phasenprophylaxe. Wir versuchen, einen Überblick zu geben. (3, 8–11)

Nicht selektive Monoamin-Rückaufnahme-Inhibitoren (NSMRI)

In dieser Klasse finden sich die sog. Trizyklika. Deutlich häufiger treten unter den NSMRI die anticholinergen Nebenwirkungen Mundtrockenheit, Akkommodationsschwäche, Obstipation, Miktionsstörung auf. Allerdings sind diese Vergleiche in höherer Dosierung angestellt worden. Niedrig dosierte NSMRI (die dann weniger Nebenwirkungen haben) zeigen dieselbe antidepressive Wirksamkeit wie SSRI in Standarddosierung; Maprotilin (Ludiomil®) z. B. zeigt im Vergleich zu Paroxetin in einer RCT gute Verträglichkeit, gleiche Wirksamkeit und geringe NW.
In einer jüngst publizierten (bislang umfangreichsten) Übersichtsarbeit wurden 522 randomisierte Doppelblindstudien zu 21 Antidepressiva eingeschlossen. Demnach hat Amitriptylin beim Ansprechen im Vergleich zu Plazebo den größten Effekt; unter Clomipramin war die Gesamtzahl der Studienabbrecher signifikant größer als im Vergleich zu Plazebo (12).
Unter Einnahme von Antidepressiva ist eine erhöhte Suizidalität zu erwarten. Im Vergleich zu den zunehmend häufiger eingesetzten SSRI ist Suizid unter NSMRI etwas seltener.

Präparate

- **Sedierend:** Amitryptilin, Doxepin (Sinequan®), Maprotilin (Ludiomil®), Trimipramin (Stangyl®); Trazodon (Trittico®, Anm.: Trazodon ist an sich eine eigenständige Substanz ohne strukturelle Verwandtschaft zu den anderen Antidepressiva, wir führen sie hier wg. der sedierenden Wirkung an)
- **Eher antriebssteigernd:** Clomipramin (Anafranil®), Imipramin

Selektive Serotonin-Rückaufnahmeinhibitoren (SSRI)

Große unabhängige Metaanalysen fanden keinen generellen Wirkunterschied zwischen NSMRI und SSRI, auch die Raten an Behandlungsabbrüchen unterscheiden sich nicht. Deshalb können Patienten ohne relevante Komorbidität in der Allgemeinpraxis grundsätzlich mit beiden Stoffklassen behandelt werden. Die Häufigkeit von NW ist in den beiden Klassen etwa gleich.

Vorteil

Bei Patienten mit Herzinsuffizienz sind die Risiken eines SSRI geringer als mit NSMRI. Bei den SSRI fehlen Sedierung und anticholinerge NW weitgehend.

Nachteil

Unter SSRI wurden deutlich mehr suizidale Handlungen als unter NSMRI beobachtet, ganz besonders bei Kindern und Jugendlichen.
Erregung, Unruhe, Schlaflosigkeit, Gewalttätigkeit.
Störung der Sexualfunktion: Jeder Zweite klagt über verminderte Libido oder Erregung. Bei jeweils etwa 40 % haben Dauer oder Intensität des Orgasmus nachgelassen bzw. tritt dieser deutlich verzögert ein. Lediglich ein Viertel bleibt von sexuellen Beeinträchtigungen verschont.
Die Häufigkeit von Übelkeit, Durchfall und das Risiko für Magenblutungen sind unter SSRI erhöht, insbesondere bei Kombination mit NSAR und Antikoagulantien.
Präparate.

Citalopram, Paroxetin und Sertalin sind gleichwertig und gelten als 1. Wahl in dieser Gruppe. Escitalopram (Cipralex®) ohne wesentliche Vorteile, verteuert aber die Therapie. Fluoxetin (Fluctine®) weist ein erhebliches Interaktionspotential mit anderen Medikamenten am Cytochrom P450 auf, überdies ist es durch eine sehr lange HWZ schlecht steuerbar, daher sollten Citalopram, Paroxetin und Sertalin bevorzugt werden.

Meta-Analyse von Gartlehner (13)

Eine Meta-Analyse untersuchte 234 Studien aus dem Zeitraum 1980 bis 2011, die weit verbreitete Antidepressiva der zweiten Generation testeten und miteinander verglichen. Von den 13 aufwändig vermarkteten Medikamenten zählten 6 zur Gruppe der SSRI. Das Ergebnis: Die Präparate unterschieden sich kaum in ihrer Wirksamkeit. Unterschiede gab es allerdings bei den Nebenwirkungen und hinsichtlich der Dauer, bis ein Effekt spürbar war. (Allerdings wurden die meisten einzelnen Studien durch Pharmafirmen finanziert oder hatten nur eine eher geringe Laufzeit.) Die beiden letzten Faktoren können bei der Auswahl des optimalen Antidepressivums hilfreich sein, so das Team um Gartlehner. Zu einem ähnlichen Schluss kam auch ein Cochrane-Review (14), wonach es keine Evidenz dafür gibt, ein bestimmtes Medikament aufgrund der besseren Wirksamkeit zu bevorzugen.

Alpha2-Antagonisten

Die antidepressive Wirkung ist gleich wie SSRI, schnellerer Wirkeintritt, keine Exzitation und leicht sedierende Wirkung (geringer als Amitriptylin) und kaum anticholinergen NW sind die Vorteile dieser Stoffklasse. CAVE: Induktion von Agranulozytose möglich, Leberfunktionsstörungen.

Das ältere Mianserin (Tolvon®) scheint im Vergleich häufiger NW zu verursachen: Ödeme, Akathisie, Krampfanfälle, Angstzustände, Blutdruckabfall.

Präparate: Mirtazapin = Molekülvariante von Mianserin, Mianserin (Tolvon®)

Klinische Vergleiche zwischen Mianserin und Mirtazapin fehlen; bei beiden tierexperimentell Knochenmarkschäden – mit Blutbildungsstörungen (Agranulozytose, aplastische Anämie, Eosinophilie) rechnen!

Serotonin-Noradrenalin-Rückaufnahme-Inhibitoren (SNRI)

Im Vergleich zu SSRI höhere Wirksamkeit und höhere Zahl von Vollremissionen.

Nachteil

Im Vergleich zu NSMRI nicht effektiver, aber wesentlich teurer.

Relativ häufig NW

- Wegen kardiovaskulärer Probleme für Venlafaxin Anwendungsbeschränkungen empfohlen
- Häufig Blutdruckanstieg, Pulsanstieg, EKG-Veränderungen bei 1 %
- Hyponatriämie, insbesondere in Kombination mit Diuretika
- Aggressivität
- Erhöhtes Blutungsrisiko, Verstärkung der Antikoagulantienwirkung
- Auslösen einer manischen Phase
- Neben Paroxetin besonders häufig (30 %) Entzugssymptome nach Absetzen, schwere Symptome bei 12 % (sog. Absetzsyndrom)
- Bei suizidaler Überdosierung traten in 14 % Krampfanfälle auf

- Kann möglicherweise RLS auslösen
- Keine Kombination mit MAO-Hemmern!

Bei Jugendlichen traten vermehrt Feindseligkeit, Wut und suizidales Verhalten auf; keine Zulassung für Kinder.

Präparate: Venlafaxin (Efektin®), Duloxetin (Cymbalta®, Yentreve®) - Näheres zu dieser Substanz unter „Anwendung von Antidepressiva in anderen Indikationen: Harninkontinenz"

Noradrenalin-Rückaufnahme-Inhibitoren (NaRI)

Klinische Studien deuten auf Wirksamkeit auch bei schweren Depressionen hin (SSRI hier nicht wirksam). Insgesamt keine Überlegenheit gegenüber SSRI, aber eher schlechter verträglich als diese (8). Fazit: Stellenwert zweifelhaft.

Nachteil

- Keine Kombination mit MAO-Hemmern Azol-Antimykotika, Makrolidantibiotika, Fluvoxamin, Mutterkornalkaloiden (Blutdruckanstieg), anderen Antidepressiva; Blutdrucksenker können verstärkt werden.
- Warnhinweise lt. Austria Codex: Vorsicht bei Krampfanfällen, Harnretention, Glaukom, kardiovaskulären Erkrankungen. Verkehrshinweis. Engmaschige Beobachtung der Patienten empfohlen. Bei Kindern/Jugendl. nicht anwenden. Auf Suizidalität achten.

Präparate: Reboxetin (Edronax®)

Monoaminoxidasehemmer (MAO) (15)

MAO-Hemmer sollen gegenüber anderen Antidepressiva eine bessere Wirksamkeit bei atypischen Verlaufsformen (gekennzeichnet u.a. durch vermehrtes Essen und Schlafbedürfnis) haben; Metaanalysen finden keinen Unterschied in der Wirksamkeit, verglichen mit anderen Antidepressiva. Moclobemid (Aurorix®) bewirkt im Gegensatz zu den früher verwendeten MAO-Hemmern eine reversible Hemmung, weswegen Blutdruckkrisen bei gleichzeitigem Verzehr tyraminhaltiger Nahrungsmittel seltener (aber nicht auszuschließen) sind.

Wegen fehlender anticholinerger Wirkung und Sedation bei Depression im hohen Lebensalter alternativ zu Nortriptylin-HCl anwendbar.

Nach Absetzen von Moclobemid kann wegen der kurzen Halbwertszeit auf eine Pause vor dem Wechsel zu einem anderen Antidepressivum verzichtet werden.

Nachteile

- Die Behandlung einer depressiven Episode bei bipolarer Störung kann eine manische Phase auslösen; Exazerbation einer Schizophrenie möglich.
- Agitation, Erregung, Schlafstörungen und Provokation psychotischer Reaktionen sind beschrieben, deshalb nicht bei agitierten Depressionen anwenden.
- Gefahr eines Serotoninsyndroms: keine Kombination mit serotonergen Substanzen (SSRI, Clomipramin, Tryptophan, Triptanen, Sibutramin, Selegilin, Duloxetin, Venlafaxin) (3)

15.8.5. Anwendung von Antidepressiva in anderen Indikationen

Schmerztherapie

Insbesondere Amitriptylin gut belegt, einmalige niedrige Dosierung 10 mg abends.

Schlafinduktion

Wegen der Abhängigkeitsproblematik der Benzodiazepine werden auch Antidepressiva als Ersatz versucht, allerdings handelt es sich dabei um einen Off-Label-Use.

Präparat/ Dosis	Stoffklasse	Vorteile	Nachteile
Amitriptylin bis zu 25 mg	NSMRI	Unterstützend in Schmerztherapie, keine Abhängigkeit	Tagesmüdigkeit, anticholinerge NW; ältere Pat. QT-Verlängerung. **KI:** frischer Myokardinfarkt, Vorsicht bei Engwinkelglaukom, Prostataadenom, Herz-, Leberschäden
Mirtazepin	Alpha2-Antagonist	Kaum anticholinerge NW, rasche Wirkung	Agranulozytose BB-Kontrolle! Appetit- und Gewichtszunahme, orthostatische Hypotonie, Tachykardie, Manie, Konvulsionen, Tremor, Muskelzuckungen, Ödeme, Müdigkeit, Magen/Darm, Mundtrockenheit, Schlafstörungen, Kopfschmerzen, vorübergehender Anstieg der Transaminasen, Exantheme, Parasthesie, Arthralgie/Myalgie, Müdigkeit, Albträume. **WW:** CYP 3A-Hemmer
Trazodon (Trittico®)	NSMRI	AG: anhaltende Schlafstörungen bei Depressionen. Erektile Dysfunktion	Müdigkeit, Mundtrockenheit, Kopfschmerzen, Blutdruckabfall, Tachykardie, Priapismus

Harninkontinenz

In dieser Indikation werden die anticholinergen Nebenwirkungen der Antidepressiva genutzt. Amitriptylin ist schon seit langen zu Behandlung der Enuresis nocturna zugelassen. Neueren Datums in dieser Indikation ist der Serotonin-Noradrenalin-Rückaufnahme-Inhibitor (SNRI) Duloxetin.

Wirkung (16)

Allenfalls marginaler Nutzen ist bei Harninkontinenz für drei Monate nachgewiesen; Wirkmechanismus ungeklärt. Häufig Störwirkungen; bei Absetzen oft Entzugserscheinungen, die bis 3 Monate anhalten können: Schlaflosigkeit, Unruhe, Albträume (treten auch beim Vergessen einzelner Dosen auf). Ausschleichen der Medikation über mind. 2 Wochen daher empfohlen.

Auftreten von Suizidgedanken ähnlich wie bei SSRI; Schädigung der Leber ist beschrieben.

Bewertung a-t: *Die Zulassung durch die EMA erscheint uns aufgrund des geringen Nutzens und des bedrohlichen Störwirkungspotenzials nicht nachvollziehbar und wegen der Gefährdung der Patienten fahrlässig und unverantwortlich.*

Bettnässen als Folge atypischer Neuroleptika (17)

Bettnässen kann eine unangenehme und peinliche Folge der Einnahme atypischer Neuroleptika sein und die Therapietreue beeinträchtigen. Nach einer Beobachtungsstudie einer Arbeitsgruppe des neuseelandischen Pharmakovigilanzprogramms IMMP scheint diese Komplikation häufig bis sehr häufig aufzutreten. Hier diskutierte Präparate: Clozapin, Olanzapin, Quetiapin, Risperidon. Indem in den hiesigen Fachinformationen Hinweise auf diese UAW fehlen, sollte dieses sensible Thema in der Hausarztpraxis umso mehr mitbedacht werden!

Ejaculatio praecox

Bei SSRI sind Störungen der Sexualfunktion häufig: Jeder Zweite klagt über verminderte Libido oder Erregung. Bei jeweils etwa 40% haben Dauer oder Intensität des Orgasmus nachgelassen bzw. tritt dieser deutlich verzögert ein. Dieser Effekt wird bei Patienten mit Ejakulation praecox genutzt. Vorzeitiger Samenerguss tritt bei jedem dritten Mann fallweise auf, sollte aber nicht generell als Krankheit eingestuft werden. Schätzungsweise 3% der Männer haben regelmäßig über einen längeren Zeitraum innerhalb 1 Minute nach Penetration die Ejakulation. Der schon 1990 entwickelte SSRI Dapoxetin (Priligy®) ist das erste für diese Indikation zugelassene Präparat, die Einnahme von 30–60 mg erfolgt bei Bedarf 1–2 Stunden vor dem Verkehr. Zum direkten Vergleich mit einem anderen SSRI liegt eine Herstellerunabhängige randomisierte plazebokontrollierte Studie mit 340 Teilnehmern vor, in der 12 Wochen lang täglich eingenommenes Dapoxetin (zweimal 30 mg) im Vergleich zu Paroxetin (zweimal 10 mg) geprüft wird. Bei IELT-Werten (Zeit bis zur Ejakulation) eingangs zwischen 0,5 min und 0,7 min wird unter Plazebo ein Wert von 0,9 min erreicht, unter Dapoxetin von 3 min und unter Paroxetin mit 6,2 min eine gegenüber Dapoxetin signifikant längere IELT-Zeit. (18)

Andere Therapieoptionen: Lokalanästhätika verlängern die IELT-Zeit 6,3-fach, der SSRI Paroxetin verlängert in einer Metaanalyse die IELT-Zeit 8,8-fach, vergleichbar wirksam ist der NSMRI Clomipramin (Anafranil®). 10 Tabletten Paroxetin 20 mg sind als Generikum um ca. 10 € erhältlich, 50 Tabletten Anafranil 25 mg kosten 10,50 €. Die beiden Substanzen sind allerdings nicht für die Indikation Ejaculatio praecox registriert; der Arzt hat zwar grundsätzlich das Recht, Präparate im Off-label-Bereich einzusetzen, hat aber die Pflicht, den Patienten darüber aufzuklären.

Erektile Dysfunktion

Trazodon (Trittico®) ist zur Behandlung von Depressionen, anhaltenden Schlafstörungen bei Depressionen und bei erektiler Dysfunktion zugelassen.

15.8.6. Raucherentwöhnung (19)

Wirkung

Eine Metaanalyse prüft Studien an mehr als 11.000 Rauchern zum Vergleich von Bupropion als alleinige Pharmakotherapie gegen Plazebo. Der Nutzen entspricht der von Nikotinersatz (Relatives Risiko für Abstinenz nach 6–12 Monaten: 1,7; 95% CI 1,5-1,9). Die 12-Monats-Ergebnisse sind numerisch schlechter als die Resultate nach 6 Monaten. Direkte Vergleichsdaten mit Nikotinersatz sind spärlich und lassen nicht auf einen Vorteil von Bupropion schließen. Der Nutzen von Bupropion als Reserve nach erfolglosem Abstinenzversuch mit Nikotinersatz ist kaum untersucht, die Daten dazu sind widersprüchlich. Auch unter Bupropion ist mit späten Rückfällen zu rechnen.

Nachteil

Störwirkungen führen bei 12% zum Abbruch der Behandlung: 40% Schlaflosigkeit, 30% Kopfschmerz. 10% Mundtrockenheit, Schwindel und Rhinitis. › 1% Konzentrationsstörung, Alpträume, Verstopfung, Übelkeit, Bauchschmerzen, 1% Bluthochdruck.

Schon 2002 ist Bupropion durch Krampfanfälle und Todesfälle aufgefallen (a-t 2002; 33: 47-8); Risiko Krampfanfälle: 1:1.000. Bupropion ist bei Rauchern mit Krampfanfällen in der Anamnese, Anorexie, Alkoholabusus oder Schädel-Hirn-Trauma kontraindiziert. Von einem Missbrauchspotential ist auszugehen!
Wir schließen uns dem a-t (20) an: ***Alle pharmakologischen Verfahren zur Raucherentwöhnung sind von sehr begrenztem Nutzen. Unter Abwägung von Nutzen und Schaden sehen wir, wenn überhaupt, nur für Nikotinersatz (NICOTINELL u.a.) eine Indikation.***

15.9. Phasenprophylaxe

Antidepressiva sind nicht zur Phasenprophylaxe geeignet. Sowohl SSRI, als auch NSMRI sind Lithium in großen Studien eindeutig unterlegen, dazu kommt noch das gesteigerte Suizidrisiko unter Antidepressiva. Ein weiterer entscheidender Nachteil ist, dass nur mit Antidepressiva (ohne Psychotherapie) Behandelte häufiger + früher neuerliche depressive Episoden erleiden und häufiger ein bipolarer Verlauf auftritt. Trotzdem werden Antidepressiva als Phasenprophylaxe vielfach jahrelang verordnet.
Mittel der Wahl in der Langzeitanwendung ist Lithium. (1)

15.9.1. Lithium

Lithium ist nach wie vor 1. Wahl in der Phasenprophylaxe bipolarer Störungen und zur Therapie der Manie; es ist als Rezidivprophylaxe der unipolaren Depression ebenfalls geeignet. Es ist das **einzige Mittel mit guter Evidenz für eine Suizid verhütende Wirksamkeit** bei depressiven bzw. manisch-depressiven Erkrankungen (2). Bei schizodepressiven Verlaufsformen ist Carbamazepin überlegen.
Eine wichtige, durch RCT gut belegte, Anwendung von Lithium ist die Augmentationsstrategie, d. h. die Kombination von Antidepressiva mit Lithium zur Behandlung einer depressiven Episode bei nicht ausreichendem Ansprechen auf Antidepressiva alleine (NNT = 5). (3, 4) Allerdings steigt ähnlich wie bei anderen Kombinationstherapien das Risiko für ein serotonerges Syndrom.
Möglicherweise schützt Lithium vor neurodegenerativen Erkrankungen. (5, 6)
Für die nachfolgend angeführten Wirkstoffe ist zu beachten, dass die positive Bewertung vielfach auf Studien mit „Enriched Design" beruht, das ein positives Abschneiden der Prüfsubstanz begünstigt: Dabei haben die Probanden für die doppelblinde, rezidivprophylaktische Studienphase bereits in der ersten Studienphase die Prüfsubstanz vertragen und von ihr profitiert. Unter EbM-Kriterien hat man also Daten von geringer Aussagekraft. Deswegen sind die Zulassungen zur Rezidivprophylaxe auf solche Patienten beschränkt, bei denen die jeweilige Substanz in einer akuten Phase bereits wirksam war.

15.9.2. Carbamazepin

Als Phasenprophylaktikum Lithium generell unterlegen; für Therapie + Phasenprophylaxe nur zugelassen, wenn die Therapie mit Lithium versagt hat/nicht angewendet werden kann (Austria Codex) bzw. wenn unter Lithium schnelle Phasenwechsel aufgetreten sind (7).
Hat bei schizo-depressiven Verlaufsformen Vorteile. (8)

15.9.3. Lamotrigin (9)

Mittel der Reserve zur Prävention depressiver Episoden bei Bipolar-I-Störungen und überwiegend depressiven Episoden (nicht zur Akuttherapie manischer oder depressiver Episoden). Schwere unerwünschte Wirkungen sind häufig, vor allem ZNS + Haut (bei Zeichen allergischer Reaktion sofort absetzen!).

15.9.4. Valproinsäure (10)

Mittel der Reserve zur Behandlung manischer Episoden bei bipolarer Störung, wenn Lithium kontraindiziert oder unverträglich; weiterführende Therapie zur Prophylaxe nach manischer Episode möglich, wenn Patient auf Valproat bei akuter Manie gut ansprach, vgl. auch (1).
CAVE Teratogenität: Entwicklungsstörungen und erhöhtes Autismus-Risiko bei bis 40 % der Kinder, deren Mütter in der Schwangerschaft Valproinsäure einnahmen! Valproinsäure bei Schwangeren ausschließlich bei ansonsten therapierefraktärer Epilepsie, sonst kontraindiziert. Pat. im gebärfähigen Alter sollten sowohl bei Epilepsie und bipolarer Störung nur noch dann Valproinsäure einnehmen, wenn andere Therapien versagt haben/nicht vertragen werden und Schwangerschaften verhütet werden. (11)

15.9.5. Weitere Mittel

NICE empfiehlt Haloperidol, Olanzapin, Quetiapin oder Risperidon - je nach Präferenz und früherer Reaktion auf die Behandlung damit (1).
Haloperidol: gute Wirksamkeit bei „Plus-Symptomatik“ und manischem Syndrom, wenig sedierend; geringe vegetativ-sedative, aber ausgeprägte extrapyramidalmotorische Störeffekte (12).
Olanzapin: für Patienten, deren manische Phase auf eine Behandlung mit Olanzapin angesprochen hat. CAVE UAW: ausgeprägte Gewichtszunahme, tw. lebensbedrohliche Hyperglykämien, starke Sedation; arznei-telegramm rät auch wg. des Risikos von Spätdyskinesien davon ab. (13)
Aripiprazol: für Erwachsene mit überwiegend manischen Episoden, deren manische Episoden auf die Behandlung mit Aripiprazol ansprachen. UAW: Angst und Schlaflosigkeit häufiger als unter Olanzapin, bei Depot erhöhte Gefährdung für extrapyramidale Symptome + Leukopenie (14).
Quetiapin: für Patienten, deren manische oder depressive Episode auf Quetiapin ansprach. Nicht für Diabetes-Patienten, Blutglukosespiegel generell kontrollieren! Agranulozytosen/andere Blutbildungsstörungen, Leberversagen, ischämische Kolitis, Bettnässen sind möglich (15).

15.10. Psychopharmaka-Monitoring in der Allgemeinmedizin

Psychopharmaka gehören zu den am häufigsten verschriebenen Medikamenten. Nach kritischer Indikationsstellung sind Neben- und Wechselwirkungen differenziert zu beobachten bzw. auch frühzeitig zu erfassen. Die nachf. Angaben bieten eine vereinfachte Orientierung nach (1). Das jew. Risikoprofil wird von der Pharmakokinetik der Mittel, aber auch von individuellen Parametern bestimmt; die Warnhinweise zeigen an, wo ggf. engmaschiger zu kontrollieren ist (Bspl. Austria Codex – Valproinsäure: Leber, Pankreas).

Vor Beginn der Medikation für alle Psychopharmaka: Blutbild, Kreatinin, Elektrolyte, Leberenzyme, Blutzucker/HbA1c, TSH, EKG (Qtc), RR/Puls, Gewicht – Kontrollintervalle s. u., anzustrebendes Minimum: halbjährlich routinemäßiges Labor + jährlich EKG

15.10.1. Antidepressiva

Generelle Vorsicht bei der Kombination mehrerer Psychopharmaka, keine Verwendung irreversibler MAOH. Bei älteren Patienten sollte mit niedrigeren Dosen begonnen werden, TZA sollten wegen anticholinerger Nebenwirkungen und negativer Beeinflussung der Kognition sehr vorsichtig eingesetzt werden, bei paralleler Einnahme von NSAR, Thrombozytenaggregationshemmern und Antikoagulantien besondere Vorsicht walten lassen. Bei Hypericum-Extrakt/Johanniskraut neben der Photosensibilisierung besonders auf Enzyminduktion und Wirkabschwächung bei Pilleneinnahme, Digoxin, Ciclosporin, Theophyllin, Cumarin und anderen Psychopharmaka achten. Generell sollten zentral wirksame Phytotherapeutika nur als Monotherapie verwendet und 7–10 Tage vor einer geplanten Narkose abgesetzt werden.

Empfohlene Kontrollen für alle AD: nach 1 Monat, nach 6 Monaten, weiter halbjährlich; häufiger bei Auffälligkeiten bzw. Zusatzmedikationen/Dosisänderungen.

Empfohlene Kontrollen für TZA: im ersten Vierteljahr monatlich, dann vierteljährlich BB, LFP, RR, KG und halbjährlich Kreatinin, Elektrolyte, Blutzucker, EKG.

Die NVL (2) empfiehlt ein strengeres Monitoring: in den ersten 4 Wochen wöchentlich, dann alle 2-4 Wochen, nach 3 Monaten in längeren Abständen. Zu Beginn der Behandlung jedem Patienten besondere Aufmerksamkeit widmen und auf Zeichen eines erhöhten Suizidrisikos achten. Außerdem werden **Plasmaspiegelkontrollen** empfohlen: grundsätzlich bei Hochdosisbehandlung, Verträglichkeitsproblemen, multimedizierten/komorbiden Patienten, Symptomverschlechterung bei dosisstabiler antidepressiver Medikation, Non-Respondern, Compliance-Problemen sowie TDM allgemein für TZA, SSRI und SSNRI (s. u.).

15.10.2. Antipsychotika

Vorsicht: Vermehrt kardiovaskuläre und zerebrovaskuläre Ereignisse -› möglichst geringe Dosis, starke Gewichtszunahme und metabolisches Syndrom häufig. Bei den verschiedenen Neuroleptika ist mit unterschiedlicher Gewichtung Vorsicht im Hinblick auf Rhythmusstörungen, Agranulozytose, BZ, Fette und Gewichtszunahme walten zu lassen.

Vor Beginn der Medikation zusätzlich Fette erheben. **Empfohlene Kontrollen:** vierteljährliches routinemäßiges Labor und jährliches EKG bzw. häufiger bei Auffälligkeiten bzw. Zusatzmedikationen (Clozapin nach der Anfangszeit monatliche BB Ko!).

15.10.3. Anxiolytika

Keine Routinekontrollen notwendig (EKG, Labor).

15.10.4. Stimmungsstabilisierer

Lithium, Carbamazepin und Valproat haben eine rel. enge therapeutische Breite – aufdosieren unter TDM, bis stabiles Gleichgewicht erreicht ist. Nachfolgende Intervalle können erhöht werden, wenn erste Befunde unauffällig waren.

- **Carbamezapin:** TDM nach 2/4 Wo, dann 1/2 Jahr monatlich, weiter vierteljährlich. BB + LFP nach 1/2/3/4 Wo, dann 1/2 Jahr monatlich, weiter vierteljährlich. Kreatinin nach 1/3 Mo, weiter jährlich. Elektrolyte, RR nach 1/3/6 Mo, weiter jährlich. EKG nach 1 Mo, ev. jährlich.
- **Lithium:** TDM + Kreatinin nach 1/2/3/4 Wo, dann 1/2 Jahr monatlich, weiter vierteljährlich. 24-h-Urinvolumen, GFR nach 6 Mo, weiter jährlich. Elektrolyte, RR nach 1/3/6 Mo, weiter vierteljährlich. T3, T4, TSH, ggf. TRH-Test, Parathormon, EKG jährlich.
- **Valproinsäure:** TDM nach 1/3/6 Mo, weiter jährlich. BB, Kreatinin, Leberenzyme, Bilirubin, Amylase, Lipase, PTT, Quick, Fibrinogen, Faktor VIII 1/2 Jahr monatlich, weiter vierteljährlich. EKG nach 1 Mo, dann jährlich (bei Pat, die andere QT-verlängernde Medikamente erhalten ev. häufiger nötig).

15.10.5. Plasmaspiegelkontrollen/TDM

Ein und dieselbe Dosis kann unterschiedliche Wirkstoffkonzentrationen hervorrufen, zudem können Medikamenteninteraktionen die Wirksamkeit von Arzneistoffen reduzieren oder erhöhen. Letzteres kann man bewusst nutzen, um Pharmaka (und damit ggf. Nebenwirkungen) einzusparen. Zudem gibt es Stoffe mit geringer therapeutischer Breite, z. B. Lithium oder Antiepileptika, bei denen es sinnvoll ist, Pharmakotherapie durch therapeutisches Drug-Monitoring (TDM) zu steuern.
Das Konsensuspapier der AGNP (3) empfiehlt TDM in Abhängigkeit von der verfügbaren Evidenz. Im Update 2018 finden sich 19 Substanzen mit dem Level 1 = starke Empfehlung (Arzneimittelkonzentrationen im angegebenen therapeutischen Referenzbereich lassen die höchstmögliche Wirksamkeit erwarten; niedrigere Werte: Ansprechrate akut ähnlich Plazebo/ Rückfallrisiko bei Dauertherapie; höhere Werte: erhöhtes Risiko für UAW oder direkte Toxizität).

Indikationen für TDM nach AGNP:

- **Antidepressiva:** Amitriptylin/Nortriptylin, Citalopram, Clomipramin/Norclomipramin, Imipramin/Desipramin), Nortriptylin
- **Antipsychotika:** Amisulprid, Clozapin, Fluphenazin, Haloperidol, Olanzapin, Perazin, Perphenazin, Thioridazin
- **Stimmungsstabilisierer:** Carbamazepin, Lithium, Valproinsäure
- **Antikonvulsiva:** Carbamazepin, Phenobarbital, Phenytoin

Praktische Durchführung des TDM (3): Konzentration des Arzneimittels/der Metaboliten im pharmakokinetischen Gleichgewicht messen (i.d.R. nach 4 bis 5 HWZ); Talspiegel sollte gemessen werden, d.h. Blutentnahme 12–16 h nach letzter Einnahme (morgens, vor Einnahme der Morgenmedikation). Labor über Komedikation informieren, um Interpretation von Interferenzen zu ermöglichen.

15.11. Aufmerksamkeits-Defizit-Hyperaktivitäts-Syndrom (ADHS)

Die Hauptsymptome des ADHS – Hyperaktivität, mangelnde Impulskontrolle und Unaufmerksamkeit – können sich in unterschiedlichem Ausmaß auch bei jedem gesun-

den Kind finden. Die Bewertung des Krankhaften ist daher sehr subjektiv; die Diagnose wird geradezu inflationär gestellt und ist deshalb umstritten.
Die Ursache von ADHS ist im Detail oft nicht bekannt. Eine Metaanlyse von fMRT-Studien findet z. B. Anomalien im orbitalen und ventromedialen präfrontalen Cortex (1); für Diagnostik/Therapie haben derlei Erkenntnisse aber (noch) keine Relevanz. Es gibt Hinweise auf genetische Prädispositionen und geschlechtsspezifische Faktoren (Jungen zu Mädchen: 2:1 bis 5:1); auch der Einfluss von Umweltfaktoren (z. B. Rauchen/Alkohol in der Schwangerschaft) wurde gezeigt (2). Auf der Neurotransmitter-Ebene dürften das Noradrenalin sowie eine unzureichende dopaminerge Aktivität im Gehirn der Kinder eine Rolle spielen. Ernährungsmedizinische Faktoren sind nach derzeitigem Wissensstand nahezu bedeutungslos und können als Co-Faktoren nur im Einzelfall gefunden werden. Psychodynamische Ursachen – insbesondere der Aspekt der Abwehrformationen früher Objektbeziehungsstörungen, die Störungen in der Triangulierung sowie emotionale Belastungen und traumatische Erfahrungen – scheinen zentrale Themen in der Entstehung des ADHS zu sein. Etwa 5 % der Kinder erhalten eine ADHS-Diagnose (samt zugehörigem Stigma!), korrekt diagnostiziert nach ICD-10/DSM-V würde es viel weniger Betroffene geben. In einer Studie wurden in 16,7 % der Fälle, die zwar ADHS-Symptome zeigten, aber die Diagnose-Kriterien nicht erfüllten, ADHS diagnostiziert; die Fehldiagnosen trafen Jungen 2x so oft wie Mädchen. (3, 4) Es liegt die Vermutung nahe, dass die (Fehl-)Diagnose umso häufiger gestellt wird, umso weniger tolerant das Umfeld auf ADHS-„Symptome“ reagiert (2).

15.11.1. Abklärung

Die Grundvoraussetzung für eine differenzierte Vorgehensweise ist die genaue Exploration der Familie, der Eltern, des Kindes/Jugendlichen und des sozialen Umfeldes (Schule, Pflegestelle, sozialpädagogische Einrichtungen). Hierbei ist besonderes Augenmerk auf möglicherweise vorhandene verschiedene Pflegestellen, auf Vernachlässigung und/oder Kindesmisshandlung, gravierende Erziehungsfehler sowie Elternproblematiken zu legen.
Eine allgemeinmedizinische körperliche, eine psychologische und neuropsychiatrische Untersuchung (ev. MR, EEG) sind für die Differenzialdiagnostik und auch vor einer eventuellen Medikation unabdingbar. So müssen z. B. ein obstruktives Schlaf-Apnoe-Syndrom, ein Schädelhirntrauma, Epilepsie, toxische Einflüsse (Bleivergiftung), Infarkt, Tumore, Parkinson, Multiple Sklerose, Schilddrüsenüberfunktion, medikamentöse Nebenwirkungen (Bronchospasmolytika, Isoniazid, Neuroleptika), Enzephalitis, intrauterine Drogenexposition und geistige Behinderung je nach Alter des Betroffenen aus- geschlossen beziehungsweise mit in Betracht gezogen werden. Auch an Teilleistungsstörungen – auditive Verarbeitungsstörungen und Sehstörungen – muss gedacht werden. Andere psychische Störungen stellen nicht nur Differentialdiagnosen einer ADHS dar, sondern können auch als komorbide Störungen auftreten.

15.11.2. Behandlung

Ist die Diagnose gesichert, ist eine multimodale Behandlung zu etablieren, deren Grundgerüst zumindest aus einer vernetzten Aufklärung & Beratung, Psychotherapie und – nur, wenn wirklich notwendig – auch aus einer medikamentösen Behandlung bestehen sollte.

Nicht-medikamentöse Interventionen (2)

Psychologische Therapien umfassen psychoedukativen Input, Verhaltenstherapie, kognitive Verhaltenstherapie, Interpersonelle Psychotherapie (IPT), Familientherapie, schulbasierte Interventionen, soziales Kompetenztraining und Aufklärung/Training von Eltern bzw. Bezugspersonen. Letzteres ist von besonders großer Bedeutung und soll helfen, Bewältigungsstrategien für den Umgang mit den Verhaltensstörungen zu entwickeln. Spezielle Förderungen, wie Ergotherapie oder Sprachtherapie, helfen manchmal bei der Entwicklung einzelner Kinder. Manche Familien von Kindern und Jugendlichen mit ADHS benötigen darüber hinaus auch soziale Unterstützung.

Medikamentöse Therapie

Keine Pharmaka im Vorschulalter! Medikamentöse Therapie im Schulalter bei schwer ausgeprägter Form mit hohem Anteil an hyperkinetischer Störung! (2)

Eingesetzt werden in der Behandlung des ADHS neben Methylphenidat (Concerta®, Ritalin®), Atomoxetin (Strattera®) und Dexamphetamin auch trizyklische Antidepressiva, Betablocker, Neuroleptika (Risperidon® u. a.) sowie Östrogene bei Frauen in ihren zugelassenen Indikationen. Der Nutzen ist oftmals zweifelhaft bzw. überwiegen häufig die Risiken. Für Methylphenidat etwa wurden der EMA innerhalb eines Jahres 12.929 Nebenwirkungen gemeldet, davon 8.300 für Männer. Rd. 3.500 Fälle betrafen das ZNS, ca. 5.000 waren psychische Störungen (EudraVigilance, April 2017-April 2018).

Auswahl der geeigneten Psychostimulanzien (2)

- **Methylphenidat ist bei Kindern und Erwachsenen Mittel 1. Wahl**
- für ADHS ohne signifikante Komorbidität
- Methylphenidat bei ADHS mit Begleiterkrankung
- Methylphenidat oder Atomoxetin, wenn Tics, Tourette-Syndrom, Angststörung, Stimulanzienmissbrauch vorliegen
- Atomoxetin, wenn Methylphenidat versucht wurde und in der maximal verträglichen Dosis nicht wirksam war oder niedrige/mittlere Dosen nicht toleriert werden
- Dexamphetamin nur bei Kindern/Jugendlichen mit Nichtansprechen auf Methylphenidat oder Atomoxetin in Betracht ziehen

Überwachung von Nebenwirkungen bei Psychostimulanzien unbedingt notwendig!

Wegen des erhöhten Risikos des plötzlichen Todes/Herztodes müssen kardiovaskulärer/psychischer Status vor Behandlungsbeginn umfassend erhoben und dann kontinuierlich überwacht werden – NICE empfiehlt dies vor/nach jeder Dosisänderung und routinemäßig alle 3 Monate (2, 5). Die Körpergröße sollte bei Kindern/Jugendlichen alle 6 Monate gemessen werden, das Gewicht 3 Monate nach Therapiebeginn und weiter alle 6 Monate bei Kindern und Erwachsenen

Methylphenidat (5)

Die meist verordnete Substanz Methylphenidat (Ritalin®) ist ein Amphetamin und fällt daher unter Suchtgiftverschreibung; Missbrauchsfälle mit erschlichenen Verschreibungen treten in der AM-Praxis fallweise auf. Die Wirkung von Amphetaminen ist antriebssteigernd und aufputschend – warum Amphetamine bei ADHS paradox beruhigend wirken sollen, ist unklar. Ein Cochrane-Review (6) findet für die Substanz nur moderate Effekte im Hinblick auf ADHS-Symptome, allgemeines Befinden und Lebensqualität;

insbesondere Kinder leiden aber an den UAW Schlafprobleme und Appetitlosigkeit. Im Update 2018 (von Cochrane zurückgezogen) wurde gezeigt, dass Methylphenidat mit einer Reihe schwerwiegender UAW und einer großen Anzahl leichterer UAW bei Kindern und Jugendlichen in Verbindung zu bringen ist, was häufig zum Absetzen von Methylphenidat führt (7).
Verhaltensstörungen im Bereich soziale Kompetenz oder Lernverhalten lassen sich durch Stimulanzien deutlich weniger beeinflussen als Symptome wie Hyperaktivität und Unaufmerksamkeit.
Nebenwirkungen: Schlafstörung, Angst, Weinerlichkeit, Wachstumsverzögerung (mehrmonatige Einnahmepausen erforderlich), Appetitlosigkeit, Gewichtsverlust, Auslösung von Tics und Verhaltensstereotypien sowie erhöhter Krampfbereitschaft, Priapismus, erhöhtes Risiko des plötzlichen Todes/Herztodes, potenzielle Leberkanzerogenität; Störung der Ausreifung des dopaminergen Innervationssystems (Parkinson-Risiko) nicht auszuschließen.
Nutzen und Sicherheit einer langfristigen Behandlung des ADHS mit Psychostimulanzien sind nicht ausreichend untersucht. Die bis zu 16-jährige Nachbeobachtung der MTA-Studie deutet aber z. B. darauf hin, dass langjährige Einnahme von Psychostimulanzien neben Wachstumsverzögerung auch eine verminderte Körperendgröße bewirkt (8). Es ist daher angemessen, die Mittel zeitlich begrenzt einzusetzen.

Atomomexetin (9)
Umstrittenes Therapieprinzip. Atomoxetin (Strattera®) ist strukturell ähnlich wie der SSRI Fluoxetin und damit nicht Suchtgift-verschreibungspflichtig.
Atomoxetin verbessert in Kurzzeitstudien die Symptomatik bei hyperkinetischen Kindern besser als Plazebo, zeigt jedoch nachlassende Wirksamkeit im Verlauf. An einem relevanten Nutzen für Erwachsene wird gezweifelt. Langzeitnutzen und Langzeitsicherheit sind nicht hinreichend geprüft.
Nebenwirkungen: Stimmungsschwankungen bis hin zu extremer Gereiztheit, aggressives Verhalten (bis zu Totschlag, auch bei Anwendung von Serotonin-Wiederaufnahmehemmern bekannt) und manische Verhaltensformen, gesteigerte Suizidalität, Priapismus (häufiger als unter Methylphenidat); schwere Leberschäden möglich, möglicherweise erhöhtes Risiko des plötzlichen Todes/Herztodes

Dexamphetamin (10)
Umstrittenes Therapieprinzip, keine zuverlässigen Daten verfügbar; scheint ähnlich zu wirken wie Methylphenidat.
Nebenwirkungen ähnlich wie bei Methylphenidad, Schlafstörungen, Reizbarkeit, Angst oder Traurigkeit unter Dexamfetamin aber ausgeprägter. Hohe Gefahr von Abhängigkeit und Missbrauch!

15.11.3. Alternativen zu Ritalin® und Strattera®

- Neuroleptika: NICE rät von der Anwendung ab (2); allenfalls kurzfristiger Einsatz bei extremen Verhaltensauffälligkeiten (11)
- Antidepressiva: Datenlage unzureichend; wenngleich kurzfristig eine Symptomlinderung möglich ist, sollte angesichts des Nebenwirkungspotentials vor allem bei Kindern und Jugendlichen davon Abstand genommen werden (2, 12)

- Diät: Mehrfach ungesättigte Fettsäuren sollen die kognitiven Fähigkeiten verbessern helfen – für diese Aussage gibt es aber keine Evidenz (13). Auch das Meiden künstlicher Farb- und Zusatzstoffe kann nicht generell empfohlen werden (2). Sollten Bezugspersonen oder Betroffene allerdings Trigger für eine Symptomverschlechterung in der Nahrung ausmachen, kann ein Auslassversuch unternommen werden.
- Alpha-2-Agonist Guanfacin, zugelassen für Behandlung von Kindern und Jugendlichen, die auf Stimulanzien nicht ansprechen oder diese nicht anwenden können. Wirkung zweifelhaft, da nicht klar ist, wie sehr diese auf sedierendem Effekt beruht. UAW: Somnolenz, Hypotonie, Bradykardie, Synkope, Gewichtszunahme, QT-Verlängerung. (14)

Die neuere Hirnforschung geht davon aus, dass die neuronalen Vernetzungen zeitlebens durch die Art ihrer Nutzung umgeformt werden („neuronale Plastizität"). Nach diesem Modell gibt es Kinder, die erheblich wacher, neugieriger und aufgeweckter, also leichter stimulierbar auf die Welt kommen als andere. Kehrt man die Dopaminmangel-Hypothese um, haben diese Kinder ein stärker ausgebildetes dopaminerges Innervationssystem. Entscheidend wäre nach diesem Modell, was die Kinder in den ersten Lebensjahren aus dieser Begabung machen/machen müssen. Da die Ausreifung des Innervationssystems offenbar davon abhängt, wie häufig es durch neue Reize aktiviert wird, ist ein sich selbst verstärkender Teufelskreis denkbar, in den die Kinder geraten.

Der Prävention des ADHS durch erzieherische Maßnahmen, wie sichere Bindungen, ruhiges Entwicklungsumfeld, Einschränkung stark stimulierende Reize (z. B. nicht für Kinder geeignete Fernsehsendungen und Computerspiele), entsprechende Förderung, aber auch genügend Freiräume in den Schulen und Kindergärten kommt besondere Bedeutung zu.

15.12. Burnout

Das Burnout ist im ICD-10 nicht als eigenständige Diagnose erfasst, es wird vielmehr unter Z 73.0 – „Problemen mit Bezug auf Schwierigkeiten bei der Lebensbewältigung, welche den Gesundheitszustand beeinflussen und zur Inanspruchnahme von Gesundheitsdiensten führen" – angeführt. Vieles spricht dafür, dass es sich um eine Sonderform der Depression handelt, manche Autoren grenzen diese beiden Krankheiten jedoch voneinander ab und zählen das Burnout zur Anpassungsstörung.
Betroffen sind inzwischen Menschen aller Altersstufen (z. B. auch Schüler) und aller Berufsgruppen. Bislang existiert kein standardisiertes, allgemeingültiges Vorgehen, um eine Burnout-Diagnose zu stellen – vielmehr liegt diese Diagnosestellung im ärztlichen Ermessen. In den gängigen Burnout-Messinstrumenten [Shirom Melamed Burnout Fragebogen (SMBQ), Oldenburger Burnout-Inventar (OLBI), Kopenhagener Burnout-Inventar (CBI), Schul-Burnout-Inventar (SBI)] sind keine differentialdiagnostischen Screeningtools integriert. Jedoch können etwa mittels MBI (1) Burnout-Simulanten relativ sicher entlarvt werden.
Die Inzidenz ist besonders gut bei Ärzten und Lehrern (jeweils bis 50 %) untersucht. Vier Dimensionen sind beim Burnout vor allem betroffen, dies mit unterschiedlicher

Stärke der Ausprägung:

- die Emotionale Erschöpfung (hat vielfach das Bild einer klassischen Depression)
- die Depersonalisation des Betroffenen (fällt häufig zuerst Angehörigen oder Arbeitskollegen auf und ist durch Veränderungen der Persönlichkeit, wie Zynismus u. ä., geprägt)
- die verminderte Leistungsfähigkeit und vermehrte Leistungsunzufriedenheit (die häufig zum Hausarzt führen, vom Betroffenen vielfach subjektiv organisch interpretiert)
- die vitale Instabilität, die sich mit allen erdenklichen psychosomatischen Symptomen zeigen kann.

Der Ablauf geschieht häufig innerhalb von 12 Stadien, wobei die Stadien nicht der Reihe nach auftreten müssen und nicht zwingend sind:

- 1. der Zwang, sich beweisen zu müssen
- 2. verstärkter Einsatz; es wird nur wenig delegiert
- 3. subtile und offene Vernachlässigung eigener Bedürfnisse, soziale Isolation oder auch Hyperaktivität, Unzuverlässigkeit
- 4. Verdrängen von Konflikten, chronische Müdigkeit, Schmerzsymptome
- 5. Umdeutung von Werten, Abgestumpftheit
- 6. verstärkte Verleugnung der auftretenden Probleme und Konflikte, Intoleranz, Zynismus
- 7. Rückzug, Anstieg des Gebrauchs von Suchtmitteln, z. B. Alkohol, Nikotin, Kaffee, Medikamente und Essen
- 8. offensichtliche Verhaltensänderungen, wie Selbstvernachlässigung - auch des Körpers
- 9. Verlust des Gefühls für die eigene Persönlichkeit, Sinnlosigkeitsgefühle
- 10. innere Leere
- 11. Depression
- 12. öllige Erschöpfung bis hin zur Suizidalität

Ab Stadium 6 wird es für den Betroffenen immer schwieriger, aus eigenen Kräften gegenzusteuern; externe Hilfe ist meist unabdingbar.

Die hausärztliche Begegnung mit dem Betroffenen und die Intervention hängen stark von der Phase und der Ausprägung der Symptome ab; klare Interventionsstudien und Empfehlungen fehlen aber trotz vieler Veröffentlichungen zu diesem Thema noch.
Je nach Symptomatik müssen **differenzialdiagnostische Überlegungen** gestellt werden (siehe u. a. DD bei Depression), die Ausprägung der Symptome ist auch anleitend für die therapeutischen Strategien. Besonders wichtig erscheint ein **Time-out**, also die Trennung von der belastenden Umgebung. Diese sollte eine rein erholende, regressive Phase **von bis zu 2 Wochen** beinhalten; spätestens dann ist es wichtig, dass der Betroffene sich aktiv mit seinem Leben auseinandersetzt, Dinge betreibt, die auch bisher seinen inneren „Akku" aufgeladen haben (Sport, Kultur, Menschen, Hobbys etc.). Ist dies etwas stabilisiert, scheint es unerlässlich für den weiteren Symptomverlauf, dass aktiv **Strategien für eine mögliche Rückkehr an den zuletzt belastenden Ort** entwickelt werden. Dies inkludiert auch die Reflexion der unbewussten eigenen Anteile, die zur Burnout-Spirale geführt haben.
Ist eine Rückkehr an den Arbeitsplatz überhaupt nicht mehr denkbar, sollte bereits

hier über Alternativen nachgedacht werden. Ein **Krankenstand, der insgesamt über 3 Monate hinausgeht, ist zu vermeiden**, da eine zu lange Regressionsförderung auftreten würde und diese für den Betroffenen bis zur Invalidisierung führen kann!
Als weitere Unterstützungsmaßnahmen kommen **Psychopharmaka**, insbesondere bei gravierenden Schlafstörungen, in Betracht – der Betroffene sollte aber insbesondere hier darauf hingewiesen werden, dass dies **nur eine unterstützende Maßnahme** sein kann, seine individuelle Problematik (Abgrenzungsproblem, Selbstwahrnehmung, Interessen außerhalb des betroffenen Lebensbereiches, Ausgleich etc.) damit aber keinesfalls behandelt werden kann. Ein leichtes Persistieren der Symptomatik zu einem späteren Zeitpunkt ist nicht zwangsläufig ein Rückfall, sondern vielfach das Zeichen, dass die Lebenssituation (Arbeit, Beziehungen, Selbstbild) noch detaillierter adaptiert werden sollte. Bei besonders schwerwiegenden Verläufen sind auch spezielle stationäre Therapieeinrichtungen für den Betroffenen hilfreich.

Literaturnachweis online: www.tgam.at/leitfaden_quellen_kap15

16. Schädlicher Gebrauch von Alkohol

Alkoholismus in der Definition der American Society of Addiction Medicine (1992): „Alkoholismus ist eine primäre, chronische Krankheit, deren Entstehung und Manifestation durch genetische, psychosoziale und umfeldbedingte Faktoren beeinflusst wird. Sie schreitet häufig fort und kann tödlich enden. Alkoholismus wird durch eine Reihe von dauernd oder zeitweilig auftretenden Kennzeichen charakterisiert: durch Verschlechterung des Kontrollvermögens beim Trinken und durch die vermehrte gedankliche Beschäftigung mit Alkohol, der trotz besseren Wissens um seine schädlichen Folgen getrunken und dessen Konsum häufig verleugnet wird."

16.1. Klassifikationen

16.1.1. Klassifizierung nach ICD-10

Die in Österreich allgemein üblich verwendete Klassifikation der alkoholverursachten Störungen ist jene des ICD-10:

- Psychische und Verhaltensstörungen durch Alkohol (F10): Akute Alkoholintoxikation (akuter Rausch), schädlicher Alkoholgebrauch, Alkoholabhängigkeitssyndrom, Alkoholentzugssyndrom (mit/ohne Delir), psychotische Störung durch Alk., amnestisches Syndrom durch Alk.
- Toxische Wirkung von Alkohol (T51)
- Alkoholische Leberkrankheit (K70)
- Explizit alkoholassoziierte Erkrankungen bzw. Probleme: alkoholinduz. Pseudo-Cushing-Syndrom, Alkohol-Polyneuropathie, Degeneration des Nervensystems durch Alk., Alkoholmyopathie Alkoholische Kardiomyopathie, Alkoholgastritis, alkoholinduz. chron. Pankreatitis, Alk.-Embryopathie (mit Dysmorphien), Schädigung des Feten/Neugeborenen durch Alkoholkonsum der Mutter, akzidentelle Vergiftung/vorsätzliche Selbstvergiftung durch und Exposition gegenüber Alk.

16.1.2. Klassifizierung nach DSM-5

In der Neuauflage des DSM wurden Substanzmissbrauch und -abhängigkeit zusammengeführt. Eine Substanzgebrauchsstörung liegt bei Auftreten von 2 Merkmalen innerhalb 1 Jahres vor. Die Schwere der Symptomatik wird spezifiziert als **moderat** bei Vorliegen von **2–3 Kriterien,** als **schwer** bei Vorliegen von **4 oder mehr Kriterien**.

Kriterien:

- Wiederholter Konsum, der zu Versagen bei Erfüllung wichtiger Verpflichtungen (Arbeit, Schule, zu Hause) führt
- Wiederholter Konsum in Situationen, in denen es aufgrund des Konsums zu körperlicher Gefährdung kommen kann
- Wiederholter Konsum trotz ständiger o. wiederholter sozialer o. zwischenmenschlicher Probleme
- Toleranzentwicklung, gekennzeichnet durch Dosissteigerung o. verminderte Wirkung
- Entzugssymptome o. deren Vermeidung durch Substanzkonsum
- Konsum länger o. in größeren Mengen als geplant (Kontrollverlust)
- Anhaltender Wunsch o. erfolglose Versuche der Kontrolle
- Hoher Zeitaufwand für Substanz-Beschaffung/Konsum u. Erholen von der Wirkung

- Aufgabe/Reduzierung von Aktivitäten zugunsten des Substanzkonsums
- Fortgesetzter Gebrauch trotz Kenntnis körperlicher oder psychischer Probleme
- Craving, starkes Verlangen o. Drang, die Substanz zu konsumieren
- Klassifizierung nach Alkoholkonsum

16.1.3. Harmlosigkeitsgrenze und Gefährdungsgrenze (1)

	Männer	Frauen
Harmlosigkeitsgrenze: Konsum als unbedenklich eingestuft	bis 24 g reiner Alkohol/Tag ≈ 0,6 l Bier, ≈ 0,3 l Wein	bis 16 g reiner Alkohol/Tag ≈ 0,4 l Bier, ≈ 0,2 l Wein
Gefährdungsgrenze: Konsum als gesundheitsgefährdend eingestuft	ab 60 g reiner Alkohol/Tag ≈ 1,5 l Bier, ≈ 0,75 l Wein	ab 40 g reiner Alkohol/Tag ≈ 1 l Bier, ≈ 0,5 l Wein

16.1.4. Umrechnung von Mengen alkoholischer Getränke auf Standardglas (ÖSG bzw. ASG) (1)

	Bier/Most	Wein/Sekt	Spirituosen	Süßwein/Likör
Öst. Standardglas (ÖSG) à 20 g Alk.	1/2 l Normalbier oder Most	1/4 l	1/16 l = 3 kleine Schnäpse à 20 ml	1/8 l
Angelsächsisches Standardglas (ASG) à 8 g Alk.	1/4 l Leichtbier oder Most	0,1 l	1 kleiner Schnaps à 25 ml	50 ml

16.1.5. Prävalenz, Inzidenz (1)

Jugendliche ab 15 J./Erwachsene in Österreich

	Männer	Frauen	gesamt
Prävalenz	7,5 %, ca. 270.000 Pers.	2,5 %, ca. 95.000 Pers.	5 %, ca. 365.000 Pers.
Gesamtlebenszeitprävalenz	14 % der Geborenen	6 % der Geborenen	10 % der Geborenen
Inzidenz	0,19 %, ca. 7.000 Personen	0,07 %, ca. 3.000 Personen	0,13 %, ca. 10.000 Personen

16.1.6. Ätiopathogenese

- Droge Alkohol mit den Faktoren Angebot, Wirkung, Potenz
- Persönlichkeit: Empfänglichkeit; Vulnerabilität; prämorbide Persönlichkeit (häufig verminderte Frustrationstoleranz), hohe Impulsivität, hohe Aggressivität, antisoziale Persönlichkeit
- Genetische Prädisposition: 12 Gene identifiziert, die an der Entstehung der Alkoholkrankheit beteiligt sind; Erkrankungsalter oft vor dem 25. Lebensjahr, Ursachen erhöhter Alkoholtoleranz sind höhere Aktivität der Alkoholdehydrogenase, verminderter zentraler Serotoninstoffwechsel; Variation des DRD2-Rezeptors, MAOB-Aktivität

- Soziokulturelle Faktoren, insbesondere psychologisch-lerntheoretische Faktoren
- Politisches Umfeld
- Persönliche Situation

16.1.7. Sucht/Abhängigkeit

Ein anerkanntes Erklärungsmodell von Sucht ist das Trias-Modell nach Kielholz & Ladewig (1973):

Physische Abhängigkeit

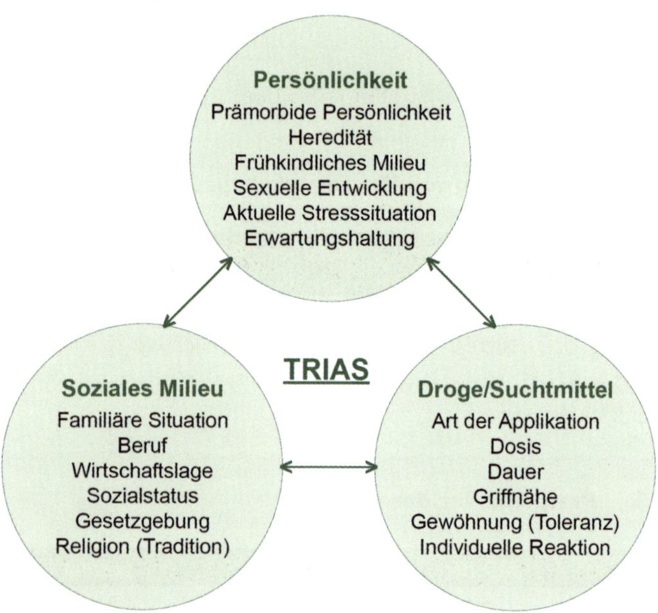

- Nach wiederholtem Konsum entsteht physische Toleranz gegenüber Drogenwirkung
- Dosiserhöhung erfolgt
- Absetzen der Droge ruft Entzugserscheinungen hervor

Psychische Abhängigkeit

- Zwanghaftes Bedürfnis nach dem Genuss der Droge
- Dominanz der Droge im Wahrnehmungs- und Erlebnisraum des Konsumenten
- Tendenz zu selbstschädigendem Verhalten, Einengung des Interessenspektrums, Beschränkung der persönlichen Entwicklungspotentiale, Verkümmern sozialer Beziehungen (2, 3)

16.2. Diagnostik

Die Bedeutung von Früherkennung und rascher Therapie sind mittlerweile hinlänglich belegt. Schon 2002 zeigten etwa Fleming et al. mit der Studie TrEAT (Trial for Early

Alcohol Treatment), dass die durch Alkoholkonsum verursachten Kosten für Klinikaufenthalte, Unfallschäden und Arbeitsausfall durch Früherkennung und durch die entsprechend eingeleitete Therapie eindeutig gesenkt werden könnten. (1, 2)

16.2.1. Symptome nach Blutalkoholkonzentration

Blutalkoholkonzentration	Betatrinker	Delta-/Epsilontrinker
0,5 bis 1 Promille	Euphorie, Enthemmung, Unkoordiniertheit	Keine
1 bis 2 Promille	Ataxie, Übelkeit, Schläfrigkeit	Unkoordiniertheit, Euphorie
2 bis 3 Promille	Erbrechen, Betäubung, Sprachausfälle	Emotionalisierung, Ausfälle der Motorik
3 bis 4 Promille	Koma	Schläfrigkeit
› 5 Promille	Tod	Koma, Betäubung

Erkennen einer alkoholbezogenen Störung umfasst (1):

- eine ausführliche Eigen- und Fremdanamnese
- eine körperliche Untersuchung
- die Bestimmung bestimmter klinisch-chemischer Laborwerte (nicht regelhaft, sondern der individuellen Situation angepasst) und
- fakultativ den Einsatz standardisierter Fremd- und Selbstbeurteilungsinstrumente

Viele der vom Patienten genannten Symptome einer alkoholbezogenen Störung sind unspezifisch und uncharakteristisch; daher sind bei allgemeinen Befindlichkeitsstörungen immer auch alkoholbezogene Störungen differentialdiagnostisch in Betracht zu ziehen.

16.2.2. Alkoholanamnese

Besonders oft eingesetzt wird etwa der **CAGE**-Test (Ewing, 1984), der nur aus vier Fragen besteht und dennoch erstaunlich gute Werte in Sensibilität (50 %) und Spezifität (80 %) erreicht.

- **C** (Cut down): Hatten Sie schon mal das Gefühl, dass Sie Ihren Alkoholkonsum reduzieren sollten?
- **A** (Annoyed): Haben Sie sich schon darüber aufgeregt, dass andere Leute Ihr Trinkverhalten kritisieren?
- **G** (Guilty): Hatten Sie wegen Ihres Alkoholkonsums schon einmal Gewissensbisse?
- **E** (Eye opener): Haben Sie schon einmal am Morgen nach dem Erwachen als erstes Alkohol getrunken, um Ihre Nerven zu beruhigen oder den Kater loszuwerden?

Je positiver Antwort 1 Punkt, je negativer 0 Punkte; der Cut-off liegt bei 2.

Ausführlicher erhoben wird der Konsum mit dem Alkoholfragebogen des Hauptverbands der öst. Sozialversicherungsträger als Teil der Vorsorgeuntersuchung. Dieser orientiert sich am Alcohol Use Disorders Identification Test (AUDIT) der WHO und erfasst neben Trinkhäufigkeit und -menge auch gesundheitliche und soziale Folgen des Alkoholkonsums. Der von der WHO hier empfohlene Cut-off liegt bei 8.

Gegebenenfalls auch zu erheben:
- Vergiftungs- und Entzugskomplikationen
- Konsum weiterer psychotroper Substanzen
- Aktueller Anlass des Alkoholkonsums, insbesondere bei Rückfällen
- Bisherige ambulant und/oder stationäre Entzugs- und Entwöhnungsbehandlungen (inkl. medikamentös gestützter Maßnahmen)

16.2.3. Psychiatrische Anamnese (1)

Aufgrund der Häufigkeit komorbider Störungen und deren prognostischer Relevanz für den weiteren Krankheitsverlauf ist eine gezielte Befragung nach möglichen psychiatrischen/psychosomatischen Begleiterkrankungen erforderlich, vor allem nach Angst- und depressiven Störungen. Zudem ist in der Familienanamnese auf psychische Störungen, wie Substanzabhängigkeiten, zu achten.

16.2.4. Körperliche Untersuchung (1)

Grundsätzlich muss jeder Patient mit dem Verdacht auf eine alkoholbezogene Störung körperlich untersucht werden. Folgende Symptome sind typisch:

Internistisch:
- Haut: Spider naevi, Gesichtsrötung, Teleangiektasien, Palmarerythem
- Bauch: Lebervergrößerung, Abwehrspannung (Pankreatitis, Gastritis, Ulcus)
- Kreislauf: Blutdruck, Puls (beginnendes Entzugssyndrom)
- Mund-Rachen-Raum: Zahnstatus, Plaques

Neurologisch:
- Störungen der Sensibilität, der Reflexe, des Vibrationsempfindens (Polyneuropathie)
- Störungen der Augenfolgebewegungen (Sakkaden, Nystagmus)
- Störungen der Koordination: Gangstörung, Ataxie, Tremor
- Störungen der Motorik: Atrophie, insbesondere der unteren Extremitäten

16.2.5. Labordiagnostik (3)

Viele klinisch-chemische Parameter sind bei Alkoholismus häufig, aber nicht regelhaft verändert. **Häufig gebräuchliche klassische Marker:**

	GGT	AST	ALT	MCV	CDT
Detektierte Tagesdosis	80–200 g	≥ 40 g	≥ 40 g	≥ 60 g	› 50 g
Zeitfenster Konsumnachweis	24 h – 2 Wo.	3–7 d	3–7 d	› 4–6 Wo.	1–2 Wo
Normalisierung bei Abstinenz	2–6 Wo.	2–4 Wo.	2–4 Wo.	8–16 Wo.	2–3 Wo.
Sensitivität exzessiver Konsum	37–95 %	25–60 %	15–40 %	40–50 %	55–90 %
Spezifität	18–93 %	47–68 %	50–57 %	80–90 %	92–97 %
Sensitivität Rückfall	50 %	k.A.	k.A.	20 %	55–76 %

	GGT	AST	ALT	MCV	CDT
Klinischer Nutzen	Identifizierung v. chronischem Missbrauch. Screening starkes Trinken. Überwachung der Abstinenz.	Identifizierung v. chronischem Missbrauch. Screening starkes Trinken.	Identifizierung v. chronischem Missbrauch. Screening starkes Trinken.	Screening starkes Trinken.	Screening Alkoholabhängigkeit und starkes Trinken. Rückfall erkennen (besonders bei starkem Trinken).
Stärken	Hohe Spezifität bei V.a. Alkoholmissbrauch; Detektion vor alkoholbedingten Leberschäden; effektiver Marker bei V.a. Rauschtrinken; preiswert	Sehr sensitiv und spezifisch für Alkohol-induzierte Leberschäden	Sehr sensitiv und spezifisch für Alkohol-induzierte Leberschäden	Ähnlich genau bei Männern + Frauen; zeigt die Chronizität des Trinkens an; Routine-Labortest	Hohe Spezifität Alkoholkonsum, hohe Sensitivität bei Unterscheidung Alkoholiker/Gelegenheitstrinker; Bestätigung bei V.a. Alkoholmissbrauch. Marker für Rückfall und Abstinenz
Schwächen	Viele falsch positive Tests, nicht geeignet für allg. Screening; schlechter Rückfallmarker	Erhöhung des Enzymspiegels nur nach starkem Trinken; Nachweis erst nach Leberschäden	ALT weniger sensitiv als AST. Erhöhung des Enzymspiegels nur nach starkem Trinken; Nachweis erst nach Leberschäden	Viele falsch positive Tests, nicht geeignet für allg. Screening; schlechter Rückfallmarker	Geringe Sensitivität, wertvoller zum Aussschluss von starkem Trinken; kein allg. Screening-Tool; Kosten und geringe Verfügbarkeit des Tests

Neuere Marker: Inzwischen gibt es biochemische Marker mit einem beträchtlichen Potenzial für das bessere Erkennen einer übermäßigen Alkoholaufnahme, z. B. Ethylglukuronid (EtG) und Ethylsulfat (EtS). Sie sind Ethanol-Tests wegen des längeren Nachweisfensters als Marker für kürzliche Alkoholaufnahme überlegen: EtG im Blut bis zu 36 h (8 h nach vollständiger Eliminierung von Ethanol) und im Urin für 3-5 d nach starkem Alkoholkonsum, EtS im Urin 16-27 h länger als Ethanol. EtG kann auch in Haaren nachgewiesen werden – mit relativ hoher Spezifität und Sensitivität beim Nachweis von Alkoholmissbrauch (80-95 % bzw. 70-90 %). Allerdings sind EtG und EtS im Kontext aller verfügbaren klinischen und verhaltensbezogenen Informationen zu interpretieren. Alkohol in Produkten für den täglichen Gebrauch (z. B. Händedesinfektionsmittel, Mundwasser; EtG Haar: kosmetische Produkte) kann zu nachweisbaren Pegeln führen. Darüber hinaus können Atemwegsinfektionen der oberen die EtG-Werte senken (EtS unbeeinflusst).

Im Alltag sind Laborparameter zwar klare Indikatoren für eine erhebliche Alkoholbelastung, sie sind allerdings in der AM-Praxis eher in der Bestätigung von Diagnosestellungen und in der Verlaufskontrolle relevant.

16.2.6. Red Flags (4)

Direkte Zeichen

- Fremdanamnese Zeichen für einen Rauschzustand
- Foetor ex ore
- Eindeutige Zeichen erheblichen Alkoholgebrauchs (z. B. leere Flaschen bei Hausbesuch)
- Deutlich erhöhte Laborwerte, insbesondere GGT über 150 U/l, MCV über 92

Indirekte Zeichen

- Zirrhosezeichen (Plethora, Spider Naevi, gerötete Handinnenflächen, vergrößerte und verhärtete Leber)
- Magenbeschwerden, Rückenbeschwerden, Erektionsstörungen
- Gangunsicherheit, Traumen
- Müdigkeit + gehäufte Arbeitsunfähigkeitszeiten, Schlafstörungen
- Unsicherheit, Schwitzen, Zittern der Hände
- Psychische Alterationszustände (Reizbarkeit, fremd-/autoaggressives Verhalten, Depression)

16.2.7. Richtwerte für die Beurteilung des Konsumverhaltens

Risikoarmer Konsum	Riskanter Konsum
Frauen: weniger als 20 g reiner Alkohol/d (2 Standardgetränke) Männer: weniger als 30/40 g reiner Alkohol/d (3–4 Standardgetränke) Maximal 5 Trinktage pro Woche	Frauen: durchschnittlich mehr als 20 g reiner Alkohol/d (2 Standardgetränke) Männer: durchschnittlich mehr als 30/40 g reiner Alkohol/d (3–4 Standardgetränke) Mehr als 5 Trinktage pro Woche Noch keine gesundheitlichen Folgeschäden (z. B. erhöhte Leberwerte, depressive Störung)

Schädlicher Konsum	Alkoholabhängigkeit
Weniger als 3 der 6 ICD-10-Kriterien (s.u.) für eine Alkoholabhängigkeit sind erfüllt; Bezugszeitraum: die letzten 12 Mo	Mindestens 3 der 6 ICD-10-Kriterien (s.u.) für eine Alkoholabhängigkeit sind erfüllt; Bezugszeitraum: die letzten 12 Mo
Gesundheitsschädigung durch Konsummuster, ohne die Kriterien der Abhängigkeitzu erfüllen	

Die 6 ICD-10-Kriterien:

Craving: Spüren Sie häufig eine Art unbezwingbares Verlangen, Alkohol zu trinken?

Verminderte Kontrollfähigkeit: Kommt es vor, dass Sie nicht mehr aufhören können zu trinken, wenn Sie einmal begonnen haben?

Entzugssymptome: Trinken Sie manchmal morgens, um eine bestehende Übelkeit oder Zittern (z. B. Ihrer Hände) zu lindern?

Toleranzentwicklung: Brauchen Sie zunehmend mehr Alkohol, bevor Sie eine be-

stimmte Wirkung erzielen?
Einengung auf Substanzgebrauch: Ändern Sie Tagespläne, um Alkohol trinken zu können bzw. richten Sie den Tag so ein, dass Sie regelmäßig Alkohol trinken können?
Konsum trotz schädlicher Folgen: Trinken Sie, obwohl Sie spüren, dass der Alkoholkonsum zu schädlichen körperlichen, psychischen oder sozialen Folgen führt?
Bei Patienten mit Alkoholabhängigkeit in der Vorgeschichte gibt es keinen risikoarmen, riskanten oder schädlichen Konsum. Jeglicher Alkoholkonsum ist hier als Rückfall zu werten bei weiterhin bestehender Diagnose einer Alkoholabhängigkeit!

16.3. Behandlung

Nach (1–3)

Risikoarmer Konsum: Education – Simple Advice

- Feedback über Ergebnis der Untersuchung geben
- Patient über Grenzwerte und die Folgen bei Überschreiten dieser informieren
- Anerkennung/Lob für niedrigen Alkoholkonsum äußern
- Follow-up im Rahmen des Routinescreenings

Riskanter Konsum: Beratung – Motivationsaufbau – Anbindung

- Feedback über Ergebnis der Untersuchung geben
- Patient über Alkoholgehalt verschiedener Getränke informieren, Grenzwerte verdeutlichen und die Notwendigkeit zur Reduktion des Alkoholkonsums besprechen
- Trinklimits mit motivierten Patienten vereinbaren
- Patienten zur Compliance ermutigen
- Laborwerte zur Verlaufskontrolle: MCV, GGT, GOT, CDT

Somatische Indikationen für das Therapieziel der vollständigen Abstinenz:

- in Schwangerschaft oder während der Stillzeit
- bei Kinderwunsch
- bei Einnahme von Medikamenten, die mit Alkohol interagieren
- bei Krankheiten, die sich durch Alkohol verschlimmern
- bei Unfähigkeit, den Alkoholkonsum zu kontrollieren

Option: Anbindung an Suchtberatungsstelle bzw. Selbsthilfegruppe

Follow-up:

- Regelmäßige Therapiekontrolle bei nicht erfolgreicher Reduktion des Alkoholkonsums, weitere Unterstützung anbieten
- Folgeinterventionen monatlich für 3–6 Monate, dann mind 4 Folgeinterventionen/Jahr
- Bei fehlendem Therapieerfolg Empfehlung zur Überweisung an Suchtspezialisten
- Schädlicher Konsum: Beratung – Motivationsaufbau – Anbindung (entspricht grundsätzlich dem Vorgehen bei riskantem Konsum)
- Zusätzliche motivierende Kurzintervention häufig notwendig: zu Konsumreduktion („kontrolliertes Trinken"), Trinkpause oder Abstinenz raten; Motivation z. B. über Rückmeldung positiver Veränderungen in den Labormarkern, Trinktagebuch, Erarbeiten

von Coping-Strategien
- Je nach Ausprägung von Organschäden fachärztliche Untersuchung und Beratung empfehlen

Alkoholabhängigkeit: Kontaktphase – Entgiftungs-/Entzugsphase – Entwöhnungsphase – Weiterbehandlungs-/Nachsorgephase

16.3.1. Entzugsversuch

Stationärer Entzug: Grundsätzlich sollte der Entzug stationär erfolgen, insbesondere bei starker Intoxikation, Traumen oder schweren Begleiterkrankungen. Ideal ist eine direkt folgende stationäre Motivationsbehandlung.

Häuslicher Entzug: Ein ambulanter Entzug ist möglich, wenn der Patient dies auch wünscht und wenn eine Überwachung durch die Umgebung gesichert ist, die die Verantwortung für die Gabe von Medikamenten übernimmt und wenn der Arzt selbst den Patienten täglich sehen kann und für diesen erreichbar ist. KONTRAINDIKATIONEN für den häuslichen Entzug sind:
- Multisubstanzmissbrauch
- schwere psychiatrische oder medizinische Begleiterkrankungen
- starke kognitive Defizite
- ungünstiges soziales Umfeld

16.3.2. Pharmakotherapie

Keine Pharmaka bei sehr milden Formen der Abhängigkeit (ohne schwerwiegende Entzugssymptome), jedoch Patienten-Information über kurzzeitig mögliche somatisch-internistische, vegetative, neurologische bzw. psychische Störungen – etwa Unwohlsein, Kopfschmerzen, Schlafstörungen, Nervosität, Ängstlichkeit. Ausnahme: Bei relevanten körperlichen Erkrankungen kommen Arzneimittel auch bei milden Entzugssyndromen zum Einsatz.

Pharmaka: Insbesondere die Wirksamkeit der Pharmakotherapie in der Rückfallprophylaxe wird durchaus kritisch diskutiert.

Evidenz der Arzneimittel in der Entzugsbehandlung (4)

Wirksamkeit Benzodiazepine: Reduzieren effektiv Schwere und Häufigkeit von Alkoholentzugssymptomen sowie Häufigkeit schwerer Entzugskomplikationen (Delire, Entzugskrampfanfälle). Benzodiazepine sollen zur Behandlung des Alkoholentzugssyndroms eingesetzt werden. **Level of Evidence (LoE): 1a**

Wirksamkeit Benzodiazepine Delir: Für die Behandlung deliranter Syndrome mit Halluzinationen, Wahn oder Agitation sollten Benzodiazepine mit Antipsychotika (insbesondere Butyrophenone, wie Haloperidol) kombiniert werden. **LoE: 4**

Benzodiazepine bei eingeschränkter Leberfunktion: Es werden Benzodiazepine mit kürzerer Halbwertszeit und geringer Verstoffwechselung in der Leber (z. B. Oxazepam, Lorazepam) empfohlen. **LoE: nicht anwendbar, Empfehlungsgrad: Good Clinical Practice (GCP)**

Benzodiazepine in der Schwangerschaft: Bei Schwangerschaften sollten im Alkoholentzug bevorzugt Benzodiazepine eingesetzt werden. Dies sollte innerhalb eines stationären und interdisziplinären Settings erfolgen. **LoE: nicht anwendbar, Empfehlungsgrad: GCP**

Wirksamkeit Clomethiazol: Reduziert effektiv Schwere und Häufigkeit von Alkoholentzugssymptomen sowie Häufigkeit schwerer Entzugskomplikationen. Clomethiazol sollte unter stationären Bedingungen zur Behandlung des Alkoholentzugssyndroms eingesetzt werden. **LoE: 1**

Wirksamkeit Clomethiazol im Delir: Für die Behandlung deliranter Syndrome mit Halluzinationen, Wahnsymptomen und Agitation sollte Clomethiazol mit Antipsychotika (insbesondere Butyrophenone, wie Haloperidol) kombiniert werden. **LoE: 1**

Unerwünschte Wirksamkeit Clomethiazol: Clomethiazol soll wegen des Abhängigkeits- oder Missbrauchspotenzials und einer geringen therapeutischen Breite nicht im ambulanten Alkoholentzug eingesetzt und in keinem Fall mit Benzodiazepinen kombiniert werden. Clomethiazol ist nicht für die ambulante Behandlung des Alkoholentzugssyndroms zugelassen. **LoE: nicht anwendbar, Empfehlungsgrad: GCP**

Wirksamkeit Antikonvulsiva bei Krampfanfällen: Antikonvulsiva sollten zur Verhinderung von Alkoholentzugskrampfanfällen eingesetzt werden. **LoE: 1.** ***Anmerkung:*** In der AM-Praxis nicht regelhaft, da Evidenz der prophylaktischen Wirkung noch unzureichend.

Wirksamkeit von Antikonvulsiva bei Alkoholentzug: Carbamazepin, Valproinsäure, Gabapentin und Oxcarbazepin können zur Therapie leicht- bis mittelgradiger Alkoholentzugssyndrome eingesetzt werden. **LoE: 3**

Antiepileptika bei eingeschränkter Leberfunktion: Bei eingeschränkter Leberfunktion können zur Anfallsbehandlung oder Prophylaxe aufgrund der renalen Ausscheidung und fehlenden Hepatotoxizität Gabapentin oder Levetirazetam eingesetzt werden. **LoE: 2**

Neuroleptika: Neuroleptika, wie Haloperidol, werden beim akuten Alkoholdelir mit Wahn- oder Halluzinationen empfohlen, sollen aber aufgrund der fehlenden eigenen Wirkung auf vegetative Entzugssymptome z. B. mit Benzodiazepinen oder Clomethiazol kombiniert werden. **LoE: 2**

Beta-Blocker und Clonidin: Eignen sich nicht zu einer Monotherapie des Alkoholentzugssyndroms, können aber in Ergänzung zu Benzodiazepinen oder Clomethiazol zur Behandlung von vegetativen Alkoholentzugssymptomen eingesetzt werden. **LoE: 4**

Baclofen: Sollte aufgrund der derzeitigen Studienlage nicht für die Behandlung des Alkoholentzugssyndroms eingesetzt werden. **LoE: 1b**

Gamma-Hydroxybuttersäure (GHB): Sollte aufgrund der Nutzen-Risiko-Bewertung nicht für die Behandlung des akuten Alkoholentzugssyndroms eingesetzt werden. **LoE: 1a**

Andere Medikamente: Medikamente mit prokonvulsiven und anticholinergen Wirkungen, wie niederpotente Neuroleptika und trizyklische Antidepressiva, sollten im Alkoholentzug vermieden werden. **LoE: nicht anwendbar, Empfehlungsgrad: GCP**

Tiapridex: Kann in Kombination mit einem Antikonvulsivum zur Behandlung leichter bis mittelschwerer Alkoholentzugssymptome eingesetzt werden. **LoE: 3**

Thiamin zur Wernicke-Enzephalopathie-Prophylaxe: Im Alkoholentzug sollte zur Prophylaxe der Wernicke-Enzephalopathie Thiamin gegeben werden. **LoE: nicht anwendbar, Empfehlungsgrad: GCP**

Thiamin bei parenteraler Glukosegabe: Wenn bei Menschen mit Alkoholabhängigkeit eine parenterale Glukosegabe erfolgt, soll diese mit einer parenteralen Thiamin-Applikation kombiniert werden. **LoE: nicht anwendbar, Empfehlungsgrad: GCP**

Benzodiazepine (2)

Benzodiazepine sind weltweit Medikamente erster Wahl in der Therapie des Entzugssyndroms. Es besteht eine gewisse Kreuztoleranz mit Alkohol, was nicht überrascht, da bei- de über den GABA-Rezeptor wirken. Die Schlüsselsymptome des Alkoholentzugssyndroms (Angst, Agitation, autonome Hyperaktivität) werden durch Benzodiazepine gut beherrscht, die auch epileptischen Anfällen vorbeugen und die Inzidenz des Delirium tremens vermindern. Eine Vielzahl von Benzodiazepinen werden in sehr unterschiedlicher Dosierung eingesetzt, insbesondere Diazepam, Chlordiazepoxid, Oxazepam, Lorazepam und Alprazolam. ***Anmerkung:*** Chlordiazepoxid ist in Österreich nur als Mischpräparat mit Amitriptylin (Limbitrol®) im Handel, dieses ist in der Entzugstherapie nicht einzusetzen.
Unter Benzodiazepinen droht bei Alkoholkonsum Atemdepression!

16.3.3. Pharmakotherapie psychiatrischer Begleiterkrankungen

Anxiolytika/Antidepressiva

Exzessiver Alkoholkonsum führt oft zu Angst, Depressionen und Suizidalität – diese Begleiterscheinungen verschwinden jedoch meist mit dem Entzug. Besteht eine depressive Verstimmung weiter, ist eine antidepressive Behandlung mit trizyklischen Antidepressiva oder neueren Substanzen, wie SSRI, zu überlegen. Die Empfehlungen für Dauer und Dosierung entsprechen denen bei majoren Depressionen. Bei Fortbestand von Angstsymptomen wird der Einsatz von Carbamazepin (auch geeignet zur Prophylaxe epileptischer Anfälle im Entzug!) oder SSRI empfohlen. Weiterführende Literatur: AWMF online – S3-Leitlinien Depression bzw. Angststörungen

Antipsychotika (3)

Akute Alkoholhalluzinosen gehen meist rasch und spontan zurück, deshalb kann hier auf eine antipsychotische Behandlung verzichtet werden. Bei Fortdauern können die medikamentösen Behandlungsmöglichkeiten für die Suchtkomponente in Kombination mit der antipsychotischen Medikation angeboten werden; beide Störungen sind integriert in einem Therapieangebot zu behandeln, ansonsten Koordination der Behandlung, z. B. durch Case Management.
Bei chronischer Halluzinose ist die Prognose auch unter andauernder antipsychotischer Behandlung weiterhin ungünstig.

16.3.4. Follow-up

- Regelmäßige Therapiekontrolle, Anbindung Suchtberatung, Selbsthilfegruppe
- Folgeinterventionen: 14-tägig für 6 Monate, dann mind. 8/Jahr
- Bei fehlendem Therapieerfolg: Überweisung an Suchtspezialisten

16.3.5. Überblick effektive Maßnahmen (5)

- Regelmäßige (!) Behandlungskontakte
- Bezugspersonen vor Ort, Einbeziehung von Angehörigen
- Soziales Kompetenztraining
- Kurztherapien
- Kognitive Verhaltenstherapie, Sporttherapie
- Stärkung der Ich-Fähigkeiten und Coping-Strategien

- Acamprosat und Naltrexon *(siehe Anm. oben)*
- Professionelle Nachsorge
- Die wirksamste Selbsthilfegruppe der Welt: AA

16.3.6. Psychotherapie der Alkoholabhängigkeit

Therapieziele: Sicherung des Überlebens, Behandlung von Begleitstörungen, Schadensbegrenzung (Symptomminimierung) und schließlich dauerhafte Abstinenz.

Patienten mit „leichterer" Alkoholabhängigkeit, guter sozialer Integration und fehlenden körperlichen oder psychischen Erkrankungen können ambulant behandelt werden, in schwereren Fällen oder bei langer, verfestigter Alkoholabhängigkeit sind stationäre Behandlungen sinnvoller. Deren Dauer hat insgesamt auch aus Kostengründen deutlich abgenommen. Insgesamt ist die Evidenzbasierung des Erfolgs von sogenannten Alkoholtherapien gut, in vielen Fällen lassen sich mittelfristig Abstinenzraten von 40 % und mehr erreichen. (6)

Zur Psychotherapie der Sucht gibt es zahlreiche Metaanalysen und Reviews, die sich mit der Wirksamkeit diverser Verfahren auseinandersetzen (5), auch Cochrane publizierte dazu (7).

Gemeinsamkeiten der positiv evaluierten Verfahren:

- Eigener Beitrag der Patienten, Konsum zu reduzieren bzw. aufzugeben: Self management skills, Ermutigung zur Nutzung eigener Möglichkeiten
- Motivation zur Veränderung: Intrinsische Motivationsförderung, Verhaltenskontrakt, soziale Kontingenzsetzung
- Soziale Unterstützung, Verbesserung der Beziehungen zu Bezugspersonen

Gemeinsamkeiten der negativ evaluierten Verfahren: Erziehen, konfrontieren, Einsicht fördern, entspannen, forcierter Selbsthilfegruppenbesuch, unspezifische Beratung, allgemeine Unterstützung (5)

Alkoholismusspezifische Psychotherapie

(ASP, 4 Phasen)

- **Motivationsaufbau:** Beginn mittels motivierender Gesprächsführung, Einbeziehen einer wichtigen Person
- **Veränderungsplan:** Exploration der Veränderungsbereitschaft bzw. -motivation
- **Fertigkeitentraining:** Funktionale Verhaltensanalyse, psychosoziales Funktionsniveau, Stärken & Ressourcen
- **Aufrechterhaltung:** Check-up-Sitzungen, Abschlusssitzung

16.4. Akute Alkoholintoxikation

Die spezielle Problematik bei diesen Patienten liegt in ihrer oft desolaten physischen und/oder sozialen Situation; mangelnde Compliance und aggressives Verhalten sind typisch. Allgemeine Risiken sind Hypotonie, Hypothermie, Hypoglykämie, Mischintoxikation sowie eine erhöhte Inzidenz sekundär diagnostizierter Traumen.

16.4.1. Behandlungsablauf (1)

Aufnahmeuntersuchung: Klinischer Ersteindruck (Glasgow Coma Scale, s. u.), gezielte allgemeine + neurologische Untersuchung; BZ, BAC, allgemeine + spezielle Toxikolo-

gie (Gefahr der Hypoglykämie, Azidose, Hypothermie und Atemdepression)
Verlaufsuntersuchung: Veränderungen nach Glasgow Coma Scale, Aufwachreaktion nach Konzentrations-Wirkungs-Verhältnis
Weitere Maßnahmen: Therapeutische oder soziale Maßnahmen (Entzugstherapie?); Entlassung nur, wenn Patient gangstabil und in allen Qualitäten orientiert ist

16.4.2. Glasgow Coma Scale zur Erfassung von Bewusstseinsstörungen (2)

Augen öffnen	Sprachliche Reaktion	Motorische Reaktion
		6 befolgt Aufforderung
	5 klar	**5** gezielte Schmerzabwehr
4 spontan	**4** desorientiert	**4** ungezielte Schmerzabwehr
3 auf Ansprache	**3** unzusammenhängend	**3** Beugereaktion auf Schmerzreiz
2 auf Schmerzreiz	**2** unverständlich	**2** Streckreaktion auf Schmerzreiz
1 keine Reaktion	**1** keine Reaktion	**1** keine Reaktion

Punkteskala 3–15 (kritische Bewusstseinsstörung ‹ 8 Punkte)

Literaturnachweis online: www.tgam.at/leitfaden_quellen_kap16

17. Impfungen

17.1. Grundsätzliches zu Impfungen

Laut Empfehlung der WHO soll jeder Arztkontakt dazu genutzt werden, zu prüfen, ob die empfohlenen Impfungen durchgeführt worden sind, und – wo notwendig – fehlende Impfungen nachzuholen. Es vergeht kaum ein Tag in der AM-Praxis, an dem nicht ein Patient mit seinem Impfpass oder meist den Impfpässen der ganzen Familie kommt, und wissen möchte, welche Impfungen als nächstes fällig sind. Die Überprüfung des Impfstatus sollte auch ein Bestandteil der Vorsorgeuntersuchung werden.

17.1.1. Individueller Schutz und Herdenimmunität

Schutzimpfungen gehören zu den wichtigsten und wirksamsten präventiven Maßnahmen, die in der Medizin zur Verfügung stehen. Neben individuellem Schutz bewirkt eine hohe Durchimpfungsrate **Herdenimmunität** und schützt jene Patienten, welche z. B. aufgrund einer Kontraindikation nicht geimpft werden können.

Krankheitserreger, wie Poliomyelitis, Hepatitis B, Masern oder Keuchhusten, für die der Mensch der einzige Wirt ist, könnten durch eine konsequent hohe Durchimpfungsrate der Bevölkerung ausgerottet werden. Die WHO hat sich daher z. B. zum Ziel gesetzt, die Masern bis zum Jahr 2020 in mindestens 5 WHO-Regionen zu eliminieren. Dies wird wohl leider ein frommer Wunsch bleiben – mit Ausnahme der Pocken ist die Ausrottung bisher bei keiner der genannten Krankheiten tatsächlich gelungen.

Die Masern-Durchimpfungsraten in Österreich wurden 2016 genauer analysiert: Bei den 2- bis 5-jährigen Kindern beträgt die Durchimpfungsrate 92 %, zudem sind etwa 10 % davon nur ein- statt zweimal geimpft. Mit der Inzidenz von 35,8 Fällen pro 1 Mio. Einwohner im Jahr lag Österreich 2015 EU-weit auf dem unrühmlichen 2. Platz! 2017 lag die Inzidenz bei 10,8 Fällen (Stand KW 50), damit ist Österreich leider noch immer vom Eliminationsziel von ‹ 1 pro 1 Million Einwohner sehr weit entfernt. (1, 2)

17.1.2. Der Impfgedanke

Gedanken sollten frei sein, doch wenn Impfbefürworter vom „Impfgedanken" sprechen, meinen sie damit ein unantastbares öffentliches Gesundheitsziel. Diskussionen über Impfungen gefährden den Impfgedanken, verhindern hohe Durchimpfungsraten und schaden der Herdenimmunität. Die individuelle Freiheit müsse hier zu Gunsten des höheren Gutes – der Gesundheit der gesamten Nation – enden. So wird z.B. argumentiert, dass zum Schutz chronisch kranker Kinder, für die die Rotavirus-Impfung kontraindiziert ist, möglichst alle gesunden Kindern geimpft werden sollten. Aus dieser Sicht werden Patienten, Eltern und Ärzte, wenn sie kritische Fragen zu Impfungen stellen, als asozial wahrgenommen.

17.1.3. Informierte Patientenentscheidung

Das elementare Recht jedes Patienten auf eine partizipative Entscheidungsfindung und das Ziel einer hohen Durchimpfungsrate sind nicht immer unter einen Hut zu bringen. Grundsätzlich gilt das Prinzip, dass jeder Eingriff, ob chirurgisch, medikamentös oder in Form einer Impfung, erst dann indiziert ist, wenn auf Basis guter Evidenz feststeht, dass der Nutzen das Behandlungsrisiko übersteigt. Mit Patienten bzw. Eltern soll ein aufklärendes Gespräch über den derzeitigen Wissensstand von Nutzen und Risiko erfolgen, um den Betroffenen eine informierte Patientenentscheidung zu ermöglichen. Gesundheitsinformationen sollten offen ansprechen, wenn die Wirksamkeit einer Untersuchungs- oder Behandlungsmethode noch nicht ausreichend belegt ist oder die vorhandenen Studien zu widersprüchlichen Ergebnissen geführt haben. (3) Ein solches Gespräch kann auch dazu führen, dass Patienten eine im Impfplan empfohlene Impfung ablehnen. Ärztliche Aufgabe ist es, die Vor- und Nachteile möglichst objektiv darzustellen. Mancher Patient entscheidet selbst, andere werden fragen, was der Arzt empfehlen würde, was uns zwingt, Entscheidungen mit Unsicherheiten zu treffen. Gerade eine Abweichung vom offiziellen Impfplan muss dann gut begründet sein.

17.1.4. Impfskepsis nimmt zu

Viele Patienten sind durch die ständig steigende Zahl empfohlener Impfungen verunsichert, im ungünstigsten Falle reagieren sie mit kompletter Impfverweigerung, auch bei ihren Kindern. Den Mitgliedern des Impfausschusses wurden in der Vergangenheit z. T. Interessenskonflikte vorgeworfen, dies ist Grund für weitere Skepsis. Um eine sachliche Beratung über den Stellenwert der einzelnen Impfungen zu ermöglichen, haben wir im Kapitel „Impfungen im Detail" den offiziellen Impfempfehlungen evidenzbasierte Parameter, wie NNT und NNH, gegenübergestellt und versuchen, Risikogruppen, für die ein Nutzen zu erwarten ist, zu definieren. Sie werden Impfungen, z. B. gegen Masern, finden, bei denen der Nutzen die Risiken eindeutig aufwiegt; es gibt aber auch Impfungen mit fraglich positiver Bilanz. Manchmal ist die Datenlage noch so unzureichend, dass das Grund-Prinzip der EbM „Nicht wissen ist besser als falsch wissen" angewendet werden sollte.

17.1.5. Deutschsprachige Impfpläne

Zum Zeitpunkt der Drucklegung waren die Impfpläne 2018 gültig und damit Basis dieses Kapitels; die Impfpläne werden jährlich aktualisiert! Die jeweils gültigen Empfehlungen finden Sie online auf:

- Impfplan Österreich (4): www.sozialministerium.at
- Impfkalender der Ständigen Impfkommission (STIKO) am Robert-Koch-Institut (5): www.rki.de
- Schweizerischer Impfplan (6): www.infovac.ch

17.2. Kostenlose empfohlene Impfungen im 1. Lebensjahr

Lt. öst. Impfplan: Rotaviren (Rota), Tetanus/Diphtherie (T/D), Pertussis (azellulär, Pa), Haemophilus influenzae Typ B (HiB), Poliomyelitis (Polio), Hepatitis B (HepB), Pneumokokken (Pneu), Mumps/Masern/Röteln (MMR) – Impfschemata am Ende des Abschnitts im Ländervergleich.

17.2.1. Nutzen-Risiko-Bewertung: Neue Pneumokokken-Impfung Synflorix® im 1. Lebensjahr

Kurz und bündig

- Synflorix® ist kostengünstiger als Prevenar®.
- Schutzeffekt der neueren Konjugatimpfstoffe vor invasiven Pneumokokkenerkrankungen wurde ausschließlich durch direkten Vergleich der Immunantwort erwiesen.
- Langfristige Überwachung invasiver Pneumokokkenerkrankungen zur Einschätzung des klinischen Nutzens ist dringend erforderlich (nachlassende Immunität, Folgen fehlener natürlicher Boosterung, mögliches Replacement).
- EMA hält Durchbrucherkrankungen unter den neueren Vakzinen und eine kürzere Wirkdauer der Impfung für möglich.
- Für einen möglichen Schutz vor Otitis media gibt es keine serologischen Kriterien; NNT zur Verhinderung einer Pneumokokken-Meningitis = 50.000 (1).

Synflorix® enthält 3 zusätzliche Serotypen (1, 5 und 7F) und darf bei Kindern bis zum vollendeten 2. Lj. zur aktiven Immunisierung gegen invasive Erkrankungen und akute Otitis media durch Streptococcus pneumoniae angewendet werden. Nach Einschätzung der europäischen Arzneimittelbehörde EMA sollen die in den beiden Konjugatimpfstoffen enthaltenen Serotypen in Europa für mindestens 80% der invasiven Pneumokokkenerkrankungen bei Kindern unter 5 Jahren verantwortlich sein. (2)
Der Schutzeffekt der neueren Konjugatimpfstoffe Prevenar 13® und Synflorix® vor invasiven Pneumokokkenerkrankungen wurde nicht klinisch, sondern ausschließlich durch direkten Vergleich der Immunantwort mit jener unter Prevenar® geprüft.
An der entscheidenden Studie zu Synflorix® nahmen 1.650 Säuglinge aus Finnland, Frankreich und Polen teil. Die neuen Vakzine erweisen sich insgesamt bei der Mehrzahl der gemeinsamen Serotypen als weniger immunogen als Prevenar®. Die Immunantworten auf die Typen 6B und 23F genügen den Kriterien für Nichtunterlegenheit nicht. Wie bei Prevenar 13® fällt die Höhe der funktionalen Immunantwort gegen die zusätzlichen Serotypen 1 und 5 niedriger aus als bei jedem anderen Serotyp. Die klinischen Folgen der schwächeren Immunogenität von Synflorix® sind unklar, die EMA hält aber Durchbrucherkrankungen und eine kürzere Wirkdauer der Vakzine für möglich. (3)
Aufgrund ergänzender immunologischer Untersuchungen steht nach Einschätzung der EMA die klinische Wirksamkeit der in beiden Nachfolgern enthaltenen zusätzlichen Serotypen 1 und 5 in Frage, ebenso die der nur in Prevenar 13® ergänzten Serotypen 3 und möglicherweise auch 19A.
Zur klinischen Wirksamkeit des 10-valenten Pneumokokken-Konjugatimpfstoffs Synflorix® wurde eine finnische Kohorten-Beobachtungstudie mit insgesamt rund 47.000 Kindern publiziert, die das Auftreten invasiver Pneumokokkenerkrankungen vor/nach Einführung der generellen Pneumokokken-Impfung untersuchte. Die Effektivität gegen invasive Pneumokokkenerkrankungen insgesamt beträgt 93% (9 5% CI 75-99) (4). NNT zur Verhinderung einer Pneumokokken-Meningitis = 50.000 (1, 5); geschätzte NNT zur Verhinderung einer invasiven Pneumokokkenerkrankung: ca. 2.000.
Für einen möglichen Schutz vor Otitis media gibt es keine serologischen Kriterien. Warum Prevenar 13® und Synflorix® dennoch dafür zugelassen wurden, ist unklar. (2)
Generell lässt sich aufgrund der Daten sagen: In den meisten Ländern hat die Häufig-

keit invasiver Pneumokokkenerkrankungen bei Kleinkindern, zumindest in dem noch relativ kurzen Beobachtungszeitraum von wenigen Jahren, insgesamt abgenommen, trotz eines ebenfalls in den meisten Studien beobachteten Replacements - also der Zunahme von Erkrankungen durch Nichtimpfstoffserotypen. Es ist eine Zunahme besonders des (im 7-valenten-Impfstoff nicht enthaltenen) Serotyps 19A zu beobachten, und zwar zum Teil als multiresistenter Keim. Dieser Keim wird von Prevenar 13® abgedeckt, nicht aber von Synflorix®. Das Serotypenspektrum spricht daher eher für Prevenar 13®.
Eine generelle Meldepflicht für invasive Pneumokokkenerkrankungen gibt es (in D) bis heute nicht. Die verminderte Erkrankungsrate bei unter Zweijährigen könnte daher zumindest teilweise auf einer geringeren Melderate beruhen. (2)
Da Prevenar® inzwischen vom Markt genommen wurde, bleibt für eine Immunisierung von Säuglingen gegen Pneumokokken nur die Wahl zwischen Synflorix® und Prevenar 13®. Ob diese beiden einen größeren klinischen Nutzen haben, wie die größere Zahl der enthaltenen Pneumokokkenserotypen nahe legt, ist jedoch unklar. Wegen der o.a. Fakten bleibt die Entscheidung, welcher Impfstoff vorzuziehen ist, der individuellen Abwägung vorbehalten.

17.2.2. Nutzen-Risiko-Bewertung der Rotavirus-Schluckimpfung Rotarix®/Rotateq® im 1. Lebensjahr

Kurz und bündig

NNV = 625 zur Verhinderung einer Hospitalisierung wegen schwerer Gastroenteritis. (6)
NNH = 18,5 für Dünndarminvagination. (7)
Kein Einfluss auf Mortalität. (8)

Die Daten aus der Zulassungsstudie ergaben: ARR 0,5 %, NNT: 200 für schwere Gastroenteritis und stationäre Behandlung, keine Reduktion der Gesamtmortalität. **UAW:** Fieber, Durchfall, Dünndarm-Invagination. Der geringe Nutzen steht vielen offenen Fragen gegenüber.
An dieser Einschätzung hat sich bis heute nichts geändert; Beobachtungsdaten aus der Schweiz zeigen bei Kindern unter 5 Jahren eine Hospitalisationsrate von 1,6 von 1.000 Kindern wegen Rotavurisinfekten, das ist 1 von 625 Kindern. Es ist unrealistisch, davon auszugehen, dass alle diese Fälle durch die Rotavirus-Impfung verhinderbar wären. Die NNV muss also eher höher als in der Zulassungsstudie angesetzt werde. Die Todesursachenstatistik des BFS weist zwischen 1995 und Ende 2012 keine rotavirusbedingten Todesfälle bei unter 5-Jährigen aus. (6)

Darminvaginationen unter Rotavirus-Schluckimpfung

Die Anzahl zusätzlicher Invaginationen im zeitlichen Zusammenhang mit einer Rotavirus-Schluckimpfungen werden in der Literatur meist mit 1–5/100.000 angegeben (9). In den USA und Australien wurden bis zu 6 zusätzliche Fälle pro 100.000 Säuglingen pro Jahr bei einer Hintergrundinzidenz von 33 bis 101 Fällen pro 100.000 Säuglingen (im 1. Lj.) pro Jahr beobachtet. Das ergäbe eine NNH von 18,5. (7)
Dem Paul-Ehrlich-Institut sind bis heute aus D 82 Meldungen einer bestätigten Invagination in unterschiedlichem zeitlichen Zusammenhang mit einer Rotavirusimpfung

berichtet worden. In 68 Fällen konnte der Gesundheitszustand wiederhergestellt werden. Bei 12 Kindern (9 männlich, 3 weiblich) musste im Rahmen einer Operation eine partielle Darmresektion vorgenommen werden. Das PEI gibt daher die Empfehlung ab: *„Darüber hinaus sollten Kinderärzte Eltern unbedingt darüber aufklären, dass eine Invagination im zeitlichen Zusammenhang mit einer Rotavirus-Impfung auftreten kann und wie man diese frühzeitig erkennt. Zu den Symptomen einer Invagination gehören krampfartige Bauchschmerzen, Nahrungsverweigerung, Erbrechen, ungewöhnliches Schreien und vor allem Absetzen von blutigem Stuhl …"* (8)

17.3. Für alle Kinder im Impfplan zusätzlich kostenpflichtig empfohlen

17.3.1. Impf-Intervalle Meningokokken C und B, Varizellen

Impfung	Intervall	Anmerkung
Meningokokken C Impfstoffe: NeisVac-C® (MCC-TT, Baxter); Menjugate® (CRM197, Novartis); Meningitec® (CRM197, Wyeth/Pfizer)	Impfung mit Neisvac-C®: 2.-4. LM; 2 Dosen im Abstand von mind. 8 Wochen + eine Auffrischung im 12. oder 13. LM Impfung mit Menjugate®/Meningitec®: Impfbeginn 2. bis 12. LM, 2 Dosen im Abstand von mind. 8 Wochen + eine Auffrischung im 2. Lj. Nachholimpfung bis zum 10. Lj.	Einmalige Impfung 1-Jähriger - als schützend erachtete Antikörpertiter bei 90-100 % der Kinder. Dauer des Impfschutzes ist unklar. Bessere und länger anhaltende Immunogenität von NeisVac-C® im Vergleich zu Menjugate® und Meningitec®. Die allgemeine Impfung von Kleinkindern gegen Meningokokken-C-Erkrankungen mit Konjugatimpfstoffen scheint wirksam zu sein.
Meningokokken B (Bexsero®)	Impfbeginn 6.-11. LM; insgesamt 3 Dosen; 2. Dosis Abstand mind. 2 Monate; Auffrischung im 2. Lj., Mindestabstand 2 Monate zu 2. Impfung Bei Impfbeginn 12.-23. LM insgesamt 3 Dosen: 2 Dosen mit mind. 2 Monaten Abstand; Auffrischung 12-23 Monate nach 2. Dosis	Erkrankungsrate in Deutschland bei Säuglingen 5 pro 100.000; in England 15 pro 100.000 (Zahlen aus 2014/15) Aufgrund hierzulande geringer Erkrankungsrate, möglichen negativen Impffolgen und hohen Kosten: fragliche Kosten-Nutzen-Rechnung

Impfung	Intervall	Anmerkung
Varizellen (Lebendimpfstoff - Varivax®, Varilrix®)	Ab 9. LM 2 Teilimpfungen; Mindestabstand 6 Wochen	Zweckmäßig bei: Kindern mit Leukämie oder Malignomen unter Berücksichtigung der Immunitätslage für eine Lebendimpfung (z. B. im Therapie-Intervall, mit › 1.200/µl Lymphozyten), Kindern bei asymptomatischer HIV-Infektion vor Organtransplantation, schwerer Niereninsuffizienz, anamnestisch nicht durchgemachter Erkrankung Nachholimpfung 11.-15 Lebensjahr

17.3.2. Nutzen-Risiko-Bewertung Meningokokken-C-Impfung im 1. Lebensjahr

Monovalente Meningokokken-C-Impfstoffe: NeisVac-C® (Baxter), MCC-TT konjugiert mit Tetanus-Toxin (bessere Immunität als Menjugate®/Meninigitec®); Menjugate® (Novartis) und Meningitec® (Wyeth/Pfizer) konjugiert mit Diphtherie-Derivat (MCC-CRM197) Die STIKO und der schweizerische Impfplan empfehlen die einmalige Impfung aller Kinder im frühen 2. Lebensjahr. RCTs mit klinischen Endpunkten zum Nutzen der gegen C-Meningokokken angebotenen Konjugatimpfstoffe liegen nicht vor. In Immunogenitätsstudien erzielen die Impfstoffe bei einmaliger Impfung 1-Jähriger als schützend erachtete Antikörpertiter bei 90-100 % der Kinder. NeisVac-C® erzielt eine bessere und länger anhaltende Immunität als Menjugate®/Meninigitec® (1). Die Dauer des Impfschutzes ist unklar. In mehreren europäischen Ländern wird nach Aufnahme der Impfung in das Standardimpfprogramm für Säuglinge oder Kleinkinder, verbunden mit einer Impfkampagne für ältere Kinder oder auch Jugendliche, ein deutlicher Rückgang von C-Meningokokken-Erkrankungen beobachtet. Eine zahlenmäßig relevante Serogruppenverschiebung („Replacement") wird bislang nicht beschrieben. Auf A/D sind die positiven Erfahrungen anderer Länder nur bedingt übertragbar: Die Rate der C-Meningokokken-Erkrankungen ist hierzulande deutlich geringer und zur empfohlenen Strategie liegen unseres Wissens bislang keine Erfahrungsberichte vor. Die Inzidenz invasiver Meningokokken-C Erkrankungen ist in Europa sehr unterschiedlich. Pro Jahr erkranken ungefähr 1 von 100.000 in Spanien, 1 von 100.000 in Großbritannien, 1 von 400.000 in Deutschland (2).

Die allgemeine Impfung von Kleinkindern gegen Meningokokken-C-Erkrankungen mit Konjugatimpfstoffen scheint wirksam zu sein. Wie groß der Effekt in D und A sein wird, lässt sich jedoch nicht sicher vorhersagen. Nach Schätzung der STIKO würden bei einer Durchimpfungsrate von 80 % in 3 Jahren bei geimpften Kindern 71 Erkrankungen mit 8 Todesfällen verhindert. Für diesen Nutzen sind dann 58 Mio. € aufzuwenden. Ratsam erscheint eine Impfung vor Eintritt in Gemeinschaftseinrichtungen, insbesondere Internate, bei Gruppen-/Schulveranstaltungen in Ländern mit erhöhtem Infektionsrisiko, z. B. Auslandssemester in Spanien oder UK. (2)

17.3.3. Nutzen-Risiko-Bewertung Meningokokken-B-Impfung Bexsero® im 1. Lebensjahr

Zu Bexsero® liegen inzwischen Beobachtungsdaten zur klinischen Wirksamkeit aus GB vor. Dort wird der Impfstoff seit September 2015 zur Routineimmunisierung von Säuglingen empfohlen: Bei einer Durchimpfungsrate von 95,5% für eine und von 88,6% für zwei Dosierungen wird eine Effektivität der Vakzine gegen B-Meningokokken-Erkrankungen bei vollständig geimpften Säuglingen von 82,9% errechnet. Gegenüber dem Jahresdurchschnitt von 74 Erkrankungen in den Monaten September bis Juni der Jahre 2011 bis 2015 sinkt die Zahl bei Säuglingen in 10 Monaten zwischen September 2015 und Juni 2016 auf 37. Bei Einbeziehen eines Trends zum Rückgang auch unter Nichtgeimpften ergibt sich durch die Impfung ein relatives Erkrankungsrisiko von 0,58 (95% CI 0,40-0,85).

Der Nutzen einer routinemäßigen Immunisierung mit Bexsero® im 1. Lj. würde in D und A deutlich geringer ausfallen. Die Erkrankungsrate ist in Deutschland bei Säuglingen mit 5 pro 100.000 schon ohne Impfstoff deutlich geringer als in GB mit 15 pro 100.000 (Zahlen aus 2014/15). Unter der Annahme einer ähnlich hohen Durchimpfungsrate und relativen Risikoreduktion wie in Großbritannien ergäbe sich rechnerisch eine Senkung invasiver B-Meningokokken-Erkrankungen im 1. Lj. in D von 37 auf 21 pro Geburtsjahrgang mit 740.000 Kindern. Für diesen Nutzen wären gemäß Listenpreis für Bexsero® (108,34 € pro Fertigspritze) mehr als 140 Mio. € aufzuwenden. Unerwünschte Impffolgen dürften aber ebenso häufig sein wie in England. Zu den schwerwiegenden unerwünschten Effekten gehören Krampfanfälle und möglicherweise KAWASAKI-Syndrom (3). Die STIKO spricht sich bislang noch immer nicht für eine generelle Impfung aus. (4) Das arznei-telegramm sieht eine Indikation für Bexsero® beim derzeitigen Kenntnisstand nur im Einzelfall, etwa bei einem Erkrankungsausbruch (3). Diese Empfehlung ist angesichts der geringen Erkrankungsrate, der möglichen negativen Impffolgen und der hohen Kosten angebracht. (5)

17.3.4. Nutzen-Risiko-Bewertung der Varizellen-Impfung im 1. Lebensjahr

Windpocken (Varizellen) sind eine üblicherweise im Kindesalter auftretende, in der Regel harmlos verlaufende Viruserkrankung. Mit der Impfung lässt sich Korrelationsstudien nach die Zahl Varizella-bedingter Krankenhausbehandlungen deutlich senken; in den USA wird auch eine verringerte Windpocken-Sterblichkeit beobachtet. Ein Einfluss auf die Häufigkeit von Krankenhausbehandlungen und Todesfällen ist aber bislang noch nicht in kontrollierten Studien belegt. Ebenfalls ungeklärt sind die Folgen einer verbreiteten Impfung für Ungeimpfte: Der Infektionszeitpunkt könnte sich auf das Erwachsenenalter verschieben, mit dem Risiko einer höheren Komplikationsrate.

Herpes zoster nach Windpockenimpfung

Nach Immunisierung mit Windpockenimpfstoff kann auch bei gesunden Kindern ein Herpes zoster auftreten. Der Zoster kann durch eine vor oder trotz Impfung eingetretene Wildvirusinfektion, aber auch durch das Impfvirus selbst hervorgerufen werden. Das abgeschwächte Impfvirus kann wie das Wildvirus zu einer latenten Infektion führen, die in Form des Herpes zoster reaktiviert wird. (6) In verschiedenen Beobachtungsstudien und Modellansätzen wurde eine rückläufige Viruszirkulation bzw. -exposition als ein Risikofaktor für Herpes zoster wegen einer fehlenden exogenen Boosterung des Immunsystems angesehen. In den Sentineldaten zeigte sich allerdings bisher eine stabile Zahl von Herpes-zoster-Fällen. Jedoch scheint es auch hier Verschiebungen innerhalb der (Kinder-)Altersgruppen zu geben (7).

Verschiebung der Windpocken-Krankheitslast in höhere Altersgruppen?
Ein Inzidenzanstieg in höheren Altersgruppen in Folge der Rechtsverschiebung des Altersgipfels der natürlichen Infektion wird als das Hauptrisiko eines Varizellen-Impfprogrammes angesehen. (7)

Impfdurchbrüche (8)
Durchbruchserkrankungen (Varizellen-Erkrankungen mehr als 42 Tage nach Impfung) machen in D ca. 7–8 % der gemeldeten Varizellen-Fälle aus. Es ist dokumentiert, dass der Schutz der Varizellenimpfung häufig mit der Zeit nachlässt. Dies bedeutet, dass als Kinder geimpfte, inzwischen erwachsene Personen wieder für Windpocken empfänglich werden und bei Kontakt mit dem Erreger erkranken können – beispielsweise mit dem Wildtyp durch ungeimpfte Kinder oder an Gürtelrose erkrankte Erwachsene bzw. mit dem Impfvirus über geimpfte Kinder. Dies könnte unter anderem auch Frauen im gebärfähigen Alter gefährden. In den USA wird daher seit längerem eine Auffrischimpfung empfohlen. Hinreichende klinische Daten zum Nutzen einer Zweitimpfung und zur Dauer des Schutzes nach Boosterung gibt es bislang aber nicht.
1995 wurde in den USA ein generelles VZV-Impfprogramm eingeführt. In der Folge wurden Impfdurchbrüche festgestellt. Es wird angenommen, dass eine geringere Prävalenz von Wildtyp VZV (verantwortlich für fehlende natürliche externe Boosterung der Immunität) oder eine zu geringe Immunantwort auf die Impfung für die zurückgehende Immunität verantwortlich sind.

17.3.5. Impf-Intervalle Influenza, FSME und Hepatitis A

Impfung	Intervall	Anmerkungen
Influenza	6–36 Monate: 2 x halbe Erwachsenen-Dosis/Kinderimpfstoff. 3–8 Jahre bei Erstimpfung: 2 Impfungen im Abstand von mind. 4 Wochen › 8 Jahre: 1 x jährlich	Empfohlen für Frühgeborene und deren Umfeld in den ersten 2 Wintern. Kein belegter Nutzen bei gesunden Kindern! Verminderte Wirksamkeit von Influenza-Impfungen im Alter durch Antigenic Shift (s. u.).

Impfung	Intervall	Anmerkungen
FSME	Grundimmunisierung: 3 Dosen, 0/1-3 Monate/5-12 Monate nach 2. Impfung; Encepur®: 0/1-3 Monate/9-12 Monate nach 2. Impfung	Zugelassen ab dem 1. Lj. Unter 6 J. ist Impfung lt. Schweizer Impfplan allgemein nicht angezeigt, da schwere Erkrankungen in dieser Altersgruppe selten sind. NNH = 7 für Fieberreaktionen von › 38 °C bei 1- bis 2-Jährigen, NNH = 20 bei 3- bis 11-Jährigen. Auffrischungen nur noch alle 10 Jahre empfohlen, da Notwendigkeit häufigerer Auffrischungen nicht belegt. (9)
Hepatitis A	Erstimpfung mit mind. 12 Monaten, 2. Impfung sollte 6-12 Mo nach der 1. gegeben werden. 2 Dosen = lebenslanger Schutz vor Hepatitis A. Empfohlen vor Eintritt in Gemeinschaftseinrichtungen, bis zum Alter von 10 J. (Volksschule).	Erkrankung verläuft bei Gesunden harmlos. Indikationsimpfung nur für wenige Personen, für gesunde Kinder nicht zwingend erforderlich.

17.3.6. Nutzen-Risiko-Bewertung der Influenza-Impfung im 1. Lebensjahr

Influenza-Impfung von gesunden Kinder und jungen Erwachsenen reduziert zwar Influenzaerkrankungen; Einfluss auf schwere Verläufe, Mortalität oder Komplikationen ist aber nicht belegt (10). Im Vergleich zu Plazebo/keine Impfung verringern inaktivierte Impfstoffe bei Kindern das Grippe-Risiko von 30 auf 11 % (hohe Evidenz, NNV = 5), ILI (Influenza-like illness) werden wahrscheinlich von 28 auf 20 % reduziert (mäßige Evidenz, NNV = 12). Das Risiko für eine Otitis media ist bei geimpften und ungeimpften Kindern wahrscheinlich ähnlich hoch bzw. wird nur geringgradig reduziert (11). Die Datenlage ist zu schwach, um die UAW ausreichend zu beurteilen.

Ein Argument gegen die Influenzaimpfung von Kindern und Jugendlichen ist das Phänomen „**Original Antigenic Sin**“: Bei einem Antigenic Shift ist das Ansprechen des Immunsystems deutlich schlechter als bei der Erstimpfung. Je früher man zu impfen beginnt, desto größer ist daher die Wahrscheinlichkeit, dass der Impfling einen Antigenic Shift - oder sogar zwei - erlebt und damit bei Impfungen mit dem neuen Typ der Impfschutz schlechter ausfällt. Daher scheint es besser, die Influenza-Impfung erst bei Senioren zu beginnen, außer es handelt sich um Patienten mit erhöhtem Risiko.

Der Schweizerische Impfplan sieht keine generelle Influenza-Impfung von Kleinkindern vor. Eine saisonale Influenza-Impfung (Oktober bis Januar) in den ersten beiden Wintern wird bei Frühgeborenen empfohlen, die vor der 33. Gestationswoche oder mit einem Geburtsgewicht ‹ 1.500 g geboren wurden – hier ist auch das familiäre Umfeld und das beteiligte Medizinpersonal zu impfen (12).

17.3.7. Nutzen-Risiko-Bewertung der FSME-Impfung im 1. Lebensjahr

Kinder sind nur minimal durch FSME gefährdet, obwohl sie wahrscheinlich häufiger Kontakt mit Zecken haben als Erwachsene. Junge Patienten haben im Allgemeinen eine niedrigere Rate klinisch manifester Infektionen und erholen sich rascher als Erwachsene. (9)
Bleibende neurologische Schäden sind bei Kindern eine „Rarität", Impfstoff-Unverträglichkeiten jedoch sehr häufig: Fieberreaktionen von › 38 °C bei 1- bis 2-jährigen Kindern (bei 15 %, gegenüber 5 % bei 3- bis 11-Jährigen). Kopfschmerzen sind sehr häufig, Nervenentzündungen, Enzephalitis u. a. kommen vor (4). Aus diesem Grund empfiehlt die STIKO bei Kindern unter 3 Jahren eine besonders sorgfältige Indikationsstellung. Die FSME-Impfung von Kindern unter 6 Jahren erscheint uns hierzulande in der Regel entbehrlich.

17.3.8. Nutzen-Risiko-Bewertung der Hepatitis A-Impfung im 1. Lebensjahr

Wegen der jährlichen Einschleppung und Weiterverbreitung von Hepatitis A-Viren in Anschluss an Ferienreisen ins Ausland, die zu Ausbrüchen vor allem in Kindergärten und Grundschulen führen, sollen laut öst. Impfplan Kinder vor Eintritt in Gemeinschaftseinrichtungen ab dem vollendeten 1. Lj. (bis zum vollendeten 10. Lj. bzw. Volksschulaustritt) gegen Hepatitis A geschützt sein. **Grundimmunisierung:** 0/6 Monate für Kinder ab dem vollendeten 1. Lj. und Erwachsene. Ab dem vollendeten 1. Lj. kann auch in Kombination mit Hepatitis B (Kinderformulierung bis zum vollendeten 16. Lj.) geimpft werden (0/1/6-12Monate). **Auffrischungsimpfung:** Nur nach Säuglingsimpfung im Schulalter auffrischen, routinemäßige Auffrischung nicht erforderlich (Ausnahme Risikopersonen). (13)

Die Impfung gegen Hepatitis A ist nach deutschem und Schweizer Impfplan zur Primärpravention ab dem Alter von 1 Jahr bei Risikopersonen indiziert:

- Personen mit häufiger Übertragung von Blutbestandteilen oder mit LeberkrankheitenReisende in Länder mit mittlerer und hoher hoher Hepatitis-A-Prävalenz
- Kinder aus Ländern mit mittlerer und hoher Endemizität, die für einen vorübergehenden Aufenthalt in ihr Herkunftsland zurückkehren
- Personen mit einem Sexualverhalten mit erhöhtem Expositionsrisiko; z. B. Männer, die Sex mit Männern haben
- Personen mit erhöhtem beruflichen Expositionsrisiko, einschließlich Auszubildende, Praktikanten, Studierende und ehrenamtlich Tätige mit vergleichbarem Expositionsrisiko: Gesundheitsdienst (inkl. Sanitäts- und Rettungsdienst, Küche, Labor, technischer und Reinigungsdienst, psychiatrische und Fürsorgeeinrichtungen); Personen mit Abwasserkontakt; Tätigkeit (inkl. Küche und Reinigung) in Kindertagesstatten, Kinderheimen, Behindertenwerkstatten, Asylbewerberheimen u. a. Bewohner von psychiatrischen Einrichtungen oder vergleichbaren Fürsorgeeinrichtungen.

17.4. Impfungen im 1. Lebensjahr – Ländervergleich A/D/CH

Der öst. Impfplan sieht 2018 im Vergleich zum Schweizer und deutschen Impfplan mehr und frühere Impftermine vor.

Tabellarischer Überblick der nationalen Empfehlungen

	BCG	Rota	T/D	Pa	Hib	Polio	HepB	Pneu	MenB	MenC	FSME	Influ	HepA	MMR	VZ
A		2^2	2^{2+1}	2^{2+1}	2^{2+1}	2^{2+1}	2^{2+1}	2^{2+1}	2^{3+1}	12^2	12^3	6^2	12^2	9^2	12^2
D		$2^{2\text{-}3}$	2^4	2^4	$2^{3\text{-}4}$	$2^{3\text{-}4}$	$2^{3\text{-}4}$	2^3		12^2	a)			11^2	11^2
CH			2^4	2^4	2^4	2^4	2^4	2^3	b)	12^1	c)	d)	e)	12^2	f)

X^Y Allgemein empfohlene **kostenlose** Impfung mit X Monaten (Grundimmunisierung mit Y Impfungen)

X^Y Allgemein empfohlene **kostenpflichtige** Impfung mit X Monaten (Grundimmunisierung mit Y Impfungen)

Entscheidung nach individuellem (Expositions-) Risiko, **kostenpflichtig**

Keine Empfehlung

BCG = Tuberkulose, Rota = Rotaviren, T/D = Tetanus/Diphterie, Pa = Pertussis (azellulär), Hib = Haemophilus influenzae Typ b, Polio = Poliomyelitis, HepB = Hepatitis B, Pneu = Pneumokokken, MenB = Meningokokken B, MenC = Meningokokken C, FSME = Frühsommermeningitis, Influ = Influenza, HepA = Hepatitis A, MMR = Mumps/Masern/Röteln, VZ = Varizellen

a) Sorgfältige Indikationsstellung bei Kindern <3 Jahre
b) Im schweizerischen Impfplan nicht erwähnt
c) Bei Kindern unter 6 Jahren nicht empfohlen
d) Bei Frühgeborenen oder mit einem Geburtsgewicht unter 1.500 g ab 6 Monaten empfohlen
e) Für Kinder aus Ländern mit mittlerer und hoher Endemizität, die in der Schweiz leben und für einen vorübergehenden Aufenthalt in ihr Herkunftsland zurückkehren
f) Empfohlen ab dem Alter von 12 Monaten für nicht immune (IgG-negative) Personen mit erhöhtem Risiko von Komplikationen durch eine Varizellen-Erkrankung/erhöhtem Übertragungsrisiko

17.4.1. Unterschiede der Impfempfehlungen A & CH

Die Empfehlungen des öst. und des schweizerischen Impfplans unterscheiden sich insbesondere für Rotavirus, Varizellen, FSME, Influenza, Meningokokken B und Hepatitis A.

<table>
<tr><th>Impfung</th><th>Österreich</th><th>Schweiz</th></tr>
<tr><td>Rotavirus</td><td>7./11./13. Lebenswoche</td><td>Nicht empfohlen</td></tr>
<tr><td>Tetanus
Diphtherie</td><td rowspan="2">3./5./12.-14. Lebensmonat, 7.-9. Lj., dann ‹ 60 alle 10 Jahre und › 60 alle 5 Jahre</td><td>2/4/6*, 15-24 Monate, 4-7 Jahre, mit 25, 45, 65, dann alle 10 Jahre</td></tr>
<tr><td>Pertussis</td><td>2/4/6, 15-24 Monate, 4-7 Jahre, 11-15 Jahre</td></tr>
<tr><td>Poliomyelitis</td><td>Bis 50 alle 10 Jahre, dann alle 5 Jahre</td><td>2/4/6, 15-24 Monate, 4-7 Jahre; danach Reisende in Endemie-Gebiete</td></tr>
<tr><td>Varizellen</td><td>Ab 12. Lebensmonat 2 x</td><td>11-15 Jahre, wenn Windpocken nicht durchgemacht</td></tr>
<tr><td>FSME</td><td>Ab 12. Lebensmonat bis 60 alle 5 Jahre; › 60 alle 3 Jahre</td><td>Ab 6. Lebensjahr alle 10 Jahre bei Expositionsrisiko</td></tr>
<tr><td>Influenza</td><td>Ab 2. Lebensjahr jährlich</td><td>Ab 65. Lebensjahr jährlich</td></tr>
<tr><td>Meningo-kokken C</td><td>2.-4. Lebensmonat 2 Dosen im Abstand von mind. 8 Wochen plus eine Auffrischimpfung im 12. oder 13. LM</td><td>12–15 Monate 1 Dosis; Nachholimpfung bis zum 5. Geburtstag; Jugendliche im Alter von 11–15 Jahren 1 Dosis; Nachholimpfung bis zum 20. Geburtstag</td></tr>
<tr><td>Meningo-kokken B</td><td>Impfbeginn 6-11 Monate, insgesamt 3 Dosen; Auffrischung im 2. Lebensjahr</td><td>Nicht empfohlen</td></tr>
<tr><td>Hepatitis A</td><td>Ab 12 Monate 2x</td><td>Nicht empfohlen</td></tr>
</table>

** Studien zeigten, dass das Impfschema 1 Dosis weniger enthalten kann, wenn das Intervall zwischen der 2. und der 3. Dosis 6 Monate beträgt und die 3. Dosis im Alter von mindestens 1 Jahr verabreicht wird. Dieses Intervall ermöglicht den durch die ersten Dosen stimulierten B-Lymphozyten (Gedächtniszellen), ihre funktionale Leistungsfähigkeit (Avidität) zu steigern. Die effizientesten Lymphozyten werden selektioniert und durch die folgende Impfdosis reaktiviert. (1)*

Erläuterungen Impfplan Schweiz (1)

Präzisierung des Alters: 4–7 Jahre bedeutet vom 4. Geburtstag bis zum Tag vor dem 8. Geburtstag. Unter 7 Jahre bedeutet bis zum Tag vor dem 7. Geburtstag. Über 7 Jahre bedeutet ab dem 8. Geburtstag.

6-fach-Impfung: Ein beschleunigtes Impfschema (Alter 2-3-4, 12-15 Monate) ist für Sauglinge empfohlen, welche absehbar vor dem Alter von 5 Monaten eine Betreuungseinrichtung besuchen werden.

dTP: Für Auffrischimpfungen kann ab dem 4. Geburtstag mit einer geringeren Diphtherietoxoid- (d) und Pertussisdosis (pa) geimpft werden.
Tetanus: Bei Verletzungen wird immer der kombinierte Impfstoff dT(pa)/DTPa-IPV statt der alleinigen Tetanusimpfung empfohlen.
Diphtherie-Tetanus: Auffrischimpfungen sind regulär mit 25 (dTpa), 45 (dT) und 65 (dT) Jahren und danach alle 10 Jahre (dT) empfohlen. Bei Patienten mit einer Immuninsuffizienz sind dT-Auffrischimpfungen weiterhin alle 10 Jahre empfohlen. Reisende: Kürzere Intervalle als 20 Jahre (oder 10 Jahre) können je nach Risikosituation indiziert sein (z. B. hochendemische Diphtheriegebiete, begrenzter Zugang zu medizinischer Versorgung). Eine einmalige Pertussisimpfung wird im Alter von 25–29 Jahren empfohlen (mindestens 2 Jahre nach der letzten dT-Impfung).
Die fünfte **Pertussis**-Dosis sollte vorzugsweise vor Eintritt in die Schule verabreicht werden. Sie kann im Alter von 8–15 Jahren mit dem dTpa-Impfstoff nachgeholt werden. Nachholimpfungen gegen Pertussis: maximal 1 Dosis bei 11- bis 15-Jährigen oder 2 Dosen bei 8- bis 10-Jährigen
Haemophilus B: Zu Nachholimpfungen siehe Kapitel „Nachholimpfungen für nicht oder unvollständig geimpfte Kinder und Erwachsene". Um einen optimalen Schutz zu gewährleisten, wird die **HiB-Auffrischimpfung** im Alter von 15–18 Monaten empfohlen.
Polio: Nur Nachholimpfung, diese kann mit einem dTpa-IPV-Impfstoff erfolgen. Revaxis®: Zusätzliche Auffrischimpfungen gegen Poliomyelitis sind bei Personen mit einem erhöhten Expositionsrisiko notwendig. Dies betrifft Reisende in Polio-infizierte Länder oder in Länder mit einem Poliovirus-Expositionsrisiko sowie Personen, die mit Polio-Viren arbeiten. Diese Auffrischimpfung ist erst 10 Jahre nach der letzten Dosis angezeigt. (Siehe WHO-Empfehlungen für Reisende, die Polio-infizierte Länder verlassen.)
MMR: Kombinationsimpfung gegen Masern, Mumps und Röteln (2 Dosen). 1. Dosis mit 12 Monaten, die 2. Dosis mit 15–24 Monaten, jedoch frühestens 1 Monat nach der 1. Dosis. Impfung sollte vor dem 2. Geburtstag abgeschlossen sein. Die Impfung gegen Masern (MMR) wird empfohlen zwischen 9 und 11 Monaten bei Frühgeborenen, Aufenthalt in Betreuungseinrichtungen, Epidemien oder bei Säuglingen, welche in Regionen mit endemischen Masernvorkommen in dieser Altersgruppe leben. Die 2. Impfung erfolgt zwischen 12 und 15 Monaten. Bei einer Epidemie in der Umgebung oder bei Kontakt mit einem Masernfall wird die Impfung ab 6 Monaten empfohlen. Im Falle einer Masern-/MMR-Impfung zwischen 6 und 8 Monaten sind für einen vollständigen Schutz insgesamt 3 Dosen erforderlich.
MMR-Nachholimpfung (1 oder 2 Dosen im Abstand von mindestens 1 Monat, je nach Anzahl früher erhaltener Dosen) für ungeimpfte bzw. nur einmal Geimpfte: alle nicht vollständig geimpften (nicht immunen), nach 1963 geborenen Personen, insbesondere Frauen im gebärfähigen Alter oder Wöchnerinnen. Speziell empfohlen ist die Nachholimpfung auch für beruflich exponierte Personen, die diese Infektionen auf Schwangere und andere Risikopatienten übertragen können (z. B. in Frauenspitälern, Kinderkliniken). ***Die MMR-Impfung darf bei bekannter Schwangerschaft und bei Immunsuppression nicht verabreicht werden.***
Hepatitis B: Die generelle HB-Impfung muss ergänzt werden durch die Impfung der spezifischen Risikogruppen und das pränatale Screening. Neugeborene von HBsAg-positiven Müttern: 1. Dosis bei Geburt zusammen mit HB-Immunglobulin; 2. und

3. Dosis mit 1 resp. 6 Monaten (die 3. Dosis kann als hexavalente DTPa-IPV-HiB-HBV-Impfung verabreicht werden); serologische Kontrolle (HBs-Ak) 1 Monat nach der 3. Dosis. Die Hepatitis-B-Impfung ist prioritär für Jugendliche im Alter von 11–15 J. empfohlen, sie kann aber in jedem Alter verabreicht werden. Im Rahmen der generellen Impfung ist keine serologische Erfolgskontrolle notwendig. **Hepatitis B-Nachholimpfung bei Erwachsenen** (ab 16 J.): ohne Alterslimit, außer es liegt kein Expositionsrisiko vor (3 Dosen zum Zeitpunkt 0, 1 und 6 Monate).

Die **Varizellenimpfung** ist empfohlen für 11- bis 15-Jährige, welche die Varizellen anamnestisch nicht durchgemacht haben oder keine VZV-IgG-Antikörper aufweisen. Impfung mit 2 Dosen im Abstand von mind. 4 Wochen. **Nachholimpfung bei jungen Erwachsenen** (‹ 40 Jahren), welche die Varizellen anamnestisch nicht durchgemacht haben, insbesondere bei Frauen mit Kinderwunsch (2 Dosen im Abstand von mind. 4 Wochen). Bei negativer oder unsicherer Anamnese können alternativ die VZV-IgG-Antikörper bestimmt werden.

Humanes Papillomavirus: weibliche Jugendliche von 11–14 J. (vor dem 15. Geburtstag). 2 Dosen 0 und 6 Monate (Minimalintervall 4 Monate). Ungeimpften jungen Frauen von 15 bis 19 J. (bis zum 20. Geburtstag) sind HPV-Nachholimpfungen mit einem 3-Dosen-Impfschema (Zeitpunkt 0, 1–2, 6 Monate) empfohlen.

17.5. Impfungen für 2- bis 6-Jährige

Weder die STIKO, noch der Schweizer Impfplan 2018 empfiehlt eine generelle FSME-Impfung von Kindern unter 3 Jahren. (1, 2)

Der Schweizer Impfplan sieht keine generelle Influenza-Impfung von gesunden Kleinkindern vor. (2)

17.5.1. FSME-Impfung bei Kindern im Ländervergleich

A	FSME-Immun®: 0/1-3 Monate/5-12 Monate nach 2. Impfung. Encepur®: 0/1-3 Monate/9-12 Monate nach 2. Impfung Schnellimmunisierungsschema: FSME-Immun®: 0/14 Tage (3. Teilimpfung nach 5-12 Monaten). Encepur®: 0/7 Tage/21 Tage 1. Auffrischung 3 Jahre nach der Grundimmunisierung bzw. 12-18 Monate nach dem Encepur®-Schnellimmunisierungsschema.	Die FSME-Impfung ist ab dem vollendeten 1. Lj. zugelassen. Wenn vor dem 1. Lj. geimpft wird (frühestens ab dem vollendeten 6. LM, abweichend von der Fachinformation), ist darauf hinzuweisen, dass die Wirksamkeit der Impfung möglicherweise schwächer ausfällt als bei der Impfung ab dem 1. Lj. Der Kinderimpfstoff FSME-Immun Junior® ist bis zum vollendeten 16. Lj., der Impfstoff Encepur® für Kinder bis zum vollendeten 12. Lj. zugelassen.
D	Grundimmunisierung und Auffrischung in Endemiegebieten nach Angaben in der Fachinformation.	Aufgrund des im Allgemeinen leichten Verlaufs von FSME bei Kindern und gehäuft Fieberreaktionen von › 38 °C bei 1- bis 2-jährigen Kindern (bei 15% gegenüber 5% bei 3- bis 11-Jährigen) im Rahmen der Impfung empfiehlt die STIKO bei Kindern unter 3 J. eine besonders sorgfältige Indikationsstellung. (1)

CH	Für Personen mit erhöhter Exposition ab 6. Lebensjahr, Auffrischung alle 10 Jahre.	Der Schweizer Impfplan 2018 empfiehlt die Impfung von Kindern ab 6 Jahren, die in Gebieten mit FSME-Impfempfehlungen wohnen oder sich zeitweise dort aufhalten. Bei Kindern unter 6 Jahren ist eine Impfung im Allgemeinen nicht angezeigt, da schwere Erkrankungen in dieser Altersgruppe selten sind (2).

17.5.2. Influenza-Impfung bei Kindern im Ländervergleich

A	Ab 6.–36. Lebensmonat 2 x halbe Erwachsenen-Dosis/Kinderimpfstoff. 3–8 Jahre bei Erstimpfung: 2 Impfungen mit Mindestabstand von 4 Wochen. › 8 Jahre 1 x jährlich.	Impfung für alle Kinder und Jugendlichen jährlich empfohlen, besonders für Säuglinge und Kleinkinder ab dem vollendeten 6. Lebensmonat. Zur Influenzaimpfung von Kindern und Jugendlichen wird ein tetravalenter Impfstoff (inaktiviert oder lebend) empfohlen.
D		Die STIKO präzisiert ihre Influenza-Impfempfehlung: Impfung von 2- bis 17-Jährigen, bei denen eine Indikation für die saisonale Influenza-Impfung besteht, entweder mit Lebendimpfstoff (live attenuated influenza vaccine, LAIV, intranasale Anwendung) oder inaktiviertem Impfstoff (inactivated influenza vaccine, IIV). Damit wurde die bisherige generelle Empfehlung für die bevorzugte Verwendung von LAIV in der Altersgruppe 2–6 J. zurückgezogen.
CH	2 halbe Dosen Subunit- oder Splitvakzine im Abstand von 4 Wochen, im 2. Winter 1 einzige halbe Dosis	Der Schweizer Impfplan sieht keine generelle Influenza-Impfung von Kleinkindern vor. Eine saisonale Influenza-Impfung (Oktober-Januar in den ersten beiden Wintern) für Frühgeborene, die vor der 33. Gestationswoche oder mit einem Geburtsgewicht ‹ 1.500 g geboren wurden, inkl. Impfung des familiären Umfelds und des beteiligten med. Personals (2).

17.6. Impfungen für Schulkinder und junge Erwachsene

Folgende Impfungen sind laut öst. Impfplan 2018 im Schulkindes- und jungen Erwachsenenalter vorgesehen; grün hinterlegt sind kostenfreie Impfungen, gelb kostenpflichtige Impfungen. Ausführliche Information über Impfintervalle und spezielle Indikationen entnehmen Sie bitte dem aktuellen Impfplan. Viele Impfungen werden im Detail in den darauffolgenden Kapiteln behandelt.

Impfung	Intervall	Anmerkung
Diphtherie/Tetanus/Pertussis/Polio (Boostrix-Polio®/Repevax®)	7.-9. Lebensjahr	Schutz gegen Pertussis kann bei älteren Kindern u. Erwachsenen bereits durch einmalige Gabe eines Kombi-Impfstoffs mit Pertussis-Komponente erreicht werden. In einer Studie wurde bei über 90 % der Geimpften ab dem Alter von 11 J. bereits durch 1 Impfstoffdosis eine Immunantwort induziert. Ab 5-6 J. sollen für Impfungen gegen Diphtherie und Pertussis Impfstoffe mit reduzierter Antigenmenge (d statt D und ap statt aP) verwendet werden. (1)
Hepatitis B (Havrix®)	7.-15. Lebensjahr (routinemäßige weitere Auffrischungen oder Titerkontrollen nur bei Risikopersonen notwendig)	Eine Auffrischimpfung nach Impfung im Säuglings- und Kleinkindalter ist derzeit lt. STIKO 2018 für Kinder und Jugendliche nicht generell empfohlen. Bei Personen, die in der Kindheit gegen Hepatitis B geimpft wurden, sollte eine HB-Auffrischimpfung durchgeführt werden, wenn ein neu aufgetretenes Hepatitis-B-Risiko besteht (z. B. Aufnahme einer Beschäftigung im Gesundheitsdienst). Anschließend serologische Kontrolle 4-8 Wochen nach der Impfung. Im Schweizer Impfplan 2018 ist die Hepatitis-B-Impfung für alle Jugendlichen im Alter von 11–15 Jahren empfohlen; serologische Kontrolle im Rahmen der generellen Impfung nicht notwendig (2).
Varizellen	2 Impfstoffdosen s.c.! Mindestabstand zwischen 2 Dosen 4 bis 6 Wochen	Besonders wird die Impfung allen 9- bis 17-Jährigen empfohlen (Catch-up-Impfung), die die Erkrankung anamnestisch nicht durchgemacht haben.
Humanes Papilloma Virus (Gardasil 9®)	Schema 0/6-12 Monate (1+1) für Mädchen ab vollendetem 9. Lj. bis zum vollendeten 12. Lj. im Rahmen von Schulimpfungen. Buben zwischen 9. und 14. Lj., Nachholimpfung mit 17.	Die Impfung ersetzt nicht die Früherkennungsuntersuchungen für Gebärmutterhalskrebs (PAP-Abstrich). Verringerung von Genitalwarzen bei jungen Männern. Verringerung höhergradiger HPV-assozierter Analdysplasien bei homosexuellen Männern. Kein Schutz vor Penis- oder Oropharynxkarzinomen belegt. (3)
Meningokokken A, C, W135 und Y (MEC-4, (Menveo®)	Ab vollendetem 10. Lj. bis zum vollendeten 13. Lj.	Meningokokken-C-Nachholimpfung bis zum 20. Lj. empfohlen. (1, 2)

17.6.1. Meningokokken C

Der tetravalente Polysaccherid-Impfstoff ACWY (Menveo®/Mencevax ACWY®) ist kostenlos im öst. Impfplan für Schulkinder vom vollendeten 10. Lj. bis zum vollendeten 13. Lj. enthalten.
Bei Kindern, die im Kleinkindalter gegen MenC (NeisVac-C®/Menjugate/Meningitec®)

geimpft wurden, wird eine einmalige Impfung mit MEC-4 im Adoleszentenalter empfohlen; ob eine weitere Auffrischung im Erwachsenenalter nötig ist, werden laufende Studien zeigen.
Die Inzidenz an invasiven Infektionen mit der Erregergruppe C (20-25 % der Erkrankungen) hat sich seit der Aufnahme der Impfung ins nationale Impfprogramm verringert. Für D berichtet das RKI eine bundesweite jährliche Inzidenz von 0,4 Erkrankungen je 100.000 Einwohner bzw. 6,1 Erkr./100.000 Säuglinge; Inzidenz Serogruppe B 0,27 Erkr., C 0,08/100.000 Einw. (4) Österreich 2017: 20 laborbestätigte Meningokokkenfälle (Inzidenz 0,23 Erkr./100.000 Einw.), davon 63,2 % mit Meningitis B und 15,8 % C. Eine zahlenmäßig relevante Serogruppenverschiebung („Replacement") wird bislang nicht beschrieben. (5)
Da wegen der Seltenheit invasiver Meningokokkenerkrankungen Interventionsstudien mit klinischen Endpunkten als nicht machbar gelten, gibt es als Wirksamkeitsnachweise aus RCTs nur Daten zur Immunogenität. NeisVac-C® erreicht bei Grundimmunisierung im Säuglingsalter die beste und am längsten anhaltende Antikörperbildung im Vergleich zu Menjugate® und Meningitec®. Allerdings wird bei allen im Säuglingsalter zugelassenen Meningokokken-Konjugatimpfstoffen ein Wirkverlust nach durchschnittlich 18 Monaten beschrieben. Die Dauer des Impfschutzes ist unklar. (6) Es gibt derzeit keine Evidenz zu einer Auffrischung (7).
Aufgrund des zweiten Erkrankungsgipfels von Meningokokken-C-Erkrankungen im Jugend- und Erwachsenenalter empfehlen die deutsche STIKO (1) wie auch das schweizerische BAG (2) eine kostenfreie Meningokokken-C-Impfung im Alter von 11-15 Jahren bzw. eine Nachholimpfung spätestens bis zum 20. Lebensjahr (2).

Menveo®/Mencevax ACWY® im Vergleich

Der tetravalente Meningokokkenkonjugatimpfstoff Menveo® wird inzwischen von der STIKO für Jugendliche ab 11 Jahren und Erwachsene als Indikationsimpfstoff bei Reisen in Endemiegebiete oder bei beruflich Gefährdeten dem älteren vierwertigen Polysaccharidimpfstoff Mencevax ACWY® vorgezogen. Den vorliegenden RCTs lassen sich allenfalls Hinweise auf Vorteile von Menveo® gegenüber einem Polysaccharidimpfstoff bzgl. der Höhe der Antikörpertiter entnehmen. Direkte Vergleiche mit dem verfügbaren Mencevax ACWY® konnten wir zudem nicht finden. Nach indirektem Vergleich könnte Menveo® schlechter verträglich sein als ein Polysaccharidimpfstoff. Zumindest bei einmaliger Impfung wegen Reise in ein Endemiegebiet scheint beim derzeitigen Kenntnisstand entgegen der STIKO-Empfehlung die Verwendung des Polysaccharidimpfstoffes nach wie vor vertretbar. Die Impflinge müssen aber darüber aufgeklärt werden, dass offiziell ein anderer Impfstoff empfohlen wird. (8)

17.6.2. Nutzen-Risiko-Bewertung der HPV-Impfung für Mädchen und Buben

Kurz und bündig

- Es gibt Evidenz von hoher Qualität, dass HPV-Impfstoffe vor Vorstufen von Gebärmutterhalskrebs bei jugendlichen Mädchen und Frauen schützen, die zwischen 15 und 26 Jahren geimpft werden. Ob Gebärmutterhalskrebs auftrat, wurde dabei jedoch nicht als Studienendpunkt erfasst. Längere Nachbeobachtungszeiten sind erforderlich, um die Wirksamkeit von HPV-Impfstoffen auf die Entstehung von Gebärmutterhalskrebs zu bewerten. (9)

- Die Impfung deckt nicht alle potentiell onkogenen HPV-Typen ab und kann daher die regelmäßige Teilnahme am Zervixkarzinomscreening mittels PAP-Abstrich nicht ersetzen. (9)
- Die Immunisierung gegen HPV hat keinen therapeutischen Effekt, beeinflusst also nicht den natürlichen Verlauf einer bereits bestehenden Infektion oder Dysplasie am Gebärmutterhals.
- Die Immunisierung gegen HPV wird von der STIKO auch für Jungen im Alter von 9 bis 14 Jahren empfohlen. Bis zum Alter von 17 Jahren wird eine Nachholimpfung angeraten. Da bei Jungen der Hauptteil der HPV-assoziierten Erkrankungen, für die ein Nutzen der Immunisierung belegt ist, auf Genitalwarzen entfällt, sollte GARDASIL 9 vorgezogen werden.
- Dass die HPV-Impfung auch einen Schutz vor Penis- oder Oropharynxkarzinomen bietet, wie die STIKO annimmt, ist derzeit nicht durch klinische Studien belegt. (3)

Zur allgemeinen Nutzen-Risiko-Bewertung der HPV-Impfung siehe Abschnitt „Impfungen im Detail".

17.7. Impfungen für Erwachsene und Senioren

17.7.1. Dip/TET/aP/IPV-Auffrischungen Erwachsene/Senioren

Bis zum vollendeten 60. Lj. sieht der öst. Impfplan Auffrischungen mit dem Kombinationsimpfstoff gegen Diphtherie (dip), Tetanus (TET), Pertussis (aP) und Polio (IPV) alle 10 Jahre vor; ab dem vollendeten 60. Lj. alle 5 Jahre (Boostrix Polio®/Repevax®).

Pertussis

Ein Schutz gegen Pertussis kann bei älteren Kindern/Erwachsenen bereits durch die Einmal-Gabe eines Kombinationsimpfstoffs mit Pertussis-Komponente erreicht werden. In einer Studie wurde bei über 90 % der Geimpften ab dem Alter von 11 J. bereits durch eine Impfstoffdosis eine Immunantwort induziert. Im Zusammenhang mit Pertussis-Häufungen kann aber auch bei vollständig geimpften Personen mit engem Kontakt zu Erkrankten im Haushalt oder in Gemeinschaftseinrichtungen eine Impfung erwogen werden, wenn die letzte Impfung länger als 5 Jahre zurückliegt. Speziell vor der Geburt eines Kindes sollte überprüft werden, ob ein adäquater Immunschutz (Impfung innerhalb der letzten 10 Jahre) gegen Pertussis für enge Haushaltskontaktpersonen und Betreuer des Neugeborenen (auch an Großeltern denken!) vorliegt. (1)

Tetanusprophylaxe bei Verletzungen

Die Notwendigkeit für eine Impfung und ggf. die Gabe von TET-Ig (Tetanus-Immunglobuline) ergibt sich lt. öst. Impfplan aus dem Impfstatus:

Impfstatus	dT-PEA-IPV/6-fach*	TET-Ig
Unbekannt oder nur 1 Teilimpfung	Ja	Ja
≥ 3 Teilimpfungen, letzte vor ≤ 10 bzw. ≤ 5 Jahren**	Nein	Nein
≥ 3 Teilimpfungen, letzte vor › 10 bzw. › 5 Jahren**	Ja	Nein
Impfabstand › 20 Jahre	Ja, Titerkontrolle empfohlen (3 Mo nach Impfung)	Ja

** Bei Säuglingen/Kleinkindern im Rahmen der Grundimmunisierung wird eine 3. Teilimpfung mit einem 6-fach Impfstoff „eingeschoben", sofern der Verletzungszeitpunkt länger als 4 Wochen nach der 2. Teilimpfung liegt. Findet die Verletzung vor diesem Zeitpunkt statt, wird sofort Immunglobulin gegeben und nach 4 Wochen die 3. Teilimpfung. Die Auffrischung im 2. Lebensjahr (für diese Kinder dann die 4. Impfung) erfolgt laut Impfplan. Bei Erwachsenen wird innerhalb von 6 Monaten nach der 2. Teilimpfung weder eine 3. Teilimpfung, noch Immunglobulin gegeben; liegt der Zeitpunkt der Verletzung 6-12 Monate nach der 2. Teilimpfung, wird sofort die 3. Teilimpfung (ohne Immunglobulin) gegeben. ** Bei bis 60-Jährigen 10 Jahre, bei über 60-Jährigen 5 Jahre.*

Empfehlungen in D/CH

Die STIKO hat die Empfehlungen zur Tetanus-Immunprophylaxe im Verletzungsfall für **Deutschland** 2018 überarbeitet (1).

Geringfügige, saubere Wunden:
- Ungeimpft oder unbekannter Impfstatus: TDaP/Tdap + TET-IG
- 1 oder 2 Impfungen: TDaP/Tdap (Abstand zur letzten Dosis mind. 28 d)
- ≥ 3 Impfungen und ≥ 10 J. seit letzter Impfung: TDaP/Tdap
- ≥ 3 Impfungen und ‹ 10 J. seit letzter Impfung: keine Impfung

Alle anderen Wunden:
- ‹ 3 Impfstoffdosen oder unbekannter Impfstatus: TDaP/Tdap + TET-IG
- ≥ 3 Impfungen und ≥ 5 J. seit letzter Impfung: TDaP/Tdap
- ≥ 3 Impfungen und ‹ 5 J. seit letzter Impfung: keine Impfung

Für Kinder unter 6 Jahren TDaP, ältere Kinder/Jugendliche Tdap. Erwachsene erhalten Tdap, sofern noch keine Pertussis-Impfung im Erwachsenenalter erfolgte oder eine aktuelle Indikation für Pertussis-Impfung vorliegt.

In der **Schweiz** empfiehlt der Impfplan **bei geringfügigen, sauberen Wunden (2) dT/dTpa**-Verabreichung für
- 30- bis 60-Jährige mit ≥ 20 J. seit letzter Impfung (bei Immundefizit bereits ≥ 10 J.)
- Alter ‹ 30 und ≥ 65 Jahre mit ≥ 10 J. seit letzter Impfung

Bei tiefen und/oder verschmutzten Wunden dT/dTpa-Dosis für:
- 30- bis 60-Jährige mit ≥ 10 J. seit letzter Impfung (bei Immundefizit bereits ≥ 5 J.)
- Alter ‹ 30 und ≥ 65 Jahre mit ≥ 5 J. seit letzter Impfung

Zusätzlich Tetanus-Immunglobuline, wenn ‹ 3 Dosen oder Impfstatus unbekannt sowie unabhängig vom Impfstatus bei immunschwachen Patienten.

17.7.2. Hepatitis B bei beruflicher Exposition

Grundimmunisierung, Titerkontrollen und bei Bedarf Auffrischungsimpfungen sind für Risikogruppen empfohlen, etwa Personal mit beruflichem Risiko; siehe dazu auch die berufsgruppenspezifischen Empfehlungen der Allgemeinen Unfallversicherungsanstalt (AUVA) zur Hepatitis B-Impfung unter www.auva.at / Vorsorge / Schutzimpfungen / Hepatitis B. *Weitere Indikationen und Informationen im Kapitel 17.9*

17.7.3. FSME-Impfung

Österreich: Impfung generell für alle in A lebenden Personen empfohlen. Auffrischung 3 Jahre nach der Grundimmunisierung bzw. 12-18 Monate nach dem Encepur®-Schnellimmunisierungsschema. Danach **Auffrischungen** bis zum vollendeten 60. Lj. **alle 5 Jahre, ab dem vollendeten 60. Lj. alle 3 Jahre**.

Deutschland: Impfung nur für Personen in FSME-Risikogebieten empfohlen. Ein Landkreis gilt als Risikogebiet, wenn im betreffenden Kreis oder in der Kreisregion (betr. Kreis + alle angrenzenden Kreise) die Inzidenz der gemeldeten FSME-Erkrankungen in einem 5-Jahres-Zeitraum signifikant höher war als 1/100.000 Einwohner. Aktuell gibt es 156 Risikokreise (2002-2017), von denen sich die meisten in Baden-Württemberg, Bayern, Südhessen und im südöstlichen Thüringen befinden. Die heuer eher hohe Ergänzung um 10 neue Risikogebiete wird mit der hohen FSME-Inzidenz 2017 erklärt. Alle neuen Risikogebiete grenzen an bestehende Risikogebiete in Deutschland oder Tschechien. (3) **Auffrischimpfungen** werden **in Abständen von 3 bis 5 Jahren** empfohlen.

Schweiz: Impfung ebenfalls nur für Personen mit erhöhtem Expositionsrisiko, die Karte mit den entsprechenden Gebieten wird jährlich aktualisiert. Ein Gebiet wird zum Risikogebiet, wenn die beobachteten Fallzahlen die erwarteten Fallzahlen von 0,9/100.000 Einwohnern deutlich überschreiten. Nach der Grundimmunisierung wird mit **10-jährigem Auffrischungsintervall** ein deutlich längeres Intervall als in Österreich empfohlen; begründet wird dies damit, dass die Notwendigkeit von häufigeren Auffrischungsimpfungen nicht belegt ist. (4)

Booster- und Auffrischungsimpfungen sollten möglichst immer VOR der Saison verabreicht werden.

17.7.4. Pneumokokken

Erwachsene: Nach der Grundimmunisierung im Säuglings-/Kleinkindalter mit dem konjugierten Impfstoff sind bei Personen ohne erhöhtes Risiko bis zum vollendeten 50. Lj. keine weiteren Auffrischimpfungen notwendig.

Pneumokokken-Risikogruppen

Impfung im 6.–50. Lj. bei: Asplenie, angeborene oder erworbene Immundefekte, Cochleaimplantat oder Liquorfistel, chronische Erkrankungen (betreffend blutbildende Organe, Herz/Kreislauf – außer arterielle Hypertonie – Lunge, Stoffwechsel- o. neoplastische Erkrankungen, Leberzirrhose, chronische Niereninsuffizienz, nephrotisches Syndrom. ***Impfschema:*** PNC13/nach 1 Jahr PPV23; Wiederholung alle 5 Jahre. Cave bei Angeimpften! Angeimpft mit PNC7 o. PPV23: 1x PNC13 (Mindestabstand zu letzter PNC-Impfung 8 Wo), nach ≥8 Wo 1x PPV23 (Mindestabstand zu letzter PPV23-Impfung 5 Jahre). Angeimpft mit PNC10 o. PNC13: nach ≥8 Wo 1x PPV23.

Pneumokokken-Impfung ab 50. Lebensjahr

Die Impfung wird in A allen Erwachsenen ab dem vollendeten 50. Lj. empfohlen, da das Risiko für schwere Pneumokokkenerkrankungen ab diesem Alter deutlich ansteigt. Wegen des deutlichen Abklingens des Impfschutzes nach PPV23-Impfung und der klaren Überlegenheit hinsichtlich der OPA-Titer nach der Sequenz PNC13 gefolgt von einer PPV23 Impfung nach 1 Jahr wurde diese Variante als allgemeine Empfehlung für die Impfung von Personen über 50 Jahren gewählt.
Mit der CAPITA-Studie lagen 2015 erstmals klinische Daten zur Wirksamkeit von Prevenar 13® gegen Pneumokokken-bedingte Pneumonien, invasive Pneumokokkenerkrankungen und Todesfälle bei Älteren vor. Im mittleren Beobachtungszeitraum von knapp vier Jahren erleiden 0,16 % der Erwachsenen in der Impfstoffgruppe ein Ereignis des primären Endpunkts (Schutz vor 1. Episode einer bestätigten ambulant erworbenen Lungenentzündung durch Impfstoffserotypen) im Vergleich zu 0,25 % in der Kontrollgruppe (modifizierte Intention-to-treat-Analyse: Effektivität 38 %; 95 % CI 14-55 %). Absolute Risikoreduktion: 0,09 %; NNV = 1.100. Ingesamt treten invasive Pneumokokkenerkrankungen signifikant weniger oft auf (0,08 % versus 0,16 %; NNV = 1.250). Ambulant erworbene Pneumonien werden jedoch nicht signifikant reduziert (1,77 % versus 1,86 %; Wirksamkeit 5 %; 95 % CI -5-14 %). Die Mortalität bleibt unbeeinflusst. (5)

Empfehlungen in D/CH

Deutschland: Einmalige Impfung mit dem Polysaccharidimpfstoff (PPV23) für ab 60-Jährige, ggf. Wiederholungsimpfungen mit PPSV23 im Abstand von mind. 6 Jahren nach individueller Indikationsstellung. Für unter 60-Jährige Indikationsimpfung für Personen mit erhöhter Gefährdung infolge von Grundkrankheiten oder wegen beruflicher Exposition gegenüber Metallrauch. (1)
Schweiz: Seit 2014 wird die generelle Impfung aller Personen im Alter ab 65 Jahren mit PPV23 nicht mehr empfohlen; der eventuelle Nutzen einer generellen Pneumokokken-Impfung im Alter ab 65 Jahren mit dem konjugierten Impfstoff PCV13 wird derzeit evaluiert. Indikationsimpfung für Personen mit erhöhtem Risiko für eine invasive Infektion. (2)

17.7.5. Influenza

Die Influenzaimpfung wird im öst. Impfplan jedem Erwachsenen jährlich empfohlen, besonders Personen mit erhöhtem Risiko; der Nutzen wird kontrovers diskutiert. **Gesicherter Nutzen** für Herzinfarktpatienten, COPD, Diabetes, Krebskranke, Patienten in Pflegeheimen/Altersheimpatienten bei geimpften Pflegepersonal und Ärzten (6). *Details im Kapitel 1.9 - Influenza*

17.7.6. Varizellen

Die Impfung wird Erwachsenen empfohlen, die anamnestisch als Kind keine Windpocken durchgemacht haben, insbesondere für Frauen im gebärfähigen Alter und bei fehlender Immunität. Der Lebendimpfstoff wird 2x s.c. im Abstand von vorzugsweise 6 Wo. verabreicht, Mindestabstand von 4 Wo. Schwangerschaft ist wie bei allen Lebendimpfstoffen eine Kontraindikation, 1 Monat nach Impfung soll eine Schwangerschaft vermieden werden; Haushaltsmitglieder oder Kontaktpersonen von Schwangeren, stillenden Müttern oder immunsupprimierten Personen können/sollen geimpft werden.

17.7.7. Herpes zoster ab 50

Im März 2018 hat die EMA den rekombinanten Totimpfstoff Shingrix® gegen Herpes zoster zugelassen. Das arznei-telegramm bewertet (7):

- „Der Impfstoff bietet in den ersten 4 Jahren nach der Immunisierung bei immunkompetenten Erwachsenen über 50 Jahre ohne Zoster oder Varizella-Zoster-Impfung in der Vorgeschichte eine **hohe Schutzrate** von 85 bis 98%, die **auch bei Patienten im hohen Lebensalter** erzielt werden kann. Auch Zosterkomplikationen werden in ähnlichem Umfang gemindert.
- Für **immunsupprimierte** Patienten, für die ein Totimpfstoff am dringlichsten benötigt wird, liegen bisher **nur sehr begrenzte Daten** vor, die zur Beurteilung von Nutzen und Sicherheit nicht ausreichen. Dies gilt auch **für Patienten mit Zoster in der Vorgeschichte**, für die sich aus unkontrollierten Daten das **Risikosignal einer höheren Rezidivrate durch die Impfung** ergibt!
- Im indirekten Vergleich mit dem älteren Lebendimpfstoff Zostavax® wirkt Shingrix® vor allem im hohen Lebensalter und zumindest in den ersten 4 Jahren nach der Impfung zuverlässiger. Die Wirkdauer jenseits der ersten 4 Jahre, Erfordernis einer Boosterdosis und wie diese gegebenenfalls vertragen wird, sind nicht bekannt.
- Sterblichkeit und die Häufigkeit schwerwiegender Ereignisse oder potenziell immunvermittelter Erkrankungen unterscheiden sich insgesamt nicht von Plazebo. Aus den Zulassungsstudien ergeben sich aber **Risikosignale für häufigere Gichterkrankungen und ischämische Optikusneuropathie** unter Shingrix®.
- Eine Mehrzahl der über 50-Jährigen wird Zeit ihres Lebens nicht an Herpes zoster erkranken, bei der Mehrzahl der Betroffenen verläuft die Erkrankung gutartig und selbstlimitierend, verursacht bei einer Minderheit jedoch langanhaltende schlecht behandelbare Schmerzen und selten auch bedrohliche Komplikationen. Ob dies die zweifache Impfung mit einer schlecht verträglichen Vakzine rechtfertigt, für die bislang eine Schutzdauer von nur 4 Jahren gesichert ist, muss individuell abgewogen werden.
- Wenn immunkompetente Ältere geimpft werden sollen, soll der rekombinante Totimpfstoff Shingrix® dem Lebendimpfstoff Zostavax® vorgezogen werden."

Impfschema Shingrix®: 2 Dosierungen zu je 0,5 ml i.m. (vorzugsweise M. deltoideus) im Abstand von 2 Monaten, falls erforderlich auch Abstand von bis zu 6 Monaten möglich. Gleichzeitige Anwendung mit nichtadjuvantiertem inaktivierten saisonalen Grippeimpfstoff bei Verabreichung in verschiedene Gliedmaßen möglich; keine gleichzeitige Anwendung mit anderen Impfstoffen. **Cave:** Shingrix® wird im Gegensatz zu Zostavax® ausschließlich intramuskulär injiziert. Bei versehentlicher subkutaner Injektion sind die ohnehin schon sehr häufigen Lokalreaktionen nochmals verstärkt!

Impfschema Zostavax®: Lebendimpfung (bislang im öst. Impfplan empfohlen), einmalig s.c.
Weitere Informationen im Abschnitt „Impfungen im Detail".

Empfehlungen D/CH

Deutschland: Die STIKO spricht sich im Impfplan 2018 gegen eine Standardimpfung mit dem Herpes-zoster-Lebendimpfstoff aus, betont aber, dass es abhängig von der individuellen gesundheitlichen Situation eine Indikation geben kann. (1) *Siehe dazu*

auch o. a. Informationen zum Totimpfstoff Shingrix®.
Schweiz: Einmalige Dosis für immunkompetente Personen im Alter von 65-79 Jahren. Die Datenanalyse zeigte, dass diese Kohorte von der Impfung profitieren kann, weil in dieser Gruppe Häufigkeit, Schwere und Komplikationen von Herpes Zoster-Erkrankungen erhöht sind. (2)

17.8. Impfungen, die Sie auf keinen Fall verpassen sollten

Der österreichische Impfplan sieht in den ersten beiden Lebensjahren insgesamt 10 kostenlose Teilimpfungen vor (3x 6-fach-Impfung, 3x Pneumokokken, 2x Rota, 2x MMR). Zusätzlich werden weitere 13 kostenpflichtige Teilimpfungen empfohlen (3x FSME, 2x Hepatitis A, Meningokokken B 3x + 1 Auffrischung im 2. Lj., 2x Meningokokken C, 2x Influenza ab dem 6. Lebensmonat). Dazu kommen im Schulalter die Auffrischungsimpfung dTap-IPV, Hepatitis B, 2x Varizellen (sofern anamnestisch nicht durchgemacht), 3x HPV und 1x Meningokokken ACWY; zusätzlich werden eine Auffrischung von FSME (3 Jahre nach Grundimmunisierung, danach alle 5 Jahre) und eine jährliche Influenza-Impfung empfohlen. Bis zum vollendeten 60. Lj. sind alle 10 Jahre dTap-IPV, alle 5 Jahre FSME sowie jährliche Grippeimpfungen empfohlen. Ab dem 50. Lebensjahr 2x Pneumokokken und 1x Herpes zoster; ab 60 wird dann alle 5 Jahre dTap-IPV und alle 3 Jahre FSME aufgefrischt … ***In Summe erhält ein österreichischer Impfling bis zum 70. Lebensjahr ca. 50 Teilimpfungen*** (jährliche Influenza nicht miteingerechnet).
Viele Patienten sind durch die ständig steigende Zahl empfohlener Impfungen verunsichert. Den Mitgliedern des Impfausschusses wurden in der Vergangenheit z. T. Interessenskonflikte vorgeworfen und immerhin 15 % der Österreicher glauben, Impfungen seien nicht sicher. Dies ist Grund für weitere Skepsis. Im ungünstigsten Falle reagieren diese Patienten mit kompletter Impfverweigerung und wollen auch ihre Kinder gar nicht mehr impfen lassen.
Im April 2018 schlug das EU-Parlament wegen wachsender Impfskepsis und Masern-Ausbrüchen in mehreren EU-Ländern Alarm; das Vertrauen der Menschen in Impfstoffe müsse gefördert werden. Denn von 2008 bis 2015 gab es in Europa 215.000 Krankheitsfälle, die durch eine Impfung verhindert hätten werden können; die Zahl der Maserninfektionen verdreifachte sich von 2016 auf 2017 auf 15.000. Das Parlament fordert deshalb u. a., dass Beratungen der Europäischen Arzneimittel-Agentur künftig nicht mehr hinter verschlossenen Türen stattfinden und unabhängige Forschungsprogramme zu den möglichen Nebenwirkungen initiiert werden. (1)
Für dieses Kapitel haben wir versucht, die wichtigsten Impfungen herauszufiltern, die im Sinne des individuellen Schutzes und der Herdenimmunität auf keinen Fall verpasst werden sollten. Unsere Empfehlung orientiert sich vorwiegend an den Empfehlungen der deutschen STIKO 2018 und am schweizerischen Impfplan, der wissenschaftlich begründet weit weniger Teilimpfungen und wesentlich längere Intervalle zwischen den Auffrischungen (z.B. dTap, FSME) empfiehlt.

17.8.1. Impfplan „light“

Wenn Ihre Patienten nur das unbedingt Erforderliche impfen wollen, verstehen Sie die folgende Tabelle bitte als Vorschlag. Wenn Sie auf keinen Fall irgendeine der empfohlenen Impfungen versäumen wollen, halten Sie sich bitte an den österreichischen Impfplan.

Zuerst das Kleingedruckte:

a) Rotavirus-Schluckimpfung: *Risiko für Darminvaginationen = 1-5 Fälle pro 100.000 geimpfte Kinder; lt. Zulassungsstudie NNT von 200 für schwere Gastroenteritis/stationäre Behandlung, kein Einfluss auf Mortalität, jedoch Verringerung von Morbidität und Hospitalisationskosten durch Rotavirusgastroenteritis (2). Details im Kapitel 17.1*

b) Pneumokokken-Impfung: *NNT = 50.000 zur Verhinderung einer Pneumokokken-Meningitis (3). Die NNT zur Verhinderung einer invasiven Pneumokokken-Erkrankung schätzen wir anhand der Daten auf rund 1: 2.000. Details im Kapitel 17.1*

c) Auffrischimpfung mit Tdap-IPV *im 7. -9. Lj. empfohlen, anschließend Auffrischungen Tdap alle 10 Jahre. Ab 5– 6 Jahren sollen für Impfungen gegen Diphtherie/Pertussis Impfstoffe mit reduzierter Antigenmenge (d statt D, ap statt aP) verwendet werden (4). Im Alter von 25–29 Jahren ist eine Nachholimpfung für Pertussis (Tdap) empfohlen; Pertussis-Schutz kann bei älteren Kindern/ Erwachsenen bereits durch einmalige Gabe eines Kombi-Impfstoffs mit Pertussis-Komponente erreicht werden! (5)*

d) FSME-Auffrischimpfungen *sollten alle 10 Jahre empfohlen werden, Notwendigkeit von häufigeren Auffrischimpfungen ist nicht belegt (5). Details im Kapitel 17.9*

e) Hepatitis B-Auffrischimpfung *nach Grundimmunisierung im Säuglings- und Kleinkindalter sollte für Kinder und Jugendliche nicht generell empfohlen werden. Wurde in der Kindheit gegen Hepatitis B geimpft, sollte eine HB-Auffrischung durchgeführt werden, wenn für die Person ein neu aufgetretenes Hepatitis-B-Risiko besteht (z. B. Beginn einer Tätigkeit im Gesundheitsdienst); serologische Kontrolle 4-8 Wochen nach der Impfung. (6)*

f) Indikation für Tdap (Boostrix®): *bei regelmäßigem Kontakt mit Säuglingen ‹ 6 Monate/ Kinderwunsch (5).* **Indikation für Polio (Boostrix Polio®):** *nach erfolgter Grundimmunisierung und Auffrischung im Schulalter sind weitere Auffrischungen nur bei einem erhöhten Risiko erforderlich (Laborpersonal, das mit Polioviren arbeitet, Reisende in Endemiegebiete). Eine Auffrischimpfung ist erst 10 Jahre nach der letzten Dosis angezeigt (5).*

g) Diphtherie-Tetanus-Auffrischung *in A lt. Impfplan alle 10, ab 60 alle 5 Jahre empfohlen. Große Unterschiede in den länderspezifischen Empfehlungen! Details im Kapitel 17.7*

h) Saisonale Influenza-Impfung: Gesicherter Nutzen *für Herzinfarktpatienten, COPD, Diabetes, Krebskranke, Patienten in Pflegeheimen/Altersheimpatienten bei geimpftem Pflege- und ärztlichem Personal (7).* **› 65 L.:** *Reduktion Erkrankungsrisiko von 6 auf 2,4 %; NNV = 30 für Influenza. NNV = 42 für grippeähnliche Symptome (8).* **Schwangere:** *kein gesicherter Nutzen (9).*

i) Lebendimpfstoff Zostavax®: *Wirksamkeit gegen Gürtelrose dauert nur ca. 3 Jahre, nimmt mit zunehmendem Alter ab - 70 % bei den 50- bis 59-Jährigen, über 41 % bei den 70- bis 79-Jährigen, ‹ 20 % bei den ≥ 80-Jährigen (10). Details im Kapitel 17.9*

	1 M	3 M	5 M	12 M	14 M	18 M	7.-9. Lj.	9.-19. Lj.	25.-29. Lj.	45	60	65+
Rotavirus	a) ab 6. LW; bis vollendeter 24. LW 2x bzw. bis 32. LW 3x											
Diphterie/Tetanus/ Pertussis/ Poliomyelitis/ HiB/Hepatitis B												
Pneumokokken		b)										
Mumps/Masern/ Röteln												
Diphterie/Tetanus/ Pertussis/Polio							Tdpa IPV c)	Tdpa (IPV)				
Meningokokken C						2. Lj.		11.-15. Lj.				
FSME							Bei Expositionsrisiko nach Grundimmunisierung alle 10 J. d)					
HPV								weibl. 11.-14. Lj., männl. 11.-26. Lj.		2 Dosen 0/6 Monate; nach dem 15. Lj. 3 Dosen		
Hepatitis B								e)				
Diphterie/Tetanus/ Pertussis								f)				
Diphterie/Tetanus										g)		
Influenza												h)
Herpes Zoster											Ab 50 alle 8-10 J. i)	

■ Für alle Kinder empfohlene Gratisimpfung ■ Zusätzlich empfohlene Impfungen (kostenpflichtig ■ Nach individueller Risiko-Nutzen-Abwägung

17.9. Impfungen im Detail

17.9.1. Diphtherie

Grundimmunisierung: 2+1 Schema: 0/2 Monate, 6/9 Monate nach 2. Impfung. Auffrischung: Alle 10 Jahre, sofern Grundimmunisierung vorhanden; bei Versäumnis und Impfabstand bis zu 20 Jahren wird die Impfung mittels einer einzigen Dosis nachgeholt. Cave: Bei Impfabstand › 20 Jahre ist eine Auffrischungsimpfung mit serologischer Impferfolgsprüfung empfohlen.
Die Impfung erreicht einen hohen, aber keinen 100%igen Schutz vor klinischer Diphtherie: das Risiko tödlicher Verläufe wird reduziert (Relative Risikoreduktion: 88-100%).
UAW: Lokalreaktionen, Fieber, Erbrechen, Durchfall; bei älteren Kindern/Erwachsenen auch Kopfschmerz/Schwindel. Möglich auch: Arthus-Phänomen bei Erwachsenen mit hoher bestehender Antikörperkonzentration nach häufigen Tetanus- und/oder Diphtherie-Immunisierungen - schwere Lokalreaktion mit massiver schmerzhafter Schwellung und Rötung. (1)
Wie bei der Tetanus-Impfung gibt es bei den Impfempfehlungen gegen Diphtherie für Erwachsenen innerhalb Europas beträchtliche Unterschiede. Seit 2012 wird in der Schweiz abweichend zu A/D bei vorhandener Grundimmunisierung beim ansonsten gesunden Patienten zu einer Auffrischungsimpfung nur alle 20 Jahre geraten. Grundlage dieser Entscheidung bildete eine 2011 erschienene Analyse von Studienergebnissen zu Impfstrategien unterschiedlicher Länder, bei der gezeigt wurde, dass eine dT-Auffrischung alle 10 Jahre bei Erwachsenen keinen großen Einfluss auf den epidemiologischen Verlauf der Erkrankungen hat. Unter der Voraussetzung einer hohen Durchimpfung im Kindesalter wurde daher das Intervall für Auffrischungen im Erwachsenenalter auf 20 Jahre erhöht. Damit sollen nicht notwendige Impfdosen vermieden werden; außerdem erhofft man sich eine größere Akzeptanz der Impfung, weil die reduzierte Anzahl an Impfdosen auch das Risiko lokaler Hyperimmunisierungsreaktionen verringert. (2) Wie die Schweiz empfehlen auch Frankreich und Schweden das 20-Jahres-Intervall. In 12 von 32 europäischen Ländern (z. B. Großbritannien, Niederlande, Norwegen) gibt es überhaupt keine routinemäßigen Auffrischungen; Spanien empfiehlt eine einmalige Boosterung für 65-Jährige. (1)
Weitere Infos zu den länderspezifischen Auffrischempfehlungen im Kapitel 17.7

17.9.2. FSME & FSME-Impfung

Das Risiko, an einer FSME zu erkranken, ist klein: Insgesamt wurden im Jahr 2017 123 FSME-Fälle in Österreich gemeldet. Die meisten Erkrankungen gab es in Oberösterreich (38) und Tirol (31), im früheren „Hochrisikoland" Steiermark wurden nur 11 Fälle registriert. 3 der 123 Patienten entwickelten eine Enzephalomyelitis bzw. -radikulitis. (3) Die Letalität beträgt ca. 1% .
Die relativ niedrige Erkrankungsrate steht in Zusammenhang mit der hohen Durchimpfungsrate von 85%. Wie bei jeder Behandlung/Untersuchung sind natürlich auch hier die Risiken der Behandlung und die einer Erkrankung gegeneinander abzuwägen, was ein umfassendes Hintergrundwissen voraussetzt.
Zu bedenken ist etwa:
Ohne Impfschutz wären in Österreich jährlich ca. 7 Todesfälle zu erwarten. Bei Einhaltung der empfohlenen Impfintervalle sind nach 3 Grundimmunisierungen jährlich rund 2 Mio. Auffrischungs-Impfungen notwendig.

Schätzungen zufolge ist auf 1 Million FSME-Impfungen ein tödlich verlaufendes Guillain-Barré-Syndrom möglich, das würde etwa 2 Impftote gegenüber 7 FSME-Opfern bedeuten. (Naturgemäß sind Angaben in dieser Größenordnung mit hoher Ungenauigkeit behaftet!)
ZNS-Impfreaktionen werden bei FSME- und Influenza-Impfstoffen offensichtlich öfter als bei anderen Impfungen beobachtet. In der öffentlich zugänglichen Datenbank des Paul-Ehrlich-Instituts (PEI, www.pei.de/db-uaw) etwa werden für 2017 zu FSME-Immun 123 Meldungen unerwünschter Ereignisse gelistet, darunter 14 x Paraesthesie, 3x Enzephalitis, 2x Guillain-Barré-Syndrom, 2x Krampfanfall, 2x Somnolenz, 1x Epilepsie. Das Schweizer Bundesamt für Gesundheit z. B. empfiehlt auf Grund von Antikörperbestimmungen altersunabhängig Auffrischungsimpfungen nur alle 10 Jahre (2). Durch die geringere Zahl an Impfungen würden die Kosten für die Patienten, die Zuschüsse der Krankenkassen und die Zahl von Nebenwirkungen deutlich sinken, wohl nicht zur Freude der Hersteller.

FSME-Epidemiologie

Das Vorkommen des FSME-Virus ist an so genannte Naturherde gebunden, in denen das Virus zwischen Wirtstieren (Kleinsäugern) und Zecken zirkuliert. Die Prävalenz infizierter Zecken variiert in Europa zwischen 0,5 und 5 %. Die Infektion des Menschen erfolgt hauptsächlich in den Frühlings- und Herbstmonaten durch den Stich einer Zecke beim Aufenthalt im Freien. Vor der Einführung der FSME-Impfung in Österreich in den 1980er Jahren gab es z. B. 1979 677 FSME-Erkrankungen. Mit dem Anstieg der Durchimpfungsrate sank die Erkrankungshäufigkeit.

Mortalität

Todesfälle treten nur in etwa 1 % der Fälle auf. So verzeichnete das Institut für Virologie der Medizinischen Universität Wien 2008 und 2009 2 Todesfälle (davon ein Impfdurchbruch), 2010 1 Todesfall, 2011 4, 2012 2 Todesfälle, 2013 und 2014 1 Todesfall (Ursache unklar, Morbus Hodgkin-Patient); bis Mitte des Jahres 2018 gab es laut BMGF 3 Todesfälle. Die Zahl der jährlichen Todesopfer auf 8,5 Mio. Einwohner korreliert mit der Häufigkeit von 1 % der Erkrankungsfälle. Dabei muss berücksichtigt werden, dass ca. 85 % der Österreicher durch die Impfung geschützt sind. Ohne Schutzimpfung wäre demnach mit 7x mehr Todesfällen pro Jahr zu rechnen.

Symptomatik

Nicht jeder Stich einer infizierten Zecke führt zu einer symptomatischen Infektion. Nach erfolgter Infektion treten bei ca. 30 % der Infizierten Krankheitserscheinungen auf, die meist nur mild verlaufen. Wenn Symptome auftreten, verläuft die FSME typischerweise biphasisch, wobei es nach einer 1- bis 2-wöchigen Inkubationszeit zu uncharakteristischen grippalen Symptomen, wie Fieber sowie Muskel- und Gliederschmerzen, kommt. Nach einem symptomfreien Intervall von 8 Tagen präsentieren sich die Patienten mit hohem Fieber und Kopfschmerzen. In 20–30 % der Fälle werden meningoenzephalitische Symptome beobachtet; vor allem bei älteren Patienten kann sich zusätzlich eine Myelitis entwickeln. Anhaltende neurologische und neuropsychiatrische Symptome für mehrere Monate sind dann häufig.

Diagnostik

Die Routinediagnostik der FSME besteht im Nachweis von IgM- und IgG-Antikörpern mittels ELISA aus dem Serum. Beweisend ist der 4-fache Titeranstieg nach 2 Wochen. Der direkte Virusnachweis mit RT-PCR ist in der Frühdiagnostik und nach einer kurz zuvor erfolgten Impfung hilfreich.

Therapie

Eine kausale Therapie der FSME gibt es nicht; das spezifische Immunglobulin wurde aufgrund von besonders schwer verlaufenden Fällen nach passiver Immunisierung vom Markt genommen. Die Behandlung erfolgt rein symptomatisch.

Prognose

Bei 5–15% der Erkrankten kommt es nach einem beschwerdefreien Zeitraum zum Befall des zentralen Nervensystems mit Symptomen wie Kopfschmerzen, Lichtscheu, Schwindel, Konzentrations- oder Gehstörungen. Diese können Wochen bis Monate andauern. Bei einem Teil der Patienten können Lähmungen der Arme, Beine oder Gesichtsnerven auftreten und zu bleibenden Behinderungen führen. Häufig kommt es jedoch selbst nach schweren Verläufen – die fast nur bei Erwachsenen beobachtet werden – zur völligen Heilung. In ca. 1% der Fälle mit neurologischen Symptomen führt die Krankheit zum Tod.

Prophylaxe

Expositionsprophylaxe: entsprechende Kleidung; Hautkontrolle nach dem Spaziergang

Impfung: Der Impfstoff enthält inaktiviertes, hochgereinigtes Virus des europäischen Subtyps. Im Gegensatz zu Erkrankungen, die von Mensch zu Mensch übertragen werden (z. B. Polio), gibt es bei FSME keine „Herdenimmunität", die Ungeimpften haben somit das gleich große Erkrankungsrisiko wie vor Einführung der Impfung.

CAVE: Impfung für Kinder

Kinder sind nur minimal durch FSME gefährdet, obwohl sie wahrscheinlich häufiger Kontakt mit Zecken haben als Erwachsene. Junge Patienten haben im Allgemeinen eine niedrigere Rate klinisch manifester Infektionen und erholen sich rascher als Erwachsene. (2, 4, 5)

Bleibende neurologische Schäden sind bei Kindern eine „Rarität", Impfstoff-Unverträglichkeiten jedoch sehr häufig: 28% der 1- bis 2-Jährigen bzw. 7% der 3- bis 5-Jährigen reagieren auf FSME-Immun Junior® mit Fieber von 38–39 °C, 3% bzw. 0,6% mit Temperaturen von 39,1–40 °C (6). Kopfschmerzen sind sehr häufig. Nervenentzündungen, Enzephalitis u. a. kommen vor. (5) Die Impfung von Kindern unter 6 Jahren gegen FSME erscheint uns aus diesem Grund hierzulande in der Regel entbehrlich - dies entspricht den Schweizer Empfehlungen (2).

Die FSME-Impfung

Dosierung und Impfintervalle

- Grundimmunisierung: Erwachsene 0,5 ml, Kinder unter 12 Jahren 0,25 ml
- FSME-Immun®: 0/1-3 Monate/5-12 Monate nach 2. Impfung;
- Encepur®: 0/1-3 Monate/9-12 Monate nach 2. Impfung

- Schnellimmunisierungsschema: FSME-Immun®: 0/14 Tage (3. Teilimpfung nach 5-12 Monaten), Encepur®: 0/7 Tage/21 Tage

Empfehlung zu Auffrischimpfungen (inkl. länderspez. Abweichungen) für Kinder unter 17.5.1, für Erwachsene unter 17.7.3.

Booster- und Auffrischimpfungen möglichst immer VOR der Saison verabreichen.

Antikörperbestimmung zur Überprüfung des FSME-Impferfolges

FSME-IgG-Ak sind nur aussagekräftig, wenn die FSME-Impfung der einzige Flavivirus-Kontakt war. Bei Impfung (Gelbfieber, Japanische Enzephalitis) oder Kontakt mit anderen Flaviviren (wie Dengue, West-Nil) ist als Spezialdiagnostik ein FSME-NT zur Messung der funktionell aktiven Antikörper notwendig (Interpretation entsprechend den jeweiligen NT-Tests). (5)

Impfnebenwirkungen

- bei > 10 %: Rötung und Schmerzen an der Injektionsstelle
- bei 1–10 %: Paraesthesien, Kopfschmerzen, Schwindel, Fieber bis 38,5 °C
- bei 0,1–1 %: Übelkeit
- bei < 0,1 %: Enzephalomyeloradikulitis, capillary leak Syndrom, Guillain-Barré-Syndrom (6)

Das seltene Guillain-Barré-Syndrom ereignet sich Schätzungen zu Folge etwa 1x je 100.000 Impfungen, in 9 von 10 Fällen ist es reversibel, somit errechnet sich 1 Todesfall auf eine Million Impfdosen. Unklar ist, ob die FSME-Impfung bei bestehender Enzephalitis disseminata einen Schub auslösen kann. Bei errechneten ca. 3 Mio. Impfdosen/Jahr ergeben sich etwa 3 tödliche neurologische Impffolgen. Dem stünden rein rechnerisch ohne FSME-Impfung jährlich ca. 7 Todesfälle durch die Erkrankung gegenüber. Inzidenzdaten dieser Größenordnung sind naturgemäß ungenau. Die Schweizer Empfehlungen (10-Jahres-Intervall, keine Impfung für Kinder unter 6) (2); verringern neben den Kosten auch das Impfrisiko um den Faktor 3,3 auf < 1 Impftoten/Jahr.

FSME-Impfung nach Zeckenstich

Da FSME Immunglobulin human nicht mehr verfügbar ist, empfiehlt der öst. Impfplan:

Impfanamnese	Abstand letzte Impfung – Zeckenstich	Abstand Zeckenstich – Arztbesuch*	Empfohlenes Vorgehen
Keine FSME-Impfung			Start Grundimmunisierung 4 Wo nach Zeckenstich
Nur 1. Teilimpfung	≤ 14 Tage danach	beliebig	2. Teilimpfung 4 Wo nach Zeckenstich
	ab 15. Tag bis 1 Jahr danach	bis 48 h nach Zeckenstich	2. Teilimpfung sofort
		› 48 h nach Zeckenstich	2. Teilimpfung 4 Wo nach Zeckenstich
	› 1 Jahr danach	bis 48 h nach Zeckenstich	Impfung sofort**
		› 48 h nach Zeckenstich	Impfung 4 Wo nach Zeckenstich1**
2 oder mehr Teilimpfungen			Impfung, wenn nach Impfschema fällig/überfällig

** Bei unklarem Abstand zum Zeckenstich Vorgehen wie bei › 48 Stunden nach Zeckenstich. ** Serologische Kontrolle empfohlen; falls dies nicht möglich ist, gilt diese Impfung als 1. Teilimpfung der Grundimmunisierung.*

17.9.3. Haemophilus influenzae Typ B

Vor Einführung der Haemophilus influenzae B (HiB)-Impfung Anfang der 1990er Jahre war Haemophilus influenzae Typ B der häufigste Meningitis-Erreger bei Kindern unter 5 Jahren. Durch die HiB-Impfung ist diese Krankheit in Österreich nahezu verschwunden. Die Erreger werden von Mensch zu Mensch durch Husten, Niesen oder feuchte Atemluft (Tröpfcheninfektion) übertragen.

Wirksamkeit

Die Anwendung erfolgt in Österreich vorwiegend als 5- oder 6-fach kombinierter Impfstoff (Pentavac®, Hexavac®, Infanrix hexa®). In den Zulassungsstudien wurde das Prüfziel für die Diphtherie-, Tetanus-, Polio- und Pertussis-Immunisierung erreicht. Die HiB-Antikörpertiter gegen lagen jedoch in den Prüfgruppen um 26 % (Hexavac®) bzw. 41 % (Infanrix hexa®) niedriger als in den Kontrollgruppen. Ob und wie sich dies auf den tatsächlichen Impfschutz auswirkt, ist unklar. Mit Einführung der Impfung kam es zu einem deutlichen Rückgang invasiver HiB-Erkrankungen. Eine klinische Studie dokumentiert die hervorragende Wirksamkeit der HiB-Impfung mit einer Abnahme der Erkrankungsrate auf etwa 1/50 der früheren Häufigkeit. Nach 3 Immunisierungen gegen HiB im 1. Lj. besteht auch ohne Auffrischung nach 24 Mo ein klinisch effektiver Impfschutz von rd. 95 %. Die Bestimmung der Plasmaantikörperspiegel gegen HiB hat möglicherweise nur sehr begrenzten Aussagewert für den klinischen Impfschutz.

Exposition. In gleicher Weise sollte auch bei Sexualpartnern von HbsAg-positiven Personen vorgegangen werden. Bei Personen mit Immunsuppression oder chronischen Erkrankungen sind häufigere Kontrollen notwendig. (11)

17.9.5. Herpes zoster

Verursacht wird Herpes zoster durch das Varizella-zoster-Virus, das nach einer Windpockeninfektion in den paraspinalen Ganglien verblieben ist. Jahre bis Jahrzehnte später kann eine Gürtelrose entstehen. Dieses Krankheitsbild betrifft ca. 30% aller Personen (Häufigkeit steigt mit dem Alter; 50% der Erkrankungsfälle bei über 50-Jährigen). Mögliche Komplikationen: postherpetische Neuralgie (50% bei den ›70-Jährigen), Post-Zoster-Pruritus, bakterielle Superinfektionen, Zoster ophthalmicus, Zoster Enzephalitis; Erhöhung des Risikos für Myokardinfarkt oder Schlaganfall. (11) Ob die breite Impfung von Säuglingen/Kleinkindern gegen Varizellen durch Wegfall der exogenen Boosterung die Häufigkeit von Herpes zoster beeinflusst, ist unklar; Daten aus den USA sprechen eher dagegen (12).

Zostavax® Lebendimpfstoff

Impfschema: Die Lebendimpfung wird ***einmalig s.c.*** appliziert.
Impfempfehlung: Eine Impfung gegen Herpes Zoster wird für Personen ab dem vollendeten 50. Lebensjahr, die eine frühere Varizelleninfektion durchgemacht haben, nach individueller Nutzen-Risiko-Abwägung empfohlen. Erwarteter Nutzen: 50% Verringerung der Inzidenz von Herpes Zoster, Verringerung der postherpetischen Neuralgie um 2/3 (11). In der Gesamtschau führt die epidemiologische Nutzen-Risiko-Bewertung der HZ-Impfung nicht zu der Empfehlung einer Standardimpfung. Unabhängig davon kann die Impfung eines einzelnen Patienten nach individueller Risiko-Nutzen-Abwägung durchaus sinnvoll sein (5).
Wirksamkeit der Impfung: In den letzten Jahren wurden Daten zur Langzeiteffizienz der Lebendimpfung veröffentlicht, die auf einen signifikanten Verlust der Wirksamkeit nach 8-10 Jahren hinweisen (11). Ein Cochrane-Review zu Zostavax® analysierte 13 RCTs mit 69.917 gesunden älteren Erwachsenen. Nur 5 der 13 Studien waren von hoher Qualität und hatten ein geringes Bias-Risiko; alle eingeschlossenen Studien wurden pharmafinanziert. Mit mäßig hoher Qualität fand sich eine Evidenz dafür, dass Zostavax® (nur) für 3 Jahre wirksam Gürtelrose verhindert. (13) Insgesamt findet sich eine nur geringe Reduktion der Gesamtfallzahlen von HZ durch die Impfung mit dem Lebendimpfstoff, die je nach Impfalter zwischen 2,6% (Impfung mit 50 J.) und 0,6% (Impfung mit 80 J.) liegen kann (5).
Wegen des abnehmenden Impfschutzes mit zunehmendem Alter und der nur wenige Jahre anhaltenden Wirkdauer wird **im deutschen Impfplan für Zostavax® keine Empfehlung dieser Vakzine als Standardimpfung** ausgesprochen. (14)

Optimaler Impfzeitpunkt

Derzeit wird es nicht als nötig erachtet, den Immunitätsstatus vor der Impfung zu bestimmen. Es ist zu beachten, dass 24 h vor bis 2 Wochen nach der Lebendimpfung keine antiviralen Substanzen verabreicht werden sollten. Auch Personen, die bereits einmal einen Herpes Zoster (HZ) durchgemacht haben, können geimpft werden; es gibt aber nur begrenzt Daten für den optimalen Impfzeitpunkt für diese Patienten. Es scheint sinnvoll, nach durchgemachtem HZ die Impfung um 6-12 Monate zu verschieben, um den Booster-Effekt der Impfung zu nützen. Eine Studie, bei der mindestens 5 Jahre nach einer HZ-Erkrankung mit dem Lebendimpfstoff geimpft wurde, zeigte signifikant geboosterte VZV-Antikörperspiegel im Vergleich zum Ausgangswert bei guter Verträglichkeit der HZ-Lebendimpfung. (11).

Impfung von Personen mit erhöhtem Erkrankungs- und Komplikationsrisiko
Personen mit einer Immunschwäche haben ein erhöhtes Risiko, an HZ und dessen Komplikationen zu erkranken, vor allem bei Beeinträchtigung der zellulären Immunantwort. Sie können jedoch häufig nicht mit dem attenuierten Lebendimpfstoff geimpft werden (Kontraindikation). Im Schweizer Impfplan wurde seit 2017 nach Evaluation der Wirksamkeit die einmalige Gabe des Lebendimpfstoffs für eine exakt definierte Gruppe 50- bis 79- Jähriger empfohlen (siehe Schweizer Impfplan). Nach der Zulassung des neuen rekombinanten Totimpfstoffs gegen Herpes Zoster (Shingrix®) erübrigen sich diese Vorsichtsmaßnahmen. (2).

Rekombinanter Totimpfstoff Shingrix® (12)

Im März 2018 hat die EMA den rekombinanten Totimpfstoff Shingrix® gegen Herpes zoster zugelassen. Im Gegensatz zu Zostavax® soll die Wirksamkeit auch im höheren Alter nur minimal reduziert sein; der Schutz scheint auch noch im 4. Jahr nach der Impfung in seiner Höhe unverändert zu sein. Wirksamkeit gegen HZ: Zostavax® Jahr 1 nach Impfung = 62%, Jahr 4 = 65%; Shingrix® Jahr 1 = 97-98%, Jahr 4 = 85-93%. Wie lange die Wirkdauer tatsächlich ist und ob eine Auffrischung erforderlich ist, wird gegenwärtig untersucht.
Wirksamkeit in den Zulassungsstudien: Daten aus 2 Phase-III-RCTs (ZOE-50, ZOE-70) mit insgesamt 30.227 Teilnehmern ohne Varizella- oder Zoster-Impfung, kein HZ in der Anamnese haben und ohne Immunsuppression vorliegen; Alter in ZOE-50 mind. 50 J., in ZOE-70 mind. 70 J.; mittlere Nachbeobachtungszeit 3,2 bzw. 3,7 Jahre. Ergebnis: Unter Plazebo erkranken 2,8 bzw. 3,4% an HZ, unter Verum 0,08 bzw. 0,4% (Inzidenzrate 9,1 versus 0,3 bzw. 9,2 vs. 0,9 pro 1.000 Patientenjahre). Bei gepoolter Auswertung der Daten der über 70-Jährigen aus ZOE-50 + ZOE-70 liegt die Impfstoffeffektivität in dieser Altersgruppe bei 91,3% (95% CI 86,8-94,5%). Postherpetische Neuralgie unter Plazebo bei 0,24 bzw. 0,42%, unter Verum bei 0 bzw. 0,06%. Die Inzidenzrate sinkt pro 1.000 Patientenjahre von 0,6 auf 0 bzw. 1,1 auf 0,2. Die Effektivität der Reduktion anderer HZ-Komplikationen (Dissemination, Vaskulitis) wurde mit 93,7% bei über 50-Jährigen und 91,6% bei über 70-Jährigen berechnet.
Patienten mit Zoster-Impfung, Zoster in der Vorgeschichte oder mit Immunsuppression waren aus den o.a. Studien ausgeschlossen. Für sie liegen nur wenige, teils qualitativ schlechte Daten vor, die lediglich die Immunogenität des Impfstoffs prüfen. Dabei gibt es Berichte über ein oder mehrere HZ-Rezidive im 1. Jahr nach der Impfung. Die ***FDA lehnt die Zulassung für diese Patientengruppe daher bislang ab***.
Impfschema Shingrix® im Kapitel 17.7

17.9.6. HPV

Menschliche Papillomaviren (HPV) werden sexuell übertragen und treten bei jungen Menschen häufig auf. In der Regel werden sie durch das Immunsystem unschädlich gemacht. Wenn Hochrisikotypen des Virus (hrHPV) aber fortbestehen, können sie die Entwicklung abnormaler Gebärmutterhalszellen verursachen. Diese werden als Vorstufe (Präkanzerose) des Zervixkarzinoms bezeichnet, wenn mindestens zwei Drittel der obersten Schicht des Gebärmutterhalses betroffen sind. Solche Krebsvorstufen können sich nach einigen Jahren zu Gebärmutterhalskrebs entwickeln. Nicht jede Frau mit einer solchen Vorstufe bekommt später auch Gebärmutterhalskrebs. Es ist aber schwierig vorherzusagen, bei wem das geschieht. Es gibt eine Reihe von verschiedenen hrHPV-Typen, die Krebsvorstufen und später Gebärmutterhalskrebs verursachen können. HPV16 und 18 sind die wichtigsten Hochrisikotypen, da sie weltweit ca. 70% der Krebserkrankungen des Gebärmutterhalses verursachen.

Impfschema

Die 9-valente Impfung gegen Humane Papillomaviren (HPV9, Gardasil 9®) ist im kostenfreien öst. Impfprogramm für Mädchen und Buben enthalten und wird **ab dem vollendeten 9. Lj. bis zum vollendeten 12. Lj.** nach dem **Schema 0/6-12 Monate (1 + 1)** geimpft. Die Impfung erfolgt auch im Rahmen von Schulimpfungen (vorzugsweise in der 4. Schulklasse). Als Zeitpunkt für die Inanspruchnahme gilt der Zeitpunkt der 1. Teilimpfung. Die **Bundesländer** bieten an den **öffentlichen Impfstellen** für Kinder **bis zum vollendeten 15. Lebensjahr Catch-up Impfungen** zum vergünstigten Selbstkostenpreis an. (11)

Impfempfehlungen im Ländervergleich

In der **Schweiz** (2) wird die Grundimmunisierung allen Mädchen von 11-14 J. kostenlos angeboten; 2-Dosen-Impfschema (gilt auch, wenn nur 1. Dosis vor 15. Geburtstag verabreicht wird), Mindestabstand 6 Monate. Darüber hinaus ist die HPV-Impfung mit dem quadrivalenten Impfstoff als ergänzende (kostenpflichtige) Impfung empfohlen, und zwar für

- Jungen von 11–14 Jahren (2 Dosen , 0/6 Monate)
- Männliche Jugendliche im Alter von 15–19 Jahren (3 Dosen, 0/1–2/6 Monate)
- Junge Erwachsene (weiblich und männlich) von 20–26 Jahren (3 Dosen, 0/1–2/6 Monate)

Die Indikation einer HPV-Impfung für eine Person aus diesen Gruppen ist auf individueller Basis zu entscheiden. (2)

In **Deutschland** empfiehlt die STIKO (14) eine generelle HPV-Impfung für alle Mädchen im Alter von 9-14 Jahren, vor dem ersten Geschlechtsverkehr, spätestens bis zum vollendeten 18. Lebensjahr (d. h. bis zum Tag vor dem 18. Geburtstag). Seit 2018 gilt diese Empfehlung auch für Jungen von 9-14 Jahren. Bis zum Alter von 17 Jahren wird eine Nachholimpfung angeraten.
Geimpfte Frauen sind darauf hinzuweisen, dass die Impfung mit den aktuell verfügbaren Impfstoffen nicht gegen alle potenziell onkogenen HPV-Typen schützt und dass deshalb die Früherkennungsuntersuchungen zum Gebärmutterhalskrebs weiterhin in Anspruch genommen werden müssen (5). Weder die bivalente HPV-Vakzine Cervarix®, noch das neunvalente Gardasil 9® sind zur Prävention von Penis- oder Oropharynxkarzinomen zugelassen, weil die Datenbasis dafür nicht ausreicht. RCT-belegt ist derzeit lediglich ein Schutz vor höhergradigen Dysplasien an Zervix, Vagina und Vulva

bei Frauen, die Verringerung der Entstehung von Genitalwarzen bei jungen Männern und Schutz vor HPV-assoziierten höhergradigen Analdysplasien bei homosexuellen Männern. (15)

Wirksamkeit der Impfung

Im Mai 2018 veröffentlichte Cochrane einen systematischen Review zur HPV-Impfung zur Vorbeugung von Gebärmutterhalskrebs und seinen Vorstufen (16). Eingeschlossen waren 26 Studien mit 73.428 jugendlichen Teilnehmerinnen (meist unter 25 J., 3 Studien mit Frauen von 25-45), untersucht wurden Impfstoffsicherheit und Schutz vor Krebsvorstufen, HPV-Impfstoff im Vergleich mit Plazebo. **Ob Gebärmutterhalskrebs auftrat, wurde nicht als Studienendpunkt erfasst.**

- Frauen ohne hrHPV-Infektion (Alter 15-25 J.): Reduktion des Risikos für eine mit HPV16/18 assoziierte Krebsvorstufe von 164 auf 2/10.000 Frauen, für jegliche Arten von Krebsvorstufen von 287 auf 106 pro 10.000 Frauen (hohe Qualität der Evidenz)..
- Frauen ohne HPV16/18-Infektion: Bei jüngeren Frauen Reduktion des Risikos für eine HPV16/18-assoziierte Krebsvorstufe von 113 auf 6/10.000, für jegliche Arten von Krebsvorstufen von 231 auf 95/10.000 (hohe Qualität der Evidenz). Bei Frauen über 25 J. Reduktion der mit HPV16/18-assoziierten Krebsvorstufen von 45 auf 14/10.000 (moderate Qualität der Evidenz).
- Alle Frauen mit oder ohne HPV-Infektion: Bei Impfung 15- bis 26-Jähriger Verminderung des Risikos für HPV16/18-assoziierte Krebsvorstufen von 341 auf 157/10.000, für sämtliche Arten von Vorstufen von 559 auf 391/10.000 (hohe Qualität der Evidenz). Bei Impfung 25- bis 45-Jähriger geringere Wirkung, wahrscheinlich bedingt durch frühere HPV-Infektion: Risiko für HPV16/18-assoziierte Krebsvorstufen sinkt durch Impfung von 145 auf 107/10.000 Frauen, es gibt keinen signifikaten Unterschied im Risiko für jegliche Arten von Krebsvorstufen.

Unerwünschte Wirkungen: Das Risiko für schwerwiegende Nebenwirkungen ist mit HPV-Impfstoffen und Kontrollimpfstoffen (Plazebo oder Impfstoff gegen eine andere Infektion als HPV) ähnlich (hohe Qualität der Evidenz). Die Sterblichkeit ist insgesamt ähnlich (11 pro 10.000 in der Kontrollgruppe, 14 pro 10.000 in der HPV-Impfstoffgruppe) (niedrige Qualität der Evidenz). Insgesamt ist die Zahl der Todesfälle gering, obwohl eine größere Anzahl bei älteren Frauen beobachtet wurde. Es wurde kein Muster bezüglich Todesursache oder -zeitpunkt festgestellt.

Schlussfolgerung: Es gibt Evidenz von hoher Qualität, dass HPV-Impfstoffe vor Krebsvorstufen bei jugendlichen Mädchen und Frauen schützen, die zwischen 15-26 Jahren geimpft werden. Der Schutz ist geringer, wenn ein Teil der Frauen bereits mit HPV infiziert ist. Längere Nachbeobachtungszeiten sind nötig, um die Wirksamkeit von HPV-Impfstoffen auf die Entstehung von Gebärmutterhalskrebs zu bewerten. Die Impfstoffe erhöhen das Risiko für schwere unerwünschte Ereignisse, Fehlgeburten oder Schwangerschaftsabbrüche nicht. Unklar bleibt, wie sich die Impfstoffe auf die Zahl der Todesfälle, Totgeburten und Neugeborenen mit Fehlbildungen auswirken.

Cochrane-Lead-Author Marc Arbyn (Unit Cancer Epidemiology, Belgian Cancer Centre, Sciensano): *„The findings of this review should be viewed within the context of multiple global surveillance studies, which have been conducted by the Global Advisory Committee on Vaccine Safety from the WHO since the vaccinations were licensed. The committee concluded that the risk-benefit profile of prophylactic HPV vaccines remains* *favourable and expressed its concerns about unjustified claims of harm that lack biological and epidemiological evidence, and which may affect the confidence of the public. At the same time, the Committee encouraged health authorities to continue surveillance and examination for potential adverse events."*

Jo Morrison (Consultant in Gynaecological Oncology, Musgrove Park Hospital, Somerset/UK) ergänzt: *„Vaccination aims to prime the immune system to produce antibodies that can block subsequent natural HPV infection. These data show that immunizing against HPV infection protects against cervical precancer, and it is very likely that this will reduce cervical cancer rates in the future.* ***However, it cannot prevent all cervical cancer and it is still important to have regular screening, even if you have been vaccinated.****"* (16)

HPV-Impfung bei Jungen und Männern

HPV-assoziierte Krankheiten betreffen auch Männer. HPV verursachen sowohl Genitalwarzen, welche häufig vorkommen, als auch Krebserkrankungen, welche schwerwiegend sind, auch wenn sie bei Männern seltener als bei Frauen vorkommen. (2) Außerdem haben homosexuelle Männer ein hohes Risiko für persistierende HPV-Infektionen und deren Folgeerkrankungen. Sie würden durch eine auf Frauen beschränkte Impfempfehlung vom indirekten Nutzen der Impfung ausgeschlossen. Die STIKO begründete ihre 2018 erstmals ausgesprochene Empfehlung für die HPV-Impfung von Jungen mit der Rate HPV-assoziierter Tumore: Analkarzinome 84-88 %, Peniskarzinome 32- 47%, Oropharynxkarzinome 22-41% (vor allem HPV 16). (14) Dazu schreibt das arznei-telegramm (15): Weder die bivalente HPV-Vakzine Cervarix®, noch das neunvalente Gardasil 9® ist zur Prävention von Penis- oder Oropharynxkarzinomen zugelassen, da die Datenbasis dafür nicht ausreicht. In RCTs belegt ist derzeit lediglich ein Schutz vor höhergradigen Dysplasien an Zervix, Vagina und Vulva bei Frauen und vor höhergradigen intraanalen Dysplasien, die mit den Impfstoff-HPV-Typen assoziiert sind, bei homosexuellen Männern. Ein Einfluss auf die sehr seltenen penilen, perinealen oder perianalen intraepithelialen Neoplasien lässt sich in der einzigen vorliegenden Studie hingegen nicht nachweisen. Entsprechende Untersuchungen zum Nutzen der HPV-Impfung hinsichtlich der Verringerung oropharyngealer Karzinome gibt es bislang überhaupt nicht. Auch der Endpunkt „persistierende anogenitale Infektionen" ist umstritten. Der Nutzen beschränkt sich somit auf Verringerung von Genitalwarzen bei jungen Männern und eine Verringerung höhergradiger Analdysplasien bei homosexuellen Männern. Insgesamt fasst das a-t zusammen: ***„Bei der Entscheidung für eine Immunisierung gegen HPV sollte bei Jungen die neunvalente Vakzine GARDASIL 9 bevorzugt werden****, sie enthält wie der vierwertige Vorläufer GARDASIL die beiden Niedrigrisiko-HPV-Typen 6 und 11. Diese werden für 90 % der Genitalwarzen verantwortlich gemacht, die den Hauptteil der HPV-assoziierten Erkrankungen ausmachen, für die bei Jungen ein Nutzen der Impfung belegt ist. Für das bivalente CERVARIX ist ein Schutz vor Genitalwarzen hingegen nicht nachgewiesen und es ist auch insgesamt bei Jungen schlechter geprüft."*

17.9.7. Influenza

Die Influenzaimpfung wird im öst. Impfplan jedem Erwachsenen jährlich empfohlen, besonders Personen mit erhöhtem Risiko; der Nutzen wird kontrovers diskutiert. **Ge-**

sicherter Nutzen für Herzinfarktpatienten, COPD, Diabetes, Krebskranke, Patienten in Pflegeheimen/Altersheimpatienten bei geimpften Pflegepersonal und Ärzten (17). **› 65 Lj.**: Reduktion Erkrankungsrisiko von 6 auf 2,4 %; NNV = 30 für Influenza; NNV = 42 für grippeähnliche Symptome. Schwangere: kein gesicherter Nutzen. Gesunde Kinder und Jugendliche: kein Nutzen
Details im Kapitel 1.9 - Influenza

17.9.8. Masernimpfung

Masern sind eine hoch ansteckende akute Viruserkrankung, die durch Tröpfchen übertragen wird und bei ungeimpften Personen bereits nach kurzem Kontakt mit einem Erkrankten zu einer Infektion führt.
Die Masern-Durchimpfungsraten in Österreich wurden 2016 genauer analysiert: Bei den 2- bis 5-jährigen Kindern beträgt die Durchimpfungsrate 92 %. Zudem sind etwa 10 % davon nur einmalig statt zweimal geimpft. (Viele Kinder müssen also früher und konsequenter zweimal geimpft werden!) Außerdem bestehen bei den Geburtsjahrgängen 2008 und 2010 niedrigere Durchimpfungsraten im Vergleich zu den Jahrgängen zuvor und danach. Niedrigere Durchimpfungsraten zeigen sich auch bei jungen Erwachsenen, geboren in den 1990er-Jahren, etwa ein Drittel der Geburtsjahrgänge vor 1990 ist nur einfach geimpft. Nach Berechnungen im Auftrag des BMASGK sind in A ca. 500.000 junge Erwachsene nicht geschützt; Österreich ist leider noch immer vom Eliminationsziel von ‹ 1 pro 1 Million Einwohner sehr weit entfernt.
2015 wurde europaweit eine besonders starke Masernaktivität mit 309 Fällen beobachtet. Wegen dieses Anstiegs ist in den nächsten Jahren auch wieder mit tödlich verlaufenden SSPE-Erkrankungen zu rechnen. Zudem besteht ein hohes Risiko für eine Maserninfektion während der Schwangerschaft. Diese ist assoziiert mit einer höheren Hospitalisierungsrate und schweren Komplikationen (z. B. Pneumonitis), die auch tödlich enden oder den Ausgang einer Schwangerschaft ungünstig beeinflussen können. Dazu gehören Abort, frühzeitige Geburt und geringes Geburtsgewicht, nicht jedoch kongenitale Defekte. Nicht-immune Schwangere können ihren Neugeborenen keinen Nestschutz verleihen (masernerkrankte Neugeborene/Säuglinge haben ein besonders hohes Risiko, später an SSPE zu erkranken). (9)
Um die Impfbereitschaft zu erhöhen, ist eine verstärkte Information sowohl über die Masernerkrankung inkl. Häufigkeit und Schwere von Komplikationen, als auch über die Datenlage zu Nutzen und Risiken der Immunisierung unerlässlich. Dabei sollte auch auf Ängste über vermeintliche Risiken der Impfung sowie auf Behauptungen angeblich positiver Effekte der Masern eingegangen werden. Die Aufklärung sollte nicht nur die individuellen Aspekte, sondern auch die gesellschaftlichen Folgen einer Entscheidung für oder gegen eine Immunisierung beinhalten.
Ein Zusammenhang der Immunisierung mit dem Auftreten von Masern-Enzephalitis, Autismus, Asthma, Leukämie, Typ-1-Diabetes, Morbus Crohn, Heuschnupfen oder demyelinisierenden Erkrankungen ist nicht erwiesen. Für einige Mumps-Impfviren wird ein erhöhtes Risiko einer aseptischen Meningitis errechnet (nicht in den hierzulande angebotenen Vakzinen enthalten). Nach aktuellem Kenntnisstand ist nicht davon auszugehen, dass die Masernimpfung selbst eine SSPE verursachen kann. (18)
Belastbare Belege dafür, dass das Durchmachen der Masern wichtig für die kindliche Entwicklung ist oder einen Schutz vor Allergien bietet, gibt es nicht.

Häufige bis sehr häufige **unerwünschte Effekte** sind vor allem Fieber (bei bis zu 15 % ≥ 39 °C) und Lokalreaktionen an der Injektionsstelle sowie Hautausschlag (NNH = 7). Das Risiko von Fieberkrämpfen ist erhöht. Bis zu 5 % der Impflinge entwickeln „Impfmasern", eine abgeschwächte, nicht infektiöse Form von Masern mit mäßigem Fieber, flüchtigem Exanthem und respiratorischen Symptomen, meist in der zweiten Woche nach der Impfung.

Faktenbox

Komplikationen	Masernerkrankung	Masernimpfung
Mittelohrentzündung	Bei 1 von 10 Erkrankungen	Nicht nachgewiesen
Lungenentzündung	Bei 1 von 15 Erkrankten	Nicht nachgewiesen
Durchfälle	Bei 1 von 12 Erkrankten	Nicht nachgewiesen
Fieberkrämpfe	Bei 1 von 50 Erkrankten	Nicht nachgewiesen
Masernenzephalitis*	Bei 1 von 500 Erkrankten	Nicht nachgewiesen (18)
Schwere geistige Beeinträchtigung, Erblindung, Halbseitenlähmung	Bei 1 von 1.000 Erkrankten	Nicht nachgewiesen, kein Beweis für Autismus als Impfschaden (19)
Tod durch Masernenzephalitis	Bei 1 von 2.000 Erkrankten	Nicht nachgewiesen
Subakute sklerosierende Enzephalitis (SSPE)	Bei 1 von 9.000, tritt 4–25 Jahre nach Masern auf und führt in 2–3 Jahren zum Tod	Nicht nachgewiesen (18)
Fieber › 39 °C	Alle Erkrankten	1 von 7 Geimpften
Masern-Exanthem	Alle Erkrankten	1 von 20 Geimpften

** Gehirnentzündung meist innerhalb einer Woche nach Beginn der Masern, häufiger bei Erwachsenen als bei Schulkindern. ** Die Häufigkeit wird auf 4-11/100.000 Masernerkrankungen geschätzt, wobei Kinder, die im ersten oder zweiten Lebensjahr eine Maserninfektion durchmachen, besonders häufig betroffen sind (‹ 1 Jahr: 1 von 5.500, 1 Jahr: 1 von 10.000, 5 Jahre: 1 von 100.000). In einer aktuellen Publikation aus Deutschland wird für Kinder, die vor dem fünften Geburtstag an Masern erkranken, ein sehr viel höheres Risiko einer SSPE errechnet: 1 von 2.200. (20)*

Schützt die Masernimpfung sicher vor Masern?

Der 3-fach-Impfstoff gegen Masern, Mumps und Röteln steht seit 1980 zur Verfügung. Eine Übersichtsarbeit findet nach einmaliger Impfung einen 92%igen und nach zweimaliger Impfung einen 95%igen Schutz vor Ansteckung bei Kontakt mit Erkrankten. Nach 25 Jahren Nachbeobachtung ließ sich kein Nachlassen der Schutzwirkung beobachten; wie lange der Impfschutz anhält, ist noch nicht bekannt. Um eine Ausbreitung von Masern zu verhindern, müssen auf Grund dieser Wirksamkeitsdaten mindestens 95 % der Kinder geimpft werden. Die dadurch erzeugte „Herdenimmunität" schützt auch einzelne Ungeimpfte, sofern sie die 5 %-Marke nicht übersteigen.

Postexpositionelle Prophylaxe

Die MMR-Impfung kann auch als Postexpositionsprophylaxe eingesetzt werden. Die höchste Wahrscheinlichkeit für die Wirksamkeit einer MMR-Impfung als postexpositionelle Prophylaxe besteht bei einer Verabreichung einer MMR-Impfdosis innerhalb von 72 Stunden nach infektiösem Masern-Erstkontakt (Definition der infektiösen Periode: 1 Tag vor Beginn der Prodromalsymptomatik bzw. falls nicht eindeutig bestimmbar, gilt 4 Tage vor Exanthembeginn und bis 4 Tage nach Ausbruch des Exanthems).

Abriegelungsimpfung im Fall von Masernausbrüchen (11)

In Gemeinschaftseinrichtungen (Schulen, Kasernen etc.) sind auf Grund der hohen Kontagiösität von Masern alle in der Einrichtung Anwesenden oder Beschäftigten als Kontaktpersonen zu betrachten und entsprechend zu behandeln (inklusive Lehrer, Hausmeister, Schüler, Wehrdiener, Offiziere etc.). Besonders bei Jugendlichen und jungen Erwachsenen bestehen Impflücken bzw. unzureichender Immunschutz gegen Masern.

In allen Gemeinschaftseinrichtungen sind bei Auftreten von Masern die notwendigen Maßnahmen sofort, vollständig und sehr konsequent umzusetzen. In einer Ausbruchssituation größeren Ausmaßes soll jedenfalls allen Kontaktpersonen, bei denen keine Kontraindikation für eine MMR-Impfung vorliegt, noch bevor die Information über Zeitpunkt des infektiösen Erstkontaktes und der Empfänglichkeit (kann somit auch Geimpfte inkludieren) verfügbar ist, eine MMR-Impfung angeboten werden. Diese unspezifische, aber zeitsparende Vorgehensweise trägt wirkungsvoll zur raschen Ausbruchseindämmung bei.

Praktische Vorgehensweise: Bei einem Masernausbruch (mehr als eine Erkrankung, labordiagnostische Sicherung der Diagnose bei mindestens einem Erkrankten) sofortige Impfausweiskontrolle und Ausschluss aller Personen, die noch keinen Kontakt gehabt haben (z. B. Schüler und Lehrer vom Unterricht). Personen, die keine gesicherte Masernerkrankung (ärztliches Attest oder Aussage der Eltern zum Nachweis) durchgemacht haben und die keine Masernimpfung nachweisen können (gesetzliche Grundlage im Epidemiegesetz), sollten sofort geimpft werden. Siehe „Masern, personenbezogene Kontroll- und Präventionsmaßnahmen. Standard-Verfahrensanleitung (SVA) für die Gesundheitsbehörde in Österreich", www.bmgf.gv.at/impfen.

17.9.9. Meningokokken ACWY (11)

Die Impfung mit einem tetravalenten, konjugierten Meningokokkenimpfstoff ist für Schulkinder vom vollendeten 10. Lj. bis zum vollendeten 13. Lj. im kostenfreien Impfprogramm enthalten. Die MEC-4-Impfung wird aufgrund der derzeitigen epidemiologischen Situation in A zur Grundimmunisierung im Kleinkindalter nicht empfohlen.

Meningokokken kommen weltweit vor, die größte Bedeutung für das Auftreten von invasiven Erkrankungen haben die Gruppen A, B, C, W135 und Y. Derzeit werden bei uns nur wenige Einzelfälle von Infektionen mit Gruppe A, Y und W135 beobachtet. Klassische Hochrisikogebiete für die Gruppen A oder W135 sind Afrika und der Nahe Osten. Meningokokken-Epidemien werden aufgrund der Übertragung als Tröpfcheninfektion immer dann begünstigt, wenn viele Menschen auf engstem Raum zusammenkommen. Dies gilt z. B. für Flüchtlingslager, aber auch für Pilgerfahrten nach Mekka.

Bei Personen mit erhöhtem Erkrankungsrisiko (z. B. Asplenie, Splenektomie, Hypogammaglobulinämie, Komplementdefekte, angeborener Properdinmangel oder anderer Immundefekt) sowie Laborpersonal, das Meningokokkeninsolaten-exponiert ist, soll eine Immunisierung gegen die Serogruppen A, B, C, W135 und Y durchgeführt werden. Für Reisen in Endemiegebiete, vor Gruppen-(Schul-)Veranstaltungen und Schüleraustauschprogrammen in Ländern mit erhöhtem Infektionsrisiko, aber auch bei Reisen in Länder mit hoher Inzidenz ist eine Impfung entsprechend den dortigen Empfehlungen angeraten. Saudi Arabien schreibt während der Hadj für die Einreise zwingend eine Impfung mit MEC-4 vor, die auch in einem internationalen Impfpass dokumentiert werden muss.

Im Falle einer Exposition durch Kontakt mit einem Erkrankten kann die Impfung die postexpositionelle Antibiotikaprophylaxe nicht ersetzen. Eine Impfung wird zusätzlich zur Chemoprophylaxe für Haushaltmitglieder und Kontaktpersonen empfohlen.

Impfstoffe

Eine ausführliche Darstellung finden Sie in Kapitel 16.6.1.

17.9.10. Meningokokken B

Die Impfung ist nicht im kostenfreien Impfprogramm enthalten.

Aufgrund der epidemiologischen Situation ist zur Erreichung eines Individualschutzes gegen invasive Meningokokken B-Infektionen die Impfung für alle Kinder und Jugendliche möglichst früh ab dem vollendeten 2. Lebensmonat empfohlen. Die Impfung kann Erwachsenen empfohlen werden, wenn die angegebenen Indikationen zutreffen. **Indikation für Erwachsenenimpfung:** Personen mit Immundefekt, vor allem Komplement-/Properdindefekte, Hypogammaglobulinämie, Asplenie, Splenektomie.

Die klinischen Studien zu Bexsero®, dem derzeit einzigen in A zugelassenen Impfstoff für Kinder unter 10 Jahren gegen Meningokokken B (4CMenB), zeigen eine gute Immunogenität bei Säuglingen, Kleinkindern und Jugendlichen. Die Abdeckrate gegen Meningokokken B verursachende invasive Erkrankungen wird mittels des Meningococcal Antigen Typing Systems (MATS) mit etwa 68% für A angenommen. (11)
Detaillierte Infos zum Meningokokken B-Impfstoff entnehmen Sie bitte Kapitel 17.3

17.9.11. Meningokokken C

Nicht im kostenlosen österreichischen Impfprogramm vorgesehen.

Impfung mit Neisvac C®: 2. - 4.Lebensmonat 2 Dosen im Abstand von mindestens 8 Wochen plus eine Auffrischungsimpfung im 12. oder 13. LM

Impfung mit Menjugate/Meningitec®: Impfbeginn 2. bis 12. LM 2 Dosen im Abstand von mindestens 8 Wochen plus eine Auffrischungsimpfung im 2. Lebensjahr. Ist die Auffrischungsimpfung im 2. Lebensjahr bei begonnener Impfung im ersten Lebensjahr nicht erfolgt, so sollte diese Dosis auch im 3. Lebensjahr oder später (bis vollendetes 10. Lebensjahr) nachgeholt werden.

Der **Schweizer Impfplan** sieht nur eine Impfdosis bei Kindern im Alter von 12–15 Monaten sowie eine Nachholimpfung bis zum 5. Geburtstag vor. Bei Jugendlichen im Alter von 11–15 Jahren ist eine MCV-C-Nachholimpfung mit einer Dosis bis zum 20. Geburtstag empfohlen.

Die **STIKO** empfiehlt eine Meningokokken-C-Impfung für alle Kinder möglichst früh im 2. Lebensjahr. Ein zweiter niedrigerer Inzidenzgipfel der Erkrankung besteht in Deutschland für Jugendliche. Eine fehlende Impfung soll deswegen bis zum 18. Geburtstag nachgeholt werden. (14)

Wirksamkeit der Meningokokken C-Impfung

Ausführliche Informationen entnehmen Sie bitte Kapitel 17.3

17.9.12. Mumps

Mumps ist eine hochinfektiöse Viruserkrankung, die meist über Tröpfchen übertragen wird und in ca. 70 % der Infektionen mit dem typischen Bild der Parotitis, zu 90 % beidseitig, klinisch manifest wird. Die Inkubationszeit beträgt 18 Tage mit einer Varianz von 2-4 Wochen. Komplikationen nehmen mit dem Lebensalter zu. In 5-10 % der Infektionen treten ZNS-Symptome auf (90 % Meningitis mit Fieber, Kopfschmerz, Erbrechen und 10 % Enzephalitis). Bis zu 4 % der Patienten entwickeln eine Akustikusneuritis, die als Spätfolge zur Taubheit führen kann; vor der Einführung der Impfung war Mumps eine der häufigsten Ursachen von Taubheit. Während und nach der Pubertät kommt es bei männlichen Patienten in 10-30 % zu einer Hodenentzündung mit zum Teil bleibender Infertilität. In 5 % der Fälle tritt eine Pankreatitis auf. Im Erwachsenenalter besteht ein besonderes Risiko für einen schweren Verlauf. In A kam es 2017 zu einem Mumpsausbruch mit der Komplikation einer Mumpsorchitis. Der letzte größere Ausbruch mit 214 Fällen von Mumps vorwiegend in der Altersgruppe 15-30 Jahre trat im Jahr 2006 auf. Dabei wurden in 36 Fällen Komplikationen wie Meningitis, Orchitis und/oder Pankreatitis beobachtet. Angesichts der Masern- und Mumpsausbrüche vorwiegend in der Generation der 15-40 Jährigen sollte diese Personengruppe hinsichtlich eines wirksamen MMR-Schutzes überprüft und evtl. nachgeimpft werden. (11)

17.9.13. Pertussis

Die Impfung gegen Pertussis (aP) ist im kostenfreien Impfprogramm enthalten und wird im Rahmen der 6-fach-Impfung nach dem 2+1 Schema im 3., 5. und 12. (-14.) Lebensmonat geimpft (Hexyon®/Infanrix hexa®). Im Schulalter wird eine Kombinationsimpfung mit Diphtherie, Tetanus, Pertussis und Polio im 7. (-9.) Lebensjahr wiederholt. **Erwachsenenimpfung:** Nach der Grundimmunisierung im Säuglingsalter und Auffrischungsimpfung im Schulalter soll bis zum vollendeten 60. Lebensjahr eine Auffrischungsimpfung mit Pertussis als Kombinationsimpfstoff mit Diphtherie (dip), Tetanus (TET), und Polio (IPV) alle 10 Jahre und ab dem vollendeten 60. Lebensjahr alle 5 Jahre erfolgen (Boostrix Polio®/Repevax®). Wenn Boostrix Polio®/Repevax® nicht verfügbar sind, ist es auch möglich, Boostrix® und IPV extra (oder Revaxis® ohne Pertussis-Komponente) zu verwenden. (11)

Die **Erkrankung** verläuft in 3 Stadien (Prodromal-, Anfalls-, Rekonvaleszenzstadium); die Hustenanfälle können monatelang anhalten. Mögliche Komplikationen sind Apnoe, Sekundärinfektionen (bakterielle Pneumonien), ARDS (acute respiratory distress syndome) und in ca. 1 % kann es bei Säuglingen zum Tod kommen. Die höchste Inzidenz wird bei Kindern zwischen 0 und 5 Jahren verzeichnet. Viele Studien weisen Erwachsene als Infektionsquelle für Neugeborene in den ersten Lebenswochen

aus. Die Aufrechterhaltung der Immunität gegen Pertussis durch regelmäßige Auffrischungsimpfungen ist der einzig effektive Weg, einer Erkrankung vorzubeugen, diese werden daher generell für alle Jugendl./Erw. als sinnvoll und wirksam empfohlen. Zum Schutz des Neugeborenen ist vor allem die maternale Impfung zu empfehlen.
Die Zahl der an Pertussis erkrankten Erwachsenen mit pulmologischen Komplikationen und Langzeitverlauf stieg in den letzten Jahren deutlich: 2015 wurden in Österreich 569 Pertussisfälle gemeldet, 2016 1.274 Fälle, 2017 1.411 Fälle. Auffällig ist vor allem eine deutliche Zunahme von Erkrankungen im Erwachsenenalter, vor allem bei 40- bis 45-Jährigen, aber auch bei 15- bis 20- und 65- bis 70-Jährigen. Dies ist u.a. durch den Verlust der Seroprotektion innerhalb weniger Jahre nach Impfung oder Durchmachen einer Erkrankung zu erklären. (11)

Wirksamkeit der Pertussis-Impfung

Die empfohlene Impfung bietet einen guten Schutz gegen eine Infektion. Ein Schutz gegen Pertussis kann bei älteren Kindern und Erwachsenen bereits durch die einmalige Gabe eines Kombinationsimpfstoffs mit Pertussis-Komponente erreicht werden. In einer Studie wurde bei über 90 % der Geimpften ab dem Alter von 11 Jahren bereits durch eine Impfstoffdosis eine Immunantwort induziert. Ab dem Alter von 5–6 Jahren sollen für Impfungen gegen Diphtherie und Pertussis Impfstoffe mit reduzierter Antigenmenge (d statt D und ap statt aP) verwendet werden. (21)
Tritt trotz der Impfung eine Infektion auf, verlauft die Krankheit meist weniger schwer als bei ungeimpften Patientinnen und Patienten. In Österreich wird die Notwendigkeit der regelmäßigen Auffrischungsimpfungen mit der dadurch zu erreichenden Aufrechterhaltung der Immunität gegen Pertussis, die sowohl eine Infektionsschutz als auch Herdenimmunität gewährleisten soll, begründet. Nichtsdestotrotz ist die Durchimpfungsrate ungenügend, insbesondere was die Auffrischungsimpfungen betrifft. (11)

Der Impfschutz gegen Pertussis ist für alle Personen empfohlen, jedoch für folgende Personengruppen besonders wichtig (11, 22):

- Frauen mit Kinderwunsch (vor Eintritt einer Schwangerschaft)
- Schwangere ab dem 2. Trimenon, aber bevorzugt im 3. Trimenon, bei denen die letzte Auffrischungsimpfung bzw. eine PCR- oder kulturbestätigte Erkrankung mehr als 5 Jahre zurückliegt
- Personen (Jugendliche oder Erwachsene), die regelmäßigen Kontakt (familiär/ beruflich) mit Säuglingen unter 6 Monaten haben oder in naher Zukunft haben werden, wenn die letzte Pertussisimpfung bzw. eine PCR- oder kulturbestätigte Erkrankung durch B. pertussis 10 Jahre oder länger zurückliegt
- Personal von Kinderbetreuungseinrichtungen und Schulen sowie Betreuungspersonen in Spitälern, Altersheimen, Pflegeheimen und im Haushalt
- Reiseimpfung: besonders bei Hadj-Pilgerfahrt

17.9.14. Pneumokokken

Impfung: mit einem Konjugatimpfstoff nach dem 2+1-Schema im 3., 5. und 12. (-14.) Lebensmonat; auch bei Kindern aus Risikogruppen (siehe Definition unter „Indikation"); für diese kostenfreie Impfung bis zum vollendeten 5. Lj.
Für Kinder sind zwei Konjugatimpfstoffe zugelassen, ein 10-valenter (PNC10, Synflo-

rix®) und ein 13-valenter Impfstoff (PNC13, Prevenar 13®). Im kostenfreien Impfprogramm ist derzeit der 10-valente Impfstoff enthalten. Impfserien sollten mit demselben Impfstoff (PNC10 o. PNC13) komplettiert werden, mit dem sie begonnen wurden. Zur Verhütung schwerer invasiver Pneumokokkenerkrankungen ist ein möglichst früher Beginn der Impfserie (im 3. Lebensmonat) unbedingt anzuraten. Der Altersgipfel der Pneumokokken-Meningitis liegt im 2. Lebenshalbjahr! Der Konjugatimpfstoff für Säuglinge kann gleichzeitig mit der 6-fach-Impfung (an verschiedenen Injektionsstellen) verabreicht werden. *Details zur Pneumokokken-Impfung im 1. Lj. in Kapitel 17. 2*

Erwachsenenimpfung

Nach der Grundimmunisierung im Säuglings-/Kleinkindalter mit dem konjugierten Impfstoff sind bei Personen ohne erhöhtes Risiko bis zum vollendeten 50. Lebensjahr keine weiteren Auffrischungsimpfungen notwendig. Die Impfung wird Erwachsenen ab dem vollendeten 50. Lebensjahr empfohlen, da das Risiko für schwere Pneumokokkenerkrankungen ab diesem Alter deutlich ansteigt. (11)

Pneumokokken-Risikogruppen, Impfung 6.–50. Lebensjahr: Asplenie, angeborene/erworbene Immundefekte, Cochleaimplantat o. Liquorfistel, chronische Erkrankungen betr. blutbildende Organe, Herz/Kreislauf (außer arterielle Hypertonie), Lunge, Stoffwechsel- oder neoplastische Erkrankungen, Leberzirrhose, chronische Niereninsuffizienz, nephrotisches Syndrom.

Details zur Pneumokokken-Impfung ab 50 Jahren in Kapitel 17. 7

17.9.15. Poliomyelitis

Grundimmunisierung: 2+1-Schema: 0/2 Monate, 6/9 Monate nach 2. Impfung

Auffrischung: Alle 10 Jahre, sofern Grundimmunisierung vorhanden.

D	Bei vorhandener Grundimmunisierung (bis zu 4 Impfungen, 2/3/4/11-14 Monate) **1 routinemäßige Auffrischung** im Alter von 9-17 Jahren empfohlen. Wurde die Grundimmunisierung im Erwachsenenalter durchgeführt, sollte eine Auffrischimpfung nach 10 Jahren erfolgen. Bei gegebener Indikation (z. B. Reisen, berufliche Tätigkeiten mit erhöhtem Infektionsrisiko) ist eine weitere Auffrischimpfung notwendig, wenn die letzte Auffrischimpfung vor über 10 Jahren verabreicht wurde.
CH	Nach Grundimmunisierung **keine Auffrischung** empfohlen (Ausnahme: Laborpersonal, Reise in Epidemiegebiete).

Die WHO hat angesichts der internationalen Ausbreitung der Poliomyelitis 2014 eine „Public Health Emergency of International Concern“ erklärt. Als Polio-infizierte Länder gelten Pakistan, Afghanistan, Nigeria, Kamerun, Syrien, Israel, Irak, Äquatorial Guinea, Äthiopien und Somalia. Um einen möglichen Export von Polio-Wildviren aus diesen Ländern zu verhindern, hat die WHO die dringende Empfehlung ausgesprochen, dass Personen vor Ausreise aus einem dieser Länder gegen Polio geimpft werden sollten. Für poliofreie Länder (wie D, A, CH) ist die Ausrufung der PHEIC mit keinen spezifischen Empfehlungen der WHO verbunden. Falls die WHO-Empfehlungen in den betroffenen Ländern konsequent umgesetzt werden, würde dies allerdings bedeuten, dass Reisende, die sich länger als 4 Wochen in einem der genannten Länder aufgehalten haben, bei Abreise zu einer Polio-Impfung (vermutlich überwiegend mit einem oralen

Lebendimpfstoff, OPV) verpflichtet werden könnten, sofern sie in den letzten 12 Monaten keine Polio-Impfung bekommen haben.
Die WHO publiziert auf www.who.int regelmäßig die neuesten Informationen.

17.9.16. Rotavirus

Im kostenfreien Impfprogramm enthalten; die Schluckimpfung mit dem Lebendimpfstoff soll ehestmöglich ab der vollendeten 6. Lebenswoche verabreicht werden. (11)

Bewertung:

- NNV = 625 zur Verhinderung einer Hospitalisierung wg. schwerer Gastroenteritis. (23)
- NNH = 18,5 für Dünndarminvagination. (24)
- Kein Einfluss auf Mortalität. (25)

Ausführliche Informationen zur Rotavirus-Impfung in Kapitel 17. 2

17.9.17. Röteln

Bei Röteln handelt es sich um eine hochansteckende humane Virusinfektion, die durch Tröpfchen übertragen wird und bei Kindern in bis zu 50 % der Fälle, bei Jugendlichen und Erwachsenen in über 30 % der Fälle asymptomatisch verläuft. Bei klinischer Symptomatik treten nach einer Inkubationszeit von 14-21 Tagen das charakteristische, kleinfleckige Rötelnexanthem, Lymphknotenschwellungen (besonders im Nacken) sowie häufig Gelenksbeschwerden auf.

Komplikationen: Bei Rötelninfektionen bis zur 17. Schwangerschaftswoche kann es zu schweren Embryopathien (mit Taubheit, Katarakt, Herzfehlern und anderen Organdefekten) kommen.

Früher wurden wg. dieser Komplikationen 13-jährige Mädchen gegen Röteln geimpft. Durch die Rötelnimpfung beider Geschlechter als Masern-Mumps-Röteln-Impfung soll die Zirkulation des Rötelnvirus weiter zurückgedrängt werden, um das Fehlbildungsrisiko auch bei Kindern von nicht immunen Frauen weiter zu reduzieren.

Es ist das angestrebte Ziel der WHO, die Röteln in der EU bis 2020 zu eliminieren. 2017 wurden in Österreich 2 Röteln-Ausbrüche (Stand KW 50) verzeichnet: von 35 gemeldeten Infektionen trat eine in der Frühschwangerschaft (5. SSW) auf. Auch im Jahr 2009 kam es bei 365 gemeldeten Fällen zu einer Infektion in der 9. Schwangerschaftswoche, die aufgrund des hohen Risikos einer Rötelnembryopathie zum Schwangerschaftsabbruch führte. Wie die Masern- und Mumpsausbrüche der letzten Jahre zeigte auch dieser Rötelnausbruch, dass besonders **in der Altersgruppe der 15- bis 40-Jährigen die Schutzraten gegen MMR zu niedrig sind und nachgeimpft werden sollte**. Auch wenn in den letzten Jahren die Rötelnfallzahlen in Österreich sehr gering waren, kommt es in anderen europäischen Ländern immer wieder zu Ausbrüchen mit der Gefahr einer Einschleppung nach Österreich.

Die Rötelnimpfung soll grundsätzlich als MMR-Impfung erfolgen; dies gilt auch für seronegative Wöchnerinnen. Die MMR-Impfung sollte ehestmöglich nach der Entbindung verabreicht werden, dafür können auch Hebammen in Betracht kommen. ***Die MMR-Impfung ist kein Hindernis für das Stillen.*** (11)

17.9.18. Tetanus

Kostenfreies Impfprogramm/Kinderimpfung: im Rahmen der 6-fach-Impfung nach dem 2+1-Schema im 3., 5. und 12. (-14.) Lebensmonat (Hexyon®/Infanrix hexa®). Im

Schulalter wird die Kombinationsimpfung Diphtherie, Tetanus, Pertussis und Polio im 7. (-9.) Lebensjahr wiederholt.

Erwachsenenimpfung: Nach Grundimmunisierung im Säuglingsalter + Auffrischung im Schulalter soll bis zum vollendeten 60. Lj. eine Auffrischung als Kombinationsimpfstoff gegen Diphtherie (dip) Tetanus (TET), Pertussis (aP) und Polio (IPV) alle 10 Jahre erfolgen, ab dem vollendeten 60. Lebensjahr alle 5 Jahre (Boostrix Polio®/Repevax®. Sind Boostrix Polio®/Repevax® nicht verfügbar, ist es auch möglich, Boostrix ®und IPV extra oder Revaxis® ohne Pertussis-Komponente zu verwenden. (11)

Indikation: Da die Verbreitung des Erregers durch die Immunisierung der Bevölkerung nicht beeinflusst wird, sondern die Erreger in der Umwelt allgegenwärtig sind, ist die Impfung unabhängig von der Durchimpfungsrate für jeden anzuraten. Hier steht der Individualschutz im Vordergrund. Sofern verfügbar, wird empfohlen, Auffrischungsimpfungen immer mit einem 4-fach-Kombinationsimpfstoff Diphtherie/Tetanus/Pertussis/Polio (wegen der epidemiologisch bedeutsamen Veränderung der Immunitätslage in der Bevölkerung hinsichtlich Pertussis) durchzuführen. (11)

In der **Schweiz** wird empfohlen, das Intervall zwischen Auffrischimpfungen gegen Diphtherie (d) und Tetanus (T) bei Erwachsenen im Alter von 25 bis 64 Jahren von 10 auf 20 Jahre zu verlängern (außer bei Immunsupprimierten). Die dT-Auffrischimpfungen sollen demnach im Alter von 25, 45 und 65 Jahren und anschließend alle 10 Jahre erfolgen. (2)

17.9.19. Tetanusprophylaxe bei Verletzungen

Detaillierte Darstellung in Kapitel 17.7

17.9.20. Tollwut (11)

Präexpositionell: Für möglicherweise Exponierte: Veterinärpersonal inkl. Studenten, Tierpräparatoren, Tierwärter, Tierhändler sowie Personal der Seuchenhygiene und in einschlägigen Labors oder Impfstoffproduktionsstätten. Für Jäger wird die Impfung nur empfohlen, wenn das Jagdgebiet im tollwutgefährdeten Ausland oder im Grenzbereich zu tollwutendemischen Gebieten liegt. Außerdem besteht eine Impfempfehlung für Fledermausforscher (Höhlenforscher) und Fledermausliebhaber. Für Reisende in Endemiegebiete bei erhöhter Expositionsgefahr durch Reiseland und Reiseart.

Postexpositionell: Da die Tollwut in Österreich ausgerottet ist, ist die postexpositionelle Impfung in den seltensten Fällen indiziert.

Cave: Importierte und nicht ordnungsgemäß geimpfte und tierärztlich freigegebene Hunde (gilt auch für andere Säugetiere) aus Endemiegebieten können aber auch in Österreich noch Menschen gefährden.

Europa ist nicht frei von Fledermaus-Tollwut; es sind mehrere Fälle von Übertragung auf den Menschen dokumentiert. Daher, obwohl bis heute kein einziger dokumentierter Fall der Übertragung von Tollwut auf den Menschen durch eine Fledermaus in Österreich dokumentiert ist, gilt der ***Biss einer Fledermaus*** als verdächtig und als ***Indikation für eine postexpositionelle Tollwutprophylaxe***. (11)

17.9.21. Tuberkulose

In Österreich ist die Tuberkuloseinzidenz in den letzten Jahren auf unter 10 pro

100.000 gesunken, daher wird diese Impfung insbesondere im Hinblick auf die hohe Nebenwirkungsrate nicht mehr empfohlen. Die BCG (Bacillus Camette Guérin)-Impfung ist in Österreich auch nicht mehr zugelassen und nicht mehr erhältlich, da Nutzen und Risiko in Österreich in keiner Relation zueinander stehen. (11)

17.9.22. Varizellen

Empfohlen wird eine zweimalige Impfung ab dem vollendeten 1. Lebensjahr (im 2. Lebensjahr). Die 2. Impfung sollte im Abstand von mindestens 4 Wochen, jedenfalls vor dem Eintritt in Gemeinschaftseinrichtungen erfolgen. Der Varizellenimpfstoff kann (ab dem vollendeten 9. Lebensmonat bzw. entsprechend der Fachinformation) für alle Personen verwendet werden, die empfänglich sind. Besonders wird die Impfung allen 9- bis 17-Jährigen empfohlen (Catch-up-Impfung).
Erwachsenenimpfung: Die Impfung wird allen empfänglichen Erwachsenen empfohlen, besonders allen Frauen im gebärfähigen Alter. (11) Im **Schweizer Impfplan** ist eine Nachholimpfung empfohlen für junge Erwachsene (‹ 40 Jahren), die Varizellen anamnestisch nicht durchgemacht haben, insbesondere für Frauen mit Kinderwunsch und Beschäftigte im Gesundheitswesen. Bei unsicherer oder negativer Anamnese können vorgängig die VZV-IgG-Antikörper bestimmt werden. Die Impfung erfordert in jedem Alter 2 Dosen im Abstand von mind. 4 Wochen. Eine serologische Kontrolle der Immunität nach der Impfung wird bei Gesunden nicht empfohlen (Ausnahme: Beschäftigte im Gesundheitswesen). (2)
Ausführliche Informationen zu Krankheit und Kinder-Impfung in Kapitel 17.3

17.10. Nachholimpfungen bei nicht/unvollständig Geimpften

Wie die vorangegangenen Unterkapitel basiert auch der nachfolgende Text auf den nationalen Impfplänen für Österreich, Deutschland und die Schweiz. (1–3)
Nachholimpfungen sind bei allen empfohlenen Basisimpfungen angezeigt!

- Impfungen gegen Diphtherie und Tetanus (in jedem Alter)
- Pertussis (bis zum 16. Geburtstag sowie mit 25–29 Jahren)
- Poliomyelitis (bis total 3–5 Dosen)
- Haemophilus influenzae Typ B (bis zum 5. Geburtstag),
- Masern, Mumps und Röteln (bei nach 1963 geborenen Personen)
- Varizellen bei nichtimmunen Personen unter 40 Jahren
- Hepatitis B bei allen Jugendlichen und Erwachsenen mit Expositionsrisiko
- Humane Papillomaviren (15- bis 19-jährige Frauen)

Verspätete Impfungen sind ein ernsthaftes Risiko für Säuglinge (v. a. Pertussis, invasive Erkrankungen durch Haemophilus influenzae Typ B). Klinische Studien zur Feststellung der minimal für einen Schutz notwendigen Dosen bei verspätet durchgeführten Impfungen sind nicht vertretbar. Nach dem Wissensstand über die Entwicklung des Immunsystems findet die Reifung des Immunsystems im Wesentlichen in den beiden ersten Lebensjahren statt. Klinische Studien mit Kombinationsimpfstoffen, die nach den in anderen europäischen Ländern geltenden Impfschemata durchgeführt wurden, zeigten, dass das Impfschema 1 Dosis weniger enthalten kann, wenn das Intervall zwischen der 2. und der 3. Dosis 6 Monate beträgt und die 3. Dosis im Alter von mindestens 1 Jahr verabreicht wird. Dieses Intervall ermöglicht den durch die ersten Dosen stimulierten B-Lymphozyten (Gedächtniszellen), ihre funktionale Leistungsfähigkeit (Avidität) zu steigern. Die effizientesten Lymphozyten werden selektioniert und durch die folgende Impfdosis reaktiviert. Daher kann die Impfung bei bislang nicht geimpften Kindern mit einem dem Alter angepassten Impfschema nachgeholt werden.

17.10.1. Nachholimpfungen bei vollständiger Grundimmunisierung

Jede Impfung zählt! Sofern die Grundimmunisierung mit einem inaktivierten Impfstoff entsprechend den Vorgaben der Fachinformation durchgeführt wurde, kann aufbauend auf diese Basisimmunisierung zu jedem späteren Zeitpunkt aufgefrischt werden, ohne dass die Grundimmunisierung wiederholt werden muss. Für Diphtherie und Tetanus bietet sich nach sehr langen Impfintervallen (20 Jahre und mehr) nach der Auffrischungsimpfung eine serologische Impferfolgsüberprüfung an.

17.10.2. Pertussis-Nachholimpfung

Um Säuglinge zu schützen und um die Inzidenz und Morbidität von Pertussis bei Jugendlichen und Erwachsenen zu senken, wird Jugendlichen im Alter von 11-15 Jahren eine Auffrischimpfung gegen Pertussis empfohlen. Allfällige Nachholimpfungen sind bis zum 16. Geburtstag empfohlen. Erwachsenen wird eine einmalige Impfung gegen Pertussis (als Auffrischimpfung oder Primovakzination) im Alter von 25–29 Jahren (bis zum 30. Geburtstag) empfohlen.
Eine Studie aus Deutschland zeigt, dass bei nicht geimpften 11- bis 18-Jährigen ohne Pertussis-Anamnese mit einer einzigen Dosis dTpa bei 90 % Antikörper gegen Pertussistoxin nachgewiesen werden können (4). Die Antikörperwerte liegen dabei im gleichen Bereich wie nach der Impfung von Säuglingen mit 3 Dosen und widerspiegeln eine Keuchhustenexposition in der Kindheit. Da der Nachweis von allfälligen Pertussis-Antikörpern nicht mit einem Schutz vor Krankheit korreliert, sind keine Titerbestimmungen zur Feststellung einer Immunität gegen Pertussis möglich.

17.10.3. Nachholimpfung Haemophilus influenzae Typ B

Die HiB-Impfung ist nur vor dem 5. Geburtstag indiziert. Ungeimpfte Kinder im Alter von 6–11 Monaten erhalten 2 Dosen mit 1 Monat Abstand und die 3. Dosis mit 15–24 Monaten. Kinder von 12–14 Monaten erhalten 2 Dosen, von 15–59 Monaten 1 Dosis.

17.10.4. Nachholimpfung HPV

Jungen Frauen im Alter von 15 bis 19 Jahren, die noch nicht vollständig geimpft wurden, wird empfohlen, fehlende Impfungen nachzuholen. Das Impfschema umfasst 3 Dosen im Intervall von 0, 1–2 und 6 Monate. Falls das Schema unterbrochen wurde, müssen nur die fehlenden Dosen verabreicht werden, es muss nicht neu begonnen werden (ungeachtet der Dauer der Unterbrechung).

17.10.5. Nachholimpfung Mumps-Masern-Röteln

Vor 1964 geborene Personen sind mit größter Wahrscheinlichkeit immun, die Imp-

fung ist deshalb nicht mehr angezeigt. Nachholimpfung bei Ungeimpften immer mit 2 MMR-Dosen im Abstand von mind. 1 Monat, bei bislang einmal MMR-Geimpften genügt 1 weitere Impfdosis. In A werden allen nicht geimpften nach 1963 Geborenen 2 Nachholimpfungen empfohlen; bei Grundimmunisierung mit nur 1 Dosis eine Nachholimpfung. Bis zum 45. Lj. wird diese kostenlos angeboten.
Diese Empfehlung gilt insbesondere auch für das Medizinal- und Pflegepersonal, zu seinem eigenen Schutz und zum Schutz der Patienten sowie für Frauen im Wochenbett. In Krankenhäusern besteht zudem das Risiko nosokomialer Infektionen. Die MMR-Impfung kann gefahrlos und ohne vermehrt Beschwerden zu verursachen, allen Personen verabreicht werden, die bereits die eine oder andere (oder mehrere) der 3 Krankheiten durchgemacht haben oder bereits die eine oder andere (oder mehrere) Impfungen erhalten haben. Die zum Impfzeitpunkt allenfalls vorhandenen Antikörper neutralisieren umgehend die Impfviren. Eine serologische Kontrolle der Immunität nach der Impfung wird bei gesunden Personen nicht empfohlen (falsch negative Ergebnisse möglich).

17.10.6. Nachholimpfung Varizellen

Siehe Kapitel 17.7.3 und 17.9.2.

Anamnestische Angaben zu Varizellen

Varizellen bilden eine Ausnahme zur Zuverlässigkeit anamnestischer Angaben: Studien belegen, dass die Angabe einer früher durchgemachten Varizellen-Erkrankung mit typischem klinischen Bild eine hohe Aussagekraft besitzt. Nach anamnestisch durchgemachten Windpocken ist die Varizellen-Impfung nicht erforderlich. In Zweifelsfällen sollte die Varizellen-Impfung aber durchgeführt werden, da insbesondere bei Jugendlichen und jungen Erwachsenen Komplikationen der Erkrankung zunehmen. Bei Personen, die aus tropischen Ländern, insbesondere Südostasien einreisen, ist zu beachten, dass eine Immunität gegenüber Varizellen bei Jugendlichen und jungen Erwachsenen dort deutlich seltener besteht als in Europa. (5)

17.10.7. Indikation für serologische Titerbestimmungen

Serologische Kontrollen zur Klärung der Notwendigkeit von Nachholimpfungen sind nur in Ausnahmefällen sinnvoll, da die in klinischen Laboratorien verwendeten Testmethoden häufig keine ausreichende Sensitivität und Spezifität aufweisen. Für manche Krankheiten (z. B. Pertussis) existiert kein sicheres serologisches Korrelat, das als Surrogatmarker für bestehende Immunität geeignet wäre. Ferner lässt die Antikörperkonzentration keinen Rückschluss auf eine möglicherweise bestehende zelluläre Immunität zu. Grundsätzlich gilt, dass ***routinemäßige Antikörperbestimmungen vor oder nach Standardimpfungen nicht angebracht*** sind. Ausnahmen bilden die Überprüfung des Impferfolges bei Patienten mit Immundefizienz bzw. -suppression (s. Hinweise der STIKO im Epid. Bull. 39/2005) sowie zum Nachweis des Schutzes gegen Hepatitis B bei Personen mit einer Impfindikation. Empfohlen werden Titerkontrollen außerdem zum Nachweis eines Varizellen-Schutzes bei Frauen mit Kinderwunsch und unklarer Varizellen-Anamnese. (5)

17.10.8. Impfempfehlung für Aussiedler, Flüchtlinge/ Asylsuchende

Ist der Impfausweis nicht auffindbar, sollte versucht werden, die Informationen zu früher durchgeführten Impfungen aus ärztlichen Unterlagen zu ermitteln. Gegebenenfalls kann auf Basis der dokumentierten Impfanamnese ein neuer Impfausweis ausgestellt werden. Dem Problem fehlender Impfdokumente begegnet man in der Praxis häufig bei immigrierten Kindern, Jugendlichen oder Erwachsenen. Einen Überblick über die aktuellen Impfempfehlungen im Herkunftsland bietet die WHO-Internetseite unter: http://apps.who.int/immunization_monitoring/globalsummary/schedules und die ECDC-Internetseite http://vaccine-schedule.ecdc.europa.eu/Pages/Scheduler.aspx.
Grundsätzlich ist bei unbekanntem Impfstatus, das heißt bei fehlender oder unvollständiger Dokumentation von Impfungen, immer von fehlenden Impfungen auszugehen. Anamnestische Angaben zu bisherigen Impfungen oder durchgemachten Krankheiten (z. B. Masern, Mumps, Röteln) sind mit Ausnahme von Varizellen (s. o.) oft unzuverlässig und sollten bei der Planung von Nachholimpfungen nicht berücksichtigt werden. (5)

17.10.9. Ist „überimpfen" gefährlich?

Von zusätzlich verabreichten Impfstoffdosen geht i.d.R. kein erhöhtes Risiko aus. Deshalb können zur Verringerung der notwendigen Injektionen Kombinationsimpfstoffe auch dann verwendet werden, wenn nicht alle enthaltenen Antigene/Impfstoffkomponenten erforderlich sind. In Ausnahmefällen kann es nach wiederholter Gabe von Totimpfstoffen zu Nebenwirkungen wie einer ausgeprägten lokalen Unverträglichkeitsreaktion mit schmerzhafter Schwellung und Rötung der betroffenen Extremität (sogenanntes Arthus-Phänomen) kommen. Diese selbstlimitierende Reaktion tritt am ehesten bei hohen vorbestehenden Serum-Antikörperkonzentrationen nach sehr häufigen Impfungen mit Tetanus und/oder Diphtherietoxoid auf. Nach dem Auftreten eines Arthus-Phänomens sollte vor weiteren Impfungen mit Td eine Antikörperbestimmung erfolgen. Für Pertussis-Antigene besteht dieses Risiko nicht. (5)

17.11. Allgemeines zum Thema Impfen

17.11.1. Wie impfen?

Die Injektionskanüle sollte trocken sein, insbesondere sollte Impfstoff die Kanüle außen nicht benetzen. Dies macht die Injektion schmerzhaft und kann zu Entzündungen im Bereich des Stichkanals fuhren. Nach Aufziehen des Impfstoffs in die Spritze und dem Entfernen evtl. vorhandener Luft sollte eine neue Kanüle für die Injektion aufgesetzt werden. Vor der Injektion muss die Impfstelle desinfiziert werden. Bei der Injektion sollte die Haut wieder trocken sein.
Alle Impfstoffe sollen im Kühlschrank bei 2–8 °C gelagert werden. Impfstoffe, die versehentlich falsch gelagert oder eingefroren wurden, sind zu verwerfen.
Impfstoffe dürfen nicht mit Desinfektionsmitteln in Kontakt kommen. Durchstechstopfen müssen trocken sein!
Für intramuskulär zu injizierende Impfstoffe ist die bevorzugte Impfstelle der M. deltoideus. Solange dieser Muskel nicht ausreichend ausgebildet ist, wird empfohlen, in den M. vastus lateralis (anterolateraler Oberschenkel) zu injizieren. Hier ist die Gefahr

einer Verletzung von Nerven oder Gefäßen gering. (1)
Die Nadellänge sollte bei Säuglingen von < 2 Monaten 15 mm betragen, bei älteren Säuglingen und Kleinkindern 25 mm und bei Jugendlichen und Erwachsenen 25 – 50 mm.
Es ist darauf zu achten, dass die Injektionsstelle am Oberarm nicht zu hoch angesetzt wird, um Verletzungen der Strukturen im Schulterbereich zu vermeiden (z. B. Schleimbeutel, Gelenkkapsel, Sehnen und Muskeln der Rotatorenmanschette).
Das **Ausspritzen von Luft in Fertigspritzen** ist nicht erforderlich, da sie im Körper resorbiert wird. Bei anderen Impfstoffen kann die Luft, die beim Aufziehen in der Spritze entstanden ist, vor Aufsetzen der Injektionsnadel entfernt werden.
Ebenso kann auf eine **Aspiration verzichtet** werden, da einerseits die empfohlenen Applikationsstellen über keine größeren Gefäße mit Gefahr einer möglichen intravasalen Applikation verfügen und andererseits das Aspirieren per se die Schmerzhaftigkeit für den Impfling erhöht. Impfungen können problemlos im Bereich von Tätowierungen verabreicht werden (2)
Werden **mehrere Impfungen** am selben Termin gegeben, soll die **schmerzhafteste Impfung zuletzt** injiziert werden. Besonders schmerzhaft können die Injektionen der Pneumokokken- und der MMR-Impfung sein. Durch eine zügige Injektion können Schmerzen bei der intramuskulären Injektion reduziert werden.
Wenn unter oraler Antikoagulation oder Heparinen in therapeutischer Dosierung geimpft werden muss, sind intramuskuläre Injektionen nach Möglichkeit zu vermeiden. Sie sind unter Cumarinen ausdrücklich kontraindiziert. Mit Ausnahme des Tollwutimpfstoffs gibt es von den Impfstoffen, die für die meist älteren antikoagulierten Patienten relevant sind, jeweils mindestens ein Handelspräparat, das die subkutane Injektion erlaubt, die in diesem Fall gewählt werden sollte. (3)

17.11.2. Impfschutz-Intervall

Jede Impfung zählt! Für einen lang dauernden Impfschutz ist es von besonderer Bedeutung, dass bei der Grundimmunisierung der empfohlene Mindestabstand zwischen vorletzter und letzter Impfung (i.d.R. 6 Monate) nicht unterschritten wird. Andererseits gilt grundsätzlich, dass es keine unzulässig großen Abstände zwischen den Impfungen gibt. Auch eine für viele Jahre unterbrochene Grundimmunisierung oder nicht zeitgerecht durchgeführte Auffrischimpfung, z. B. gegen Diphtherie, Tetanus, Poliomyelitis, Hepatitis B, FSME, muss nicht neu begonnen werden, sondern wird mit den fehlenden Impfstoffdosen komplettiert. Dies gilt auch im Säuglings- und Kleinkindalter. (1)
Studien zeigten, dass das Impfschema 1 Dosis weniger enthalten kann, wenn das Intervall zwischen der 2. und der 3. Dosis 6 Monate beträgt und die 3. Dosis im Alter von mindestens 1 Jahr verabreicht wird. Dieses Intervall ermöglicht den durch die ersten Dosen stimulierten B-Lymphozyten (Gedächtniszellen), ihre funktionale Leistungsfähigkeit (Avidität) zu steigern. Die effizientesten Lymphozyten werden selektioniert und durch die folgende Impfdosis reaktiviert. (4)

17.11.3. Schmerz- und stressreduziert impfen

Es ist nicht ungewöhnlich, dass bei der Injektion von Impfstoffen Schmerzen und Stressreaktionen auftreten. Die Angst oder Sorge vor möglichen Schmerzen kann die

Einstellung gegenüber dem Arztbesuch, dem Impfen und die Akzeptanz von Impfungen ein Leben lang negativ beeinträchtigen - sowohl bei Kindern, als auch ihren Eltern. Wir möchten die Ärzteschaft ermuntern, diese Hinweise zum schmerzreduzierten Impfen im Praxisalltag zu berücksichtigen und so die Impfakzeptanz in der Bevölkerung zu fördern.

Empfehlungen für schmerz- und stressreduziertes Impfen (2):
Gesundheitspersonal sollte beim Impfen eine ruhige Ausstrahlung haben, kooperativ und sachkundig sein. Unbedingt vermeiden sollte man fälschlich beruhigende oder unehrliche Phrasen, wie „Das tut überhaupt nicht weh!".
In Einzelfällen können Lidocain-haltige Schmerzpflaster oder Cremes unter einem Okklusionsverband bei Kindern ab dem Alter von 4 Monaten benutzt werden, um die Schmerzen bei der Injektion zu reduzieren.
Auch bei Jugendlichen und Erwachsenen mit einer ausgeprägten Angst vor der Injektion kann ein Schmerzpflaster hilfreich sein. Die empfohlene Mindesteinwirkzeit von 30 – 60 min muss bei der Planung berücksichtigt werden. Zur Schmerzreduktion kann auch Eisspray verwendet werden. Die Aufsprühzeit beträgt 2 – 8 s und im Anschluss kann, nach entsprechender Desinfektion, sofort geimpft werden.
Bereits vor dem ersten Impftermin ihrer Kinder (ab 2 Monate) sollten Eltern über die anstehenden Impfungen und damit verbundenen Schmerzen sowie Möglichkeiten der Schmerzreduktion aufgeklärt werden. In der Praxis könnte bereits bei der Mutter-Kind-Pass U3 mit einer entspr. Aufklärung begonnen werden, um die Anwendung schmerzreduzierender Strategien beim Impftermin zu fördern.
Eltern von Kindern im Alter von < 10 Jahren sollten bei der Impfung ihrer Kinder anwesend sein.
Kinder im Alter von ≥ 3 Jahren sowie Jugendliche und Erwachsene sollten direkt vor der Injektion darüber aufgeklärt werden, was beim Impfen passieren wird und wie sie mögliche Schmerzen oder Angst am besten bewältigen können, z. B. durch Drücken der Hand von Mutter oder Vater. Kinder im Alter von ≤ 6 Jahren sollten mittels geeigneter Ablenkungsmanöver (z. B. durch Aufblasen eines Ballons, Windrädchen, Seifenblasen, Spielzeuge, Videos, Gespräche oder Musik) direkt vor und nach der Injektion von den Schmerzen abgelenkt werden. Erwachsene können zur Ablenkung zu leichten Hustenstößen oder zum Luftanhalten aufgefordert werden.
Im Neugeborenenalter wirkt auch das Nuckeln an einem Schnuller schmerzreduzierend. Säuglinge können, solange sie noch gestillt werden, während der Impfung angelegt werden. Ersatzweise kann ein Schnuller benutzt werden. Kinder im Alter von < 2 Jahren, die nicht mehr gestillt werden, können 1-2 Minuten vor der Impfung 2 ml einer 25 %-igen Glukose-Lösung oder eine andere süße Flüssigkeit bekommen.

Empfehlungen zur Körperposition
Kleinkinder im Alter von < 3 Jahren sollten während der Impfung am besten auf dem Arm oder auf dem Schoß gehalten werden und nach der Impfung leicht geschaukelt und liebkost werden. Kinder im Alter von ≥ 3 Jahren sowie Jugendliche und Erwachsene sollten bei der Impfung möglichst aufrecht sitzen. Personen, die beim Impfen oder anderen medizinischen Interventionen schon einmal ohnmächtig geworden sind, sollten im Liegen geimpft werden.

Maßnahmen, die nicht zur Schmerzreduktion empfohlen sind

- Erwärmung des Impfstoffs
- Manuelle Stimulation der Injektionsstelle z. B. durch Reiben oder Kneifen.
- Orale Analgetika-Gabe vor oder während der Impfung wegen des negativen Einflusses auf die Schutzwirkung (1)

17.11.4. Falsche Kontraindikationen

Häufig unterbleiben indizierte Impfungen, weil bestimmte Umstände irrtümlicherweise als Kontraindikationen angesehen werden. Dazu gehören zum Beispiel:

- Banale Infekte, auch wenn sie mit subfebrilen Temperaturen (< 38,5 °C) einhergehen
- Ein möglicher Kontakt der zu impfenden Person zu Personen mit ansteckenden Krankheiten
- Krampfanfälle in der Familie
- Fieberkrämpfe in der Anamnese des zu impfenden Kindes*, Ekzem u. a. Dermatosen, lokalisierte Hautinfektionen
- Behandlung mit Antibiotika oder mit niedrigen Dosen von Kortikosteroiden oder lokal angewendeten steroidhaltigen Präparaten
- Schwangerschaft der Mutter des zu impfenden Kindes. Varizellen-Impfung nach Risikoabwägung**
- Angeborene oder erworbene Immundefekte bei Impfung mit Totimpfstoffen
- Neugeborenenikterus
- Frühgeburtlichkeit: Frühgeborene sollten unabhängig von ihrem Reifealter und aktuellen Gewicht entsprechend dem empfohlenen Impfalter geimpft werden
- Stillende Frauen (können alle notwendigen Impfungen erhalten außer Impfung gegen Gelbfieber)
- Gestillte Säuglinge: Voll- und teilgestillte Sauglinge können nach den Empfehlungen der STIKO geimpft werden genauso wie Säuglinge, die Muttermilchersatzprodukte oder andere Babynahrung erhalten.

** Da fieberhafte Impfreaktionen einen Krampfanfall provozieren können, ist zu erwägen, Kindern mit Krampfneigung im Fall einer Temperaturerhöhung Antipyretika zu verabreichen: z. B. bei Totimpfstoffen zum Zeitpunkt der Impfung und jeweils 4 und 8 h nach der Impfung sowie bei der MMR-Impfung zwischen dem 7. und 12. Tag. ** Derzeit ist das Risiko für ein konnatales Varizellensyndrom bei einer seronegativen Schwangeren mit Kontakt zu ihrem ungeimpften und damit ansteckungsgefährdeten Kind höher als das Risiko einer solchen Komplikation durch die Impfung und ggf. die Übertragung von Impfvarizellen durch ihr Kind.*

17.11.5. Echte Kontraindikationen

- Alle Lebendimpfstoffe (Varizellen, MMR, Gelbfieber) während der Schwangerschaft
- Akute schwere Erkrankungen
- Allergien gegen Bestandteile des Impfstoffs. In Betracht kommen vor allem Neomycin und Streptomycin sowie in seltenen Fällen Hühnereiweiß; Personen, die nach oraler Aufnahme von Hühnereiweiß mit anaphylaktischen Symptomen reagieren, sollten nicht mit Impfstoffen, die Hühnereiweiß enthalten (Gelbfieber-, Influenza-Impfstoff), geimpft werden.
- Unerwünschte Arzneimittelwirkungen im zeitlichen Zusammenhang mit einer Imp-

fung (keine absolute Kontraindikation gegen eine nochmalige Impfung mit dem gleichen Impfstoff)

17.11.6. Allergische Reaktionen bei Impfungen

Allergische Reaktionen nach Impfungen mit gesichertem Kausalzusammenhang treten im Allgemeinen selten und in erster Linie bei Lebendimpfstoffen auf (geschätzt 1 Fall von 500.000 bis 1 Million Dosen), lebensbedrohliche Anaphylaxien kommen sehr selten mit einer geschätzten Häufigkeit im Bereich von 1:1.000.000 verabreichten Dosen vor (2).

17.11.7. Meldepflicht von Impfreaktionen

Übliche Impfreaktionen sind nicht meldepflichtig! Vorübergehende, das übliche Ausmaß nicht überschreitende Lokal- und Allgemeinreaktionen sind Ausdruck der Auseinandersetzung des Organismus mit dem Impfstoff. Die STIKO hat die folgenden **Kriterien für übliche Impfreaktionen** entwickelt:

- 1 – 3 Tage (gelegentlich länger) anhaltende Rötung, Schwellung oder Schmerzhaftigkeit an der Injektionsstelle
- 1 – 3 Tage Fieber < 39,5 °C (bei rektaler Messung), Kopf- und Gliederschmerzen, Mattigkeit, Unwohlsein, Übelkeit, Unruhe, Schwellung der regionalen Lymphknoten
- „Impfkrankheit" 1–3 Wochen nach der Verabreichung abgeschwächter Lebendimpfstoffe: z. B. eine leichte Parotisschwellung, kurzzeitige Arthralgien oder ein flüchtiges Exanthem nach der Masern-, Mumps-, Röteln- oder Varizellen-Impfung oder milde gastrointestinale Beschwerden

Wann erhält man ein Dankschreiben vom BASG?

Krankheitserscheinungen, die in einem ursächlichen Zusammenhang mit einer Impfung stehen könnten und über das übliche Ausmaß einer Impfreaktion hinausgehen (z. B. postvakzinale allergische Reaktionen), werden als Impfkomplikationen bezeichnet und sind **meldepflichtig**. Die Meldungen sind elektronisch oder schriftlich an das Bundesamt für Sicherheit im Gesundheitswesen (BASG, Traisengasse 5, 1200 Wien) zu übermitteln. (2) Nach Meldung einer vermuteten Nebenwirkung an das BASG erhält man eine Empfangsbestätigung in Form eines Dankschreibens. ;-)

17.12. Impfungen & multiple Sklerose

Bei MS-Patienten herrscht große Verunsicherung, welche Impfungen sie machen sollen. Wir haben versucht, evidenzbasierte Antworten zu finden. Nachfolgend das Resultat unserer Recherchen. (*Tipp: Lesen Sie auch Angaben über p bzw. CI genau und kritisch!*)

Pamela Rendi-Wagner* vom Wiener Tropen-Institut schrieb 2004 im „Journal of Travel Medicine", Vol. 11, Nr. 5: *„Jedenfalls haben aktuelle Studien glaubhaft bestätigt, dass es kein erhöhtes Risiko für einen MS-Schub nach FSME-Impfung bei Patienten mit multipler Sklerose gibt."* Dazu nennt sie zwei Quellen:

1.) Eine Arbeitsgruppe um Ulf Baumhackl (5), Neurologische Abteilung LKH St. Pölten, hat untersucht, ob bei MS-Patienten nach einer FSME-Impfung im MRT neue MS-typische Läsionen auftreten. 15 MS-Patienten wurden geimpft und mit 15 MS-Patienten

ohne Impfung verglichen. Im Abstract fanden wir dieses Resultat: *„No association was seen between TBE vaccination and MRI detected disease activity, clinical relapse or disease progression of MS."*
Die Autoren beschreiben das Studiendesign: In einer Zeitspanne von 5–6 Wochen nach Impfung bilden sich Antikörper, in diesem Zeitraum wäre das größte Risiko für einen MS-Schub zu erwarten. Es wurde sowohl eine Auszählung und Volumensbestimmung der MS-Herde im MRT, als auch eine klinische Untersuchung zu diesem Zeitpunkt im Vergleich zum Vorbefund durchgeführt. MRT-Veränderungen sind zwar nur ein Surrogatparameter, aber dem MRT wird eine 10 x höhere Sensitivität im Vergleich zum neurologischen Status zugeschrieben. Die Verfasser machen folgende statistische Angaben: Nach einer mittleren Nachbeobachtungsdauer von 42 +/- 5 Tagen fanden die Autoren in der FSME-Impfgruppe in der klinischen Beurteilung bei 2 Patienten Zeichen eines Schubes, in der Kontrollgruppe fanden sich 3 Patienten mit klinischer Verschlechterung. Im MRT fanden sich in der Interventionsgruppe bei zwei Patienten neue Herde, in der Kontrollgruppe waren es vier. *„The relative risk of relapse was 0,67 (95 % CI from 0,13–3,38), showing no statistical difference between the study groups. The changes in EDSS scores were not clinically relevant and not significantly different between the groups (p › 0,1)."*
2.) Die Vaccines in Multiple Sclerosis Study Group veröffentlicht 2001 im NEJM (6): Retrospektiv wurde die Häufigkeit von MS-Schüben mit vorangegangenen Impfungen korreliert. 643 MS-Patienten mit Schüben wurden erfasst. 15 % davon (n = 96) hatten eine Impfung erhalten. Es wurde die Häufigkeit von Schüben im Zeitraum von 2 Monaten nach einer Impfung (2,3 %) mit der Häufigkeit in den beiden Monaten vor der Impfung (2,8–4 %) verglichen. *"RESULTS: ...There was no increase in the specific risk of relapse associated with tetanus, hepatitis B or influenza vaccination ... CONCLUSIONS: Vaccination does not appear to increase the short-term risk of relapse in multiple sclerosis."*
Das Abstract nennt folgende statistische Daten: RR 0,71 (95 % CI 0,4–1,25), p wird nicht angegeben.
Zum Thema MS und Impfungen fanden wir einen weiteren Artikel, erschienen im Mai 2004 in Neurology. Es handelt sich um eine prospektive Studie der Harvard School of Public Health (7). Untersucht wurde die Risikoerhöhung für einen MS-Schub nach Impfung mit rekombinantem Hepatitis B-Impfstoff. Influenza- und Tetanus-Impfungen wurden miterfasst: *„RESULTS: The Analyses include 163 cases of MS and 1,604 controls. The OR of MS (Anm.: nach Hepatitis B) vaccination compared to no vaccination was 3,1 (95 % CI 1,5–6,3) No increased risk of MS was associated with tetanus and influenza vaccinations."*
Schlussfolgerung: *„Traue keiner Studie ...", bei der du den Statistikteil nicht gelesen hast!*
Influenza- und Tetanusimpfung scheinen auf Grund der signifikanten Daten einer prospektiven Studie unbedenklich.
Mit nur 15 Fällen ist die St. Pöltener Arbeit „underpowered" (p › 0,1), das Resultat nicht signifikant (95 % CI 0,13–3,38); die Autoren begründen die kleine Fallzahl: *„Um das mögliche Risiko einer Verschlechterung des Krankheitsverlaufs zu minimieren, wurde eine kleine Probenzahl gewählt."* Die zweite von Rendi-Wagner zitierte Arbeit über die Unbedenklichkeit der FSME-Impfung bei Multipler Sklerose hat die FSME-Impfung gar

nicht geprüft!!! Überdies ist auch dieses Resultat, genau wie die als Beweis zitierte Arbeit von Baumhackl, nicht signifikant (95 % CI 0,4–1,25).
Die Aussage zu Hepatitis B wurde inzwischen durch die prospektive und damit methodisch aussagekräftigere Bostoner Arbeit falsifiziert. Für FSME ist damit die Datenlage derzeit nicht ausreichend, eine Impfung sollte nur bei zwingender Indikation erfolgen; die Hepatitis B-Impfung ist wegen des dreifachen Risikos für einen MS-Schub nicht zu empfehlen. Influenza- und Tetanusimpfung scheinen unbedenklich.

Dänische Autoren werteten 2017 in einer Literaturübersicht 106 auf Pubmed** publizierte Arbeiten aus; unter Hinweis auf die Heterogenität der Daten und die anhaltend kontroverse Diskussion des Themas präsentierten sie das Ergebnis: Nicht mit einem Risiko, an MS zu erkranken, assoziiert zu sein scheinen demnach die Impfungen gegen HBV, HPV, saisonale Influenza, MMR, Tetanus, Diphtherie, Polio, BCG. Unzureichend ist die Datenlage für eine endgültige Bewertung des Zusammenhangs zwischen MS-Beginn und Impfung gegen H1N1, Varizellen, Tollwut, Pertussis, Typhus und Cholera. Keine negativen Auswirkungen auf den Krankheitsverlauf von MS hat die saisonale Influenza-Impfung; es bestand keine Assoziation zwischen Schubrate und Impfung gegen H1N1, HBV, Tetanus, TBE und BCG - weitere Forschung ist nötig, um eine Kausalität vollständig auszuschließen. Einzig die Gelbfieber-Impfung könnte dieser Analyse zufolge das Schubrisiko erhöhen (mäßige Qualität der Daten). (8)
** Dr. Pamela Rendi-Wagner, zuvor Mitarbeiterin des Instituts für Tropenmedizin der UNI Wien, übernahm 2011 die Leitung der Sektion III beim BMG „Öffentlicher Gesundheitsdienst und medizinische Angelegenheiten; 2017 war sie für ein halbes Jahr öst. Gesundheitsministerin. ** Die Suche in nur einer Datenbank ist im Sinne der EbM kritisch zu sehen.*

Eine kurze Erläuterung zu p (power) und CI (Confidence Intervall)

p (power): Wird eine kleine Fallzahl untersucht, können unterschiedliche Resultate aus zwei Gründen gefunden werden: Die geprüfte Behandlung führt tatsächlich zu einer Veränderung des Resultates gegenüber der Kontrollgruppe, oder durch die kleine Fallzahl war der gefundene Unterschied zufällig entstanden. p › 0,1 bedeutet: Wenn beide zu vergleichenden Gruppen sich in Wirklichkeit nicht unterscheiden, könnte mit einer Wahrscheinlichkeit von mehr als 10 % ein zufälliger Unterschied eintreten. ***Im Allgemeinen vertrauen wir Daten erst dann, wenn p ‹ 0,05, also die Wahrscheinlichkeit für einen Zufall kleiner als 5 % ist. Dann spricht man von „signifikant".***
CI (Vertrauensintervall): Die Angabe CI 95 % 0,13–3,38 bedeutet: Statistisch liegt der wirkliche Unterschied zwischen den beiden verglichenen Methoden mit 95 % Wahrscheinlichkeit zwischen 0,13 (in der Behandlungsgruppe gibt es 13 MS-Schübe und in der Kontrollgruppe waren es 100) und 3,38 (in der Behandlungsgruppe gab es 338 Schübe im Vergleich zu 100 in der Kontrollgruppe). Diese Arbeit lässt also keine sichere Aussage über Nutzen oder Schaden zu! Warum? Waren in einer Studie nur 15 Probanden je Gruppe, ist die Zufalls-Streuung groß, bei einer großen Probenzahl wird das CI kleiner. ***Einigermaßen vertrauenswürdig sind Resultate nur, wenn Ober- und Untergrenze ein für die Methode günstigeres Resultat ergeben, z.B. CI 95 % 0,2–0,6***; dazu hätten weit mehr Patienten in die Studie eingeschlossen werden müssen.

17.13. Stellenwert der Antikörpermessung zur Kontrolle des Impfschutzes

Es ist oft gepflegte Praxis, etwa vor einer geplanten Hepatitis B-Impfung, Antikörperbestimmungen durchzuführen, um die weitere Dauer des Impfschutzes zu bestimmen. Auch zur Überprüfung des Effekts neu eingeführter Impfstoffe werden Antikörper-Titer herangezogen. Im Allgemeinen erreichen Impfungen nach der 1. Gabe 80–90% Serokonversion, nach der 2. meist › 95%. Die Serokonversionsrate nähert sich asymptotisch der 100%-Grenze, kann sie aber auch nach noch so vielen Boosterungen nicht ganz erreichen. Wir müssen auch bei voll immunisierten Patienten mit einer kleinen Rate von Impfdurchbrüchen, d. h. Erkrankungen trotz sachgerechter Impfung, rechnen. Die Influenza-Impfung verringerte z. B. bei Ärzten die Ansteckungsrate von 15 auf 1,5%, die Immunisierung ist in dieser Studie also bei 90% der Geimpften ausreichend.
Die Bestimmung von Antikörpern ist aber nur ein Surrogatparameter; entscheidend sind klinische Daten, sog. Surveillance-Daten. Von den 2 FSME-Todesfällen in Österreich 2010 etwa war ein Patient FSME-geimpft, der andere nicht. Bei einer Durchimpfungsrate von 85% würde sich eine Verringerung der Ansteckungsrate durch die FSME-Impfung auf ca. 1/6 errechnen, etwa 83% Schutzrate entsprechend. Diese Berechnung ist aber so nicht zulässig, mit 1 Ereignis je Gruppe ist das wohl purer Zufall. Eine englische Forschergruppe hat untersucht, ob die in GB übliche Dreifach-Immunisierung der Säuglinge gegen Haemophilus im 1. Lj. (in Österreich ist eine 4. Immunisierung im 2. Lj. vorgesehen) ausreicht. Von mehreren hundert planmäßig 3 x geimpften Kindern wurden die Haemophilus-Antikörper am Ende des 2., 3., 4., 5. und 6. Lebensjahres gemessen. Es fand sich eine kontinuierliche Abnahme der Titer. Im 6. Lebensjahr war bei 85% der Geimpften die Höhe der AK-Titer unter den allgemein als ausreichend eingestuften Wert gesunken. Die Daten des staatlichen Gesundheitssystems ergaben aber nur bei 1 von 40.000 Geimpften einen schweren Impfdurchbruch. Die Antikörperbestimmung liefert nur einen groben Anhalt, die konsequente Auswertung von Surveillance-Daten nach Einführung eines Impfstoffes bleibt unerlässlich. Auch die in diesem Kapitel wiedergegebene Empfehlung des Eidgenössischen Bundesamtes zur FSME-Auffrischungsimpfung in 10-Jahres-Abständen beruht auf solchen AK-Messungen. Eine höhere Anzahl von Immunisierungen geht mit einem linear ansteigenden Impfrisiko einher, die Zunahme der Schutzwirkung wird mit aber jeder zusätzlichen Boosterung immer kleiner. Jedes Impfschema ist deshalb ein Kompromiss, die statistische Optimierung ist für ein ausreichend großes Kollektiv nachvollziehbar. Ganz anders kann die Sicht eines Erkrankten sein – sei es mangels Impfschutzes oder durch einen Impfschaden. Deshalb ist eine ausgewogene Beratung vor Impfungen unter Einbeziehung der Wünsche des Patienten wichtig.

Epilog zum Thema Impfungen

Impfungen sind ein Paradebeispiel für die Komplexität eines Themas in der Hausarztpraxis. Einmal mehr verlangt seriöses ärztliches Arbeiten, Entscheidungen nur vor dem Hintergrund umfassenden Wissens und unter Berücksichtigung sämtlicher für das Wohl der Patienten relevanten Aspekte zu treffen – vom Robert-Koch-Institut etwa treffend formuliert als „Impfleistung“: *Die Impfleistung des Arztes umfasst neben der Imp-*

fung Informationen über den Nutzen der Impfung und die zu verhütende Krankheit, Hinweise auf mögliche unerwünschte Arzneimittelwirkungen und Komplikationen, Erheben der Anamnese und der Impfanamnese einschließlich der Befragung über das Vorliegen möglicher Kontraindikationen, Feststellen der aktuellen Befindlichkeit zum Ausschluss akuter Erkrankungen, Empfehlungen über Verhaltensmaßnahmen im Anschluss an die Impfung, Aufklärung über Beginn und Dauer der Schutzwirkung, Hinweise zu Auffrischimpfungen, Dokumentation der Impfung im Impfausweis bzw. Ausstellen einer Impfbescheinigung. (9)

Die Impfskepsis der Homöopathie-Anhänger

Ein Viertel aller Eltern steht Impfungen skeptisch gegenüber, unter Anhängern alternativer Heilmethoden sind es doppelt so viele wie bei den übrigen. Nicht selten kommen Kleinkinder in unsere Praxen, die gegen gar nichts geimpft sind. Impfberatung ist deshalb eine der wichtigsten präventiven Aufgaben der Hausärzte. Deshalb möchten wir in diesem Kapitel die Hintergründe beleuchten.

Die Impfskepsis der Homöopathie-Anhänger hat historische Wurzeln. Versetzen wir uns ins ausgehende 18. Jahrhundert, Infektionskrankheiten waren die Haupttodesursachen. An den Pocken, die immer wieder epidemisch auftraten, starb jeder zweite. Kaiserin Maria Theresia (1710–1780) hat sich gerade entschlossen, ihre 16 Kinder von Hofarzt van Swieten gegen die Pocken impfen zu lassen. Samuel Hahnemann schreibt an seinem 1. Buch „Organon der Heilkunst" - Vorerinnerung zur ersten Auflage von 1810:

„ ... überhaupt setzte die gewöhnliche Schule (der Medizin) in neuesten Zeiten bei Krankheiten am liebsten, wenn auch noch so feyn gedachte, Krankheitsstoffe voraus, welche durch Ausdünstung und Schweiß, durch die Harnwerkzeuge oder auch durch die Speicheldrüsen aus den Blut- und Lymphgefäßen, durch die Luftröhr- und Bronchial-Drüsen als Brust-Auswurf, aus dem Magen- und dem Darm-Kanale durch Erbrechungen und Abführungen fortgeschafft werden müssten. ... wer sah jemals mit eigenen Augen einen solchen Krankheitsstoff ... der in einer Wunde Krankheiten durch Ansteckung fortgepflanzt hat ... wie oft von unseren Pathologen behauptet wird. Dem von einem tollen Hunde gebissenen Mädchen in Glasgow schnitt der Wundarzt die Stelle sogleich rein aus, und dennoch bekam sie nach 36 Tagen die Wasserscheu, woran sie nach 2 Tagen starb. ... kein auch noch so sorgfältiges alsbaldiges Abwaschen der Zeugungstheile schützt vor der Ansteckung mit venerischen Krankheiten ... die Ursachen dieser Krankheiten sind dynamische Verstimmungen unseres geistartigen Lebens in Gefühlen und Thätigkeiten, ... immaterielle Verstimmungen unseres Befindens. Materiell können die Ursachen unserer Krankheiten nicht seyn, ..."

Kurz gesagt, Hahnemann – übrigens ein Wegbereiter der Toxikologie – formuliert schon um 1800 die psychosomatische Krankheitsentstehung, hält aber nichts von „Safer Sex", und bei den Infektionskrankheiten ist er gewaltig im „**Irrthum**".

Impfausschuss: Naheverhältnis zur Industrie?

Es gibt auch eine Vertrauenskrise gegenüber der Schulmedizin; ein Beispiel dafür war die Einführung der Rotavirusschluckimpfung in Österreich: Während ein Mitglied des Impfausschusses impfkritischen Eltern beim Impftag asoziales Verhalten vorwirft, wird den Mitgliedern des deutschen und des österreichischen Impfausschusses ein Naheverhältnis zur Industrie vorgeworfen. Der Sektionschef des Gesundheitsministeriums verlangte im Zusammenhang mit der Zulassung des Rotavirus-Impfstoffes von den Mitgliedern des Impfausschusses eine Erklärung über mögliche Interessenskonflikte durch Aufträge seitens der Hersteller. Zitat: „Mit dem Leichentuch lassen wir uns von niemandem drohen." (10)

Literaturnachweis online: www.tgam.at/leitfaden_quellen_kap1/

18. Reisemedizin

18.1. Reiseimpfungen

Nach (1)

Die Aufstellung des Impfplanes erfolgt unter Berücksichtigung von Reisebedingungen, speziellen Risikosituationen, Grundkrankheiten/Dauermedikationen und Impfvorgeschichte. Es gibt Länder, die den Nachweis bestimmter Impfungen bei der Einreise verlangen – etwa die USA bei Studienaufenthalten oder bestimmten Berufen.

Ideal ist das Impfprogramm 10-14 Tage vor Reiseantritt abzuschließen (= Zeit bis zum Aufbau des Impfschutzes, wenn keine Boosterung; nach 2 Woche sind Impfreaktionen eher die Ausnahme). „Last minute"-Reisen sind aber kein Grund, auf Impfungen zu verzichten (vor allem Hepatitis A)! Über die jeweiligen Möglichkeiten ist individuell zu entscheiden und entsprechend aufzuklären.

Neben den generellen Impfempfehlungen, die jährlich aktualisiert werden, gibt es Empfehlungen für spezielle Reiseimpfungen, die regionale epidemiologische und/oder individuelle Reisebedingungen berücksichtigen.

18.1.1. Impf- und Prophylaxeempfehlungen des BMG für Europa

Generell empfohlene Impfungen:

- Diphtherie-Tetanus-Pertussis-Polio
- Influenza (saisonal)
- Masern-Mumps-Röteln (MMR)
- Pneumokokken
- Varizellen

Spezielle Reiseimpfungen:

- FSME (regional)
- Hepatitis A/B (regional)
- Typhus (regional)
- *Malaria:* Es besteht ein minimales regionales und saisonales Malariarisiko auf dem griechischen Festland.

Nachfolgende Informationen sind dem Öst. Impfplan 2018 entnommen; der Impfplan wird vom Bundesministerium für Arbeit, Soziales, Gesundheit und Konsumentenschutz und dem Nationalen Impfgremium jährlich aktualisiert: www.bmgf.gv.at/home/Impfplan.

18.1.2. Gelbfieber

- Ausschließlich indiziert bei Reisen in die Endemiegebiete des tropischen Afrikas und Südamerikas.
- Verbreitungskarten: Afrika/Amerika auf gamapserver.who.int
- Einmalige Lebendimpfung, danach lebenslanger Schutz (Beschluss WHO Juli 2016). Wiederholungsimpfung für Personen mit möglicherweise abgeschwächter Immunantwort in Diskussion (Kinder, die bei Erstimpfung unter 2 Jahre waren, Frauen, die in der Gravidität geimpft wurden, HIV-Infizierte und Personen, die zeitgleich MMR-Impfung erhalten haben)
- Im internationalen Reiseverkehr nur dann anerkannt, wenn durch autorisierte Gelbfieber-Impfstelle oder autorisierten Mediziner durchgeführt und bestätigt.

Spezielle Hinweise:

- Eine Hühnereiweißallergie stellt eine absolute Kontraindikation dar.
- Grundkrankheiten: Kontraindiziert bei Thymusdrüsenerkrankungen/-operationen und Myasthenia gravis. Bei medikamentöser oder krankheitsbedingter Immunsuppression individuelle Abklärung, ggf. Ausschluss mit „vaccination exempt waiver" (klären, ob Einreisebehörden des Ziellandes dieses Zeugnis akzeptieren). Ansonsten Impfregeln wie für alle Lebendimpfstoffe.
- Kinder vor dem vollendeten 1. Lebensjahr nicht impfen (Risiko neurologischer Nebenwirkungen bei zu früher Impfung); nur in Epidemie-Situationen Impfung ab dem vollendeten 8. Lebensmonat erwägen.
- Senioren: besonders intensive Nutzen-Risikoabwägung nötig - bei über 60-Jährigen seltene schwere Nebenwirkungen (gelbfieberähnliche Erkrankung mit hohem Letalitätsrisiko; Häufigkeit 0,1-0,8 pro 100.000) möglich.
- Schwangere und Stillende: Schwangerschaft = relative Kontraindikation, Impfung nur bei dringender Indikation (z.B. Gelbfieberausbruch im Zielland). Keine Impfung für Stillende, einzelne Fälle von Übertragung des Impfvirus auf das Kind mit nachfolgender seröser viraler Meningitis.

18.1.3. Japanische Enzephalitis

- Ausschließlich indiziert bei Reisen in die Endemiegebiete Asiens, abhängig von bereister Region, Jahreszeit, Reiseroute und Reisestil (bes. bei Aufenthalten nahe Reisfeldern/Viehzucht).
- Verbreitungskarte auf gamapserver.who.int
- Das Impfschema besteht aus zwei Teilimpfungen im Abstand von ca. 4 Wochen (für Pers. zwischen 18 und 65 auch Schnellimmunisierungsschema mit 2 Impfungen im Abstand von 7 Tagen zugelassen. Danach besteht ein Schutz für zumindest für 6–12 Monate. Eine Auffrischung wird nach 12–24 Monaten empfohlen, danach Schutz für etwa 10 Jahre.
- Impfstoff = Ganzvirus-Totimpfstoff, für Erwachsene, Jugendliche, Kinder und Säuglinge ab dem Alter von 2 Monaten zugelassen. Es gelten die gleichen Kompatibilitätsregeln wie für alle Totimpfstoffe. Auffrischung einer vorab durchgeführten Grundimmunisierung mit dem maushirnbasierten JE-Vax® ist mit einer einzelnen Impfung des aktuellen Impfstoffs möglich.
- Eine Freigabe für die Schwangerschaft besteht nicht.

18.1.4. Tollwut

- Expositionsprophylaxe: Meiden von hundeartigen Tieren, Affen, Fledermäusen
- Impfnotwendigkeit auch abhängig vom Reisestil, z. B. Trekking, „pet addicts", Kinder; indiziert bei erhöhter Expositionsgefahr durch Reiseland und -art; Verbreitungskarte auf gamapserver.who.int
- Impfschema: präexpositionell 0, 7, 21 Tage; postexpositionell: 0, 3, 7, 14, (28) oder 0, 0, 7, 21 Tage. Je nach Art der Exposition und eventuellen Vorimpfungen mit oder ohne humanem Rabies Immunglobulin (HRIG; 20 IU/kg; rund um die Wunde und intraglutäal). Auffrischung nicht routinemäßig, im Verletzungsfall auch noch nach über 20 Jahren möglich.
- Totimpfstoff, Ganzvirusvakzine, inaktiviert, Virus auf Hühnerembryonalzellen gezüch-

tet; öst. Impfstoff mit allen anderen Tollwut-Gewebekulturimpfstoffen austauschbar.

18.1.5. Tuberkulose

In A nicht mehr zugelassen und nicht mehr erhältlich. Die BCG-Impfung schützt nicht vor Infektion; in Hochinzidenzländern bewahrt sie aber Kleinkinder, die eine hohe Infektionsexposition durch Erwachsene haben, vor schweren Krankheitsverläufen. Manche Hochinzidenzländer verlangen bei Einreise den Nachweis einer BCG-Impfung bei Kleinkindern und Kindern; dann mit der öst. Vertretung Kontakt aufnehmen und Einreiseerfordernisse klären. Impfung fällt nicht unter die „International Health Regulations", d.h. Impfnachweis bei Einreise darf von Behörden nicht verlangt werden. Im Einzelfall strenge Nutzen-Risiko-Abwägung mit dem Impfling und Impfung nach Einreise ins Zielland erwägen.

18.1.6. Typhus abdominalis

- Bei Reisen in Entwicklungsländer und in Länder mit deutlich erhöhtem Typhusrisiko und bei gleichzeitig gefährdetem Reisestil (Rucksacktourismus).
- Impfschema a): Vi-Polysaccharidvakzine: einmalige Impfung (Schutzdauer 3 Jahre, wiederholte Verabreichungen könnten zu Hyporesponsiveness führen); dieses Schema bei geplanter oder bereits bestehender Schwangerschaft unter Indikationsabwägung bevorzugen
- Impfschema b): Galaktose-Epimerase defiziente S. typhi-Kapseln - 1, 3, 5 (zugelassen ab vollendetem 6. Lj., Schutzdauer 1–3 Jahre)
- Details zu den Vakzinen auf www.who.int. Die Sicherheit der Impfstoffe wird als sehr gut eingestuft, die Wirksamkeit liegt bei etwa 70 %. Ein Kombinationsimpfstoff gegen Typhus (Vi-Vakzine) und Hepatitis A (ab dem 15. Lebensjahr) steht zur Verfügung.
- Impfung sollte für rechtzeitigen Wirkungseintritt mindestens eine Woche vor der Abreise bereits abgeschlossen sein.

18.1.7. Sonstige evtl. in Frage kommende Reiseimpfungen

- **Cholera** grundsätzlich entbehrlich; empfohlen nur unter speziellen Bedingungen (z. B. Choleraausbrüche nach Naturkatastrophen oder in Flüchtlingslagern) sollte daran gedacht werden, für dort tätiges Personal/Helfer
- **FSME** je nach zu erwartender Exposition nur nach sorgfältiger Nutzen-Risiko-Abwägung, siehe Kapitel Impfungen; Kreuzimmunität für zentralsibirischen/fernöstlichen Subtyp
- **Meningokokken** erwägen bei Reisen in den afrikanischen Meningitisgürtel (länderspezifische Informationen auf wwwnc.cdc.gov/travel) sowie bei Reisen in Gebiete mit aktuellen Ausbrüchen, siehe www.who.int

18.2. Reiseapotheke

Die Zusammenstellung der Reiseapotheke hängt vom Urlaubsland, aber auch von den individuellen Bedürfnissen des Patienten ab – ist also für Allgemeinmediziner eine Herausforderung. Ziel ist, leichte gesundheitliche Beschwerden auf Reisen ggf. selbst behandeln zu können. Die Medikamente sollten wegen der Gefahr von Arzneimittelfälschungen im Ausland stets in ausreichender Menge in Österreich erworben

werden (nicht auf Kassen-Kosten!). Patienten mit Dauermedikation sollten natürlich einen ausreichenden Vorrat auf die Reise mitnehmen (Arzneimittelwechselwirkungen mit Reise-Medikamenten beachten!) – je nach Reiseland ist dafür evtl. die Notwendigkeit der Mitnahme zu attestieren.
Grundsätzlich kann auf Reisen jene Medikamentenmenge mitgenommen werden, die für den persönlichen Bedarf benötigt wird. Bei Reisen in Länder außerhalb der EU können andere Bestimmungen gelten (Einfuhrregelungen für Arzneimittel bei den jeweiligen Länderinformationen des Außenministeriums unter „Reiseinformationen").

18.2.1. Schmerz- und Fiebermittel

Paracetamol, Antirheumatikum; wenn Acetylsalicylsäure, dann Patienten darauf aufmerksam machen, nur bei Kopfschmerz, nicht bei Fieber einzunehmen. **Vorsicht:** In Regionen, in denen zu Blutungen führende hämorrhagische Fieber auftreten, sind blutverdünnende Stoffe, wie Acetylsalicylsäure oder Diclofenac, ungeeignet. Am besten eignet sich hier Paracetamol.

18.2.2. Magen & Darm (Reisekrankheit, Diarrhoe)

Bei Reisekrankheit je nach individuellen Bedürfnissen Medikamente in Form von Kaugummis, Tabletten oder Zäpfchen; Antiemetika, Antivertiginosa, Antihistaminika der 1. Generation (UAW-Aufklärung!); widersprüchliche Datenlage zu Ingwer und Vitamin C – Wirksamkeitsnachweis steht aus.

Durchfall

- Kann mit Bauchschmerzen, Erbrechen, Fieber einhergehen.
- In den meisten Fällen selbstheilend; ohne Behandlung Dauer von mehreren Tagen.
- Hinweise auf komplizierten Verlauf: Fieber, blutige Diarrhoe, vorbestehende Komorbidität (Immunsuppression etc.), Risikogruppen sind Säuglinge + Senioren. (1)

Protonenpumpenhemmer können die Anfälligkeit für Reisedurchfälle (bes. Clostridium difficile) erhöhen (1), daher ein Absetzen für die Urlaubszeit überlegen.

Zu raten ist den Patienten immer folgendes Vorgehen:

- Mit Beginn des Durchfalls laufend Ersatz von Flüssigkeit und Elektrolyten (Fertigpräparate oder ORS-Solution, s. u.).
- Schon bei den ersten Anzeichen von Übelkeit z. B. Paspertin® einnehmen.
- Die Antibiotikatherapie ist nicht unumstritten, verkürzt aber u. U. die Durchfalldauer; Details s. u.
- Motilitätshemmer, wie Loperamid-HCl (Imodium®), sollten bei unkompliziertem Reisedurchfall bei Erwachsenen zum Senken der Stuhlfrequenz nur dann genommen werden, wenn z. B. längere Busfahrten anstehen. Bei Infektdurchfall riskant, da Symptome maskiert werden. Für Kinder ohne wirklichen Nutzen, da sie den Flüssigkeits- und Elektrolytverlust nicht verhindern und die Einnahme mit Risiken einhergeht. Bei Kindern bis 2 J. grundsätzlich kontraindiziert; schwere Störwirkungen (wie Lethargie, Ileus) aber auch bis zu Lebensalter von 3 J. möglich. Einnahme mit Grapefruitsaft kann zu zentralen Opioidwirkungen führen: Inhaltsstoffe des Saftes hemmen Transportmechanismen, die Loperamid normalerweise an einem Übertritt in das ZNS hindern. (2)

Antibiotikatherapie

Bei den meisten Reisedurchfällen nicht indiziert; Antibiotika sollten wegen zunehmender Resistenzen gezielt – also erregerspezifisch – eingesetzt werden. Besonders häufige Erreger bei Touristen in Lateinamerika und Südostasien: E. coli (insbesondere ETEC + EAG), Campylobacter, Shigella, Salmonellen, Norovirus. ETEC und Norovirus vermehrt bei Reisenden nach Lateinamerika, Campylobacter häufiger in Asien. Mischinfektionen sind häufig (34 % der Fälle in Lateinamerika, 41% in Südostasien). (3)

Rifaximin ist zwar für ReiseDiarrhoe zugelassen, aber ausschließlich für unkomplizierte Verläufe – da die Antibiotikaeinnahme in diesen Fällen ohnehin zweifelhaft ist, wird es vom arznei-telegramm zurecht als „umstrittenes Therapieprinzip" eingestuft (4). Patienten sind über die Hinweise für invasive Keime aufzuklären (Fieber, Blut im Stuhl) – empirisch geeignet ist ein **Gyrasehemmer** (Ciprofloxacin), für Resistenzgebiete ein **Makrolid** (Azithromycin).

Reisende haben ein hohes Risiko für eine Infektion mit multiresistenten Erregern; dies sollte man in der AM-Praxis (bei Heimkehrern) vor allem für Südasien, aber auch Afrika und den Nahen Osten bedenken (5). Eine generelle antibiotische Prophylaxe ist aber nicht empfohlen, dazu wäre weitere Forschung nötig (6).

Probiotika zur Prophylaxe und Therapie

Am ehesten belegt ist die Wirksamkeit von Probiotika bei antibiotika-assoziierten Durchfällen. Studien an Kindern zeigten aber, dass auch infektiöse Durchfälle um rund 1 Tag verkürzt werden können. (7, 8) Allerdings bergen auch diese vermeintlich harmlosen, frei verkäuflichen Mittel hohe Risiken, speziell für Immunschwache. So warnte das arznei-telegramm im Februar 2018: *„Saccharomyces-boulardii-haltige Probiotika (PERENTEROL u.a.), die vor allem zur Therapie akuter Durchfallerkrankungen und zur Prophylaxe von ReiseDiarrhoeen und Durchfällen bei Sondenernährung angeboten werden, sind wegen des Risikos potenziell tödlicher Fungämien ab sofort bei immunsupprimierten oder schwerkranken Patienten kontraindiziert. Insgesamt liegen der europäischen Arzneimittelbehörde EMA 61 Verdachtsberichte zu systemischen Mykosen unter der Trockenhefe vor, zehn davon mit tödlichem Ausgang."*

Die ORS (Oral Rehydration Salts)-Solution der WHO

Wenn kein Fertigpräparat zur Verfügung steht, sollte an jedem Urlaubsort ein ORS-Ersatz leicht herzustellen sein: 6 Teelöffel Zucker, 1/2 Teelöffel Salz in 1 l sauberem Wasser auflösen.

Davon trinken:

- Kinder unter 2 Jahren: 50–100 ml nach jedem Stuhlgang, bis zu max. 0,5 l täglich.
- Kinder von 2 bis 9 Jahren: 100–200 ml nach jedem Stuhlgang, bis zu max. 1 l täglich.
- Personen ab 10 Jahren: so viel wie möglich, bis zu 2 l täglich.

Achtung: Das Beachten der exakten Mengen ist wichtig – zu viel Zucker kann den Durchfall verschlimmern, zu viel Salz ist insbesondere für Kinder schädlich. Die fertige Mixtur soll binnen 12 h getrunken werden, wenn sie bei Zimmertemperatur aufbewahrt wird, binnen 24 h bei Lagerung im Kühlschrank. Zitrat und Kalium fehlen in dieser Zusammenstellung; steht am Urlaubsort Orangensaft zur Verfügung, mischt man 8 nicht gehäufte Teelöffel Zucker, 3/4 Teelöffel Salz, 1/2 l Orangensaft (= 0,8 g Kalium), 1/2 l Mineralwasser (= bis zu 20 mmol HCO3). Trinkmenge: 40 ml je kg Körpergewicht binnen 24 Stunden (bei 75 kg Körpergewicht also ca. 3 l/d).

Wunden

- Desinfektionsmittel (z. B. Octenisept®)
- Pflaster, Wundkompressen, Binden, Dreieckstuch
- Klebeband, Schere, Pinzette

18.2.3. Nase, Ohren, Augen

Erkältungen im Urlaub, etwa durch Klimaanlagen in Hotel/Bus, sind keine Seltenheit. Da ein Schnupfen den Druckausgleich beim Flug beeinträchtigen kann, sollten abschwellende Nasentropfen in die Reiseapotheke – Ohrenschmerzen oder gar Innenohrschäden lassen sich so vermeiden.

Staub, Wind und Licht können Bindehautentzündungen verursachen; die Sonnenbrille ist daher ein Muss. Abschwellende Augentropfen wirken lindernd; ggf. kommen auch antiallergische Augentropfen zum Einsatz.

Wird der Gehörgang längere Zeit Feuchtigkeit ausgesetzt, etwa beim Tauchen, können die Hautschichten quellen; da das Wasser erschwert abfließt, werden Infektionen begünstigt. Dies gilt insbesondere für chlorhaltiges Wasser. Schmerzstillende und abschwellend wirkende Ohrentropfen helfen hier; sie sind allerdings in jedem Fall nur bei intaktem Trommelfell anzuwenden!

18.2.4. Haut

Zu empfehlen ist die Mitnahme einer Heil- und Pflegesalbe. Bei juckenden Hautausschlägen und schwerem Sonnenbrand kommt eine leichte Cortison-Creme zum Einsatz, bei Hautreaktionen auf Insektenstiche ein anti-allergisch wirkendes Gel.

Sonnencreme (9, 10)

An von der Kleidung unbedeckten Körperstellen tägliche Verwendung eines Lichtschutzpräparates mit geeignetem Lichtschutzfaktor (höhere Faktoren bes. bei UV-empfindlichen Personen, Aufenthalt Strand/Gebirge) und einer Wirksamkeit auch im UVA-Bereich. Dabei gilt:

- möglichst dicke Schicht gleichmäßig auf allen freien Hautflächen auftragen (2 mg/cm^2)
- Auftragen vor Sonnenexposition (30 min)
- Wiederholen nach 2 h und nach dem Baden (Schutzzeit wird dadurch nicht verlängert)

Moderne Lichtschutzpräparate bestehen aus einer galenischen Grundlage und spezifischen Lichtschutzsubstanzen, deren Konzentration zwischen 4 und 40 % betragen kann. Bei den aktiven Lichtschutzsubstanzen werden chemische und physikalische UV-Filter unterschieden: Chemische UV-Filter schützen durch die Absorption von UV-Strahlung, wobei energiereiche Strahlung absorbiert und als energieärmere Strahlung abgegeben wird. Physikalische Filter (mineralische Pigmente) reflektieren, streuen und absorbieren die UV-Strahlung. Zusätzlich enthalten Lichtschutzpräparate häufig Substanzen, die mit Folgereaktionen der UV-Exposition interferieren, wie der Entstehung von freien Radikalen und Sauerstoffspezies (Antioxidantien) oder von Entzündungsmediatoren. Die UVA-Strahlung wird mit Hautalterung und möglicherweise

auch der Entstehung von Hautkrebs assoziert und sollte daher neben dem erythematogenen UVB ebenfalls gefiltert werden.
Ob das Melanomrisiko durch Sonnencremenutzung gesenkt wird, ist unklar. (10, 11)

Ein systematischer Review auf Basis von 167 Studien untersuchte die protektive Wirkung von Sonnencreme gegenüber chronischen Hautschäden. Das Fazit: *„Während die Entstehung von solaren Keratosen und auch von Plattenepithelkarzinomen reduziert werden kann, liegen keine überzeugenden Daten für die Verhinderung von Basaliomen und Melanomen vor. Dabei muss berücksichtigt werden, dass Anwendungsfehler wie die zu geringe Anwendungsmenge, der Missbrauch von SC für eine verlängerte Expositionsdauer und auch die fehlende Standardisierung des UVA-Schutzes die Ergebnisse beeinflussen können. Zudem sind viele Studien retrospektiv angelegt, da die Latenz zwischen Lichtexposition und Tumorgenese für prospektive Studien sehr lang ist. Bei der Beratung im Hautkrebsscreening sollte daher nicht allein auf die Anwendung von SC zum Lichtschutz fokussiert werden, sondern alternative Methoden wie z. B. lichtdichte Kleidung und vor allem die Meidung zu intensiver Exposition betont werden."*
Darüber hinaus sollte die Auswahl der Creme keineswegs nur anhand des Lichtschutzfaktors erfolgen, sondern auch im Hinblick auf die Inhaltsstoffe; bedenklich sind etwa Konservierungsstoffe und chemische UV-Filter. Letztere können allergische Reaktionen auslösen, aber auch den Hormonhaushalt beeinflussen. Diese darzustellen, würde den Rahmen dieses Lehrbuchs sprengen - eine australische Arbeit (Yap FH et al. Active sunscreen ingredients in Australia) bietet aber einen guten Überblick über häufige Inhaltsstoffe samt Wirkung/Nebenwirkungen (12).

Nicht vergessen: Photoallergische Arzneireaktion!
In der Beratung vor einem Urlaubsantritt ist ggf. auf die mögliche photoallergische Wirkung von Medikamenten hinzuweisen. Die häufigsten systemischen Photoallergene sind: Amiodaron-HCl, Clomipramin-HCl, Gyrasehemmer (Grepfloxacin, Lomefloxacin, Sparfloxacin), Oxycodon-HCl, Paliperidon, Paroxetin, Ribavirin, Risperidon, externes Tacrolimus Ziprasidon-HCl, Zuclopenthixol, nichtsteroidale Antirheumatika der Phenylpropionsäurereihe (Naproxen, Tiaprofensäure), Butazone, Oxicame, Phenothiazine, Tetrazykline u.a. Auslösend ist fast immer UV-A, selten auch zusätzlich UV-B. Für die vieldiskutierte phototoxische Wirkung von Hypericin (Johanniskraut) fanden wir keine Evidenz; entspr. Reaktionen gibt es nur gelegentlich und das entweder bei hohen Dosierungen/hoher Strahlenexposition oder bei hellhäutigen Menschen.

18.2.5. Insektenabwehr, Malariaschutz, Denguefieber
Während ein Insektenstich hierzulange meist nur allergische Reaktionen, wie Juckreiz, Schwellung oder Hautrötung, verursacht, sind tropische Stechmücken und Fliegen oft Krankheitsüberträger, weswegen der Schutz vor Insektenstichen in der Reisemedizin eine wichtige Rolle spielt. Neben deckender Kleidung und Moskitonetzen werden Repellents eingesetzt.

Repellents (13)
Repellents sind Substanzen, die Bremsen, Fliegen, Stechmücken, aber auch Zecken

durch Störung des olfaktorischen Systems fernhalten, aber nicht abtöten wie Insektizide. Durch Verdunstung entsteht auf der Haut oder den Kleidern ein dünner Duftmantel, der die Insekten abstößt oder verhindert, dass diese den Geruch des Wirtes wahrnehmen. Sie sind in Form von Cremes, Lotionen und Sprays in 15- bis 30%-iger Konzentration erhältlich.

Pflanzliche Repellents

Z. B. Eukalyptus-, Lavendel-, Nelken-, Teebaum-, Bergamott-, Zedern- und Zitronellöl. Besonders wirksam sind Mischungen aus Eukalyptus- und Zitronellöl mit dem Wirkstoff Citriodiol (14). Allgemein zeigen die ätherischen Öle eine deutlich geringere und kürzere Wirksamkeit als synthetische Repellentien, weshalb sie für Tropenreisende keinen zuverlässigen Schutz bieten. Weitere Nachteile sind Hautreizungen bis hin zu allergischen Reaktionen, die durch Sonnenexposition noch verstärkt werden können. Vorteile wiederum sind die unbedenkliche Anwendung während Schwangerschaft und Stillzeit sowie bei Kindern, wobei bei Babys bis zu 12 Monaten der Schutz ausschließlich mit Textilien erfolgen sollte.
Die Wirkung von Kapseln zur innerlichen Anwendung (Thiamin/Vitamin B1, Knoblauch, Petersilienöl) zur Insektenabwehr ist nicht belegt.

Synthetische Repellents

Zu den synthetischen Repellentien zählen:
- Icardin (z. B.: Bayrepel®, Autan®)
- DEET - Diethyltoluamid (z. B.: Anti Brumm forte®, ExoPic® forte, Amazonas Gelsenspray, NoBite® Haut)
- EBAAP - Ethyl-Butylacetylaminopropionat (z. B.: ExoPic® Kids, Anti Brumm® Sensitive)
- DMP - Dimethylphthalat, oft in Kombination mit DEET

Icaridin ist ein Racemat aus vier Stereoisomeren, wobei das Gemisch mit breitem Wirkungsspektrum gegen Insekten eingesetzt wird. Der Schutz vor Malaria ist gut. Nachteile sind allergische Hautreaktionen, Urticaria und Nasenbluten.
DEET wirkt gut abweisend auf Stechmücken, Bremsen, Fliegen, Milben und Zecken; eine Schutzwirkung vor Bienen, Hummeln und Wespen ist nicht gegeben. Es wird bei Erwachsenen in Konzentrationen von 10 bis 30% angewendet. Bei Kindern wird eine Maximalkonzentration von 10% empfohlen, während es bei Kleinkindern nicht verwendet werden soll. DEET kann Hautreizungen und selten epileptische Anfälle auslösen (1 Fall pro 100 Millionen DEET-Benutzer), kann die Wahrnehmungsfähigkeit beeinträchtigen und Gemütsschwankungen erhöhen. Da es jedoch gut vor Malaria schützt, hat der Schutz in gefährdeten Gebieten auch bei Kleinkindern Vorrang. DEET ist plazentagängig und wird in die Muttermilch ausgeschieden, weshalb eine Anwendung in der Schwangerschaft und Stillzeit nicht zu empfehlen ist.
EBAAP ist viel weniger und kürzer wirksam als z. B. DEET, jedoch besser verträglich und kann bei Kindern über einem Jahr eingesetzt werden. Nicht geeignet als Malaria-Schutz (15).
DMP wird in Kombination mit DEET eingesetzt. Alleine ist es zu wenig wirksam.
Zu beachten ist:
- Zubereitungen gleichmäßig und lückenlos auf die unbedeckte Haut auftragen.
- Hautpartien in der Nähe der Augen, Lippen und Nasenöffnungen aussparen und

nicht auf Schleimhäute und Hautläsionen auftragen.
- Bei Augen- und Schleimhautkontakt gründlich mit Wasser spülen.
- Die Wirkdauer der Repellents beträgt zwischen zwei und acht Stunden, was nur eine Richtgröße darstellt. Nach Wasserkontakt sollte es neu aufgetragen werden.
- Repellents erst 15 bis 30 Minuten nach dem Auftragen von Sonnencreme anwenden, da sonst die Wirksamkeit des Sonnenschutzmittels um bis zu 30 % herabgesetzt werden kann. Eine fixe Kombination von Sonnen- und Insektenschutzmitteln ist daher nicht empfehlenswert.
- Wenn der Schutz durch die Repellentien nicht mehr gebraucht wird, sollten die entsprechenden Hautstellen mit Seife und Wasser abgewaschen werden.
- Bei Kindern nicht auf die Hände auftragen, da sie diese oft in den Mund stecken.
- DEET greift Kunststoffe an, z. B. Kleidung und Uhren.

Tipp: Am Urlaubsort informieren, welche Mittel Einheimische verwenden!

18.2.6. Malaria

Überträger der Malaria sind Anopheles-Mücken, die dämmerungs- und nachtaktiv ist. Da mit dem Vermeiden von Insektenstichen das Malaria-Risiko um 90 % reduziert werden kann, ist unbedeckte Haut mit Repellents zu schützen. Zudem meiden die Mücken klimatisierte Räume; ohne Klimaanlage sollte ein Moskitonetz verwendet werden. Wirksamkeit, Nutzen und geringes Risiko Insektizid-imprägnierter Moskitonetze bzw. auch Kleidung sind in randomisierten klinischen Studien gesichert – in Kombination mit topisch aufgebrachtem DEET wird der beste Schutz erzielt (14).

Malaria-Stand-by-Medikation (16)

Vor Reiseantritt wird dem Reisenden für den Fall, dass eine entsprechende Gesundheitseinrichtung nicht innerhalb von 24 Stunden erreicht werden kann, nach Aufklärung hinsichtlich typischer Krankheitszeichen, Einnahmemodus und möglicher Nebenwirkungen unter Berücksichtigung individueller Parameter (Alter, Schwangerschaft, Grunderkrankung/ Organleiden, Tätigkeiten vor Ort) eine Medikation zur Therapie der Malaria verschrieben. Bei der Beratung muss deutlich gemacht werden, dass die Einnahme einer Notfall-Selbstmedikation (NSM) nicht das Aufsuchen einer Gesundheitseinrichtung ersetzen kann, zumal sie nur für Regionen mit niedrigem Malariarisiko empfohlen wird und somit andere potenziell lebensbedrohliche Erkrankungen ebenfalls abgeklärt werden müssen. Ohne eine ausführliche Beratung über das Verhalten im Notfall („Fieberfall") ist die Empfehlung einer NSM nicht zulässig. Eine zusätzliche schriftliche Anleitung als Gedächtnisstütze ist wünschenswert.
Zur Verfügung stehen (17):
- Atovaquon + Proguanil-HCl (5:2): bei akuten, unkomplizierten Malaria-tropica-Infektionen in Gebieten, in denen Resistenzen gegenüber anderen Malariamitteln bestehen; keine Daten zur Therapie schwerer Infektionen, komplizierten Verläufen einschließlich Hyperparasitämie, Lungenödem + Nierenversagen
- Chloroquinphospat: für Gebiete mit P. vivax-Malaria, in denen es keine Chloroquin-Resistenzen gibt, für Reisen in Gebiete mit geringem Malariarisiko
- Chinin: insbesondere Malaria tropica (P. falciparum-Malaria) und bei Vorliegen einer Resistenz gegen Chloroquin
- Artemether + Lumefantrin (1:6): bei akuter unkomplizierter Infektion durch P. falcipar-

um bei Erw., Kdr. und Sgl. ab mind. 5 kg Körpergewicht; kontraindiziert bei schweren Verlaufsformen der Malaria

Mefloquin ist in D außer Handel; in A noch erhältlich, Kontraindikation: psychiatrische Vorerkrankung. Ein Cochrane-Review weist darauf hin, dass es in der Wirksamkeit anderen Mitteln zwar ebenbürtig ist, der Vorteil des bequemen Einnahmeschemas (1x pro Woche) müsse aber gründlich gegen die möglichen Nebenwirkungen (abnorme Träume, Angst, Schlaflosigkeit, depressive Stimmung) abgewogen werden (18).

Malaria-Prophylaxe (19)

Zu Hemingways Zeiten war das einzige Malariamittel das aus Chinarinde gewonnene Chinin (hat antiparasitäre Wirkung gegen Malariaerreger) im Tonic Water. Um den damals extrem bitteren Geschmack zu verbessern, mischten die britischen Kolonialisten Gin dazu. So brachte konsequenter Genuss von Gin Tonic zwar wenigstens etwas Schutz vor Malaria, leider aber auch eine Leberzirrhose ...

Bei der Medikamenten-Auswahl stets berücksichtigen: Reiseziel/-zeit (z. B. vor oder nach der Regenzeit), Malariahäufigkeit/Resistenzlage in der Region, Dauer/ Art der Reise sowie persönlichen Faktoren wie Alter, Schwangerschaft, Unverträglichkeiten, Komedikation u.a. Länderspezifische Informationen zu den geeigneten Medikamenten z. B. auf http://www.dtg.org/empfehlungen-und-leitlinien/empfehlungen/malaria.html.

- Atovaquon + Proguanil-HCl (5:2): MALARONE + deutlich preiswertere Generika; Prophylaxe der Malaria tropica, wenn Resistenzen von P. falciparum gegen andere Malaria-Prophylaktika bestehen können; Einnahme beginnt 1-2 Tage vor Einreise ins Malariagebiet und endet - im Unterschied zu den übrigen Chemoprophylaktika - bereits 7 Tage (statt 4 Wochen) nach Verlassen
- Chloroquin (Resochin®, Quensyl®): für alle vier menschenpathogenen Malariaarten außer chloroquinresistente Stämme; Achtung: ausgeprägte QTc-Verlängerung möglich.
- Doxycyclin: für Regionen in Südostasien mit Multiresistenzen (keine zugelassene Indikation in Deutschland)

18.2.7. Denguefieber

Unter Touristen bereits häufiger als Malaria! Die Tigermücke ist ganztags aktiv, fliegt v. a. in Bodennähe (Schutz im Knöchelbereich!); mittlerweile auch in Europa anzutreffen (Denguefieber in Südfrankreich, Kroatien, Madeira) – es gilt die gleiche Expositionsprophylaxe wie bei Malaria.

CAVE: Niemals Aspirin zur Fiebersenkung! Zweitinfektion häufig mit Dengue-hämorrhagischem Fieber (DHF) und Dengue-Schock-Syndrom (DSS) assoziiert, damit scheiden Länder mit Dengue-Vorkommen nach Erstinfektion als mögliche Reiseziel aus.

18.2.8. Thromboembolieprohylaxe

Auch wenn die Zahl der Ereignisse mit der Flugzeit/Fahrtzeit im Bus korreliert, dürfte es für Gesunde ausreichend sein, die allgemein üblichen Hinweise - für Bewegung sorgen, genügend trinken - zu beachten (20).

Risikofaktoren für die Entstehung einer Venösen Thromboembolie (VTE) (21):
- Hohe Relevanz: frühere TVT/LE, bestimmte Gerinnungsstörungen, Krebs
- Mittlere Relevanz: Alter › 60 Jahre, VTE bei Verwandten 1. Grades, Herzerkrankungen (chronische Herzinsuffizienz, Z.n. Herzinfarkt), Übergewicht (BMI › 30), akute Infektionen/entzündliche Erkrankungen mit Immobilisation
- Geringe Relevanz: Schwangerschaft und Postpartalperiode, nephrotisches Syndrom, stark ausgeprägte Varikosis
- Je nach Substanz hohe bis geringe Relevanz: Hormonbehandlung, Kontrazeptiva

Ein Cochrane-Review (22) hat die **Wirkung von Kompressionsstrümpfen zur Prophylaxe einer tiefen Beinvenenthrombose (TVT)** untersucht, Ergebnis:
- Fluggäste mit niedrigem Basisrisiko: ohne Kompressionsstrümpfe TVT bei 10 von 1.000, mit Kompressionsstrümpfen bei 0-3 von 1.000 Reisenden
- Fluggäste mit hohem Basisrisiko: ohne Kompressionsstrümpfe TVT bei 30 von 1.000, mit Kompressionsstrümpfen bei 1-8 von 1.000 Reisenden.
- Symptomatische TVT bei keinem einzigen der 2.637 Probanden.

VTE und Lungenembolie sind selten (23): Für VTE wird eine Inzidenz von 3,2 auf 1.000 Personenjahre für Flugreisende im Vergleich zu 1 auf 1.000 Personenjahre für Nichtflugreisende errechnet. Eine Lungenembolie tritt einmal auf 115 Mio. Flüge unter 6 h und fünfmal auf 1. Mio. Flüge über 12 h auf.
Azetylsalizylsäure wird zur Prophylaxe von Reise-Thrombosen nicht empfohlen.

18.2.9. Mögliche Ergänzungen der Reiseapotheke

In Regionen mit schlechter medizinischer Versorgung empfiehlt sich ggf. die Mitnahme von
- Breitband-Antibiotikum
- Mittel gegen Pilzinfektion der Scheide
- Einmal-Handschuhe, -Spritzen, -Kanülen

Patienten, die Spritzen, Kanülen (z. B. bei Diabetikern) oder Psychopharmaka (z. B. Schlafmittel) auf Reisen mitnehmen, sollte die Notwendigkeit der Mitnahme bescheinigt werden, um Schwierigkeiten mit ausländischen Zollbehörden zu vermeiden. Ergänzend sind die Patienten darauf hinzuweisen, dass sie bei individueller Anfälligkeit entsprechende Mittel mitnehmen sollten und Medikamente ggf. auf Handgebäck und Koffer aufteilen (falls Koffer verspätet ankommt).

Literaturnachweis online: www.tgam.at/leitfaden_quellen_kap18

19. Vorsorgeuntersuchung

Dieses Kapitel beruht auf dem 2005 erschienenen Handbuch „Vorsorgeuntersuchung Neu - Wissenschaftliche Grundlagen".

Viele der nachfolgenden Screening-Empfehlungen – vor allem etwa die Empfehlung gegen das PSA-Screening, das Ende der Mammographie und das des PAP-Abstriches ab 70 sowie die fragliche Evidenz der Mammographie bei unter 50-Jährigen – werden manchen gestandenen Praktiker verunsichern.

Deshalb scheint es günstiger, sich hier weitgehend an die unseres Erachtens gewissenhaft EbM-basierte Darstellung des Hauptverbandes zu halten. Mit freundlicher Genehmigung des Hauptverbandes der österreichischen Sozialversicherung haben wir Grafiken und Texte daraus zum Teil wörtlich übernommen oder gekürzt zusammengefasst. Im Online-Skriptum gibt es ein Kapitel Vorsorgeuntersuchung, in dem wir unseren eigenen Weg gegangen, aber zu vergleichbaren Empfehlungen gekommen sind. Dort finden Sie auch Links zu unseren Quellen und zum Download des hier zitierten Handbuchs der SV.

19.1. Jährliches Routine-EKG ohne Nutzen

Bringt ein jährliches Routine EKG bei asymptomatischen Patienten mit niedrigem kardiovaskulären Risiko und älteren Patienten mit moderatem oder hohem CV-Risiko, deren Vorgeschichte dem Hausarzt gut bekannt und dokumentiert ist, zusätzliche Informationen in Bezug auf kardiovaskuläre Morbidität und Mortalität?

19.1.1. Routine-EKG beim asymptomatischen Patienten

Die U.S. Preventive Services Task Force (USPSTF) empfiehlt im Update 2018 kein Routine-EKG bei asymptomatischen Patienten (1).

Risiko durch Übertherapie

Es besteht ausreichend Evidenz dafür, dass Routine-EKGs bei asymptomatischen Erwachsenen aufgrund richtig oder falsch positiver Ergebnisse zu unnötigen invasiven Eingriffen wie CAG, Kontrastmittel-MRT, Strahlenbelastung durch Szintigraphie etc. führen. 3 % der asymptomatischen Patienten mit abnormaler Ergometrie werden angiographiert, 0,5 % revaskularisiert. Angiographie und Revaskularisierung sind mit Blutungsrisiko, kontrastmittelbedingter Nephropathie und allergischen Kontrastmittel-Reaktionen verbunden. Es gibt jedoch keine Evidenz, dass die Revaskularisierung zur Reduktion der kardiovaskulären Ereignisse bei asymptomatischen Patienten führt (1).

19.1.2. Routine-EKG bei Patienten mit moderatem und hohem kardiovaskulärem Risiko

Folgende Faktoren sind bekanntlich mit erhöhtem Risiko für CV-Ereignisse verbunden: Alter, männliches Geschlecht, arterielle Hypertonie, Rauchen, Hyperlipidämie, Diabetes, Übergewicht. Mit Hilfe von Risiko-Rechnern kann ein 10-Jahres-Risiko für CV-Ereignisse errechnet werden; Patienten mit einem 20%igen 10-Jahres-Risiko sind Hochrisiko-Patienten.

Die USPSTF findet keine ausreichende Evidenz dafür, dass Ruhe-EKG oder Ergometrie bei asymptomatischen Patienten mit moderatem bis hohem CV-Risiko zusätzliche Informationen zur Risikostratifizierung bringen und damit die Indikation für eine Intervention indizieren bzw. zur Verringerung kardiovaskulärer Morbidität und Mortalität führen (1).

19.1.3. Routine-EKG beim älteren Patienten (2)

Das Routine EKG bei Patienten › 85 Jahre ist nach den Studienergebnissen einer holländischen Autorengruppe aus den Disziplinen Allgemeinmedizin, Geriatrie und Kardiologie verzichtbar, wenn eine gut dokumentierte Krankengeschichte über kardiovaskuläre Vorerkrankungen und Risikofaktoren vorliegt.
Bei älteren Patienten mit bekannter kardiovaskulärer Vorerkrankung bietet ein ergänzendes 12-Kanal-EKG, auch wenn auffällig, keine zusätzliche prognostische Information zu einer ausführlichen, gut dokumentierten Krankengeschichte inklusive Risikostratifizierung. Routine-EKGs bei älteren Patienten sind unter dieser Voraussetzung also verzichtbar.

19.1.4. Routine-EKG bei jungen Erwachsenen (3)

Aufgrund der niedrigen Prävalenz prognostisch relevanter Channelopathien (‹ 0,1 %) oder angeborener Kardiomyopathien im Vergleich zur hohen Rate falsch positiver EKG-Befunde (14-22 %) ergibt sich ein niedriger positiv prädiktiver Wert des Routine-Ruhe-EKGs bei jungen Patienten. Durch ein einmaliges Ruhe-EKG kann eine angeborene CMP aufgrund › 10 % falsch negativer Ergebnisse nicht mit Sicherheit ausgeschlossen werden. Nur 40 % der plötzlichen Herztode bei jungen Erwachsenen sind durch ein EKG detektierbar: Man müsste 2 Mio. junge Athleten mittels 12-Kanal-EKG screenen, um 2 relevante EKG-Veränderungen zu finden.
Die AHA/ACC (American Heart Association/American College of Cardiology) unterstützt jedoch ein Screening junger Hochleistungssportler.

19.2. Ultraschall-Screening auf abdominelle Aortenaneurysmen

Warum wird die Untersuchung angeboten?

Ab einer Ausdehnung der Bauchaorta von › 3 cm spricht man von einem abdominalen Aorten-Aneurysma (AAA). Die meisten Aneurysmen verursachen keinerlei Beschwerden und bleiben deshalb unbemerkt. Männer über 65 J. entwickeln häufiger ein Aneurysma als andere Menschen. Rauchen ist der größte Risikofaktor für die Entstehung eines AAA. Weitere Risikofaktoren sind Bluthochdruck und erhöhte Blutfette sowie AAA bei erstgradigen Verwandten.
Ab 5,5 cm nimmt das spontane Ruptur-Risiko zu, nur 1 von 7 Patienten überlebt eine Aneurysma-Blutung. Bei kleineren Ausbuchtungen wird regelmäßig kontrolliert, ob sie wachsen. Allerdings hat die frühe Erkennung auch Nachteile: Es werden auch Aneurysmen entdeckt, die nie gesundheitliche Probleme bereitet hätten. Das Wissen um ein Aneurysma kann sehr belastend sein. Wenn sich **1.000 Männer ab 65 J.** untersuchen lassen, ist mit folgenden Ergebnissen zu rechnen:

- Etwa 980 von 1.000 Männern haben kein Aneurysma.
- Etwa 18 von 1.000 Männern haben ein kleines bis mittleres Aneurysma. Bei einem Durchmesser von 3 bis 5,4 cm ist eine regelmäßige sonographische Verlaufskontrolle empfohlen.
- Etwa 2 von 1.000 Männern haben ein großes Aneurysma. Ab einem Durchmesser von 5,5 cm ist das Risiko für einen Riss vergleichsweise hoch und ein operativer Eingriff empfohlen. Aneurysmen unter 3 cm können besonders bei Männern mit Risikofaktoren (s.o.) wachsen, hier kann eine Kontrolluntersuchung bereits ab einem Durchmesser von 2,5 cm sinnvoll sein
- Von 1.000 Männern werden etwa 3 vor einem Riss und auch etwa 3 vor dem Tod durch ein Aneurysma bewahrt. (1)

Nach Schätzungen bleibt etwa die Hälfte der entdeckten Aneurysmen harmlos. Es sind vor allem kleine Aneurysmen, die niemals aufgefallen wären. Das bedeutet: Etwa 20 von 1.000 Männern, die an der Untersuchung teilnehmen, erfahren von einem Aneurysma; bei rd. 10 von ihnen hätte das Aneurysma aber keine Probleme bereitet. (1)

Die 2016 publizierte, groß angelegte Western Australia Studie lieferte enttäuschende Ergebnisse bzgl. Effizienz eines Screenings auf AAA mittels Abdomenultraschall. Lediglich für über 65-jährige Männer, die Zeit ihres Lebens geraucht haben, gibt es eine Empfehlung (2).

Aus der Nutzenbewertung des IQWiG ergibt sich für Gesamtmortalität, BAA-bedingte Mortalität, Ruptur-Häufigkeit und Anzahl an Notfalloperationen ein Beleg für den potentiellen Nutzen eines Ultraschall-Screenings auf AAA für Männer. Für die mit den elektiven Eingriffen assoziierte Morbidität wird ein Hinweis auf einen Schaden des Ultraschall-Screenings für Männer abgeleitet. Es ergibt sich für Gesamtmortalität, Ruptur-Häufigkeit, Anzahl an Notfalloperationen und Anzahl elektiver Eingriffe kein Anhaltspunkt für einen Nutzen des Ultraschall-Screenings auf AAA für Frauen. Für BAA-bedingte Mortalität lagen keine Daten für Frauen vor. Hinsichtlich gesundheitsbezogener Lebensqualität und psychosozialer Aspekte konnte aus den verfügbaren Daten weder für Männer, noch für Frauen eine Aussage über Nutzen oder Schaden des Screenings abgeleitet werden. (3)

Das UK National Screening Committee sieht ein Screening aller Männer ab 65 Jahren mittels einmaligem Abdomen-Ultraschall vor. Ziel ist, die AAA-bezogene Mortalität von Männern zwischen 65 und 74 zu reduzieren (4).

Die USPSTF empfiehlt eine einmalige Ultraschalluntersuchung bei Männern von 65 bis 74 J., die jemals geraucht haben, und nur selektive Untersuchung bei Männern dieser Altersgruppe, die nie geraucht haben. Für Frauen, die geraucht haben, gibt es keine Evidenz; ein generelles Screening für Frauen wird nicht empfohlen. (5)

19.3. Ultraschall-Screening der Carotiden

Ein generelles Screening auf das Vorliegen einer Carotisstenose wird nicht empfohlen, allerdings kann dies beim Vorliegen vaskulärer Risikofaktoren sinnvoll sein (1). Auch die USPSTF spricht sich gegen ein generelles Screening asymptomatischer Patienten aus. Das Schlaganfallrisiko 30 Tage nach Carotis-Endartheriektomie (CAE) beträgt 2,4-6 %, das postoperative Myokardinfarkt-Risiko nach CEA beträgt 0,8-2,2 %, wohingegen nur ein relativ kleiner Prozentsatz der Schlaganfälle durch asymptomatische Carotisstenosen verursacht wird. Der Nutzen des Screenings unterliegt dem Schaden durch Interventionen bei asymptomatischen Stenosen. (2)

19.3.1. Apparative Untersuchungsmethoden bei Carotis-Stenose

Die wichtigsten apparativen Untersuchungsmethoden sind die Doppler- und die farbkodierte Duplex-Sonographie unter Anwendung der aktuellen Kriterien der Deutschen Gesellschaft für Ultraschall in der Medizin. Die Duplex-Sonographie kann in den extrakranialen Gefäßen sehr gut Lokalisation und Grad der Stenosen sowie Wanddeformitäten (z. B. Intraplaque-Blutungen) erkennen. Nach internationaler Übereinkunft soll nur noch der distale Stenosegrad (nach den Kriterien der North American Symptomatic Carotid Endarterectomy Trial - NASCET) zur Stenosequantifizierung angewendet werden. Die Auskultation ist ungeeignet. (1)

Stenosegrad nach NASCET-Kriterien

Stenosegrad	**Geringgradige** Stenose 20-40 %	**Mittelgradige** Stenose 40-70 %	**Hochgradige** Stenose › 70 %
Vmax systolisch im Stenosemaximum	‹ 200 cm/sec	› 200 cm/sec	› 300 cm/sec
Vmax enddiastolisch im Stenosemaximum	Bis 100 cm/sec	Bis 100 cm/sec	› 100 cm/sec

19.3.2. Einfluss zufällig entdeckter Carotis-Plaques auf die kardiovaskuläre Risikoschätzung

Wenn bei Gesunden im mittleren Lebensalter nach Carotis-Plaques gescreent wird, ist die Wahrscheinlichkeit, fündig zu werden, hoch: In der PESA-Studie, in die zwischen 2010 und 2014 über 4.000 spanische Bankangestellte von 40 bis 54 Jahren ohne kardiovaskuläre Vorerkrankung aufgenommen wurden, findet sich eine Prävalenz von Plaques der Carotis im Ultraschall von 31 % (Männer 36 %, Frauen 24 %). (3)
Im Ultraschallscreening entdeckte Plaques der Halsschlagader gelten als Marker für eine subklinische Atherosklerose. Nach bevölkerungsbezogenen Studien soll die Ausprägung einer Atherosklerose in einem arteriellen Bereich mit der in anderen Arterien korrelieren. (3)
Männer und Frauen mit extrakranieller Carotisstenose oder erhöhter Intima-Media-Dicke sind als vaskuläre Risikopatienten anzusehen, bei denen weitere Folgeerkrankungen der Atherosklerose (KHK, pAVK) erfasst werden sollte und eine konsequente Optimierung des Risikoprofils anzustreben ist. Hierzu gehört die Modifikation des Lebensstils, wie Nikotinverzicht, Normalisierung des Körpergewichtes und ausreichend körperliche Aktivität, sowie medikamentöse Maßnahmen zur Behandlung vonarterieller Hypertonie, Lipidstoffwechselstörungen und Diabetes mellitus. (1)
Für die zusätzliche Berücksichtigung der Intima-Media-Dicke bei der CV-Prognose wird in zwei neueren Metaanalysen ein vernachlässigbarer Zuwachs der Diskriminierungsfähigkeit gegenüber herkömmlichen Risikofaktoren allein berechnet (c-Statistik oder AUC* + 0,002 bzw. + 0,003). Eine entsprechende Metaanalyse für Plaquesbefunde im Ultraschallscreening Gesunder finden wir nicht.

** c-Statistik oder Fläche unter der Receiver-Operating-Characteristic-Kurve (AUC): Maß für die Diskriminierungsfähigkeit eines diagnostischen oder prognostischen Parameters: Reicht von 0,5 (nicht besser als würfeln) bis 1,0 (perfekte Unterscheidung aktueller bzw. zukünftiger Fälle von Nichtfällen). C-Statistik < 0,70 gilt als unzureichende Diskriminierungsfähigkeit.*

Praktisch umsetzen lässt sich die quantitative kardiovaskuläre Risikoschätzung unter Einbeziehung von Screeningbefunden an der Carotis ohnehin nicht: Die üblichen Risikokalkulatoren, die hierzulande, aber auch international verfügbar sind, berücksichtigen diesen Parameter nicht. (3).

19.3.3. Primärprävention bei erhöhter IM-Dicke/ asymptomatischen Carotis-Plaques

Die Datenlage zu ASS bei gescreenten Carotisplaques ist unbefriedigend, auf klinische Endpunkte angelegte Untersuchungen gibt es dazu nicht (3). Der Nutzen einer Prophylaxe mit Thrombozytenfunktionshemmern ist bei asymptomatischen Stenosen nicht gesichert; so wird bei Männern zwar das Herzinfarkt-, nicht aber das Schlaganfallrisiko reduziert. Eine orale Antikoagulation von Patienten mit atherosklerotisch bedingter Carotis-Stenose bringt keinen Vorteil gegenüber einer ASS-Therapie. Die mittel- und langfristige Sekundärprävention entspricht der primären und sekundären Schlaganfallprophylaxe, vor allem in Bezug auf die Modifikation der Risikofaktoren.(1)

19.3.4. Statine zur Primärprävention bei erhöhter IM-Dicke/ asymptomatischen Carotis-Plaques

Es gibt keine direkten Nutzenbelege für Statine bei Gesunden mit gescreenten Carotisplaques. Studien zu Effekten von Statinen, die im Sinne einer Plaquestabilisierung interpretiert werden, gibt es zwar auch für den Bereich der Carotis; die klinische Relevanz dieser Befunde für Gesunde mit Plaques im Ultraschallscreening ist allerdings unklar. Das arznei-telegramm findet 2017 keine RCTs zu Statinen zur Primärprävention bei Patienten mit gescreenten Carotisplaques oder erhöhter Intima-Media-Dicke der Carotis, die auf klinische Endpunkte angelegt sind. Auch die zwei größten Studien mit Statinen in dieser Personengruppe mit 919 bzw. 984 Teilnehmern (ACAPS, METEOR) prüfen primär den Surrogatparameter Intima-Media-Dicke. Koronare Ereignisse kommen in der METEOR-Studie unter Rosuvastatin numerisch sogar häufiger vor. (3)

19.3.5. Therapie bei asymptomatischer Carotis-Stenose

Prinzipiell stehen die alleinige konservative Therapie sowie als revaskularisierende Verfahren die Carotis-Thrombendarteriektomie (CEA) und das Carotis-Stenting (CAS)– jeweils in Kombination mit begleitender medikamentös-konservativer Therapie – zur Verfügung. Es wird davon ausgegangen, dass Patienten mit einer über 60%igen asymptomatischen Stenose mehr von einer konservativen Therapie und asymptomatische Patienten mit einem sehr hohen CV-Risiko überhaupt nicht von einer Revaskularisation profitieren. (1)

19.3.6. Revaskularisierende Verfahren bei asymptomatischer Carotis-Stenose

Die CEA soll beim Vorliegen einer 60- bis 99%igen asymptomatischen Stenose erwogen werden. Laut den großen RCTs wurde für die CEA über 60%iger asymptomatischer

Carotisstenosen ein Schlaganfall-präventiver Effekt von 5-6% in 5 Jahren bzw. eine NNT von 17 bis 20 CEAs, um 1 Schlaganfall in 5 Jahren zu verhindern, nachgewiesen. Die Restlebenserwartung sollte mehr als 5 Jahre betragen und die Komplikationsrate der CEA soll unter 3% liegen. Männer profitieren dabei mehr von einer operativen Therapie als Frauen.

19.3.7. Sekundärpräventive Behandlung symptomatischer Carotis-Stenosen

Eine Carotis-Stenose wird immer dann als symptomatisch klassifiziert, wenn innerhalb der vergangenen 6 Monate ihr zuschreibbare Symptome (Amaurosis fugax, TIA, ipsilateraler Schlaganfall) aufgetreten sind. Für die sekundärpräventive Behandlung symptomatischer 50- bis 99%igen Carotisstenosen wird für die CEA eine starke Empfehlung mit hohem Evidenzlevel gegeben (NNT 22). CEA bei 70- bis 99%iger symptomatischer Carotis-Stenose führt zu einer absoluten Schlaganfallrisikoreduktion um 16% nach 5 Jahren (NNT 6). Auch bei 50- bis 69%igen Stenosen zeigte sich ein Vorteil der OP gegenüber konservativer Behandlung mit einer absoluten Risikoreduktion von 4,6%. Bei unter 50%igen Stenosen erbrachte die CEA keinen Vorteil.
Der prophylaktische Effekt der CEA ist dauerhaft, da das Risiko eines postoperativen ipsilateralen Schlaganfalls unter 1%/Jahr liegt. Die perioperative Komplikationsrate darf bei symptomatischen Carotisstenosen 6% nicht überschreiten. (1)

19.4. Management kardiovaskulärer Risikofaktoren

Bei Frauen › 60 und Männern › 55 Jahre sowie Personen mit erhöhtem kardiovaskulären Risikoprofil sollte die jährliche Vorsorgeuntersuchung zur Vermeidung von Herzinfarkten und Schlaganfällen für eine Beratung des Patienten zu seinem Gefäßrisiko und zugleich zu den möglichen therapeutischen Konsequenzen genützt werden. *Sofern nicht anders angegeben, beziehen wir uns nachfolgend auf (1).*

19.4.1. Bestimmung des kardiovaskulären Gesamtrisikos

Die Einschätzung des absoluten kardiovaskulären Risikos steht am Beginn der vorbeugenden Intervention(en). Ziel der Behandlung ist die Reduktion des Risikos und damit die Verhinderung kardiovaskulärer Krankheiten (Primärprävention).
Folgende Faktoren sind bekanntlich mit erhöhtem Risiko für kardiovaskuläre Ereignisse verbunden: Rauchen, Erhöhung von Blutdruck und/oder Cholesterin, Typ-2-Diabetes mellitus, positive Familienanamnese (Gefäßerkrankung bei Verwandten 1. Grades Männer bis 55, Frauen bis 65 Jahre), Übergewicht mit bauchnaher Fettverteilung oder Adipositas. Die DEGAM betont, dass ein generelles Screenen der Bevölkerung (also ohne Vorliegen von Risikofaktoren) keine Verbesserung von Morbidität oder Mortalität bringt (2).
Mit Hilfe von Risikorechnern kann ein 10-Jahres-Risiko für CV-Ereignisse errechnet werden; ab einem 20%igen 10-Jahres-Risiko spricht man von Hochrisiko-Patienten. Allgemein (z. B. in D (2)) wird der Arriba-Score empfohlen. In der öst. VU ist seit 2005 der New Zealand Risk Scale zur Berechnung der 5-Jahres-Wahrscheinlichkeit für ein

kardiovaskuläres Ereignis (Herzinfarkt oder Schlaganfall) für 40- bis 75-Jährige integriert. Folgende Parameter werden beim New Zealand Risc Scale miteinbezogen:

- Geschlecht
- Alter
- Blutdruck
- Cholesterinquotient (Quotient Gesamtcholesterin/HDL›4)
- Raucher/Nichtraucher
- Diabetiker/Nichtdiabetiker

Es ist nicht erforderlich Körpergewicht, Bauchumfang, körperliche Aktivität, Familienanamnese bei 40+ zusätzlich einzuberechnen; diese Risiken bilden sich bereits in den oben aufgeführten Parametern ab. Bei unter 40-Jährigen wird im AHA-Kalkulator zusätzlich körperliche Aktivität und CV-Ereignis bei Blutsverwandten 1. Grades ‹ 60 Jahren mitberechnet.

Anstelle der Vermittlung von Laborwerten (z. B. Cholesterinwerte) sollte im Rahmen der VU ein Risikoprofil anhand der anamnestisch erfassen Risikofaktoren erstellt und dem Untersuchten in nachvollziehbarer Weise seine individuelle Risikoklasse verständlich vermittelt werden (niedriges, moderates, hohes, sehr hohes KHK-Risiko).

Die Mitteilung einzelner Laborbefunde statt einer Risiko-Gesamteinschätzung hat für die Patienten vergleichsweise wenig Effekt. Aus der in der Vorsorgeuntersuchung Neu verwendeten Risikoklasse geht für Personen über 40 Jahren hervor, wie hoch die individuelle Wahrscheinlichkeit ist, in den nächsten 5 Jahren einen CV-Zwischenfall (z. B. Herzinfarkt oder Schlaganfall) zu haben. Gleichzeitig erhalten die Personen eine entsprechende Interpretation ihrer Risikowerte und anhand einer Risikotafel auch die optische Vermittlung ihrer Situation mit Perspektiven. Dies macht es nun für Risikopersonen möglich, den Effekt z. B. empfohlener Lebensstilmodifikationen (Ernährungsänderung, Rauchstopp etc.) in Form der Verschiebung ihres Risikos in eine günstigere Klasse nachzuvollziehen.

Nachfolgend finden Sie die **Tabelle zur Abschätzung des kardiovaskulären Risikos** für über 40-Jährige.

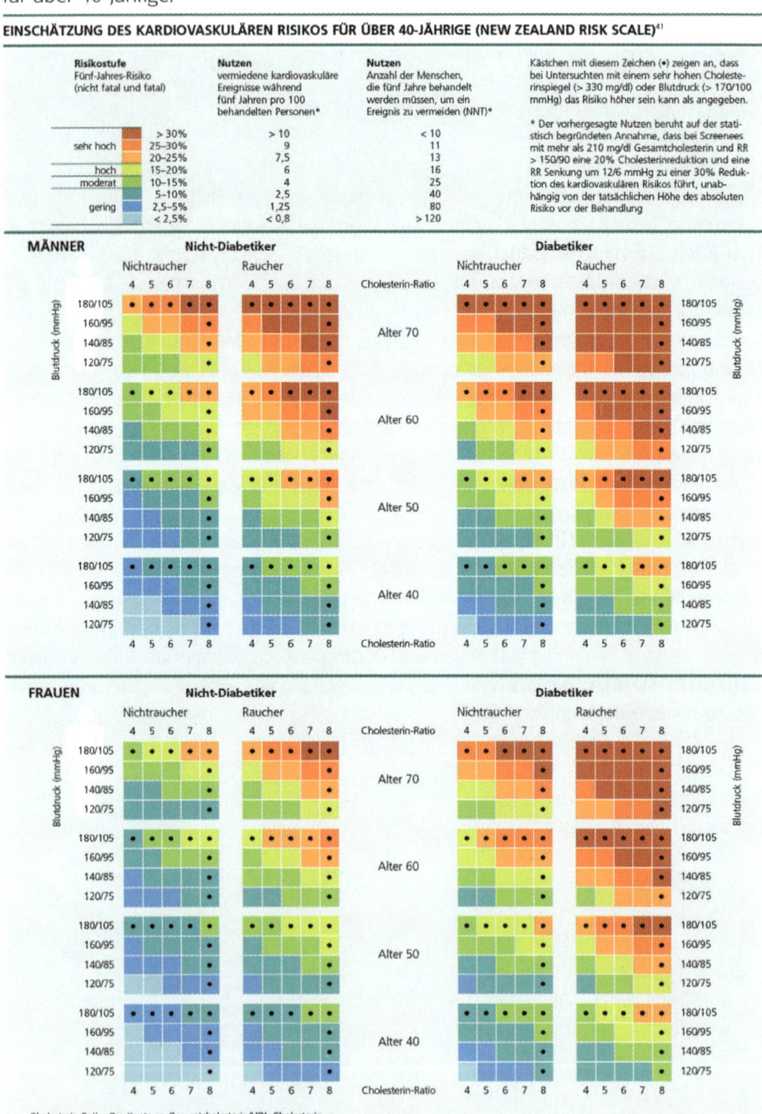

Bei positiver Familienanamnese (männlicher Verwandter 1. Grades ‹ 55, bei Frauen ‹ 65 a, KHK oder TIA) und/oder bei einem BMI › 30 ist jeweils eine Farbstufe höher zu gehen. Dieser Risikokalkulator hat zwei Anwendungsziele: Einerseits sollen dem Untersuchten das Gesamtrisiko und die Beeinflussbarkeit durch modifizierbare RF demonstriert werden, anderseits dient die Risikoabschätzung zur Indikationsstellung

einer Lipidtherapie in der Primärprävention.
Eine Primärprävention ist indiziert bei Diabetikern mit mindestens einem zusätzlichen Risikofaktor (NNT: 32) und bei Nichtdiabetikern mit hohem Risiko ab 15–20% (NNT: 16). Bei Patienten mit Linksherzhypertrophie ist ein Risiko von › 20% anzunehmen (NNT: 13) Bei einem Gesamtcholesterin › 330 oder Blutdruck › 170/100 unterschätzt die Tafel das Risiko, dies ist durch einen schwarzen Punkt gekennzeichnet.
Hochrisiko-Patienten (CV-Gesamtrisiko › 20%) sollten ASS 75-100 mg angeboten bekommen, wenn der Blutdruck nicht unkontrolliert über 180 mmHg liegt. Bei einem Gefäß-Risiko ‹ 10% sollte ASS nicht eingesetzt werden. (3)

19.4.2. Screening auf arterielle Hypertonie

Für Öst. wird auf Basis des Stands des internationalen medizinischen Wissens das Screening nach erhöhtem Blutdruck bei allen Erwachsenen ab dem Beginn des 19. Lebensjahrs im Abstand von jeweils 2 Jahren empfohlen. Es ist der Mittelwert von 2 Messungen im Sitzen zu bestimmen; ist dieser Wert normal, wird in einem Abstand von 2 Jahren wieder kontrolliert. Ist er erhöht, wird eine detailliertere definierende Diagnostik (Referenzdiagnostik) im Sinne von 30 Selbstmessungen empfohlen.
Näheres zum Vorgehen bei arterieller Hypertonie und zur CV-Prävention (RR Systolisch ›140) in Kapitel 9 und 10 bzw. in der DEGAM-LL (2).

19.4.3. Vorhofflimmern

Bei VHF soll mit den Patienten das Insult-Risiko und das einer die Blutgerinnung hemmenden Therapie anhand eines Risiko-Scores besprochen und auf dieser Grundlage gemeinsam über eine Behandlung entschieden werden.

19.4.4. Diabetes mellitus

Diabetes bedeutet nicht in jedem Fall ein hohes CV-Risiko. Darum soll auch bei Menschen mit Typ-2-Diabetes das kardiovaskuläre Risiko kalkuliert werden. Hierzu sollte das durchschnittliche HbA1c des zurückliegenden Jahres verwendet werden. Eine medikamentöse Senkung des HbA1c unter 6,5 erbringt keinen Nettonutzen und soll daher nicht zur CV-Prävention angewendet werden. Zur Senkung des kardiovaskulären Risikos bei übergewichtigen Menschen mit Typ-2-Diabetes wird Metformin empfohlen, wenn mit Veränderungen des Lebensstils keine befriedigende HbA1c-Senkung erzielt wird.
Die Bestimmung des Mikroalbumins wird nur bei Menschen mit Typ-1-Diabetes empfohlen. Sie haben ohne Mikroalbuminurie ein CV-Risiko wie jene ohne Diabetes. Bei Patienten mit Typ-1-Diabetes und Mikroalbuminurie sollte das für eine gleiche Person ohne Diabetes kalkulierte CV-Risiko in dreifacher Höhe veranschlagt werden.

19.5. Vorsorge neu 2005 – Lebenszeittafel

VORSORGE-FRÜHERKENNUNGSPROGRAMM FÜR ÖSTERREICH ÜBER DIE LEBENSZEIT (INTERVALLE) BERUHEND AUF INTERNATIONALEN EVIDENZ-BASIERTEN LEITLINIEN – STAND 2005

<table>
<tr><th>Gesundheitsziel</th><th colspan="13">Altersgruppe</th></tr>
<tr><th></th><th>19–24</th><th>25–29</th><th>30–34</th><th>35–39</th><th>40–44</th><th>45–49</th><th>50–54</th><th>55–59</th><th>60–64</th><th>65–69</th><th>70–74</th><th>75–79</th><th>> 80</th></tr>
<tr><td colspan="14">Karzinome</td></tr>
<tr><td colspan="14">Karzinomrisikoanamnese: einmal erheben und in angemessenem Intervall aktualisieren</td></tr>
<tr><td>Zervixkarzinom</td><td colspan="10">die ersten 3 Abstriche im Abstand von 1 Jahr, wenn negativ dann alle 3 Jahre</td><td colspan="3"></td></tr>
<tr><td>Mammakarzinom</td><td colspan="4"></td><td colspan="2">zur Diskussion</td><td colspan="4">< Alle 2 Jahre ></td><td colspan="3"></td></tr>
<tr><td>Kolorektalkarzinom</td><td colspan="6"></td><td colspan="7">< Jährlich Hämoccult, alle 5 Jahre Sigmoido- bzw 10 Jahre Kolonoskopie[5] ></td></tr>
<tr><td colspan="14">kardiovaskuläre Erkrankungen</td></tr>
<tr><td colspan="14">kardiovaskuläre Risikoanamnese: einmal erheben und in angemessenem Intervall aktualisieren</td></tr>
<tr><td>Rauchen</td><td colspan="4">< Alle 3 Jahre ></td><td colspan="7">< Alle 2 Jahre ></td><td colspan="2"></td></tr>
<tr><td>Alkohol</td><td colspan="4">< Alle 3 Jahre ></td><td colspan="9">< Alle 2 Jahre ></td></tr>
<tr><td>Übergewicht</td><td colspan="4">< Alle 3 Jahre ></td><td colspan="9">< Alle 2 Jahre ></td></tr>
<tr><td>arterieller Blutdruck</td><td colspan="4">< Alle 3 Jahre ></td><td colspan="9">< Alle 2 Jahre ></td></tr>
<tr><td>Hyperlipidämie[1]</td><td colspan="4">Risikogruppenscreening</td><td colspan="9">< Alle 4 Jahre ></td></tr>
<tr><td>Typ-2-Diabetes[2]</td><td colspan="6">Risikogruppenscreening</td><td colspan="7">< Alle 4 (3 bis 5) Jahre ></td></tr>
<tr><td colspan="14">Anderes</td></tr>
<tr><td>Parodontalerkrankung</td><td colspan="9">< Alle 6 Jahre ></td><td colspan="4"></td></tr>
<tr><td>Glaukom-Risikogruppenidentifikation[3]</td><td colspan="9">Risikoanamnese: einmal erheben, in angemessenem Intervall aktualisieren</td><td colspan="4"></td></tr>
<tr><td colspan="14">Senium</td></tr>
<tr><td>Hörminderung/Hörverlust</td><td colspan="9"></td><td colspan="4">< Alle 2 Jahre ></td></tr>
<tr><td>altersbedingte Sehschwäche</td><td colspan="9"></td><td colspan="4">< Alle 2 Jahre ></td></tr>
<tr><td>Glaukom-Screening im Alter[4]</td><td colspan="9"></td><td colspan="4">Sicherung augenärztlicher Kontrolle</td></tr>
<tr><td colspan="14">Beratung</td></tr>
<tr><td>Beratung zur körperlichen Aktivität</td><td colspan="4">< Alle 6 Jahre ></td><td colspan="9">< Alle 4 Jahre ></td></tr>
<tr><td>PSA-Bestimmung</td><td colspan="13">Ab 50 nach adäquater und wahrheitsgetreuer ärztlicher Aufklärung ausschließlich auf Wunsch des Screenees</td></tr>
</table>

19.6. Krebsvorsorge – ein Mythos?

„Mythos Krebsvorsorge: Schaden und Nutzen der Früherkennung", Weymayr & Koch (1)

Die meisten Patienten nehmen die Vorsorgeuntersuchung in Anspruch, um nicht an Krebs zu erkranken. In der überwiegenden Zahl der Vorsorgeuntersuchungen wird

auch kein Tumor gefunden und die Sorgen des Patienten sind zerstreut. Wird jedoch ein Tumor gefunden, so sind Hausarzt und Patient meist überzeugt, dass sich die frühe Diagnose günstig auf die Heilungschancen auswirke.
Als existentiell bedrohlich für Patient und Arzt werden jene Krebserkrankungen empfunden, die bei der Vorsorgeuntersuchung nicht erkannt wurden. Um diese sog. Intervall-Karzinome zu minimieren, neigen wir zu häufigeren Untersuchungen und zur Ausweitung des Programms. Eine Spirale von unerfüllbaren Hoffnungen, Absicherungsmedizin und Überbehandlung wird dadurch in Gang gesetzt. Mit dem Einzug der Evidenzbasierten Medizin in die Praxis fühlen sich auch glühende Verfechter des Screenings durch Diskussionen um Überdiagnose, vorgezogene Diagnose, Überbehandlung, Quality-Life-Years etc. verunsichert. Üblicherweise sind Informationsmaterialien und Beratungen zu Vorsorgeuntersuchungen kampagnen- und interessensgeleitet, überredend, unausgewogen und irreführend. Die Königsklasse der Desinformation ist der asymmetrische Einsatz von relativen und absoluten Risiken. In medizinischen Fachzeitschriften und Patienteninformationen wird mitunter so berichtet: Während die Einnahme des Medikaments die Wahrscheinlichkeit einer Erkrankung um 33 % reduziert, führt sie in einem von 100 Fällen zu einem Schaden. Hier wird also der Nutzen als relative Risikoreduktion angegeben, der potenzielle Schaden aber in absoluten Zahlen angegeben. Dieser Trick („mismatched framing") dient dazu, den Nutzen als groß, aber den Schaden als klein erscheinen zu lassen (2).
International wurden ethische Leitlinien und wissenschaftliche Kriterien definiert, wie eine Beratung von Gesunden über Früherkennungsuntersuchungen erfolgen sollte. Dem Nutzen von Krebsfrüherkennungsmaßnahmen steht ein nicht unerheblicher möglicher Schaden für das Individuum gegenüber. Aus diesem Grund muss den potenziellen Teilnehmern eine informierte Entscheidung möglich sein. Diese sieht ausdrücklich auch ein Abstandnehmen von den Untersuchungen vor. (3)
Nachfolgend werden Nutzen und Risiken bestehender Screeningprogramme der Vorsorgeuntersuchung 2005 dargestellt.

19.7. Zervixkarzinom

Dieses Kapitel basiert auf der entspr. TGAM-Patienteninformation. Mitarbeiter der Erstausgabe: Christoph Fischer, Herbert Bachler; Review: Klaus Koch, Franz Piribauer, Brigitte Piso, Martin Sprenger, Andreas Sönnichsen
Von bösartigen Neuerkrankungen des Gebärmutterhalses (Zervixkarzinom) waren 2015 in Österreich insgesamt 395 Frauen (2 % aller weiblichen Krebsneuerkrankungen) bzw. 9 von 100.000 Frauen der Bevölkerung betroffen. 139 Frauen (1,5 % aller weiblichen Krebssterbefälle) bzw. 3 von 100.000 starben daran. (1)

19.7.1. PAP zur Früherkennung und Vorsorge von Zervixkarzinomen

Das öst. Vorsorgeuntersuchungsprogramm empfiehlt den Gebärmutterhalsabstrich (PAP-Abstrich, benannt nach dem griechischen Arzt Papanicolaou) seit 2005 allen Frauen zwischen 19 und 69 Jahren in einem Abstand von 3 Jahren, wenn die 3 ersten Abstriche im 1-Jahres-Abstand unauffällig waren. Ab 70 kann auf weitere Vorsorgeuntersuchungen verzichtet werden, sofern in den vergangen 10 Jahren kein PAP-Abstrich

mit höherem Testergebnis als PAP I oder II gefunden wurde, da gute wissenschaftliche Belege dafür vorhanden sind, dass Frauen in der Altersgruppe 70 Jahre und älter nicht mehr von fortgesetzten PAP-Tests profitieren (2).
Es gibt international große Unterschiede in den Screening-Empfehlungen (3): Nur mehr in ganz wenigen Ländern, etwa in Deutschland (für 20- bis 34-jährige Frauen), werden jährliche Gebärmutterhalsabstriche angeboten. In anderen Ländern, z. B. in der Schweiz, Dänemark und Italien, werden Untersuchungen im Abstand von 3–5 Jahren für ausreichend gehalten – ein Krebs wächst so langsam, dass die Untersuchung noch rechtzeitig kommt. In England beginnt das Screening mit 24, in Finnland und den Niederlanden beginnt es erst mit 30 und endet mit 64. Der Abstand zwischen den Untersuchungen beträgt dort 5 Jahre.

19.7.2. Was sind die Auslöser für Gebärmutterhalskrebs?

Fast immer sind Humane Papillomaviren (= HPV) der Auslöser für Gebärmutterhalskrebs. 9 von 10 Frauen (also 90 %) infizieren sich einmal in ihrem Leben mit HPV. Der Großteil (9 von 10 = 90 %) der HPV-Infektionen heilt innerhalb eines halben Jahres von selbst wieder ab (4). Heilt die Infektion nicht, können sich im Laufe mehrerer Monate Krebsvorstufen (CIN) entwickeln. Bei diesen besteht auch die Chance, dass sie wieder von selbst abheilen. Passiert das nicht, kann im Lauf mehrerer Jahre Krebs entstehen.

Die Entwicklung der Zellveränderungen über die Zeitachse (5, 6)

Leichte Zellveränderungen (CIN I) „verschwinden" bei etwa 6 von 10 Frauen, CIN II bei 4 von 10 und CIN III bei maximal 3 von 10 Frauen. (4)

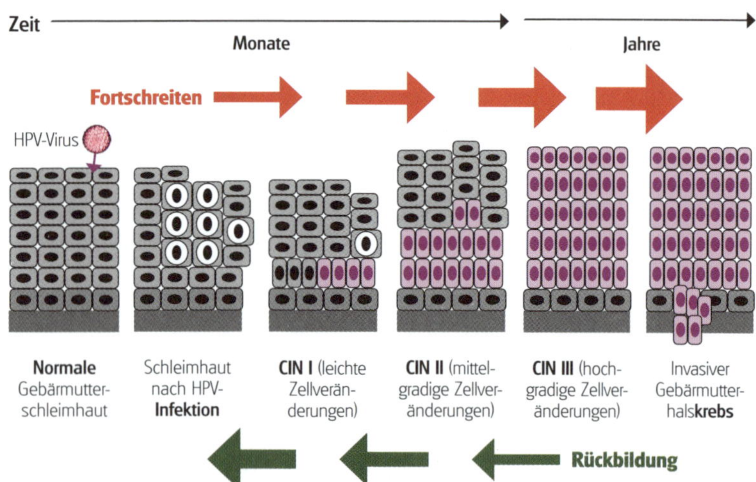

Risikofaktoren für eine bleibende HPV-Infektion und Gebärmutterhalskrebs sind (2):

- Rauchen
- Frauen, die besonders früh sexuell aktiv sind (vor dem 16. Lebensjahr)
- Frauen mit häufig wechselnden Sexualpartnern

- Frauen, die bereits bei früheren Abstrichen Zellveränderungen hatten
- Frauen aus niedriger Sozialschicht
- Geschlechtskrankheiten (Herpes, Chlamydien o. ä.)
- Viele Schwangerschaften (besonders in jungen Jahren)
- Gebrauch von hormonellen Verhütungsmitteln („Pille") über mehr als 5 bis 10 Jahre
- Immunsuppressiva

19.7.3. Unterschied von CIN- und PAP-Befunden

Beim PAP-Test wird das beim Abstrich gewonnene Zellmaterial eingefärbt und mikroskopisch begutachtet (Zytodiagnostik) – das Ergebnis wird in die Normalbefunde PAP I und PAP II sowie in die Befunde PAP III bis PAP V, die weiterer Abklärung bedürfen, eingeteilt. CIN-Befunde wiederum ergeben sich aus der Untersuchung von Gewebeproben. Anhand der PAP-Ergebnisse lassen sich CIN-Befunde vermuten.

PAP-Klasse	Zellbild	CIN-Grad
I	Normales Zellbild	
II	Leicht verändertes Zellbild (z. B. durch Entzündungen, Bakterien, Viren, Pilze)	
III	Schwerere entzündliche bzw. degenerative Zellbilder; keine sichere Beurteilung von gut-/bösartig möglich	
III D	Zellveränderungen (Anomalien des Zellkerns) leichten bis mäßigen Grades	**I bis II**
IV a	Mäßige bis schwere Zellveränderungen in tieferen Gewebeschichten, die als Vorstufe zum Krebs deutbar sind	**II bis III**
IV b	Hochgradige Zellfehlbildungen in tiefen Gewebeschichten; nicht auszuschließen sind bereits wuchernde Zellen eines Karzinoms	**III**
V	Bösartiger Tumor wird eindeutig identifiziert	

19.7.4. Gebärmutterhalsabstrich: empfohlenes Untersuchungsintervall

Es gibt keinen Nachweis dafür, dass eine jährliche Früherkennungsuntersuchung für Zervixkarzinome bei Frauen, die keiner Risikogruppe angehören, zu besseren Ergebnissen führt als Untersuchungen im Abstand von 3 Jahren. Ein kürzeres Intervall hat sich in einer großen Studie, die 8 nationale Screening-Programme in Europa und Kanada mit insgesamt 1,8 Mio. beteiligten Frauen umfasste, als nicht überlegen herausgestellt. (2, 7) Es gibt klare Hinweise, dass es durch eine Erhöhung der Frequenz zur deutlichen Zunahme der Nachteile kommt (8). Die USPSTF empfiehlt seit 2017 für 21- bis 29-Jährige alle 3 Jahre den PAP-Test, für 30- bis 65-Jährige entweder weiter alle 3 Jahre den PAP-Abstrich oder aber alle 5 Jahre den HPV-Test. Bei kürzeren Intervallen überwiegt der Schaden durch Folgetherapien (Biopsie, Konisation) und psychische Belastung der Frau den Nutzen des Screenings. (9)

19.7.5. Einladungs- und Recall-System

Die Effektivität des Screenings lässt sich weniger durch häufiger durchgeführte PAP-Tests oder durch Ausweitung der Altersgruppen steigern, als vielmehr durch die vermehrte Erfassung von Frauen, die bislang nicht oder nur unregelmäßig zu den Gesunden-Untersuchungen gehen, insbesondere jene, die ein erhöhtes Risiko für Gebärmutterhalskrebs haben.
Um die Zielgruppe flächendeckend zu erfassen, hat es sich international bewährt, die Frauen in einem persönlichen Schreiben zur Teilnahme am Screening einzuladen. In England, wo ein derartiges System unter Einbindung der Hausärzte seit 25 Jahren mit Erfolg besteht, gelang es, den Prozentsatz der am Screening teilnehmenden Frauen von etwas über 40 % 1989 auf konstant über 80 % zu erhöhen. Im Gegensatz zu vielen anderen Ländern gibt es in Österreich noch immer kein systematisches qualitätsgesichertes Screening, sondern nur ein opportunistisches, unorganisiertes System (8). Nach der jüngsten Umfrage der Krankenkassen wird nur etwa bei der Hälfte der Frauen in der Zielbevölkerung ein PAP-Abstrich durchgeführt. Die Möglichkeiten der zielgerichteten Vorsorge für Gebärmutterhalskrebs sind mit Sicherheit noch nicht ausgeschöpft. Internationale Erfahrungen zeigen, dass alleine mit qualitätsverbessernden Maßnahmen bei der Früherkennung die Erkrankungshäufigkeit und Sterblichkeit des Zervixkarzinoms relativ rasch weiter gesenkt werden könnte (10). Länder mit einem Recall-System, z. B. GB und Finnland, schneiden bezüglich Erkrankungshäufigkeit und Sterblichkeit im Vergleich zu Tirol bzw. Österreich trotz größerer Untersuchungs-Abstände (in beiden Ländern 5 Jahre) besser ab. (11)

19.7.6. Potentieller Nutzen/möglicher Schaden in Relation zur Frequenz

Den idealen Screening-Test, der alle Gesunden als gesund und alle Kranken richtig als krank erkennt, gibt es leider nicht. Zwei wichtige Kenngrößen – Empfindlichkeit (Sensitivität) und Genauigkeit (Spezifität) – beschreiben die Grenzen des PAP-Tests.

Sensitivität des PAP-Tests

Die Sensitivität des einmaligen PAP-Tests beträgt 53 %: Von 100 Erkrankungen erkennt der einmal durchgeführte Test „nur" 53 und übersieht die restlichen 47 Erkrankungen (6). Durch 3 Abstriche im Jahresintervall zu Beginn des Screenings wird diese Lücke deutlich kleiner. Da sich invasiver Gebärmutterhalskrebs sehr langsam über mindestens 10 Jahre entwickelt, besteht auch mit einem wenig empfindlichen Test die Chance, zwar niemals alle, aber doch die allermeisten Fälle rechtzeitig zu entdecken.

Spezifität des PAP-Tests

Die Spezifität des PAP-Tests beträgt 97,4 %: Der PAP-Test erkennt von 100 gesunden Frauen 97 richtig als gesund, ca. 3 dieser gesunden Frauen (exakt 2,6 %) werden vom Test aber fälschlich als krank beurteilt. Ein Teil dieser Frauen ist gesund und das Resultat war falsch positiv. Der andere Teil hatte zum Untersuchungszeitpunkt zwar eine krankhafte Zellveränderung, hervorgerufen durch eine Infektion mit dem HPV-Virus, diese hätte sich aber auch ohne Behandlung in den nächsten Monaten bis Jahren von selbst zurückgebildet.

Nutzen und Schaden in Abhängigkeit der Screening-Frequenz

Betrachten wir 1.000 Frauen auf ihre gesamte Lebenszeit, so lassen sich Nutzen (Verringerung der Todesfälle) und Schaden (falsch positive Befunde) in Abhängigkeit von der Frequenz der durchgeführten PAP-Untersuchungen als rechnerisch ermittelte Werte in einer Orientierungstabelle gegenüberstellen. Bei jeder Screening-Runde werden 25 von 1.000 getesteten Frauen einen auffälligen Befund erhalten, bei vielen hätten sich die Zellveränderungen von selbst zurück gebildet. Je kürzer das Untersuchungsintervall, desto mehr Testrunden und desto mehr auffällige Befunde:

Häufigkeit des PAP-Tests	Von 1.000 Frauen sterben an Gebärmutterhalskrebs	Überdiagnosen bekommen von 1.000 Frauen
Nie	10	0
Alle 10 Jahre	4	150
Alle 5 Jahre	2	300
Alle 3 Jahre	1*	500
Alle 2 Jahre	1*	750
Jährlich	1*	994

** Zahlen gerundet, exakt: bei PAP alle 3 Jahre 0,9 von 1.000 Frauen, bei PAP alle 2 Jahre 0,7 Frauen, bei PAP jährlich 0,6 Frauen.*

19.7.7. Früherkennung durch den HPV-Test

Die Früherkennung durch den HPV-Test scheint mehr Krebsfälle verhindern zu können als herkömmliche Abstrich-Untersuchungen. Das ist das Ergebnis einer zusammenfassenden Analyse bisheriger klinischer Studien. Der HPV-Test kann nur eine Infektion des Zervixgewebes mit HP-Viren des Hochrisikotyps feststellen. Das bedeutet aber nicht, dass die untersuchte Frau auch Krebs hat oder jemals an Krebs erkranken wird. Solche Infektionen sind häufig und heilen in den meisten Fällen nach ein paar Monaten von selbst aus. (12)

19.7.8. Sensitivität und Spezifität von PAP- und HPV-Test im Vergleich (13)

Ein großer Cochrane-Review Database wertete die Daten von insgesamt 40 Studien (bis 2015) aus; sie verglichen den PAP- mit dem HPV-Test an über 140.000 Frauen von 20 bis 70 Jahren, die regelmäßig am Zervixkarzinom-Screening teilnahmen. Die Studien untersuchten Sensitivität und Spezifität der Tests für Präkanzerosen (CIN II und CIN III). Von 1.000 gescreenten Frauen haben 20 Präkanzerosen, 980 sind gesund. Zwar wurden fortgeschrittene Dysplasien durch den HPV-Test häufiger richtig erkannt als beim PAP-Test; der Preis dafür ist allerdings, dass beim HPV-Test mehr Frauen eine falsch positive Diagnose erhalten. Falsch positive Diagnosen können zu unnötigen Operationen führen, bedeuten psychische Belastung für die betroffene Frau und führen sehr oft zu sexuellen Störungen (9). Gepoolt (95 % CI) finden die Autoren für den PAP-Test eine Sensitivität von 72,9 % und eine Spezifität von 90,3 %, für den HPV-Test liegen Sensitivität und Spezifität jeweils bei 89,9 %. Die Ergebnisse in natürlichen Zahlen:

Von 1.000 Frauen sind 980 gesund, 20 haben eine Krebsvorstufe (CIN II oder III)		
Resultate	**PAP-Test**	**HPV-Test**
Von den 20 Vorstufen werden richtig erkannt (richtig positiv)	15	18
Werden nicht erkannt (falsch negativ)	5	2
Von den 980 Gesunden werden richtig erkannt (richtig negativ)	885	881
Von den 980 Gesunden werden fälschlich als krank ausgewiesen (falsch positiv)	95	99

Schlussfolgerung der Autoren: Während HPV-Tests Fälle von CIN II und III weniger wahrscheinlich übersehen, führen sie im Vergleich zu PAP-Tests zu mehr unnötigen Folge-Untersuchungen. Ein negativer HPV-Test ist aber beruhigender als ein negativer zytologischer Test: Der PAP-Test hat eine größere Wahrscheinlichkeit, falsch negativ zu sein.

Hintergrund-INFO: Wie oben in den „Zellveränderungen über die Zeitachse" dargestellt, können sich bei CIN II 40%, bei CIN III noch 30% der Veränderungen spontan zurückbilden – es ist beim gegenwärtigen Stand der Forschung nicht möglich, zu sagen, bei wem das der Fall ist (wer sich bei positivem Befund also im Grunde unnötig weiteren Untersuchungen oder Behandlungen unterzieht). Auch diese Information müssen Patientinnen bei einer „informierten Entscheidungsfindung" berücksichtigen. Ältere Studien, die tw. auch CIN I-Befunde inkludieren, weisen für den HPV-Test eine weitaus größere Rate an falsch positiven Ergebnissen aus.

19.7.9. Bedeutung des HPV-Nachweises als Screening-Methode (9)

Bei Frauen zwischen 30 und 65 J. scheinen beide Test vergleichbar zu sein. Die alleinige Diagnostik mittels Zytologie ist etwas weniger sensitiv zur Erkennung der Stufen CIN II und III; der HPV-Test wiederum detektiert mehr falsch positive CIN II und CIN III, was eine höhere Zahl diagnostischer Kolposkopien bedeutet (mögliche Nebenwirkungen Kolposkopie: vaginale Blutungen, Schmerzen, Infektionen, Schwangerschaftskomplikationen). Die USPSTF empfiehlt inzwischen ein 5-Jahres-Screening-Intervall mittels HPV-Test bei Frauen von 30-65 als sensitivere Alternative im Vergleich zum PAP-Abstrich. Dadurch wird ein geringfügiger Rückgang der Mortalität (10 gewonnene Lebensjahre pro 1.000 gescreenten Frauen) im Vergleich zum PAP-Screening alle 3 Jahre erwartet; dies allerdings auf Kosten 640 zusätzlicher Kolposkopien durch falsch positive HPV-Tests vs. 39 Kolposkopien durch falsch positive PAP-Abstriche pro verhindertem Gebärmutterhalskrebs. Vor dem 29. Lebensjahr wird ein HPV-Test aufgrund der hohen Spontanheilungsrate von HVP-Infektionen nicht empfohlen. Hier ist der PAP-Abstrich alle 3 Jahre Methode der Wahl zur Früherkennung.

Screening bei unter 21-Jährigen: Aufgrund der langsamen Entstehung und der hohen spontanen Rückbildungsrate von Krebsvorstufen spricht sich die USPSTF gegen ein generelles PAP-Screening unter 21-jähriger aus, weil - unabhängig von stattgefundenen Sexualkontakten - das Gebärmutterhalskrebs-Risiko in dieser Altersgruppe sehr gering ist. Es gibt keine Evidenz dafür, dass die Inzidenz und Mortalität an Gebärmutterhalskrebs durch ein Screening vor dem 21. Lj. verringert wird. Dagegen führen Kolposkopien und Konisationen als Folge der positiven Befunde bei jungen Frauen später häufiger zu Schwangerschaftskomplikationen.

Screening bei über 65-jährigen: Die USPSTF kommt zu dem Schluss, dass Frauen über 65 mit zuvor adäquaten Screenings und ohne sonstige Risikofaktoren für Zervixkarzinome nicht von weiteren Untersuchungen profitieren. Adäquates Screening bedeutet, dass die letzten 3 aufeinanderfolgenden PAP-Abstriche oder aber 2 aufeinanderfolgende HVP-Tests im Abstand von 5 Jahren negativ waren. Wurde das Screening im Alter dann einmal beendet, muss es trotz Wechsel des Sexualpartners nicht wieder begonnen werden. Das Screening bei Frauen nach spontaner Regression leichter bis mittelgradiger Zellveränderungen oder nach entsprechender Therapie höhergradiger Dysplasien sollte mindestens 20 Jahre, auch über das 65. Lebensjahr hinaus, fortgeführt werden. Bei Patientinnen nach Hysterektomie und Zervixentfernung sind PAP- oder HPV-Test überflüssig.
Bei älteren Frauen (ab rd. 50 Jahren) zeigt ein negatives HPV-Testergebnis grundsätzlich ein niedriges Risiko für Gebärmutterhalskrebs an.

Zusammenfassung
Aktuell lassen sich die verfügbaren Daten so zusammenfassen: Trotz regelmäßiger PAP-Tests zur Früherkennung erkranken rund 30 von 100.000 Frauen am Zervixkarzinom. Bei Frauen, die anstelle von Krebsabstrichen oder zusätzlich zu diesen regelmäßig HPV-Tests machen lassen, sind es hingegen nur 5 von 100.000. Jedoch wurden dabei die psychische Belastung durch auffällige HPV-Testergebnisse, deren negativer Einfluss auf die Lebensqualität und Sexualleben sowie etwaige unnötige Behandlungen nicht beurteilt. (12) Leider kann man nicht genau sagen, wie oft es durch die Vorsorgeuntersuchungen zur Behandlung harmloser Zellveränderungen – also von solchen, die sich von selbst wieder zurückgebildet hätten – kommt.
In **Österreich** gibt es noch keine allgemeine Empfehlung für den HPV-Test. In **Deutschland** hingegen wird das Früherkennungsprogramm gerade umgestellt und Frauen ab 35 Jahren eine Kombinationsuntersuchung aus PAP- und HPV-Test alle 3 Jahre als Kassenleistung angeboten (20- bis 34-Jährige können weiterhin jährlich einen PAP-Test machen lassen).
In den **USA** empfiehlt man 30- bis 60-Jährigen wahlweise entweder einen HPV-Test alle 5 Jahre oder einen PAP-Test alle 3 Jahre. Ein Co-Testig (HPV + PAP) soll keine Vorteile bezüglich Nutzen der Früherkennung im Vergleich zu Schaden durch Überdiagnosen/Folgeuntersuchungen bringen. Unter 21-Jährigen wird der HPV-Test aufgrund der hohen Spontanheilungsrate nicht empfohlen. (9)

19.8. Mamma-Karzinom

Dieses Kapitel basiert auf der entspr. TGAM-Patienteninformation; Mitarbeiter der Erstausgabe: Christoph Fischer, Herbert Bachler, Gerald Gartlehner, Irmgard Schiller-Frühwirth, Johanna Schirmer, Andreas Sönnichsen – mit Unterstützung des Harding Zentrums für Risikokompetenz am Berliner Max-Planck-Institut unter Gerd Gigeren-

zer sowie Andrea Siebenhofer-Kroitzsch und Mag. Thomas Semlitsch vom EbM-Review-Center, Medizinische Universität Graz (Langversion auf www.tgam.at)

19.8.1. Kurz & bündig

- ***Die Mammographie ist eine Röntgen-Untersuchung der Brüste – mit dem Ziel, Frauen mit Brustkrebs frühzeitig zu erkennen, um ihnen früher eine Therapie anbieten zu können. Das Screening nach Brustkrebs wird in Österreich für alle Frauen zwischen 45 und 69 Jahren in einem Intervall von zwei Jahren angeboten. Zwischen 40 und 50 ist der Nutzen umstritten. Für über 70-Jährige wird die Mammographie allgemein nicht empfohlen.***
- ***Die Brust-Selbstkontrolle kann als Screening-Maßnahme nicht empfohlen werden.***
- ***Absolut verringert das Mammographie-Screening die Sterblichkeit an Brustkrebs nur um etwa 0,1 %, ein Unterschied in der Gesamtsterblichkeit konnte nicht nachgewiesen werden (1, 2).***
- ***Nutzen und Schaden des Mammographie-Screenings liegen dicht beieinander, so dass sich jede Frau sorgfältig informieren und in Ruhe abwägen sollte, was für sie wichtig ist – das ist immer eine individuelle Entscheidung.***

19.8.2. Wie hoch ist das Brustkrebs-Erkrankungsrisiko?

In der Altersgruppe der 30- bis 34-jährigen Frauen erkrankt eine von 5.000 Frauen während des folgenden Jahres an Brustkrebs, in der Altersgruppe der 50- bis 55-Jährigen rund eine von 600. Das Risiko steigt kontinuierlich bis zu etwa 1 : 300 für Frauen in der Altersgruppe von 75 bis 79 Jahren an. (1)

19.8.3. Wie hoch ist das Risiko, an Brustkrebs oder anderen Ursachen zu versterben?

Der Umgang mit Risiken und Ungewissheit macht Menschen große Schwierigkeiten. Es kann hilfreich sein, sich über die Größe der verschiedenen Risiken genauer zu informieren. Mit dem Rauchen aufzuhören, verringert das Gesamtsterberisiko im Vergleich zum Nutzen einer Mammographie ungleich mehr.

Unter der Annahme, dass die altersspezifischen Erkrankungsverhältnisse von 2011 gelten, sterben von 2.000 50-jährigen Frauen innerhalb von 10 Jahren:

Todesursache	Nichtraucherinnen	Raucherinnen
Brustkrebs ohne Mammographie	8	8
Brustkrebs mit Mammographie	7	7
Gebärmutterhalskrebs	2	2
Darmkrebs	4	4
Lungenkrebs	4	42
Herzinfarkt	12	38
Gesamtsterblichkeit	42	160

19.8.4. Die Mammographie

Möglicher Nutzen

Die regelmäßige Teilnahme am Mammographie-Screening kann Brustkrebs nicht verhindern, möglicherweise jedoch das Risiko senken, daran zu sterben. Eine Metaanalyse (2) ergab:

- Wenn 1.000 Frauen 10 Jahre lang regelmäßig zum Screening gehen, wird 1 (rechnerisch exakt: 0,7) Frau einen Nutzen daraus ziehen, da sie nicht an ihrem Brustkrebs stirbt, weil er durch das Screening früher erkannt wurde.
- Für einige Frauen werden Operation und Nachbehandlung weniger ausgedehnt ausfallen, weil das Screening einen Brustkrebs früher erkannt hat.
- Für viele Frauen ist es eine Beruhigung, zu erfahren, dass sie einen unauffälligen Mammographiebefund haben.

Möglicher Schaden

- Die Brust wird zur Röntgenaufnahme zwischen zwei Platten gepresst. Dies dauert zwar nur kurz, aber für etwa die Hälfte der Frauen ist das schmerzhaft.
- Eine Autorengruppe untersuchte die Krebsgefahr durch die Strahlenbelastung bei der Mammographie: In D erkranken demnach 7 von 100.000 Frauen mit regelmäßigem Mammographe-Screening an einem bösartigen Tumor durch die dabei verabreichte Strahlung (keine Zahlen für A). (3)
- Es werden auffällige Befunde gestellt, die sich erst im Laufe von Tagen und Wochen als falsch positive Befunde herausstellen – die Frauen sind trotz auffälligen Befunds gesund. (Falsch positive Befunde können durch das „4-Augen-Prinzip" der Befundung reduziert werden.)
- Nicht alle Fälle von Brustkrebs werden durch das Röntgenbild entdeckt. Ein falsch negativer Befund bedeutet, dass die Patientin negativ getestet wurde, also dem Test nach gesund ist, obwohl sie krank ist; dies betrifft rund 1 von 1.000 an der Mammographie teilnehmenden Frauen.
- Überdiagnosen: Mit Mammographie werden auch Tumore gefunden und behandelt, an denen die Frauen nie erkrankt wären (s. u.).

Früherkennung im internationalen Vergleich

Ein Vergleich der Screening-Strategien findet für Brustkrebs recht ähnliche Empfehlungen in 21 ausgewählten Ländern. Am häufigsten wird die Früherkennung für 50- bis 69-Jährige empfohlen, und das alle 2 Jahre. Das American College of Radiology ist die einzige Organisation weltweit, die ein jährliches Screening-Intervall empfiehlt, während England das längste Intervall (alle 3 Jahre) hat. (4)

In den letzten Jahren haben sich die Empfehlungen für das Brustkrebs-Screening stark verschoben: 2009 etwa hat die USPSTF ihre frühere Empfehlung von jährlichen Mammographien für alle Frauen ab dem 40. Lj. überarbeitet und stattdessen ein 2-Jahres-Intervall für 50- bis 74-Jährige empfohlen (bestätigt im Update 2016, s. u.). Andere Organisationen, insbesondere die American Cancer Society im Jahr 2015, haben sich der USPSTF angeschlossen und empfahlen statt des routinemäßigen Einsatzes der Mammographie einen individuelleren Ansatz für das Screening. (5) In der Schweiz gibt es nach einer Negativ-Bewertung durch das Swiss Medical Board nur in 12 von 26 Kantonen Screening-Programme; 2 davon haben das Angebot vorzeitig beendet,

weil die Ergebnisse unbefriedigend sind (6).
Demgegenüber steht, dass hierzulande seit April 2018 die Öst. Ärztekammer gemeinsam mit der Krebshilfe für Frauen von 40 bis 45 ein telefonisches Opt-In mit sofortiger Freischaltung bewirbt (7); das öst. Screening-Programm lädt 45- bis 69-Jährige alle 2 Jahre automatisch zur Früherkennungsmammographie ein.

Überdiagnosen/Übertherapie

Mammographie entdeckt auch Tumore, die aufgrund ihres langsamen Wachstums nie zu einer schwerwiegenden Krebserkrankung geführt hätten (Überdiagnose). Da es jedoch nicht möglich ist, zwischen den gefährlichen und den harmlosen Zellveränderungen und Krebsformen zu unterscheiden, müssen derzeit alle behandelt werden. Deshalb werden mehr Frauen ihre Brüste verlieren (Übertherapie), wenn ein Screening-Programm besteht, als wenn es keines gibt. Den betroffenen Frauen wird man entweder einen Teil oder die ganze Brust abnehmen, häufig werden sie nachbestrahlt, manchmal auch einer Chemotherapie unterzogen. Diese Behandlungen erhöhen für die an sich gesunden Frauen das Risiko, z. B. an Herzkrankheiten oder einer anderen Krebserkrankung zu sterben (8).
Grundsätzlich sind sich die Experten einig, dass Überdiagnosen beim Mammographie-Screening unvermeidlich sind. In der verfügbaren Literatur werden die Zahlen der Überdiagnosen mit einer Schwankungsbreite von 1 bis 30% der im Screening diagnostizierten Brustkrebsfälle angegeben. Aus wissenschaftlicher Sicht ist derzeit nicht eindeutig zu entscheiden, welche Zahlen die Realität am besten abbilden (9). Berechnet man die Überdiagnosen-Rate nur aus den Studien mit höherer Datenqualität, so ergeben sich bei 1.000 durch 10 Jahre gescreenten Frauen 8 Überdiagnosen und Übertherapien in einer Gesamtbeobachtungszeit von 13 Jahren. Bezieht man die Resultate weniger exakter Studien mit ein, errechnen sich 5 Überdiagnosen je 1.000 Frauen.
2017 wurden von französischen Forschern (10) die Daten des Holländischen Mammographie-Screenings neu ausgewertet – mit ernüchterndem Ergebnis:

- 1989–2012 wurde bei Frauen ≥ 50 Jahre keine signifikante Abnahme der Inzidenz von Brustkrebs im Stadium 2–4 beobachtet.
- Je nach Dateninterpretation würde das Screening bei Frauen ab 50 eine Verringerung der Brustkrebsmortalität um 0–5% bewirken, während verbesserte Krebstherapien mit einer Reduktion von 28% assoziiert wären.
- In den Jahren 2010–12 waren etwa ein Drittel der Brustkrebserkrankungen bei Frauen, die am Screening teilnahmen, Überdiagnosen.

Wie sicher ist der Mammographie-Befund?

1 von 30 Frauen*, die einmalig eine Mammographie-Untersuchung durchführen lässt, wird einen falsch positiven Befund erhalten (9). Wenn 1.000 Frauen 10 Jahre lang regelmäßig zum Screening gehen, dann werden 100–190** gesunde Frauen einem falschen Alarm ausgesetzt. Bis diese Frauen erfahren, dass es sich um einen falschen Alarm handelt, sind sie einer starken seelischen Belastung ausgesetzt.
1 von 1.000 an der Mammographie teilnehmenden Frauen, deren Mammographie unauffällig ist, erkrankt trotzdem kurz danach an Brustkrebs. Dabei können wir nicht sicher unterscheiden, ob ein zum Zeitpunkt der Mammographie schon be-

stehender Brustkrebs nicht erkannt werden konnte oder ob er kurz nach der Untersuchung entstanden ist (Intervallkarzinom). ***Es ist deshalb für eine Frau wichtig zu wissen, dass sie sich auf jeden Fall bei ihrem Arzt melden sollte, falls sie einen Knoten in ihrer Brust entdeckt – auch, wenn sie erst kürzlich eine Mammographie hat machen lassen.***
1 von 11 Brustkrebserkrankungen wird in der Mammographie nicht erkannt (11).
** Diese Zahlen sind altersabhängig unterschiedlich. 50–54 Jahre: 1 von rd. 23, 55–59 Jahre: 1 von rd. 31, 60–64 Jahre: 1 von rd. 34, 65–69 Jahre: 1 von rd. 33. (9)*
*** Gerd Gigerenzer (Harding Center for Risk Literacy) nennt hier 100 von 1.000, das EbM-Review-Center in Graz errechnet altersabhängig je 2.000 Frauen: 40–49 Jahre rd. 386, 50–59 Jahre rd. 324, 60–74 Jahre rd. 300.*

Screening schon für unter 50-Jährige?

Die USPSTF bietet einen evidenzbasierten Überblick über Nutzen und Schaden des Screenings im Vergleich zu keinem Screening auf die gesamte Lebenszeit gerechnet und stellt dabei auch den Beginn mit 40 und mit 50 Jahren gegenüber (12):

	1.000 40- bis 74-Jährige mit Mammographie alle 2 Jahre	1.000 50- bis 74-Jährige mit Mammographie alle 2 Jahre
Weniger Brustkrebs-Todesfälle	8	7
Gewonnene Lebensjahre	152	122
Falsch positive Tests	1.529	953
Unnötige Biopsien	213	146
Überdiagnostizierte Karzinome	21	19

Ein Beginn vor dem 50. Lj. ist daher seitens der USPSTF nicht generell zu empfehlen, sondern lediglich eine individuelle Entscheidung auf Patientenwunsch, wenn die Frau Nutzen + Risiken gegeneinander abgewogen hat und dennoch die Untersuchung möchte. Diese Frauen sollen darüber aufgeklärt werden, dass das Mammographie-Screening im Alter von 40 bis 49 Jahren zwar das Risiko für den Tod durch Brustkrebs senken kann – allerdings ist die Zahl der verhinderten Todesfälle geringer als bei älteren Frauen, außerdem ist die Anzahl der falsch-positiven Ergebnisse und unnötigen Biopsien größer.

19.8.5. Unterschiedliche Zahlen zu Schaden & Nutzen

„Man kann unter Annahmen schätzen, was 20 Jahre Mammographie bringen. Oder man kann beschreiben, was man über 10 Jahre weiß." IQWiG (13)
Die publizierten Kennzahlen zu brustkrebsspezifischer Mortalität und Überdiagnosen unterliegen erheblichen Schwankungen – manche Unterschiede ergeben sich bereits aus den für die Berechnung verwendeten Daten. Während sich manche Gremien, wie das IQWiG, auf RCTs berufen, beziehen sich andere auf Beobachtungsstudien (z. B. Health Council of the Netherlands). Große Differenzen ergeben sich auch aus den betrachteten Zeiträumen oder durch die Definition der Altersgruppen.

Primärer **Nutzen** des Mammographie-Screenings (Mortalität)		Primärer **Schaden** des Mammographie-Screenings (Überdiagnosen)
1–2	**IQWiG** Je 1.000 Frauen von 50 bis 69, die 10 Jahre lang gescreent werden	**5–7**
4,3	**UK-Panel** Je 1.000 Frauen mit 25 Jahren Follow-up, davon bis zu 10 Jahre reine Nachbeobachtung	**12,9**
7	**EUROSCREEN** Je 1.000 Frauen mit 20 Jahren Screening ab 50 plus 10 Jahre Nachbeobachtung	**4**

19.9. Darmkrebs – Vorbeugung und Früherkennung

19.9.1. Häufigkeit kolorektaler Karzinome (1)

- 1 von 17 erkrankt im Laufe des Lebens an Darmkrebs (6% Risiko).
- 1 von 33 stirbt an Darmkrebs (3% Risiko).
- 1 von 3 über 65-Jährigen ist Polypenträger.

2015 erkrankten jährlich 1 von 1.500 Männern und 1 von 2.500 Frauen. Männer erkranken im Mittel mit 67, Frauen mit 72 Jahren. Der an Dickdarmkrebs Verstorbene verliert im Schnitt 13 Jahre seines Lebens. Die jährliche Erkrankungsrate war bis zur Einführung der Koloskopie 2005 ansteigend (Maximum: 1/1.000 Männer, 1/1.800 Frauen) und fällt seither stetig.

19.9.2. Österreichisches Vorsorgeprogramm

Seit 2005 bietet das österreichische Vorsorgeprogramm allen Frauen und Männern ab 50 eine Darmkrebs-Vorsorge und -Früherkennung an. Empfohlen wird die jährliche Untersuchung auf verborgenes Blut im Stuhl und eine Darmspiegelung (Koloskopie) ab 50 alle 10 Jahre. Das österreichische Vorsorgeprogramm sieht (im Gegensatz zu D) für das Darmkrebs-Screening ausdrücklich keine Altersgrenze nach oben vor. Laut Hauptverband nutzen nur etwa 10% der Zielgruppe dieses Angebot.

Darmkrebs-Screening als Kassenleistung in Deutschland und Österreich

Untersuchung	Österreich(2)	Deutschland(3)
Test auf okkultes Blut	jährlich ab dem 50. Lj.	50-54 Lj. jährlich, nach dem 55. Lj. alle 2 Jahre
Totale Koloskopie	ab dem 50. Lj. alle 10 Jahre	2 Koloskopien ab dem 50. Lj.; Wiederholung nach 10 Jahren bei unauff. Befund. Bei Erstuntersuchung über 65 J. und unauff. Befund keine Wiederholung. Keine Koloskopie zur Früherkennung nach dem 75. Lj.

Die Teilnahme an Screening-Untersuchungen sollte stets freiwillig nach einer ausgewogenen Aufklärung, die eine informierte Entscheidung der Patienten (Shared decision making) ermöglicht, erfolgen. Informationen müssen daher unter gleichwertiger Betonung des möglichen oder aber auch des fehlenden Nutzens bzw. des möglichen Schadens vermittelt werden, um den Patienten zu befähigen, selbst zu entscheiden, ob er am Screening teilnehmen möchte oder nicht.

19.9.3. Altersbegrenzung der Darmkrebsvorsorge

Zur Altersbegrenzung der Darmkrebsvorsorge existieren keine prospektiven Studien. In den FOBT-Studien wurden nur Personen bis 75 Jahren eingeschlossen. Die USPSTF rät von einer Vorsorge/Früherkennung bei Personen über 85 Jahren ab und betont, dass diese bei Personen von 76 bis 85 Jahren generell nicht durchgeführt werden sollte, in individuellen Fällen jedoch überlegt werden könnte. Die Inzidenz fortgeschrittener Neoplasien nimmt mit dem Alter zu. Endoskopische Untersuchungen scheinen auch bei älteren Patienten sicher durchführbar zu sein, jedoch nahm in einer Kohortenstudie die Komplikationsrate mit dem Alter zu. In einer Studie war die relative 5-Jahres-Überlebensrate nach kurativer Operation eines kolorektalen Karzinoms für Patienten über 74 Jahre vergleichbar mit der von Patienten zwischen 50 und 74 Jahren. Die Sinnhaftigkeit der Durchführung einer KRK-Früherkennung/-Vorsorge sollte daher individuell in Abhängigkeit des „biologischen Alters" und unter Berücksichtigung vorhandener Begleiterkrankungen und nicht im Sinne der „guten Tat" überprüft werden. (4)

19.9.4. Maßnahmen zur Früherkennung kolorektaler Neoplasien

Koloskopie

Von allen Maßnahmen zur Früherkennung kolorektaler Neoplasien besitzt die Koloskopie die höchste Sensitivität und Spezifität für das Auffinden von Karzinomen und Adenomen und sollte daher als Standardverfahren (Goldstandard) eingesetzt werden. (4) Allerdings hat die Koloskopie auch Limitationen: So werden 4-6 % der Karzinome übersehen. Auch treten bei der Polypennachsorge in einem Zeitraum von 3 Jahren bis zu 1 % Intervallkarzinome auf.

Endoskopische Maßnahmen sind als einzige sowohl diagnostisch, als auch therapeutisch und haben den Vorteil, dass durch sie auch nichtblutende Karzinome und

Adenome mit hoher Sensitivität nachgewiesen werden können. Durch die Abtragung von Adenomen kann zudem die Entstehung von Karzinomen effektiv verhindert (Unterbrechung der Adenom-Karzinom-Sequenz). In Deutschland befinden sich etwa 1/3 der im Rahmen der Vorsorgekoloskopie detektierten Karzinome proximal des Colon descendens. In anderen Studien wiesen 46 bis 52 % der Patienten mit proximalen Neoplasien keine zusätzlichen distalen Adenome auf. Bei diesen Patienten wäre eine Diagnose der Neoplasien mittels Sigmoidoskopie unmöglich.

Sigmoidoskopie

Bei der kleinen Darmspiegelung (flexible Teildarmspiegelung bzw. Sigmoidoskopie) werden etwa die letzten 60 cm des Dickdarms mit einem Endoskop (Sigmoidoskop) untersucht. Die Früherkennungsuntersuchung mittels Sigmoidoskopie zeigte keinen Einfluss auf die Zahl der Todesfälle bei Betrachtung aller möglichen Todesursachen. Etwa 244 von 1.000 Menschen starben insgesamt, mit und ohne Früherkennung. Das heißt, die zugrundliegenden Studien boten keinen Nachweis, dass die kleine Darmspiegelung in einem Zeitraum von mindestens 10 Jahren ein Leben rettet. (4, 5)

FOBT (Fecal Occult Blood Test)

Beim Stuhltest (FOBT) werden von 3 aufeinander folgenden Stuhlgängen je nach Test 2 bis 4 Proben pro Stuhl auf Testfelder in einem Stuhlbrief aufgetragen und anschließend beim Arzt ausgewertet. Darmkrebs, Polypen, Hämorrhoiden, aber auch Magen- oder Zwölffingerdarmgeschwüre sondern Blut in den Darm ab. Dieses kann mittels eines einfachen Tests ab einer gewissen Menge nachgewiesen werden Auch auf ein blutiges Steak oder die Blutwurst, die man tags zuvor gegessen hat, kann der Test ansprechen; nimmt man viel Vitamin C als Medikament oder mit der Nahrung zu sich, wird die Empfindlichkeit des Tests abgeschwächt.

Die FOBT-Früherkennung reduziert die Darmkrebssterblichkeit um ca. 20 % (= relative Risikoreduktion; absolute Risikoreduktion: 0,1 %). Das heißt: Um 1 Leben zu retten, müssen rd. 1.000 Personen 10 Jahre lang 1 x jährlich den Test anwenden (Number needed to screen/NNS). (2) Der protektive Effekt der FOBT-Studien beruht letztendlich auf der Abklärung positiver Tests mittels Koloskopie. Der jährliche FOBT ist der Untersuchung alle 2 Jahre bzgl. der Senkung der KRK-bedingten Mortalität überlegen. In einer RCT konnte zwar eine Senkung der Inzidenz kolorektaler Karzinome gezeigt werden; es muss aber bedacht werden, dass im Rahmen dieser Studie über 30 % der Teilnehmer koloskopiert wurden.

Von der USPSTF werden die folgenden Methoden empfohlen: ein sensitiver FOBT (aufgeführt Hämoccult sensa® und IFOBT/FIT) jährlich, eine Sigmoidoskopie alle 5 Jahre zusammen mit einem FOBT alle 3 Jahre oder eine Koloskopie alle 10 Jahre. Der Einsatz der CT-Kolonographie und genetischer Stuhltests wird nicht empfohlen, die Kapselendoskopie und der M2-PK-Test werden nicht aufgeführt. (4)

Digitale rektale Untersuchung

Die Sensitivität der digitalen rektalen Untersuchung ist niedrig. Die Spezifität wurde bisher nicht in einer Bevölkerung mit durchschnittlichem Risiko für kolorektalen Krebs getestet. (2)

Virtuelle Darmuntersuchung (CT/MRT-Kolonographie)

Die CT-Kolonographie (CTC) und die MR-Kolonographie (MRC) sollten nicht für die Darmkrebs-Vorsorge/-Früherkennung in der asymptomatischen Bevölkerung eingesetzt werden. Bei inkompletter Koloskopie (z. B. Adhäsionen) und fortbestehendem Wunsch des Patienten auf komplette Kolonbeurteilung sollte eine CT- oder MR-Kolonographie erfolgen.
Zur MRC existieren nur einzelne kleine Studien, so dass die Datenlage nicht ausreicht, um einen Einsatz in Vorsorge/Früherkennung zu befürworten. Für die CTC ist die Datenlage umfangreicher: In den beiden aktuellsten Metaanalysen für den Vergleich der CTC und der Koloskopie als Vorsorge-Früherkennungsmaßnahme in der asymptomatischen Bevölkerung zeigte sich eine hohe Sensitivität von 100 % für die Detektion von Karzinomen und von 87,9 % für die Detektion von Adenomen ≥ 10 mm. Die Sensitivität für kleinere Adenome war geringer. Weiterhin fällt zwischen den verschiedenen Studien eine nicht unerhebliche Heterogenität auf. Es bleibt unklar, ob die Ergebnisse der Studien, die an erfahrenen Zentren durchgeführt wurden, auf die klinische Praxis übertragbar sind. Die virtuelle Koloskopie erfordert ebenfalls eine Vorbereitung mit vollständiger Darmreinigung sowie das Einblasen von Luft zur Dehnung des Dickdarms. (4)
Vorteil: Die virtuelle Koloskopie kann ohne Endoskop und ohne Narkose vorgenommen werden. Infekt- und Verletzungsrisiko sind so extrem gering.

Nachteile

Bei einem positiven Befund muss nach der virtuellen Koloskopie immer eine konventionelle optische Koloskopie angeschlossen werden, um verdächtige Veränderungen zu entfernen – immerhin jeder 3. 65-Jährige ist Polypenträger. Ein weiterer Schwachpunkt liegt in der geringen Trefferquote bei kleinen Polypen, primär entstehende Karzinome können so übersehen werden.
Die Computertomographie untersucht nicht nur den Darm, sondern sieht alle Bauchorgane, aber auch Abschnitte der Lunge und des Mittelfells (Mediastinum). Möglicherweise wundern Sie sich jetzt, dass dieser Umstand unter „Nachteile" aufgelistet wird. Werden große Abschnitte des Körpers mit hochauflösenden Schnittbildern, wie CT oder MRT, untersucht, so finden sich in sehr vielen Fällen Auffälligkeiten. Die meisten davon sind sogenannte „Inzidentalome". Es gibt keine Beweise, dass solche zufällig entdeckte Tumore die Überlebenszeit verlängern, aber sie können unnötige Folgeuntersuchungen und Behandlungen auslösen. (6)

Kapsel-Koloskopie

Die Kapsel-Koloskopie sollte nicht für die Darmkrebs-Vorsorge/Früherkennung in der asymptomatischen Bevölkerung eingesetzt werden (Empfehlungsgrad B/Evidenzgrad 4). Zur Kapsel-Koloskopie konnte in der Literatursuche keine Studie zum Einsatz in der Früherkennung kolorektaler Karzinome identifiziert werden. Es existiert eine Reihe von Fallserien zur Sensitivität und Spezifität kolorektaler Neoplasien mit der ersten Kapselgeneration. Für die zweite Kapselgeneration (PCC2) mit verbesserten technischen Eigenschaften wurden Sensitivitäten für Polypen größer 6 mm von 84-89 % beschrieben. Es handelt sich jedoch um kleine Kohorten mit vorselektionierten Patienten, so dass derzeit der Einsatz in der Früherkennung kolorektaler Karzinome in der Allgemeinbevölkerung nicht empfohlen werden kann.

19.9.5. Vorstufen von Darmkrebs

In 9 von 10 Fällen beginnt Darmkrebs als gutartiger Darmpolyp. Diese gutartigen Vorstufen bestehen über 10 und mehr Jahre, lassen sich gut erkennen und relativ problemlos entfernen. Nicht jeder Polyp entwickelt sich zu einem Darmkrebs. Bei jedem 3. 60-Jährigen findet man bei der Koloskopie einen Polypen. Bei der mikroskopischen Untersuchung entpuppt sich 1 von 40 Polypen als frühes Karzinom. Es wird davon ausgegangen, dass eine unauffällige Koloskopie nach 10 Jahren wiederholt werden sollte. So fanden sich 5,5 Jahre nach einer unauffälligen Koloskopie keine Karzinome und weniger als 1 % fortgeschrittene Neoplasien. (4)

19.9.6. Komplikationen der Koloskopie (7)

Von 1.000 Menschen, die an der Darmkrebsfrüherkennungsuntersuchung teilnahmen, traten

- bei 200 während der Untersuchung mittelstarke–starke Schmerzen/Beschwerden auf.
- bei weniger als 1 Person schwerwiegende Komplikationen (z. B. starke Darmblutungen oder Riss in der Darmwand durch Folgeuntersuchung wie Darmspiegelung) auf.

NNH Koloskopie

Behandlungsbedürftige Komplikationen treten insgesamt bei 1 bis 2 von 1.000 Darmspiegelungen auf. Blutung NNH = 500, Perforation NNH = 1.000, tödliche Komplikation NNH = 5.000.

Übersehene Polypen und Karzinome: Die Koloskopie erkennt Schätzungen zu Folge 95 % der Karzinome und 70–90 % der Polypen; die übersehenen Polypen sind eher klein und wenig gefährlich.

Komplikationen der Krebsbehandlung: Bei Älteren sind auch die Risiken für Komplikationen der OP höher, Todesfälle durch Herzinfarkte und ähnliches können die Folge sein; diesen Patienten hat die Koloskopie vielleicht geschadet.

Vorgezogene Diagnosen: Bei einem Teil der Untersuchten wird durch die Koloskopie die Krebsdiagnose früher gestellt, sie werden aber trotzdem daran versterben. Diesen Personen hat der Test geschadet: Er hat ihnen sorgenfreie Lebenszeit weggenommen.

Überdiagnosen: Besonders bei älteren Patienten (75+) werden Tumore gefunden und behandelt, an denen der Untersuchte nie erkrankt wäre, weil er vorher an einer anderen Krankheit gestorben wäre.

Hepatitis C-Übertragung: Ein weiteres Problem ist die Reinigung der Endoskope. Eine Hitzesterilisation von flexiblen Endoskopen ist nicht möglich, 2/3 der Koloskope sind nach dem Reinigungsvorgang immer noch mit Darmbakterien kontaminiert. Diese Coli-Bakterien lösen zwar keine Erkrankungen aus, sind aber ein Indiz dafür, dass auch gefährliche Keime die Desinfektion überleben könnten (8). Es gibt vereinzelte Berichte über Hepatitis-C Übertragung durch Gastroskopie und Koloskopie, gegenwärtig scheint die sachgemäß durchgeführte Endoskopie kein relevanter Risikofaktor für die Übertragung des Hepatitis-C-Virus zu sein (9). Dennoch werden Blutspender routinemäßig 6 Monate nach einer Endoskopie ausgeschlossen.

19.9.7. Risikogruppen

Personen, die wegen einer besonderen Prädisposition ein erhöhtes Risiko für die Entwicklung eines kolorektalen Karzinoms im Vergleich mit der Normalbevölkerung aufweisen, gehören in der Regel zu einer der 3 Risikogruppen:

- Personen mit einem familiär erhöhten Risiko für ein kolorektales Karzinom, dessen genetische Grundlagen z. Zt. noch nicht umfassend bekannt sind
- nachgewiesene oder mögliche Anlageträger für ein hereditäres kolorektales Karzinom
- Risikopersonen aufgrund einer chronisch entzündlichen Darmerkrankung (4)

Etwa 20- 30% der KRK-Fälle treten „familiär gehäuft" auf, d. h. es kann ein gehäuftes Vorkommen der Krebserkrankung innerhalb einer Familie beobachtet werden, ohne dass jedoch konkrete genetische Ursachen identifiziert werden können. In diesem Fall wird der Begriff „Familiäres kolorektales Karzinom" verwendet.

Für **Verwandte 1. Grades** (Eltern, Geschwister, Kinder) eines Patienten mit einem KRK ist das mittlere Risiko 2-bis 3-fach erhöht. Eine weitere, 3-bis 4-fache Risikosteigerung besteht, wenn bei dem Indexpatienten das KRK vor dem 60. Lebensjahr aufgetreten ist und/oder mehr als ein Verwandter ersten Grades von einem KRK betroffen ist. In dieser Gruppe befinden sich allerdings auch bislang unentdeckte hereditäre KRK (z. B. HNPCC; s. u.). Das Risiko ist für das Kolon- im Vergleich zum Rektumkarzinom höher (relatives Risiko 2,4 vs. 1,9). Für erstgradige Verwandte von Betroffenen kann das KRK-Risiko weiter aufgeteilt werden. So ist das Risiko für Geschwister etwa 2,5-fach höher als für Kinder. Ist der Indexpatient nach dem 60. Lj. erkrankt, ist das KRK-Risiko für die erstgradig Verwandten nur noch gering erhöht. (4)

Verwandte 2. Grades (Großeltern, Geschwister der Eltern, Enkel) von Patienten mit KRK haben ein leicht erhöhtes Karzinomrisiko (RR 1,5); dieses ist aber derzeit nur unzureichend untersucht und bisher nicht in der Praxis verifiziert. Für Verwandte 3. Grades von Patienten mit KRK ist kein erhöhtes Karzinomrisiko anzunehmen. (4)

Vorsorge bei erstgradigen Verwandten von Indexpatienten mit kolorektalem Karzinom

Verwandte 1. Grades von Patienten mit KRK sollten in einem Lebensalter, das 10 Jahre vor dem Alterszeitpunkt des Auftretens des Karzinoms beim Indexpatienten liegt, erstmals komplett koloskopiert werden, spätestens im Alter von 40-45 Jahren; bei polypenfreiem Darm in der initialen Koloskopie Wiederholung mind. alle 10 Jahre. Diese Empfehlung lehnt sich an die amerikanische Leitlinie an. Dort wird eine Koloskopie im Alter von 40 Jahren empfohlen, wenn ein erstgradig Verwandter vor dem 60. Lj. an einem KRK erkrankt ist oder 2 oder mehr erstgradig Verwandte an einem KRK (unabhängig vom Erkrankungsalter) erkrankt sind. Die Frage des max. Untersuchungsintervalls ist bisher nicht eindeutig geklärt; es gilt aber als wahrscheinlich, dass ein 10-Jahres-Intervall in der Regel ausreichen dürfte, das aber nicht überschritten werden sollte. In der amerikanischen LL wird ein 5-Jahres-Intervall empfohlen.

Vorsorge von erstgradigen Verwandten von Indexpatienten mit Adenomen vor dem 50. Lebensjahr

Verwandte 1. Grades von Indexpatienten, bei denen Adenome vor dem 50. Lebensjahr nachgewiesen wurden, sollten 10 Jahre vor dem Lebensalter zum Zeitpunkt des

Nachweises des Adenoms koloskopiert werden. Die Koloskopie sollte bei polypenfreiem Darm in der initialen Koloskopie mindestens alle 10 Jahre wiederholt werden. Wenn Grund zu der Annahme besteht, dass bei einem Patienten eine erbliche Form (weniger als 5 % aller kolorektalen Karzinome) vorliegt oder dass eine gesunde Person ein hohes Risiko für eine erbliche Form von Darmkrebs hat, sollte der Patient in einem interdisziplinären Zentrum mit ausgewiesener Expertise auf dem Gebiet des erblichen Darmkrebses vorgestellt werden. HNPCC-Patienten und Risikopersonen sollen in der Regel ab dem 25. Lebensjahr jährlich koloskopiert werden. (4)

19.9.8. Lynch-Syndrom

Ungefähr 4 % der Darmkrebsfälle gehen auf das Lynch-Syndrom zurück (engl. „Hereditary nonpolyposis colorectal cancer"/HNPCC). Diesem Darmkrebs gehen keine erkennbaren Vorstufen, wie Polypen, voran. Dadurch ist das Lynch-Syndrom extrem schwer zu erkennen. Kennzeichen der Krankheit ist, dass mehrere Familienmitglieder an Krebs erkrankt sind; neben Dickdarmkrebs kommen auch Gebärmutterkörper-, Magen- und Dünndarmkrebs sowie andere Tumorarten gehäuft vor. Der Erbgang ist dominant, das bedeutet, dass jedes 2. Kind eines Betroffenen die Veranlagung geerbt hat. 70 % der Träger erkranken bis zum 65. Lj. (Penetranz). Die Erbanlage ist schwer zu diagnostizieren, weil sie nicht auf einer einzelnen Genmutation, sondern einer Kombination von mehreren beruht. Bei auffälliger Familiengeschichte ist eine Zuweisung zur humangenetischen Beratung ratsam. Diese ist in Österreich kostenlos möglich.

19.9.9. Familiäre adenomatöse Polyposis

Das höchste Erkrankungsrisiko für Darmkrebs haben Personen mit familiärer adenomatöser Polyposis (FAP). Diese Patienten bekommen Darmpolypen oft schon mit 30 Jahren, manchmal in sehr großer Anzahl. Unbehandelt erkranken nahezu alle Betroffenen irgendwann an Darmkrebs (die Penetranz beträgt 100 %). Diese sehr seltene Erkrankung beruht auf einer einzigen Mutation der des APC-Gens, nur 1 von 100 Darmkrebserkrankungen geht darauf zurück. Im Verdachtsfall werden der Betroffene und seine Familie auf diese Mutation getestet. Die Mutation vererbt sich dominant auf durchschnittlich jedes 2. Kind, kann aber auch spontan neu auftreten.

19.9.10. Vorsorge bei Colitis Ulzerosa

Da die colitisassoziierte Kolonkarzinommortalität durch eine endoskopische Überwachung gesenkt werden kann, sollen regelmäßige Koloskopien erfolgen. Zur Festlegung der Überwachungsstrategie soll bei allen CU-Patienten unabhängig von der Krankheitsaktivität eine Kontrollkoloskopie zur Erfassung des Befallmusters spätestens 8 Jahre nach Beginn der Symptomatik erfolgen. Die Überwachungskoloskopien sollten dann bei ausgedehnter CU ab dem 8. Jahr und bei linksseitiger oder distaler CU ab dem 15. Jahr nach Erstmanifestation 1-2 x jährlich erfolgen. (4)

19.9.11. Polypen-Management - Nachsorgeintervall nach Polypektomie

Jedes histologisch nachgewiesene Adenom stellt ein erhöhtes Risiko für ein kolorektales Karzinom dar. Dies gilt insbesondere für:

- multiple (≥ 3) Adenome

· große (› 1 cm) Adenome

Adenome › 1 cm sind mit einem etwa 4-fach erhöhten Karzinomrisiko assoziiert. Auch bei multiplen Adenomen ist das Risiko, ein metachrones Karzinom zu entwickeln, deutlich (4- bis 6-fach) gesteigert. Beim koloskopischen Nachweis von ≥ 3 Polypen besteht eine signifikant größere Wahrscheinlichkeit, dass weitere Polypen übersehen wurden (4)

Kontroll-Koloskopien sind nicht nur eine Kostenfrage, es ist auch abzuwägen, welches Risiko überwiegt: Intervallkarzinome oder die Risiken der Koloskopie. Patienten, bei denen bereits ein Polyp abgetragen wurde, gelten als Personen mit erhöhtem Risiko für Darmkrebs. Grundsätzlich sind beim Festlegen der Kontrollintervalle sämtliche individuellen Dispositionen zu berücksichtigen: Wurden alle entdeckten Polypen/Adenome in toto abgetragen? Dysplasie-Grad? Familiäre Belastung? Adenomdetektionsrate des Untersuchers?

Koloskopie-Kontrollintervalle nach Polypen-Abtragung (4, 10)

Ausgangssituation	Intervall Kontrollkoloskopie	EG/LoE
Hyperplastischer Polyp ‹ 1 cm (distal gelegen) + neg. Familienanamnese	10 Jahre	B/3b
1 oder 2 Adenome ‹ 1 cm ohne höhergradige intraepitheliale Neoplasie	5-10 Jahre	B/3b
3 oder 4 Adenome oder ≥ 1 Adenom ≥ 1 cm oder Adenom mit überwiegend villöser Histologie oder Adenom mit hochgradiger intraepithelialer Neoplasie und histologisch bestätigter vollständiger Abtragung	3 Jahre	B/3b
≥ 5 Adenome jeder Größe	3 Jahre	B/5
Serratierte Adenome	10 Jahre	B/3b
Histologisch nicht bestätigte vollständige Abtragung von Adenomen › 5 mm; auch bei makroskopisch kompletter Abtragung	6 Monate	B/5
Abtragung großer Adenome in Piecemeal-Technik	2-6 Monate	A/3b

Histologische Klassifizierung von Adenomen

Die histologische Untersuchung jedes Polypen ist obligat. Die histologische Befundung der Polypen soll entsprechend der WHO-Kriterien mit einer Aussage zur Vollständigkeit der Abtragung erfolgen. Konventionelle Adenome werden klassifiziert nach histologischem Wachstumstyp (tubulär, tubulovillös und villös) und dem Grad der intraepithelialen Neoplasie (niedrig- und hochgradige intraepitheliale Neoplasie); serratierte Läsionen werden unterteilt in hyperplastische Polypen, sessile serratierte Adenome, mixed Polypen (mit Angabe des IEN-Grades) und traditionelle serratierte Adenome (mit Angabe des IEN–Grades). (4)

Praxis-Tipp: Ein guter Koloskopiebefund beinhaltet Zahl und Größe der abgetragenen

Polypen – nur so ist der Hausarzt in der Lage, den Patienten zum Nachsorgeintervall gut zu beraten.

Hyperplastische Polypen (HP) gehören formal zu den nicht-neoplastischen Läsionen, sind also „unschuldig". Kleine (‹ 5 mm) häufig multipel auftretende typische hyperplastische Polypen im Rektum können belassen werden, wenn sie endoskopisch eindeutig als solche zu identifizieren sind. Bei Patienten mit kleinen (‹ 1 cm) hyperplastischen Polypen und negativer Familienanamnese besteht offenbar kein erhöhtes Risiko für KRK. Hier gelten die allgemeinen Regeln zur KRK-Prävention, das bedeutet eine ***Kontrollkoloskopie nach 10 Jahren***. Weiter proximal sollten hyperplastisch anmutende Polypen immer abgetragen werden, da sie mit zunehmender Größe oft als serratierte Adenome klassifiziert werden.
Aufgrund der jetzt bekannten Daten und der relativ ähnlichen, aber nicht gleichen Morphologie von hyperplastischen Polypen und sessilen serratierten Adenomen ist aber zu vermuten, dass früher SSA als hyperplastische Polypen fehlklassifiziert wurden. Bei Läsionen, die › 0,5 cm sind, liegt die „Falschklassifizierungsrate" bei etwa 30 %. (4)
Sessile serratierte Adenome sind typischerweise › 5 mm. Inzwischen ist unbestritten, dass SSA eine Vorläuferläsion der „serratierten Karzinogenese" darstellen.
Traditionelle serratierte Adenome (TSA) sind im Gegensatz zu den SSA polypoid in das Darmlumen vorragende Läsionen. (4)
Risikobewertung serratierter Läsionen: Während die Zeit der malignen Transformation serratierter Läsionen nicht bekannt ist, scheint jedoch das Vorhandensein serratierter Läsionen mit erhöhtem Risiko für die Entstehung kolorektaler Neoplasien assoziiert. In Analogie zu Tumoren des Ösophagus und der Lunge sind serratierte Läsionen Ausdruck einer Feldkanzerisierung des Darms – sie zeigen an, dass der Betroffene prädisponiert ist, (prä)-neopastische Läsionen mit karzinogener Potenz an multiplen Stellen des Darms zu entwickeln. Bei Nachweis eines serratierten Polypen hatte der Patient ein 2,05-fach erhöhtes Risiko für eine fortgeschrittene Neoplasie. Der Nachweis proximal lokalisierter serratierter Polypen war mit einer 2,77-fachen Risikoerhöhung assoziiert. Handelte es sich um große serratierte Polypen (› 1 cm) stieg das Risiko auf das 4-Fache. Damit erscheinen serratierte Läsionen als Indikatorläsion, die ein erhöhtes Risiko für fortgeschrittene kolorektale Neoplasien anzeigen. Das KRK-Risiko war 2,5-fach erhöht bei Patienten mit einem großen serratierten Polypen, doppelt hoch für Patienten mit einem fortgeschrittenen (konventionellen) Adenom und 0,6 % erhöht für Patienten mit einem nicht fortgeschrittenen Adenom. (4)
Gemischter Polyp: Unter diesem Begriff wird eine heterogene Gruppe Läsionen sub-summiert, die Anteile serratierter Adenome, hyperplastischer Polypen und tubulärer, tubulo-villöser oder villöser Adenome enthalten kann. (4)

19.9.12. Nachbeobachtung bei endoskopisch/lokal abgetragenen Low-Risk-T1-Karzinomen

Obligate Voraussetzung für eine Nachbeobachtung ohne onkologische Resektion bei endoskopisch/lokal abgetragenen Low-Risk-T1-Karzinomen ist die sichere Beurteilung der vollständigen Abtragung (R0). Die endoskopische lokale Nachsorge soll nach kompletter Entfernung (R0) von Low Risk (pT1, Low Grade (G1, G2, L0))-Karzinomen nach einem halben Jahr erfolgen. Eine komplette Koloskopie soll gemäß der deutschen

S3-LL nach 3 Jahren erfolgen. (4)
Ein systematischer Cochrane-Review zum Einfluss von intensivierter Koloskopie-Nachsorge nach kurativer onkologischer Resektion fand keinen Einfluss auf die Gesamtmortalität (HR 0,90, 95% CI 0,78 – 1,02; I^2 = 4%; P = 0,41; high quality evidence), dafür einen Anstieg von zusätzlichen Operationen und Darmresektionen in der Interventionsgruppe. Der Review umfasste 15 Studien mit insgesamt 5.403 Patienten. *„The results of our review suggest that there is no overall survival benefit for intensifying the follow-up of patients after curative surgery for colorectal cancer. Although more participants were treated with salvage surgery with curative intent in the intensive follow-up group, this was not associated with improved survival. Harms related to intensive follow-up and salvage therapy were not well reported."* (11)

19.10. Ovarialkarzinom

Eierstockkrebs ist ein sehr seltener Tumor. Das Lebenszeit-Risiko, an Eierstockkrebs zu erkranken, liegt bei ca. 1 Prozent, d. h. eine von 111 Frauen erkrankt irgendwann in ihrem Leben an Eierstockkrebs. Obwohl bösartige Neubildungen der Eierstöcke nur ca. 4% der Tumore der Frauen in Österreich ausmachen (1), ist es die achthäufigste tumorbedingte Todesursache von Frauen. Dies ist darauf zurückzuführen, dass Eierstockkrebs einerseits meist in einem fortgeschrittenen Tumorstadium entdeckt wird und andererseits eine sehr aggressive Tumorart darstellen dürfte. Die meisten Erkrankungen an Eierstockkrebs treten nach Eintreten der Menopause zwischen dem 55. und 65. Lebensjahr auf (2).

19.10.1. Inzidenz

In den letzten Jahren erkrankten in Tirol pro Jahr um die 67 Frauen an einem Ovarialkarzinom. Das durchschnittliche Alter der Patientinnen mit einem invasiven Ovarialkarzinom lag bei 66 Jahren, 15% der Patientinnen waren jünger als 50. Pro Jahr verstarben gut 30 Frauen an einem invasiven Ovarialkarzinom. Sowohl Inzidenzrate, als auch Mortalitätsrate nahmen in den letzten 10 Jahren statistisch signifikant um jährlich 2 bis 3% ab. Um die 20% der Fälle weisen ein fortgeschrittenes Stadium IV mit einer relativen Fünfjahresüberlebensrate von 15% auf, etwa 50% ein Stadium III mit einer relativen Fünfjahresüberlebensrate von 40%. Die relativen Fünfjahresüberlebensraten sind mit 47% fast identisch mit den Vergleichsdaten aus den USA. Die geografische Verteilung zeigt keine relevanten Abweichungen vom Landesdurchschnitt. Inzidenz- und Mortalitätsrate liegen im EU-Schnitt. (1)

19.10.2. Risikofaktoren, schützende Faktoren, Vorsorge

Die größten Risikofaktoren für das Auftreten eines Eierstockkrebses sind Unfruchtbarkeit, Kinderlosigkeit und Übergewicht. Faktoren, die das Erkrankungsrisiko verringern, sind Eileiterunterbindung, operative Entfernung der Gebärmutter, Einnahme der Antibaby-Pille und Stillen. Die beste Vorsorge in der Normalbevölkerung stellt die Einnahme der Antibaby-Pille über 5 Jahre dar. Dies führt zu einer ca. 30- bis 50%igen Risikoreduktion, die über viele Jahrzehnte bestehen bleiben dürfte.
Einen besonderen Risikofaktor stellt die familiäre Belastung aufgrund genetischer Faktoren dar. In ca. 10% der Fälle von Eierstockkrebs liegt eine Mutation in den Genen

BRCA1/2 oder HNPCC vor. Im Fall einer BRCA-Mutation ist das Risiko sowohl für Brustkrebs, als auch für Eierstockkrebs erhöht. Das Lebenszeitrisiko für Eierstockkrebs liegt zwischen 25 und 65 %. Darüber hinaus tritt die Erkrankung bei diesen Frauen ca. 10 Jahre früher als in der Normalbevölkerung auf. Treten Brustkrebs- oder Eierstockkrebserkrankungen familiär gehäuft auf, können junge beschwerdefreie Frauen auf diese Mutationen getestet werden. (2)

Voraussetzung für genetische Untersuchung an einer Beratungsstelle (3)

Eine Indikation zur molekulargenetischen Analyse von BRCA-1/-2 besteht, wenn die familiäre Anamnese (mütterliche oder väterliche Seite) folgendes ergibt: (3)

- 3 Frauen mit Mammakarzinom (altersunabhängig)
- 2 Frauen mit Mammakarzinom, davon eine vor dem 51. Lebensjahr
- 1 Frau mit Mammakarzinom und 1 Frau mit Ovarialkarzinom (altersunabhängig)
- 2 Frauen mit Ovarialkarzinom (altersunabhängig)
- 1 Frau mit Mamma- und Ovarialkarzinom (altersunabhängig)
- 1 Frau mit Mammakarzinom vor dem 35. Lebensjahr
- 1 Frau mit bilateralem Mammakarzinom vor dem 50. Lebensjahr
- 2 Eierstockkrebsfälle jeglichen Alters
- 1 Mann mit Mammakarzinom und 1 Frau mit Mammakarzinom oder Ovariolkarzinom jeglichen Alters

Zentren für genetische Beratung in Österreich

siehe www.genetische-beratung.at/index.html

Zentrum für Medizinische Genetik - Universität Innsbruck, Schöpfstraße 41, 6020 Innsbruck

CAVE: Das österreichische Gentechnikgesetz legt in § 69 fest, dass die genetische Beratung nach der genetischen Analyse die „umfassende Erörterung aller Untersuchungsergebnisse und medizinischen Tatsachen sowie mögliche medizinische, soziale und psychische Konsequenzen umfassen" muss. Die Beratung muss zudem nondirektiv erfolgen. Aus diesem Grund ist eine direktive Empfehlung der PBSO nach dem österreichischem Gentechnikgesetz nicht erlaubt. (4)

19.10.3. Klinische Symptomatik (5)

Das Ovarialkarzinom verursacht keine spezifischen Symptome. Die Erkrankung verläuft über lange Zeit asymptomatisch und wird meist erst bei Metastasierung diagnostiziert. Ein asymptomatischer Tumor wird oft als Zufallsbefund im Rahmen einer gynäkologischen oder Ultraschall-Untersuchung entdeckt. Zu den möglichen Symptomen zählen ein palpabler Tumor in Bauchraum oder Becken, Schmerzen aufgrund des Drucks oder eine gestörte Darm- und Blasenfunktion. Eine Zunahme des Bauchvolumens ist ein Zeichen für die Tumorbesiedelung der Bauchhöhle und die Ausbildung eines Aszites. Die folgenden nicht-spezifischen Allgemeinsymptome können auftreten: Gewichtsverlust, leichtes Fieber, Bauchbeschwerden, Schwäche, Fatigue. 3 von 4 Ovarialkarzinomen werden erst bei Ausbreiten des Tumors auf die Bauchhöhle diagnostiziert. Weitergehende Untersuchungen sollten eingeleitet werden, wenn folgende Symptome wiederholt und anhaltend insbesondere bei Frauen über 50 auftreten:

· Völlegefühl
· Blähungen
· unklare abdominelle Schmerzen oder Beschwerden
· Zunahme der Miktionsfrequenz (5, 6)

19.10.4. Früherkennung und Screening (3)

Ein generelles Screening soll nicht durchgeführt werden. (Empfehlungsgrad A/Evidenzgrad 1++)
Ein Screening in Risikogruppen soll nicht durchgeführt werden. (Empfehlungsgrad A)
Ein Screening mit CA 125 und TVS konnte bisher keine Reduktion der Mortalität nachweisen. (Evidenzgrad 1++)

Die PLCO-Studie (6)

Faktenbox

100.000 Frauen/Jahr	Mit Screening	Ohne Screening
An Eierstockkrebs erkrankten	57	47
An Eierstockkrebs starben	31*	26*
Zusätzliche Untersuchungen wegen auffälliger Befunde	1.050	-
Zusätzlich Operationen	345	-
Schwerwiegende OP-Komplikationen	52	-

**dieser kleine Unterschied beruht vermutlich auf Zufall*

Die PLCO (Prostate, Lung, Colorectal and Ovarian Cancer Screening)-Studie untersuchte 1993–2001 randomisiert kontrolliert das Screening auf Ovarialkarzinom; eingeschlossen waren insgesamt 78.216 asymptomatische Frauen 55–74 J. in einer Studiengruppe (n = 39.105) mit jährlichen Bestimmungen des CA 125 + jährlichen Ultraschalluntersuchungen und eine Kontrollgruppe (n = 39.111) ohne Screeningmaßnahmen.
In der Studiengruppe wurden im Untersuchungszeitraum 212, in der Kontrollgruppe 176 Ovarialkarzinome registriert. Dies entspricht einer Inzidenz von 5,7 pro 10.000 Frauenjahre in der Studiengruppe und von 4,7 pro 10.000 Frauenjahre in der Kontrollgruppe. Die Mortalität in der Studiengruppe betrug 3,1, in der Kontrollgruppe 2,6 pro 10.000 Frauenjahre. In der Studiengruppe erwiesen sich 3.285 pathologische Befunde als falsch positiv, davon wurden 1.080 Fälle invasiv abgeklärt, 163 (15 %) davon mit schwerwiegenden Komplikationen.

Bimanuelle Tastung

Die Bimanuelle Tastung wurde aus den größeren Studien (PLCO, UKCTOCS, ROCA) nach 4-jähriger Studienlaufzeit ausgeschlossen, da durch diese Methode kein Tumor richtig erkannt wurde (7).

Ultraschall

11,9 % falsch positive Befunde. 3,2 % (1.634/50.299) der Teilnehmerinnen der UKCTOCS-Studie, die mittels transvaginalem Ultraschall gescreent wurden, wurden mit V.a. auf Ovarialkarzinom operiert und hatten keinen Tumor. 3,5 % erlitten schwere OP-Komplikationen (Infektionen, Wundheilungsstörungen, Narkosekomplikationen, Myokardinfarkte, TVT, Pulmonalembolien, Darmverletzungen) (7).

Tumormarker
44,2 % der Frauen (20.340/46.067), die in der UKCTOCS-Studie mittels CA 125 gescreent wurden. erhielten mindestens ein falsch positives Testergebnis und mussten weiter abgeklärt werden. 1 % (n = 488) wurden operiert und es wurde kein Tumor gefunden. Bei 3,1 % der OPs (15/488) gab es schwere Komplikationen.
In der PLCO-Studie wurde die transvaginale Sonographie und CA 125-Testung als kombinierte Screening-Methode angewendet und verursachte 9,6 % (3.285/34.041) falsch positive Befunde; 1.080/34.041 Frauen wurden unnötigerweise operiert. 15,1 % erlitten schwere Komplikationen in Folge der Operation (7).

In der BRD sind die Vaginalsonographie (VUS) und die Bestimmung von CA 125 eine „individuelle Gesundheitsleistung" (IgeL). Das heißt, die Pflicht-Krankenkassen übernehmen dafür keine Kosten, private Krankenversicherungen bieten aber einen Kostenersatz an. (8)

Ein generelles Screening kann für das Ovarialkarzinom im Augenblick nicht empfohlen werden. Frauen, die eine intensivierte Vorsorgeuntersuchung in Anspruch nehmen, müssen über den unbewiesenen Vorteil und die niedrige Wahrscheinlichkeit einer Früherkennung informiert werden. (3)

19.11. Tumormarker bei malignen Erkrankungen

Tumormarker sind Serum-Biomarker, die maligne Prozesse nachweisen sollen. Das Problem: Ihr physiologisches Vorkommen im Blut und die Tatsache, dass die Basiswerte bei jeder Person unterschiedlich sind, erschweren das Erstellen objektivierbarer Beurteilungskriterien für die Tumordiagnose. Ein Tumormarker wäre nur dann hochspezifisch, würde er bei keinem Gesunden nachgewiesen werden. In diesem Idealfall könnte er helfen, das Risiko für Krebs bzw. das gegenwärtige und/oder künftige Verhalten von Malignomen anzuzeigen. Keiner der derzeit in Verwendung befindlichen Tumormarker (siehe dazu Kapitel PSA-Test) ist für ein generelles Screening geeignet, d. h. detektiert eine Krebserkrankung in einer asymptomatischen Population. (1)
Tumormarker haben unterschiedliche Organspezifitäten. Hohe Organspezifität: Calcitonin (Schilddrüse), PSA (Prostata), NSE (kleinzelliges Bronchialkarzinom), ß-HCG, AFP (Keimzellen, Leber); mittlere Spezifität: CA 19-9 (Pankreas), CA 125 (Ovar), CA 15-3 (Mamma), CYFRA 21-1 (NSCLC) , CA 72-4 (Magen); keine Spezifität: CEA. Hilfreich sind Tumormarker am ehesten in der Krebsfrüherkennung bei bestimmten Risikogruppen: AFP und ß-HCG bei Verdacht auf Keimzelltumoren, AFP bei Leberzirrhose, Calcitonin bei C-Zell-Karzinom. (2)
Die Domäne der Tumormarkerbestimmung liegt derzeit in der Therapieverlaufskontrolle und der Nachbeobachtung (1). Dennoch werden inzwischen z. B. in D 11 Biomarker als Selbstzahlungstests zum Krebs-Screening angeboten. Eine Arbeit suchte nach Evidenz für dieses Angebot – mit ernüchterndem Ergebnis: Für 10 Tumormarker lagen keine direkten Hinweise auf patientenrelevante Endpunkte vor. Nur eine Studie, die

gleichzeitig CA 125 und die Vaginalsonographie für das Ovarialkarzinom-Screening bewertete, brachte ein positives Ergebnis; die Mortalität wurde jedoch nicht beeinflusst; Patientenschäden umfassten Überdiagnosen und falsch positive Ergebnisse. Die Autoren kritisieren, dass es keine Strategien gibt, um die angebotenen Tests zu verhindern – denn die Krankenkassen müssen für unnötige Folgediagnosen bzw. Therapien aufkommen, ohne dass die (geschädigten) Betroffenen profitieren würden. (3)

19.11.1. Alpha-Fetoprotein (AFP) beim hepatozellulären Karzinom

Patienten mit chronischer Hepatitis B und Fettleberhepatitis haben ein deutlich erhöhtes Risiko, ein hepatozelluläres Karzinom (HCC) zu entwickeln. Es wird Früherkennung mittels Sonographie, ggf. ergänzt durch eine halbjährliche AFP-Bestimmung, sofern sich aus der Diagnose eines HCC potenziell therapeutische Konsequenzen ergeben. (4) Alternativ zum Ultraschall wird HR-CT oder MRT diskutiert. Weder für die Bildgebung, noch für das AFP-Screening gibt es aber ausreichende Belege einer Effizienz – eher Hinweise auf eine beträchtliche Anzahl falsch positiver und falsch negativer Testergebnisse. (5, 6)

19.12. Magenkarzinom

Bei routinemäßigem Einsatz der Gastroskopie bei Gesunden würden die Komplikationen wegen der geringen Häufigkeit von Magenkrebs überwiegen; Number Needed to Harm (NNH) Gastroskopie: kardiopulmonale Störwirkung 2.600, Perforation 4.200, Blutung 10.000, Todesfall 40.000. Für Magenkrebs gibt es daher ***derzeit kein Früherkennungsprogramm, dessen genereller Einsatz bei Gesunden geeignet wäre*** (1).
Bis 1950 war Magenkrebs die häufigste tödliche Krebserkrankung beider Geschlechter, seither ist die Sterblichkeit auf ein Fünftel gefallen und sinkt weiter. Die altersstandardisierte Rate der Neuerkrankungen sank in den letzten 10 Jahren um 34 %, die Rate der Todesfälle um 32 %. Von der Diagnose sind Männer etwas häufiger betroffen als Frauen: 668 der zuletzt 1.195 Neuerkrankungen und 493 der 853 Sterbefälle betrafen Männer. Rund ein Viertel aller Diagnosen wurden 2013–2015 erst gestellt, als der Tumor die Organgrenzen bereits durchbrochen hatte (regionalisiertes Tumorstadium: 27,9 % Männer, 23,6 % Frauen). (2)
Der Rückgang ist dabei nicht vorrangig auf Vorsorge oder Behandlung des Magenkarzinoms, sondern auf die Einführung des Kühlschranks zurückzuführen. Zwar ist bei Menschen mit Helicobacter-Besiedlung des Magens das Risiko relativ um den Faktor 2-6 erhöht; die überwiegende Mehrzahl der H.p.-Träger erkrankt aber nicht, so dass ein Screening und die Eradikation nicht generell indiziert erscheinen. Nur für Personen mit erhöhtem Risiko ist als Konsens die Gastroskopie empfohlen – allerdings sind noch keine ausreichenden Daten für die Effizienz verfügbar. (3–5)

19.12.1. Empfohlene Gastroskopie Magenkarzinom

Risikopopulation	Intervall	Empfehlung/Zeitpunkt
Magenkarzinom in der Familie	Einmalig*	10 a vor dem Erkrankungsalter des betroffenen Familienmitglieds
Perniziöse Anämie	Einmalig*	
M. Menetriére	Einmalig*	H.p.-Eradikation (Datenbasis zur Effizienz dzt. nicht ausreichend)
Operierter Magen	Einmalig*	15 Jahre nach OP, H.p.-Eradikation (Datenbasis zur Effizienz dzt. nicht ausreichend)
H.p.-assoziierte Korpusgastritis mit intestinalen Metaplasien	Jährlich*	Ab 50. Lebensjahr, H.p.-Eradikation (Datenbasis zur Effizienz dzt. nicht ausreichend)

** Intervall in Abhängigkeit vom histolog. Befund (Dysplasiegrad) der Erstuntersuchung, vgl. (6)*

19.12.2. Empfohlene Gastroskopie Ösophaguskarzinom (7–10)

Risikopopulation	Intervall	Empfehlung/Zeitpunkt
Barrett-Ösophagus (spezialisiertes Zylinderepithel)	1/2-jährlich	Bei niedriger Dysplasie nach ausreichender Antirefluxtherapie mit PPI
	2-jährlich	Wenn keine Dysplasie (Biopsien aus 4 Quadranten des Ösophagus)

Nach einer endoskopischen Resektion empfiehlt die deutsche LL Nachsorge-Endoskopien alle 3 Monate im 1. Jahr, alle 6 Monate im 2. Jahr und danach 1x jährlich (11).

19.13. Bronchuskarzinom

Versuche einer Früherkennung von Bronchialkarzinomen durch Massen-Screening (z. B. Sputum-Zytologie oder Thoraxröntgen) mit dem Ziel einer effektiveren Therapie sind bislang allesamt gescheitert. Eine große Übersichtsarbeit zu Krebs-Screening-Empfehlungen in 21 Industrieländern (inkl. D, A, CH) findet nur 5 Länder mit Empfehlungen zum Lungenkrebs-Screening: USA, Kanada, Japan, Großbritannien, Australien; Australien und GB raten vom Screening ab, die USPSTF und die Canadian Task Force empfehlen das Screening für Risikogruppen. Einzig in Japan gibt es eine Pro-Screening-Empfehlung ab 40 J. mittels Thoraxröntgen, allerdings ohne Angabe von Intervall/Ende. (1)

19.13.1. Cochrane-Metaanalyse Röntgenaufnahmen des Thorax zur Früherkennung des Lungenkarzinoms (2)

		Risikovergleich	
	n	Kontrolle	Screening
Spezifische Mortalität	81.303	7/1.000	8/1.000
Gesamtmortalität	170.149	83/1.000	84/1.000

19.13.2. Cochrane-Metaanalyse Sputumzytologie zur Früherkennung des Lungenkarzinoms (2)

		Risikovergleich	
	n	Kontrolle	Screening
Spezifische Mortalität	20.427	29/1.000	25/1.000
Gesamtmortalität	10.040	97/1.000	100/1.000

19.13.3. Computertomographie des Thorax

Die Früherkennung mittels Niedrigdosis-Computertomographie (NDCT) des Thorax steigert die Detektionsrate von Lungenkarzinomen. Im National Lung Cancer Screening Trial der USA (NLCST) hat sie die krebsspezifische Mortalität und die Gesamtmortalität bei starken Rauchern bzw. Exrauchern im Alter von 55–74 Jahren signifikant gesenkt. Risiken sind die hohe Rate falsch positiver Befunde, Komplikationen invasiver Diagnostik und Überdiagnostik von Karzinomen mit geringer Progredienz. Die Studien zur Früherkennung beim Lungenkarzinom sind ein Beispiel für die Anwendung risikoadaptierter Früherkennung. (3)

Andere RCTs fanden im Gegensatz zur NLCST (Number Needed to Screen von 320) keine Reduktion der krebsspezifischen Mortalität bzw. nur eine statistisch nicht signifikante Reduktion, obwohl frühe Krebsstufen häufiger gefunden wurden. (4) Nach aktueller Datenlage können vom NDCT-Screening profitieren: 55- bis 74-Jährige mit 30 oder mehr Packungsjahren; dies gilt auch für ehemalige Raucher, wenn sie innerhalb der letzten 15 Jahre aufgehört haben (5). Packungsjahre = (tgl. gerauchte Zigarettenpackungen) x (Anzahl Raucherjahre); z. B. 30 Packungsjahre = 15 Jahre x 2 Packg./d oder 30 Jahre x 1 Packg./d.

19.13.4. Inzidentalome bei Thoraxröntgen wegen Hustens (6)

Wenn akut hustende Patienten in die hausärztliche Praxis kommen, ist kaum jemals eine Bildgebung indiziert, weil fast immer die Ursache durch Anamnese und ggf. körperliche Untersuchung evident ist bzw. sich aus Röntgenbildern nur sehr selten therapeutische Konsequenzen ergeben.

Nicht weniger als 24 Autoren aus allgemeinmedizinischen Abteilungen europäischer Hochschulen haben eine Studie dazu durchgeführt. Beteiligt waren 16 europäische Netzwerke, 294 Hausärzte, 3.105 Patienten. Bei 2.846 Teilnehmern wurde die Aufnahme tatsächlich durchgeführt und bei 2.823 war die Qualität der Aufnahme auch ausreichend gut, um sie auszuwerten. Das Durchschnittsalter der Patienten betrug 50 Jahre, 40 % waren Männer.

1.975 Aufnahmen waren unauffällig, 140 (5 %) zeigten eine Pneumonie, 213 (8 %) eine akute Bronchitis. Bei diesen insgesamt 253 Befunden handelte es sich im Wesentlichen um eine Bestätigung der klinischen Angaben des Hausarztes. Bei 524 Patienten, bei denen insgesamt 613 Auffälligkeiten gezählt wurden (Inzidenz 3,1 %) fanden sich Zufallsbefunde. Diese 613 Befunde wurden von den Autoren eingeteilt in

- relevant (n = 88),
- wahrscheinlich relevant (n = 253) und
- wahrscheinlich nicht relevant (n = 272).

Klinisch relevante Zufallsbefunde sind selten und es gibt keinen Grund, von der bewährten Regel abzuweichen: ***Bis auf wenige Ausnahmen keine Bildgebung bei Patienten mit akutem Husten.***

19.14. PSA-Screening

Dieser Abschnitt basiert auf der TGAM-Patienteninformation zu diesem Thema (1).

19.14.1. Prostatakrebs

Der PSA-Test ist ein Beispiel dafür, welche Dimension Überdiagnostik und Übertherapie annehmen können: In Autopsiestudien finden sich Prostatakarzinome bei Männern mit anderer Todesursache, wobei die Rate mit dem Alter ansteigt: bei unter 30-Jährigen bei 5% der Verstorbenen, bei 60- bis 69-Jährigen bei 33% und bei 70+ bei 46-59% (2).

Wie viele von 1.000 Männern erkranken/sterben in den nächsten 10 Jahren an Prostatakrebs? (3)

Von 1.000 Männern im Alter von ...	... erkranken in den nächsten 10 Jahren:	... versterben in den nächsten 10 Jahren:
55 Jahren	25	2
65 Jahren	59	7
75 Jahren	59	19

Bei diesen Zahlen handelt es sich um Durchschnittswerte von Männern mit und ohne PSA-Screening. Das individuelle Risiko wird von verschiedenen Faktoren beeinflusst; heute bekannte **Risikofaktoren** sind:

- Abstammung (Männer mit schwarzer Hautfarbe etwas häufiger von Prostatakarzinomen betroffen)
- Erkrankte Verwandte ersten Grades*
- Konsum hoher Dosen an Vitamin E durch Nahrungsergänzungsmittel

**Hat man enge Verwandte, die auffallend jung an einem Prostatakarzinom erkrankt sind, sollte man mit dem Arzt besprechen, ob der PSA-Test nicht doch sinnvoll ist. Aktuell wird geraten, sich dann etwa 5 Jahre vor dem offiziellen Früherkennungsbeginn zum Test beraten zu lassen, also mit 40 Jahren. (4)*

Das PSA-Screening kurz & bündig

Die USPSTF fasst die Datenlage zum PSA-Screening für 55- bis 69-Jährige über einen Zeitraum von 10 bis 15 Jahren im April 2017 so zusammen (5):

Möglicher Nutzen

- ***Ca. 1 Mann von 1.000 wird durch das Screening vor dem Tod durch Prostatakrebs bewahrt.***
- ***Bei ca. 3 Männern von 1.000 wird verhindert, dass sich Metastasen bilden.***

Zu erwartender Schaden durch das Screening

Die meisten durch PSA-Screening gefundenen Tumore sind langsam wachsend und bedürfen keiner Behandlung, da sie weder zur Erkrankung, noch zum Tod führen. Bis heute kann aber nicht vorausgesagt werden, welche der Tumore wahrscheinlich zur Erkrankung führen werden und welche nicht. Aus diesem Grund entscheiden sich

nahezu alle Männer mit positivem PSA-Test für eine Behandlung. Durch das PSA-Screening wird eine große Zahl von Biopsien erforderlich, als Folge der Krebsbehandlung können schwerwiegende gesundheitliche Schäden auftreten:
Von 1.000 gescreenten Männern bekommen 240 einen positiven Befund (viele davon einen falsch positiven Befund. In weiterer Folge bekommen 100 Männer einen positiven Biopsie-Befund. Von diesen 100 Männern

- ***werden 80 Männer chirurgisch oder mit Strahlentherapie behandelt.***
- ***werden 60 oder mehr Männer durch die Behandlung einen ernsthaften Schaden erleiden – sie werden inkontinent oder impotent.***

Zusammenfassend empfiehlt die USPSTF:
Die Männer von 55–69 Jahren sollten die Entscheidung für oder gegen das PSA-Screening gemeinsam mit ihrem Arzt erarbeiten. Voraussetzung ist das Verständnis aller potenziellen Schäden und Vorteile; die individuellen Wertvorstellungen und Vorlieben des Patienten sind zu berücksichtigen.
Männer ab 70 Jahren sollte kein PSA-Screening angeboten werden, da der Schaden höher ist als der Nutzen.

19.14.2. Der PSA-Test

„I never dreamed that my discovery four decades ago would lead to such a profit-driven public health disaster. The medical community must confront reality and stop the inappropriate use of P.S.A. screening. Doing so would save billions of dollars and rescue millions of men from unnecessary, debilitatin treatments."
Richard J Ablin, Entdecker des PSA, 2010 in der New York Times
PSA (Prostata-spezifisches Antigen) ist ein Eiweißstoff, der in der Prostata gebildet wird. Dabei ist zu beachten, dass das PSA ein organspezifischer und kein tumorspezifischer Wert ist. Anders formuliert: Ein erhöhter PSA-Spiegel bedeutet nicht in jedem Fall Prostatakrebs. Erhöhte Werte können unterschiedliche Ursachen haben:

- Harnwegsinfekte
- Sportliche Betätigung vor dem Test, insbesondere Fahrradfahren
- Geschlechtsverkehr vor der Blutabnahme
- Tast- oder transrektale Ultraschall-Untersuchung der Prostata vor der Blutabnahme
- Prostataentzündung
- Gutartige Prostatavergrößerung
- Prostatakrebs

Erhöht der PSA-Test die Zahl der Prostatakrebs-Diagnosen?

Insgesamt ergab die europäische Prostatakrebs-Studie ERSPC (6), dass der PSA-Test die Zahl der Prostatakrebs-Diagnosen erhöhte: Binnen 13 Jahren wurde insgesamt bei 102 von 1.000 Männern mit PSA-Test Prostatakrebs diagnostiziert; in der Kontrollgruppe ohne Früherkennung war dies bei 68 von 1.000 Männern der Fall (wegen aufgetretener Symptome). Die 34 zusätzlichen Diagnosen entsprechen einer Zunahme von 50 %.
Der Anstieg der zusätzlichen Diagnosen ist auch von der Intensität des Screenings abhängig. In Tirol, einem Bundesland mit besonders intensivem PSA-Screening, wurden rd. 80 % der Männer zumindest einmal PSA-getestet. In einem Zeitraum von 10 Jahren nach Einführung des PSA-Screenings Anfang der 1990er-Jahre stieg die Neuer-

krankungsrate von ca. 200 auf max. 600 jährlich (+ 200 %). In Österreich stieg die Zahl im selben Zeitraum ca. von 2.300 auf 5.900 (+ 150 %). Obwohl mit der Zahl der PSA-Untersuchungen die Inzidenz des Prostatakarzinoms steigt, bleibt die Sterblichkeit etwa gleich. (7)

Der größte Teil der Männer mit diagnostiziertem Prostatakrebs stirbt nicht an der Krebserkrankung, sondern an einer anderen Ursache. Die häufigste Todesursache bei Männern sind Erkrankungen des Herz-Kreislauf-Systems (8). Bei etwa jedem 10. der regelmäßig gescreenten Männer wird ein Prostatakrebs diagnostiziert; 5 von 100 Männern, deren Karzinom beim Screening entdeckt wurde, sterben trotz Behandlung an diesem Krebs (5).

Um Prostatakrebs zu entdecken, gibt es verschiedene Methoden: Tastuntersuchung, PSA-Test, Ultraschall und Biopsie. Bislang sind sich die Experten nicht einig, welchen Nutzen ein früher Behandlungsbeginn bringt. Aggressive Tumore sollten früher behandelt werden als langsam wachsende, bei denen manche Mediziner gar keine Behandlung empfehlen. Allerdings erlaubt die Diagnostik aktuell keine absolut sichere Voraussage über den weiteren Verlauf.

Wird die Diagnose Prostatakrebs gestellt, sind bei der Entscheidung, ob und wie behandelt werden soll, alle Vor- und Nachteile der Therapie, aber auch persönliche Faktoren, etwa die mögliche Belastung durch Unsicherheiten, abzuwägen. Abhängig von Größe und Gewebsbefund kommen auch aktive Überwachung („active surveillance" - nur wenn der Tumor doch wächst, wird kurativ behandelt) und abwartendes Beobachten („watchful waiting" - falls der Tumor wächst, werden nur die Beschwerden behandelt, nicht der Tumor selbst) in Frage (3).

19.14.3. Was ist eine vorgezogene Diagnose?

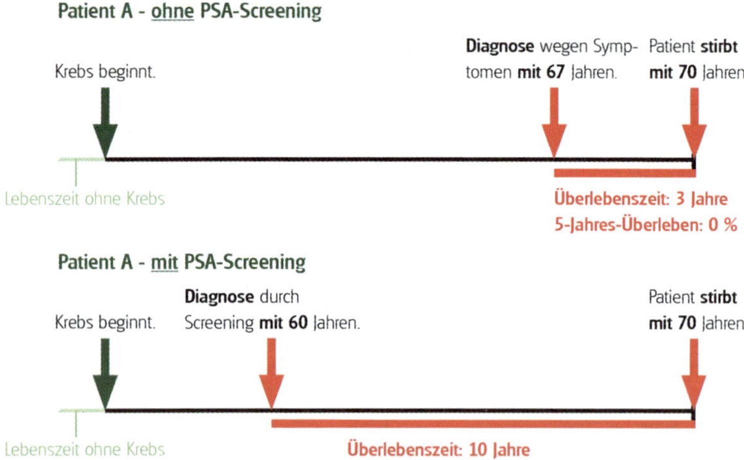

Durch Früherkennungsprogramme kann die Diagnosestellung von Krankheiten vorverlegt werden. Beim PSA-Screening bedeutet das: Der Patient erhält die Diagnose Prostatakrebs schon zu einem Zeitpunkt, zu dem er noch keinerlei Symptome der

Krankheit entwickelt hat. In Studien kann aus der frühzeitig gestellten Diagnose eine scheinbare Verlängerung der Überlebenszeit resultieren, obwohl die gesamte Lebenszeit des Patienten unverändert ist, selbst die Krankheitsdauer an sich ist in diesem Fall gleich – lediglich die Zeit, in der er als Krebskranker in Behandlung ist, ist länger. Mediziner sprechen hier vom Lead Time Bias oder dem Vorlaufzeiteffekt (Abb. nach (9)).

19.14.4. Empfehlungen zur Früherkennung von Prostatakrebs

Anders als bei den anderen Krebserkrankungen besteht die Hauptdiskussion über Prostatakrebs nicht über Art und Häufigkeit des Tests, sondern vielmehr darüber, ob überhaupt gescreent werden soll oder nicht. Manche Länder empfehlen ausdrücklich, das Screening auf Prostatakrebs zu verhindern! In anderen Ländern wird lediglich empfohlen, dass Personen ihren Arzt konsultieren und mit diesem gemeinsam eine individuelle Entscheidung unter Berücksichtigung der Risiken treffen sollten.

Die Mehrzahl der internationalen Gremien rät inzwischen dezidiert vom PSA-Screening ab, so etwa in Kanada, Australien, England, Frankreich und Schweden (10). In D ist der PSA-Test wegen seiner möglichen Nachteile keine Leistung der gesetzlichen Krankenkassen zur Früherkennung.

Für die öst. Vorsorgeuntersuchung ist das systematische Routinescreening zur Früherkennung von Prostatakrebs mittels Tastuntersuchung, Ultraschall und/oder PSA-Tests derzeit nicht aktiv empfohlen. Allerdings sollen Männer über 50, die trotz Aufklärung und Beratung den PSA-Test wünschen, davon keinesfalls abgehalten werden! (11)

Informierte Patientenentscheidung

Um die für ihn passende Entscheidung treffen zu können, muss jeder Mann das Für & Wider der Prostatakrebs-Früherkennung kennen. Entscheidet er sich für eine solche Untersuchung, kann der PSA-Test Bestandteil der Vorsorgeuntersuchung werden. Die Kosten dafür übernehmen die öst. Krankenkassen ab dem Alter von 50 J. dann einmal jährlich.

19.14.5. Screening kann sowohl nutzen, als auch schaden

Es ist derzeit nicht eindeutig belegt, dass die Durchführung eines PSA-Screenings und die Risiken damit verbundener diagnostischer und therapeutischer Konsequenzen durch den Vorteil einer Lebensverlängerung aufgewogen werden. (12) Bei jedem Screening ist zu bedenken, dass die Tests neben richtig positiven/negativen Ergebnissen auch falsch positive/negative liefern.

Nachfolgende Angaben beziehen sich auf 1.000 gescreente 55- bis 69-Jährige für einen Zeitraum von 10-15 Jahren.

Falsch positive PSA-Testergebnisse: Der Patient ist trotz eines positiven Testergebnisses nicht erkrankt. ***Etwa 140 von 240 Männern mit erhöhtem PSA-Wert haben keinen Krebs.*** Der positive prädiktive Wert/ppW des PSA-Tests, also die Wahrscheinlichkeit, dass Kranke als krank erkannt werden, ist 0,42 [ppW = Anzahl der richtig positiven/(Anzahl der richtig positiven + Anzahl der falsch positiven)]. (3, 5)

Falsch negative PSA-Testergebnisse: Der Patient ist trotz eines negativen Testergebnisses erkrankt. ***Von 760 beschwerdefreien Männern mit negativem Testergebnis haben ca. 180 Männer trotzdem Prostatakrebs.*** Der negative prädiktive Wert/npW des PSA-Tests, also die Wahrscheinlichkeit, dass Gesunde als gesund erkannt werden, ist 0,76 [npW = Anzahl der richtig negativen/(Anzahl der richtig negativen + Anzahl der falsch negativen)]. (13, 14)

Überdiagnosen/Übertherapien: Das Screening entdeckt Zellveränderungen, die nie auffällig geworden wären – ***rd. 30 von 1.000 gescreenten Männer bekommen eine Überdiagnose und damit evtl. eine unnötige Behandlung***. (3) Im Evidenzreport für die USPSTF werden bis zu 50 % Überdiagnosen genannt (15). Überdiagnosen/-therapien sind mit einer psychischen Belastung assoziiert. Den Männern wird man entweder die ganze Prostata entfernen oder sie werden bestrahlt, manchmal auch einer Hormon- oder Chemotherapie unterzogen.

Behandlungskomplikationen/Therapieversagen: Von 100 Männern mit Krebsdiagnose entscheiden sich 80 für eine Tumorbehandlung. ***50 der 80 Männer werden durch die Therapie impotent und etwa 15 der 80 leiden danach an Inkontinenz. 5 Männer versterben trotz Behandlung am Prostatakarzinom.*** (5) Das PSA-Screening bewirkt **keine Senkung der Gesamtsterblichkeit** (16).

Nutzen des PSA-Screenings (3, 5, 12, 14)

Wenn sich 1.000 Männer regelmäßig einem Screening unterziehen, profitieren 1 bis 2 Männer, weil sie nicht an Prostatakrebs sterben. 3 Männer werden davor bewahrt, dass sich Metastasen bilden.

19.14.6. Hochrechnung von Nutzen/Schaden auf die Lebenszeit

Die Cochrane-Autoren kritisierten, dass die Reduktion Prostatakrebs-spezifischer Sterblichkeit bei einer vorab bestimmten Untergruppe von Männern hauptsächlich von zwei Ländern der ERSPC-Studie mit sehr hohen Prostatakrebs-spezifischen Sterblichkeitsraten getragen wurde (16). In der Praxis werden Männer vom 40. bis oft über das 80. Lebensjahr hinaus nicht selten sogar zweimal jährlich getestet. Deshalb scheint die Berechnung der Arbeitsgruppe von Frankel (17), dass bei 420 von 1.000 Männern durch wiederholtes PSA-Screening auf Lebenszeit ein Prostatakrebs gefunden und eventuell behandelt wird, nicht unrealistisch. Die meisten dieser 420 Männer haben durch das Screening nur Nachteile, aber keinen Vorteil: Bei 420 von 1.000 Männern wird durch wiederholtes PSA-Screening ein erhöhter Wert gefunden und daher eine Gewebeprobe nötig. 24 der 420 Männer sterben an Prostatakrebs; rund 390 der 420 Männer wären nie an Prostatakrebs erkrankt. Bei 140 der 420 Männer wiederum wird Prostatakrebs festgestellt und eventuell behandelt, wobei dann rund die Hälfte der operierten Männer impotent wird und ca. jeder 5. nach der OP an Blasenschwäche leidet. Bei 580 von 1.000 Männern mit wiederholter PSA-Messung werden normale PSA-Werte festgestellt – 7 der 580 Männer mit normalem PSA-Wert sterben dennoch an Prostatakrebs. Es gibt aber auch Studien, die finden, dass bei unter 65-Jährigen mit richtig positivem PSA-Wert 4 Männer operiert werden müssen, um 1 Sterbefall zu verhindern (18).

19.14.7. Welche Nachteile entstehen durch Nicht-Teilnahme am PSA-Screening?

Männer, die auf die PSA-Untersuchung verzichtet haben und an Prostatakarzinom erkranken, machen sich möglicherweise Vorwürfe, selbst schuld zu sein. Die derzeit verfügbaren Daten belegen dies aber nicht: Der PSA-Test kann die Prostatakrebs-spezi-

fische Mortalitätsrate um 0,1 bis max. 1,1 pro 10.000 Personenjahre reduzieren. Dieser geringe Vorteil geht mit vielen falsch positiven Ergebnissen, Biopsiekomplikationen (Schmerzen, Blutungen, Infektionen) und Überdiagnosen einher. Tumorbehandlungen für screen-detect Prostatakarzinome haben unklare Auswirkungen auf das langfristige Überleben, verursachen aber häufig mit Impotenz und Inkontinenz. (15)
Das IQWiG fasst daher zusammen: *„Ob für einen Mann die möglichen Vorteile oder die möglichen Nachteile eines PSA-Tests zur Früherkennung überwiegen, ist eine Frage der persönlichen Abwägung. Bei der Entscheidung für oder gegen die Tests kann man sich Zeit lassen. Kein Mann muss sich zur Früherkennung von Prostatakrebs gedrängt fühlen, denn es gibt gute Gründe sowohl für als auch gegen die Früherkennung."*

19.15. Melanom-Screening

Seit 2008 haben in D gesetzlich Versicherte ab 35 Jahren alle 2 Jahre Anspruch auf eine Früherkennungsuntersuchung auf Hautkrebs. Nach einem anfangs sprunghaften Anstieg der Melanom-Diagnosen hat sich die Zahl auf einem etwas höheren Niveau als vor dem Screening eingependelt; es gibt keine Verschiebungen beim Auffinden früherer oder späterer Stadien. Trotz umfassender Erfassung der Ergebnisse des Programms sind lt. GBA immer noch viele Fragen ungeklärt:

- Häufigkeit und Folgen falsch negativer Befunde
- Überlegenheit opportunistisches gegenüber Risikogruppen-Screening
- Zweckmäßigkeit der derzeitigen Altersgrenze
- genaue Zahl der durch das Screening zusätzlich entdeckten Karzinome und Einfluss des Screenings auf die Mortalität (1)

Selbst in Australien konnte nicht nachgewiesen werden, dass mit einem Massenscreening (Hautinspektion) Melanome verlässlich früher erkannt werden als ohne Screening. Daher wird empfohlen, Risikopatienten anamnestisch zu identifizieren und zur Selbstwahrnehmung anzuhalten, wobei es auch für letztere keinen eindeutigen Beweis der Wirksamkeit hinsichtlich Morbidität und Mortalität gibt; Menschen mit erhöhtem Risiko könnten profitieren. **Erhöhtes Melanomrisiko:** Menschen mit empfindlichem blassen Hauttyp ab 65 oder mit mehr als 50 Muttermalen, genetische Belastung (Verwandte ersten Grades mit malignem Melanom). (2)
Das PDQ Screening and Prevention Editorial Board fasst nach einem systematischen Review (3) die Datenlage im Juli 2018 zusammen: Es gibt ***keinen Nachweis***, dass ein generelles Hautkrebsscreening mittels Inspektion der Haut einen ***Nutzen im Hinblick auf die krebsspezifische oder die Gesamtmortalität*** hat. Allerdings ist das ***Screening asymptomatischer Personen mit Risiken assoziiert*****: Komplikationen diagnostischer und therapeutischer Interventionen** (schlechte kosmetische oder funktionelle Ergebnisse), **psychische Belastung** durch die Diagnose einer potenziell tödlichen Krankheit; **Überdiagnosen** (Nachweis gutartiger Erkrankungen, die ansonsten unentdeckt blieben), **Fehldiagnosen** (benigne Läsionen werden als bösartig identifiziert).
Leitlinien, die eine Empfehlung für das Screening aussprechen, berufen sich mangels ausreichender Evidenz auf Expertenmeinungen. (4) Dies zeigt sich z. B. in der S3-Leitlinie Prävention von Hautkrebs (5): Der Empfehlung „Im Rahmen der Prävention von Hautkrebs sollte ein Hautkrebs-Screening angeboten werden." (Empfehlungsgrad

B) steht ein Sondervotum der DEGAM gegenüber: *„Die Deutsche Gesellschaft für Allgemein- und Familienmedizin (DEGAM) bewertet die Evidenz für den Nutzen eines generellen Hautkrebs-Screenings als unzureichend. Im Einzelfall kann eine Früherkennung auf Hautkrebs nach ausgewogener Aufklärung über Vor- und Nachteile durchgeführt werden."*

Literaturnachweis online: www.tgam.at/leitfaden_quellen_kap19

19.16. Faktenboxen

Faktenboxen stellen die beste verfügbare Evidenz zu einem Thema klar verständlich dar. Die wichtigsten Vor- und Nachteile werden einander in Tabellenform gegenübergestellt. Damit tragen sie dazu bei, auch medizinisch und statistisch nicht vorgebildeten Personen kompetente Entscheidungen zu ermöglichen. *Das Harding-Zentrum für Risikokompetenz am Berliner Max-Planck-Institut für Bildungsforschung hat – basierend auf einer Idee von Lisa Schwartz und Steven Woloshin – bereits mehrere Faktenboxen zu verschiedenen Themen entwickelt; wir geben hier einige davon mit freundlicher Genehmigung wider. Weitere Faktenboxen auf www.harding-center.mpg.de.*

19.16.1. Regelmäßige Gesundheits-Check-ups

Regelmäßige Gesundheits-Check-ups HARDING-ZENTRUM FÜR RISIKOKOMPETENZ

Zahlen für Erwachsene, die innerhalb von 4 bis 22 Jahren entweder an einem regelmäßigen Gesundheits-Check-up teilnahmen oder nicht teilnahmen.

	1.000 Menschen ohne regelmäßigen Gesundheits-Check-up	**1.000 Menschen mit regelmäßigem Gesundheits-Check-up**
Nutzen		
Wie viele Menschen starben an einer Herz-Kreislauf-Erkrankung?	etwa 37 in jeder Gruppe	
Wie viele Menschen starben an Krebs?	21 in jeder Gruppe	
Wie viele Menschen starben insgesamt?	etwa 75 in jeder Gruppe	
Schaden		
Wie viele Menschen erhielten ein falsch-positives Ergebnis (Überdiagnose), das unnötige Folgeuntersuchungen (Überbehandlung) nach sich zog?	Über Fälle von Überdiagnose und Überbehandlung wurde berichtet, die genauen Zahlen sind allerdings unbekannt.	

Kurz zusammengefasst: Regelmäßige Gesundheits-Check-ups können die Sterblichkeit nicht senken. Es können jedoch falsch-positive Ergebnisse auftreten, die unnötige Folgeuntersuchungen nach sich ziehen.

Quelle: Krogsboll et al. *Cochrane Database Syst Rev* 2012(10):CD009009.

Letztes Update: November 2017 www.harding-center.mpg.de/de/faktenboxen

19.16.2. Brustkrebs-Früherkennung

Brustkrebs-Früherkennung durch Mammographie-Screening

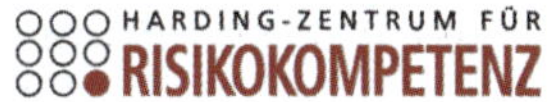

Zahlen für Frauen ab 50 Jahren*, die etwa 11 Jahre am Mammographie-Screening teilgenommen oder nicht teilgenommen haben.

	1.000 Frauen ohne Screening	1.000 Frauen mit Screening
Nutzen		
Wie viele Frauen starben an Brustkrebs?	5	4
Wie viele Frauen starben insgesamt an Krebs?	22	22
Schaden		
Wie viele Frauen erhielten fälschlicherweise ein positives Ergebnis und hatten unnötige Untersuchungen oder eine Gewebeentnahme (Biopsie)?	–	100
Bei wie vielen Frauen mit nicht fortschreitendem Brustkrebs wurde die Brustdrüse unnötigerweise teilweise oder vollständig entfernt?	–	5

*Waren keine Zahlen für Frauen ab 50 Jahren verfügbar, beziehen sie sich auf Frauen ab 40 Jahren.

Kurz zusammengefasst: Mittels Mammographie-Screening konnte eine von 1000 Frauen vor dem Tod durch Brustkrebs bewahrt werden. Allerdings hatte dies keinen Einfluss auf die Gesamtzahl an Frauen, die an Krebs starben. Von allen Frauen, die an dem Screening teilnahmen, wurden einige mit nicht fortschreitendem Krebs überdiagnostiziert und unnötig behandelt.

Quelle: Gøtzsche & Jørgensen. *Cochrane Database Syst Rev* 2013(6):CD001877.

Letztes Update: November 2017 www.harding-center.mpg.de/de/faktenboxen

19.16.3. Eierstockkrebs-Früherkennung

Eierstockkrebs-Früherkennung mittels vaginalem Ultraschall

HARDING-ZENTRUM FÜR RISIKOKOMPETENZ

Zahlen für Frauen im Alter von 50 bis 74 Jahren, die innerhalb von durchschnittlich 11 Jahren entweder an einer jährlichen Eierstockkrebs-Früherkennung mittels vaginalen Ultraschall teilgenommen oder nicht teilgenommen haben.

	1.000 Frauen ohne Früherkennung	1.000 Frauen mit Früherkennung
Nutzen		
Wie viele Frauen starben an Eierstockkrebs?	etwa 3 kein Unterschied	
Wie viele Frauen starben insgesamt?	etwa 67-69 kein Unterschied	
Schaden		
Wie viele Frauen ohne Eierstockkrebs erhielten fälschlicherweise ein positives Ergebnis und wurden unnötig operativ behandelt (z.B. Entfernung der Eierstöcke)?	–	32
Bei wie vielen dieser fälschlicherweise operierten Frauen traten operationsbedingte Komplikationen auf?*	–	1

*z.B. Verletzung von Eingeweiden, starke Blutungen oder Probleme beim Wundverschluss

Kurz zusammengefasst: Die Eierstockkrebs-Früherkennung konnte die Anzahl an Frauen, die an Eierstockkrebs starben, nicht senken. Von den Frauen, die an der Früherkennung teilnahmen, wurden einige überdiagnostiziert und unnötig behandelt.

Quellen: [1] Jacobs et al. *Lancet* 2016;387(10022)945-956. [2] Menon et al. *Lancet Oncol* 2009;10(4)327-340.

Letztes Update: November 2017 www.harding-center.mpg.de/de/faktenboxen

19.16.4. Prostatakrebs-Früherkennung

Prostatakrebs-Früherkennung
durch PSA-Test und Tastuntersuchung der Prostata

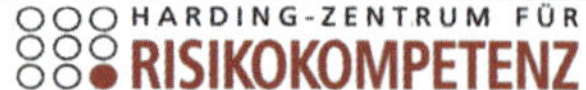

Zahlen für Männer ab 50 Jahren, die etwa 11 Jahre an der Prostatakrebs-Früherkennung teilgenommen oder nicht teilgenommen haben.

	1.000 Männer ohne Früherkennung	**1.000 Männer mit Früherkennung**
Nutzen		
Wie viele Männer starben an Prostatakrebs?	7	7
Wie viele Männer starben insgesamt?	210	210
Schaden		
Wie viele Männer ohne Prostatakrebs erhielten fälschlicherweise ein positives Ergebnis und hatten eine Gewebeentnahme (Biopsie)?	-	160
Bei wie vielen Männern wurde nicht fortschreitender Prostatakrebs unnötig diagnostiziert und behandelt*?	-	20

*Z.B. operative Entfernung der Prostata (Prostatektomie) oder Strahlentherapie, die zu Inkontinenz oder Impotenz führen können.

Kurz zusammengefasst: Die Früherkennung hat keinen Einfluss auf die Anzahl an Toten durch Prostatakrebs oder andere Ursachen. Von allen Männern, die an der Früherkennung teilnahmen, wurden einige mit nicht fortschreitendem Krebs überdiagnostiziert und unnötig behandelt.

Quelle: Ilic et al. *Cochrane Database Syst Rev* 2013(1):CD004876.

Letztes Update: November 2017 www.harding-center.mpg.de/de/faktenboxen

19.16.5. Darmkrebs-Früherkennung FOBT

Darmkrebs-Früherkennung durch den Test auf verborgenes Blut im Stuhl (Okkultbluttest)

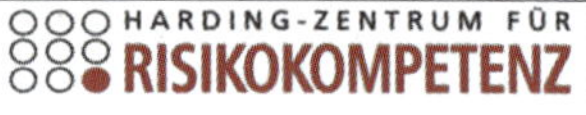

Zahlen für Menschen ab 45 Jahren, die entweder jährlich oder alle zwei Jahre an der Früherkennungsuntersuchung mittels Okkultbluttest teilgenommen oder nicht teilgenommen haben. Die Beobachtungsdauer betrug 9 bis 30 Jahre.

	1.000 Menschen ohne Früherkennung	**1.000 Menschen mit Früherkennung**
Nutzen		
Wie viele Menschen starben an Darmkrebs?	7	6
Bei wie vielen Menschen wurde fortgeschrittener Darmkrebs diagnostiziert?*	10	9
Schaden		
Wie viele Menschen ohne Darmkrebs erhielten ein falsch-positives Ergebnis, das unnötige Folgeuntersuchungen (z.B. eine Darmspiegelung) nach sich zog?	-	12
Wie viele Menschen mit Darmkrebs erhielten ein falsch-negatives Ergebnis?	-	6

*Eine Darmkrebsdiagnose kann ggf. durch die Entfernung von möglichen Darmkrebsvorstufen (Polypen) während der Früherkennungsuntersuchung verhindert werden.

Kurz zusammengefasst: Die Früherkennung mittels Okkultbluttest kann die Anzahl von Menschen, die an Darmkrebs sterben, senken. Es können falsch-positive Ergebnisse auftreten, die unnötige Folgeuntersuchungen wie eine Darmspiegelung nach sich ziehen.

Quellen: [1] Fitzpatrick-Lewis et al. *Clin Colorectal Cancer* 2016.

Letztes Update: November 2016 www.harding-center.mpg.de/de/faktenboxen

Sigmoidoskopie

Früherkennung von Darmkrebs durch die kleine Darmspiegelung
(flexible Sigmoidoskopie)

HARDING-ZENTRUM FÜR RISIKOKOMPETENZ

Zahlen für Menschen ab 50 Jahren, die innerhalb von mindestens zehn Jahren entweder an einer Früherkennungsuntersuchung durch eine kleine Darmspiegelung teilgenommen oder nicht teilgenommen haben.

	1.000 Menschen ohne Früherkennung	**1.000 Menschen mit Früherkennung**
Nutzen		
Wie viele Menschen starben an Darmkrebs?	7	5
Bei wie vielen Menschen wurde fortgeschrittener Darmkrebs diagnostiziert?*	10	7
Schaden		
Bei wie vielen Menschen traten während der Untersuchung...		
...keine bis leichte Schmerzen auf?	–	800
...mittelstarke bis starke Schmerzen auf?	–	200
Bei wie vielen Menschen traten schwerwiegende Komplikationen auf (z.B. Darmverletzungen und -blutungen)?	–	weniger als 1

*Eine Darmkrebsdiagnose kann ggf. durch die Entfernung von möglichen Darmkrebsvorstufen (Polypen) während der Früherkennungsuntersuchung verhindert werden.

Kurz zusammengefasst: Die Früherkennung durch die kleine Darmspiegelung konnte die Anzahl von Menschen, die an Darmkrebs starben, senken. Viele Teilnehmer litten jedoch unter Schmerzen und vereinzelt an Komplikationen.

Quellen: [1] Fitzpatrick-Lewis et al. *Clin Colorectal Cancer* 2016;15(4):298-313. [2] Atkin et al. *Lancet* 2002;359(9314):1291-300.

Letztes Update: November 2016 www.harding-center.mpg.de/de/faktenboxen

20. Gynäkologische Themen in der Allgemeinmedizin

20.1. Präparate zur Empfängnisverhütung

20.1.1. Nutzen-Risiko-Bewertung

Die Nutzen-Risiko-Bilanz fällt für alle Kontrazeptiva positiv aus – jedoch mit unterschiedlichen Thromboserisiken: Präparate mit niedrigem Östrogengehalt und Levonorgestrel verursachen 5–7 venöse Thromboembolien (davon 30 % mit Pulmonalembolie) pro 10.000 Frauen/Jahr, jene mit Gestoden und Drospirenon 9-12/14 Fälle (davon ca. 4 Lungenembolien); ohne orale Kontrazeption 2/10.000/Jahr. Indem Gestagen-Pillen der 3. Generation und Drospirenon keine bessere Wirkung haben, die bei der Markteinführung publizierten Vorteile (weniger Gewichtszunahme und Aknerisiko) nie ausreichend belegt wurden, das Risiko hingegen aber höher ist, sind sie als Mittel zweiter Wahl einzustufen (1, 2).

20.1.2. Erstverordnung (3, 4)

Das geeignete Präparat kann nicht durch Hormonbestimmungen ermittelt werden. Vor der Erstverordnung kombinierter oraler Kontrazeptiva (KOK) sind relative/absolute Kontraindikationen durch eine gründliche Eigen- und Familienanamnese auszuschließen; Laboruntersuchungen (insbes. Hormonbestimmungen) sind nur unter bestimmten Bedingungen gerechtfertigt. Blutdruck & Gewicht kontrollieren - Hypertonie ist eine Kontraindikation, Übergewicht ein Risikofaktor (5).

Anamnestische Risikofaktoren

- Familienanamnese: tiefe Venenthrombose, Lungenembolie oder Gerinnungsstörung – Thrombophilieabklärung erforderlich!
- Rauchen
- Alter über 35 Jahre
- BMI über 30 kg/m^2
- Erkrankungen, die möglicherweise mit einer Veränderung der Blutgefäße assoziiert sind (z. B. Hypertonie, Diabetes, Lupus erythematodes)
- Arzneimitteltherapie, die das Risiko einer Thrombose erhöhen kann (z. B. Kortikosteroide, Neuroleptika, Antipsychotika, Antidepressiva, Chemotherapeutika)
- Migräne

Bei Frauen mit belasteter Eigen- oder Familienanamnese sollte vor Verordnung von KOK eine Thrombophiliediagnostik erfolgen. Empfehlenswert ist die Überprüfung folgender Parameter: Fibrinogen, Homocystein, Antithrombin III, Protein-C, Protein-S, APC-Resistenz (Faktor-V-Leiden-Mutation), Antiphospholipid-Antikörper (Lupus-Antikoagulans, Antikardiolipin-Antikörper). Belastete Patientinnen, bei denen diese Diagnostik unauffällig ist, können eventuell Ovulationshemmer (OH) einnehmen. Wegen des Rest-Risikos sollten jedoch Alternativen erwogen werden.

Kontraindikationen für KOKs (6)

- Jedes gesicherte arterielle oder venöse thromboembolische Ereignis in der Anamnese oder ein Risikofaktor dafür

- Diagnostizierte Thrombophilie
- Migräne mit Aura in jedem Alter und jede Form der Migräne bei Frauen über 35 J.
- Raucherin über 35 J.
- Hypertonie
- BMI › 30 in Kombination mit einem weiteren Risikofaktor
- Aktive Lebererkrankung (Schwangerschaftscholestase in der Anamnese)
- Systemischer Lupus erythematodes, wenn ANA erhöht
- Blutungen des Genitaltrakts unbekannter Ursache
- Mammakarzinom
- Diabetes mit vaskulären Komplikationen
- Verdacht auf Schwangerschaft
- Laktation, v.a. erste 6 Monate

Relative Kontraindikationen

- Manifester Diabetes mellitus (KOK können Ansprechen auf Insulin beeinträchtigen)
- Gallenerkrankungen
- Tempoanomalien
- Epilepsie, Chorea
- Alter über 35 J.
- Fettstoffwechselerkrankungen
- Immobilisierung
- Hyperpigmentierung
- Vitiligo
- Ulcus ventriculi
- Colitis ulcerosa
- Multiple Sklerose

20.1.3. Ovulationshemmer und Thromboserisiko

Ethinylestradiol (EE) hat eine dem Östradiol vergleichbare Bindungsaffinität zum Östrogenrezeptor, wird aber wesentlich langsamer inaktiviert, da die Ethylgruppe metabolisierende Enzyme blockiert. Besonders ausgeprägt ist die Wirkung auf den hepatischen Metabolismus und auf die Gerinnungsparameter. Diese Wirkungen werden z. T. für das erhöhte Thromboserisiko unter OH verantwortlich gemacht. Ziel ist, mit der geringstmöglichen EE-Dosis Zyklusstabilität zu erreichen. Grundsätzlich sollten niedrig dosierte Präparate verordnet werden, die Verordnung von höher dosierten Präparaten ist nur bei Zusatzindikationen gerechtfertigt. (7)

Inzidenz venöser Thrombosen (2)

Das Risiko für eine Thromboembolie bei Anwendung eines KOK ist erhöht
- während des ersten Jahres der Anwendung
- bei Wiederaufnahme der Anwendung nach einer Anwendungspause von 4 oder mehr Wochen.

Zum gegenwärtigen Zeitpunkt haben KOK, die Ethinylestradiol (EE) in Kombination mit Levonorgestrel, Norgestimat oder Norethisteron enthalten, das geringste Risiko für eine VTE. (2, 8)

Progestagen	Thromboembolische Ereignisse pro Jahr und 10.000 Frauen	Risikoklasse (nach BfArM)	Generation
keine KOK	2	-	
Levonorgestrel Norethisteron Norgestimat	5-7	1	1.: Norethisteron 2.: Levonorgestrel 3.: Norgestimat
Etonogestrel Norelgestromin	6-12	2	3. (vaginale Anwendung)
Desogestrel Drospirenon Gestoden	9-12 von 10.000 (11-14 nach (9))	3	3.: Desogestrel, Gestoden 4.: Drospirenon
Chlormadinon Dienogest Nomegestrol	Noch keine aussagekräftigen Daten	X	4

Grün markiert sind die antiandrogen wirkenden Gestagene. Anm. zu den Generationen: Hier liegt die Einteilung nach Gestagen zugrunde; es gibt auch eine Generationeneinteilung nach Östrogengehalt (Norgestimat ist dann 2. Generation). Cyproteronazetat ist ebenfalls ein Gestagen der 4. Generation, hat aber keine Zulassung als Kontrazeptivum.

Ist der Unterschied in der Häufigkeit von 5–7 bzw. 9–12/14 Fällen nicht vernachlässigbar niedrig?

Berechnen wir das Thromboserisiko für 100.000 Frauen in Österreich (in D verhüteten 2012 über 550.000 Frauen nur mit Drospirenon-Pillen, a-t 44/103,2013). Wenn diese Frauen Pillen der 2. Generation einnehmen, ist mit 50–70 venösen Thromboembolien pro Jahr zu rechnen, mit Pillen der jüngeren Generation mit 90–120/140. Die letzteren KOK verursachen also 40–50/70 zusätzliche Thrombosen. Wenn 1 % der venösen Thrombosen tödlich endet, bedeutet dies in Österreich (und dies gilt bereits für die sicherlich zu niedrig angesetzte Zahl von 100.000 Frauen) einen zusätzlichen (!) Todesfall pro 1 bis 2 Jahre. Ist dies vernachlässigbar – für die Familie der Frau, für den verschreibenden Arzt? Ein sehr seltener Todesfall ist ein vertretbares Risiko für eine gut wirksame Pille (auch eine Schwangerschaft hat ein Mortalitätsrisiko); **wir sprechen aber hier von zusätzlichen Todesfällen, die nicht durch einen erhöhten Nutzen zu rechtfertigen und daher unnötig sind!** (1, 10)

In einer vom BfArM in Auftrag gegebenen Studie (Zeitraum 2011-2016) nahm zwar die Verordnungshäufigkeit von Präparaten der Risikostufe 3 ab und die der Stufe 1 zu – die Verordnungen der KOK aus der Risikoklasse X, für die es noch keine ausreichenden Daten zur Einstufung des Thromboserisikos gibt, stieg aber signifikant. Bei 10- bis 19-Jährigen Patientinnen stieg der Anteil der Tagesdosen je 1.000 versicherte Frauen der Kombination Dienogest/EE an allen KOK um fast 80 % - das entspricht einem Drittel aller in dieser Altersgruppe verordneten Präparate! ***Die Situation stellt sich in Österreich kaum anders dar – und das ist angesichts der bislang zur Verfügung stehenden Daten ein Trend, der kaum von einem evidenzbasierten Verordnungsverhalten zeugt.***

20.1.4. Ovulationshemmer und Karzinomrisiko

Zervixkarzinom

KOK sind mit einer signifikanten Zunahme invasiver Zervixkarzinome assoziiert, wobei hier nur Frauen mit einer persistierenden HPV-Infektion betroffen sind. (11) Zunahme nach 5 Jahren RR 1,6; nach 10 Jahren RR 2,2, daher sind unter KOK-Behandlung regelmäßige Zervixabstriche nach PAP indiziert (s. Kapitel Vorsorgeuntersuchung).

Endometriumkarzinom

Nach mehr als 3-jähriger Einnahme von KOK sinkt das Risiko; je länger die Einnahme, desto weniger Risiko (alle 5 Jahre RR 0,76; Hochrechnung: 200 000 vermiedene Karzinome 2005– 2014). Dieser Effekt hält auch nach Beendigung der Pilleneinnahme noch über 10 Jahre an. (12)

Ovarialkarzinom

Durch die Pille wird die Inzidenz für Ovarialkarzinome (10 Fälle pro 100.000 Frauenjahre) auf die Hälfte reduziert (RR 0,5); der Effekt hält nach Absetzen des KOK ebenfalls an.

Mammakarzinom

Der Einfluss auf die Entstehung von Brustkrebs wird kontrovers diskutiert – in der ersten großen Studie wurde ein geringfügig erhöhtes Risiko (HR 1,24) bei noch laufender Verwendung gefunden, das nach Absetzen im Lauf von 10 Jahren verschwand. Dieses Risiko war deutlicher, wenn die Pilleneinnahme in sehr jungen Jahren und vor einer ersten Schwangerschaft begann. (13)
In einer neueren prospektiven Kohortenstudie aus Dänemark (14) wurde der Zusammenhang zwischen Brustkrebserkrankungen und hormoneller Kontrazeption bestätigt: Das Risiko stieg von 1,09 (95% CI 0,96-1,23) mit weniger als 1 Jahr der Anwendung von KOK auf 1,38 (95% CI 1,26-1,51) bei mehr als 10 Jahren Anwendung (P = 0,002). Insgesamt errechneten die Autoren 1 zusätzlichen Brustkrebsfall für 7.690 Frauen, die 1 Jahr lang hormonelle Kontrazeption erhielten.
Nach dem Absetzen der Hormonpräparate sank das Risiko schnell wieder - außer bei Frauen, die die Pille insgesamt mindestens 5 Jahre lang eingenommen hatten. Bei ihnen blieb es nach dem Einnahmestopp 5 Jahre lang erhöht. Demnach sind auch „moderne" Pillen mit einer niedrigeren EE-Dosis mit einem erhöhten Brustkrebsrisiko assoziiert.

20.1.5. Inhaltsstoffe

Östrogene

Der östrogene Anteil in einem KOK ist in erster Linie für die Zyklusstabilität verantwortlich; bis auf 2 Ausnahmen enthalten alle Ovulationshemmer das Östrogen Ethynilestradiol (EE) in unterschiedlicher Dosierung. In den letzten Jahrzehnten fand eine schrittweise Reduzierung von 35 über 30 auf 20 μg statt, die Untergrenze liegt aktuell bei 15 μg.

Estradiolvalerat/ körpereigenes Estradiol

Für die Präparate Qlaira® und Zoely® werben die Hersteller mit „natürliche Pille ohne Chemie" – beide Präparate verzichten auf das bewährte, synthetische EE: Qlaira® =

Estradiolvalerat (mit Valinsäure veresterte Form von Estradiol) + Dienogest, Zoely®: körpereigenes Estradiol + Nomegestrol (international wenig gebräuchliches Gestagen). V. a. Estradiol kommt üblicherweise in Hormonersatzpräparaten zum Einsatz. Tatsächliche Vorteile gegenüber EE sind aber nicht belegt, der Pearl-Index liegt in europäischen Studien bei 0,38. Dem gegenüber steht aber ein von der EMA als „schlechter" bezeichnetes Sicherheitsprofil.
Häufige UAW: Akne, Gewichtszunahme, Blutungsunregelmäßigkeiten (unter Zoely® jeweils über 10%) und psychiatrische Störwirkungen (z. B. verminderte Libido oder Stimmungsschwankungen). Indem das Thromboserisiko noch immer unbekannt ist, sollten erprobte und verträglichere Alternativen bevorzugt werden. (15)

Minipille (16)

Die tägliche Einnahme niedrig dosierter Gestagen-Minipillen während des Zyklus unterdrückt nicht die Ovulation (Ausnahme ist die relativ hoch dosierte Desogestrel-Minipille), verhindert aber, dass Spermien den zervikalen Schleimpfropf durchdringen. Da ein Östrogenanteil fehlt, ist das **Risiko thromboembolischer Komplikationen deutlich geringer** als bei Einnahme kombinierter Kontrazeptiva. Häufig kommt es zu Durchbruch- und Schmierblutungen sowie zu Verlängerung der Blutungsintervalle, aber auch zum völligen Ausbleiben der Regelblutungen.
Die Minipille ist **im Vergleich zu konventionellen Kombinationspräparaten weniger sicher** (0,5% Versager pro Jahr bei optimaler Anwendung; Hinweise auf zuverlässigere Wirkung der Desogestrel-Minipille bedürfen der Bestätigung). Sie muss täglich zur gleichen Tageszeit eingenommen werden. Bereits eine Verschiebung um 3 h kann bedeuten, dass die kontrazeptive Wirksamkeit verloren geht (bei der Desogestrel-Minipille wird eine Verschiebung bis 12 h toleriert). Deshalb eignet sich die Minipille vor allem für junge Frauen mit hoher Zuverlässigkeit der Einnahme. Sie kann für stillende Mütter und Frauen angebracht sein, die nur die nächste Schwangerschaft aufschieben wollen, oder bei Kontraindikation für Kombinationspräparate.
Da die Einnahme der Minipille mit einem erhöhten Risiko einer Extrauterinschwangerschaft einhergeht, soll sie **nicht für Frauen mit nur noch einem Eileiter oder mit Eileiterentzündung oder Bauchhöhlenschwangerschaft in der Vorgeschichte** verordnet werden. Die beobachteten gutartigen Ovarialzysten bilden sich in der Regel in den ersten Monaten nach Absetzen zurück.

20.1.6. Gestagene

Für die empfängnisverhütende Wirkung der KOK am Endometrium und an der Cervix uteri ist vor allem die Gestagenkomponente verantwortlich. Der Gestageneffekt bewirkt eine Hemmung der endometrialen Proliferation und die weitere sekretorische Transformation, was die Nidation hemmt. Die histologischen Veränderungen am Endometrium sind reversibel und meist bereits im 3. Zyklus nach Beendigung der Einnahme von kombinierten oralen Kontrazeptiva nicht mehr nachzuweisen. (4)

Gestagene der 1. und 2. Generation

Levonorgestrel (LNG) und **Norethisteron** (1. Generation) haben neben der gestagenen eine mittelstarke androgene sowie eine gering antiöstrogene und natriuretische Wirkung. **Vorteil:** selten Durchbruchsblutungen, **Nachteil:** RR-Anstieg, Akne

FAZIT: Wegen des geringeren Thromboserisikos gegenüber Präparaten der 3. Generation bleiben LNG- und norethisteronhaltige Ovulationshemmer weitherhin Mittel der 1. Wahl.

Gestagene der 3. Generation

Norgestimat

Norgestimat ist ein Nortestosteron-Derivat – wie Levonorgestrel und Norethisteron mit antiöstrogenem und leicht androgenem Wirkprofil, biologisch aktiv ist vorwiegend das Abbauprodukt Levonorgestrel. Mittel der Wahl angesichts des mit Levonorgestrel vergleichbaren niedrigeren VTE-Risikos. Cileste® bietet sich z. B. als Mittel mit mittlerer Gestagen- und etwas höherer EE-Dosis bei trockener Scheide, Vaginalsoorneigung, Libidomangel und Depression an, wenn z. B. unter Ovysmen® 0,5/35 Schmierblutungen bestehen. (siehe auch Tab. Präparateauswahl nach Östrogen-/Gestagen-Anteil)

Gestoden und Desogestrel

Beide sind Nortestosteronderivate. **Vorteil:** Im Vergleich zu LNG hat Desogestrel eine schwächere androgene Wirkung, bei Gestoden soll in niedriger Dosierung die androgene Wirkung nicht relevant sein. **Nachteil:** In Fallkontrollstudien fand sich eine Erhöhung des Thromboembolierisikos um das 9,1-Fache gegenüber Nichtanwenderinnen, im Vergleich zu einer 3,5-fachen Erhöhung unter Levonorgestrel.

Gestagene mit antiandrogener Wirkung

Dienogest

Das antiandrogen wirkende Gestagen Dienogest (z. B. Valette®) wird auch für Frauen mit Akne angeboten, der Wirkmechanismus beruht auf der Hemmung der 5Alpha-Reduktase (wie Finasterid), die antiandrogene Wirkstärke beträgt ca. 40% von Cyproteronacetat.
Sicherheitsdaten liegen nur zu ca. 330 Anwenderinnen vor und scheinen das übliche Spektrum der unerwünschten Wirkungen der Gestagene, inklusive häufiger Depressionen, widerzuspiegeln. Ovarialzysten und Alopezie sind unter Dienogest häufig. Mit verlängerten (38%) und unregelmäßigen (35%) Regelblutungen muss zu Beginn der Einnahme von Dienogest gerechnet werden. Im Verlauf nimmt die Häufigkeit von Amenorrhö von 2 auf 28% zu. Von 15 Berichten über schwere Störwirkungen unter Dienogest betreffen 3 Depressionen und 2 Ovarialzysten. Angaben zu den übrigen Berichten fehlen. Langzeitdaten zur Knochendichte unter Dienogest, das den Östrogenspiegel moderat senkt, sind bislang begrenzt; ebenso ist die Thrombogenität noch nicht ausreichend untersucht. (17)
Vorteil: Fehlende Interaktion mit Cytochrom P450, damit keine Wirkabschwächung bei gleichzeitiger Behandlung mit Antiepileptika und Antidepressiva. Somit scheint das Präparat eine Alternative zu den möglicherweise karzinogenen Cyproteronacetat-Präparaten in der Indikation Akne.
Fazit: Mittel der Wahl bei Akne – seit 2017 allerdings nur noch, wenn sich die übliche Behandlung mit oralen Antibiotika oder topischer Therapie als wirkungslos herausstellt! – und eine hormonelle Kontrazeption gewünscht wird.

Chlormadinonazetat (CMA)

CMA ist ein antiandrogen wirksames Gestagen. Chlormadinon wirkt durch Konkurrenz mit natürlichen Androgenen und inhibiert sie. Als Monosubstanz wird es bei Hirsutismus, Alopezie und Akne seborrhoica eingesetzt. In Kombination mit 30 µg Estradiol wird CMA als Kontrazeptivum verwendet (Belara®). CMA soll laut Herstellerangaben nur einen geringen Einfluss auf den hepatischen Metabolismus, den Fettstoffwechsel, den Blutdruck und die Blutgerinnung haben, verschlechtert aber dosisabhängig die Insulinsensibilität.

Häufige Nebenwirkungen: Dysmenorrhoe, Amenorrhoe, Übelkeit, Bauchschmerzen, Blutdruckerhöhung, Gewichtszunahme, Schwindel, Migräne, Sehstörungen, Akne, depressive Verstimmungen

Fazit: VTE-Risiko noch nicht ausreichend untersucht (noch keine Ergebnisse der von der EMA geforderten Unbedenklichkeitsstudie nach der Zulassung!), Mittel der 2. Wahl bei Akne

Drospirenon (DRSP)

Drospirenon (Angeliq®, Yasmin®, Yasminelle®) hat eine antiandrogene und gering RR-senkende Wirkung, führt aber zu keiner relevanten Gewichtsreduktion. Interaktion mit Cytochrom P450, damit Wirkabschwächung bei gleichzeitiger Behandlung z. B. mit Antiepileptika; Interaktion mit ACE-Hemmern, damit Kaliumanstieg. Das Thromboserisiko ist um das 1,5- bis 2-Fache erhöht und entspricht dem von Pillen der 3. Generation.

Indikationen: Keinesfalls als Mittel der 1. Wahl, Mittel der Reserve bei Akne. Dieses Gestagen ist ein Abkömmling von Spironolakton und hat daher neben einer antiandrogenen zusätzlich eine schwach diuretische Wirkung.

Gewünschte Gewichtsreduktion ist einer der häufigsten Verschreibungsgründe. Unter DRSP + EE fand sich nach einjähriger Einnahme eine Gewichtsreduktion um 480 g im Vergleich zu 190 g unter Desogestrel + EE. Das mag statistisch signifikant sein, ist aber sicher klinisch irrelevant! Drospirenon führt zu einer geringfügig verstärkten Wasserausscheidung. Das kann zu einem leichten Gewichtsverlust führen, allerdings nicht zu einem Verlust an Fettgewebe. (18) Zu Behandlungsbeginn sinken systolischer/diastolischer Blutdruck unter Drospirenon um 2–4 mmHg, nach 7 Monaten ist der Druck noch 0,5–2 mmHg unter dem Ausgangswert, unter 30 mg Estradiol + Levonorgestrel steigt er in dieser Zeit um 1,5–3 mmHg. Eine günstige Wirkung auf Bluthochdruck wäre zwar ideal, aber die antimineralkortikoide Wirkung erhöht der Kaliumspiegel ähnlich wirksam wie 25 mg Spironolakton. Die Kombination mit ACE-Hemmern sollte deshalb vermieden oder jedenfalls der K-Spiegel kontrolliert werden. Spironolakton stimuliert bekanntlich das Wachstum der Brustdrüse; Berichte wonach Spironolakton eine krebserregende Wirkung aufweise, sind allerdings bisher weder bestätigt noch widerlegt.

Cyproteronacetat (19)

Diane® und entsprechende Generika sollten auf keinen Fall Off label zur Empfängnisverhütung verordnet werden! Ebenso ist die Anwendung als Mittel gegen Akne, Hirsutismus und androgenetische Alopezie auf ein Mindestmaß zu reduzieren.

Der Nutzen zur Aknetherapie ist einem Cochrane-Review (20) nach allenfalls mäßig.

Nach Einschätzung der Autoren sind die Nachweise für eine überlegende Wirksamkeit der Cyproteronacetat-Kombination gegenüber KOK mit anderen Gestagenabkömmlingen dürftig. Aussagekräftige Vergleiche von oralen Kontrazeptiva mit alternativen Aknetherapien fehlen zudem. Alternative Behandlungen stehen zur Verfügung.
Die im Vergleich zur 2. Generation mit Levonorgestrel deutlich höhere Thrombogenität von Cyproteronacetat-Präparaten ist schon lange in verschiedenen Fallkontrollstudien beschrieben – in Frankreich wurden diese Präparate deshalb vom Markt genommen.

20.1.7. Andere Applikationsformen

Pflaster

Evra® enthält neben Ethinylestradiol Norelgestromin, einen Metaboliten von Norgestimat. Seit 2015 ist mit Lisvy® ein zweites Transdermalpflaster auf dem Markt, das niedriger als Evra® dosiert ist und aus Gestoden und einer noch geringeren Menge an Ethinylestradiol besteht.
Vorteil: Durch die transdermale Anwendung Ausweichpräparat bei chronischen Darmerkrankungen, durch Wegfall des First-pass-Effekts keine Interaktion am Zytochrom P450 und damit keine Wirkabschwächung bei gleichzeitiger Behandlung mit Antiepileptika und Antidepressiva.
Nachteil: Hoher Preis; Ablösung oder veränderte Resorption beim Schwimmen, durch Schwitzen und in der Sauna; auch nach Gebrauch noch beträchtliche Hormonmengen enthalten = aufwändige Entsorgung. Evra® gleicht in vielen metabolischen und koagulatorischen Eigenschaften den Gestagenen Desogestrel (in Marvelon® u. a.) und Gestoden (in Femovan® u. a.), für die ein erhöhtes Thromboembolierisiko in kombinierten oralen Kontrazeptiva bekannt ist. Das Pflaster Lisvy® entspricht der täglichen Anwendung eines KOK mit 60 µg GSD und 20 µg EE.
Das Risiko venöser Thromboembolien (VTE) ist unter dem Hormonpflaster 1,5–2x so hoch wie unter einem KOK mit Levonorgestrel. (21)

Vaginalring

Nuvaring® u. a. Er enthält Etonogestrel, den aktiven Metaboliten von Desogestrel - Gestagen der 3. Generation, bekannt für ein erhöhtes Thromboembolierisiko (etwa 1,5-fach mehr als bei Einnahme von Pillen mit EE + Levonorgestrel). Mit Nuvaring® lassen sich Schwangerschaften vermutlich gleich effektiv wie mit oralen Kontrazeptiva verhüten. Allerdings irritiert das Ergebnis zweier gleich großer Studien mit verschiedenem Design, wonach der Pearl-Index bei 0,65 bzw. 1,86 liegt.
Lokale Störwirkungen häufiger als unter oralen Kontrazeptiva; Scheidenentzündungen bei bis zu 19 % der Anwenderinnen; Wechselwirkungen mit intravaginalen Antiinfektiva oder Tampons noch nicht klar. (22)

Notfallkontrazeption

Hochdosiertes Levonorgestrel: Mittel der Wahl. Vorzugsweise innerhalb von 12 h, spätestens bis 72 h einzunehmen.
Ulipristalazetat: Mittel der Reserve (an Tag 4 und 5 nach ungeschütztem Geschlechtsverkehr). Einnahme innerhalb von 5 d nach ungeschütztem Geschlechtsverkehr/Versagen der Kontrazeption; bei Erbrechen innerhalb von 3 Std. nach der Einnahme sollte eine weitere Tablette eingenommen werden; bei Verzögerung der Menstruation

oder Schwangerschaftssymptomen vor der Einnahme bestehende Schwangerschaft ausschließen.
Kombination mit CYP 3A4-Induktoren jeweils kontraindiziert; wurde innerhalb der letzten 4 Wochen ein CYP3A4-Induktor (z. B. Carbamazepin, Rifampicin, Phenobarbital, Johanniskraut) angewendet, Kupfer-Intrauterinpessar verwenden, alternativ Levonorgestrel in doppelter Dosis. Nach einem EMA-Report muss im Beipack beider Wirkstoffe angeführt werden, dass begrenzte Daten auf einen eventuell verringerten kontrazeptiven Effekt bei höherem Körpergewicht/BMI hinweisen. (23, 24)

Dreimonatsspritze

Depot-Gestagene der 2. Generation: Medroxyprogesteronazetat und Norethisteronenantat. **Vorteil:** Relativ sicher, preiswert. **Nachteil:** Häufig Akne, Gewichtszunahme, Übelkeit, Mastodynie, Depression, Zwischenblutungen, Abnahme der Knochendichte (ausreichende Zufuhr von Vit. D und Kalzium!). **Kontraindikationen:** Arteriosklerose, schwer einstellbare Hypertonie, Lebererkrankung
Fazit a-t: Variante ohne besonderen Stellenwert, nur wenn andere Verhütungsmethoden nicht vertragen werden oder nicht durchführbar sind. (25)

Hormon-Spirale

Indikation der IUS ist die Kontrazeption, wobei Mirena® zusätzlich zur Behandlung der Hypermenorrhoe zugelassen ist. Tägliche Levonorgestrel-Abgabe/Verweildauer: Mirena® 20 µg, max. 5 Jahre; Kyleena® 17,5 µg, max. 5 Jahre; Jaydess® 14 µg, max. 3 Jahre
Bei einer Langzeitdepot-Gestagen-Verhütung, die in frühen Jahren begonnen wird, ist auf die Knochendichte zu achten!
Die systemische Levonorgestrel-Konzentration liegt bei 10 bis max. 20 % der Minipille; das VTE-Risiko sollte also niedriger als bei KOK sein, die Datenlage dazu ist aber noch zu gering. Wie bei allen Gestagen-only-Methoden kann das individuelle Blutungsmuster nicht vorhergesagt werden. Tendenziell nimmt aber die Rate der Amenorrhoen im Lauf der Anwendung zu und die Regelmäßigkeit der Blutung ab. Auch was die Rückkehr der Ovulation nach Absetzen der Methode betrifft, sollte die Anwenderin entsprechend aufgeklärt werden. Bei fast allen Frauen kommt es meist innerhalb eines Jahres nach Beendigung der Methode zur Refertilisierung; im Mittel tritt eine Ovulation nach 30 Wochen auf.
Gestagene Störwirkungen (Depression, Kopfschmerzen, Akne). Uterusperforationen bei 0,1–1 je 1.000 Einlagen; Risiko steigt bei Einlage nach einer Entbindung, bei Stillenden und fixierten Lageanomalien des Uterus. **Brustkrebsrisiko** in Diskussion, möglicherweise gleich wie bei Einnahme von KOK. (26)

Kupferspirale, -kette & -ball

Kupferspirale (TCu380A®): Pearl-Index 0,9-3,0. Mit Kupferdraht umwickelter T-förmiger Plastikträger, der am Stamm und an den Armen zusätzlich mit Kupferplättchen umwickelt ist. Liegedauer 5 Jahre.
Kupferkette (Gynefix®): Pearl-Index 0,1-0,5. Mit 4 Kupferzylindern beladener Polypropylenfaden, der im fundalen Myometrium verankert wird. Liegedauer 5 Jahre.
Kupferperlen-Ball IUB®: Pearl-Index 0,5-0,7. Elastischer, rund geformter Draht aus Nitinol mit 17 aufgefädelten Kupferperlen, der intrauterin frei liegt und durch die Bieg-

samkeit stets in seiner vorgegebenen an das Uteruskavum angepassten Form bleibt. Liegedauer 5 Jahre.
Kontrazeptiver Effekt beruht auf der Kupferionenabgabe an die Umgebung: Kupferionen beeinflussen Spermienmigration und -vitalität und reduzieren Spermienmotilität, Spermienkapazitation + Spermienüberleben; Endometrium wird durch die Fremdkörperreaktion biochemisch verändert und die Implantation verhindert (genauer Wirkungsmechanismus noch nicht bekannt). Weder der endogene Hormonhaushalt, noch das Stoffwechselsystem werden beeinflusst. Es wird davon ausgegangen, dass Einlage, Entfernung und Wechsel mit einer Bakterienaszension und -besiedelung verbunden sind und dadurch das Risiko einer „pelvic inflammatory disease" kurzfristig für die ersten 20 Tage erhöht wird. Im ersten Anwendungsjahr zählen Hypermenorrhö und Dysmenorrhö zu den häufigsten Nebenwirkungen, welche sich im Laufe der Zeit stabilisieren. (27)

Hormon-Implantat
Implanon® NTX enthält Etonogestrel. Bis zu einem Drittel der Anwenderinnen lässt das Implantat wieder entfernen, hauptsächlich wegen lang anhaltender Blutungen, Akne und rezidivierender Ovarialzysten. Vor Insertion des Implantats wird die 3-monatige Anwendung der desogestrelhaltigen Minipille Cerazette® empfohlen, unerwünschte Wirkungen können auf diese Weise rechtzeitig festgestellt werden. In einem Rote-Hand-Brief wies der Anbieter darauf hin, dass Implantate in Gefäßen (inkl. Lungenarterien) und Brustkorb gefunden wurden. Der Empfängnisschutz ist unzuverlässig, Johanniskraut könnte die Wirkung reduzieren. Die Verträglichkeit wurde schon im Jahr 2000 als „deutlich schlechter" als die Minipille beurteilt. **a-t-Fazit:** „Uns erscheint die Zuverlässigkeit von IMPLANON als Verhütungsmittel nicht gewährleistet. Wir raten daher beim derzeitigen Kenntnisstand von der Verwendung ab. Sollte dennoch das Stäbchen implantiert werden, sollten die Frauen zuvor eine Einverständniserklärung unterschreiben." (28)
Einer der Autoren hat in der eigenen Praxis eine 30-jährige Patientin (Raucherin) mit tödlicher Pulmonalembolie in Zusammenhang mit einer Gastroenteritis erlebt – Beweise für einen Kausalzusammenhang gibt es bislang aber nicht.

20.1.8. Ovulationshemmer bei Hyperandrogenämie
Nach Abklärung ev. adrenaler Ursachen der Hyperandrogenämie und Ausschluss tumorverdächtiger Androgenspiegel eignen sich OH zur Therapie der Hyperandrogenämie und hyperandrogenämisch bedingter Erkrankungen (Hirsutismus, Akne, Seborrhoe). OH hemmen Androgene durch Suppression der Gonadotropine und durch direkte Hemmung der Steroidproduktion in den Ovarien und der NNR. Zusätzlich bewirkt EE einen Anstieg des SHBG und senkt damit das freie Testosteron. Eine Dosissteigerung über 35 µg EE bewirkt keine weitere Erhöhung des SHBG (Ludwig M., Frauenarzt 47-2006). Die Testosteron-Abkömmlinge LNG, Norgestimat und Norethisteron binden teilweise am SHBG und erhöhen damit das freie Testosteron. In Summe haben sie durch den östrogenbedingten SHBG-Anstieg eine leichte antiandrogene Wirkung (Emons G., Göttingen).
Antiandrogen wirksame Gestagene blockieren den Androgenrezeptor und vermindern damit die Wirkung von Testosteron und Dehydrotestosteron. Cyproteronacetat (CPA)

hat die stärkste antiandrogene Wirkung. Wird die Wirkung von CPA mit 100% angesetzt, so haben Dienogest 40%, Drospirenon 30% und Chlormadinonazetat (CMA) 20% Wirkung. (7)

20.1.9. Gestagen-Auswahl bei Haarausfall, Akne und Seborrhoe

1. Wahl: Dienogest, Valette®
2. Wahl: Chlormadinon, Belara®
3. Wahl: Drospirenon, Yasmin®, Yasminelle®
4. Wahl: Cyproteronacetat, Minerva®, Diane mite®

20.1.10. Präparatewechsel bei Nebenwirkungen

Symptome	Östrogen		Gestagen	
	zu viel	zu wenig	zu viel	zu wenig
Rasche Gewichtszunahme, Ödeme				
Langsame Gewichtszunahme, Hunger				
Übelkeit, Erbrechen				
Kopfschmerz während Pillen-Einnahme				
Kopfschmerz im Pillen-Intervall				
Zervikale Hypersekretion				
Trockene Scheide, Soor				
Hyperpigmentierung				
Wadenkrämpfe				
Spannungsgefühl Brust				
Regelschmerzen				
Verstärkte Blutung				
Hypo- und Amenorrhoe				
Blutung 1. Zyklushälfte				
Blutung 2. Zyklushälfte				
Nervosität				
Müdigkeit				
Depression				
Libidoverminderung				
Seborrhoe, Hautunreinheiten, Haarausfall*				

** androgene Restwirkung - Wechsel auf antiandrogenes Gestagen; nach: Vorlesung Prof. Wildt*

20.1.11. Präparateauswahl nach Östrogen-/Gestagen-Anteil

Angeführt nach Östrogengehalt/Generation.

Ethinylestradiol + Chlormadinon (4. Generation)			
Ethinylestradiol	Chlormadinon	Präparat	
0,03 mg	2 mg	ANGILETTA BALANCA BEATRICE BELARA BELLISSIMA	BILINDA DELIA LADONNA MADINETTE MELLOW
Ethinylestradiol + Desogestrel (3. Generation)			
Ethinylestradiol	Desogestrel	Präparat	
0,02 mg	0,15 mg	ALENINI DENISE DESOFEMINE DESORELLE mite	LIBEREL mite MERCILON STRELICIA
0,03 mg	0,15 mg	BENIFEMA DESOFEMINE DESORELLE	LIBEREL MARVELON STRELICIA
0,04/0,03 mg	0,25/0,125 mg	GRACIAL Phasenpräparat	
Ethinylestradiol + Dienogest (4. Generation)			
Ethinylestradiol	Dienogest	Präparat	
0,03 mg	2 mg	BONISARA CARA DIENORETTE DIENOVEL KAPPANOGEST LARISSA MAYRA	MOTION PELIETTE SIENIMA SIBILLA STELLA VALETTE VIOLA
Estradiolvalerat 3/2/2/1 mg	0/2/3/0	QLAIRA Phasenpräparat	
Ethinylestradiol + Drospirenon (4. Generation)			
Ethinylestradiol	Drospirenon	Präparat	
0,02 mg	3 mg	ALIANE BALANCETTE CLEODETTE CLEONITA DANSELLE DROSFEMINE DROSIANE mite DROSPIFEM	DAYLINA ELOINE ETINDROS FLEXYESS JANGEE NARAYA VOLINA mite YASMINELLE YAZ
0,03 mg	3 mg	CLEOSENSA DANSEO DROSIANE DROSPIFEM ETINDROS	JANGEE NARAYA VOLINA YASMIN YIRALA

Ethinylestradiol + Gestoden (3. Generation)		
Ethinylestradiol	Gestoden	Präparat
0,015 mg	0,06 mg	ANNANTAH FLOW GEFEMIN MINESSE MIRELLE VARIANTA
0,02 mg	0,075 mg	HARMONETTE JULIPERLA LENEA MELIANE SYLGESTREL mite WAVE YRIS mite
0,03 mg	0,075 mg	GYNOVIN MINULET SOFIPERLA SYLGESTREL YRIS
0,03/0,04/0,03 mg	0,05/0,07/0,1 mg	TRIODENA Phasenpräparat
Ethinylestradiol + Levonorgestrel (2. Generation)		
Ethinylestradiol	Levonorgestrel	Präparat
0,02 mg	0,1 mg	ERLIDONA EVALUNA LOETTE MELLEVA SELINA mite XYLIETTE
0,03 mg	0,15 mg	EVALANA EVALUNA LEVOSTROL MADONELLA MELLEVA MICROGYNON RIGEVIDON
0,03/0,01 mg	0,15/0 mg	SEASONIQUE Phasenpräparat
Minipille		
Desogestrel		Präparat
0,075 mg		CERAZETTE CYCLE CYPRELLA DESIRETT DESOFEMONO DIAMILLA GRYSTELLA JUBRELE MONIQ Gynial TANGOLITA

20.2. Menstruationsverlegung

Vorverlegen der Menstruation: KOK 3 Tage vor gewünschtem Blutungsbeginn absetzen. **Hinauszögern des Menstruationsbeginns:** Einmalige Verlängerung des Menstruationszyklus durch Progesteron; bei 28-tägigem Zyklus ab dem 22. Zyklustag täglich einnehmen und 3 Tage vor dem gewünschten Blutungsbeginn wieder absetzen. Verhütet die Frau schon länger mit KOK, muss sie die Einnahmephase um die entsprechende Zeit verlängern.

CAVE: Kontraindikationen KOK, siehe voriger Abschnitt

20.3. Vaginalsoor

Die Soorkolpitis soll örtlich behandelt werden. Topische Imidazol-Antimykotika, wie Clotrimazol (Candibene®), erzielen Heilungsraten zwischen 85 und 90 %. Unterschiede zwischen den einzelnen Azol-Abkömmlingen scheint es nicht zu geben. Vereinzelt werden Resistenzen auf Azole beobachtet. Alternativ dann örtlich Nystatin (Mycostatin

Salbe®, Heilungsraten 75 bis 80%). Therapiedauer 5–7 Tage.
Systemische Azol-Antimykotika, wie Fluconazol, wirken vergleichbar gut wie topische. Der Vorteil der einfacheren Anwendung ist gegen systemische Störeffekte abzuwägen. Gefürchtet sind vor allem Leberschäden: Ketoconazol wirkt bei einer von 10.000 bis 15.000 behandelten Frauen hepatotoxisch. Tödliches Organversagen kommt vor. Bei Fluconazol scheint die Rate etwas geringer. Weiters ist eine Verlängerung der PQ-Zeit und Interaktion mit zahlreichen anderen häufig verordneten Präparaten zu bedenken.

20.4. Medikamente in Schwangerschaft

Kein Wirkstoff gilt als 100%ig sicher. Indikation sehr streng stellen. Nutzen und Risiko abschätzen.Teilweise Unterschiede je nach Trimenon. Schwangere auf Risiken hinweisen (inkl. Selbstmedikation).

20.4.1. Positivliste

Online-Recherche z.B. auf www.embryotox.de oder www.sappinfo.ch

- **Hochdruck:** Metoprolol
- **Gestationsdiabetes:** Insulin
- **Thrombose:** fraktionierte Heparine (NMH)
- **Schilddrüsenhormonsubstitution:** erhöhter Bedarf ca. +30%
- **Vaginalsoor:** topische Antimykotika; im 1. Trimenon nur Nystatin, danach auch Azole erlaubt
- **Schmerzmittel:** 1. Wahl: Paracetamol, 2. Wahl: ASS (nur bis 30. SSW), Ibuprofen (nur bis zur 28. SSW), Tramadol, Morphinderivate
- **Bakterielle Infektionen:** 1. Wahl: Penicilline + Cephalosporine (auch in Kombination mit Beta-Lactamase-Hemmstoff), Alternative (z. B. bei Allergie): Makrolide
- **Asthma:** inhalative Beta-Mimetika (1. Wahl: Salbutamol), inhalative Glukokortikoide
- **Hustenreiz:** Codein
- **Psychiatrie:** Diazepam (nur kurzzeitig), Promethazin, Amitriptylin
- **Erbrechen:** Antihistaminika (zur vorübergehenden Einnahme im 1. Trimester), Meclozin als 1. Wahl (in D über Auslandsapotheken), 2. Wahl: Doxylamin (in Kombination mit Pyridoxin, Nuperal®; in D nicht für Schwangerschaftserbrechen zugelassen). Alternativen: Diphenhydramin, Metoclopramid (nur temporär begrenzt, CAVE bei vorzeitigen Wehen in höheren SSW!)
- **Sodbrennen:** Sucralfat, Ranitidin (strengste Indikationsstellung - ausgenommen Säureaspirationsprophylaxe bei Sectio)

Literaturnachweis online: www.tgam.at/leitfaden_quellen_kap20

21. Eltern-Kind-Vorsorge neu 2018

Nach: Reinsperger, I; Rosian, K; Winkler, R; Piso, B. (2018): Eltern-Kind-Vorsorge neu. Teil XI: Mutter-Kind-Pass Weiterentwicklung: Screeningempfehlungen der Facharbeitsgruppe für Schwangerschaft, Wochenbett und Kindheit (0-6 Jahre). HTA-Projektbericht 92.
Basierend auf vom Ludwig Boltzmann Institut für Health Technology Assessment erstellten Projektberichten wurden von 2014-2018 durch eine interdisziplinäre, multiprofessionelle Facharbeitsgruppe für das Bundesministerium (Screening-)Empfehlungen für die Schwangerschaft, das Wochenbett sowie die Kindheit (0-6 Jahre) erarbeitet. Dabei wurden von der Arbeitsgruppe zur Weiterentwicklung des Mutter-Kind-Passes für die Schwangerschaft 32 Empfehlungen pro und 27 Empfehlungen contra ein Screening ausgesprochen. Beim Wochenbett gab es 3 Pro- und 3 Contra-Empfehlungen, für die Kindheit 16 Pro- und 7 Contra-Empfehlungen. Nachfolgend ein Überblick über die Pro-Screening-Empfehlungen.

Zur besseren Übersichtlichkeit wurde in folgende 8 Abschnitte unterteilt:
- Empfehlungen zur kindlichen Entwicklung und zu Untersuchungen post partum
- Extrauteringravidität
- Hypertensive Erkrankungen der Schwangerschaft
- Infektionskrankheiten
- Psychosoziale Gesundheit in der Schwangerschaft
- Screening von Mutter und Fetus auf mögliche Entbindungskomplikationen
- Sonstige
- Toxika/Lebensstil-/ Verhaltensbedingte Gesundheitsbedrohungen

Thema	Empfehlung	Nutzen/Risiko	Anmerkungen
Empfehlungen zur kindlichen Entwicklung und zu Untersuchungen post partum			
Adipositas	Für alle Kinder einmalig frühestmöglich erhobene Risikofaktoren (RF) für Entwicklung v. Übergewicht/ Adipositas zusammenfassen. Kont. Beachtung spezifischer familiärer u. individueller RF aus biopsychosoz. Sicht.	Unklare Evidenz über Effektivität von Interventionen. Risiko eines Schadens ist geringer als der Nutzen (Nutzen › Risiko). Empfehlungsstärke: schwach	Bei Auffälligkeiten: Abklärung, Ursachen- und risikospezifische Beratung
Angeborene Herzfehler	Alle Neugeborenen innert 48 h post-partum mittels Auskultation + Tasten der A. Fem.-Pulse untersuchen, am 2. Lebenstag mit Pulsoxymetrie auf angeborene Herzfehler screenen.	Nutzen › Risiko Empfehlungsstärke: stark	Pulsoxymetrie entsprechend der Konsensusempfehlung der ÖGKJ 2014
Angeborene Hörstörungen	Alle Neugeborenen am 2.-4. Tag nach der Geburt mittels OAE oder AABR auf angeborene Hörstörungen screenen	Bei 1-2 von 1.000 Kindern; Nutzen › Risiko. Empfehlungsstärke: stark	Weiteres Vorgehen auf www.hno.at
Bewegungsmangel	Ab 2. LJ bei jeder MKP-Untersuchung hinweisen, dass altersgem. Bewegung pos. Auswirkungen hat, siehe z. B. http://www.fgoe.org/presse-publikationen/downloads/wissen/bewegungsempfehlungen		

Thema	Empfehlung	Nutzen/Risiko	Anmerkungen
Bluthochdruck	Mindestens 1x ab dem vollendeten 3. Lebensjahr RR messen	Nutzen › Risiko Empfehlungsstärke: stark	Erhöhter RR: Verifizierung, ggf. Abklärung
Entwicklungs- und Verhaltensstörungen	Bei allen Kindern analog zur Kinderrichtlinie aus D eine „orientierende Beurteilung der kindlichen Entwicklung" durchführen	Auf Basis der empirischen Erfahrung wird ein deutlich positives Nutzen-Schaden-Verhältnis gesehen.	Kinderrichtlinie D umfasst alle wesentlichen Komponenten der kindl. Entwicklung
Ernährung/ Ess- und Fütterungsverhalten	Ess- und Fütterungsverhalten altersspezifisch erfragen	Empfehlungsstärke: stark	Informations- und Beratungsangebote sollen sich an aktuellen Leitlinien orientieren.
Erworbene Hörstörungen	Alle Kinder bei jeder MKP-Untersuchung altersgemäß mittels Verhaltensaudiometrie und Fremd-/Anamnese auf erworbene Hörstörungen screenen	Empfehlungsstärke: stark	
Gedeih- und Wachstumsstörungen	Bei allen nach dem Screening vorgesehenen Untersuchungen Gewicht, Größe und Kopfumfang bestimmen	Nutzen › Risiko Empfehlungsstärke: stark	Bei Auffälligkeiten weitere Abklärung möglicher Ursachen
Hodenhochstand	Untersuchung auf Hodenhochstand (HH) mittels Inspektion und Palpation	Nutzen › Risiko Empfehlungsstärke: stark	Bei allen folgenden MKP-Unters. Vorliegen eines HH untersuchen; bei bestehendem HH nach 6. LM therapeutische Schritte einleiten
Klinische Untersuchung	Alle Kinder sollen bei jeder kinderärztlichen/allgemeinmedizinischen MKP-Untersuchung altersgemäß klinisch untersucht werden. Empfehlungsstärke: stark		
Misshandlung/ Vernachlässigung	Kindeswohlgefährdung: Nach Diskussion und Empfehlung zur Aufnahme des Screenings auf psychosoziale Belastungen ist aus Sicht der Facharbeitsgruppe das Thema dzt. ausreichend abgedeckt und wird daher nicht mehr gesondert behandelt. AWMF-S3-Leitlinie voraussichtlich Ende 2018.		

Thema	Empfehlung	Nutzen/Risiko	Anmerkungen
Kongenitale Hüftdysplasie und -luxation	Alle Kinder in der 1. + 6.-8. Lebenswoche mittels Ultraschall dbzgl. untersuchen	Nutzen › Risiko	
Neugeborenengelbsucht	Einmalig zwischen 48. – 72. Lebensstunde mittels Inspektion und transkutaner Messung screenen	Nutzen › Risiko Empfehlungstärke: stark	Bei pos. Test Vorgehen nach AWMF-S2k-Leitlinie zum Thema
Passivrauchen	Eltern/Bezugspersonen frühzeitig über Risiken des Passivrauchens für das Kind informieren	Nutzen › Risiko Empfehlungstärke: stark	Zu Nikotin in der SS siehe Kapitel Toxika etc.
Pathologischer Ikterus prolongatus	Alle Kinder in der 4.-6. Lebenswoche einmalig auf Ikterus prolongatus screenen	Nutzen › Risiko	
Psychosoziale Belastungen	Grundsätzliche psychosoziale Einschätzung soll bei jeder Untersuchung des Kindes erfolgen. Leitfragen: Betreuungspflichten: Haben Sie Betreuungspflichten, z. B. für weitere Kinder, Angehörige? Gibt es außer Ihnen noch jemanden, der für die Betreuung verantwortlich ist? Soziale/fam. Unterstützung: Fühlen Sie sich durch Partner, Familie, Freunde, Nachbarn ausreichend sozial, emotional etc. unterstützt bzw. haben Sie das Gefühl, bei Bedarf auf Unterstützung zurückgreifen zu können? Finanz. Absicherung: Haben Sie genug Geld, um den Alltag mit Ihren Kindern (Wohnen, Lebensmittel, Kleidung etc.) finanzieren zu können? Zuversicht: Sind Sie zuversichtlich, wenn Sie an die nächsten Wochen/ Monate denken? Überforderung: Fühlen Sie sich dzt. immer wieder überfordert, z. B. mit der Versorgung des Kindes oder im Umgang mit dem Kind? Sorgen/Belastungen: Gibt es etwas in Ihrem Leben (z. B. Arbeitssituation, pers. Beziehungen, andere Lebensereignisse), das Ihnen Sorgen macht/Sie belastet? Selbstwirksamkeit/Bewältigungsstrategien: Verfügen Sie Ihrer Einschätzung nach über ausreichende Möglichkeiten, etwaige Belastungen bewältigen zu können?		
	Basierend auf den Antworten -› zusammenfassende Empfehlung	Empfehlungsstärke: schwach	Zu psychosoz. Gesundheit d. Schwangeren, s. entspr. Kapitel unten
Sehstörungen	Alle Kinder sollen auf Sehstörungen gescreent werden	Nutzen › Risiko Empfehlungsstärke: stark	
Stillen	In 18.-22. SSW Frage: Planen Sie zu stillen?	Nutzen › Risiko Empfehlungsstärke: stark	Bei allen MKP-Untersuchungen nach Stillverhalten/allfälligen Stillproblemen fragen

Thema	Empfehlung	Nutzen/Risiko	Anmerkungen
Unfallverhütung	Eltern/Bezugspersonen frühzeitig u. wiederholt ü. altersentspr. Unfallrisiken, Möglichkeiten der Unfallverhütung aufklären	Nutzen › Risiko Empfehlungsstärke: stark	Basisinfo im MKP; vertiefende Info, Self-assessment-Tools verfügbar
Impfschutz	Bei jeder MKP-Untersuchung Impfstatus erheben	Nutzen › Risiko Empfehlungsstärke: stark	Überblick im Impf-Kapitel
Zahnerkrankungen	Ab 7. LM bei jeder MKP-Untersuchung auf Zahnerkrankungen u. RF untersuchen	Nutzen › Risiko	
Extrauteringravidität			
Extrauteringravidität	Mit Ultraschall in SSW 7-9 einmalig Lokalisation der Gestation untersuchen	Empfehlungsstärke: stark	Keine LL mit Screeningempfehlung, 1 LL empfiehlt Risikofaktorenerhebung
Hypertensive Erkrankungen der Schwangerschaft			
Hypertensive Schwangerschaftserkr./ Präeklampsie in der Schwangerschaft inkl. sFlt-1/ PIGF-Ratio zum Screening auf erhöhtes Präeklampsie-Risiko	Alle Schwangeren einmalig zum frühestmöglichen Zeitpunkt mittels Anamnese auf Risikofaktoren (lt. aktueller Leitlinie) screenen; regelmäßig Blutdruck messen; ab der 20. SSW regelmäßig Harnstreifentest auf Proteinurie	Empfehlungsstärke: stark	Bei verbesserter Evidenzlage zu neuen Screeningmethoden (z. B. Doppler-US der A. uterina, PAPP-A, PIGF, sFlt-1/PIGF Ratio) wird dieses Screening neuerlicher Bewertung unterzogen.
Infektionskrankheiten			
Asymptomatische Bakteriurie	Einmalig in 9.-17. SSW mittels Harnkultur des Mittelstrahlharns auf asymptomatische Bakteriurie screenen	Empfehlungsstärke: stark	Ggf. Wiederholung des Screeningtests
B-Streptokokken	In SSW 35-37 einmalig rektovaginaler Abstrich bzgl. Besiedelung mit beta-hämolysierenden Streptokokken (Kultur). Positiver Befund: peripartal Antibiotikagabe		
Hepatitis B	Alle Schwangeren (auch Hepatitis B-geimpfte) in 25.–28. SSW mit HBs-Antigen-Test auf Hepatitis B screenen	Deutliche Reduktion des kindl. Infektionsrisikos durch aktive u. passive Immunisierung nach Geburt Empfehlungsstärke: stark	Schwangere positiv: Überweisung an Facharzt. Kind positiv: Vorgehen lt. Impfplan

Thema	Empfehlung	Nutzen/Risiko	Anmerkungen
HIV	einmalig zum frühestmöglichen Termin mittels ELISA-Test auf HIV screenen	Nutzen › Risiko Risiko der Mutter-Kind-Übertragung kann durch entspr. Interventionen auf ‹ 1 % gesenkt werden Empfehlungsstärke: stark	Bei pos. Screening Abklärung mittels Western Blot, bei Bestätigung nochmalige Kontrolle, Meldung gemäß AIDS-Gesetz, Überweisung an Zentrum
Pathologische Befunde im Genitalbereich (inkl. „PAP-Abstrich“)	Frühestmöglich gyn. Untersuchung; ggf PAP-Abstrich; 10.-13. SSW einmalig mit Sonogr. auf Uterusanomalien, Uterus myomatosus, ovarielle Auffälligkeiten screenen	Empfehlungsstärke: stark	
Röteln-Suszeptibilität	möglichst früh Impfstatus erheben Wenn kein Nachweis über Schutz, möglichst früh in der SS mittels ELISA IgG-Test auf Röteln- Suszeptibilität screenen	Keine Interventionsmöglichkeit in der dzt. SS! Bei neg. Titer und ev. Kontakt mit Röteln Immunglobulingabe Empfehlungsstärke: stark	Bei neg. Titer: Beratung zu Expositionsprophylaxe, WH des Antikörpertests in der 16.-17. SSW, Beratung im Hinblick auf eine postpartale Impfung
Syphilis	Frühestmöglich mittels TPPA / TPHA –Test screenen	Empfehlungsstärke: schwach	
Toxoplasmose	Frühestmöglichen auf Toxoplasmose screenen	Internationale LL gegen Screening, deren Relevanz ist für Ö. zu hinterfragen Empfehlungsstärke: stark	Bei pos. Screening: Weitere Abklärung (siehe Toxoplasmose Richtlinie Prusa et al 2013)
Varizellen	Frühestmöglich mittels Anamnese (nach durchgemachter Varizellen-Erkrankung bzw. Impfung) bzw. mittels Kontrolle des Impfpasses screenen	Empfehlungsstärke: stark	Neg. o. unsichere Erkr.- o. Impfanamnese: serolog. Test; bei neg. Test: Beratung zu Expositionsprophylaxe u. zu postpart. Impfung bei fehlender Immunität

Thema	Empfehlung	Nutzen/Risiko	Anmerkungen
Psychosoziale Gesundheit in der Schwangerschaft (s. auch Abschnitt „Empfehlungen zu kindl. Entwicklung/Untersuchungen Post partum")			
Depression/ Angststörungen	Frühestmöglich, in SSW 24-28, 4-8 Wo. u. 3-5 Mo. nach Geburt mittels PHQ-4 Fragebogen screenen	Empfehlungsstärke: stark	
Häusliche Gewalt	Frühestmöglich, im Verlauf der SS u. postpartal auf häusliche Gewalt screenen	Empfehlungsstärke: stark	
Sozioökon. Benachteiligung	Frühestmöglich auf sozioökonomische Benachteiligungen screenen	Nutzen › Risiko Empfehlungsstärke: stark	
Störungen d. psych. Gesundheit	I.R. d. anamnestischen Gesprächs einmalig frühestmöglich screenen	Hohe Lebenszeitprävalenz von psych. Erkrankungen Empfehlungsstärke: stark	
Screening von Mutter und Fetus auf mögliche Entbindungskomplikationen			
Cervixinsuffizienz (Ultraschall-Screening)	Schwangere mit mind. 1 obligatorischen Risikofaktor (RF) in 18.-22. SSW mittels Ultraschall screenen. Bei fakultativen Risikofaktoren Screening in Erwägung ziehen. Bei positivem Screening Vorgehen nach LL.	Behandlungsoptionen: Progesterongabe, Cerclage, Pessare, Änderung des Bewegungsverhaltens. CAVE: Bei einem generellen Screening kann der potentielle Schaden überwiegen, für Risikogruppen kann der Nutzen überwiegen. Empfehlungsstärke: stark	RF obligatorisch: Mehrlings-SS, vorangeg. Frühgeburt, vorangeg. Spätabort, vorangeg. Cervix-OP. RF fakultativ, z. B. ‹18 J, ›35 J, niedriger sozioökonom. Status, bakt. Infektion, starkes Unter-/Übergewicht, Schwangerschaftsintervall ‹ 6 Mo, Bindegewebsschwäche
Erhöhtes Frühgeburtenrisiko	Zahlreiche spezif. Screeningmaßnahmen zur Reduktion des Frühgeburtenrisikos (z. B.: Cervixinsuffizienz, bakterielle Vaginose, Rauchen, Alkohol-/Drogenkonsum etc.). Wichtig: auch außerhalb des MKP weiterhin Maßnahmen zur Reduktion der Frühgeburtlichkeit treffen.		
Fetale Anomalien	Über die Möglichkeit eines Ultraschallscreenings auf fetale Anomalien informieren. Das Screening soll in der SSW 18-22 erfolgen.	Durch einen einzigen qualitätsgesicherten Screeningtest kann eine Vielzahl, teilweise schwerwiegender, aber teilweise behandelbarer Anomalien erkannt werden. Stärke der Empfehlung: stark	Frühzeitiges Erkennen führt zu besserem Behandlungsverlauf

Thema	Empfehlung	Nutzen/Risiko	Anmerkungen
Gestationsdiabetes (GDM)	Zu Beginn der Schwangerschaft Risikofaktoren erheben. Hochrisikogruppen im 1. Trimenon screenen. In SSW 24-28 mittels 75 g oGTT screenen. Bei positivem Test: Überwachung und Therapie gemäß ÖDG- und ÖGGG-Leitlinien	Ca. 10 % in Ö. Nutzen › Risiko Frühzeitige Sekundär- und Tertiärprävention. Reduktion von Geburtskomplikationen durch frühzeitige Therapie. Empfehlungsstärke: stark	RF: GDM in vorangehender Gravidität, Prädiabetes in Anamnese (gestörte Glukosetoleranz und/oder Nüchternglukose › 100 mg/dl), kongenitale fetale Fehlbildung in vorangehender Gravidität, Geburt eines Kindes › 4.500 g, Totgeburt, habitueller Abortus, Diabetes-Symptome, Adipositas, Alter über 45 J, Metabol. Syndrom, vaskuläre Erkrankung
Lageanomalien	In SSW 36+0 mittels Ultraschall auf Lageanomalien screenen	Ö: ca. 6 % (BEL u QL); Nutzen bei frühem Erkennen: rechtzeitige Planung geeigneter Geburtsmethode. Nutzen › Risiko, wenn Sono nach SSW 36+0 Empfehlungsstärke: stark	Screening positiv: Aufklärung der Schwangeren über Behandlungs- bzw. Geburtsmöglichkeiten
Mehrlingsschwangerschaft	Mittels Sono in SSW 10-13 auf Mehrlingsschwangerschaften screenen	Nutzen › Risiko Empfehlungsstärke: stark	Pos. Screening: Behandlung/Interventionen nach evidenzbasierter LL
Plazenta praevia	In 18.-22. SSW mit abdominalem Ultraschall auf Plazenta praevia screenen	I.R. d. Routine-US-Untersuchung im 2. Trimester. Ö: 0,2 % (2007); D: 0,3 %, Risiko steigt auf rd. 4 % bei vorangeg. Schnittentbindungen. Empfehlungsstärke: stark	Pos. Screening: Info ü. Verhaltensmaßn., Verlaufskontr. im kurativen Bereich, letzte Ko. nach 30.-32. SSW. Behandlungsmöglichkeit: Sectio

Thema	Empfehlung	Nutzen/Risiko	Anmerkungen
Sonstige			
Anämie in der Schwangerschaft	Zum frühestmöglichen Zeitpunkt und in SSW 24-28 Bestimmung von Hämoglobin/ Hämatokrit	STMK MKP-Stelle (2006-2014): Prävalenz Hb < 11 in SSW 24-28 = 13 % (im 1. Untersuchungsintervall 2,2%). Frühzeitiges Erkennen führt zu besserem Behandlungsverlauf in Abh. von Schwere u. Ursache. Empfehlungsstärke: schwach	Bei Hb-Wert < 11,0 g/dl: diagnostische Abklärung; Therapie in Abhängigkeit von Ursache und Schwere der Anämie
Blutgruppen-/ Rhesusinkompatibilität und irreguläre Blutgruppenantikörper	Frühestmöglich AB0-Blutgruppe (Erstschwangerschaft) und Rhesusfaktor (Erstschwangerschaft) bestimmen sowie Antikörper-Suchtest (alle Schwangerschaften)	12-15% der Frauen Rh-negativ, ohne Intervention schwerer Verlauf Empfehlungsstärke: stark	Rhesus-neg. Schwangere: NIPD nach Verfügbarkeit; bei pos. fetalem Rhesusfaktor: Rhesusprophylaxe in SSW 28-30 oder Wdh. AK-Suchtest in SSW 24-28. Falls pos. Überweisung an Zentrum; bei erneut neg. AK-Suchtest (bei unbekanntem fetalen Rh-Faktor) Rhesus-Prophylaxe in SSW 28-30
Fetales Wachstum	Zwischen 30.-33. SSW mittels Sono auf fetales Wachstum screenen	Zu wenig Datenmaterial, um Relevanz für Ö abzuschätzen	Nach pos. Screening Aufklärung, ggf. Abklärung Ursachen

Thema	Empfehlung	Nutzen/Risiko	Anmerkungen
Hypothy-reose/ Schilddrüsen-Dysfunktion	Bei Risikofaktoren frühestmöglich TSH-Bestimmung: SD-Dysfunktion o. pos. Familienanamnese, Typ 1 DM oder andere Autoimmunerkrankung, Fehlgeburt oder Frühgeburt in der Anamnese, BMI >40, Zwillingsschwangerschaft, Jodmangelgebiet, > 30 J	Ob der Nutzen das Risiko überwiegt, kann nach derzeitigem Stand (08/2018) nicht gesagt werden Empfehlungsstärke: schwach	Diagnostik/Therapie bei: Struma, SD-Auto-AK, Symptome/klin. Anzeichen für SD-Dysfunktion inkl. Anämie u. erhöhtem Cholesterin. Bei erhöhtem TSH: Abklärung fT4 und TPO-AK; bei erhöhtem TPO-AK: Bestimmung der Tg-AK, nur wenn TPO-AK negativ (US-Guideline)
Stillen	Siehe Kapitel Empfehlungen zur kindlichen Entwicklung und zu Untersuchungen post partum		
Teenager-schwanger-schaften	Zum frühestmöglichen Zeitpunkt das Alter der Schwangeren erfassen	Nutzen > Risiko Empfehlungsstärke: stark	Alter ≤ 18 J: Zuweisung zu Unterstützungseinrichtungen; Alter bei Konzeption < 14 J: verpfl. Meldung (Kinder- und Jugendhilfe)
Thrombo-seneigung/ Thrombo-philie	Zum frühestmöglichen Zeitpunkt mittels Anamnese auf ein erhöhtes Thromboserisiko screenen	Nutzen > Risiko bei Anamnese als „Screeninginstrument" (ggf. weitere Abklärung). Behandlungsoption: niedermolekulares Heparin Empfehlungsstärke: stark	Anamnese: stattgef. Thrombose? Schwangere mit pos. Familienanamnese (1. Grades) bzgl. Thromboseereignis? Weitere Thromboserisikofaktoren vorhanden?
Toxika, Lebensstil- und verhaltensbedingte Gesundheitsbedrohungen			
Lebensstil-/ verhal-tensbed. Gesund-heitsbe-drohungen (insbes. Be-wegungs-mangel)	Rauchen, Alkohol, Drogenkonsum, Nährstoffmangel und Gewicht werden bereits an anderer Stelle behandelt. Zu „gesundheitsförderlicher Bewegung in der Schwangerschaft" beraten und darauf hinweisen, dass moderate Bewegung positive Auswirkungen haben kann. Schwangere auch über potentielle Risiken ausgeübter Sportarten informieren.		

Thema	Empfehlung	Nutzen/Risiko	Anmerkungen
Abweichungen vom Normalgewicht und inadäquate Gewichtszunahme	Frühestmöglich BMI bestimmen, bei Abweichungen vom Normalgewicht ggf. spezielle mediz. Betreuung in Abhängigkeit vom Ausgangs-BMI	Nutzen › Risiko Empfehlungsstärke: stark	Info zu empfohlener Gewichtszunahme, diese regelmäßig kontrollieren. Bei inadäquater Gewichtszunahme ggf. beraten/ betreuen
Alkoholkonsum	Möglichst früh nach Alkoholkonsum in der Schwangerschaft fragen, über mögliche Folgen für das Kind aufklären und zu Abstinenz beraten	Nach Trisomie häufigster Grund für Fehlbildungen und Verhaltensauffälligkeiten bei Kindern (Daten aus D) Empfehlungsstärke: stark	Bei positiver Anamnese: weitere Abklärung mit dem T-ACE Fragebogen, wenn T-ACE ≥ 2 Punkte: Überweisung an spezialisierte Einrichtung
Drogenkonsum	Möglichst früh und erneut bei Zweifel u./o. potentieller Gefährdung nach Drogenkonsum fragen und über Folgen für Kind aufklären	Nutzen › Risiko Empfehlungsstärke: stark	Bei positiver Anamnese: qualifizierte Beratung, ggf. Zuweisung an spezialisierte Zentren
Nährstoffmangel in der Schwangerschaft	Zum frühestmöglichen Zeitpunkt anamnestisch auf Vorliegen von Risikofaktoren für Mangel an Jod, Vitamin D und Folsäure (allgemeine Risikofaktoren) screenen	Frühzeitiges Erkennen = besserer Behandlungsverlauf in Bezug auf Jod u. FS; FS: DACH empfiehlt Supplementierung während SS (spätestens 4 Wochen vor SS-eintritt bis 1. Drittel der SS. Das Beheben des FSmangels der erst in SS erkannt wird, verhindert nicht einen möglichen Neuralrohrdefekt Stärke der Empfehlung: Folsäure stark, Jod schwach, Vitamin D keine GoR	Allg. Risikofaktoren: Alter der Mutter ‹ 20 J o. › 40 J, rasch aufeinander folgende Schwangerschaften, niedriger sozioökon. Status. Bei positivem Risikofaktor: Beratungsgespräch bzw. Information über Beratungsmöglichkeiten, ggf. Supplementierung u/o weitere Abklärung im kurativen Bereich

Thema	Empfehlung	Nutzen/Risiko	Anmerkungen
Nikotin	Möglichst früh in der SS nach aktiven u. passiven Rauchgewohnheiten fragen u. über mögliche Folgen für das Kind aufklären	ca. 20 % der Schwangeren in Ö; frühzeitiges Erkennen = besserer Verlauf bei entspr. Maßnahmen Empfehlungsstärke: stark	Zur Bedrohung durch Passivrauchen für das bereits geborene Kind siehe Abschnitt Empfehlungen zur kindlichen Entwicklung und zu Untersuchungen post partum
Sozioökon. Benachteiligung	Siehe Abschnitt Psychosoziale Gesundheit		

INDEX

1. Allgemeiner Teil

A

ABI-Messung 168

Absetzsyndrom 381, 384

Abszess 46, 269

ACS 263, 279, 324, 325, 330 *sehe auch Akutes Koronarsyndrom*

Adenoviren 10, 11, 22, 64

Adipositas 131, 132, 133, 134, 135, 137, 229, 254, 286, 486, 542, 548

Adipositas-Paradoxon 133

Agranulozytose 176, 196, 197, 218, 221, 349, 384, 386, 390

Akathisie 368, 384

Akne 532, 533, 534, 536, 537, 538

Akupunktur 148, 159

Akustikusneuritis 452

Akutes Koronarsyndrom 263, 324, 330 *siehe auch ACS*

Alkohol 269, 285, 332, 355, 360, 392, 396, 398, 399, 401, 403, 404, 405, 408, 547, 550

Allergien 5, 15, 44, 67, 78, 79, 118, 157, 158, 219, 338, 448, 463

Alzheimer 347, 359, 360, 361, 362, 363, 364

Amylase 268, 336, 391

Analdysplasien 426, 446, 447

Anämie 98, 99, 101, 103, 109, 112, 120, 146, 176, 264, 319, 347, 360, 384, 516, 549, 550

Aneurysma 482, 483

Angina 10, 11, 12, 229, 233, 241, 243, 263, 282, 330, 339, 348

Angina pectoris 263, 282, 330, 339, 348

Angioödem 235

Antigenic Sin 40, 419

Antikoagulation 190, 191, 208, 241, 278, 279, 280, 283, 284, 286, 301, 304, 305, 310, 311, 315, 316, 317, 318, 319, 320, 322, 325, 461, 485

Antikörperbestimmung 30, 439, 460, 467

Aortenaneurysma 269, 270

Aortendissektion 240, 241, 263, 268

Apnoe 392, 452

Appendizitis 60, 61, 62, 269, 270

ARDS 452

Arteriosklerose 242

Arthritis 51, 62, 65, 138, 148, 174, 175, 176, 177, 179, 194, 217, 347

Arthropathien 280

Arthrose 138, 139, 166, 175, 179, 215

Arthus-Phänomen 436, 460

Arzt-Patienten-Beziehung 350, 351, 365

Asplenie 430, 441, 450, 451, 454

AST 402, 403

Asthma 22, 38, 40, 67, 68, 69, 70, 71, 72, 73, 74, 75, 76, 77, 78, 79, 80, 81, 82, 83, 84, 85, 86, 87, 88, 96, 124, 133, 213, 218, 234, 237, 289, 290, 322, 347, 348, 364, 372, 448, 541

Asthma-COPD-Overlap 69, 70

Asymptomatische Bakteriurie 58, 545

Ataxie 272, 280, 401, 402

Atemnot 22, 29, 32, 34, 67, 68, 70, 71, 72, 86, 88, 89, 267, 300, 331, 339

Aura 198, 199

Ausschlag 10, 14, 21

Autoimmunthyreoiditis 126

AV-Block 234, 237, 263, 266, 279, 280, 289, 290, 331, 339, 364

B

Bakterielle Superinfektionen 39, 443
Barbecue-Manöver 204
Barrett-Ösophagus 99, 100, 516
Befreiungsmanöver 203
Bilirubin 269, 391
Biofeedback 198
Biopsychosoziales Modell/Konzept 344, 377
Blasenentzündung 51, 52
Blutdruckmessung 225, 226, 227
Blutfette 248
Blutzuckereinstellung 252, 253, 262
Blutzuckerselbstmessung 255
BNP 291, 343
Böhler-Zeichen 165
Bone Bruise 170, 173
Boosterung/Booster-Effekt 413, 418, 436, 443, 444, 467, 470
Borrelien 46, 50, 61, 362
Borreliose 50, 51, 118
Bradykardie 236, 237, 238, 265, 266, 272, 289, 290, 327, 330, 331, 332, 335, 339, 395
Bridging 305, 317, 318, 319, 320
Bronchiolitis 19, 22, 79
Bronchitis 21, 22, 23, 24, 25, 26, 27, 28, 31, 35, 36, 38, 64, 65, 66, 79, 80, 84, 85, 86, 87, 94, 175, 517
Bronchospasmen 196
Brugada-Syndrom 279
Brustkrebs 498, 499, 500, 501, 512, 525, 531
siehe auch Mamma-Karzinom
BSG 9, 155, 174, 175, 176, 336, 362
BUN 274
Burnout 354, 395, 396

C

Campylobacter 115, 116
Carpaltunnel 138
CDT 402, 405
CHA_2DS_2-VASc 279, 280, 309, 318
$CHADS_2$ 284, 309, 310, 317, 318
Chlamydienpneumonie 35
Cholangitis 269
Cholera 466, 472
Cholesterin 169, 242, 243, 245, 246, 248, 268, 283, 349, 486, 550
Cholezystitis 153, 268, 269
CI (Confidence Intervall) 466
CKD-EPI 293, 294
Claudicatio intermittens 163, 164, 168, 169
Colitis 111, 115, 116, 120
Colitis Ulzerosa 508
COPD 22, 31, 32, 33, 38, 39, 60, 62, 69, 70, 82, 87, 88, 89, 90, 92, 93, 94, 95, 96, 97, 234, 267, 289, 307, 343, 347, 348, 364, 431, 434, 448
CRB-65 23, 36, 37
CRP 9, 11, 13, 18, 19, 20, 24, 25, 31, 36, 37, 38, 46, 60, 61, 62, 63, 64, 65, 66, 95, 115, 120, 148, 155, 174, 175, 176, 177, 201, 250, 269, 336
CRPS 170, 171, 172
CT 153, 155, 164, 268, 270, 300, 305, 346, 348, 504, 505, 515

D

Darmkrebs 498, 502, 503, 504, 505, 506, 508, 509, 526
Darmverschluss 269
D-Dimer 300, 301, 302, 303
Dehydrierung 116
Demenz 186, 330, 346, 349, 359, 360, 361, 362, 363, 364, 365, 366, 367, 368, 369, 372, 375
Dengue 439, 479

Depression 15, 74, 103, 105, 121, 122, 123, 124, 134, 155, 174, 177, 209, 215, 283, 344, 345, 346, 347, 348, 349, 353, 354, 357, 360, 361, 363, 366, 376, 377, 378, 379, 380, 385, 388, 395, 396, 404, 408, 533, 536, 538, 547

Diabetes 23, 32, 35, 36, 38, 39, 46, 70, 94, 124, 125, 126, 132, 134, 137, 169, 180, 193, 224, 225, 227, 228, 229, 230, 231, 234, 237, 239, 242, 250, 252, 253, 255, 257, 258, 259, 260, 261, 262, 269, 273, 283, 285, 286, 288, 291, 294, 298, 307, 309, 321, 324, 330, 332, 333, 339, 341, 347, 349, 364, 365, 370, 389, 431, 434, 441, 448, 481, 484, 486, 489, 528, 529, 548

Diarrhoe 116, 117, 121, 129 336, 473 *siehe auch Durchfall*

Diphtherie 12, 412, 416, 422, 423, 426, 428, 434, 436, 440, 452, 453, 456, 457, 458, 461, 466, 470

Diurese 74, 235, 277

Divertikulitis 120

Donnerschlagkopfschmerz 201

Duplexsonographie 283

Durchfall 14, 21, 35, 42, 74, 114, 115, 119, 120, 129, 176, 193, 272, 364, 376, 383, 414, 436, 473, 474 *siehe auch Diarrhoe*

Durchimpfungsrate 411, 416, 417, 436, 437, 448, 453, 456, 467

Dyslipidämie 229

Dyspepsie 101, 103, 104, 107, 114, 115, 117, 123

Dysplasien 445, 447, 495, 497

Dyspnoe 12, 31, 34, 95, 203, 267, 338

E

EbM 12, 16, 36, 47, 106, 216, 225, 240, 269, 293, 311, 317, 388, 412, 466, 481, 498, 501

E. coli 115, 269, 474

eGFR 147, 254, 256, 286, 291, 292, 295, 298

EHRA 278, 279

Eierstockkrebs 511, 512, 513, 525

Eisensubstitution 127

Ejaculatio praecox 383, 387

EKG 263, 265, 267, 272, 279, 281, 282, 284, 330, 339, 340, 343, 346, 348, 354, 362, 370, 384, 390, 391

Elektrolyte 224, 238

Elektrolytstörungen 266, 272, 333

Endokarditis 58, 59, 62, 347

Enzephalitis 38, 47, 50, 347, 348, 360, 392, 420, 437, 438, 439, 443, 448, 449, 452, 471

Enzephalomyelitis 436

Epiglottitis 33

Epilepsie 122, 124, 332, 347, 389, 392, 437

Epstein-Barr-Virus 10, 61

Erbrechen 14, 27, 28, 42, 58, 74, 103, 105, 115, 148, 198, 199, 202, 203, 204, 205, 208, 217, 218, 219, 222, 223, 269, 270, 272, 274, 333, 364, 376, 380, 401, 415, 436, 452, 473, 535, 538, 541

Erysipel 46

Erythema migrans 50

Exanthem 10, 35, 176, 336, 449, 464

Exazerbationen 26, 31, 32, 70, 82, 83, 88, 89, 92, 93, 94, 95, 96

Expositionsprophylaxe 438, 471, 479, 546

Expositionsrisiko 420, 422, 423, 424, 430, 457

Exsikkose 256, 260, 272, 291, 292, 298, 369, 376

Familiäre adenomatöse Polyposis 508

Fasziitis 46, 336

Fatigue 123

Fazialisparese 50, 51

FEV1 69, 71, 80, 84, 88, 89, 90, 91, 92, 93

Fibrinolyse 263, 331

Fibromyalgie 177, 215, 216

Fieber 5, 9, 10, 11, 12, 13, 14, 18, 19, 21, 22, 23, 24, 25, 28, 33, 35, 36, 38, 40, 41, 46, 47, 52, 60, 66, 115, 116, 118, 148, 174, 195, 196, 201, 213, 221, 264, 272, 281, 282, 296, 336, 375, 414, 436, 437, 438, 439, 441, 449, 452, 464, 473, 474, 479, 512

FOBT (Fecal Occult Blood Test) 504

FRAX® 179, 183

Frequenzkontrolle 264, 278, 279, 280, 281

Fruktosemalabsorption 119

FSME 418, 419, 420, 422, 424, 425, 430, 433, 434, 436, 437, 438, 439, 440, 461, 464, 465, 466, 467, 470, 472

Funktioneller Schmerz 215

Furunkulose 46

Fußpulse 164

FVC 69, 88

G

Gallensteine 134, 268

Gangunsicherheit 187, 206, 209, 210

Gasbrand 46, 336

Gastrinspiegelanstieg 111

Gastritis 98, 100, 101, 106, 107, 270, 402

Gastroenteritis 103, 115

Gastroskopie 98, 99, 100, 101, 102, 103, 104, 108, 109, 506, 515, 516

Gebärmutterhalskrebs 426, 427, 445, 446, 492, 494, 495, 496, 497, 498 *siehe auch Zervixkarzinom*

Gedächtniskrankheit 359

Geh-und-Zähl-Test 188

Gelbfieber 439, 463, 466, 470

Gelbsucht 269

Genitalwarzen 426, 428, 446, 447

GERD 99, 100, 102, 103, 110

Gesamtleukozyten 9

Gewichtsreduktion 251

Gewichtsverlust 88, 94, 98, 99, 103, 115, 118, 120, 122, 123, 133, 135, 136, 148, 174, 209, 252, 280, 345, 366, 394, 512, 534

Gewichtszunahme 178, 255, 257, 258, 261, 349, 351, 365, 371, 380, 386, 389, 390, 395, 528, 532, 534, 536, 538, 551

GGT 402, 404, 405

Gicht 145, 146, 147, 234

Giemen 22, 67, 68, 78, 79, 84, 88

GINA-Assessment-Tool 71

Glasgow Coma Scale 409, 410

Glukose 224, 252, 272, 274, 331, 332, 334, 348

Gluten 104, 122, 125, 126, 127, 128

Gonarthrose 167, 195

GOT 10, 11, 174, 405

GPT 10, 11, 174, 341

Grapefruitsaft 116, 176, 312, 473

Grippe 11, 38, 40, 43, 419 *siehe auch Influenza*

Gufoni-Manöver 204

Guillain-Barré-Syndrom 41, 42, 437, 439

Gürtelrose 418, 434, 443

H

H1N1 38, 43, 466

Haemophilus influenzae Typ B 412, 440, 457, 458

Halsschmerzen 5, 6, 7, 8, 9, 10, 11, 12, 22, 35, 38

Hämaturie 291

Hämoglobin 53, 549

Harninkontinenz 187, 360, 361, 364, 383, 385, 386

Harnkultur 53, 56, 545

Harnsäurespiegel 145, 146, 147

Harnstatus 224

HAS-BLED-Score 310

Hautkrebs 476, 523, 524 *siehe auch Melanom*

HbA1c 137, 252, 253, 254, 255, 257, 259, 260, 286, 295, 489
HDL 229
Helicobacter 98, 104, 106, 515
Hepatitis 346, 347
Hepatitis A 116, 418, 419, 420, 422, 433, 441, 470, 472
Hepatitis B 411, 412, 420, 423, 424, 426, 430, 433, 434, 441, 442, 457, 459, 461, 465, 466, 467, 515, 545
Hepatitis C 506
Herdenimmunität 411, 433, 438, 449, 453
Herpangina 11
Herpes genitalis 47, 49
Herpes labialis 47
Herpes simplex 47, 49, 2014
Herpes zoster 47, 417, 418, 432, 433, 443, 444
Herzfehler 542
Herzinfarkt 161, 190, 192, 231, 235, 236, 240, 242, 244, 250, 253, 283, 285, 287, 316, 318, 322, 323, 324, 325, 349, 350, 480, 485, 487, 498 *siehe auch Myokardinfarkt*
Herzinsuffizienz 161, 190, 192, 218, 220, 229, 231, 233, 234, 235, 236, 237, 238, 239, 253, 254, 256, 258, 259, 263, 264, 276, 277, 278, 280, 281, 284, 286, 287, 288, 289, 290, 291, 297, 298, 307, 309, 331, 339, 340, 342, 347, 349, 364, 383, 480
Herzklappenersatz 317, 318, 324
Herzklappenfehler 278, 340
Herz-Kreislauf-Erkrankung 22
Herzmuskelhypertrophie 192
Herzrasen 265 *siehe auch Tachykardie*
Herzrhythmusstörungen 16, 113, 191, 265, 278, 342, 349
Hexenschuss 152 *siehe auch Kreuzschmerz*
HIT 303, 304, 306
Hodenentzündung 452
Homöopathie 8, 468
Homozystein 248, 249
Hörminderung 202, 205, 207
Hörstörung 17, 202, 203
HPV/HPV-Test 424, 426, 427, 428, 433, 444, 445, 446, 447, 458, 466, 492, 493, 494, 495, 496, 497, 531
Hüftarthrose 165, 167, 194
Hüftprotektoren 187
Humane Papillomaviren 445, 457, 492
Husten 5, 10, 11, 12, 13, 21, 22, 23, 25, 26, 27, 28, 29, 30, 32, 33, 34, 35, 37, 64, 66, 67, 68, 69, 71, 73, 76, 77, 78, 81, 82, 84, 86, 88, 95, 225, 238, 239, 286, 440, 518
Hustenvariante des Asthmas 77, 78
Hydratationszustand 275, 299
Hyperalgesie 171
Hyperandrogenämie 537
Hyperglykämie 261, 282, 297, 333, 334, 347
Hyperkaliämie 234, 235, 239, 272
Hyperkalziämie 272
Hyperlipidämie 132, 254, 262, 285, 349, 481
Hypernatriämie 272
Hyperparathyreoidismus 272, 348
Hyperthyreose 180, 213, 214
Hypertonie 132, 161, 169, 201, 224, 225, 228, 231, 232, 233, 235, 239, 240, 254, 262, 267, 273, 276, 278, 281, 282, 285, 287, 290, 294, 298, 309, 310, 342, 343, 349, 364, 381, 430, 454, 481, 484, 489, 528, 529, 536
Hypertriglyzeridämie 268
Hyperurikämie 132, 145, 185
Hypervolämie 267, 286
Hypogammaglobulinämie 450, 451
Hypoglykämie 213, 237, 256, 281, 289, 332, 334, 348, 409, 410
Hypogonadismus 170, 180

Hypokaliämie 72, 74, 92, 206, 234, 235, 264, 266, 267, 272, 273, 278, 289, 292, 334, 347
Hypomagnesiämie 113
Hyponatriämie 272, 273, 274, 275, 276, 277, 286, 292, 353, 360, 380, 381, 384
Hypothyreose 550
Hypotonie 409

I

IgG 51, 61, 98, 118, 126, 424, 438, 439, 457, 546
IgM 61, 438
Immunsuppression 7, 23, 52, 115, 116, 153, 423, 443, 444, 471, 473
Immuntherapie 77, 84
Impetigo 46, 47
Impfdurchbrüche 418
Infiltration 139, 143, 153, 162, 165
Influenza 11, 22, 33, 37, 38, 39, 40, 41, 42, 43, 95, 346, 418, 419, 422, 424, 425, 431, 433, 434, 437, 447, 448, 463, 465, 466, 467, 470
siehe auch Grippe
Informierte Patientenentscheidung 411, 521
Injektionstherapie 139
INR 116, 304, 311, 312, 313, 314, 315, 317, 318, 319, 320, 324, 325
INR-Kontrolle 313
INR-Zielwert 304
Insomnie 358
siehe auch Schlafstörungen
Insulinresistenz 132, 258, 260, 261
Ischämie 263, 264, 298, 330, 331, 360
Ischialgie 153, 215

J

Japanische Enzephalitis 439, 471

K

Kalzium 177, 181, 182, 186, 191, 192, 193
Kammerflimmern 264, 265, 272, 327
Kapsulitis 142
Kardiales Risiko 339
Kardiomyopathie 266, 278, 283, 285, 286, 288, 372
Kardiopulmonale Evaluation 338
Katarakt 73, 317, 320, 455
KAWASAKI-Syndrom 417
Ketoazidose 333, 334
Keuchhusten 411
KHK 210, 237, 238, 239, 242, 243, 249, 251, 273, 278, 279, 283, 285, 295, 322, 325, 342, 348, 349, 350, 364, 376, 484, 487, 488
Kniearthrose 165, 166, 194
Knochendichtemessung 179, 180, 181, 183
Knochennekrosen 183, 184
Kognitive Störungen 359
Kognitive Verhaltenstherapie 177, 358, 408
Kollagenosen 124
Koloskopie 502, 503, 504, 505, 506, 507, 508, 509, 510, 511
Kompressionsstrümpfe 480
Kompressionstherapie 303, 304
Kompressionsultraschall 302
Konjunktivitis 44, 45, 46
Kontrastmittel 292, 297, 298, 335, 481
Kontrazeptiva 480, 528, 532, 535
Kopfschmerz 10, 11, 19, 35, 38, 41, 72, 74, 92, 114, 165, 184, 198, 199, 200, 201, 202, 208, 216, 220, 237, 240, 241, 274, 280, 322, 334, 364, 380, 386, 387, 406, 420, 436, 437, 438, 439, 441, 452, 473, 536, 538
Krankengymnastik 148, 159
Kreatinin 291, 292, 293, 294, 295, 296, 297, 298, 314, 336, 354, 390, 391
Kreatinin-Clearance 292, 293, 295, 314, 354
Kreatininkinase 177

Kreuzschmerz 151, 157, 159, 164
siehe auch Lumbago

Kurzatmigkeit 21, 23, 66, 78, 265

L

Laktoseintoleranz 119

Lasègue-Test 152, 154

Lasix 267

LDH 10, 11, 174, 307

LDL 229, 242, 244, 245, 246, 247, 248

Leberwerte 10, 175, 176, 316, 404

Leberzirrhose 101, 280, 289, 307, 430, 454, 479, 514

Legionellen 24, 34, 35

Leukämie 63, 347, 416, 448

Leukozyten 11, 24, 53, 63, 148

Leukozytose 269, 336, 376

LFP 269, 340, 390, 391

Linksherzinsuffizienz 241

Links-Schenkelblock 263

Lipase 268, 269, 391

Lumbago/Lumbalgie 152, 270
siehe auch Kreuzschmerz

Lundin-Olsson-Test 188

Lungenembolie 298, 299, 300, 301, 304, 307, 327, 480, 528
siehe auch Pulmonalembolie

Lungenentzündung 22, 23, 24, 35, 36, 40, 365, 431, 449
siehe auch Pneumonie

Lungenfunktion 32, 69, 70, 79, 80, 81, 87, 89, 90, 91, 93, 94, 133

Lungenödem 241

Lymphadenopathie 41, 49

Lymphozyten 11, 126, 416, 422, 458, 461

Lynch-Syndrom 508

M

Magenkrebs 515

Malabsorption 122, 128

Malaria 470, 477, 478, 479

Malaria-Prophylaxe 479

Malignes neuroleptisches Syndrom 369

Mamma-Karzinom 497
siehe auch Brustkrebs

Mammographie 481, 498, 499, 500, 501, 502

Manipulationsbehandlung 158, 160

MARSH 122, 123, 126

Masern 411, 412, 423, 433, 448, 449, 450, 452, 455, 457, 458, 460, 464, 470

Massage 158

Mastoiditis 14, 17

McIsaac-Score 5

MCV 402, 404, 405, 451

MDRD 293, 294

Medikamentenallergie 15

Melanom 194, 523
siehe auch Hautkrebs

Meningitis 21, 38, 50, 56, 62, 165, 201, 206, 220, 332, 347, 360, 413, 427, 434, 440, 448, 452, 454, 471

Meningokokken 415, 416, 417, 422, 426, 427, 433, 450, 451, 452, 472

Meniskusläsionen 165

Metabolisches Syndrom 224, 231, 285, 359, 371, 390

MET/NYHA 338

Migräne 18, 115, 122, 123, 124, 196, 198, 199, 202, 205, 208, 210, 216, 287, 289, 348, 528, 529, 534

Mikroalbuminurie 132

Mikrobiom 15

Mikrohämaturie 270

Mittelfingerstrecktest 140

Mittelmeerdiät 248

Mittelohrentzündung 12, 13, 14, 15, 16, 17, 449
siehe auch Otitis media

MMSE 362, 363

Monoarthritis 145

Mononukleose 10, 11, 62, 346, 347

Morbus Ahlbäck 172

Morbus Bechterew 162, 174
Morbus Crohn 120
Morbus Parkinson 346, 347, 348, 360 *siehe auch Parkinson*
Morbus Meniére 202, 205, 206
Morbus Sudeck 171
Mortalität 39, 40, 41, 42, 67, 82, 92, 93, 96, 97, 108, 130, 132, 185, 191, 193, 196, 224, 227, 232, 233, 236, 238, 243, 244, 245, 246, 248, 251, 253, 254, 255, 257, 258, 259, 268, 280, 281, 282, 290, 291, 294, 297, 307, 312, 320, 321, 322, 342, 349, 371, 374, 414, 419, 431, 434, 437, 455, 481, 482, 483, 486, 496, 497, 501, 502, 504, 513, 515, 516, 517, 523
M. Piriformis-Syndrom 162
MRT 143, 153, 154, 155, 165, 170, 171, 173, 205, 207, 208, 348, 362, 464, 465, 481, 505, 515
Multiple Sklerose 347, 392, 464, 465 466
Mumps 412, 423, 448, 449, 452, 455, 457, 458, 460, 464, 470
Murphy-Zeichen 269
Myelinolyse 277
Myokardinfarkt 229, 233, 239, 241, 247, 259, 260, 263, 266, 279, 286, 324, 331, 339, 342, 347, 349, 386, 443, 483 *siehe auch Herzinfarkt*

N

Nackenschmerz 142, 150, 211
Natriumspiegel 277
Natriumsubstitution 277
Nephropathie 258, 259, 287, 294, 481
Nephrotisches Syndrom 430, 454, 480
Nervenentzündungen 420, 438
Neuralgien 41, 215
Neuroborreliose 50, 51
Neuroleptisches Syndrom 375, 376
Neuropathie 153, 215, 216
Neuropathischer Schmerz 215, 216, 217
New Zealand Risk Scale 242, 486, 487
Nierenfunktion 224, 235, 239, 256, 270, 276, 286, 287, 288, 291, 292, 293, 294, 295, 296, 310, 314, 315, 316, 319, 376
Niereninsuffizienz 52, 113, 147, 193, 213, 224, 233, 234, 251, 266, 267, 272, 273, 276, 285, 286, 288, 290, 291, 292, 293, 294, 295, 297, 306, 307, 315, 316, 319, 324, 330, 347, 357, 364, 416, 430, 454
Nierenkolik 269, 270
Nierensteine 270
Nierenversagen 114, 161, 176, 183, 192, 193, 218, 240, 267, 288, 292, 293, 296, 297, 298
NMES 308, 309
NNH 20, 42, 61, 103, 108, 114, 146, 178, 187, 216, 220, 259, 260, 282, 318, 319, 322, 323, 412, 414, 419, 449, 455, 506, 515
NNS 180
NNT 14, 19, 20, 42, 59, 65, 104, 105, 109, 121, 139, 146, 178, 180, 184, 216, 242, 244, 246, 247, 249, 257, 258, 259, 260, 282, 307, 310, 319, 321, 322, 388, 412, 413, 414, 434, 486, 489
NNV 40, 414, 419, 431, 434, 448, 455
non-STEMI/NSTEMI 263, 330
Norovirus 115, 474
Nozizeptiver Schmerz 215
Nüchtern(plasma)glukose 135, 136, 252
Nystagmus 202, 203, 204, 205

O

Obstipation 120, 121, 123, 130, 237, 272, 383
Obstruktion 18, 20, 52, 68, 79, 88, 90, 92, 96, 298
Ohrenschmerzen 12, 13, 17, 475
Okklusivverband 139
Optikusneuropathie 432
Orthesen 145

Orthostase 190
Ösophagitis 100, 110, 263
Osteoporose 32, 73, 94, 100, 112, 114, 124, 148, 153, 178, 179, 180, 181, 182, 183, 184, 185, 187, 188, 192, 235, 251, 287, 372
Otitis media 9, 12, 13, 38, 40, 45, 413, 419
siehe auch Mittelohrentzündung
Ottawa Ankle Rules 144
Ovarialkarzinom 511, 512, 513, 514, 515, 531

P

Painful arch 142
Pandemie 43
Pankreatitis 129, 130, 136, 153, 185, 268, 269, 398, 402, 452
PAP/PAP-Test 426, 428, 481, 491, 492, 493, 494, 495, 496, 497, 531, 546
Parästhesien 142, 148, 150, 151, 163, 168, 439
Parkinson 212, 346, 347, 348, 360, 362, 368, 392, 394
siehe auch Morbus Parkinson
Partizipative Entscheidungsfindung 411
pAVK 163, 168, 169, 173, 215, 237, 278, 289, 290, 484
PCT 24, 65, 66
Penicillin-Allergie 7, 37
Perikarditis 263, 278
Peritonitis 268
Peritonsillarabszess 7, 9
Perniziöse Anämie 109, 112
Persistierendes Foramen Ovale 283, 284
Pertussis 22, 27, 28, 29, 30, 31, 412, 422, 423, 426, 428, 429, 434, 440, 452, 453, 456, 457, 458, 459, 460, 466, 470
Pfeiffersches Drüsenfieber 10
Pharmakogene Depression 347
Pharyngitis 5, 7, 8, 9, 10, 11, 12, 93
Phasenprophylaxe 379, 383, 388
Phlegmonen 46
Phosphatase 269
Physiotherapie 72, 140, 141, 143, 150, 160, 163, 164, 167, 198, 209, 210, 216
Phytin 118, 119
Plasmaspiegelkontrollen 354, 390, 391
Pleuritis 269
Pneumokokken 7, 16, 24, 33, 35, 36, 37, 43, 76, 95, 96, 412, 413, 414, 430, 431, 433, 434, 453, 454, 461, 470
Pneumonie 22, 23, 32, 34, 35, 36, 37, 38, 43, 56, 63, 66, 92, 94, 95, 103, 112, 347, 517
siehe auch Lungenentzündung
Pneumothorax 263
Pocken 411, 468
Poliomyelitis 411, 412, 422, 423, 454, 457, 461
Polyarthritis 175
Polymyalgia rheumatica 142, 174, 177
Postherpetische Neuralgie 443
p (power) 466
Prader-Willi-Syndrom 135
Präkanzerose 99, 100, 109, 445, 495
Prick-Test 79, 128
Problemlösetherapie 352
Procalcitonin 24, 25, 64, 65
Prolaktinanstieg 372
Prostatakarzinom/Prostatakrebs 186, 518, 519, 520, 521, 522, 523, 526
Proteinurie 291, 545
Prothesenlockerung 161, 162
PSA-Test 514, 518, 519, 520, 521, 522
Pseudokrupp 33, 34, 38, 84, 85, 86
Psychokardiologie 349
Psychosen 360, 367, 368, 369
Psychotherapie 216, 283, 344, 345, 348, 351, 352, 353, 377, 378, 379, 380, 388, 392, 393, 409

Pulmonalembolie 32, 278, 300, 528, 537 *siehe auch Lungenembolie*
Pyelonephritis 270

Q

QRS 264, 272, 280
QT-Intervall 266, 382
QT-Syndrom 265, 266, 267, 382
QT-Zeit/QTc 265, 266, 267, 349, 370, 371, 381, 382
Quaddelung 157

R

Rachenabstrich 5, 8
Raucherentwöhnung 286, 383, 387, 388
Rebound 200, 289, 358, 369
Reflux 22
Rehydratation 116
Reisekrankheit 473
Relaxation 198
Replacement 413, 416, 427
Residualthrombus 304
Resistenz 36, 37, 43, 45, 107, 108, 289, 305, 313, 314, 478, 528
Reye-Syndrom 38
Rhabdomyolyse 38, 244, 245, 295
Rhinitis 17, 18, 19, 26, 68, 70, 387
Rhinosinusitis 17, 18, 19, 20, 76, 201
Rhythmuskontrolle 278, 279, 280, 290
Romberg-Test 164
Röntgen 13, 19, 23, 36, 37, 61, 66, 70, 138, 144, 151, 153, 155, 156, 170, 172, 173, 305, 340, 498
Rotatorenmanschette 141, 142, 143
Rotavirus 115, 412
Röteln 412, 423, 449, 455, 457, 458, 460, 464, 470, 546
RR-Selbstmanagement 227
RT-PCR 438
Rückenschule 158

S

Sägezahnmuster 264
Salmonellen 115, 116, 474
Scharlach 7, 9
Schilddrüsenüberfunktion 264, 392
Schlafhygiene 355
Schlafinduktion 382, 386
Schlafstörungen 72, 74, 114, 177, 200, 209, 215, 237, 280, 345, 354, 356, 358, 359, 360, 366, 380, 385, 386, 387, 394, 397, 404, 406
Schlaganfall 161, 169, 190, 229, 231, 233, 241, 242, 248, 249, 251, 253, 257, 259, 260, 281, 282, 283, 284, 309, 310, 316, 317, 318, 322, 323, 325, 346, 347, 365, 376, 443, 486, 487
Schluckprobleme 10
Schmerz- und stressreduziertes Impfen 462
Schmierinfektion 39, 115
Schnupfen 13, 17, 22, 23, 28, 45, 86, 174, 475
Schober-Zeichen 163
Schulterimpingement 142
Schwartz-Bartter-Syndrom 267
Schwindel 12, 23, 114, 190, 192, 202, 203, 205, 207, 208, 209, 210, 211, 213, 232, 237, 265, 272, 288, 327, 364, 387, 436, 438, 439, 534
Screening 169, 180, 188, 403, 423, 481, 482, 483, 489, 492, 493, 494, 495, 496, 497, 498, 499, 500, 501, 502, 503, 513, 514, 515, 516, 517, 518, 519, 520, 521, 522, 523, 542, 543, 545, 546, 547, 548, 549
Serotonerges Syndrom 376
Serotoninsyndrom 353, 375
Serumharnsäure 250
Serumkreatinin 292, 293, 297, 316, 339
Serumosmolalität 274
SIADH 267, 277, 353
Sigmoidoskopie 504, 527

Sinusitis 9, 17, 19, 20, 43, 75, 79, 93, 174
Sinusknoten-Dysfunktion 279
Somnolenz 178, 274, 395
Sonographie 268, 269, 270, 302, 303, 305, 348, 484, 514, 515
Spacer 73, 81, 82, 83
Spannungskopfschmerz 196
Spirometrie 68, 79, 80, 88, 340, 343
Splenektomie 450, 451
Spondyloarthritis 153
Staphylokokken 36, 43, 46, 47, 59
Statinindikationen 242
Steinmann-Zeichen 165
STEMI 263, 324, 330, 331
Stenose 242, 269, 283, 484, 485, 486
Stent 283, 316, 322, 325, 342
Steven-Johnson-Syndrom 146, 250
ST-Hebung 263
Stoßwellentherapie 141, 143
Streptokokken 5, 8, 9, 10, 11, 46, 336, 545
Stridor 12, 33, 34
ST-Senkung 263
Stuhlhebetest 140
Sturzprophylaxe 181
Synkope 189, 205, 210, 211, 265, 288, 331, 332, 395

T

Tachykardie 23, 32, 34, 36, 72, 74, 92, 93, 94, 200, 264, 265, 267, 289, 327, 333, 376, 386
Tachypnoe 23, 376
Taubheit 112, 452, 455
TENS 159, 177
Tetanus 412, 416, 422, 423, 426, 428, 429, 434, 436, 440, 452, 455, 456, 457, 458, 460, 461, 465, 466, 470
Tetanusprophylaxe 428, 456
Thomsen-Test 140
Thromboembolie 298, 301, 305, 324
Thromboembolieprohylaxe 479
Thrombolyse 282, 327
Thrombophilie 305, 529, 550
Thrombose 269, 298, 303, 528, 541, 550
Thrombozytopenie 41, 303, 306, 336
TIA 202, 208, 229, 282, 283, 284, 309, 310, 322, 325, 360, 368, 486, 488
Tinnitus 202, 205, 206, 207
Titer/Titerkontrollen 9, 123, 426, 430, 431, 467, 441, 442, 459, 546
Tollwut 456, 466, 471, 472
Tonsillektomie 5, 6, 7
Tremor 212, 213, 214, 280, 362, 365, 368, 376, 386, 402
Triple-Therapie 107, 108, 316, 325
Trisomie 21 124
Tröpfcheninfektion 440, 450
Troponin 263, 269, 330
TSH 135, 341, 348, 354, 362, 390, 391
Tuberkulose 88, 346, 347, 360, 456, 472
Tumormarker 514
TVT 284, 299, 300, 301, 302, 303, 305, 307, 308, 480, 514
Typhus 466, 470, 472

U

Übelkeit 260, 267, 269, 270, 272, 274, 322, 327, 330, 331, 333, 354, 364, 366, 380, 383, 387
Übergewicht 131, 132, 133, 135, 480, 481, 486, 511, 528, 542, 547
Ulcus 268, 269, 322, 323, 402, 529
Ultraschall 13, 53, 167, 482, 483, 484, 512, 513, 515, 519, 520, 521, 544, 545, 547, 548
Unipolare Manie 348

V

Vaginalsoor 130, 540, 541
Varizellen 415, 416, 417, 418, 422, 424, 426, 431, 433, 443, 457, 459, 460, 463, 464, 466, 470, 546
siehe auch Windpocken

Vaskulitis 50, 176, 196, 197, 221, 280, 281, 298, 444
Venenthrombose 299, 303, 305
Verhaltenstherapie 121, 136
Vertebrostenose 163, 164
Vertrauensintervall 466
VHF 278, 279, 280, 281, 283, 284, 312, 314, 315, 317, 489
siehe auch Vorhofflimmern
Vorgezogene Diagnose 491, 520
Vorhofflattern 264, 279, 309
Vorhofflimmern 114, 233, 236, 237, 264, 267, 278, 279, 280, 281, 283, 284, 286, 287, 289, 290, 309, 316, 322, 325, 339, 489
siehe auch VHF
VTE 305, 306, 307, 309, 310, 480, 529, 533, 534, 535, 536
VTE-Risiko 306, 307

W

Weißkittelhypertonie 226, 227
Weizenallergie 128
Wells-Score 299, 300, 302, 303
West-Nil 439
Widerstandstest 142
Windpocken 417, 418, 422, 431, 459
siehe auch Varizellen
WPW 264

Y

York-Test 118

Z

Zahnschmerzen 18, 19
Zellulitis 336
Zervixkarzinom 491, 495, 497, 531
siehe auch Gebärmutterhalskrebs
Zink 27, 182
Zöliakie 118, 121, 122, 123, 124, 125, 126, 127, 128
Zyanose 29, 32, 34, 88

2. Pharmaka

Wie im Buch selbst finden Sie nachfolgend zu vielen der besprochenen Präparate auch Einträge von Handels-Namen – das soll allerdings keineswegs als Empfehlung gelten, sondern Ihnen vielmehr die Orientierung erleichtern!

A

Abilify® 373
Acarbose 256
Acebutolol 214
Acenocoumarol 312
ACE-Hemmer 232, 233, 234, 235, 236, 238, 239, 272, 285, 286, 287, 288, 289, 290, 292, 294, 341, 347, 534
Acetylsalicylsäure 8, 98, 216, 310, 313, 314, 473
siehe auch Aspirin, ASS
Aciclovir 48, 49, 50
Adrenalin 327, 331, 334, 335
Adrenergika 17
Aerocortin® 73, 94
Agaffin® 221
Alendronat 183, 186
Allopurinol 145, 146, 147, 176, 250, 296
Alpha2-Antagonisten 382, 384
Alprazolam 213, 357
Aluminiumsalze 114
Amaryl® 257
Ambene® 158
Amiodaron 264, 266, 280, 281, 286, 290, 323, 327, 382
Amitriptylin 105, 178, 198, 199, 216, 221, 276, 354, 359, 383, 384, 385, 386, 391, 408, 541
Amlodipin 237, 240, 290
Amoxicillin 10, 14, 15, 16, 20, 31, 32, 36, 37, 43, 51, 56, 59, 76, 107, 108, 266
Amoxiplus® 16
Amphetamine 137
Ampicillin 59
Amrinon 287

Analgetika 140, 157, 159, 164, 183, 196, 216, 217, 218, 221, 225

Angiotensinrezeptorblocker 232, 234

Anorektika 137

Antazida 101, 102, 111, 114

Antiallergika 225, 381

Antiarrhythmika 236, 264, 266, 279, 280, 287, 327, 332, 347, 371, 382

Antibiotika 5, 6, 12, 14, 15, 16, 17, 18, 21, 22, 27, 45, 55, 61, 63, 64, 65, 76, 110, 117, 207, 266, 269, 298, 313, 332, 336, 371, 382, 463, 474, 480, 533

Anticholingerika 70, 92, 187

Antidekongestivum 19

Antidementiva 348, 364, 371

Antidepressiva 103, 104, 105, 121, 189, 191, 198, 214, 216, 219, 225, 266, 276, 277, 287, 313, 327, 341, 344, 348, 353, 354, 359, 360, 365, 366, 370, 371, 376, 377, 378, 379, 380, 381, 382, 383, 384, 385, 386, 388, 390, 391, 393, 394, 407, 408, 528, 533, 535
siehe auch TZA/Trizyklische Antidepressiva

Antidiabetika 252, 255, 257, 261, 295, 332

Antiepileptika 333, 348, 365, 370, 391, 407, 533, 534, 535

Antihistaminika 17, 46, 76, 78, 266, 332, 335, 359, 360, 371, 473, 541

Antihypertensiva 189, 191

Antikoagulation 208, 278, 279, 280, 283, 284, 286, 301, 304, 305, 310, 311, 315, 316, 317, 318, 319, 320, 322, 325, 461, 485

Antikonvulsiva 198, 216, 391, 407

Antimykotika 130, 266, 348, 382, 385, 540, 541

Antioxidantien 248

Antipsychotika 266, 365, 366, 375, 382, 390, 391, 406, 407, 408, 528

Antirheumatika 250

Antiseptika 45

Antitussiva 25

Apixaban 283, 306, 311, 314, 315, 316, 319

Aquaphoril® 190, 235, 276

ARB 233, 234, 238, 239, 285, 287, 290, 294

Aripiprazol 369, 373, 382, 389

Ascorbinsäure 19

Aspirin 8, 296, 306, 320, 321, 323, 331

ASS 198, 199, 247, 263, 283, 284, 287, 300, 301, 304, 310, 314, 316, 320, 321, 322, 323, 324, 325, 326, 342, 485, 489, 541
siehe auch Acetylsalicylsäure

Atenolol 214

Atomoxetin 379, 382, 393, 394

Atorvastatin 242, 243, 245, 246

Atrovent® 93

Augmentin® 16, 56

Aurorix® 385

Azithromycin 20, 29, 266, 382, 474

B

Baclofen 407

Beclomet® 73, 94

Beclometason 73, 94

Beclomethason 77

Benazepril 236

Benzodiazepine 199, 333, 356, 357, 358, 365, 367, 369, 386, 406, 408

Berotec® 72, 93

Beta2-Sympathomimetika 33, 70, 72, 73, 290

Betablocker 72, 87, 96, 97, 214, 232, 233, 234, 236, 237, 238, 239, 263, 264, 272, 280, 281, 285, 286, 287, 288, 289, 290, 292, 331, 332, 342, 381, 393, 407

Betahistinhydrochlorid 206

Betamethason 34, 86

Betnesol 33, 34

Bexsero® 415, 417, 451

Bibrocathol 45
Bismut 107, 108
Bisoprolol 280, 286, 290
Bisostad® 280
Bisphosphonat 272
Bisphosphonate 102, 173, 182, 183, 184, 186, 251
Boostrix-Polio® 426
Bosentan 287
Botulinumtoxin 141, 213
Bricanyl® 72, 83, 93
Brilique® 324
Bromazepam 357
Bronchodilatator 70, 80, 92
Brotizolam 357
Budesonid 34, 73, 86, 94
Buprenorphin 219, 222
Buronil® 367, 368
Buscopan® 54, 269
Butylscopolamin 269

C

Candesartan 238
Candibene® 540
Capsaicin 216, 217
Captopril 236, 240, 288
Carbamazepin 114, 207, 218, 219, 221, 313, 370, 381, 388, 390, 391, 407, 408, 536
Carvedilol 286, 290
Ceclor® 56
Cefaclor 17, 56, 57
Cefazolin 47
Cefpodoxim 111
Ceftriaxon 51
Cefuroxim 20, 43, 111, 269
Celebrex® 158
Celecoxib 158, 161
Cephalosporine 7, 20, 46, 56, 95, 117, 269, 541
Cervarix® 445, 447
Cetirizin 335
Chinidin 287, 382
Chinolone 32, 43, 56, 95, 117
Chlormadinon 530, 534, 538, 539
Chlorpropamid 253
Chlortalidon 234, 235, 276, 288
Cholinesterasehemmer 364, 367
Cilazepril 236
Ciprofloxacin 36, 116, 266, 382, 474
Clarinase® 19
Clarithromycin 7, 16, 30, 107, 108, 109, 245, 266, 382
Clavamox® 16, 56
Clavulansäure 16, 20, 31, 32, 36, 43, 56
Clindamycin 7, 47, 59, 117, 336
Clivav® 16
Clomethiazol 407
Clonazepam 213, 357
Clonidin 238, 240, 342, 407
Clopidogrel 169, 283, 314, 316, 320, 322, 323, 324, 325, 331, 342
Clotrimazol 540
Clozapin 225
Codein 25, 83, 199, 541
Colchicin 146, 249, 250
Concerta® 393
Coumadin® 312
COX-2-Hemmer 158, 161, 225, 286
Cumarin 220
Cumarine 180
Cyclosporin A 176, 180
Cymbalta® 385
Cyproteronacetat 533, 534, 535, 537, 538

D

Dabigatran 283, 306, 311, 314, 315, 316, 319, 320, 325
Darnsetan 287
Denosumab 185, 186

Desogestrel 530, 532, 533, 534, 535, 539, 540
Dexamethason 206
Dexamphetamin 393, 394
Diamicrom® 257
Diazepam 149, 157, 323, 357, 381, 408, 541
Diclofenac 98, 139, 156, 158, 160, 161, 166, 167, 199, 216, 218, 219, 220, 269, 270, 296, 314, 365, 473
Dienogest 530, 532, 533, 538, 539
Digoxin 285, 290, 332, 360, 390
Dihydrocodein 217, 218, 222
Diltiazem 234, 237, 238, 281, 287, 290
Dilzem® 281
Dipyridamol 103, 283, 322, 360
Diuretika 189, 205, 232, 234, 235, 236, 237, 238, 267, 272, 273, 275, 276, 277, 285, 286, 288, 289, 290, 292, 313, 332, 341, 381, 384
DMARDs 287
DOAK 283, 306, 310, 311, 314, 315, 316, 319, 320, 325
Dominal® 367, 368
Domperidon 105, 114, 115, 221
Donepezil 114, 364, 382
Doxycyclin 32, 36, 37, 51, 108, 479
Doxylamin 19, 541
DPP-4-Hemmer 255, 259
Dreimonatsspritze 536
Dronedaron 280, 382
Drospirenon 528, 530, 534, 538, 539
Duloxetin 217, 385, 386
Durogesic® 222

E

Ebetrexat® 175
Ebrantil® 267
Echinacin 26
Edoxaban 283, 311, 314, 315, 316
Efient® 323
Empagliflozin 256, 260, 295
Emulgel 139
Enalapril 235, 236, 240, 287, 288
Encepur® 419, 424, 430, 438, 439
Enoparaxin 263, 264
Enoxaparin 306, 307, 331
Enoximon 287
Ephedrin 19, 347
Eprosartan 238
Ergotamine 199
Erythromycin 46, 266, 382
Esomeprazol 108, 110
Estradiol 531, 532, 534
Estradiolvalerat 531, 532, 539
Ethinylestradiol 529, 531, 535, 539, 540
Etidronat 183, 186
Etonogestrel 530, 535, 537
Evolocumab 246
Exenatid 256, 260
Expektorantien 25, 26
Ezetimib 245, 246, 295

F

Falithrom® 311
Famciclovir 48, 49
Famotidin 111, 114
Felodipin 237, 290
Fenoterol 72, 93
Fentanyl 219, 222, 223
Fibrat 268
Fibrate 245, 246
Flecainid 279, 280, 287
Flixotide® 73, 81, 83, 94
Fludex® 235, 276
Flunisolid 73, 94
Flunitrazepam 357
Fluorchinolon 116, 269
Flupentixol 367, 368
Flurazepam 357

Fluticason 73, 94
Fluvastatin 245
Folsäure 248, 249, 551
Fondaparinux 304, 306
Foradil® 72, 83, 93
Formoterol 72, 76, 83, 93
Forsteo® 184
Fosfomycin 52, 55, 57
Fosinopril 236, 287
FSME-Immun® 424, 438, 439
Furadantin® 52, 55
Furosemid 180, 181, 285, 289, 297, 360

G

Gabapentin 114, 198, 213, 216, 407
Gardasil 9® 426, 445
Gentamicin 205, 206
Gestoden 528, 530, 533, 535, 540
Glibenclamid 253, 254, 255, 256, 257, 258, 295
Gliclazid 254, 255, 256, 257, 258, 295
Gliflozine 260
Glipizid 253
Gliptine 259, 268, 286
Glitazone 254, 259, 287
GLP-1-Rezeptoragonisten 136, 254, 255, 259
Glucobene® 257
Glukokortikoide 69, 83, 84, 94, 95, 179, 180, 225, 335, 541 *siehe auch Kortikosteroide*
Glukosaminsulfat 194, 195
Glukosidasehemmer 256, 258
Glukose 252, 272, 274, 331, 332, 334, 348
Glyzeroltrinitrat 241
Gyrasehemmer 36, 45, 382, 474, 476

H

H2-Blocker 98, 99, 102, 105, 111, 114, 120, 381
Haldol® 367, 368
Haloperidol 365, 366, 368, 375, 382, 389, 391, 406, 407
Havrix® 426
Heparin 180, 263, 303, 306, 307, 308, 317, 318, 319, 331, 541 *siehe auch NMH*
Hexavac® 440
Hexyon® 441, 452, 455
Hormon-Implantat 537
Hormon-Spirale 536
Humalog® 262
Hyaluronsäure 139, 167, 195
Hydrochlorothiazid 181, 234, 235, 240, 276, 287
Hydrosan® 190, 234, 235
Hydroxyzin 335, 356

I

Iberogast® 101, 106
Ibuprofen 6, 7, 8, 11, 16, 17, 25, 53, 54, 98, 156, 157, 160, 161, 166, 199, 216, 218, 219, 220, 314, 541
Ibutilid 266, 279, 382
Idarucizumab 314
Imodium® 116, 473
Imurek® 176
Inclisiran 246, 247
Indacaterol 93
Indapamid 231, 235, 276
Infanrix hexa® 440, 441, 452, 455
Inhalative Kortikosteroide 73, 83
Insulin 253, 254, 255, 256, 257, 258, 260, 261, 262, 286, 295, 331, 334, 348, 529, 541
Insulinanaloga 261, 262
Ipratropium 76, 93
Isoptin® 264, 281
Isradipin 237

J

Johanniskraut 313, 359, 376, 379, 381, 390, 476, 536, 537

K

Kalioral® 272
Kalium 264, 267, 277, 286, 291, 334, 362
Kalzium 177, 181, 182, 186, 191, 192, 193, 250, 251, 263, 272, 287, 292, 307, 362
Kalziumkanalblocker 232, 233, 237, 238, 239, 290
Kanamycin 45
Kineret® 176
Klacid® 16
Knorpelschutzpräparate 194
Kortikosteroide 32, 46, 70, 73, 74, 75, 76, 82, 83, 94, 250, 313, 341, 528 *siehe auch Glukokortikoide*
Kortison 139, 157, 160
Kortisoninfiltration 157
Kupferspirale 536

L

LABA 72, 76, 92, 93, 94
Labetalol 236, 240
Lactobacillus 57, 128
LAMA 92, 93, 94
Lamotrigin 365, 370, 379, 389
Lanitop® 290
Lansoprazol 108, 109, 110, 221
Lantus® 262
Lasix® 190, 276
Leflunomid 176
Lercanidipin 237
Leukotrienantagonist 74
Levemir® 262
Levetirazetam 407
Levofloxacin 32, 36, 108, 116, 266, 382
Levomepromazin 367, 382
Levonorgestrel 528, 529, 530, 532, 533, 534, 535, 536, 540
Lidocain 139, 216, 217, 462
Liraglutid 256, 259
Lisinopril 236, 287
Lithium 200, 214, 272, 354, 370, 371, 376, 379, 381, 388, 389, 390, 391
Lokalanästhetika 157, 160
Lokalantiseptika 8
Loperamid 116, 121, 473
Lorazepam 406, 408
Lormetazepam 356, 357
Losartan 238
Lovastatin 243

M

Magaltrat 114
Magnesium 267, 287
Magnesiumsulfat 84, 327
Makrolid 16, 36, 37, 116, 266, 474
MAO-Hemmer 376, 385
Marcoumar® 116, 311, 312, 313, 314
Mastzellenstabilisatoren 45, 46
MCC-CRM197 416
MCC-TT 415, 416
M-dolor® 222
MEC-4 426, 427, 450, 451
Meclozin 541
Meloxicam 158
Melperon 356, 366, 367, 368
Memantin 114, 364
Mencevax ACWY® 426, 427
Meningitec® 415, 416, 426, 427, 451
Menjugate® 415, 416, 427
Menthacarin 106
Menveo® 426, 427
Metamizol 195, 196, 197, 218, 221, 269, 296

Metformin 103, 137, 254, 255, 256, 257, 258, 261, 286, 287, 295, 298, 313, 489
Methotrexat 175
Methylphenidat 393, 394
Methylprednisolon 139, 335
Metoclopramid 101, 104, 105, 114, 115, 199, 200, 214, 268, 369, 376, 381, 541
Metoprolol 199, 214, 236, 240, 263, 280, 286, 290, 541
Metronidazol 107, 117, 120, 269
Mexalen® 17
Midazolam 333, 356
Miflonide® 73, 94
Miglitol 256
Minipille 532, 536, 537, 540
Mirtazapin 178, 198, 354, 366, 380, 384
Moclobemid 323, 366, 385
Monoaminoxidasehemmer 385
Montelukast 74, 76
Morphin 217, 219, 222, 223, 263, 269, 270, 271, 276
Morphin-Bolus 263
Morphium 267, 268, 331
Motilitätshemmer 116, 473
Motilium® 114, 221
Movalis® 158
Moxifloxacin 32, 36, 108, 382
Mukolytika 76, 95
Muskelrelaxantien 149, 157, 217

N

N-Acetylcystein 33, 95, 299
Naproxen 16, 98, 140, 156, 157, 160, 161, 218, 220, 250, 296, 314, 365, 476
Nasentropfen 17, 18, 20, 26, 475
Nateglinid 256
Natriumcromoglycat 45
Natriumpicosulfat 221
NeisVac-C® 415, 416, 426, 427
Neo Citran® 19
Neomycin 463
Neuroleptika 114, 115, 135, 214, 225, 348, 360, 365, 366, 367, 368, 369, 370, 371, 372, 373, 374, 375, 376, 381, 386, 390, 392, 393, 394
Nicht selektive Monoamin-Rückaufnahme-Inhibitoren 383
Nifedipin 237, 240, 241
Nitrazepam 357
Nitrendipin 241
Nitrofurantoin 52, 55, 57, 58
Nitroglycerin 263, 267, 269, 332
NMH 180, 263, 264, 303, 304, 305, 306, 307, 308, 309, 314, 317, 318, 319, 320, 541
siehe auch Heparin
Nomegestrol 530, 532
Noradrenalin-Rückaufnahme-Inhibitoren 276, 384, 385
Norelgestromin 530, 535
Norethisteron 529, 530, 532, 533, 537
Norfloxacin 116
Norgestimat 529, 530, 533, 535, 537
Nortriptylin 216
Notfallkontrazeption 535
Novalgin® 195, 196, 296
Nozinan® 367
NSAR 6, 19, 98, 99, 101, 107, 110, 113, 120, 138, 139, 141, 143, 146, 148, 149, 156, 157, 158, 160, 161, 162, 164, 166, 167, 173, 175, 178, 196, 197, 198, 216, 217, 219, 220, 221, 239, 269, 270, 271, 275, 276, 286, 292, 296, 313, 322, 364, 383, 390
NSMRI 382, 383, 384, 386, 387, 388
Nureflex© 8

O

Ohrentropfen 16, 475
Olanzapin 308, 368, 369, 370, 371, 372, 373, 374, 375, 386, 389, 391
Olmesartan 238

Olodaterol 93
Omapatrilid 287
Omega-3-Fettsäuren 248
Omeprazol 99, 101, 102, 104, 107, 108, 109, 110, 112, 221, 323
Opiate 267, 271, 287
Opioide 157, 164, 187, 214, 216, 217, 222, 223
ORS-Ersatz 474
Oseltamivir 42, 43
Östrogen 56, 225, 372, 531, 533, 538, 539
Oxacarbazepin 207
Oxazepam 357, 406, 408
Oxcarbazepin 407

P

P2Y12-Inhibitoren 320, 322, 325, 326
Pantoprazol 99, 108, 110, 323
Paracetamol 6, 7, 8, 11, 16, 17, 19, 25, 53, 54, 140, 149, 156, 160, 196, 198, 199, 216, 217, 218, 220, 221, 270, 282, 296, 473, 541
Paroxetin 323, 376, 380, 381, 383, 384, 387
Paspertin® 366, 369, 381, 473
PCSK9-Inhibitoren 246
PEF 69, 71, 74, 75, 80, 81
Penicillin 6, 7, 12, 32, 37, 51, 55, 59, 269, 541
Pentavac® 440
Perindopril 236
Phenprocoumon 180, 311, 312, 325
Phenylephrin 19
Phosphodiesterase-III-Hemmer 287
Phytotherapeutika 54, 103, 106, 390
Pioglitazon 256, 258, 259, 286
Pivmecillinam 52, 55, 57, 58
Plättchenaggregationshemmer 321
PNC13 430, 431, 454
PPI 98, 99, 100, 101, 102, 103, 104, 105, 106, 107, 108, 109, 110, 111, 112, 113, 114, 120, 156, 177, 323, 516
PPV23 430, 431
Prasugrel 316, 320, 322, 323, 324
Pravastatin 243, 245
Prednisolon 34, 75, 86, 95, 96, 145, 174, 183, 200, 221, 335, 360
Pregabalin 178, 216
Prevenar® 413, 414
Prevenar 13® 413
Primidon 213
Probiotika 117, 121, 128, 129, 130, 474
Prokinetika 101, 102, 104, 105, 114
Promethazin 541
Propafenon 279, 280, 287
Propranolol 199, 213, 214
Protelos® 184
Prothipendyl 367, 368, 381
Protonenpumpeninhibitoren 99, 104 *siehe auch PPI*
Pseudoephedrin 19
Pulmicort® 73, 94
Pulmilide® 73, 94
Pylera® 107

Q

Quensyl® 176
Quetiapin 225, 368, 369, 370, 371, 373, 374, 386, 389
Quinapril 236

R

Rabeprazol 108, 110, 323
Raloxifen 185
Ramipril 169, 190, 236, 287
Raniditin 114
Ranitidin 541
Repaglinid 256, 258
Repatha® 246
Repellents 476, 477, 478

Repevax® 426, 428, 452, 456
Resochin® 176
Resonium® 272
Revaxis® 423, 452, 456
Rheumesser® 158
Rhinopront® 17
Ringer-Laktat 263
Risedronat 183, 185, 186
Risperdal® 368
Risperidon 225, 365, 366, 368, 369, 371, 373, 374, 386, 389
Ritalin® 393, 394
Rivaroxaban 283, 306, 311, 314, 315, 316, 319
Rivastigmin 268, 364
Roflumilast 94, 268, 347
Rohypnol® 357
Rosuvastatin 242, 245, 246

S

SABA 32, 69, 71, 72, 76, 79, 92, 93, 335
Sacubitril 285
Salazopyrin® 176
Salbutamol 72, 82, 88, 93, 541
Salmeterol 72, 83, 93
Salzlösung 18, 19
SAMA 32, 93
Sartane 238, 292, 341
Saxagliptin 256, 259
Schleifendiuretika 180, 181, 190, 276, 288, 292
Sedacoron® 280
Selektive Serotonin-Rückaufnahmeinhibitoren 383
siehe auch SSRI
Seloken® 280
Serevent® 72, 83, 93
Seroquel® 368
Serotonin-Noradrenalin-Rückaufnahme-Inhibitoren 276, 384
siehe auch SNRI
Sertralin 323, 380
SGLT-2-Inhibitoren 255, 260, 295
Shingrix® 432, 433, 444
Simvastatin 169, 243, 244, 245, 246, 268
Singulair® 74, 81, 83
Sintrom® 180, 306, 310, 311, 312, 313, 314, 317, 318
Sitagliptine 256
SNRI 178, 217, 276, 382, 384, 386
Solespülungen 19
Spasmolytika 269, 270, 348
Spiriva® 93
Spironolacton 285, 289, 292, 297
SSRI 266, 276, 283, 323, 352, 353, 354, 366, 370, 371, 376, 377, 379, 380, 381, 382, 383, 384, 385, 386, 387, 388, 390, 394, 408
Statin 243, 244, 245, 246, 247
Statine 242, 243, 244, 294, 295, 321, 322, 365
Steroide 18, 20, 31, 74, 84, 95, 138, 146, 158, 174, 225, 272, 287, 313
Strattera® 379, 393, 394
Streptomycin 463
Strontiumranelat 184
Sucralan® 114
Sucralfat 114, 541
Sulfasalazin 176
Sulfonylharnstoffe 254, 256, 257, 286, 295
Sultanol® 34, 72, 80, 81, 83, 85, 86, 93
Sumatriptan 200
Suprarenin 34, 331
Synflorix® 413, 414, 453

T

Tamiflu® 42
Tauredon® 176
Telmisartan 238
Temazepam 356, 357
Terbutalin 72, 93

Teriparatid 184, 185
Testosteron 137, 225, 537
Tetanus-Immunglobuline 428, 429
Tetracyclin 32, 107
TFH 321, 322
siehe auch Thrombozytenfunktionshemmer
Theophyllin 74, 76, 79, 93, 114, 214, 390
Thiamin 407, 477
Thiaziddiuretika 272, 276
Thiazide 181, 190, 232, 233, 234, 273, 276, 288
Thiazolidinedione 258
Thomapyrin® 199, 216
Thrombozytenfunktionshemmer 326, 347, 382
siehe auch TFH
Thyroxin 137
Ticagrelor 316, 320, 322, 324, 325, 331
Tiotropiumbromid 93
TNF-Blocker 176, 287
Topiramat 198, 199, 213
Torasemid® 190, 276
Tramadol 101, 178, 216, 217, 218, 222, 376, 381, 541
Tramal® 157
Trandolapril 236
Tranquillizer 356
Trazodon 359, 380, 383, 386, 387
Triazolam 356
Trimethoprim 30, 52, 55, 57
Trimipramin 354, 383
Triptane 199
TZA/Trizyklische Antidepressiva 354, 366, 370, 379, 380, 381, 390

U

Ulcogant® 114
Urapidil 240, 241, 267, 281, 282
Urovaxom® 57
Ursodeoxycholsäure 269

V

Valaciclovir 48, 49, 50
Valproat 214, 333, 374, 389, 390
Valproinsäure 199, 323, 370, 389, 390, 391, 407
Valsartan 238, 285
Varilrix® 416
Varivax® 416
Vasopressoren 327
Venda® 222
Venlafaxin 198, 217, 366, 371, 380, 384, 385
Verapamil 200, 234, 237, 238, 264, 281, 287, 290
Vernakalant 279
Vildagliptin 256
Vitamin C 27, 147, 172, 248, 473, 504
Vitamin D 177, 181, 182, 191, 192, 193, 194, 551
Vitamin E 248
Vitamin K 182, 191, 304, 312, 314, 347
Vitamin K-Antagonisten/VKA 180, 283, 304, 305, 306, 311, 312, 313, 314, 315, 316, 317, 319, 324, 325, 326
Voltaren 139

W

Warfarin 180, 190, 311, 312, 314, 315, 316, 320, 323, 325

X

Xipamid 235, 276

Z

Zoldipem 359
Zoledronsäure 183, 184
Zolmitriptan 200
Zopiclon 359
Zostavax® 432, 434, 443, 444
Zyprexa® 368, 373, 375

Notizen